AF464878

LES
MALADIES DU SOLDAT

ÉTUDE ÉTIOLOGIQUE
ÉPIDÉMIOLOGIQUE, CLINIQUE ET PROPHYLACTIQUE

PAR

A. MARVAUD

Médecin principal de 1re classe
Médecin-chef de l'hôpital militaire de Villemanzy, à Lyon
Professeur agrégé libre de l'École du Val-de-Grâce
Lauréat de l'Académie de médecine

PARIS
ANCIENNE LIBRAIRIE GERMER BAILLIÈRE ET Cie
FÉLIX ALCAN, ÉDITEUR
108, BOULEVARD SAINT-GERMAIN, 108

1894

LES

MALADIES DU SOLDAT

PRINCIPAUX TRAVAUX DE L'AUTEUR

Étude sur le frisson et les sensations de froid perçues dans les maladies, thèse de doctorat, Strasbourg, 1866.

L'Alcool, son action physiologique, son utilité et ses applications en hygiène et en thérapeutique, travail couronné (médaille d'or) par la Société de médecine de Bordeaux, en 1869 (*Rec. de mém. de méd. mil.* 1872, IIIe série, t. XXVIII et XXIX).

Effets physiologiques et thérapeutiques des aliments d'épargne : alcool, café, thé, maté, coca, etc., travail couronné (médaille d'or) par l'Académie des sciences, belles lettres et arts de Bordeaux, en 1869. J.-B. Baillière, éditeur, Paris, 1870.

Étude sur les casernes et les camps permanents (*Annales d'hyg. pub. et de méd. légale*, 2e série, 1873, t. XXXIX).

Les Aliments d'épargne, ouvrage récompensé en 1875 par l'Académie des sciences (citation très honorable ; concours du prix Monthyon, médecine et chirurgie) et couronné en 1876 (prix Itard) par l'Académie de médecine, 2e édition. J.-B. Baillière, éditeur, Paris, 1874.

Le Sommeil et l'Insomnie, mémoire récompensé par l'Académie de médecine, concours du prix Civrieux, en 1875 (*Gazette méd. de Paris*, 1878-79).

La Phtisie dans l'armée, étude statistique, étiologique et critique, mémoire récompensé par l'Académie des sciences (mention très honorable, concours de statistique, en 1881) (*Annales d'hyg. pub. et de méd. légale*, 3e série, 1880, t. III).

Étude thermométrique et clinique des principales fièvres observées dans les hôpitaux militaires de l'Algérie, mémoire récompensé (concours du prix Godard, en 1880) par l'Académie de médecine (*Bulletin de l'Association scientifique algérienne*, 1881).

Étude sur la morbidité et la mortalité dans l'armée française, période 1875-79 (*Annales d'hyg. pub. et de méd. légale*, 3e série, 1883, t. X).

De la mort subite dans la fièvre typhoïde (*Arch. gén. de méd.*, 1883).

Étude étiologique et critique sur la fièvre typhoïde survenue parmi les troupes françaises opérant en 1881 en Tunisie (*Arch. de méd. mil.*, 1884, t. III, p. 273).

Relation d'une épidémie de fièvre typhoïde qui a sévi sur la garnison de Tours en 1887, mémoire couronné (médaille d'or) par l'Académie de médecine (Commission des épidémies, 1887), inédit.

Relation d'une épidémie de fièvre typhoïde qui a sévi en 1890 dans la garnison de Lyon, mémoire couronné (rappel de médaille d'or) par l'Académie de médecine (Commission des épidémies, 1891), inédit.

Relation d'une épidémie de grippe dans la garnison de Lyon pendant l'hiver 1891-92, mémoire couronné (rappel de médaille d'or) par l'Académie de médecine (Commission des épidémies, 1892) (*France médicale*, n°s 7, 8, 9, 10 et 11, Paris, 1892-1893.)

LES

MALADIES DU SOLDAT

ÉTUDE ÉTIOLOGIQUE
ÉPIDÉMIOLOGIQUE, CLINIQUE ET PROPHYLACTIQUE

PAR

A. MARVAUD

Médecin principal de 1re classe
Médecin-chef de l'hôpital militaire de Villemanzy, à Lyon
Professeur agrégé libre de l'École du Val-de-Grâce
Lauréat de l'Académie de médecine

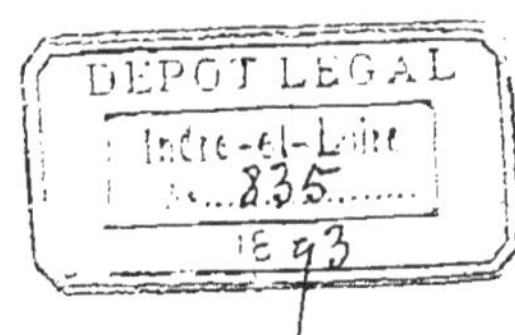

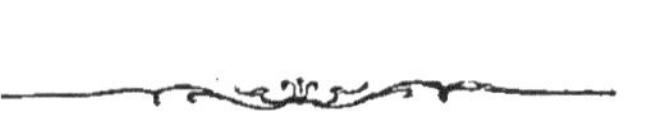

PARIS
ANCIENNE LIBRAIRIE GERMER BAILLIÈRE ET Cie
FÉLIX ALCAN, ÉDITEUR
108, BOULEVARD SAINT-GERMAIN, 108

1894

PRÉFACE

Les ouvrages de médecine militaire, publiés jadis en France et à l'étranger, ne comportent guère que l'étude des maladies observées parmi les soldats dans les camps et dans les expéditions. Ainsi, le livre de Pringle (1), qui constitue le travail le plus intéressant et le plus complet sur les maladies des armées, publié dans le cours du siècle dernier, et qui peut être cité comme un modèle, comprend surtout l'étude des maladies survenues parmi les troupes anglaises, pendant les campagnes opérées par ces troupes, de 1742 à 1748, en Flandre, en Écosse et dans les Pays-Bas.

Les nombreux traités de médecine d'armée, qui avant comme après la publication de l'important ouvrage de Pringle, ont été écrits en France et en Europe, passent à peu près sous silence les maladies du soldat en temps de paix et en garnison, et ne renferment guère que des descriptions plus ou moins complètes des principales affections endémiques ou épidémiques observées parmi les troupes en campagne, ou bien certains préceptes d'hygiène applicables aux soldats (2).

(1) Pringle, *Observations on the diseases of the Army*, London, 1752.

(2) Voici ces principaux ouvrages :

Rémy-Fort, *Le médecin d'armée ou les Entretiens de Polémiatre et Léoceste sur les maladies des soldats*, Paris, 1681. — Ramazzini, *Traité des maladies des artisans*, chap. XL, *De morbis castrensibus*, 1701, traduit du latin par de Fourcroy. — Zuinger, *De morbis prœlantium*, Basib, 1715. — Van Swieten, *Brevis descriptio morborum curandorum qui sæpius in castris observantur*, Vienne, 1759. Traduction française sous le titre : *Description abrégée des maladies qui règnent le plus communément dans les armées*, Amsterdam, 1761. — Kramer, *Ehemaligen Kaiserlichen Feldarztes Medicina castrensis, oder berwarte artznen wieder die in Felde und Garnisons, unter soldaten grassirende Krankeiten* (Ancienne Médecine des camps du médecin militaire ou Moyen de combattre les maladies qui frappent

En France, on ne trouve dans les deux volumes du *Recueil d'observations de médecine des hôpitaux militaires*, publiés, le premier en 1766, le second en 1772, par l'Inspecteur des hôpitaux, Richard de Hautesierck, que des observations recueillies par les médecins militaires dans leur service hospitalier ou quelques mémoires spéciaux sur diverses maladies épidémiques.

Le *Journal de médecine, de chirurgie et de pharmacie militaires*, dont la rédaction fut confiée à Dehorne, ancien médecin consultant des armées, et dont la publication eut lieu sans interruption de 1782 à 1789, contient, il est vrai, un grand nombre de travaux du plus vif intérêt, des topographies médicales, des relations d'épidémies survenues dans l'armée, des mémoires sur certaines affections morbides (fièvres, affections vénériennes), observées parmi les soldats, mais les sept volumes de cette collection ne fournissent aucune indication précise sur l'état sanitaire de l'ensemble de nos garnisons pendant cette période.

Il en est de même du *Journal de médecine, de chirurgie et de pharmacie militaires*, publié en 1815 par le Ministre de la guerre.

Ce journal fut remplacé, l'année suivante, par le *Recueil de mémoires de médecine, de chirurgie et de pharmacie militaires*. C'est dans cette publication, qui parut d'abord annuellement sous forme d'un volume, puis, à partir de 1859 jusqu'en 1882, par fascicules mensuels ou bi-mensuels, qu'on trouve les plus précieux documents relatifs aux maladies des armées et dont

le soldat dans les camps et dans les garnisons), Nuremberg, 1735. — Meyserey (de), *La médecine d'armée*, Paris, 1754; Vienne, 1769, 2 vol. — Monro, *Médecine d'armée ou traité des maladies les plus communes parmi les troupes dans les camps et les garnisons*, traduit par Le Bègue de Presles, Paris, 1769, 2 vol. — Baldinger, *Von den Krankeiten einer armee (Des maladies dans les armées)*, Langensalze, 1774. — Colombier, *Médecine militaire ou traité des maladies tant internes qu'externes, auxquelles les militaires sont exposés dans les différentes positions de paix et de guerre*, Paris, 1778, 6 vol. — Ackermann, *Handbuch der Kriegsarzneikunde* (Manuel de médecine militaire), Leipsig, 1794-95, 2 vol. in-8. — Roucher (P.-J.), *Traité de médecine clinique sur les principales maladies des armées, qui ont régné dans les hôpitaux de Montpellier pendant les dernières guerres 1794-95-96*, Montpellier, 1797. — Brassier et Rampont, *Manuel de médecine pratique militaire ou traité des maladies que l'on rencontre aux armées*. Traduit de l'allemand de Hecker, in-8, Paris, 1803, et Breslau, 1808. — Biron et Chamberet, *Causes et traitement des maladies des troupes* (*Dictionnaire de médecine*, t. IX, pp. 219 à 244, 1815). — *Praktisch medicinischer Taschenbuch fur Feldarzte* (*Manuel de méd. pratique à l'usage des médecins militaires*), Marbourg, 1815.

plusieurs sont signés des noms les plus illustres de la médecine militaire, parmi lesquels il faut citer ceux de Coste, de Desgenettes, de Broussais, de Larrey, de Percy, de Bégin, de Sédillot, de Michel Lévy, de Casimir Broussais, de Boudin et de L. Laveran.

La plupart des travaux, qui figurent dans les premiers volumes de cette importante collection, sont représentés par des études de topographie et de climatologie médicales, et par des relations de maladies endémiques et épidémiques observées dans différentes localités de la France, mais surtout dans les pays étrangers, tels que l'Espagne, l'Afrique, la Turquie, l'Italie, la Chine, le Mexique, où nos prédécesseurs avaient été appelés à pratiquer la médecine au milieu des armées.

Il y est peu question des maladies du soldat à l'intérieur, et les quelques auteurs, comme Boudin (1) et Tholozan (2), dont les recherches furent dirigées particulièrement vers cette étude pourtant si intéressante, furent réduits, en l'absence de statistiques médicales relatives à l'armée française, à emprunter à certaines armées étrangères les principaux documents qui servirent à l'élaboration de leurs travaux.

Ce fut seulement en 1860 que L. Laveran (3), ayant mis à contribution les archives du ministère de la guerre, pour déterminer les causes de la mortalité de l'armée française en temps de paix et à l'intérieur, présenta un tableau fidèle de l'état sanitaire de cette armée et démontra la part considérable qui revenait aux maladies spécifiques et aux maladies tuberculeuses dans la léthalité du soldat dans les garnisons.

Il faut arriver à l'année 1862 pour voir inaugurer la publication annuelle, par le Ministère de la guerre, de la Statistique médicale de l'armée ; et cette publication a continué depuis cette époque jusqu'à ce jour, sauf une courte interruption en 1870-71.

Cette statistique forme chaque année un gros volume qui

(1) Boudin, *Études d'hyg. pub. sur l'état sanitaire et la mortalité des armées de terre et de mer* (*Annales d'hyg. et de médecine légale*, 1846, t. XXXVI).

(2) Tholozan, *De l'excès de mortalité dû à la profession militaire* (*Gaz. méd. de Paris*, 1859).

(3) L. Laveran, *Recherches statistiques sur les causes de la mortalité de l'armée servant à l'intérieur* (*Annales d'hygiène publique et de médecine légale*, 1860, 2e série, t. XIII).

présente, dans un grand nombre de tableaux numériques, toutes les indications relatives à la composition et à l'état sanitaire de notre armée : effectifs et répartition des maladies et des décès par corps d'armée, par armes, par mois, éliminations par réformes, etc... Depuis une dizaine d'années, elle comprend également un Rapport très intéressant et très complet sur les principales maladies et épidémies observées annuellement parmi les troupes françaises tant à l'intérieur qu'en Algérie et en Tunisie.

Cette riche collection est formée actuellement de vingt-sept volumes, correspondant aux années 1862-90 (non compris les années 1870-71).

En 1883, conformément à l'avis exprimé par le Comité consultatif de Santé de l'armée, le Ministère de la guerre prescrivit le remplacement du *Recueil* par une nouvelle publication, sous le titre d'*Archives de médecine et de pharmacie militaires*, qui eût pour principal but de vulgariser exclusivement les observations qui se rapportaient à l'armée et aux maladies du soldat, en laissant à la presse médicale, « si riche en publications de toute nature, tous les faits ne se rattachant pas spécialement à l'homme de guerre » et recueillis par les médecins militaires (1).

Actuellement, cette nouvelle collection comprend vingt-un volumes, dans chacun desquels figurent d'intéressants mémoires relatifs à la pathologie, à l'épidémiologie et à la chirurgie de l'armée, et parmi lesquels l'étude des maladies du soldat dans les garnisons est largement représentée.

Plusieurs de ces volumes renferment d'importantes études synthétiques, qui permettent d'apprécier plus exactement qu'autrefois les maladies prédominantes dans les milieux militaires et surtout dans les garnisons de l'intérieur, en France et chez les nations étrangères, études qui ont pour principal fondement les statistiques médicales publiées périodiquement pendant ces dernières années par les grandes puissances. Grâce à ces documents, il est actuellement possible d'établir, pour la plupart des armées européennes, le bilan de leur état sanitaire et de leur léthalité, et de déterminer la fréquence et la gravité des

(1) Voy. *Archiv. de méd. mil.* (Avant-propos), t. I, 1883.

affections morbides qui atteignent particulièrement le soldat en temps de paix. Ce sont ces documents, que plusieurs de nos maîtres et de nos camarades de la médecine militaire, et principalement Léon Colin, Vallin, Arnould, Morache, Kelsch, A. Laveran, etc. ont utilisés avec profit dans leurs intéressants travaux relatifs à la pathologie, à l'hygiène et à l'épidémiologie des armées.

Aujourd'hui, l'armée active représente dans notre pays près d'un demi-million d'hommes. Ce nombre s'accroît à certains moments, sous l'influence des appels des troupes de réserve et territoriales, de quelques centaines de mille hommes, dont le séjour très limité sous les drapeaux et dont la proportion assez faible, comparativement aux effectifs de l'armée active, ne paraissent point influencer sensiblement le bilan de la morbidité et de la mortalité militaires, en temps de paix et dans les garnisons de l'intérieur.

La plupart des nations européennes, qui ont adopté comme la France le service militaire obligatoire, entretiennent des armées qui se trouvent dans des conditions à peu près semblables à la nôtre.

Il existe dans notre pays un capital humain considérable qui a pour but la défense du territoire national et dont l'entretien et la conservation intéressent grandement les intérêts de la patrie, non seulement au point de vue de sa sécurité et de son intégrité, mais encore au point de vue des services que ses éléments peuvent rendre au pays, après qu'ils ont satisfait aux obligations du service militaire.

Ainsi, il y a pour nous un intérêt de premier ordre à conserver ce capital intact et à le maintenir à l'abri des chances de maladie et de mort, qui pourraient compromettre sa valeur.

L'examen de la statistique médicale de l'armée indique d'une façon nette et précise que les soldats sont naturellement exposés, en temps de paix et dans les villes de garnison, aux mêmes affections morbides que la population civile. Il n'existe donc point, à proprement parler, de maladie exclusivement militaire. Cependant, l'étude des *maladies du soldat* a toujours mérité et mérite encore aujourd'hui, plus qu'à aucune autre époque, de prendre place dans le programme des connaissances exigées de tous ceux qui sont appelés à exercer la médecine aux armées. Cela a été si bien compris en France, comme dans la plupart des nations européennes, que cette étude y constitue une des principales parties de l'enseignement donné aux médecins militaires.

Le *Cours des maladies et des épidémies des armées*, institué par Michel Lévy au Val-de-Grâce, dès les premières années du fonctionnement de l'École d'application de médecine et de pharmacie militaires, a été confié successivement à des professeurs tels que L. Laveran, L. Colin et Kelsch et dont l'enseignement a puissamment contribué aux progrès éclatants qu'ont faits dans ces derniers temps la pathogénie et l'épidémiologie et a inspiré de si beaux travaux relatifs à ces deux branches de la médecine d'armée.

C'est que le soldat est placé vis-à-vis de la population civile dans des conditions spéciales et exceptionnelles, qui interviennent toujours plus ou moins activement dans l'étiologie des maladies qu'il présente. Ces conditions sont les suivantes :

L'armée est composée presque exclusivement de jeunes gens dans la force de l'âge, choisis avec soin et paraissant exempts, au moment de leur incorporation, de toute maladie ou infirmité susceptible de compromettre l'intégrité des fonctions vitales et l'aptitude physique nécessaire au métier des armes. Ces jeunes gens sont dépaysés pour la plupart et appelés à servir dans des localités souvent fort éloignées de celles où se sont passées les vingt premières années de leur existence. Ceux du Nord sont transportés tout à coup dans le Midi et réciproquement ; ceux qui habitent le centre de la France et les montagnes se trouvent transplantés quelquefois sur les bords de la mer. Quelle que soit leur provenance, rurale ou urbaine, tous sont soumis à la vie en commun et aux mêmes conditions hygiéniques ; ils habitent le même logement (casernes ou camps), revêtent le même uniforme, reçoivent la même alimentation, se livrent aux mêmes occupations et aux mêmes travaux (exercices, factions, marches, etc.)

On comprend combien il est intéressant de rechercher les modifications qu'éprouve l'état sanitaire de ces jeunes gens, les caractères que revêtent leurs maladies, la fréquence et la gravité qu'elles présentent, les variations qu'offre enfin la mortalité, sous l'influence de cet ensemble de conditions si intimement liées à la profession militaire, dans un grand pays comme la France.

Au point de vue de l'épidémiologie, l'étude des maladies du soldat en temps de paix offre également un grand intérêt.

On peut dire qu'aucune agglomération humaine ne se trouve à ce sujet dans des conditions plus favorables que l'armée ; aucune maladie épidémique ne peut se développer dans une caserne sans que les mesures, actuellement prises par le Commandement, ne permettent de la constater dès son début, et cela d'autant plus facilement que le médecin militaire possède de nombreux moyens pour en déterminer la nature et l'origine.

Il n'est pas éloigné de nous le temps où les principaux gouvernements de l'Europe ne se préoccupaient que d'une façon assez restreinte et parfois un peu tardive des affections morbides qui sévissaient parmi les soldats en temps de paix, et ne recouraient à des mesures d'hygiène que lorsque certains fléaux de provenance exotique, tels que le choléra, ou certaines épidémies meurtrières s'abattaient sur les troupes en même temps que sur la population civile.

Quant à la mortalité chronique du soldat en temps de paix, « ce déchet silencieux et journalier de l'armée » (Michel-Lévy), elle n'attirait malheureusement pas suffisamment l'attention.

Aujourd'hui, dès qu'un cas de maladie contagieuse survient dans une garnison, ou qu'une aggravation de l'état sanitaire est signalée dans un corps de troupe, le Commandement, prévenu en temps opportun, prescrit l'exécution de mesures préventives appropriées, et cette exécution est d'autant plus sûre et plus efficace qu'elle est plus prompte et plus énergique.

L'armée constitue donc un milieu très favorable à la mise en pratique de toutes les mesures hygiéniques et prophylactiques, grâce à la facilité et à la rapidité avec lesquelles ces mesures y sont appliquées, puisque les règlements fournissent aux chefs militaires et aux médecins les pouvoirs les plus étendus et les mieux définis pour en assurer l'exécution.

Il n'existe certainement aucun groupe humain où on puisse observer aussi rapidement que dans l'armée la disparition de la plupart des maladies épidémiques.

Enfin, on sait le profit que, depuis plusieurs années, la géographie médicale a retiré de l'étude des maladies qui atteignent le soldat aussi bien dans les villes de garnison que dans les postes éloignés de la métropole où nos troupes ont été appelées à faire flotter le drapeau national.

Longtemps avant qu'une statistique des principales maladies et épidémies des grandes villes de France ait permis de se rendre compte de la nature de la morbidité et de la mortalité civiles, les recherches si intéressantes de plusieurs médecins militaires avaient indiqué ce fait, parfaitement mis en lumière par L. Colin, que la pathologie du soldat reflétait fidèlement celle de la population civile des localités où il était caserné et représentait, pour ainsi dire, la mesure de la salubrité de chacune d'elles.

L'histoire médicale de chaque régiment avait démontré presque toujours que les maladies et les épidémies, auxquelles chacun était habituellement soumis, dépendaient principalement des conditions nosologiques et météorologiques du pays dans lequel il tenait garnison.

L'ouvrage, que je publie aujourd'hui sous le titre « *les Maladies du soldat* », a pour but de mettre à la disposition de mes jeunes collègues de l'armée active, ainsi que de mes confrères civils appelés à servir dans la réserve et dans l'armée territoriale, un exposé essentiellement pratique, destiné à les familiariser avec l'étude des diverses questions qui se rattachent à la médecine militaire, et qui concernent particulièrement la pathogénie, les principaux caractères cliniques et la prophylaxie des maladies habituellement observées dans les garnisons.

Cet ouvrage comprend cinq livres partagés en un certain nombre de chapitres

Le livre Ier est consacré à une étude générale sur la morbidité et la mortalité du soldat envisagé dans les différentes conditions de la vie militaire : dans les garnisons, dans les camps, en Algérie et en Tunisie, enfin dans les expéditions militaires.

J'ai largement mis à contribution, pour cette partie de mon travail, les statistiques médicales publiées récemment, tant en France qu'à l'étranger, dans l'armée et dans la population civile. Grâce à ces documents, j'ai pu comparer, au point de vue de son état sanitaire actuel, notre armée, d'une part, avec la population civile correspondante, c'est-à-dire du même âge et du même sexe que les soldats, d'une autre part avec les principales armées européennes.

Les livres suivants sont réservés à une étude spéciale des maladies les plus fréquemment observées parmi les soldats et envisagées surtout au point de vue étiologique, épidémiologique, clinique et prophylactique.

Dans le livre II, qui offre le plus d'étendue, figurent les maladies infectieuses, auxquelles a été attribuée une place d'autant plus vaste que ces maladies constituent, comme on sait, le groupe le plus chargé et le plus important de la pathologie militaire et occasionnent la plus grande somme de déchets parmi les soldats.

Le livre III comprend quelques maladies générales, mais non infectieuses, qui s'observent assez souvent dans l'armée et parmi lesquelles j'ai donné un certain développement à l'étude de la faiblesse de constitution et du rhumatisme.

Le livre IV est consacré à l'étude des maladies localisées à l'un des grands appareils organiques. Il comprend plusieurs chapitres : 1° maladies de l'appareil respiratoire ; 2° maladies de l'appareil circulatoire et lymphatique ; 3° maladies de l'appareil digestif ; 4° maladies du système nerveux ; 5° maladies de la peau ; 6° maladies des yeux ; 7° maladies des oreilles.

Enfin, dans le livre V, j'ai étudié certaines maladies observées accidentellement parmi les soldats : les maladies vénériennes, les maladies alimentaires et divers accidents imputables à l'excès de la chaleur (insolation) ou du froid (congélation).

J'ai éliminé, autant que possible, de ce travail tout ce qui n'était point spécial à l'armée et ai négligé l'étude des questions qui sont traitées habituellement dans les ouvrages de pathologie et de clinique médicales ; j'ai eu soin d'insister particulièrement sur tous les faits qui peuvent intéresser le médecin militaire, au point de vue de sa pratique et de son service dans les corps de troupe et dans les hôpitaux.

J'ai indiqué, chemin faisant, les prescriptions hygiéniques qui sont réglementaires dans notre armée et qui ont pour but d'y restreindre le plus possible la morbidité et la mortalité, et de pourvoir nos régiments d'éléments valides et capables de supporter en temps de paix et en temps de guerre les fatigues et les dangers de la vie militaire. Dans les chapitres consacrés aux maladies infectieuses, j'ai énuméré les nombreux exemples publiés par mes prédécesseurs et mes contemporains de la médecine militaire et relatifs aux manifestations épidémiques de ces maladies dans les différents milieux (garnisons, camps, expéditions).

L'étude clinique consacrée à chacune des maladies du soldat a nécessairement été écourtée ; je me suis borné le plus souvent à indiquer les faits se rapportant plus directement à la pratique médico-militaire, et j'ai eu soin de relater les observations qui m'ont paru les plus intéressantes, parmi celles que j'ai recueillies moi-même, pendant un séjour de plusieurs années dans les hôpitaux militaires de France et d'Algérie.

Cependant, pour quelques maladies spéciales au soldat, j'ai présenté un exposé clinique assez complet, en ayant soin d'indiquer au lecteur les auteurs auxquels il pourrait demander les renseignements nécessaires, s'il voulait approfondir tel ou tel sujet afférent à la pathologie militaire.

J'ai puisé les éléments de ce travail, non seulement dans mes observations personnelles, mais encore dans un grand nombre de mémoires, de monographies et d'articles empruntés aux dictionnaires, aux journaux scientifiques et aux publications périodiques, au premier rang desquels figurent le *Recueil de mémoires de médecine, de chirurgie et de pharmacie militaires* et les *Archives de médecine et de pharmacie militaires*, si riches en documents précieux pour le Corps de santé de l'armée.

C'est certainement aux travaux de mes maîtres, et de mes

confrères de la médecine militaire que je suis redevable de la meilleure part des matériaux de cet ouvrage. Qu'ils veuillent bien me permettre de leur exprimer mes remerciements. Ne pouvant énumérer ici tous leurs noms, je citerai seulement, parmi les travaux dont le secours m'a été le plus utile, les études d'épidémiologie et de pathogénie militaires de mon éminent maître, le Médecin inspecteur général L. Colin et de mon savant ami, le professeur Kelsch ; enfin, le *Traité des maladies et des épidémies des armées* de mon distingué camarade, le professeur A. Laveran.

Ma seule ambition, en publiant cet ouvrage qui représente un labeur de plusieurs années, a été d'exposer méthodiquement certaines notions pratiques de médecine militaire.

Je me considérerai comme largement récompensé de mes efforts, si cette étude sur les maladies du soldat a pu réaliser ce programme.

A. MARVAUD.

Lyon, ce 15 octobre 1893.

LES
MALADIES DU SOLDAT

LIVRE PREMIER

CONSIDÉRATIONS GÉNÉRALES SUR LA MORBIDITÉ, LA MORTALITÉ ET LES PRINCIPALES MALADIES DU SOLDAT

L'étude de la morbidité et de la mortalité du soldat français en temps de paix est aujourd'hui possible, grâce à la statistique médicale de notre armée, établie au Ministère de la guerre. Depuis 1862, époque de la publication du premier volume de cette statistique, celle-ci fournit des documents numériques précis et complets sur l'effectif et sur la composition de l'armée française, sur la nature des maladies et sur les principales causes de décès que cette armée présente aussi bien en France qu'en Algérie et, depuis 1881, en Tunisie.

On peut dire que la centralisation et le dépouillement des éléments numériques, qui servent à la publication de cette statistique, se font avec une régularité et une précision toutes militaires, surtout depuis que le traitement des sous-officiers et des soldats est assuré par les médecins de l'armée dans tous les établissements hospitaliers, y compris les hôpitaux civils militarisés.

Ces documents sont recueillis annuellement dans les corps de troupes et dans les hôpitaux; puis ils sont transmis au Directeur du service de santé de chaque corps d'armée, qui les fait parvenir au Ministère de la guerre, où ils sont centralisés et où ils servent à l'établissement de la statistique médicale.

Une nomenclature spéciale, claire et détaillée, sert de guide aux médecins militaires pour la répartition des affections morbides et des causes de mort qui s'offrent à leur observation.

Depuis 1881, un Rapport sur les principales maladies et épidémies, observées dans l'armée pendant chaque année, est annexé aux nombreux tableaux numériques de la statistique ; il constitue actuellement une étude épidémiologique très intéressante et très complète, que l'on consulte avec fruit pour l'étude des maladies du soldat, et auquel nous aurons souvent recours dans le cours de ce travail.

Cependant, malgré le soin et la précision avec lesquels sont recueillis dans l'armée les documents statistiques, le dépouillement et la comparaison de ces documents, pour une série d'années et pour une période assez prolongée, offrent certaines difficultés.

Il est, d'abord, indispensable de distinguer nettement les effectifs, qui servent de base aux calculs de la statistique médicale de l'armée, en *effectif total*, c'est-à-dire représentant le nombre d'hommes qui, d'après les prévisions et après les opérations du recrutement, devraient être sous les drapeaux, et en *effectif présent*, comprenant seulement les hommes qui existent réellement dans les garnisons, abstraction faite de ceux qui sont en position d'absence (congés, permissions, malades aux hôpitaux).

Le second nombre est nécessairement inférieur au premier. La différence, qui existe entre l'un et l'autre, est même assez considérable ; ainsi, elle s'est élevée à près de 70000 hommes en 1888 (effectif total : 507360 ; effectif présent : 437411).

Ce qui rend encore difficile la comparaison des documents statistiques, publiés depuis 1862 jusqu'à ce jour, au point de vue de la nature des maladies et des causes de décès du soldat, ce sont les conditions différentes dans lesquelles a été assuré le *recrutement* de l'armée durant cette longue période de vingt-huit ans (1862-1889), pendant laquelle (non compris les années 1870-71, correspondant à la guerre franco-allemande) a été publié chaque année un volume de la statistique médicale.

Les lois sur le recrutement de l'armée française, qui se sont succédé depuis trente ans, ont nécessairement introduit dans la composition de cette armée, au point de vue de l'âge moyen des soldats, des modifications dont il faut tenir compte, quand il s'agit d'examiner, pendant cette période, les variations présentées par la morbidité et la mortalité militaires.

On sait que, depuis 1832 jusqu'en 1868, la durée du service en France a été fixée à sept ans : pendant cette longue période, correspondant à l'application de la loi du 21 mars 1832, avec de légères modifications introduites en 1855, la majeure partie des soldats était comprise entre vingt et vingt-sept ans ; il y avait également un assez grand nombre de remplaçants, âgés de plus de trente ans (1).

Jusqu'en 1854, les contingents votés par les Chambres furent de 80000 hommes, puis de 100000, à l'exception des classes de 1854, 1855 et 1858, sur lesquelles il avait été levé 140000 hommes pour faire face aux besoins occasionnés par les guerres de Crimée et d'Italie.

En 1865-66, par suite des remplacements par voie administrative et des réengagements, l'effectif de l'armée s'éleva à 283000 hommes, dont 164000, soit 58 pour 100, provenaient de ces remplacements et de ces réengagements avec prime.

Sous l'influence du grand nombre de ces remplacements et de ces réengagements, l'âge moyen des soldats présenta un chiffre encore plus élevé que pendant la période précédente.

Au 1er janvier 1865, sur 1000 hommes d'effectif, il y en avait :

679 ayant moins de 7 ans de service ;

163 ayant de 7 à 10 ans de service ;

121 ayant de 10 à 20 ans de service ;

37 ayant plus de 20 ans de service.

Ainsi, plus du tiers des hommes avait dépassé 27 ans.

En 1866, l'âge moyen des soldats, au moment du recensement, s'éleva, pour les sous-officiers, à plus de 31 ans, et, pour la troupe, à plus de 26 ans.

Dans la Garde impériale, cet âge était même supérieur à 31 ans.

En 1868 fut promulguée une nouvelle loi, qui réduisit le service actif à cinq ans, une portion du contingent étant appelée sous les drapeaux, une autre laissée dans ses foyers et consti-

(1) Voy. Ely, art. RECRUTEMENT du *Dictionnaire encyclopédique des sciences médicales*, 3e série, t. II, p. 625.

tuant une réserve, comprenant, pendant quatre années, les hommes libérés de l'armée active (1).

Enfin, la loi sur le recrutement du 27 juillet 1872, avec le service de cinq ans, a été en vigueur pendant la période 1873-89, que nous considérons particulièrement dans ce travail (2).

Pendant cette période de dix-sept ans, la moyenne annuelle des hommes de l'effectif *total* a été d'environ 500000 et la moyenne annuelle des hommes de l'effectif *présent* d'environ 450000.

1000 hommes présents au corps se sont répartis annuellement :

1° Au point de vue du *grade*, en :

Officiers	34
Sous-officiers	74
Soldats ayant plus d'un an de service	603
Soldats ayant moins d'un an de service	289

2° Au point de vue de l'*âge*, en :

44 au-dessous de 20 ans,
800 de 20 à 25 ans,
156 au-dessus de 25 ans.

On voit combien, pendant cette période, l'âge moyen de nos soldats a été inférieur à celui qu'il présentait pendant les périodes précédentes. Les vieux soldats avaient à peu près disparu de notre armée, composée presque exclusivement de jeunes gens de 20 à 24 ans (3). Il en est de même actuellement.

La sélection, opérée par les conseils de revision parmi les conscrits et par les commissions de réforme parmi les soldats, met l'armée dans des conditions particulières au point de vue de sa morbidité et de sa mortalité.

On sait que les conseils de revision font un véritable triage des jeunes gens et n'admettent dans les rangs de l'armée que ceux qui sont robustes et bien constitués, ne présentant ni maladies, ni infirmités pouvant entraîner l'incapacité de servir ou menacer l'existence.

(1) Voy. Morache, *Considérations sur le recrutement et sur l'aptitude militaire de la population française pendant la période* 1862-69. Paris, 1874.

(2) Ce n'est que depuis 1890 qu'est appliqué en France le service de trois ans (loi du 15 juillet 1889).

(3) Voy. Morache, art. Soldat du *Dictionnaire encyclopédique des sciences médicales*, 1881, 3e série, t. X.

Pendant la période qui correspond à l'application de la loi du 27 juillet 1872, sur les 300000 hommes maintenus chaque année, en moyenne, sur les listes du tirage au sort, il y en a eu environ 36000 (soit 120 pour 1000), exemptés comme impropres à tout service, 15000 classés dans les services auxiliaires et 40000 ajournés (parmi lesquels 35000 pour faiblesse de constitution et 5000 pour défaut de taille).

En 1888, année prise au hasard dans cette période (1), sur 308245 conscrits admis au tirage, il y en a eu :

33282 exemptés pour maladies ou infirmités ;

18263 admis dans les services auxiliaires ;

40166 ajournés.

Les principales causes d'exemption pour maladies ou infirmités devant les conseils de revision ont été les suivantes :

MALADIES OU INFIRMITÉS	NOMBRE	SUR 1000 EXAMINÉS
Phtisie pulmonaire	576	1.9
Autres maladies des organes respiratoires.	548	1.8
Maladies du cœur et des vaisseaux	1097	3.6
— de la peau	419	1.4
— du cuir chevelu	439	1.5
— des yeux	3846	12.6
— de l'ouïe	1133	3.7
— des dents et de la bouche	528	1.7
— de la voix et de la parole	591	1.9
— de l'odorat	80	0.2
Goître	539	1.8
Scrofule	963	3.2
Lésions des organes abdominaux	142	0.4
Hernies	4486	14.9
Lésions des organes génito-urinaires	663	2.2
— des membres	4159	13.8
Varices	1463	4.8
Lésions du système osseux	2150	7.1
— du système nerveux	2110	7.0
Faiblesse de constitution	2652	8.8
Infirmités diverses non comprises parmi les précédentes	4070	13.6
TOTAUX	33282	110.9

Si l'on ne considère, parmi ces affections, que celles qui offrent une certaine gravité, telles que la phtisie pulmonaire et certaines maladies de cœur, il est évident que parmi les conscrits

(1) Voy. *Compte rendu du recrutement de l'armée en* 1888. Paris, 1889.

atteints de ces affections (et dont la proportion est d'au moins 7 pour 1000 examinés), il y en a un certain nombre qui paraissent voués à une mort prochaine, par le fait même de leur cause d'exemption.

D'un autre côté, pendant toute la durée de leur séjour sous les drapeaux, les soldats sont exposés à des éliminations assez nombreuses, opérées après l'incorporation, par les commissions de réforme, pour maladies ou infirmités incompatibles avec le service militaire.

J'ai relevé dans le tableau suivant le nombre de ces éliminations en 1888 (1):

MALADIES	NOMBRE D'ÉLIMINATIONS	POUR 1000 PRÉSENTS	SUR 1000 RÉFORMES de toutes causes
Tuberculose.	2184	4.9	230
Maladies des yeux.	1214	2.7	130
Affections du cœur	1123	2.5	120
Lésions traumatiques . . .	622	1.4	66
Maladies des articulations .	387	0.9	42
Maladies des oreilles . . .	383	0.9	40
Bronchite chronique. . . .	338	0.7	36
Hernies	291	0.6	31
Epilepsie	236	0.5	25
Varices	233	0.5	24
Pleurésie chronique	179	0.4	20
Maladies de la peau	170	0.4	20
Affections diverses.	2045	4.6	220
TOTAUX. . .	9407	21.0	1000

Parmi ces hommes ainsi éliminés de l'armée pour maladies ou infirmités incurables, il y en a un certain nombre qui, par le fait même de la maladie ou de l'infirmité qui a nécessité leur réforme, ne tardent pas à succomber. Tels sont ceux qui sont atteints de tuberculose, d'affections du cœur, etc.

On comprend combien ces deux influences (sélection par les conseils de revision avant l'incorporation et élimination par les commissions de réforme après l'incorporation), dont on ne peut calculer qu'approximativement les effets, viennent compliquer l'étude de la morbidité et de la mortalité militaires.

(1) Voy. *Statistique médicale de l'armée française en 1888.*

CHAPITRE PREMIER

MORBIDITÉ DU SOLDAT EN TEMPS DE PAIX [1]

I. **Mouvement général des malades.** — On sait que le soldat français est soigné, pendant sa présence au corps :

1° A la chambre ;

2° A l'infirmerie ;

3° A l'hôpital.

J'ai relevé, dans le tableau suivant, les nombres empruntés à la statistique médicale et qui représentent, pendant une période assez longue (17 ans), correspondant à l'application de la loi du 27 juillet 1872, la proportion des militaires en traitement à la chambre, à l'infirmerie et à l'hôpital dans la totalité de l'armée :

ANNÉES	PROPORTION DES MALADES SUR 1000 HOMMES D'EFFECTIF (2)		
	à l'infirmerie	à l'hôpital	à la chambre
1873	278	269	1811
1874	330	270	2008
1875	364	308	2369
1876	314	264	2008
1877	311	227	2049
1878	318	235	2016
1879	335	286	2027
1880	329	245	1960
1881	308	273	2000
1882	304	280	1845
1883	298	230	1905
1884	292	202	1624
1885	291	205	1534
1886	312	207	1452
1887	348	206	1437
1888	344	198	1430
1889	367	202	1375

(1) Voy. L. Colin, art. MORBIDITÉ MILITAIRE du *Dictionnaire encyclopédique des sciences médicales*, 1875, 2e série, t. IX.

(2) *Effectif total* pour les hommes à l'hôpital et *présent* pour les hommes à la chambre et à l'infirmerie.

1° *Malades à la chambre*. Les hommes exemptés de service et malades à la chambre constituent plutôt des *indisponibles* que des malades. La proportion de ces indisponibles dans notre armée est considérable, puisque, bien qu'elle ait présenté, dans ces dernières années, une diminution notable, elle s'élève encore actuellement à près de 1400 pour 1000 hommes présents. Ce chiffre élevé s'explique, d'une part, par la facilité avec laquelle les médecins des corps de troupes exemptent des exercices militaires les hommes fatigués ou indisposés ; d'une autre part, par les exercices, souvent pénibles, auxquels expose nécessairement la profession militaire.

On ne doit considérer comme véritablement malades que les hommes traités à l'infirmerie et à l'hôpital.

2° *Malades à l'infirmerie*. Les hommes en traitement à l'infirmerie sont généralement atteints d'affections légères et qui sont énumérées plus loin (voy. p. 50). Le nombre des entrées à l'infirmerie s'est élevé annuellement dans notre armée à environ 310 pour 1000 hommes présents pendant la période 1873-89.

Jadis, ce nombre était moins considérable, puisqu'il n'a pas dépassé plus de 250 pour 1000, pendant la période 1862-69 (1).

L'augmentation des entrées à l'infirmerie, correspondant à ces dernières années, s'explique par l'importance qu'ont prise depuis quelque temps les infirmeries régimentaires, où actuellement, plus qu'à aucune autre époque, sont admis un certain nombre de malades qui étaient autrefois soignés dans les hôpitaux

Relativement aux conditions de *grade* et d'*ancienneté de service*, les entrées à l'infirmerie se sont ainsi réparties en 1888 :

Sous-officiers : 111 entrées pour 1000 hommes :

Soldats ayant plus d'un an de service : 260 entrées pour 1000 hommes ;

Soldats ayant moins d'un an de service : 567 entrées pour 1000 hommes (effectif présent).

Le maximum des entrées a généralement lieu en janvier; puis leur nombre diminue progressivement pendant le printemps et

(1) A. Marvaud, *Etude statistique sur la morbidité et la mortalité de l'armée française* (*Annales d'hygiène publique et de méd. légale*, 1883, 3e série, t. X).

l'été jusqu'en septembre, où il offre son minimum : il commence à se relever en octobre et augmente graduellement jusqu'à la fin de l'année (Voy. tracé I).

TRACÉ I. — ENTRÉES A L'INFIRMERIE PAR MOIS EN 1888.

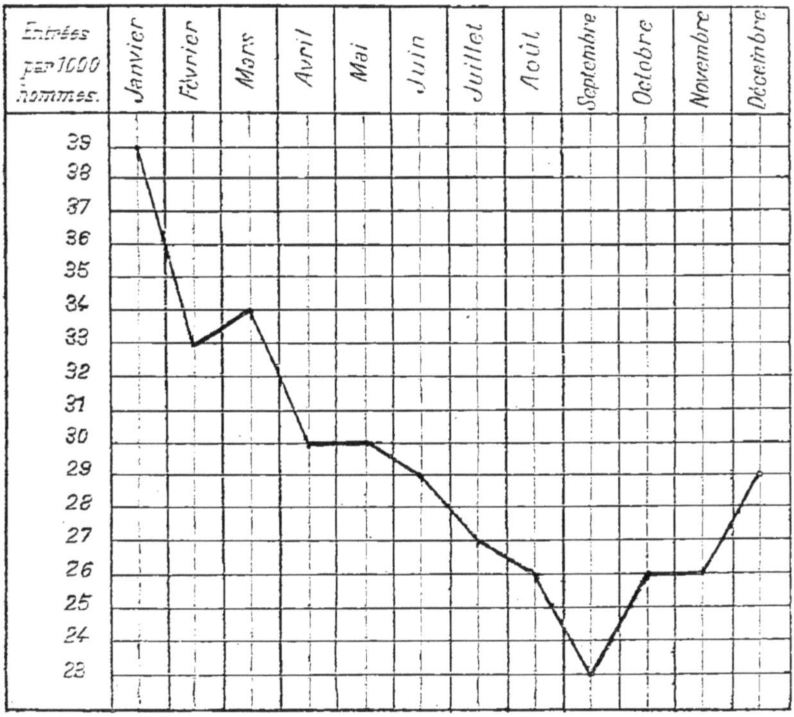

On verra plus loin que la répartition mensuelle des entrées à l'hôpital reproduit assez fidèlement cette évolution.

3° *Malades à l'hôpital.* Les hôpitaux militaires ou mixtes ne reçoivent ordinairement que des affections plus ou moins graves et pouvant devenir mortelles. Pendant la période 1873-89, il y a eu chaque année dans l'armée française environ 240 entrées à l'hôpital pour 1000 hommes.

Le nombre des malades hospitalisés a présenté, dans ces dernières années, une diminution assez notable, puisque de 320 qu'il était pendant la période 1862-69, il est tombé à 233 pendant la période 1872-79 et à 221 pour 1000 hommes pendant la période 1880-89 ; et cela, malgré l'influence qu'a eue nécessairement l'expédition de Tunisie en 1881-82 sur la morbidité militaire.

Relativement aux conditions de *grade* et d'*ancienneté de service*, les entrées à l'hôpital se répartissent ainsi (statistique médicale de 1888) :

Officiers : 43 pour 1000 hommes ;

Sous-officiers : 248 pour 1000 hommes ;

Soldats ayant plus d'un an de service : 172 pour 1000 hommes ;

Soldats ayant moins d'un an de service : 299 pour 1000 hommes ;

Soldats des deux catégories : 210 pour 1000 hommes (effectif total).

La très faible proportion des entrées des officiers à l'hôpital s'explique par ce fait qu'un grand nombre d'entre eux reçoivent des soins dans leur famille ; au contraire, beaucoup de sous-officiers sont traités à l'hôpital, faute de place dans les infirmeries.

La proportion des entrées à l'hôpital des jeunes soldats est deux fois plus grande que celle des anciens soldats ; nous avons vu qu'il en était de même pour les entrées à l'infirmerie.

La statistique démontre donc le lourd tribut que les soldats fournissent à la maladie, dès leur première année de séjour sous les drapeaux.

La *répartition mensuelle* des entrées à l'hôpital diffère peu de celle des entrées à l'infirmerie. Toutefois, le maximum des premières est généralement retardé jusqu'en mars et leur minimum tombe en novembre

De part et d'autre, la période décembre-juin est la plus chargée et la période juillet-novembre la plus avantageuse au point de vue de l'état sanitaire.

Le tracé suivant, emprunté à la statistique médicale de l'armée en 1888, représente l'évolution mensuelle de la morbidité-hôpital pendant une année normale, c'est-à-dire qui n'a été marquée par aucune épidémie ni par aucune expédition militaire :

TRACÉ II. — ENTRÉES A L'HOPITAL PAR MOIS EN 1888.

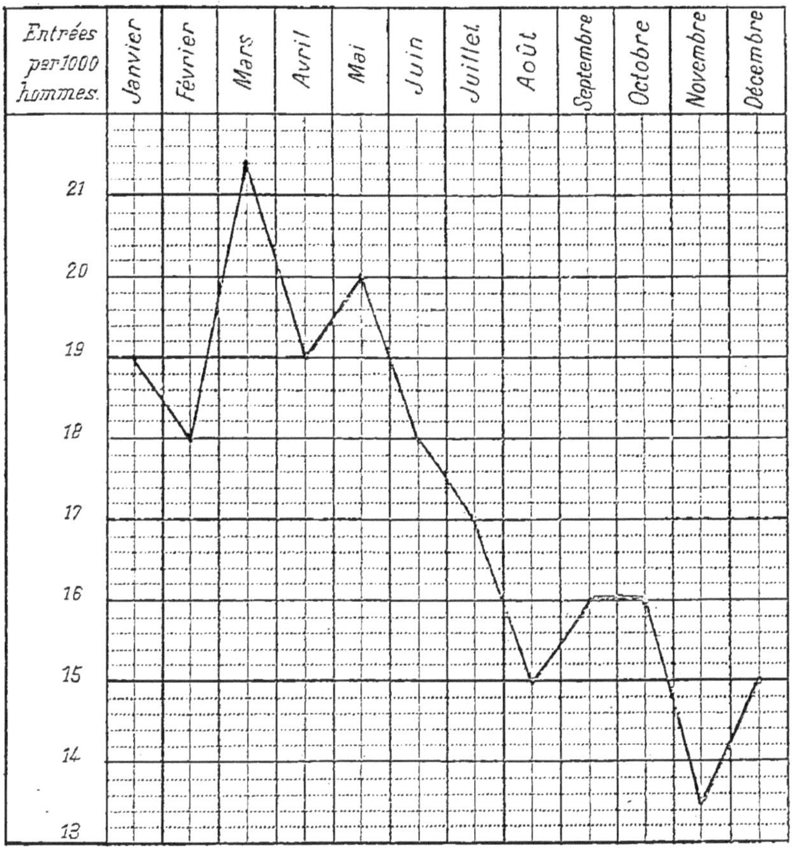

Entrées par 1000 hommes.
Janvier Février Mars Avril Mai Juin Juillet Août Septembre Octobre Novembre Décembre
21 20 19 18 17 16 15 14 13

La proportion des entrées à l'hôpital, relativement à l'effectif des troupes qui occupent les différents *corps d'armée*, offre des variations assez considérables, ainsi que le montre le tableau suivant (statistique médicale de l'année 1888) :

CORPS D'ARMÉE	ENTRÉES pour 1000 HOMMES d'effectif total	CORPS D'ARMÉE	ENTRÉES pour 1000 HOMMES d'effectif total
Ier corps d'armée.	100	XIVe Corps d'armée	189
VIe —	137	Xe —	190
XIIIe —	140	IIIe —	207
VIIIe —	149	XVe —	210
VIIe —	158	XVIe —	218
IIe —	162	XVIIIe —	222
Ve —	165	Gouvern^t m^re de Paris	236
XIe —	170	Tunisie	249
XVIIe —	171	Algérie............	347
IXe —	178		
IVe —	188	L'armée entière ...	198

La statistique médicale de l'armée indique que, pendant la période quinquennale 1885-1889, la proportion annuelle et moyenne des militaires entrés aux hôpitaux pour 1000 hommes a été la suivante pour chacun des chefs-lieux de corps d'armée de l'intérieur :

Châlons-sur-Marne	104	Lyon	205
Bourges	131	Rennes	209
Besançon	148	Montpellier	210
Lille	154	Nantes	232
Tours	161	Bordeaux	234
Amiens	164	Paris	270
Toulouse	164	Marseille	278
Limoges	172	Orléans	290
Le Mans	187	Rouen	303
Clermont-Ferrand	200		

Notons que cette morbidité offre souvent, pour chaque localité et pendant une série d'années, des variations plus ou moins marquées, variations qui peuvent même, dans certains cas, se traduire par des différences de 100 et même de 150 entrées pour 1000 hommes entre deux années consécutives, et pour lesquelles nous aurons à rechercher plus loin l'influence qui les provoque.

Ainsi, Orléans a offert une morbidité-hôpital qui s'est élevée à 822 pour 1000 en 1886, alors que, pendant les années 1885, 1887, 1888 et 1889, cette morbidité n'a pas dépassé 170 pour 1000 hommes.

On voit la morbidité-hôpital atteindre exceptionnellement :

En 1885,	484	entrées pour 1000 hommes	à Carcassonne.
—	379	—	à La Rochelle.
—	332	—	à Dax.
En 1886,	337	—	à Eu.
—	496	—	à Vernon.
—	822	—	à Orléans.
	493	—	au camp de Châlons.
—	393	—	à Mont-Dauphin.
—	390	—	à Perpignan.
En 1887,	483	—	à Dieppe.
—	421	—	à Vernon.
—	403	—	à Alençon.
—	442	—	à Nevers.
—	406	—	à Issoudun.
—	373	—	à Brest.
—	730	—	à Mont-Dauphin.
—	724	—	à Colmars.
—	433	—	à Cette.

En 1888,	476 entrées pour 1000 hommes		à Boulogne.
—	390	—	à Calais.
—	371	—	à Vernon.
—	432	—	au Blanc.
—	413	—	à Fort-Barreaux.
—	657	—	à Mont-Dauphin.
—	707	—	à Arles.
—	473	—	à Lunel.
—	673	—	à Bayonne.
—	398	—	à Libourne.
En 1889,	408	—	à Caen.
—	444	—	à Eu.
—	367	—	à Rouen.
—	439	—	à Nogent-le-Rotrou.

Cependant, malgré ces élévations exceptionnelles, que présente pendant certaines années le chiffre des malades hospitalisés dans quelques localités, il est possible, quand on envisage une période suffisamment longue, de constater entre les garnisons des différences de morbidité très appréciables et qui permettent de classer ces garnisons au point de vue de leur état sanitaire, dans un certain nombre de catégories.

D'après la proportion des entrées aux hôpitaux fournies annuellement par leurs garnisons, pendant la période 1885-89, on peut distinguer les principales villes en cinq classes :

Première classe.

(Moins de 100 entrées aux hôpitaux pour 1000 hommes.)

Les localités contenues dans cette classe sont en très petit nombre ; nous citerons parmi elles :

Ier corps d'armée :		Douai.
VIe	—	Bar-le-Duc.
VIe	—	Sedan.
VIIe	—	Montbéliard.
VIIIe	—	Cosne.
Xe	—	Granville.

Deuxième classe.

(De 100 à 200 entrées aux hôpitaux pour 1000 hommes.)

Cette classe comprend les localités les plus nombreuses :

Ier corps d'armée : Aire, Arras, Avesnes, Cambrai, Condé, Dunkerque, Lille, Saint-Omer, Valenciennes.

IIe — Abbeville, Amiens, Beauvais, Compiègne, La Fère, Laon, Saint-Quentin, Soissons.

IIIe corps d'armée : Evreux, Falaise.
IVe — Chartres, Châteaudun, La Flèche, Le Mans.
Ve — Auxerre, Montargis, Melun, Orléans, Provins.
VIe — Châlons, Epinal, Lunéville, Mézières, Reims, Toul, Verdun.
VIIe — Besançon, Belfort, Langres.
VIIIe — Bourges, Autun, Auxonne, Mâcon.
IXe — Tours, Angers, Poitiers.
Xe — Guingamp, Saint-Servan, Vitré.
XIe — Ancenis, Pontivy.
XIIe — Limoges, Guéret, Tulle.
XIIIe — Clermont, Saint-Etienne.
XIVe — Albertville, Chambéry, Valence, Vienne.
XVe — Digne, Nîmes, Orange.
XVIe — Rodez.
XVIIe — Toulouse, Montauban, Auch.
XVIIIe — Saintes, Tarbes, La Rochelle.

Troisième classe.

(De 200 à 300 entrées aux hôpitaux pour 1000 hommes)

Cette classe comprend :

Gouvernement militaire de Paris.
Ier corps d'armée : Boulogne.
IIIe — Dieppe, Caen, Eu, Le Havre, Rouen.
IVe — Nogent-le-Rotrou.
Ve — Blois, Vendôme.
VIIIe — Nevers.
IXe — Issoudun, Le Blanc, Niort, Saumur.
Xe — Dinan, Rennes.
XIe — Nantes, La Roche-sur-Yon, Quimper.
XIIe — Angoulême, Périgueux.
XIIIe — Moulins, Riom, Le Puy.
XIVe — Lyon, Briançon, Gap, Grenoble.
XVe — Aix, Ajaccio, Alais, Avignon, Marseille, Tarascon. Toulon.
XVIe — Castelnaudary, Béziers, Mende, Montpellier, Narbonne.
XVIIe — Agen, Foix, Pamiers, Cahors.
XVIIIe — Bordeaux, Pau.

Quatrième classe.

(De 300 à 400 entrées aux hôpitaux pour 1000 hommes.)

Elle comprend :

IIIe corps d'armée : Rouen.
IVe — Argentan.
VIe — Camp de Châlons.

IXe corps d'armée : Issoudun.
XIe — Brest.
XVe — Toulon.
XVIe — Carcassonne, Perpignan.
XVIIIe — Bayonne, Libourne.

Cinquième classe.

(Plus de 400 entrées aux hôpitaux pour 1000 hommes.)

Elle comprend :

IIIe corps d'armée : Vernon.
VIIe — Pontarlier.
XIVe — Mont-Dauphin.
XVe — Colmars, Uzès.

Les différentes *armes* se répartissent ainsi qu'il suit, d'après la proportion croissante des entrées à l'hôpital (moyenne annuelle de la période 1880-85) :

CLASSEMENT	ARMES	PROPORTION POUR 1000 HOMMES d'effectif total	CLASSEMENT	ARMES	PROPORTION POUR 1000 HOMMES d'effectif total
1	Garde républicaine	126	13	Sapeurs-pompiers	380
2	Pontonniers . . .	138	14	Légion étrangère.	382
3	Gendarmerie mobile.	161	15	Infirmiers.	413
4	Secrétaires d'état-major.	163	16	Infanterie légère d'Afrique. . . .	414
5	Génie	184	17	Tirailleurs algériens	415
6	Train des équipages.	198	18	Zouaves.	524
7	Pénitenciers en France	208	19	Ateliers de condamnés.	603
8	Artillerie	219	20	Compagnies de discipline . . .	728
9	Infanterie.	220	21	Pénitenciers d'Algérie	755
10	Chasseurs à pied.	254			
11	Cavalerie	262			
12	Ouvriers d'administration . . .	364		Totalité de l'armée	240

Les armes, dont les entrées aux hôpitaux sont inférieures à la moyenne (240 pour 1000 hommes présents), sont *la Garde républicaine*, *les pontonniers*, *la gendarmerie mobile*, *les secrétaires d'état-major, le génie, le train, les pénitenciers en France.*

Les armes qui fournissent un nombre d'entrées aux hôpitaux supérieur à la moyenne sont représentées par toutes les *troupes permanentes de l'armée d'Afrique*, puis par les *sapeurs-pompiers* et *les infirmiers* ; le chiffre élevé de malades hospitalisés qu'offrent ces derniers tient en partie à l'absence d'infirmeries dans les sections, en partie à leurs fonctions dans les hôpitaux, où ils sont soumis, plus que les autres soldats, aux influences morbides et aux affections contagieuses.

II. **Morbidité générale de l'armée.** — Tout militaire, en traitement à l'infirmerie ou à l'hôpital, pouvant être considéré comme réellement malade, il est nécessaire de tenir compte en même temps des entrées à l'infirmerie et à l'hôpital, pour déterminer la *morbidité générale* de l'armée.

C'est ce que j'ai fait dans le tableau suivant, où la proportion des entrées a été établie pour 1000 hommes d'effectif (période décennale 1880-89) :

ANNÉES	ENTRÉES		TOTAL
	A L'HOPITAL	A L'INFIRMERIE	
1880	245	329	574
1881	273	308	551
1882	280	304	584
1883	230	298	528
1884	202	292	494
1885	205	291	496
1886	207	312	519
1887	206	348	554
1888	198	344	542
1889	202	367	569
Moyenne annuelle	221	334	555

En tenant compte des doubles entrées qui ont eu lieu à l'infirmerie et à l'hôpital pour certains malades et pour la même affection, on peut représenter annuellement en chiffres ronds la morbidité générale de notre armée par 500 malades pour 1000 hommes présents, comprenant 200 entrées à l'hôpital et 300 à l'infirmerie.

La morbidité générale varie suivant le *grade* et l'*ancienneté de service*, comme l'indiquent les chiffres suivants, empruntés à la statistique médicale de 1888 et de 1889 (pour 1000 hommes d'effectif total) :

	1888	1889
Sous-officiers	223	227
Soldats ayant plus d'un an de service. . .	432	483
Soldats ayant moins d'un an de service. .	866	859
Soldats des deux catégories	573	604

Les sous-officiers paraissent moins atteints par les maladies que les soldats. Nous avons signalé déjà l'énorme morbidité présentée par ces derniers pendant la première année de service.

La morbidité générale varie également suivant d'autres conditions : *corps d'armée*, *armes*, *saisons*, *mois*, etc...

Les *corps d'armée* se classent ainsi, dans l'ordre de cette morbidité croissante, pour 1000 hommes d'effectif (moyenne annuelle pendant la période décennale 1880-89) :

CLASSEMENT	CORPS D'ARMÉE	ENTRÉES à l'hôpital	ENTRÉES à l'infirmerie	TOTAL	CLASSEMENT	CORPS D'ARMÉE	ENTRÉES à l'hôpital	ENTRÉES à l'infirmerie	TOTAL
1	Ier.	159	296	455	11	XVe	209	329	538
2	VIIe.	150	316	466	12	XVIIIe	222	316	538
3	XIVe	207	259	466	13	IIIe.	197	341	538
4	Ve	162	308	470	14	IXe.	191	349	540
5	IIe.	150	339	489	15	XVIe.	209	346	555
6	XVIIe	191	323	514	16	XIIe	175	383	558
7	VIIIe	161	357	518	17	Xe	203	357	560
8	XIIIe	178	344	522	18	XIe.	217	392	609
9	IVe	198	327	525	19	Gouvernement mre de Paris.	286	347	633
10	VIe	204	331	535					

On voit que la morbidité générale varie dans les différents corps d'armée de l'intérieur entre 455 (Ier corps d'armée) et 633 (Gouvernement militaire de Paris) pour 1000 hommes. Ce sont les régions du nord-ouest, de l'ouest et du midi de la France qui offrent le plus de malades; les régions du Nord, de l'Est et du Centre qui en présentent le moins.

Les différentes *armes* se sont ainsi classées en 1888, au point de vue de la morbidité générale croissante :

CLASSEMENT	ARMES	PROPORTION POUR 1000 HOMMES	CLASSEMENT	ARMES	PROPORTION POUR 1000 HOMMES
1	Secrétaires d'état-major et de recrutement. . . .	182	10	Tirailleurs algériens	551
2	Garde républicaine	278	11	Artillerie	551
3	Commis et ouvriers militaires d'administrat^ion.	389	12	Infanterie de ligne	552
4	Infirmiers militaires	429	13	Régiments étrangers	559
5	Prisons, ateliers, pénitenciers. . .	429	14	Train des équipages	561
6	Spahis.	464	15	Génie	578
7	Chasseurs à pied .	470	16	Sapeurs-pompiers	649
8	Artillerie de forteresse.	476	17	Zouaves	684
9	Cavalerie	529	18	Chasseurs d'Afrique .	806
			19	Infanterie légère d'Afrique	808
				L'armée entière.	542

L'*évolution saisonnière* de la morbidité générale dans l'armée est représentée chaque année dans la statistique médicale par un tracé spécial, établi d'après le nombre des entrées pendant chaque mois aux infirmeries et aux hôpitaux.

Le maximum des entrées a lieu en janvier, c'est-à-dire pendant la saison hivernale ; le minimum en septembre, pendant la saison estivo-automnale.

Nous reproduisons le tracé suivant, qui se rapporte à l'année 1888 (année normale) (voy. tracé III).

TRACÉ III. — MORBIDITÉ GÉNÉRALE DE L'ARMÉE PAR MOIS EN 1888.

Entrées par 1000 hommes.
Janvier Février Mars Avril Mai Juin Juillet Août Septembre Octobre Novembre Décembre
57 56 55 54 53 52 51 50 49 48 47 46 45 44 43 42 41 40 39 38

Malheureusement, la statistique médicale ne fait pas de distinction, au point de vue de la morbidité mensuelle, entre les troupes de l'intérieur et les troupes de l'Algérie et de la Tunisie ; voilà pourquoi il est impossible de déterminer les différences que peuvent offrir les variations saisonnières de la morbidité offerte par les unes et par les autres. Les corps qui tiennent garnison dans notre colonie africaine n'offrant pas un effectif suffisant pour influencer sensiblement la répartition mensuelle des entrées aux hôpitaux et aux infirmeries dans la totalité de l'armée, on peut considérer ce tracé comme représentant assez fidèlement l'évolution offerte annuellement par la morbidité des troupes françaises à l'intérieur.

On verra plus loin (voy. p. 79), que la morbidité générale des troupes de l'Algérie et de la Tunisie présente une évolution très différente de celle qu'offrent les troupes de l'intérieur, puisque, contrairement à ce qui a lieu en France, c'est la saison hivernale qui, dans notre armée d'Afrique, paraît la moins chargée de malades, alors que la saison estivo-automnale s'accompagne toujours, dans cette armée, d'une élévation considérable de la morbidité.

Il est rare que l'évolution de la morbidité générale de l'armée subisse quelques modifications et s'éloigne du tracé type que nous avons présenté; c'est ce qui a lieu, pourtant, quand se présente exceptionnellement et quand se propage à l'ensemble des garnisons une maladie qui ne leur est pas habituelle et qui se manifeste sous forme de grande épidémie (choléra, grippe, etc.).

Ainsi, en 1889, le maximum de la morbidité a été atteint exceptionnellement en décembre (au lieu de janvier), et pendant ce mois le chiffre des entrées a été considérable (près de 65 pour 1000 hommes). C'est la grippe à l'état épidémique, qui, comme on sait, a déterminé cette ascension anormale de la courbe de la morbidité pendant l'hiver de 1889-90.

III. **Amélioration graduelle de la morbidité militaire.** — Les tableaux suivants, établis par Bertillon (1), à l'aide des documents fournis par la statistique médicale de l'armée, depuis le début de sa publication jusqu'en 1887, permettent de se rendre facilement compte de l'amélioration survenue, pendant ces dernières années, dans la morbidité de l'armée française :

A. — 1000 militaires ont fourni en un an :

PÉRIODES	MALADES			TOTAL DES MALADES à l'hôpital et à l'infirmerie
	A LA CHAMBRE	A L'INFIRMERIE	A L'HOPITAL	
1862-65	1501	233.5	264.5	498.0
1866-69	1430	251.3	259.5	510.8
1884-87	1450	319.0	177.0	496.0

B. — Chaque cas de maladie a duré en moyenne (en jours) :

PÉRIODES	A L'INFIRMERIE	A L'HOPITAL
1862-65	14 jours	32 jours
1866-69	12 jours	31 jours
1884-87	13 jours	29 jours

(1) Bertillon, *Sur la morbidité et spécialement sur la morbidité professionnelle* (*Revue d'hygiène*, 1890, t. XII, p. 1005).

C. — 1000 militaires ont fourni annuellement les nombres suivants de journées de maladie :

PÉRIODES	A L'INFIRMERIE	A L'HOPITAL	TOTAL
1862-65	3365	8517	11882
1866-69	3231	8075	11306
1884-87	4147	5174	9321

D. — La moyenne journalière des malades en cours de traitement sur 1000 militaires a été la suivante :

PÉRIODES	A LA CHAMBRE	A L'INFIRMERIE	A L'HOPITAL	TOTAL
1862-65	1.30	9.2	23.3	45.5
1866-69	1.21	8.9	22.1	43.1
1884-87	1.15	11.3	14.3	37.1

Quand on compare, dans chacun de ces tableaux, la dernière période 1884-87 avec les périodes précédentes 1862-65 et 1866-69, on constate une amélioration progressive et graduelle de la morbidité militaire, qui se traduit :

Par une diminution du nombre des entrées à l'hôpital (coïncidant, il est vrai, avec une augmentation des entrées à l'infirmerie) ;

Par une durée plus courte du séjour des malades à l'infirmerie et à l'hôpital ;

Par une diminution des journées de traitement à l'hôpital, beaucoup plus sensible que l'augmentation, qui se manifeste en même temps pour les journées de traitement à l'infirmerie ;

Enfin par une diminution bien marquée du nombre des malades militaires qui sont chaque jour en traitement à l'hôpital (coïncidant pourtant avec une légère augmentation du nombre des malades en traitement à l'infirmerie).

CHAPITRE II

MORTALITÉ DU SOLDAT EN TEMPS DE PAIX

I. **Variations qu'a présentées cette mortalité depuis 1822 jusqu'en 1890.** — Il est bien difficile d'évaluer la mortalité militaire pendant la période antérieure à 1862, année qui, comme on sait, a été celle de la première publication de la statistique médicale de notre armée. Pourtant, antérieurement à cette époque, quelques recherches ont été faites pour résoudre cette importante question.

D'après des relevés inédits de l'Administration de la guerre, Benoiston (de Châteauneuf) (1) avait évalué les pertes de cette armée, en 1822-23, à 28,1 décès pour 1000 hommes.

En 1846, le général Paixhans (2), dans un discours prononcé à la Chambre des députés, estimait cette mortalité à 19 pour 1000 hommes, chiffre qui fut adopté par Boudin (3) pour la période 1842-1848.

En 1859, Tholozan (4) avait appelé l'attention sur les principales conditions de la profession militaire qui intervenaient dans la mortalité des soldats.

En 1860, L. Laveran (5), empruntant des documents inédits au Ministère de la guerre, établit que la mortalité des troupes françaises à l'intérieur avait été d'environ 16 pour 1000 hommes

(1) Benoiston (de Châteauneuf), *Etude sur la mortalité dans l'infanterie française* (*Annales d'hyg. et de méd. lég.*, 1833, t. X, p. 239).

(2) *Moniteur universel*, séance du 2 avril 1846.

(3) Boudin, *Etudes d'hygiène publique sur l'état sanitaire de la mortalité des armees* (*id.*, 1846, t. XXV).

(4) Tholozan, *de l'Excès de mortalité dû à la profession militaire* (*Gazette méd. de Paris*, 1859).

(5) L. Laveran, *Recherches statistiques sur les causes de la mortalité de l'armée servant à l'intérieur* (*Annales d'hyg. et de méd. lég.*, 1860, 2e série, t. XIII).

pendant la période 1846-1858 (moins les années 1854-55, correspondant à la guerre de Crimée).

J'ai reproduit, dans le tableau suivant, les chiffres fournis par la statistique officielle depuis 1862 jusqu'en 1890, pour représenter la proportion des décès survenus annuellement dans notre armée (1):

ANNÉES	FRANCE	ALGÉRIE	ITALIE	TUNISIE
1862	9.42	12.21	17.69	»
1863	9.22	12.29	17.92	»
1864	9.01	21.25	13.05	»
1865	**11.78** (2)	16.32	9.30	»
1866	**10.28**	11.95	10.69	»
1867	9.40	**23.04**	15.91	»
1868	**12.27**	**24.31** (3)	**35.68**	»
1869	9.55	14.42	11.21	»
1872	8.97	11.98	»	»
1873	8.68	10.51	»	»
1774	8.49	10.76	»	»
1875	**10.51**	15.68	»	»
1876	**10.35**	12.35	»	»
1877	8.20	12.59	»	»
1878	8.23	13.59	»	»
1879	7.80	12.68	»	»
1880	9.00	11.78	»	»
1881	6.90	**22.60** (4)	»	**61.30** (4)
1882	8.70	18.00	»	26.00
1883	7.00	9.80	»	12.60
1884	6.40	12.50	»	11.80
1885	6.50	10.40	»	19.40
1886	7.00	10.50	»	14.80
1887	6.50	11.10	»	14.60
1888	6.09	10.54	»	12.88
1889	5.39	11.07	»	10.73
1890	**5.81** (5)	**11.94** (5)	»	**13.44** (5)

Ce tableau indique une diminution marquée dans la mortalité générale de notre armée, depuis 1862 jusqu'à nos jours, diminution qui s'est continuée pendant ces vingt-cinq dernières années, sauf quelques exceptions correspondant aux années 1865, 1866, 1868, 1875 et 1876 et occasionnées par l'apparition, sur quelques

(1) La mortalité des années 1882-1887 est rapportée à l'effectif présent ; celle des années antérieures (1862-81) et des trois dernières années 1888-90, à l'effectif total.

(2) Epidémie cholérique.

(3) Typhus et choléra.

(4) Expéditions de Tunisie et du Sud-Oranais.

(5) Epidémie de grippe.

points du territoire français, de certaines épidémies (typhus, choléra, fièvre typhoïde).

Cet abaissement du chiffre des décès, de 1862 à 1890, a été de 4 décès pour 1000 hommes pour l'armée à l'intérieur, et seulement de 1 décès pour 1000 pour les troupes de l'Algérie.

Nous signalerons l'énorme mortalité qui a coïncidé, dans notre armée d'Afrique avec les expéditions de Tunisie et du Sud-Oranais, ainsi que l'amélioration qu'a présentée, depuis 1881, l'état sanitaire du Corps d'occupation de Tunisie.

Presque tous les décès militaires ont lieu dans les hôpitaux; ce n'est qu'exceptionnellement qu'on en constate quelques-uns dans les infirmeries régimentaires; et cela s'explique naturellement, puisqu'il est recommandé aux médecins des corps de troupes de diriger immédiatement sur un hôpital tout homme atteint d'affection un peu sérieuse.

En 1888 et en 1889, le nombre des décès survenus dans les infirmeries régimentaires s'est élevé à 15 et à 27 ; la mort, dans tous ces cas, a été subite et inattendue, et a été occasionnée par des affections dont le diagnostic n'avait pu antérieurement révéler la nature et la gravité (*fièvre typhoïde ambulatoire*, *pleurésie latente*, *affection du cœur mal caractérisée*, etc.).

II. **Variations que présente la mortalité militaire suivant l'âge, le grade, l'arme, les corps d'armée, les garnisons, les saisons.** — 1° *Age*. Pendant la période de 1875-84, les décès survenus annuellement dans l'armée se sont répartis de la manière suivante :

Sur 1000 hommes	âgés de moins de 20 ans,	6,72	décès.
—	de 21 a 22 ans,	10,92	—
—	de 22 à 23 ans,	9,38	—
—	de 24 à 26 ans,	8,59	—
—	de 27 à 30 ans,	7,14	—
—	de 31 à 35 ans,	8,51	—
—	au-dessus de 36 ans,	12,14	—

La mortalité offre donc son minimum parmi les jeunes gens de moins de 20 ans : cela provient, comme l'a indiqué Morache (1),

(1) Morache, *Traité d'hygiène militaire*, 2e édition, 1886, p. 65.

de la sévérité que montrent les commandants de recrutement et les médecins militaires, pour accepter comme engagés volontaires les jeunes gens dont la constitution et le développement corporel laissent à désirer.

C'est pendant la première année de service que le nombre des décès est le plus élevé, ce qui prouve les dangers que provoque l'acclimatement à la vie militaire ; la mortalité diminue progressivement pendant les années suivantes, pour offrir un nouveau minimum parmi les hommes de 27 à 30 ans ; à partir de 31 ans, elle présente une seconde élévation, qui se continue indéfiniment et progresse en même temps que l'âge, comme on le voit dans la population civile.

2° *Grade*. La mortalité est moins élevée parmi les sous-officiers et parmi les officiers que parmi les soldats. C'est ce qu'indiquent les chiffres suivants, empruntés à la statistique médicale de l'armée en 1889 et 1890 :

	1889	1890
Décès pour 1000 officiers	5.49	4.94
— sous-officiers	4.56	4.38
— soldats ayant plus d'un an de service	5.49	6.21
— — moins —	8.27	8.19

Les statistiques correspondant aux années antérieures à 1889 fournissent des résultats analogues aux précédents.

3° *Arme*. La mortalité générale varie suivant les différentes armes, ainsi que l'indique le tableau suivant se rapportant à la période 1880-1885 (non compris 1881-82) :

	Nombre de décès pour 1000 hommes
Génie	5.2
Ouvriers d'artillerie	5.4
Secrétaires d'état-major et de recrutement	5.8
Chasseurs à pied	7.0
Artillerie	7.4
Commis et ouvriers militaires d'administration	8.2
Garde républicaine	8.4
Cavalerie	8.8
Sapeurs-pompiers de Paris	9.4

	Nombre de décès pour 1.000 hommes.
Infirmiers	9.6
Train des équipages	10.0
Infanterie	10.2
Pénitenciers en France	10.4
Zouaves	11.2
Tirailleurs algériens	11.2
Infanterie légère d'Afrique	17.2
Ateliers de condamnés	18.2
Légion étrangère	19.8
Pénitenciers en Algérie	20.0
Compagnies de discipline	31.0

Les armes se sont classées dans le même ordre pendant ces dernières années (1886-87-88-89).

Les régiments du génie occupent un rang privilégié, relativement aux autres armes.

Après le génie, comme armes spécialement favorisées, nous devons citer : les ouvriers d'artillerie, les secrétaires d'état-major, les chasseurs à pied, l'artillerie, etc.

La mortalité des sections d'infirmiers, tout en étant moindre que celle du train et de l'infanterie, est encore assez élevée ; les trois quarts des décès dans ces troupes sont dus à des maladies infectieuses et contagieuses (fièvre typhoïde, fièvres éruptives, tuberculose).

L'énorme léthalité des troupes d'Algérie s'explique par la fréquence et la gravité de certaines affections (fièvre typhoïde, paludisme) dans notre colonie africaine.

La mortalité dans les différentes armes dépend en partie de la proportion plus ou moins grande des éliminations par réformes et retraites opérées dans chacune d'elles. On comprend, en effet, que, plus ces éliminations auront lieu facilement dans un corps de troupes, plus le chiffre des décès y sera faible ; le renvoi, en temps opportun, dans la vie civile, de certains malades incurables et gravement atteints, ayant nécessairement pour effet d'empêcher ces malades de succomber dans les garnisons et, par conséquent, de grossir la mortalité militaire.

Or la statistique médicale indique, suivant les armes, des différences assez sensibles dans la proportion de ces éliminations, effectuées par les commissions de réforme après l'incorporation ; c'est ce qu'indique le tableau suivant :

Eliminations par réformes et par retraites pour maladies ou infirmités dans les différentes armes (moyenne annuelle pour 1000 hommes, période 1880-85) :

Garde républicaine	3.2
Sapeurs-pompiers	5.1
Tirailleurs algériens	7.1
Secrétaires d'état-major	8.2
Légion étrangère	8.7
Ouvriers d'artillerie	10.6
Commis et ouvriers militaires d'administration	10.8
Train des équipages	11.5
Chasseurs à pied	11.7
Artillerie	12.9
Zouaves	13.0
Cavalerie	13.2
Infirmiers	13.9
Génie	14.4
Infanterie légère d'Afrique	14.5
Infanterie de ligne	16.6

Le rang avantageux qu'occupe dans ce tableau la Garde républicaine s'explique par son recrutement spécial; il en est de même des sapeurs-pompiers de Paris.

L'infanterie fournit la proportion la plus élevée de réformes parmi toutes les armes de l'intérieur.

Les secrétaires d'état-major et de recrutement, grâce à leurs fonctions sédentaires, compatibles avec certaines défectuosités physiques, qui ne leur permettraient pas de satisfaire aux exigences du service dans toute autre arme, offrent très peu de réformes.

La faible proportion d'éliminations qui figurent parmi les tirailleurs algériens s'explique par le bon recrutement de ces hommes, qui sont soumis à une visite très minutieuse, au moment où ils demandent à contracter un engagement.

J'ai relevé dans le tableau suivant la totalité des pertes éprouvées par les différentes armes (décès et éliminations par réformes) en 1889 :

ARMES	DÉCÈS pour 1000 HOMMES	ÉLIMINATIONS pour 1000 HOMMES	TOTAL pour 1000 HOMMES
Compagnies d'ouvriers d'artillerie.	2.57	9.1	11.67
Régiments du génie.	3.32	14.5	17.82
Artillerie de forteresse . . .	4.81	16.6	21.41
Artillerie.	5.18	14.7	19.88
Sections de commis et ouvriers militaires d'administration	5.20	12.6	17.80
Infanterie de ligne	5.40	22.3	27.70
Chasseurs à pied	5.97	16.0	21.97
Cavalerie	6.06	16.6	22.66
Sections de secrétaires d'état-major et de recrutement	6.27	6.7	12.97
Train.	6.38	11.2	17.58
Cavaliers de remonte. . . .	6.72	10.0	16.72
Chasseurs d'Afrique	7.79	14.6	22.39
Infirmiers	7.83	13.3	21.13
Garde républicaine	7.85	2.7	10.55
Zouaves	8.05	14.0	22.05
Tirailleurs algériens	8.54	16.0	24.54
Sapeurs-pompiers.	9.22	23.0	32.22
Prisons, pénitentiers	10.90	4.4	15.30
Spahis	12.78	11.0	22.78
Infanterie légère d'Afrique.	13.69	34.2	47.89
Compagnies de discipline .	14.34	7.5	21.84
Régiments étrangers	19.74	35.1	54.84

Ainsi, ces pertes varient, dans des proportions considérables, suivant les armes, entre un minimum de 11 et un maximum de 54 pour 1000 hommes.

4° *Corps d'armée.* Les corps d'armée du Nord et de l'Est offrent une léthalité militaire inférieure à celle des corps d'armée du midi de la France.

Les corps dont la mortalité est supérieure à la mortalité moyenne de l'armée (6 pour 1000 hommes) sont les suivants : X^e (Rennes), XIe (Nantes), XVIIe (Toulouse), XIIe (Limoges), XVe (Marseille), XVIe (Montpellier), et le Gouvernement militaire de Paris. Parmi ceux qui sont les moins éprouvés, je citerai le Ve corps (Orléans), le Ier (Lille), le VIIIe (Bourges), le IIe (Amiens).

Cette constatation résulte de l'examen du tableau suivant dans lequel j'ai classé les corps d'armée par ordre de la mortalité croissante (moyenne annuelle de la période 1880-88) :

CLASSEMENT	CORPS D'ARMÉE	MORTALITÉ pour 1000 HOMMES	CLASSEMENT	CORPS D'ARMÉE	MORTALITÉ pour 1000 HOMMES
1	Ve corps . . .	4.8	11	IXe corps . . .	6.8
2	Ier — . . .	4.9	12	XIVe — . . .	6.6
3	VIIIe — . . .	5.0	13	Xe — . . .	7.3
4	IIe — . . .	5.4	14	XIe — . . .	8.1
5	VIe — . . .	5.5	15	XVIIe — . . .	8.2
6	VIIe — . . .	5.7	16	XIIe — . . .	9.0
7	XVIIIe — . . .	5.9	17	XVe — . . .	9.1
8	IIIe — . . .	6.0	18	XVIe — . . .	9.3
9	IVe — . . .	6.3	19	Gouvernt militaire de Paris	9.4
10	XIIIe — . . .	6.7			

La variation qu'offre la mortalité militaire dans les régions du territoire français n'est, du reste, pas spéciale à l'armée et s'observe également dans la population civile. Ainsi, pendant l'année 1890 (1), la mortalité civile s'est élevée à 27 et même à 32 pour 1000 habitants dans les départements du Sud-Est (Bouches-du-Rhône, Hautes-Alpes, Hérault, Ardèche, Gard, Alpes-Maritimes), alors que, dans les départements du Centre, elle a varié seulement entre 17 et 20 décès pour 1000.

3° *Villes de garnison.* La mortalité militaire varie également suivant les villes de garnison. C'est ce que montre le tableau suivant, établi à l'aide de la statistique médicale de l'armée pour ces quatre dernières années (1886-1889), et dans lequel j'ai fait figurer seulement les localités chefs-lieux de corps d'armée :

VILLES	NOMBRE DE DÉCÈS POUR 1000 HOMMES					
	1886	1887	1888	1889	TOTAL	MOYENNE ANNUELLE
Paris.	6.0	7.5	6.4	5.6	25.5	6.4
Lille.	5.1	3.5	1.7	0.9	11.2	2.8
Amiens	4.0	4.9	2.9	1.9	13.7	3.4
Rouen.	3.0	5.4	7.2	1.5	17.1	4.3

(1) Voy. *Rapport officiel sur le mouvement de la population en France.*

VILLES	NOMBRE DE DÉCÈS POUR 1000 HOMMES					
	1886	1887	1888	1889	TOTAL	MOYENNE ANNUELLE
Le Mans.	6.5	6.3	2.5	3.9	19.2	4.8
Orléans	1.9	2.0	2.7	3.4	10.0	2.5
Châlons	4.4	2.1	2.5	2.5	11.5	2.9
Besançon	9.4	3.9	4.4	3.2	20.9	5.2
Bourges.	2.4	3.6	2.7	3.1	11.8	2.9
Tours	2.1	9.5	5.9	5.0	22.5	5.6
Rennes	5.4	2.9	3.6	2.5	14.4	3.6
Nantes.	5.7	**11.0**	2.8	4.5	24.0	6.0
Limoges.	8.8	6.0	3.6	4.7	23.1	5.8
Clermont	**13.6**	3.4	6.1	4.4	27.5	6.9
Lyon.	5.4	4.8	4.4	5.3	19.9	4.9
Marseille	7.5	**11.0**	**10.3**	5.3	34.1	**8.5**
Montpellier	6.1	6.6	7.9	4.0	24.6	6.1
Toulouse	4.8	6.0	3.7	3.1	17.6	4.4
Bordeaux	4.7	4.5	5.2	2.8	17.2	4.3

Pour les petites villes de garnison, la mortalité offre des différences encore plus sensibles, puisque la proportion des décès annuels y varie de 0 à 40 et même 50 pour 1000 hommes présents.

Dans la même garnison, la mortalité présente quelquefois des oscillations considérables, qui sont surtout accusées dans les petites villes, comme on le voit dans le tableau suivant :

VILLES	1886	1887	1888	1889
Vernon.	2.0	2.0	**13.8**	3.3
Laval.	**11.8**	3.1	5.5	3.5
Troyes	**14.3**	2.5	**11.5**	9.7
Nevers	**11.4**	3.0	5.4	5.7
Le Blanc	4.9	**13.9**	4.0	7.3
Parthenay	1.2	7.0	**21.5**	4.7
Dinan	4.4	4.2	12.9	**26.8**
Quimper.	**11.0**	6.0	1.4	3.0
Périgueux	6.7	**17.0**	2.8	4.5
Montluçon	4.3	**20.6**	**13.9**	2.2
Chambéry	6.0	8.9	**14.9**	2.3
Gap.	**16.1**	3.8	3.6	3.6
Orange.	1.2	**17.0**	6.6	7.8
Toulon.	**20.3**	**13.0**	7.7	4.7
Antibes.	**11.4**	**13.0**	4.5	4.4
Cahors.	**14.1**	9.6	**18.3**	4.5
Foix	2.2	**11.2**	6.4	3.4
Carcassonne. . . .	1.1	**12.7**	5.5	5.7
Castelnaudary. . .	7.1	**20.3**	3.1	7.7
Lunel.	2.1	**11.5**	**18.6**	5.2

Disons, dès maintenant, que ces variations de la mortalité militaire dans la même garnison tiennent presque uniquement à l'apparition, pendant certaines années, de la fièvre typhoïde, qui y prélève, de temps à autre, un lourd tribut.

J'ai comparé dans le tableau suivant la mortalité militaire avec la mortalité civile dans les localités chefs-lieux de corps d'armée; cette comparaison a été possible grâce aux indications fournies d'une part par la statistique médicale de l'armée pendant la période 1886-90 et d'autre part par la *Statistique sanitaire des villes de France*, publiée par le Ministère de l'intérieur pour la même période :

VILLES	ARMÉE		POPULATION CIVILE	
	RANG	1886-90 (5 ans)	RANG	1886-90 (5 ans)
Bourges	1	1.0	1	19.4
Lille	2	2.3	14	26.4
Châlons	3	2.9	10	24.5
Rennes	4	3.1	16	30.3
Besançon	5	3.2	12	24.8
Amiens	6	3.5	11	24.5
Orléans	7	4.1	8	24.4
Rouen	8	4.3	19	33.4
Toulouse	9	4.4	13	25.9
Bordeaux	10	4.5	6	23.7
Clermont	11	5.1	5	23.7
Lyon	12	5.2	2	22.9
Paris	13	5.3	4	23.7
Nantes	14	5.4	3	23.6
Tours	15	6.0	9	24.4
Le Mans	16	6.8	15	26.7
Marseille	17	6.9	17	31.2
Montpellier	18	7.2	18	32.7
Limoges	19	7.3	7	24.2

Bien qu'on ne constate pas de similitude parfaite entre les indications contenues dans les deux colonnes de ce tableau et que les localités qui y sont inscrites ne figurent pas toujours au même rang dans l'échelle de la mortalité (1), cependant on peut remarquer que, dans quelques villes, l'armée et la population

(1) Ainsi Lille, qui paraît très privilégié au point de vue de la léthalité militaire, n'arrive qu'au 14e rang quand on envisage la mortalité civile; Châlons, qui occupe le 3e rang dans la première colonne, n'arrive qu'au 10e rang dans la seconde.

civile semblent offrir une léthalité exceptionnelle ; tels sont, pour ne citer que certaines localités inscrites dans le tableau précédent, Montpellier et Marseille.

6° *Saisons. Mois.* Comme la morbidité, la mortalité de l'armée à l'intérieur varie suivant les saisons et les mois (voy. tracé IV).

Tracé IV. — Mortalité mensuelle de l'armée à l'intérieur en 1888.

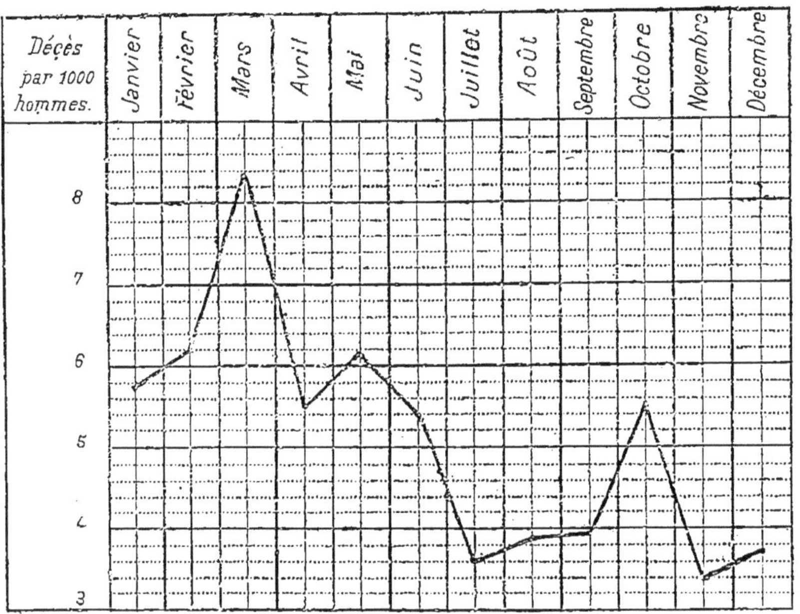

Elle atteint son maximum en mars (8 entrées en 1888 pour 1000 hommes présents), puis décroît pendant l'été et pendant l'automne, pour offrir son minimum en novembre (3 entrées pour 1000 hommes présents en 1888), après avoir présenté un léger fastigium en octobre, dû probablement à l'influence des grandes manœuvres. A partir de novembre, la mortalité offre une légère ascension, qui se continue jusqu'en mars.

Nous verrons plus loin que, pour les troupes françaises en Algérie et en Tunisie, la mortalité annuelle subit des oscillations bien différentes et beaucoup plus accusées.

Un fait intéressant à signaler, c'est la concordance remarquable des deux courbes qui représentent l'évolution annuelle de la morbidité et de la mortalité des troupes françaises à l'intérieur. Toutes les deux, en effet, offrent leur maximum de janvier à septembre; puis, après avoir subi une légère ascension en octobre, elles présentent de nouveau un petit abaissement en novembre, pour remonter légèrement à partir de décembre.

Notons que cette marche annuelle de la morbidité et de la mortalité dans l'armée s'observe également dans chaque corps d'armée et même dans chaque régiment de l'intérieur (1).

« Des oscillations si constantes, dit Kelsch (2), doivent être subordonnées à des causes qui, elles-mêmes, se modifient suivant une périodicité très régulière. Quelles sont ces causes ? La première pensée qui se présente est d'incriminer les fatigues liées à l'instruction des recrues. » Celles-ci arrivent, en effet, en octobre et novembre. C'est peu de temps après que le nombre des malades et des décès augmente. Ensuite, ce nombre diminue progressivement après les premiers mois de l'année, pour remonter légèrement en octobre, au moment des fatigues éprouvées pendant les grandes manœuvres.

Cette interprétation semblerait confirmée par ce fait, également démontré par la statistique, et sur lequel nous avons insisté plus haut, que la morbidité et la mortalité sont toujours plus élevées parmi les jeunes soldats que parmi les anciens. Cependant il est difficile de l'accepter ; d'abord, comme l'a remarqué Kelsch, il s'est trouvé des années où de graves motifs, tels que des événements de guerre, ont nécessité l'appel du contingent au printemps ou en été, sans que le cycle de la morbidité annuelle en ait été sensiblement troublé ; ensuite, et cet argument est décisif, les maladies offrent dans la population civile la même évolution ; fait parfaitement établi aujourd'hui par les statistiques, qui concernent non seulement la population parisienne (E. Besnier), mais encore les habitants de la plupart des grandes villes de France (3).

(1) Voy. Czernicki, *l'Année médicale d'un régiment de cavalerie* (*Rec. de mém. de méd. milit.*, 1876).

(2) Kelsch, *la Pathogénie dans les milieux militaires* (*Arch. de méd. milit.*, 1891, t. XVII., p. 1).

(3) Voy. *Rapport officiel sur le mouvement de la population en France pendant l'année* 1890.

Il faut donc admettre que l'évolution de la morbidité et de la mortalité des soldats est principalement réglée par un facteur étranger à la profession militaire, commun à l'armée et à la population civile, représenté très probablement par la succession des saisons et dont nous aurons à étudier plus loin l'influence pathogénique.

CHAPITRE III

COMPARAISON DE LA MORBIDITÉ ET DE LA MORTALITÉ MILITAIRES AVEC LA MORBIDITÉ ET LA MORTALITÉ DE LA POPULATION CIVILE.

I. **Morbidité.** — En ne comprenant que les militaires en traitement à l'infirmerie et à l'hôpital, qui seuls, comme nous l'avons dit, peuvent être considérés comme de véritables malades, nous avons vu que la morbidité dans l'armée française à l'intérieur pouvait être évaluée à 9 journées de maladie par an et par homme présent (voy. tableau C, p. 21). Mais, si l'on tient compte également du chômage à la chambre, causé par la fatigue ou par des indispositions légères, la proportion des journées d'indisponibilité s'élève pour chaque homme et par année en moyenne à 13.

Les documents concernant la morbidité de la population civile en France nous font à peu près défaut. Il n'y a guère que certains groupes humains, composés d'unités assez bien déterminées comme âge, sexe, etc., et pour lesquels sont notées assez exactement toutes ces particularités de l'existence, qui puissent nous fournir des indications à ce sujet. Ces groupes sont représentés par quelques sociétés de secours mutuels et par quelques corporations d'ouvriers (1).

Malheureusement, comme l'a signalé Bertillon (2), les principales tables de morbidité établies pour ces agglomérations civiles fournissent les résultats les plus discordants ; et cela pro-

(1) Voy. L. Colin, art. MORBIDITÉ MILITAIRE, p. 349.
(2) Bertillon, *Sur la Morbidité, et spécialement sur la morbidité professionnelle* (*Revue d'hygiène*, 1890, t. XII, p. 1005).
Du même, *De la Morbidité et de la mortalité par profession* (*Revue d'hygiène*, 1891, t. XIII, p. 981).

vient ordinairement des différences dans la manière de compter choisie par leurs auteurs, ceux-ci ne comprenant pas dans leurs calculs, les uns les affections légères, qui ne durent que quelques jours, les autres les affections chroniques.

Du reste, la comparaison de pareils documents avec les chiffres qui représentent la morbidité de l'armée française ne peut être utile que si l'on tient compte, pour l'étude des premiers, de l'âge des individus, la morbidité offrant des différences considérables aux différents âges (Bertillon). Voilà pourquoi nous n'avons pas cru devoir utiliser pour cette étude les documents adressés au Ministère de l'intérieur par nos sociétés de secours mutuels, et nous sommes borné aux suivants :

Nombre moyen de jours de maladie en un an dans la population civile, par individu de 20 à 25 ans.

Tables anglaises (H. Ratcliffe, 1866-70)	5,28
Sociétés mutuelles françaises (Hubbard, 1835-49). . .	8,50
Ouvriers en soie de Lyon (J. Bertillon)	3,06
Sociétés de secours mutuels italiennes (Bodio, 1879).	6,50
Employés de chemins de fer (Behm, 1870-77)	8,30

Ces chiffres suffisent pour montrer à quel excès de morbidité expose la profession militaire; ainsi, le soldat, malgré les conditions avantageuses dans lesquelles il s'offre à notre observation, choisi parmi les jeunes gens les mieux constitués et les plus robustes, exempts de toute maladie et de toute infirmité au moment de l'incorporation, puis soumis à une existence qui paraît certainement préférable, au point de vue hygiénique, à celle des ouvriers des villes, fournit annuellement 9 journées de maladie, alors que les ouvriers européens du même âge, exposés aux travaux les plus pénibles et à l'hygiène la plus défectueuse, ne présentent guère, pendant la même période, que de 3 à 8 jours de maladie.

II. **Mortalité.** — La comparaison de la mortalité militaire avec la mortalité civile a offert, jusqu'à ces dernières années, des difficultés considérables. D'abord, on ne connaissait pas exactement la mortalité de la population civile. Ensuite, on comparait l'armée à la totalité de cette dernière, alors qu'on aurait dû prendre comme second terme de comparaison la partie de cette population du même âge et du même sexe que les soldats (la mortalité, comme la morbidité, offrant des variations considérables suivant les âges). On comprend à quelles erreurs ont dû conduire les recherches entreprises dans de semblables conditions !

Certains auteurs n'ont même tenu aucun compte de la situation spéciale dans laquelle se trouvent les soldats, par suite de leur sélection par les conseils de revision et des éliminations qui ont lieu après l'incorporation.

Or nous avons vu (voy. p. 6) que parmi les jeunes gens exemptés pour maladies ou pour infirmités avant l'incorporation, comme parmi les soldats réformés pendant leur présence au corps, il y en a un certain nombre qui sont prédestinés à une mort prochaine, et dont l'élimination a pour effet de restreindre, dans une certaine proportion, la mortalité de l'armée, pour augmenter d'autant la mortalité de la population civile, mais qu'il est bien difficile, sinon impossible, de déterminer cette proportion. Voilà pourquoi les estimations données par les auteurs qui se sont occupés de cette question sont assez variables.

En 1871, Ely (1), comparant l'armée à la population civile du même âge que le soldat, dressa le tableau suivant à l'aide des indications fournies, d'une part, par la statistique médicale de l'armée, d'une autre part, par le Ministère de l'agriculture et du commerce :

AGES	PROPORTION DES DÉCES POUR 1000 PERSONNES	
	Armée à l'intérieur	Population civile mâle (armée déduite)
De 20 à 25 ans.	9.9	10.1
De 25 à 30 ans.	9.3	9.5

Malheureusement, cet auteur ne tint aucun compte des conditions avantageuses dans lesquelles se trouvait l'armée relati-

(1) Ely, *l'Armée et la Population. Etude démographique*, Paris, 1871.

vement à la population civile, par suite de la sélection opérée par les conseils de revision et des éliminations effectuées par les commissions de réforme.

Le chiffre de 9,6 pour 1000, adopté par lui et fourni par la statistique officielle pour représenter la mortalité militaire, était certainement trop faible.

Antérieurement aux recherches d'Ely, E. Vallin (1), recherchant quelle serait la mortalité militaire : 1° s'il n'y avait pas de sélections par les conseils de revision ; 2° si les hommes, atteints de maladies incurables dans l'armée, n'étaient pas réformés, obtint le chiffre énorme de 18,60 décès pour 1000 hommes d'effectif, d'après les évaluations suivantes :

Nombre réel de décès sur 1000 hommes à l'intérieur (1862-1869)	9.41
Décès prévenus par la réforme et la libération	3.59
Chances de mortalité écartées par la révision équivalent à	3.60
Bénéfice des visites de rengagements équivalent à	2 » au minimum
Total	18.60

En 1874, Morache (2), tenant compte des sorties définitives pour maladies incurables, prononcées chaque année par les conseils de réforme, et considérant que ces sorties avaient pour influence de diminuer la mortalité de l'armée de 3 pour 1000, avait évalué à 18 décès pour 1000 hommes d'effectif la mortalité de l'armée française pendant la période 1862-69.

Moi-même (3), utilisant les statistiques médicales de l'armée correspondant aux années 1875-79, et ayant eu soin de tenir compte, comme Vallin et Morache, de l'influence qu'avaient eue, sur la mortalité militaire, les éliminations prononcées pour maladies ou infirmités, j'avais obtenu un résultat se rapprochant beaucoup des précédents.

L'étude la plus complète qui ai été faite concernant cette

(1) E. Vallin, *De la Salubrité de la profession militaire* (*Annales d'hyg. et de méd. légale*, 1868, 2e série, t. XXXI).

(2) Morache, *Considérations sur le recrutement et sur l'aptitude militaire de la population française*, 1862-69. Paris, 1874.

(3) Marvaud, *Etude statistique sur la morbidité et sur la mortalité dans l'armée française* (*Annales d'hygiène et de méd. légale*, 1883, 3e série, t. X).

question de la mortalité militaire comparée avec la mortalité civile, est due à Bertillon (1), qui a insisté avec raison sur ce fait que cette comparaison devait avoir lieu, non pas avec la totalité de la population, mais bien avec un groupe constitué par les individus du même âge et du même sexe que les soldats ; précaution d'autant plus utile que l'âge est une des causes qui interviennent le plus activement dans la mortalité.

Cet auteur détermina, d'abord, la composition par âge de l'armée ; cette composition lui était fournie par le dénombrement de 1866, d'après lequel, sur 1000 soldats, il y en avait :

37 au-dessous de 20 ans,
361 de 20 à 25 ans,
320 de 25 à 30 ans,
150 de 30 à 35 ans,
60 de 35 à 40 ans,
43 de 40 à 45 ans,
24 de 45 à 50 ans,
Enfin, 5 au delà de cet âge.

« Si l'on applique, dit-il, à une telle population les chiffres qui expriment la mortalité masculine de la France pendant la période 1857-66 (10,6 pour 1000 vivants de 20 à 25 ans) et pour les périodes quinquennales d'âge suivantes jusques et y compris 45 à 50 ans (8,4 — 8,6 — 9 — 11,2 — 13,4), on obtient à peine 92 décès, qui font, pour l'ensemble, une mortalité de 9,6 pour 1000.

« Or la mortalité de l'armée à l'intérieur s'élève à 10,1 pour 1000 hommes, si l'on s'en rapporte à la statistique médicale de l'armée pour la période 1862-69. Mais ce chiffre a besoin d'être augmenté, puisque l'armée peut être considérée comme une population choisie. En effet, sur 1000 hommes du contingent, on en exempte 280 pour aptitude morbide (période 1862-69). En outre, on en renvoie après l'incorporation environ 7 pour 1000 par an pour maladies incurables. »

Sur ces 7 militaires réformés, Bertillon estime qu'il y en a au moins 3 qui sont fatalement destinés à une mort prochaine. Il convient donc d'ajouter ces 3 décès au chiffre donné plus haut

(1) Bertillon, art. MORTALITÉ MILITAIRE du *Dictionnaire encyclopédique des Sciences médicales*, t. IX, 2e série, 1875.

par la statistique médicale de l'armée, pour représenter la mortalité militaire.

En se fondant sur ces considérations, Bertillon évalue cette mortalité à 13 ou 14 décès pour 1000 hommes, alors que la mortalité dans la population civile pour un groupe déterminé (offrant la même répartition de personnes, au point de vue de l'âge, que les garnisons de l'intérieur) ne dépasserait pas 9,6.

L'excès de mortalité occasionné par la profession militaire serait donc représenté par 3 ou 4 décès pour 1000 individus.

En tenant compte des principes posés par Bertillon, nous avons cherché à déterminer la mortalité militaire, pendant la période plus récente de 1873-1889.

Nous avons vu (page 4) que pendant cette période, qui correspond à l'application de la loi du 27 juillet 1872 et au service de cinq ans, 1000 hommes présents sous les drapeaux se sont décomposés, au point de vue de l'âge, en :

44 au-dessous de 20 ans,
800 de 21 à 25 ans,
156 au-dessus de 25 ans.

Cherchons donc, d'abord, la mortalité présentée par un groupe *civil*, formé par 1000 jeunes gens et tout à fait semblable à un régiment, au point de vue de la répartition des âges.

D'après les recherches de Bertillon, la statistique indique que le nombre des décès qui surviendraient annuellement parmi ces jeunes gens serait représenté par les chiffres suivants :

	0,3 décès	pour les	44	jeunes gens	au-dessous de 20 ans,
	10,4	—	800	—	de 20 à 21 ans,
	1,3	—	156	—	de 25 à 30 ans.
Total :	12,0 décès.				

Or, d'après la statistique médicale, la mortalité annuelle officielle de l'armée française à l'intérieur a été représentée par environ 7 décès pour 1000 hommes présents, pendant la période 1873-89.

Comme nous l'avons montré plus haut, ce chiffre a besoin d'être augmenté, puisque l'armée est formée d'éléments choisis au conseil de revision et est débarrassée, après l'incorporation, des malingres et des incurables.

Examinons d'abord l'influence que peut avoir sur la diminution de la mortalité militaire la sélection opérée par les conseils de revision. Nous avons vu (p. 5) que, sous l'empire de la loi du 27 juillet 1872, les comptes rendus du recrutement indiquaient que, sur 300000 hommes, 36000 étaient exemptés pour maladies ou infirmités incompatibles avec le service militaire, soit environ 12 pour 100. Mais, parmi ces maladies et ces infirmités, combien y en avait-t-il qui devaient être à bref délai fatalement mortelles?

Les comptes rendus du recrutement permettent de répondre à cette question. En effet, si nous prenons comme exemple l'année 1888, nous voyons que, parmi les maladies principales causes d'exemption, il y en a quelques-unes qui peuvent compromettre l'existence dans un délai assez rapproché; ces maladies sont représentées par la phtisie pulmonaire et par certaines affections cardiaques, qui ont occasionné ensemble environ 7 éliminations sur 1000 conscrits. En supposant que sur ces 7 conscrits, ainsi éliminés pour phtisie pulmonaire et affections cardiaques, 1 doive promptement succomber, on voit que la sélection opérée par les conseils de revision a pour effet de diminuer la mortalité militaire d'environ 1 pour 1000 hommes.

Voyons maintenant à quel chiffre on peut évaluer l'influence exercée par les réformes sur cette mortalité. Le nombre de ces réformes nous est fourni par la statistique médicale de l'armée. Il atteint annuellement une moyenne de 21 pour 1000 (voy. p. 6), et, sur 1000 hommes présents au corps, il y en a 5 réformés pour phtisie pulmonaire, pour bronchites chroniques ou pour pleurésies; 3 pour affections cardiaques; total: 8, sur lesquels 3 peuvent être, pour le moins, considérés comme voués à une mort prochaine.

La mortalité militaire devra donc être représentée par le chiffre fourni officiellement par la statistique médicale pour les troupes de l'intérieur, 7 pour 1000 (moyenne des années 1873-89), augmenté de 1 (pour corriger la sélection opérée par les conseils de revision) et de 3 (pour tenir compte des éliminations par réforme); total : 11 pour 1000 hommes présents. Or nous avons vu que la proportion des décès qui surviennent annuellement dans un groupe civil de jeunes gens, composé comme l'armée, est représentée par 12 pour 1000 individus. Mais ce nombre 12 doit être naturellement diminué des 4 décès, qui seraient survenus dans l'armée si celle-ci n'avait pas eu la faculté de se débarrasser de certains moribonds, avant comme après l'incorporation. Restent 8 décès, et la mortalité civile, comparée à la mortalité militaire, est en réalité annuellement de 8 pour 1000, alors que cette dernière atteint 11 pour 1000 hommes.

Ainsi, malgré toutes les améliorations qui ont été apportées, principalement depuis quelques années, dans les conditions hygiéniques du soldat français, la mortalité de celui-ci est encore assez élevée et dépasse certainement celle de la population civile du même sexe et du même âge.

CHAPITRE IV

COMPARAISON DE LA MORBIDITÉ ET DE LA MORTALITÉ DE L'ARMÉE FRANÇAISE, A L'INTÉRIEUR, AVEC CELLES DES AUTRES ARMÉES EUROPÉENNES.

Grâce aux documents statistiques, publiés depuis ces dernières années dans les armées allemande, italienne, belge, espagnole, autrichienne et russe, documents utilisés par Longuet (1) et par Lelong (2) dans d'intéressants travaux, nous pouvons comparer, au point de vue de la morbidité et de la mortalité, notre armée avec les grandes armées de l'Europe.

Malheureusement, cette comparaison offre des difficultés, qui proviennent surtout des différences présentées par les tableaux statistiques dans ces armées.

I. **Armée allemande.** — Depuis 1873, la *morbidité générale* de l'armée allemande se décomptait en additionnant le nombre des malades en traitement à la chambre, à l'infirmerie et à l'hôpital. En 1881-82, cette morbidité a été de 1135 pour 1000 hommes. En 1882-83, la statistique médicale ne comprenant plus les malades à la chambre, la morbidité générale est tombée à 849 pour 1000 et, en 1883-84, à 830 pour 1000, chiffre qui, comme on le voit, est supérieur à celui de l'armée française.

En revanche, la *mortalité générale* de l'armée allemande est la plus basse qui ait été observée parmi les armées européennes,

(1) Longuet, *Etat sanitaire des armées allemande* (*Arch. de méd. mil.*, t. XVI, p. 49), *italienne* (même recueil, t. XV, p. 124), *espagnole* (*id.*, t. XV, p. 376), *belge* (*id.*, t. XIV, p. 140), *autrichienne* (*id.*, t. XIII, p. 369), *anglaise* (*id.*, t. XII, p. 215).

(2) Lelong, *les Maladies dans l'armée russe pendant la période quinquennale 1880-84* (*Arch. de méd. mil.*, t. X, p. 295).

puisqu'en 1882-84 elle n'atteint même pas 4 pour 1000 hommes, résultat qui tient à plusieurs causes : d'abord, au petit nombre de décès occasionnés dans cette armée par la fièvre typhoïde et par la tuberculose ; à la sévérité des conseil de revision, auxquels il suffit d'incorporer seulement un tiers de la classe annuelle, tandis qu'en France il nous faut atteindre près de la moitié pour obtenir l'effectif légal ; ensuite, comme nous allons le voir, à un nombre considérable d'éliminations par réformes.

En Allemagne, les éliminations prononcées après l'incorporation pour inaptitude physique comprennent :

1° La réforme des hommes incapables de tout service (*Dienstunbrauchbarkeit*), comparable à notre réforme n° 2 et qui dépasse à elle seule de près de 3 pour 1000 la proportion des éliminations dans l'armée française ;

2° La *demi-invalidité* (*Halbinvaliditât*), position qui se rapproche de notre classement dans les services auxiliaires et qui comprend de 2 à 3 pour 1000 de l'effectif ;

3° L'*invalidité absolue* (*Ganzinvaliditât*), qui représente en même temps notre réforme n° 1 avec gratification et notre retraite ; les hommes, dans cette position, constituent environ 4 à 5 pour 1000 de l'effectif.

Il y a donc dans l'armée allemande un total de 29 éliminations pour 1000 hommes d'effectif (au lieu de 21 pour 1000 dans l'armée française) ; ce qui, avec le chiffre des décès, forme un total des pertes éprouvées annuellement par cette armée d'environ 33 pour 1000, proportion qui permet d'apprécier à sa juste valeur l'état sanitaire des troupes prussiennes, si fréquemment cité comme modèle par les auteurs, qui n'ont pas suffisamment tenu compte de l'influence exercée sur la mortalité par les éliminations effectuées pendant la durée du service militaire.

II. **Armée autrichienne**. — Il est bien difficile de déterminer le chiffre de la *morbidité* dans l'armée autrichienne ; la proportion de 995 malades pour 1000 hommes, donnée par la statistique de 1887, paraît exagérée ; nous ne savons pas malheureusement sur quelle base a été faite cette estimation. Il est probable que ce chiffre comprend non seulement les malades à l'hôpital et à l'infirmerie, mais encore les malades à la chambre. Sans doute, la morbidité générale de cette armée ne diffère guère de celle de l'armée française.

La *mortalité* est tombée de 10,67 (1870-82) à 6 et même à 5 pour 1000, sans comprendre les accidents, et à 6,94 en y comprenant ces causes de mort. Elle se rapproche donc beaucoup de celle de l'armée française à l'intérieur.

Il existe en Autriche une situation *d'invalidité temporaire*, qui s'applique aux malades envoyés en congé de convalescence d'une durée de trois mois à un an ; ceux-ci constituent environ 27 pour 1000 de l'effectif, proportion considérable et qui tend naturellement à diminuer d'autant le chiffre de la mortalité.

L'ensemble des éliminations définitives se rapproche, du reste, sensiblement chaque année de celui de l'armée française (17 à 18 pour 1000 hommes).

III. **Armée italienne.** — La *morbidité générale*, comprenant seulement les malades à l'infirmerie et à l'hôpital, a été de 760 pour 1000, en 1887 ; elle est donc sensiblement supérieure à celle de l'armée française.

La *mortalité* paraît dépasser également celle de notre armée : 8,74 pour 1000 hommes en 1887 (au lieu de 6,50 pour 1000, la même année, en France).

Les *éliminations* comprennent 14 réformes *définitives* pour 1000 hommes en 1887, plus une forte proposition de réformes *temporaires*, dont un certain nombre deviennent définitives et doublent les déchets ; ce qui donne 28 éliminations pour 1000 hommes dans cette armée (au lieu de 21 dans l'armée française).

IV. **Armée anglaise.** — Le nombre des malades hospitalisés, qui avait été, pendant la période 1875 à 1884, de 843 pour 1000 dans l'armée anglaise à l'intérieur, a été de 877 pour 1000 en 1886, chiffre de beaucoup supérieur à celui qui représente la morbidité générale de notre armée (550 pour 1000).

La *mortalité* a été de 7,20 pour 1000 pendant la période 1875-1884 et de 6,68 en 1885 : elle se rapproche sensiblement de celle des troupes françaises à l'intérieur.

Le nombre des *réformés* a été de 25 pour 1000 pendant la période 1875-84 et de 21 en 1885, proportion un peu supérieure au chiffre des éliminations opérées dans notre armée.

V. **Armée russe**. — En Russie, le nombre des malades en traitement dans les hôpitaux et les établissements sanitaires de garnison a atteint annuellement 845 pour 1000, pendant la période 1880-84.

La *mortalité* annuelle a été représentée, pendant la même période, par 8,8 décès pour 1000 hommes.

Les *éliminations* peuvent être définitives (réformes n° 1) ou temporaires (réformes n°s 2 et 3); parmi les hommes de ces deux dernières catégories, 1/5 seulement reprend du service; 4/5 sont éliminés définitivement. Ces éliminations s'élèvent chaque année à environ 28 pour 1000 hommes, chiffre encore supérieur à celui des éliminations effectuées dans notre armée.

VI. **Armée espagnole**. — La *morbidité générale* doit être assez élevée dans cette armée, si nous nous en rapportons à la *mortalité*, qui y est considérable. Celle-ci est, en effet, de beaucoup supérieure à celle des autres armées européennes. Elle a été de 13,49 pour 1000 hommes, en 1886.

On s'explique cette énorme léthalité des troupes espagnoles par les vices du recrutement et l'acceptation trop facile de jeunes valétudinaires, par les conditions défectueuses du casernement, par l'hygiène déplorable de plusieurs villes de garnison, par la durée, réduite à deux ans, du service militaire, ce qui fournit une proportion considérable de jeunes soldats; enfin, par la conservation sous les drapeaux d'un certain nombre d'hommes de 45 à 50 ans.

Le nombre des réformes est considérable, puisqu'il a atteint en 1876 l'énorme proportion de 30,8 pour 1000.

VII. **Armée belge**. — Il n'existe pas dans l'armée belge d'infirmeries régimentaires; voilà pourquoi le nombre des entrées aux hôpitaux est assez élevé dans cette armée (en 1887-88. 337,6 et, en 1891, 473 pour 1000 hommes d'effectif).

La mortalité y est très faible : 3,95 pour 1000 en 1887-88 et 6,35 pour 1000 en 1891 (1); ce qui s'explique par le bon recrute-

(1) Voy. *Statistique médicale de l'armée belge en* 1891 (*Arch. de méd. milit.* 1893, t. XXI, p. 421).

ment des soldats, par la rareté de la fièvre typhoïde dans les garnisons et probablement par la fréquence des éliminations pour maladies et infirmités dans cette armée.

Cet excellent état sanitaire de l'armée belge n'est pas uniquement propre à cette armée, car il s'observe également sur notre Ier corps d'armée (Lille), qui offre, en communauté avec la Belgique, certains éléments climatologiques et démographiques. Ce corps a très peu à envier, sous le rapport de la salubrité, aux garnisons de la Belgique, puisqu'en 1887 sa mortalité n'a pas dépassé 3,5 pour 1000 hommes présents.

Le tableau suivant reproduit les différences qu'offrent les armées européennes, au point de vue de leur morbidité et de leur mortalité :

ARMÉES	ENTRÉES AUX HOPITAUX ET AUX INFIRMERIES pour 1000 hommes présents	PERTES par décès	PERTES par éliminations	TOTAL des PERTES	OBSERVATIONS
Française à l'intérieur, 1888.	500	6.1	21.0	27.1	(1) Y compris les malades à la chambre.
Allemande, 1883-84 .	849	3.9	29.0	32.9	(2) Plus 27 °/o de l'effectif éliminé par invalidité temporaire.
Autrichienne, 1887 .	995(1)	6.9	15.0(2)	21.9	(3) Pas d'infirmerie régimentaire.
Italienne, 1887. . . .	760	8.7	28.0	36.7	
Anglaise, à l'intérieur, 1884-85 . . .	877	5.2	20.0	25.2	
Belge, 1887-88	338(3)	3.9	17.0	20.0	
Russe, 1880-84. . . .	845	8.9	31.3	40.2	
Espagnole, 1886 . . .	?	13.5	30.8	44.3	

On voit le rang avantageux qu'occupe dans ce tableau l'armée française parmi les armées européennes, puisqu'il n'y a guère que l'armée belge qui offre un état sanitaire préférable au sien. Il est vrai que l'armée allemande semble présenter une mortalité inférieure à celle de nos troupes, mais nous avons montré que ce résultat tenait en partie au grand nombre d'éliminations par réformes temporaires ou définitives effectuées dans cette armée ; peut-être également à un choix plus minutieux des jeunes soldats au moment de l'incorporation, au point de vue de leur aptitude physique et professionnelle.

Avec une sévérité plus grande apportée par les conseils de revision dans la sélection des jeunes gens admis dans notre armée, il nous serait peut-être permis d'obtenir un chiffre de mortalité équivalent et même inférieur à celui de l'armée allemande.

Il est vrai que la faiblesse des contingents français, comparativement aux contingents allemands, rend cette mesure assez difficile, puisque, comme nous l'avons vu plus haut, pour avoir, en temps de paix, un effectif suffisant à opposer aux troupes allemandes, nous devons incorporer chaque année près de la moitié de chaque contingent, tandis que les Allemands n'ont besoin de n'en incorporer que le tiers.

Mais il est une autre mesure, dont l'application à notre armée serait certainement très utile, et dont certaines nations européennes ont constaté et constatent actuellement les excellents résultats, nous voulons parler du système des *réformes temporaires* et des *congés de longue durée*, qui nous permettrait d'utiliser bien des hommes, que nos commissions de réforme rejettent prématurément et définitivement de l'armée, alors qu'au bout de quelques années ces hommes seraient susceptibles de faire un bon service militaire.

Combien avons-nous vu et voyons-nous encore de jeunes soldats proposés pour la réforme, parce qu'ils sont incapables, par suite d'affaiblissement consécutif à certaines affections chroniques, mais curables, de remplir les obligations du service militaire, qui, après avoir fait un long séjour à l'infirmerie, à l'hôpital ou en congé de convalescence, sont éliminés définitivement des rangs de l'armée, et auxquels un éloignement suffisamment prolongé de leurs garnisons aurait suffi pour rétablir leur santé compromise, modifier leur constitution et les rendre aptes à la profession des armes ?

En présence de cas semblables, les médecins des corps de troupes n'ont malheureusement, en France, qu'à choisir entre deux solutions différentes : ou bien conserver au régiment des hommes qui doivent passer la presque totalité de leur période militaire dans les infirmeries ou dans les hôpitaux, sans faire de service actif ; ou bien éliminer le plus tôt possible de l'armée des sujets qui ont chance de demeurer longtemps indisponibles, et les renvoyer définitivement dans leurs foyers. C'est le second parti qu'on prend généralement. Le nombre des hommes ainsi réformés dans l'armée française est assez élevé, et il est probable que plusieurs d'entre eux, si les réformes temporaires étaient admises dans notre pays comme en Allemagne, par exemple, seraient, au bout de quelques années, susceptibles de rendre d'excellents services en temps de guerre, ne serait-ce que dans les bureaux et dans les emplois sédentaires.

CHAPITRE V

NATURE DE LA MORBIDITÉ ET DE LA MORTALITÉ MILITAIRES EN TEMPS DE PAIX.

I. Maladies qui constituent les principales causes d'entrée des soldats à l'infirmerie et à l'hôpital. — Nous savons que les militaires malades sont traités, d'une part à l'infirmerie, d'une autre part à l'hôpital.

Les affections observées dans les infirmeries régimentaires n'offrent généralement aucune gravité ; elles sont représentées par les suivantes :

I. — *Maladies générales* . . .	Fièvre éphémère ; fièvre intermittente simple ; embarras gastrique sans fièvre ; ictère catarrhal. Oreillons (si l'isolement des malades peut être réalisé au corps) ; héméralopie ; anémie légère ; goître.
II. — *Maladies de l'appareil respiratoire*	Laryngite simple ; bronchite aiguë ; pleurésie sèche.
III. — *Maladies de l'appareil circulatoire*	Palpitations. Lymphangite. Varices.
IV. — *Maladies de l'appareil gastro-intestinal*.	Angine ; stomatite ; diarrhée aiguë simple ; coliques ; entéralgie ; constipation.
V. — *Maladies de la peau.*	
VI. — *Lésions légères.*	

Les deux tiers des entrées à l'infirmerie sont occasionnées par des affections internes. *L'embarras gastrique sans fièvre* est la maladie qui donne généralement lieu au plus grand nombre de ces entrées ; viennent ensuite l'*amygdalite* et l'*angine aiguës*, la *diarrhée aiguë*, la *fièvre intermittente* : puis, certaines affections légères de l'appareil respiratoire (*bronchites*).

L'autre tiers des entrées est représenté par des lésions chirurgicales légères, des maladies cutanées et vénériennes.

C'est dans les hôpitaux que l'on observe les principales affections qui atteignent les soldats. J'ai relevé, dans le tableau suivant, les causes d'entrées des malades aux hôpitaux, pour 1000 entrées générales pendant la période triennale 1885-86-87 :

MALADIES ET GROUPES DE MALADIES	ANNÉES 1885	1886	1887	TOTAL	MOYENNE ANNUELLE
I. *Maladies générales :*					
Fièvre continue	40.89	29.15	21.85	91.89	30.63
— typhoïde	52.99	65.42	58.08	176.49	58.83
Rougeole	35.87	31.62	51.92	119.41	39.80
Scarlatine	11.20	15.13	17.20	43.53	14.51
Variole et varioloïde	2.34	2.94	3.20	8.48	2.82
Paludisme	78.33	89.10	77.57	245.00	81.66
Tuberculose et scrofulose	15.46	15.23	16.00	46.69	15.56
Rhumatisme	68.39	62.65	64.60	195.54	65.18
Morve et pustule maligne	0.01	0.14	0.10	0.25	0.08
Choléra	2.00	1.10	0.00	2.10	0.70
Alcoolisme et intoxications	0.78	1.10	1.74	3.62	1.20
Cancer	0.25	0.06	0.06	0.32	0.12
Anémie, purpura, scorbut	15.53	18.08	14.39	48.00	16.00
II. *Maladies de l'appareil digestif*	183.57	175.63	183.36	532.56	177.52
III. *Maladies de l'appareil respiratoire*	150.33	162.58	159.36	472.27	157.75
IV. *Maladies de l'appareil circulatoire et lymphatique*	27.59	27.26	28.19	83.04	27.68
V. *Maladies de l'appareil cérébro-spinal*	16.70	15.90	16.60	49.20	14.80
VI. *Maladies des os et des articulations*	31.73	31.43	33.26	96.42	32.14
VII. *Lésions traumatiques et maladies chirurgicales*	67.83	66.68	67.04	201.55	67.18
VIII. *Maladies de la peau et du tissu cellulaire*	78.26	75.91	77.17	231.34	77.11
IX. *Maladies des yeux*	19.70	18.18	17.56	55.44	18.48
X. *Maladies des oreilles*	12.08	12.59	12.88	37.55	12.51
XI. *Maladies non vénériennes de l'appareil génito-urinaire*	27.30	22.35	26.09	75.74	25.24
XII. *Maladies vénériennes :*					
Uréthrites et orchites	27.20	26.38	23.95	77.53	25.84
Chancres mous	12.22	11.22	9.00	32.44	10.81
Syphilis	19.85	19.73	19.47	59.05	19.68

Ainsi, 1000 malades traités dans les hôpitaux militaires pendant une année se répartissent habituellement en :

700 fiévreux,
120 blessés,
20 atteints d'affections des yeux,
10 — — des oreilles,
60 vénériens.

Sur les 700 fiévreux, 250 sont atteints de maladies générales,
180 de maladies de l'appareil digestif,
160 — — pulmonaire,
30 — — circulatoire.

Bien que ces chiffres se rapportent à la totalité de l'armée, l'effectif des troupes de l'Algérie et de la Tunisie est trop restreint, comparativement à celui des troupes de l'intérieur, pour modifier sensiblement le tableau pathologique présenté par ces dernières; il faut, cependant, faire une exception pour le chiffre qui représente le *paludisme*, et qui, comme nous le verrons plus loin, est beaucoup augmenté par le grand nombre de fièvres paludéennes observées dans nos garnisons du Nord de l'Afrique.

Le tableau suivant, emprunté à la statistique médicale de l'armée, indique les principales causes d'entrées aux hôpitaux en 1888 (année normale), pour 1000 hommes d'effectif total :

CLASSEMENT	MALADIES OU GROUPES DE MALADIES	ENTRÉES POUR 1000 HOMMES	CLASSEMENT	MALADIES OU GROUPES DE MALADIES	ENTRÉES POUR 1000 HOMMES
1	Laryngites, bronchites.	18.7	11	Bronchite capillaire, broncho-pneumonie, pneumonie . .	6.1
2	Maladies de l'appareil digestif	15.3	12	Maladies des yeux et des oreilles.	5.9
3	Fièvre typhoïde . . .	13.1	13	Diarrhée, dysenterie.	5.8
4	Rougeole	12.9	14	Pleurésie	5.4
5	Maladies générales diverses.	12.8	15	Scarlatine.	5.1
6	Rhumatisme	12.8	16	Oreillons	4.7
7	Paludisme	11.9	17	Tuberculose	4.3
8	Lésions traumatiques	9.4	18	Blennorrhagie	4.3
9	Maladies du système locomoteur.	7.3	19	Syphilis.	4.1
10	Maladies de la peau. .	6.8	20	Maladies du système circulatoire.	3.4

CLASSEMENT	MALADIES OU GROUPES DE MALADIES	ENTRÉES POUR 1000 HOMMES	CLASSEMENT	MALADIES OU GROUPES DE MALADIES	ENTRÉES POUR 1000 HOMMES
21	Maladies du système nerveux.	2.5	28	Congestion du foie, hépatite.	0.5
22	Erysipèle médical . .	2.0	29	Alcoolisme	0.1
23	Palpitations, hypertrophie du cœur. .	1.3	30	Scorbut	0.1
24	Endocardite, péricardite	0.9	31	Méningite cérébro-spinale.	0.1
25	Diphtérie	0.8	32	Varicelle	0.04
26	Ictère catarrhal. . . .	0.7	33	Coup de chaleur . . .	0.03
27	Variole et varioloïde.	0.7		TOTAL :	198

II. **Maladies qui constituent les principales causes de décès.** — Chaque maladie ou groupe de maladies intervient dans la *mortalité générale de l'armée* dans la proportion suivante (année normale, 1888) :

CAUSES DE DÉCÈS	PROPORTION POUR 1000 DÉCÈS de toutes natures	CAUSES DE DÉCÈS	PROPORTION POUR 1000 DÉCÈS de toutes natures
I. *Maladies générales :*		III. *Maladies de l'appareil digestif :*	
Fièvre typhoïde.	319.3	Diarrhée et dysenterie.	23.9
Tuberculose	174.8	Abcès du foie	2.3
Rougeole	22.7	TOTAL	26.2
Scarlatine.	31.9	IV. *Maladies de l'appareil circulatoire :*	
Variole	4.9	Affections du cœur. . .	13.7
Diphtérie	11.9	V. *Maladies de l'appareil cérébro-spinal :*	
Paludisme	23.3	Méningite.	23.9
TOTAL.	588.8	VI. *Autres maladies internes diverses.*	90.6
II. *Maladies de l'appareil respiratoire :*		Rhumatisme	7.6
Pneumonies, bronchopneumonies, bronchites capillaires . .	90.2	VII. *Maladies chirurgicales*	14.8
Pleurésie	30.6	VIII. *Morts accidentelles et lésions traumatiques* . .	47.8
Bronchite aiguë	2.9		
Bronchite chronique .	7.6		
TOTAL.	131.3		

Le tableau suivant indique la proportion des décès pour 1000 hommes présents, causés par ces maladies dans les hôpitaux militaires de France, d'Algérie et de Tunisie pendant la période 1886-89 :

INDICATION DES MALADIES	PROPORTION DES DÉCÈS pour 1000 hommes	INDICATION DES MALADIES	PROPORTION DES DÉCÈS pour 1000 hommes
I. *Maladies générales :*		III. *Maladies de l'appareil digestif.*	0.65
Fièvre typhoïde	2.08	IV. *Maladies de l'appareil circulatoire*	0.16
Tuberculose	1.23	V. *Maladies de l'appareil cérébro-spinal*	0.25
Rougeole	0.50	VI. *Autres causes non comprises parmi les précédentes*	2.31
Variole	0.10	VII. *Maladies chirurgicales*	0.14
Scarlatine	0.06	VIII. *Accidents*	0.27
Erysipèle médical	0.06		
Alcoolisme	0.03		
TOTAL	4.06		
II. *Maladies de l'appareil respiratoire*	1.43		

III. **Influence des principales maladies du soldat sur la morbidité et la mortalité militaires en temps de paix.** — Grâce aux documents numériques qui figurent précédemment et qui nous ont été fournis par la statistique médicale de l'armée, il est maintenant facile de déterminer la part qui revient à chaque groupe morbide et même à chaque maladie dans la morbidité et la mortalité de l'armée française en temps de paix.

1° *Maladies générales.* — Cette section comprend presque uniquement des *maladies infectieuses ;* on y voit figurer également quelques *maladies constitutionnelles* et *diathésiques*, mais qui, relativement aux précédentes, offrent dans l'armée une fréquence et une gravité beaucoup moindres, car elles ne se traduisent chaque année que par 18 entrées pour 1000 entrées générales à l'hôpital et n'occasionnent guère que quelques décès, alors que les maladies infectieuses interviennent à elles seules pour 260 pour 1.000 entrées générales et pour près de 60 pour 100 décès généraux.

Les maladies infectieuses qui figurent sur la statistique médicale de l'armée sont représentées par les suivantes, dont nous indiquons en même temps l'influence exercée en 1888 (année normale) sur la morbidité et la mortalité :

	MORBIDITÉ À L'HOPITAL pour 1000 hommes	MORTALITÉ pour 1000 HOMMES
Fièvre typhoïde	13.1	2.15
Tuberculose	4.3	1.18
Scarlatine	5.1	0.21
Rougeole	12.9	0.15
Variole	0.7	0.03
Paludisme	3.2	0.01 (1)
Oreillons	4.7	»
Erysipèle	2.0	0.05
Méningite cérébro-spinale	0.1	0.05
Diphtérie	0.8	0.08
TOTAUX	46.9	3.91

Les *maladies infectieuses* sont représentées dans l'armée soit par des affections qui règnent presque continuellement dans les garnisons de l'intérieur et de l'Algérie, où elles peuvent être considérées comme endémiques et où elles se manifestent, à certains moments, sous formes d'épidémies, soit par des affections à peu près exclusivement propres à l'armée et qui par leur rare apparition à l'état sporadique, leur limitation à certains corps de troupes, leur faible influence sur la mortalité générale, ont mérité le nom de *petites épidémies*, soit enfin par des affections qui surviennent éventuellement et comme accidentellement dans le pays occupé par les troupes et qui, par suite de leur importation de contrées plus ou moins éloignées, par leur apparition brusque et souvent inexpliquée, par leur extension rapide et par leur propagation à un grand nombre d'individus, enfin par leur gravité, ont mérité la qualification de *grandes épidémies* qui leur est habituellement appliquée dans l'armée comme dans la population civile (*grippe*, *choléra*, etc.).

Quant aux *maladies diathésiques* et *constitutionnelles*, qui figurent dans cette première section de la statistique médicale de l'armée, nous mentionnerons parmi les plus fréquentes : le

(1) Armée française à l'intérieur.

rhumatisme, l'*alcoolisme*, certaines *intoxications alimentaires* et *accidentelles*, enfin le *diabète*, le *cancer*, la *leucémie*, le *purpura*, le *scorbut*, qui ne sont observés que très exceptionnellement dans nos garnisons.

2° *Maladies de l'appareil respiratoire.* — Ces maladies sont très fréquentes dans l'armée ; elles figurent habituellement dans une grande proportion parmi les causes des entrées des militaires à l'infirmerie et à l'hôpital (entrées pour maladies de l'appareil respiratoire en 1888 : 40 pour 1000 hommes à l'infirmerie et 30 pour 1000 à l'hôpital).

Elles occasionnent annuellement 1 décès pour 1000 hommes d'effectif et interviennent dans la proportion de 13 pour 100 dans la mortalité générale.

Elles sont représentées dans l'armée par les *bronchites aiguës et chroniques* (*non tuberculeuses*), les *congestions*, les *œdèmes pulmonaires*, les *bronchites capillaires*, les *pneumonies*, les *pleurésies*, l'*emphysème pulmonaire*.

3° *Maladies de l'appareil digestif.* — Ces maladies interviennent assez largement dans la morbidité générale de l'armée (86 entrées pour 1000 hommes d'effectif à l'infirmerie, et 22 pour 1000 hommes à l'hôpital pendant l'année 1888). En revanche, la mortalité qu'elles déterminent habituellement dans nos garnisons de l'intérieur est assez faible ; elle ne s'élève guère qu'à 0,60 pour 1000 hommes d'effectif (période 1886-89).

Elles constituent tantôt des affections légères, habituellement traitées à l'infirmerie (*amygdalites et angines aiguës*, *embarras gastriques sans fièvre, diarrhées*), tantôt des affections plus sérieuses, parmi lesquelles figurent la *diarrhée dysentérique* et la *dysenterie*, qui, comme nous le verrons plus loin, seraient peut-être mieux placées dans le groupe des maladies infectieuses, et qui déterminent à peu près seules les décès qui figurent dans ce groupe morbide.

4° *Maladies de l'appareil circulatoire.* — Ces maladies, par suite de leur gravité, sont presque exclusivement traitées dans les hôpitaux, où elles représentent habituellement une morbidité d'environ 3,4 pour 1000 hommes d'effectif et 0,16 décès pour 1000 hommes (période 1886-89).

Elles sont représentées par les *maladies du cœur* (*hypertrophie, dilatation, endocardite, péricardite*) et de *l'appareil circulatoire* (*anévrisme, phlébite, thrombose*), ainsi que du *système lymphatique* (*lymphangite*).

Elles sont presque toujours une cause d'exemption ou de réforme ; ainsi s'explique le petit nombre de décès qu'elles occasionnent parmi les soldats.

5° *Maladies de l'appareil cérébro-spinal.* — Celles-ci sont rares dans l'armée, où elles ne révèlent guère leur présence que par une morbidité-hôpital de 2 à 3 et par une mortalité de 0,2 à 0,3 pour 1000 hommes d'effectif.

Elles sont principalement représentées par certaines affections cérébrales (*congestion, hémorragie, ramollissement, abcès*) et médullaires (*myélites, ataxie locomotrice*). On y comprend également la *paralysie générale progressive* et l'*aliénation mentale*.

Elles constituent, comme les précédentes, une cause fréquente d'élimination par réformes, retraites, etc.

6° *Maladies de l'appareil génito-urinaire (non vénériennes).* — Elles sont très rares parmi les soldats ; elles n'interviennent guère dans la morbidité de l'armée que par 0,6 entrées à l'hôpital et dans la mortalité par 0,1 décès sur 1000 hommes d'effectif.

7° *Maladies vénériennes.* — Ces maladies déterminent dans l'armée une morbidité assez élevée, qui se traduit chaque année par 50 entrées à l'infirmerie et par 8 entrées à l'hôpital pour 1000 hommes d'effectif : elles sont représentées par la *blennorrhagie*, le *chancre mou*, la *syphilis*. Elles ne donnent lieu presque à aucun décès.

8° *Morts accidentelles et lésions traumatiques.* — Elles constituent un groupe assez chargé (48 pour 1000 décès généraux).

La mortalité causée par les *accidents* s'est élevée en 1888 dans l'armée française à 0,6 pour 1000 hommes ; elle est moindre parmi les officiers que parmi les sous-officiers et surtout que parmi les soldats, comme l'indiquent les chiffres suivants (période 1875-76) :

Pour 1000 officiers :	décès par accidents	0,42
id. sous-officiers :	id	0,83
id. soldats :	id	1,30

Malgré toutes les précautions qui sont prises dans notre armée pour éviter les accidents pendant les baignades, malgré les règlements qui défendent aux soldats de se baigner isolément dans les cours d'eau ou dans la mer, c'est encore la submersion qui constitue le genre de mort accidentelle le plus fréquent dans les garnisons; les accidents par armes à feu ne viennent qu'en seconde ligne. Les autres accidents auxquels expose la profession militaire sont représentés par les chutes d'un lieu élevé (remparts, fortifications, casernes), les écrasements, les brûlures, dont sont atteints les soldats dans les explosions ou les incendies.

9° *Suicide.* — Le *suicide* intervient pour 55 décès sur 1000 décès généraux dans notre armée ; ce qui prouve qu'il n'est malheureusement pas rare parmi les soldats.

Il offre, cependant, une légère diminution pendant ces dernières années, puisque la mortalité occasionnée par lui pendant la période 1862-69 (0,5 pour 1000 hommes d'effectif) est descendue en 1888 et en 1889 à 0,3 pour 1000.

Le nombre des suicides, proportionnellement à l'effectif, est double parmi les troupes de l'Algérie que parmi les troupes de l'intérieur.

C'est ce qu'indique le tableau suivant :

ANNÉES	NOMBRE DE SUICIDES EN		TOTAL	OBSERVATIONS
	France	Algérie		
1875	130	38	168	(1) Algérie et Tunisie.
1876	96	26	122	
1877	109	26	135	
1878	100	32	132	
1879	93	28	121	
1880	110	27	137	
1881	115	40 (1)	155	
1882	128	68	196	
1883	116	38	154	
1884	131	57	188	
1885	140	48	188	
1886	157	35	192	
1887	128	43	171	
1888	138	51	189	
1889	124	45	169	

On n'observe pas de différence sensible entre les corps d'armée de l'intérieur, au point de vue de la fréquence des suicides.

En 1889, le chiffre proportionnel des suicides a été :

Chez les officiers, de 0,5 pour 1000.

Chez les sous-officiers, de 0,9.

Chez les soldats ayant plus d'un an de service, 0,2.

Chez les soldats ayant moins d'un an de service, 0,3.

J'ai relevé dans le tableau suivant les différents genres de suicides observés dans notre armée pendant la période décennale 1875-84 :

SUICIDES	TOTAL	MOYENNE ANNUELLE
Par armes à feu	719	72
Par strangulation	344	34
Par submersion	244	24
Par armes blanches	82	8
Par précipitation	54	5
Par empoisonnement	10	1
Par asphyxie	7	0.7

Les suicides par armes à feu sont donc les plus fréquents parmi les soldats ; ensuite viennent les suicides par strangulation et par submersion ; les suicides par armes blanches et par précipitation d'un lieu élevé sont beaucoup plus rares. Exceptionnellement, les militaires qui veulent attenter à leurs jours ont recours à l'empoisonnement et à l'asphyxie par le charbon.

Voici comment se répartissent les suicides observés dans l'armée pendant les différents mois et durant la période décennale 1875-84.

Janvier	134	Juillet	182
Février	82	Août	163
Mars	115	Septembre	117
Avril	113	Octobre	85
Mai	141	Novembre	92
Juin	162	Décembre	122

C'est donc pendant l'été, en juillet et en août, que les suicides sont le plus fréquents parmi les soldats.

CHAPITRE VI

COMPARAISON DE L'ARMÉE AVEC LA POPULATION CIVILE, AU POINT DE VUE DE LA NATURE ET DE LA GRAVITÉ DES MALADIES PRÉDOMINANTES DANS L'UNE ET DANS L'AUTRE.

Il est difficile d'établir une comparaison bien juste entre l'armée et la population civile en France, en ce qui concerne la nature des maladies les plus fréquentes dans ces deux groupes humains, puisque les statistiques médicales qui se rapportent aux habitants des villes ne nous fournissent pas encore d'indications suffisamment précises, relativement à la fréquence des différentes affections morbides qui surviennent parmi ces habitants. Mais cette comparaison est possible pour les cas mortels ; les documents contenus, depuis 1865, dans la statistique nosologique de Paris et, depuis 1866, dans la statistique sanitaire des villes de France de plus de 10000 habitants, permettent de déterminer pour la population civile, comme nous avons pu le faire pour nos garnisons, grâce à la statistique médicale de l'armée française, les principales causes de décès survenus annuellement dans cette population.

Le tableau suivant indique ces causes de décès dans la population civile et dans l'armée par rapport à la mortalité générale (moyenne annuelle pour 1000 décès généraux et dans une même période).

Ce tableau est intéressant ; il indique que les *maladies infectieuses*, qui fournissent plus de la moitié des décès dans l'armée, n'occasionnent même pas un quart des décès dans la population civile.

Les *maladies de l'appareil respiratoire* offrent, au contraire, une gravité plus grande dans cette population que dans l'armée (1/6 des décès généraux dans la première, 1/9 seulement dans la seconde).

MALADIES ET GROUPES DE MALADIES		POPULATION civile (1) (1887-90)	ARMÉE à l'intérieur (2) (1887-90)
Maladies infectieuses	Fièvre typhoïde	22.5	294.2
	Variole	10.3	3.7
	Rougeole	20.8	16.2
	Scarlatine. . . .	3.2	26.5
	Diphtérie	26.6	13.0
	Tuberculose. . .	135.1	168.2
	TOTAL.	218.5	521.8
Diarrhée, dysenterie et gastro-entérite .		77.5	27.4
Maladies de l'appareil respiratoire . . . Bronchites, pneumonies.		164.6	115.2

Il en est de même des *affections de l'appareil digestif* (diarrhée, dysenterie et gastro-entérite), qui paraissent sévir moins cruellement parmi les soldats que parmi les habitants des villes.

Mais, comme nous l'avons démontré antérieurement, cette comparaison entre les deux populations militaire et civile ne peut fournir de résultats exacts qu'à la condition de mettre en parallèle avec l'armée, non pas la population civile totale, mais la partie de cette population qui correspond, au point de vue de l'âge et du sexe, à l'ensemble des soldats. C'est ce que nous allons chercher à faire, autant que nous le permettront les documents que nous avons actuellement à notre disposition.

Il résulte de la *Statistique sanitaire des villes de France*, correspondant à la période 1887-90, que les causes des décès, dans les villes de plus de 10000 habitants, se sont réparties de la façon suivante :

(1) Villes de France de plus de 10,000 habitants, ayant fourni des renseignements statistiques pour la période 1887-90 (*Statistique sanitaire des villes de France, publiée par le Ministre de l'Intérieur*).

(2) *Statistique médicale de l'armée*, 1887-90.

MALADIES	MOYENNE ANNUELLE DES DÉCÈS pour 1000 habitants
Fièvre typhoïde	0.56
Variole	0.26
Rougeole	0.52
Scarlatine	0.67
Diarrhée et gastro-entérite	2.12
Tuberculose	3.78
Bronchite aiguë et chronique / Pneumonie	4.12

On constate, parmi les hommes de 20 à 39 ans, la moitié des décès typhoïdes, soit 0,28; la moitié des décès par variole, soit 0,13; le 50e des décès par rougeole, soit 0,01, et par scarlatine, soit 0,07; le 75e des décès par diphtérie, soit 0,01; la moitié des décès par phtisie, soit 1,88; le 10e des décès par bronchites aiguës et chroniques et par pneumonie, soit 1,23; le dixième des décès par diarrhée et par dysenterie, soit 0,63 (1).

Or la statistique indique également que ces hommes de 20 à 39 ans constituent environ le tiers de la population totale. On peut donc déterminer, d'après ces données, la proportion des principales causes de décès pour 1000 d'entre eux. C'est ainsi qu'ont été obtenus les nombres qui figurent dans la troisième colonne du tableau suivant et qu'on peut rapprocher des nombres représentant la mortalité occasionnée par les mêmes causes morbides dans notre armée :

MALADIES ET GROUPES DE MALADIES	NOMBRE DE DÉCÈS SURVENUS ANNUELLEMENT	
	sur 1000 soldats en France période 1886-89	sur 1000 sujets de 20 à 39 ans dans la population civile 1886-89
Fièvre typhoïde	2.08	0.84
Variole	0.10	0.40
Rougeole	0.50	0.03
Scarlatine	0.06	0.04
Diarrhée, dysenterie et gastro-entérite	0.65	0.63
Tuberculose	1.23	5.64
Maladies de l'appareil respiratoire { bronchites et pneumonies }	1.43	1.23

(1) La *Statistique sanitaire des villes de France* n'indique malheureusement pas la mortalité et les causes des décès parmi les jeunes gens de 20 à 25 ans.

Il résulte des recherches précédentes que les maladies infectieuses déterminent quatre fois plus de décès parmi les soldats que parmi les habitants des villes âgés de 20 à 39 ans. La plus meurtrière de ces affections dans l'armée est représentée par la *fièvre typhoïde*.

Parmi les fièvres éruptives, la *rougeole* et la *scarlatine* offrent plus de gravité et de léthalité dans les garnisons que dans la partie de la population civile formée par les hommes de 20 à 39 ans.

A signaler la *mortalité variolique*, actuellement quatre fois moindre dans l'armée que dans cette partie de la population civile, grâce à la pratique des vaccinations et des revaccinations obligatoires dans les garnisons.

Si les maladies du système digestif paraissent un peu plus graves parmi les soldats que dans le groupe civil correspondant, il faut attribuer ce résultat à ce fait que beaucoup de *diarrhées* et de *dysenteries* sont fournies par notre armée d'Afrique.

Ce serait une erreur de croire, en s'en rapportant au tableau précédent, que la *tuberculose* occasionne beaucoup moins de décès (près de cinq fois moins) dans l'armée que dans la population civile correspondante, les deux nombres 1,23 et 5,64, qui représentent les décès phtisiques survenus annuellement dans l'un et dans l'autre de ces deux groupes humains, n'étant nullement comparables, puisque, comme nous l'avons vu, et comme nous le rappellerons plus loin, l'élimination des phtisiques hors des rangs de l'armée, avant comme après l'incorporation, a pour effet de restreindre considérablement le premier de ces nombres, en grossissant proportionnellement le second.

On a donné, relativement à la plus grande fréquence du *suicide* dans l'armée vis-à-vis de la population civile, des chiffres exagérés, parce qu'on n'a pas pris comme terme de comparaison la mortalité-suicide de la population mâle de l'âge correspondant à l'âge moyen du soldat. Pendant la période 1872-89, le suicide se chiffre dans l'armée par 0,35 pour 1000 hommes présents, proportion considérable, si on la rapproche des chiffres suivants, par lesquels Brouardel a exprimé la fréquence des suicides dans la population civile en France :

Pour 1000 survivants de 20 à 30 ans, 0,11 suicides;

Pour 1000 ruraux de 20 à 30 ans, 0,13 suicides;

Pour 1000 citadins habitant les localités d'au moins 2000 âmes, 0,23 suicides.

Les soldats en temps de paix et dans les villes de garnison sont exposés naturellement à toutes les influences morbides qui sévissent sur les habitants de ces localités (influences infectieuses, telluriques, météoriques et climatiques), si bien que le tableau pathologique présenté par les troupes de chaque garnison en France, comme en Algérie et en Tunisie, dépend principalement des conditions hygiéniques du pays occupé par ces troupes et reproduit assez fidèlement l'ensemble des affections prédominantes dans la population civile.

Le plus souvent, chaque fois qu'une épidémie se développe dans un corps de troupes, on découvre sa cause dans des conditions hygiéniques défectueuses de la localité; souvent même elle prend naissance dans la population civile, et n'atteint la garnison que secondairement.

C'est ce qui a lieu ordinairement, comme nous le montrerons plus loin, pour un grand nombre de maladies infectieuses, endémiques ou épidémiques dans certaines localités (fièvre typhoïde, fièvres éruptives, paludisme, syphilis), et auxquelles l'armée, comme les habitants, paye un lourd tribut.

Mais, indépendamment de l'influence exercée par les milieux urbains et par la population civile des villes de garnison sur la morbidité et la mortalité militaires, il faut reconnaître que le soldat se trouve dans des conditions qui, relativement aux habitants des villes, sont très favorables au développement et à l'extension d'un grand nombre d'affections morbides.

Ces conditions inhérentes à la profession militaire consistent spécialement, comme l'a parfaitement indiqué L. Colin (1) : 1° dans l'expatriation plus ou moins brusque du jeune soldat appelé sous les drapeaux; 2° dans sa provenance fréquente de la campagne, où il n'était pas habitué aux influences morbides des grandes villes; 3° dans l'influence de la vie en commun d'indi-

(1) L. Colin, art. *Morbidité militaire*, p. 375.

vidus tous du même âge, ayant encore en partie les aptitudes morbides de l'enfance et prédisposés par conséquent aux maladies infectieuses qui, dans ces réunions d'hommes jeunes, trouvent un excellent terrain pour leur éclosion et pour leur extension.

Il n'est pas rare de voir survenir dans les garnisons certaines affections propres à l'enfance et qui ne s'observent qu'exceptionnellement parmi les adultes : telles sont les *oreillons*, les *angines aiguës*, les *stomatites ulcéreuses*, les *adénites cervicales aiguës*. Cette ressemblance des maladies des soldats avec les maladies des adolescents et même des enfants, notée par nos prédécesseurs, s'accentue encore plus aujourd'hui, alors que le mode de recrutement actuellement adopté en France, comme dans la plupart des armées européennes, avec le service de trois ans, tend à composer les contingents d'éléments plus jeunes et, partant, plus prédisposés aux maladies de l'enfance.

Il faut tenir compte également des conditions de vie en commun, qui sont à peu près les mêmes pour les soldats dans les casernes et pour les adolescents dans les collèges et les pensionnats : elles exercent une influence puissante sur le développement, la propagation et la gravité des maladies contagieuses, parmi les uns comme parmi les autres.

CHAPITRE VII

COMPARAISON DE L'ARMÉE FRANÇAISE A L'INTÉRIEUR AVEC LES PRINCIPALES ARMÉES EUROPÉENNES, AU POINT DE VUE DES MALADIES PRÉDOMINANTES.

Dans presque toutes les nations européennes, la morbidité et la mortalité militaires sont influencées surtout par deux maladies : la *fièvre typhoïde* et la *tuberculose*.

I. **Fièvre typhoïde**. — L'armée française paye un lourd tribut à cette maladie, comme on peut le voir dans le tableau suivant :

ARMÉES	NOMBRE		OBSERVATIONS
	DE CAS de fièvres typhoïdes pour 1000 hommes	DE DÉCÈS typhoïdes pour 1000 hommes	
Française (1886-89). .	13	2	(1) En comprenant les embarras gastriques fébriles.
Allemande (1887-88) .	6 [1]	0.5	
Autrichienne (1878) .	5	1	
Italienne (1887). . . .	5	1	
Belge (1887-88). . . .	4	0.3	
Espagnole (1886) . . .	12	2.1	
Anglaise (1884). . . .	1.1	0.2	
Russe (1880-84). . . .	13.4	2.0	

Ainsi il n'y a guère que les armées espagnole et russe qui offrent une morbidité et une mortalité typhoïdes comparables à celles de notre armée; et encore, pour l'armée russe, faut-il attribuer, dans ces résultats statistiques, une part assez grande au *typhus pétéchial*, endémique en Russie.

Les autres armées sont moins éprouvées par la fièvre typhoïde. L'armée belge présente à peine annuellement 4 atteintes de dothiénentérie et 0,3 décès pour 1000 hommes, causés par cette affection. Il n'y a qu'un seul corps d'armée en France (le Ier), qui, au point de vue de sa morbidité et de sa mortalité typhoïde, puisse être comparé à cette armée.

Les troupes allemandes n'ont présenté en 1887-1888 que 6 cas de dothiénentérie pour 1000 hommes. Mais cette morbidité s'élève à 10 pour 1000, si on comprend également les embarras gastriques avec fièvre.

Du reste, cette armée paraît beaucoup moins exposée qu'autrefois aux atteintes de la dothiénentérie. Alors qu'avant 1872 la proportion des typhoïdiques s'y élevait à 28 pour 1000 hommes, en 1873-82 ce nombre n'a plus été que de 11,6 pour 1000.

La mortalité par fièvre typhoïde a présenté une diminution parallèle, puisque, de 1,03 pour 1000 hommes qu'elle était en 1873-74, elle est descendue à 0,50 en 1887-88.

Enfin, le nombre des décès par rapport aux atteintes est tombé de 12 (1873-74) à 8 pour 1000 (1882-84), résultat que les médecins allemands ont cru devoir attribuer à l'introduction des bains froids dans le traitement de cette maladie.

Les armées autrichienne et italienne offrent également moins de typhoïdiques que notre armée ; et leur mortalité-typhoïde est deux fois moindre que celle des troupes françaises.

Mais c'est l'armée anglaise qui présente l'immunité la plus grande vis-à-vis de cette maladie; celle-ci y atteint 1 soldat sur 1000 et y occasionne très peu de décès. On ne constate guère dans les garnisons anglaises que quelques cas sporadiques et presque jamais d'épidémie de fièvre typhoïde. Ainsi, en 1884, aucune garnison en Angleterre n'a présenté plus de 20 cas de cette maladie.

II. **Tuberculose**. — Contrairement à la fièvre typhoïde qui, comme nous venons de le voir, sévit inégalement sur les différentes armées européennes, la tuberculose prélève annuellement sur toutes un tribut à peu près égal; les pertes qu'elle occasionne annuellement parmi les militaires des diverses nations, par suite des décès et des réformes, varient entre 4 et 8 pour 1000 hommes.

La proportion des décès phtisiques est assez variable suivant les armées, mais cette variation dépend en grande partie du chiffre plus ou moins élevé des éliminations de tuberculeux opérées dans chacune d'elles.

Le tableau suivant indique les pertes occasionnées par la tuberculose, dans les différentes armées d'Europe :

ARMÉES	DÉCÈS POUR 1000 HOMMES	ÉLIMINATIONS POUR 1000 HOMMES PAR			TOTAL DES PERTES POUR 1000 HOMMES
		TUBERCULOSE	BRONCHITES CHRONIQUES	TOTAL	
Française (1886-89).	1.2	3.8	0.6	4.4	5.6
Allemande (1882-84)	0.7	3.5	2.6	6.1	6.8
Autrichienne (1878-87).	1.7	0.8	4.7	5.5	7.2
Italienne (1887).	0.8	1.0	3.8	4.8	5.6
Espagnole (1886)	2.7	5.0		5.0	7.7
Anglaise (1879-84)	2.1	3.8		3.8	5.9
Russe (1880-84).	0.8	6.5		6.5	7.3
Belge (1887-88)	0.9	3.0		3.0	3.9

L'armée allemande offre, comme l'armée française et chaque année, 3 à 4 entrées de phtisiques aux hôpitaux sur 1000 hommes d'effectif (1) ; la mortalité phtisique y semble inférieure à celle de notre armée. Jusqu'ici elle n'a été que de 0,7 décès pour 1000 hommes (1882-84), alors que, dans les garnisons de France, elle a atteint 1,2 pour 1000 hommes (1888-89).

Cette faible léthalité s'explique en partie par la proportion considérable de réformes prononcées en Allemagne et par la facilité avec laquelle les commissions prussiennes éliminent les soldats atteints ou suspects de tuberculose. Ainsi, pendant la période 1882-84, il y a eu dans l'armée allemande 3,5 hommes réformés pour tuberculose sur 1000 présents ; si l'on ajoute à ce nombre les réformes prononcées pour bronchites chroniques, on voit qu'en comprenant les décès, le total des pertes occasionnées par la phtisie s'élève à plus de 6 pour 1000, proportion encore plus élevée que celle qui est signalée dans l'armée française (5,6 pour

(1) Zuber, *l'État sanitaire de l'armée allemande* (*Arch. de méd. mil.*, 1883, t. II, p. 103).

1000 hommes). Sous l'influence de l'augmentation des éliminations des phtisiques dans l'armée prussienne, la mortalité par tuberculose est tombée de 1,28 (1863) à 0,67 pour 1000 hommes (1890) (1).

Dans l'armée autrichienne, la mortalité phtisique varie entre 2,1 et 1,3 pour 1000 hommes, et le nombre des réformes pour tuberculose et bronchites chroniques est de 5,5 pour 1000. Total des pertes : 7,2 pour 1000.

On observe à peu près la même proportion de décès tuberculeux dans les armées belge, italienne et russe.

L'armée espagnole présente le chiffre de décès phtisiques le plus élevé, ce qui tient très probablement au recrutement défectueux des soldats. Pendant l'année 1886, elle a offert 2,7 décès phtisiques pour 1000 hommes, alors que la proportion des réformes par la tuberculose a atteint 5 pour 1000 hommes. Total : 7,7 pertes par tuberculose pour 1000 hommes d'effectif.

III. **Fièvres éruptives.** — Parmi les fièvres éruptives, ce sont la *rougeole* et la *scarlatine* qui sévissent surtout dans les principales armées européennes.

Le tableau suivant indique la morbidité et la mortalité par *rougeole* dans quelques-unes de ces armées :

ARMÉES	MORBIDITÉ 0/00 hommes	MORTALITÉ 0/00 hommes
Française (1888)	13	0.50
Italienne (1887)	8.5	0.36
Autrichienne (1887)	2.0	0.04
Allemande (1882-84)	1.0	0.04

Cette maladie, qui accuse, en moyenne, annuellement dans l'armée française, une morbidité de 10 et une mortalité de 0,5 pour 1000 hommes, paraît plus rare dans les autres armées. Ainsi, pendant la période 1882-84, l'armée allemande a offert dix fois moins de cas de cette affection qu'il y en a eu parmi nos troupes de l'intérieur ; il en est de même pour l'armée belge, dans laquelle la rougeole est rare, alors qu'elle sévit pourtant

(1) Voy. Grawitz, *Etude sur la tuberculose dans l'armée allemande* (*Deut. Milit. Zeitschr*, 1890, analysé dans *Arch. de méd. milit.*, 1890, t. XVI, p. 67).

assez fréquemment dans la population civile, et pour l'armée italienne, qui offre, proportionnellement à son effectif, moins de rougeoleux que la nôtre (1812 cas en 1887).

L'armée anglaise offre une immunité presque complète vis-à-vis de cette maladie.

La *scarlatine* a augmenté, pendant ces dernières années, dans la plupart des armées européennes, surtout dans l'armée anglaise. Elle offre actuellement une fréquence et une gravité beaucoup moindres dans les garnisons de l'Italie et de l'Autriche que dans les nôtres :

ARMÉES	MORBIDITÉ	MORTALITÉ
Française (1888).	5.1	0.06
Italienne (1887)	0.4	0.04
Belge (1887-88).	1.0	0.06
Autrichienne (1887).	0.2	0.01

Le tableau suivant indique la fréquence et la gravité de la *variole* dans les principales armées de l'Europe :

ARMÉES	MORBIDITÉ	MORTALITÉ	ARMÉES	MORBIDITÉ	MORTALITÉ
Française (1880-89)	0.70	0.10	Italienne (1887)......	1.30	0.02
Russe (1880-84).....	0.30	0.07	Anglaise (1885).......	0.20	0.03
Allemande(1882-84)	0.02	0.00	Belge (1887)...........	0.04	0.00

Cette maladie tend donc à disparaître des grandes armées européennes, grâce à la pratique des vaccinations et des revaccinations obligatoires. Ainsi, l'armée allemande n'en a présenté que 33 cas en 1882-83 et 10 cas en 1883-84, sans aucun décès.

L'armée autrichienne a vu le nombre de ses varioleux tomber en dix ans de 1114 (1878) à 214 (1887); la mortalité y est devenue nulle.

L'armée italienne n'a offert que 285 cas en 1887 ; 5 ont été mortels.

Il en a été de même de l'armée belge, qui n'a eu la même année que 2 varioloïdes, et de l'armée anglaise, qui n'a présenté que 10 cas de variole en 1884 et 19 cas en 1885, avec 3 décès.

Seule, l'armée espagnole continue à fournir une proportion assez élevée de varioleux (96 décès en 1886, soit une mortalité de 1 pour 1000 hommes). Bien que depuis longtemps la vaccination soit obligatoire dans cette armée et que des dispositions réglementaires aient été prises en 1881, 1882 et 1885 pour assurer plus rigoureusement l'exécution de cette prescription, cependant près de la moitié des soldats échappent aux inoculations vaccinales. On ne peut donc attribuer cette persistance de la variole dans cette armée qu'à la mauvaise exécution des mesures relatives aux vaccinations.

IV. **Maladies infectieuses diverses.** — D'autres maladies infectieuses s'observent dans les armées européennes comme dans la nôtre; nous citerons les suivantes :

1° La *méningite cérébro-spinale*, qui, après avoir été fréquente dans ces armées, ne s'y manifeste guère, depuis plusieurs années, que par quelques cas isolés, sauf dans l'armée italienne, où cette maladie est assez commune (23 cas, dont 20 mortels, en 1887);

2° L'*érysipèle de la face*, qui, par suite des atteintes qu'il occasionne dans toutes les armées, doit être considéré comme ayant sa place marquée parmi les maladies du soldat (morbidité : 2,0 pour 1000 hommes dans l'armée française, en 1888; 2,5 pour 1000 hommes dans l'armée allemande, en 1883-84; 3,2 pour 1000 hommes dans l'armée anglaise, en 1885). Il est rarement mortel;

3° L'*ictère catarrhal*, qui atteint chaque année dans l'armée française et dans l'armée allemande de 1,5 à 3 soldats pour 1000 hommes;

4° La *diphtérie*, qui, tout en n'offrant pas parmi les soldats la fréquence des maladies précédentes, est pourtant très meurtrière; bien qu'elle soit un peu plus commune parmi les troupes allemandes que parmi les nôtres, elle y occasionne moins de décès que parmi ces dernières. Elle apparaît très rarement dans l'armée anglaise (4 cas et 1 décès en 1884; 8 cas et 2 décès en 1885);

5° Le *paludisme*, qui paraît sévir surtout en Allemagne, en

Italie (1) et en Russie, avec une bien plus grande intensité qu'en France, comme l'indique le tableau suivant :

ARMÉES	MORBIDITÉ pour 1000 HOMMES	MORTALITÉ pour 1000 HOMMES
Française à l'intérieur (1883-85).	4	0.06
Allemande (1883-84)	14	0.08
Italienne (1875)	63	0.30
Russe (1880-84)	75	0.23

V. **Rhumatisme articulaire aigu.** — Cette maladie est très répandue dans les armées européennes, ainsi que l'indique le tableau suivant :

ARMÉES	MORBIDITÉ pour 1000 HOMMES	MORTALITÉ pour 1000 HOMMES
Française (1888).	12.8	0.07
Allemande (1882-84).	8.9	0.03
Autrichienne (1887)	8.8	?
Anglaise (1879-1884).	40.»	?
Russe (1880-1884)	14.1	0.04

L'armée anglaise est surtout éprouvée par cette affection ; les atteintes y sont beaucoup plus nombreuses que dans les autres armées.

VI. **Maladies de l'appareil respiratoire.**—Ces maladies interviennent pour 1/8 (armée allemande) et pour 1/10 (armée française) dans la morbidité générale.

Elles sont représentées, comme on sait, par la *bronchite aiguë*, affection fréquente dans toutes les armées; la *pneumonie*, qui semble beaucoup plus commune et plus grave dans les armées des nations méridionales de l'Europe que dans les autres (mortalité dans l'armée italienne : 3 pour 1000; dans l'armée russe : 0,3 pour 1000 hommes); la *pleurésie*, qui offre à peu près la même fréquence et la même gravité dans les armées française, allemande et autrichienne (morbidité 4, mortalité 0,15 à 0,20 pour 1000 hommes).

(1) Voy. A. Laveran, *Rapport sur l'état sanitaire de l'armée italienne en* 1877-78 (*Arch. de méd. mil.*, 1883, t. I, p. 197).

VII. **Maladies de l'appareil gastro-intestinal.** — Ces maladies ne figurent que dans un rang assez secondaire.

Elles sont principalement représentées par la *diarrhée* et la *dysenterie*. La seconde paraît très rare dans l'armée autrichienne, puisque le nombre des cas de cette maladie n'y atteint pas le nombre des décès dysentériques dans notre armée.

VIII. **Maladies du cœur.** — Ces maladies ne s'observent qu'assez rarement dans les armées européennes, et la morbidité qu'elles y déterminent n'est guère représentée que par 1 pour 1000 hommes; mais la mortalité causée par elles offre d'assez grandes variations : 0,06 pour 1000 hommes (armée russe), 0.08 (armée allemande), 0,16 (armée française), 0,30 (armée anglaise).

La léthalité exceptionnelle qui a lieu dans l'armée anglaise sous l'influence des maladies du cœur s'explique par l'extrême fréquence des affections rhumatismales dans cette armée.

IX. **Maladies vénériennes.** — Ces maladies constituent encore actuellement dans les armées européennes une cause importante d'indisponibilité et de morbidité, comme l'indiquent les chiffres suivants :

ARMÉES	MORBIDITÉ PAR MALADIES VÉNÉRIENNES pour 1000 hommes présents
Française (1888)	46
Allemande (1884)	36
Autrichienne (1887)	70
Italienne (1875)	84
Espagnole (1887).	56
Anglaise (1885).	275
Russe (1884)	38

On voit l'énorme proportion de vénériens qui existe dans l'armée anglaise, comparativement aux autres armées, proportion qui s'explique facilement par la suppression, depuis 1883, de la surveillance de la prostitution dans un certain nombre de garnisons de la Grande-Bretagne.

Au point de vue de la répartition des différentes maladies

vénériennes, l'armée allemande se rapproche assez de la nôtre, comme l'indiquent les chiffres suivants :

ARMÉES	NOMBRE DE VÉNÉRIENS POUR 1000 HOMMES D'EFFECTIF			TOTAL
	BLENNORRHAGIE	CHANCRES MOUS	SYPHILIS	
Française (1888)	29	7	9	45
Allemande (1884)	19	8	9	36

La syphilis paraît trois fois plus fréquente dans l'armée autrichienne et deux fois plus fréquente dans l'armée italienne que dans l'armée française.

L'armée belge, tout en offrant la même proportion de vénériens que la nôtre, est trois fois moins atteinte par le chancre mou.

X. **Morts accidentelles.** — Ce genre de mort paraît moins fréquent dans l'armée allemande que dans l'armée française, puisqu'il figure par 0,36 pour 1000 hommes dans la première (1883-84), tandis que, dans notre armée, cette proportion s'est élevée à 0,6 pour 1000 hommes (1888).

XI. **Suicides.** — Les suicides sont assez communs dans toutes les armées européennes, comme l'indique le tableau suivant, emprunté à Longuet (1) :

ARMÉES	PROPORTION DES SUICIDES pour 1000 hommes
Autrichienne (1875-87).	1.22
Allemande (1878-88)	0.67
Italienne (1874-89)	0.40
Française (intérieur) (1878-89)	0.29
id. (en Algérie) (1872-79).	0.63
Belge (1891)	0.24
Anglaise (intérieur) (1882-88)	0.23
id. (aux Indes) (1882-88). . .	0.48
Russe (1879-89)	0.20
Espagnole (1886)	0.14

(1) Longuet, *le Suicide dans les armées européennes* (*Arch. de méd. mil.*, 1891, t. XVIII, p. 435).

C'est dans l'armée autrichienne que les suicides sont le plus nombreux. Du reste, ils sont en augmentation sensible dans cette armée, puisque, de 0,9 pour 1000 hommes pendant la période 1870-74, ils se sont élevés à 1,12 en 1875-80 et à 1,31 pour 1000 hommes en 1881-87.

Ils représentent le cinquième de la mortalité générale de l'armée autrichienne, et aucune affection, même la plus meurtrière, comme la fièvre typhoïde, n'y occasionne un nombre aussi élevé de décès.

Le suicide paraît être également en augmentation dans l'armée allemande : 0,57 pour 1000 hommes (1867-75), 0,61 (1873-78), 0,67 (1878-88).

Dans l'armée autrichienne, le tiers des suicides est attribué à la répulsion de la profession militaire ; la crainte d'une punition intervient pour 1/3 en Autriche et en Allemagne, pour 1/5 en France, pour 1/7 en Italie.

Le suicide passionnel est beaucoup plus fréquent en France et en Italie qu'en Autriche et en Allemagne (Longuet).

Dans les armées européennes, comme en France, c'est le *coup de feu* qui constitue le mode de suicide le plus fréquent ; en Autriche, il compte pour près des 3/4 des cas. La *pendaison* et la *submersion* sont les deux autres modes les plus fréquents.

C'est dans l'infanterie que le suicide par arme à feu est le plus commun ; dans les armes montées, on a recours le plus souvent à la pendaison (avec les cordes à fourrage, par exemple) ; en été, les suicides ont surtout lieu par submersion.

L'éloignement de la mère patrie paraît exercer un rôle très sensible sur la répartition des suicides militaires ; comme l'armée française en Algérie, l'armée anglaise aux Indes offre deux fois plus de suicides que les mêmes éléments dans les garnisons de la métropole.

L'imitation s'exerce d'une manière évidente ; dans le même régiment, on voit un suicide fréquemment suivi d'un autre et même de quelques autres accomplis souvent dans les mêmes conditions (suicides par pendaison à un crochet d'un couloir des Invalides ; plusieurs suicides dans une même guérite au camp de Boulogne). On a compté jusqu'à neuf suicides et une tentative de suicide en un an dans un régiment autrichien, quatre suicides en deux ans dans un bataillon français (Longuet).

L'*alcoolisme* ne paraît plus guère jouer qu'un rôle assez secondaire dans toutes les armées sur la tendance au suicide.

CHAPITRE VIII

INFLUENCE DE LA VIE DES CAMPS, DU SÉJOUR EN ALGÉRIE ET DES EXPÉDITIONS MILITAIRES SUR LA MORBIDITÉ, LA MORTALITÉ ET LA NATURE DES MALADIES DU SOLDAT.

I. **Le soldat dans les camps.** — Alors que dans les garnisons la pathogénie est toujours complexe, dans les camps elle paraît considérablement simplifiée, puisque les soldats y sont complètement à l'abri des influences morbides, si nombreuses et si diverses, qu'offre le séjour dans les milieux urbains et n'ont, pour ainsi dire, plus aucune relation avec les habitants des villes (Kelsch).

C'est un fait observé et connu depuis longtemps que le séjour dans les camps est généralement favorable à l'état sanitaire (1). A l'appui de cette affirmation, on peut citer à ce point de vue les excellents résultats, signalés par Goffres (2) au camp de Châlons. En 1864, on a compté, sur près de 30000 hommes qui occupèrent ce camp, seulement 65 malades et 27 décès, pendant les cent-cinq jours qu'a duré l'occupation : ce qui donne une morbidité annuelle de 28 et une mortalité annuelle de 3,16 pour 1000 hommes d'effectif (alors que la statistique médicale a fourni pendant la même année, pour la mortalité à l'intérieur, le chiffre de 9,42 pour 1000).

La même remarque avait été faite au camp de Beverloo, par Merchie (3), et au camp de Krasnoë-Sélo, par Heyfelder (4).

Cependant, en 1873, utilisant les documents officiels mis

(1) Voyez Boisseau, art. CAMP du *Dictionnaire encyclopédique des sciences médicales*, t. XII, p. 64.

(2) Voy. Goffres, *Considérations historiques, hygiéniques et médicales sur le camp de Châlons* (*Recueil de mémoires de méd. mil.*, 1865, 3e série, t. XIII, p. 49).

(3) Merchie, *Rapport sur les maladies qui ont régné en 1854 au camp de Beverloo* (*Arch. bel. de méd. milit.*, 1854, t. XIV).

(4) Heyfelder, *Das Lager von Krasnoë-Selo im Vergleich mit den von Châlons*. Berlin, 1866.

gracieusement à ma disposition par M. le Médecin-inspecteur Lustreman, j'ai appelé un des premiers l'attention sur les maladies que présentèrent les troupes françaises réunies au lendemain de la guerre franco-allemande dans les camps permanents créés autour de Paris.

J'ai établi que, malgré les avantages de la vie au grand air et de l'éloignement des influences morbides de la capitale, ces troupes avaient fourni, du 1er septembre 1871 au 31 août 1872, autant d'entrées aux hôpitaux que les troupes logées dans les casernes de Paris. J'ai également appelé l'attention sur le grand nombre d'affections morbides, attribuables aux influences atmosphériques et même infectieuses, qui se sont alors manifestées dans les baraquements, au bout de quelque temps d'occupation (1).

Il est démontré aujourd'hui que cette heureuse influence du campement sur les troupes, presque exclusivement attribuée à cette vie en plein air, à ce bain atmosphérique auquel les hommes se trouvent soumis (Morache) (2), n'est que transitoire et disparaît souvent, quand se prolonge le séjour des hommes sous la tente ou dans les baraques.

On retrouve, en effet, dans les camps comme dans les villes, une prédominance des affections catarrhales (diarrhée, embarras gastrique) pendant l'été ; des affections pulmonaires (pneumonies, pleurésies) et des rhumatismes pendant l'hiver (Kelsch).

Les maladies infectieuses elles-mêmes n'y sont pas rares, surtout au bout d'une certaine période d'occupation ; outre les fièvres intermittentes, qui sont attribuables à l'influence du sol, on y voit apparaître souvent la dysenterie, la fièvre typhoïde et la plupart des maladies urbaines (fièvres éruptives, maladies vénériennes).

Il peut même se développer dans les camps permanents de véritables foyers infectieux, d'autant plus dangereux que les hommes sont renfermés dans des abris improvisés et dépourvus souvent des aménagements indispensables à la salubrité des habitations urbaines.

Voilà pourquoi on peut dire avec Morache que « le camp le

(1) Voy. A. Marvaud, *Etude sur les camps permanents* (*Annales d'hygiène publique et de méd. légale*, 1873, 2e série, t. XXIV).
(2) Voy. Morache, *Traité d'hygiène militaire*, 2e édition, 1886, p. 418.

mieux aménagé, s'il dure un certain temps, est toujours inférieur, comme salubrité, à une caserne hygiéniquement entretenue ».

II. **Le soldat en Algérie et en Tunisie.** — C'est un fait démontré par la statistique médicale que la morbidité et la mortalité des troupes de l'Algérie et de la Tunisie diffèrent notablement de celles des troupes servant à l'intérieur.

En effet, pendant les années de paix comme pendant les années marquées par des opérations militaires, la proportion des malades et des décès est constamment plus élevée dans notre armée d'Afrique que dans les garnisons de France. Nous avons établi, pour une période suffisamment longue (1880-89), que la proportion moyenne et annuelle des entrées à l'hôpital a été de 397 pour 1000 pour les troupes de Tunisie et de 413 pour 1000 pour les troupes d'Algérie, alors que la morbidité pour les troupes de l'intérieur n'avait pas atteint, pendant la même période, 200 entrées sur 1000 hommes présents.

L'évolution annuelle de la morbidité militaire est très différente en France et au nord de l'Afrique. En effet, les médecins militaires qui ont séjourné en Algérie et en Tunisie ont pu constater que dans les hôpitaux de notre colonie africaine le nombre des malades, réduit pendant les cinq ou six premiers mois à un minimum très bas, augmente brusquement vers le mois de juillet, et continue à s'accroître jusque vers la fin d'août, époque où il est triple ou quadruple de celui du premier trimestre ; qu'alors commence un mouvement de décroissance, plus lent que celui de l'ascension et qui ramène progressivement la morbidité à un minimum, lequel 7 fois sur 10 tombe sur le mois de février de l'année suivante. Il en résulte que l'année pathologique se divise nettement en deux périodes bien tranchées (Kelsch) (1).

Pendant la période 1880-89, la proportion des décès a été annuellement et en moyenne de 11 pour 1000 hommes en Algérie et de 18 pour 1000 hommes en Tunisie, alors que cette proportion n'a guère atteint que 7 pour 1000 hommes dans nos garnisons de l'intérieur.

L'évolution de la mortalité militaire en Algérie diffère beaucoup de celle que cette mortalité offre en France ; d'abord, elle pré-

(1) Voy. Kelsch, *la Pathogénie dans les milieux militaires*, p. 128.

sente son minimum en mars et mai, c'est-à-dire pendant le printemps, s'élève progressivement pendant l'été, pour atteindre brusquement son maximum pendant l'automne (en octobre) ; ensuite elle décroît assez rapidement pendant l'hiver.

C'est ce que démontre le tracé suivant, emprunté à la statistique médicale de l'armée en 1888 (voy. tracé V) :

TRACÉ V. — MORTALITÉ MENSUELLE DE L'ARMÉE EN ALGÉRIE ET EN TUNISIE EN 1888.

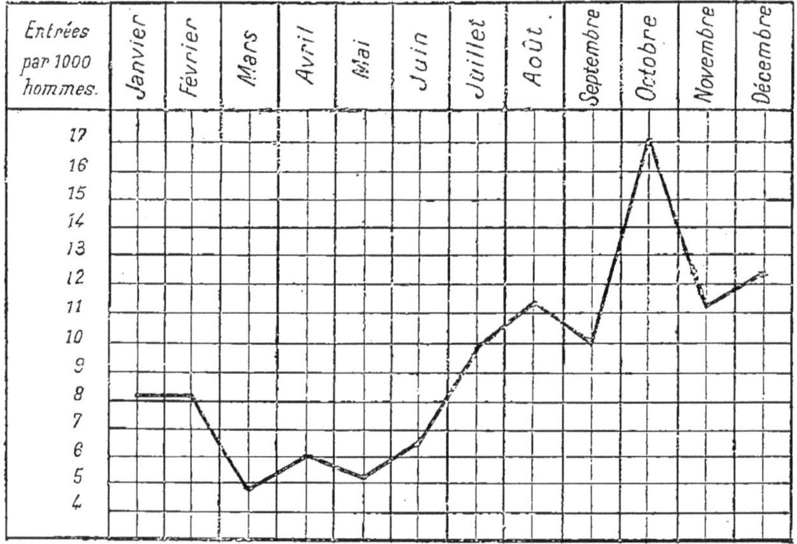

Cette mortalité offre des oscillations beaucoup plus accusées qu'en France, puisqu'elle varie annuellement entre 5 et 17 pour 1000 parmi nos troupes d'Afrique, tandis qu'elle est comprise seulement entre 3,2 et 8,5 pour 1000 hommes parmi nos troupes de l'intérieur.

Cette différence, si marquée, de la courbe de la mortalité des troupes françaises en Algérie et en Tunisie, avec la courbe de la mortalité de ces troupes à l'intérieur, s'explique surtout par la fréquence et la gravité qu'offre le *paludisme* dans nos garnisons du Nord de l'Afrique, pendant la période estivo-automnale. Il faut tenir compte également de l'influence qu'exercent sur la morbidité et sur la mortalité pendant la saison chaude, d'abord, la *fièvre typhoïde*, qui, comme nous le verrons plus loin, sévit plus fortement en Algérie que même dans les régions méridionales de la France ; puis les *maladies de l'appareil digestif* (diarrhée, dysenterie, affections hépatiques), assez fréquentes en Algérie et en Tunisie.

Notons enfin la rareté, dans notre colonie africaine, des différentes maladies saisonnières (affections pulmonaires), et de certaines maladies infectieuses (fièvres éruptives, oreillons), dont les atteintes paraissent liées, en Europe et en France, surtout avec l'hiver et le printemps.

III. **Le soldat en temps de guerre.** — Quand on examine les pertes éprouvées par les armées, et résultant soit des maladies, soit du feu de l'ennemi, dans certaines expéditions militaires, on constate d'abord ce fait établi par les statistiques modernes, que, malgré les progrès apportés depuis le commencement du siècle dans le matériel d'armement des grandes nations européennes, les pertes du champ de bataille n'ont pas augmenté sensiblement dans les guerres contemporaines. C'est ce qu'indiquent les chiffres ci-dessus, empruntés à Morache (1) :

BATAILLES		PROPORTION DES PERTES par le feu (tués et blessés) pour 1000 hommes engagés.
Marengo	Français	210
Wagram	Français	170
Moskowa	Français	190
	Russes	400
Leipzig	Français	270
Magenta	Français	97
	Autrichiens	92
Sadowa	Prussiens	63
	Autrichiens	125
Solférino	Français	102
	Autrichiens	70
Borny	Français	36
	Allemands	78
Gravelotte	Français	62
	Allemands	75
Sedan	Français	137
	Allemands	42

(1) Morache, art. SOLDAT du *Dictionnaire encyclopédique des sciences médicales,* t. X., 3e série, p. 234.

Le rapport entre les tués et les blessés et le nombre des soldats engagés va même sensiblement en diminuant avec le perfectionnement des armes : résultat que Morache attribue à l'infériorité de l'armement dans les armées du commencement du siècle, infériorité qui poussait les troupes belligérantes à s'aborder de très près, « la cavalerie pouvant attaquer, sans trop de désavantage, une infanterie qui, au delà de 200 mètres, n'offrait plus qu'un feu sans précision et sans grand effet ».

Un autre fait, qui se dégage des statistiques établies dans les principales guerres depuis le commencement de ce siècle, c'est que les maladies qui surviennent dans les armées en campagne occasionnent généralement beaucoup plus de décès que le feu de l'ennemi. C'est ce que démontre le tableau suivant (1) :

GUERRES		EFFECTIFS	PERTES		PROPORTION pour 1000 homm. des décès	
			PAR LE FEU de l'ennemi	par les MALADIES	PAR LE FEU de l'ennemi	par les MALADIES
Guerre de Crimée (1853-56)	Armée française	309268	20240	75375	64	236
	Armée anglaise	97864	4607	17580	47	179
Guerre d'Italie (1859), armée française		128225	5498	2040	42	15
Guerre de Chine (1860), armée française		8000	28	813	3	101
Guerre du Mexique (1862-66), armée française		35000	1729	4925	49	140
Guerre franco-allemande (1870-71), armée allemande		900000	30491	14259	33	15
Guerre turco-russe (1877), armées russes du Danube et du Caucase		737355	36455	83446	49	113
Guerre de Bosnie (1878), armée autrichienne		260000	1326	2168	5	8

On constate, cependant, dans ce tableau quelques exceptions à la proposition que nous avons émise précédemment ; ainsi, pendant la guerre d'Italie, les pertes de l'armée française furent représentées par environ 5500 décès occasionnés par le feu de

(1) Voy. Morache, *Hygiène militaire*, 2e édition, 1886, p. 903.

l'ennemi, et seulement par 2000 décès causés par les maladies.

D'un autre côté, l'armée allemande n'a offert que 14259 décès par maladies pendant la campagne de France, alors que ses pertes provenant du champ de bataille n'ont pas été moindres de 30000 décès.

Mais ces résultats sont exceptionnels et s'expliquent, pour l'armée française, en 1859, par la courte durée de la campagne et par les nombreuses ressources que rencontrèrent nos troupes dans un pays allié ; pour l'armée allemande, par la rapidité des opérations militaires, qui ne se continuèrent pas plus de sept mois, et par les mesures hygiéniques qui furent prises afin de préserver le mieux (possible les troupes de l'atteinte des maladies et des épidémies qui menacent le soldat en campagne.

Aussi, nous nous rangeons à l'avis exprimé par Kelsch (1), que, « s'il est exact de dire que le fer et le feu de l'ennemi déciment les troupes, il est non moins juste d'ajouter que les maladies en enlèvent souvent le quart, au point que l'on considère comme suffisamment heureuses les rares campagnes où les pertes par blessures et par maladies se compensent à peu près ».

Non seulement la morbidité est plus élevée en temps de guerre qu'en temps de paix, mais encore son évolution est différente. « Tandis que, dans les garnisons, les quatre premiers mois de l'année sont les plus chargés de malades, la saison estivo-automnale étant privilégiée, au milieu des armées en campagne dont les opérations ont généralement lieu en été et en automne, la morbidité atteint son maximum pendant le troisième trimestre, pour diminuer pendant l'hiver. C'est du moins ce qui a été observé dans l'armée allemande, pendant la campagne de France de juillet 1870 à mars 1871. » (Kelsch.)

Avant même que les hostilités ne soient commencées et dès les premiers jours de la mobilisation, le nombre des entrées dans les infirmeries et dans les hôpitaux est toujours considérable ; et cette morbidité anormale provient surtout de l'énorme proportion d'indisponibles, qui s'offre aux médecins des corps, dès la

(1) *Loc. cit.*, p. 118.

première période de rassemblement et de concentration des troupes appelées à faire campagne.

« La loi sur les effectifs du 5 mars 1875, qui a institué la compagnie de 250 hommes, sur le pied de guerre, prévoit, dans l'exposé des motifs, que, huit jours après l'entrée en campagne, ce chiffre sera réduit à 200 ou 180, c'est-à-dire que la compagnie aura perdu 1/5 ou 1/4 de son effectif. C'est là un fait d'expérience connu de tous les militaires. Ce déchet inévitable se compose en partie des hommes blessés par la marche ou l'équipement, mais surtout des chétifs, des malingres, des sujets atteints de tuberculose ou de maladies du cœur latentes, en un mot de tous ceux qui pourraient jusqu'à un certain point résister aux fatigues du service ordinaire, et qui, marqués d'une tare pathologique quelconque, fléchissent sous les premiers efforts de la concentration. L'épuration va se continuer pendant une huitaine de jours encore, et réduire en fin de compte l'effectif à 150 hommes. Ceux-là, exemptés de toute prédisposition morbide, d'une constitution robuste, suffisamment éprouvés par ces premières fatigues, vont continuer la campagne. Ainsi, 15 ou 20 jours auront suffi à éliminer les 2/3 de l'effectif » (1). (Kelsch.)

Ensuite, au bout d'une période plus ou moins longue, les maladies naissent et se multiplient, et elles ne diffèrent guère de celles qui frappent les soldats dans les garnisons et dans les camps. Comme c'est en été et en automne qu'ont lieu maintenant les opérations actives de la guerre, ce sont les maladies de la saison chaude qui dominent et qui impriment à la pathologie des armées en campagne leur physionomie propre. Alors qu'en temps de paix l'évolution annuelle de la morbidité et de la mortalité est surtout régie par les maladies catarrhales, en temps de guerre ce sont les maladies infectieuses qui déterminent cette évolution (Kelsch).

Jadis les maladies les plus communes dans les armées en campagne étaient représentées par le *scorbut* et le *typhus*. Actuellement, on trouve dans le cadre pathologique de ces armées nos maladies de garnison, c'est-à-dire la *fièvre typhoïde*, la

(1) *Loc. cit.*, p. 113.

diarrhée et la *dysenterie*. Dans l'armée allemande, pendant la campagne de 1870, ces affections représentèrent la moitié de la morbidité générale, dont 1/4 pour la diarrhée et 1/4 pour la dysenterie et la fièvre typhoïde (Kelsch).

Pendant les expéditions de l'armée française en 1881, en Tunisie et dans le Sud-Oranais, c'est la fièvre typhoïde qui fut, avec les affections du système digestif (diarrhée, dysenterie) et avec les fièvres palustres, la principale cause d'entrées aux hôpitaux, comme l'indiquent les chiffres suivants :

CAUSES D'ENTRÉES	ENTRÉES AUX HOPITAUX pour 1000 hommes en 1881	
	ALGÉRIE	TUNISIE
Fièvre typhoïde	49.2	169.4
Maladies de l'appareil digestif	32.8	87.0
Fièvres palustres.......	87.0	163.0

Quand la guerre se prolonge, les maladies deviennent naturellement plus nombreuses ; en même temps, elles prennent une gravité beaucoup plus grande et offrent quelquefois une physionomie anormale et qui peut obscurcir leur diagnostic.

Kelsch attribue les modifications survenues dans la fréquence des maladies comme dans leur gravité et dans leurs caractères symptomatiques, au surmenage qu'amènent fatalement les fatigues et les privations, et qui détermine les troubles et les désordres suivants, bien décrits par cet auteur : alanguissement des fonctions digestives, insuffisance de l'assimilation, accumulation dans les humeurs et dans les tissus de matières excrémentielles provenant de l'usure rapide des éléments organiques, diminution des fonctions cutanées, diminution de la sécrétion des reins et congestions répétées occasionnées dans ces organes par les marches et les fatigues incessantes. « Alors se manifeste, comme l'indique Kelsch, un état spécial, difficile à définir, qui n'est pas encore la maladie, mais qui n'est plus la santé et qui se traduit par les traits suivants : amaigrissement, pâleur de la face, diminution des forces, lenteur des mouvements, dépression du moral, inappétence, diarrhée séreuse alternant avec la constipation. »

Les médecins qui ont suivi des expéditions de longue durée ont vu se développer parmi les troupes cet état de surmenage chronique, de cachexie et de misère qui a été observé et décrit notamment par Scrive et par quelques médecins anglais pendant la guerre de Crimée (Kelsch).

En même temps, les maladies pulmonaires et intestinales perdent leur allure saisonnière, pour devenir permanentes, et s'aggravent singulièrement.

Survient également le *famélisme*, avec toutes ses conséquences. On constate, sous cette influence, l'apparition des affections qui sévissent parmi les populations en proie à la famine, comme parmi les groupes soumis à une alimentation insuffisante, (diarrhée, dysenterie, typhus).

« La pathologie clinique qui se déroule dans ces conditions, ajoute Kelsch, est des plus sérieuses. On comprend, en effet, que les maladies nées dans des foyers générateurs communs, ayant toutes une prédilection pour les organismes épuisés par les fatigues et les privations, ne doivent guère se rencontrer à leur état de simplicité habituelle. Elles se réunissent deux à deux, trois à trois ; elles se proportionnent les unes aux autres. La diarrhée, la dysenterie, le scorbut, le typhus se superposent, se pénètrent réciproquement, se contrarient dans leurs symptômes opposés, et se renforcent dans leurs symptômes similaires. Cette association engendre des tableaux cliniques incohérents, des types morbides hybrides et étrangers, dont on cherche en vain la description dans les livres classiques, car ce n'est guère qu'aux armées qu'on les observe. Si l'on est si souvent embarrassé pour connaître les types morbides ordinaires dans les épidémies qui ont éprouvé les armées des temps passés, c'est que ces maladies n'étaient pas pures de tout mélange. On reconnaît un amalgame de typhus exanthématique ou abdominal et d'impaludisme, dans cette terrible épidémie qui a anéanti l'armée de Lautrec, sous les murs de Naples, en 1528 ; dans cette fameuse fièvre de Hongrie, objet de tant de controverses, qui a si souvent décimé les armées impériales pendant leur lutte trois fois séculaire contre les Turcs dans la vallée du Danube ; enfin, dans cette fièvre de Walcheren, qui à deux reprises a été si funeste aux Anglais.

« Ces tableaux se sont déroulés autour de nous, au milieu des puissantes et nombreuses influences pathogènes de la guerre de Crimée; la dysenterie, la diarrhée, le scorbut, le typhus, y ont été les maladies dominantes, associées entre elles et compliquant d'autres maladies régnantes (fièvres palustres, fièvre typhoïde, choléra, pneumonie) (1). »

Nous aurons à tenir compte de ces faits intéressants, quand nous aurons à faire l'étude du développement et de la propagation de chacune de ces affections dans les armées en campagne.

(3) Voy. pour cette étude l'intéressant mémoire de Kelsch : *la Pathogénie dans les milieux militaires. L'armée dans les campagnes et les expéditions* (*Arch. de méd. mil.* 1891 t. XVII, p. 113).

CHAPITRE IX

CLASSIFICATION DES MALADIES DU SOLDAT

Malgré les progrès de la médecine moderne, il n'est malheureusement pas encore possible d'établir une classification méthodique, et à l'abri de toute critique, des maladies du soldat.

Quelques auteurs ont, cependant, tenu compte des principales conditions hygiéniques auxquelles expose la vie militaire, principalement en temps de guerre, pour distinguer ces maladies en un certain nombre de groupes pathologiques.

Tel est le point de vue auquel s'est placé Pringle, qui comprend les maladies des armées dans cinq catégories :

1° Celles qui sont occasionnées par le chaud et le froid ;

2° Celles qui sont occasionnées par l'humidité ;

3° Celles qui proviennent d'un air putride ;

4° Celles qui proviennent d'un défaut dans le régime ;

5° Enfin celles qui sont occasionnées par l'excès de repos ou de mouvement, du sommeil ou des veilles et par la malpropreté.

A l'exemple de l'auteur anglais, L. Laveran a rapporté à quatre causes les maladies des armées en campagne :

1° Influence atmosphérique ;

2° Méphitisme du sol ;

3° Méphitisme des lieux habités ;

4° Alimentation vicieuse.

Mais, pour les maladies du soldat en temps de paix, cet auteur s'est borné à distinguer, comme l'avaient fait Marc d'Espine pour la population civile de Genève et les auteurs anglais pour l'armée britannique, trois groupes principaux, représentés par les *maladies spécifiques*, les *maladies inflammatoires* et les *maladies tuberculeuses.*

Une distinction analogue, mais plus complète, figure dans la nomenclature qui a servi, après la guerre de la Sécession, à l'établissement de la statistique médicale de l'armée américaine, où les principales causes de décès (non compris les blessures survenues pendant les hostilités) ont été rapportées à des *maladies zymotiques*, *constitutionnelles*, *parasitaires* et *locales*.

Tout en reconnaissant les difficultés qu'on éprouve pour classer les maladies des armées d'après la connaissance exacte de leur nature et de leur cause, A. Laveran (1) a cherché, dans son intéressant ouvrage sur *les Maladies et les épidémies des armées*, à établir, dans l'étude de ces maladies, certains groupes fondés autant que possible sur leur étiologie.

La division adoptée par lui est la suivante :

I. **Maladies saisonnières**, comprenant les affections de l'appareil respiratoire : *bronchite*, *pleurésie*, *pneumonie*, *rhumatisme*, qui prédominent pendant la *saison froide* ; la *diarrhée*, la *dysenterie* de nos pays, le *choléra nostras*, l'*ictère*, qui prédominent pendant la *saison chaude*.

II. **Maladies climatiques** : 1° Des pays froids (*congélations*, *accidents* et *asphyxie par le froid* ; 2° des pays chauds (*insolations*, *boutons d'Alep* ou *de Biskra*, *colique sèche*, *dysenterie*, *abcès du foie*.

III. **Maladies telluriques**, représentées par les *fièvres palustres* et la *fièvre jaune*.

IV. **Maladies typhiques**, représentées par la *fièvre typhoïde*, le *typhus à rechute* et la *fièvre typhoïde bilieuse*.

V. **Tuberculose.**

VI. **Maladies virulentes**, comprenant la *variole*, la *rougeole*, la *bronchite capillaire généralisée*, la *scarlatine*, la *méningite cérébro-spinale*, la *syphilis*, la *morve*.

VII. **Maladie d'alimentation**, comprenant la *lèpre*, l'*ergotisme* et la *pellagre*, les *affections résultant d'une alimentation insuffisante ou de l'ingestion de viandes altérées*, le *scorbut*, l'*héméralopie*, l'*alcoolisme*.

Enfin A. Laveran a étudié, sous le titre de :

(1) A. Laveran, *Traité des maladies et des épidémies des armées*. Paris, 1875.

VIII. **Petites épidémies**, des maladies dont les causes sont peu ou point connues, qui ne règnent dans l'armée que sous forme épidémique et à des intervalles assez éloignés (*oreillons, stomatite ulcéreuse, diphtérite, goître épidémique, ophtalmie purulente, acrodynie*), et sous le titre de :

IX. **Grandes épidémies**, les *pestes*, la *suette*, la *grippe*, la *dengue*, le *choléra*.

L. Colin (1) distingue les maladies prédominantes du soldat en temps de paix dans trois groupes :

Le premier, comprenant la *phtisie*, l'*alcoolisme*, l'*aliénation*, « affections dont le niveau n'offre pas, dit-il, les variations de celui des deux autres catégories » ;

Le second, les affections *contagieuses*, *fébriles* ou *non fébriles ;*

Le troisième, les *petites épidémies*, ayant pour caractères distinctifs : 1° leur non-apparition à l'état sporadique ; 2° leur limitation à un groupe de la société ; 3° leur faible influence sur la mortalité générale. Il leur applique également la dénomination d'*épipémies accidentelles*, pour les distinguer de celles qui résultent d'un nombre insolite de cas de ces affections vulgaires, comme les fièvres éruptives et les oreillons.

Il distingue ces *petites épidémies* en celles qui sont *d'origine alimentaire* comme l'*acrodynie* et l'*héméralopie ;* celles qui sont *d'origine infectieuse* et *virulente*, comme la *stomatite ulcéreuse*, l'*ophtalmie purulente ;* enfin celles qui semblent d'origine indéterminée, comme la *méningite cérébro-spinale*.

Notre savant maître adopte, du reste, pour l'étude des maladies des armées en campagne, la même classification que L. Laveran :

Conditions *telluriques*, *météorologiques*, *infectieuses* et *alimentaires*.

Arnould (2) établit trois groupes des maladies du soldat, qui constituent les principales causes de décès en temps de paix. Ces groupes sont les suivants :

1° *Maladies spécifiques*, comprenant la *fièvre catarrhale*,

(1) Art. MORBIDITÉ MILITAIRE du *Dictionnaire encyclopédique des sciences médicales*.

(2) Arnould, *Éléments d'hygiène*, 1881, p. 1197.

la *fièvre continue*, la *fièvre typhoïde*, les *fièvres éruptives* (*variole*, *rougeole*, *scarlatine*), la *suette miliaire*, la *diphtérie*, l'*érysipèle* et l'*impaludisme*.

2° *Maladies non spécifiques*, comprenant l'*insolation*, la *bronchite*, la *pneumonie*, la *pleurésie*, le *rhumatisme*, la *diarrhée* et la *dysenterie*, l'*hépatite* et les *abcès du foie*.

3° *Maladies diathésiques* et *accidentelles*, comprenant la *tuberculose*, la *méningite*, l'*alcoolisme*, les *accidents* suivis de mort immédiate, les *lésions traumatiques*, les suicides, les maladies diverses, *circulatoires* et *respiratoires*, les *cachexies*.

La nomenclature adoptée dans l'armée française pour l'établissement de la statistique médicale, et dont se rapprochent beaucoup celles qui sont actuellement en vigueur chez les nations étrangères distingue les maladies, qui constituent les principales causes de décès parmi les soldats en seize sections :

Ire Section. — *Maladies générales*, comprenant les *maladies infectieuses* et *zymotiques* (*fièvre typhoïde*, *fièvres éruptives*, *méningite cérébro-spinale*, *érysipèle médical*, *diphtérie*, *paludisme*, *choléra*, *grippe*, *tuberculose*), et les *maladies constitutionnelles*, représentées par le *rhumatisme*, le *cancer*, l'*anémie*, la *leucémie* et certaines *intoxications alimentaires* (*alcoolisme*).

IIe Section. — *Maladies du système nerveux*, y compris la *nostalgie* et l'*aliénation mentale*.

IIIe Section. — *Maladies de l'appareil respiratoire*.

IVe Section. — *Maladies de l'appareil circulatoire et lymphatique*.

Ve Section. — *Maladies de l'appareil digestif*, comprenant la *diarrhée*, la *dysenterie*, l'*ictère catarrhal* et l'*ictère grave*.

VIe Section. — *Maladies non vénériennes de l'appareil génito-urinaire*.

VIIe Section. — *Maladies du système locomoteur*.

VIIIe Section. — *Maladies des yeux et des oreilles*.

Les autres sections concernent les *lésions traumatiques*, les *maladies chirurgicales*, non classées dans les précédentes, les *accidents*, dont quelques-uns, comme l'*insolation*, sont d'ordre médical ; enfin les *suicides*.

En présence de l'obscurité qui, malgré les découvertes bactériologiques, règne encore aujourd'hui sur la nature et l'étiologie d'un grand nombre d'états morbides, nous ne nous croyons pas suffisamment autorisé, par les conceptions si ingénieuses et si originales de quelques nosologistes modernes, à avoir égard uniquement au rôle encore bien obscur des causes morbigènes, pour l'ordre dans lequel nous allons présenter l'étude de chacune des maladies du soldat.

Il nous paraît beaucoup plus commode et en même temps plus pratique, dans le plan que nous allons suivre, de prendre autant que possible pour guide la nomenclature de la statistique médicale, où les principaux groupes morbides sont distingués les uns par leurs conditions étiologiques, les autres par leur localisation à tel ou tel appareil organique.

Il est un groupe pathologique que nous n'hésitons pas à placer en tête de cette étude, c'est celui des *maladies spécifiques*, *infectieuses* ou *microbiennes*, qui figure, comme on sait, également en première ligne sur les tableaux de la morbidité et de la mortalité de la statistique médicale de l'armée.

Nous rattacherons à ce groupe les maladies qualifiées par nos prédécesseurs du nom de *petites épidémies;* leurs affinités pathologiques avec les maladies infectieuses et microbiennes nous paraissent trop bien dessinées pour qu'elles puissent figurer dans un groupe distinct.

Sous la dénomination d'*autres maladies générales*, empruntée à la statistique médicale de l'armée, nous comprendrons les maladies *dyscrasiques*, *dystrophiques* ou *cachectiques*, qui peuvent être observées parmi les soldats et qui sont représentées dans l'armée, comme dans la population civile, par le *rhumatisme*, le *diabète*, le *purpura*, le *cancer*, l'*anémie*, la *leucémie*, la *faiblesse de constitution*, etc.

Nous étudierons dans un groupe distinct les maladies rattachées généralement à des influences *saisonnières* ou *météoriques* et dont la localisation à l'un des grands appareils organiques (*maladies de l'appareil respiratoire, de l'appareil digestif de l'appareil circulatoire, du système nerveux*, etc.,) établit, avec les précédentes une distinction plus ou moins nette. Parmi ces maladies, il en est qui sont très probablement de nature spécifique ou microbienne et qui trouveront dans un avenir sans doute prochain leur place naturelle dans le groupe des maladies infectieuses ; telles sont les *stomatites* et les *angines*, certains *ictères*, *certaines affections de l'appareil respiratoire*, auxquelles on applique la qualification si vague et si peu compréhensible de *catarrhales*, et dont l'apparition est peut-être subordonnée à l'influence d'un agent spécifique qui végète silencieusement au sein de notre organisme ou dans les milieux qui nous entourent.

Enfin, dans un troisième et dernier groupe, nous examinerons les autres maladies observées *accidentellement* parmi les soldats et résultant, dans certains cas exceptionnels, soit d'une alimentation insuffisante ou défectueuse (*maladies alimentaires*), soit de l'impression exercée par l'excès de la chaleur (*insolation*) ou du froid extérieur.

LIVRE II

MALADIES INFECTIEUSES

CHAPITRE PREMIER

ÉTUDE ÉTIOLOGIQUE ET PROPHYLACTIQUE DES MALADIES INFECTIEUSES PARMI LES SOLDATS

I. **Définition.** — Les maladies infectieuses sont des maladies pour lesquelles on sait, ou du moins on présume, qu'elles sont dues à des poisons particuliers, différents des poisons ordinaires en ce que, placés dans des conditions favorables, ils peuvent se multiplier indéfiniment (Schmitt) (1).

II. **Étiologie.** — Elles ont pour cause première l'existence d'agents probablement d'origine et de nature diverses et d'une toxicité spéciale, auxquels on a donné le nom *d'infectieux*.

Dans l'étiologie des maladies infectieuses, il faut considérer 1° l'*agent infectieux ;* 2° le *milieu* dans lequel il se développe et qui est représenté, soit par l'organisme lui-même (*milieu intérieur*), soit par l'atmosphère, l'eau, le sol (*milieux extérieurs*); 3° enfin certaines *conditions météoriques* ou *saisonnières*, qui favorisent ou entravent l'apparition et le développement des phénomènes morbides, en modifiant le pouvoir pathogène de l'agent infectieux, ou bien en rendant l'organisme plus ou moins sensible à l'influence de cet agent.

(1) Art. MALADIES ZYMOTIQUES, du *Dictionnaire de méd. et de chirurgie pratiques*, t. XL, p. 1.

1° *L'agent infectieux.* — On n'est pas absolument fixé sur la nature des agents infectieux. Ceux-ci peuvent être constitués soit par des corps organisés parasitaires, venant de l'extérieur et s'introduisant accidentellement dans le sang, dans les humeurs ou dans les tissus, soit par des corps organisés inhérents à l'organisme, chargés de certaines fonctions physiologiques dans l'état de santé et pouvant devenir morbides sous l'influence de certaines conditions, soit enfin par des substances organiques spéciales, qu'il s'agit de déterminer et d'appliquer à la pathogénie de divers états morbides.

Dans un certain nombre de maladies, l'agent infectieux paraît représenté par un organisme microscopique (*microbe*), dont l'existence a été nettement établie pour quelques-unes d'entre elles et dont le rôle pathogénique semble démontré par les résultats expérimentaux obtenus par la méthode des cultures et par les effets négatifs résultant, exceptionnellement toutefois, de l'inoculation des liquides morbides, paraissant dépourvus, par la filtration, des microbes incriminés (1).

D'autres maladies infectieuses semblent devoir être attribuées à la présence, dans l'économie, de certaines substances toxiques, soit provenant de l'extérieur, soit formées dans l'organisme et résultant de diverses altérations des humeurs ou des sécrétions (auto-infections, toxhémies).

L'agent infectieux est spécifique pour chacune des maladies qu'il engendre ; une fois absorbé, il s'attache, suivant l'espèce, à un appareil organique déterminé.

L'effet n'est généralement pas en rapport avec la quantité de l'agent qui a pénétré dans l'organisme. Quelquefois les phénomènes morbides offrent une gravité énorme, après la pénétration d'un agent infectieux en proportion très minime et en quantité infinitésimale (2).

2° *Les milieux infectieux.* — L'agent infectieux peut être découvert soit dans certains milieux extérieurs à l'organisme, comme l'eau, le sol, l'air, soit dans l'organisme lui-même.

(1) Du Cazal et Zuber, *Du Rôle pathogénique des microbes* (*Revue des sciences médicales*, 1881).

(2) Voy. Bouchard, *Leçons sur les maladies infectieuses* (*Revue de médecine*, 1881).

a) Eau. On sait l'importance qu'on attribue aujourd'hui, plus qu'à toute autre époque, à l'eau potable comme moyen d'introduction des agents infectieux dans l'organisme. A ce point de vue, toute eau chargée de matières organiques animales ou végétales est suspecte. Mais son pouvoir pathogène devient encore plus évident quand l'analyse bactériologique y fait découvrir les microbes que l'on observe précisément au sein de l'organisme atteint par la maladie infectieuse elle-même. Tel est, par exemple, l'agent pathogène de la fièvre typhoïde (bacille d'Eberth-Graffky), dont la présence peut être décelée aussi bien dans certaines eaux de consommation que dans les organes (rate, foie, intestins) des malades atteints de dothiénenterie.

b) Sol. Certains agents infectieux séjournent à la surface ou dans les couches superficielles du sol, dans les habitations et dans les locaux où ils peuvent se conserver (eux ou leurs germes) à l'état latent pendant une période plus ou moins longue, et où, à certains moments, sous l'influence de circonstances plus ou moins déterminées, ils se réveillent subitement et impressionnent l'organisme exposé à leur influence.

Il y a des terrains qui sembleraient même particulièrement favorables à leur conservation et à leur développement : tels seraient ceux qui sont riches en matières organiques, animales ou végétales, et dont la décomposition pourrait donner naissance à des émanations saprophytes, qui provoqueraient ou favoriseraient leur pouvoir pathogène.

c) Air. Les agents infectieux peuvent vicier l'atmosphère ambiante et déterminer des effets morbides, par suite de leur introduction dans l'organisme par les voies respiratoires ou digestives.

Dans un grand nombre de maladies, l'agent infectieux, après s'être reproduit et multiplié dans l'organisme, s'élimine par certaines sécrétions (pus, sang, larmes, salive, déjections, squames épidermiques) ; en présence d'un organisme sain et offrant une réceptivité suffisante, il lui communique la maladie première. L'agent infectieux devient alors *contage*, et les maladies, qui offrent ce pouvoir de transmission en dehors de l'organisme malade sont dites *contagieuses*.

Quelquefois, ce contage peut être recueilli directement sur le malade, incorporé aux différentes humeurs dans lesquelles il a élu domicile (pus, sérosité, sang), et transplanté sur un autre organisme ; il est *inoculable*.

D'autres fois, il est tenu en suspension, sous forme de particules très tenues, dans l'air expiré et dans les produits de l'évaporation cutanée, de telle sorte qu'il peut, étant transporté dans l'air, soit confiné, soit agité, faire sentir ses effets morbides à une distance plus ou moins longue. Il peut même être transporté par des objets inanimés (vêtements, linge, literie, instruments), ou bien par des personnes qui ont approché ou touché le malade.

Enfin, dans certains cas, l'agent morbigène, en quittant l'organisme, ne paraît pas transmissible ; pour devenir contagieux, il semble qu'il ait besoin de subir une métamorphose ou une modification plus ou moins connue, en dehors de l'économie animale. C'est ce qui a peut-être lieu pour l'agent morbide qui détermine la fièvre typhoïde (Budd), la dysenterie, le choléra, la fièvre jaune (Rindfleisch).

3° *Circonstances favorables à l'influence pathogène des agents infectieux.* — L'introduction (ou le développement) d'agents infectieux dans l'organisme n'est pas nécessairement suivie d'effets morbides. Dans certains cas, l'organisme paraît réfractaire à leur influence pathogène.

Cette immunité a lieu principalement pour certains agents infectieux, à la suite d'une première atteinte. Voilà pourquoi, les maladies infectieuses ne se produisent généralement qu'une seule fois chez le même individu.

Il y a certaines *conditions météoriques* et *saisonnières* qui favorisent ou entravent le pouvoir pathogène des agents infectieux et qui interviennent, soit en rendant l'organisme plus apte à ressentir leur influence morbide, soit en réveillant l'activité et la multiplication de ces agents ou de leurs germes demeurés, pendant une période plus ou moins longue, à l'état latent, dans les milieux extérieurs (eau, sol) ou dans l'économie animale elle-même.

Si l'on jette, en effet, un coup d'œil sur les tracés qui représentent l'évolution annuelle des maladies infectieuses dans l'armée, on voit que ces maladies offrent une prédominance bien marquée, les unes (fièvre typhoïde, paludisme, dysenterie) pendant la saison estivo-automnale, les autres (fièvres éruptives, oreillons, diphtérie) pendant l'hiver et le printemps. Les deux tracés VI et VII représentent l'évolution mensuelle de ces maladies dans l'armée, en 1888 ; chaque année, on constate la même évolution dans notre armée, aussi bien pour la totalité des troupes que pour chaque garnison et même pour chaque régiment, comme l'a constaté Czerwicki (1) et comme le démontrent les rapports d'inspection médicale établis par les médecins des corps de troupes.

Tracé VI. — Morbidité mensuelle par fièvre typhoïde et dysenterie en 1888.

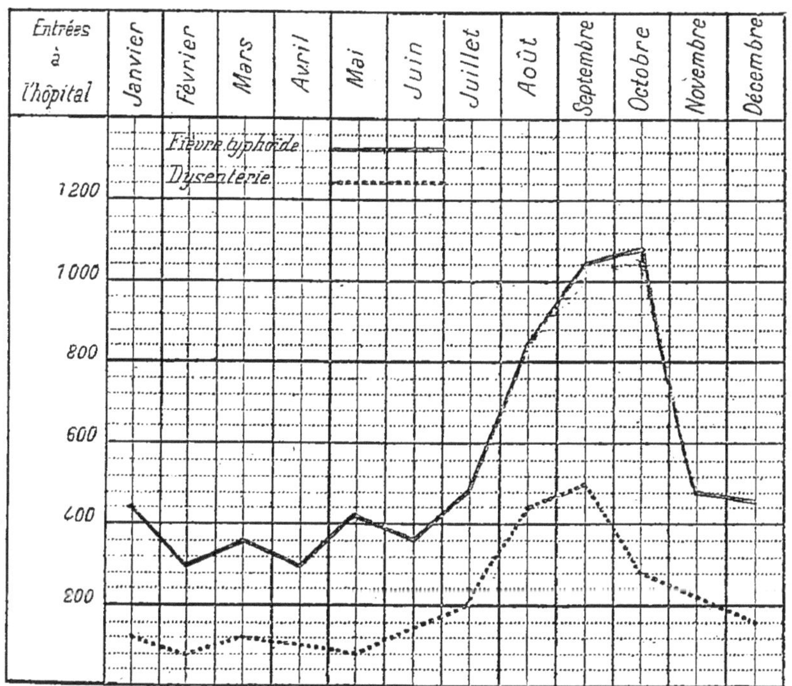

III. **Symptomatologie.** — Les maladies infectieuses ont toutes une période de début, pendant laquelle l'agent morbigène couve, pour ainsi dire, et est latent, alors qu'il se multiplie dans

(1) Czernicki (*Rec. de mém. de méd. mil.*, 1877).

l'organisme ; c'est ce qu'on appelle l'*incubation*, dont la durée est variable suivant chacune d'elles, mais qui se maintient pour chaque maladie infectieuse dans une période à peu près immuable.

Ensuite se produit une évolution généralement régulière et presque typique.

Une fois la période *d'invasion* terminée, ces maladies restent pendant un certain temps stationnaires (*période d'état*), puis décroissent plus ou moins rapidement (*période de décroissance*), pour aboutir à la convalescence et à la guérison, quand une complication grave ne vient pas, durant leur cours, déterminer la mort.

TRACÉ VII. — MORBIDITÉ MENSUELLE PAR ROUGEOLE, SCARLATINE, OREILLONS ET DIPHTÉRIE EN 1888.

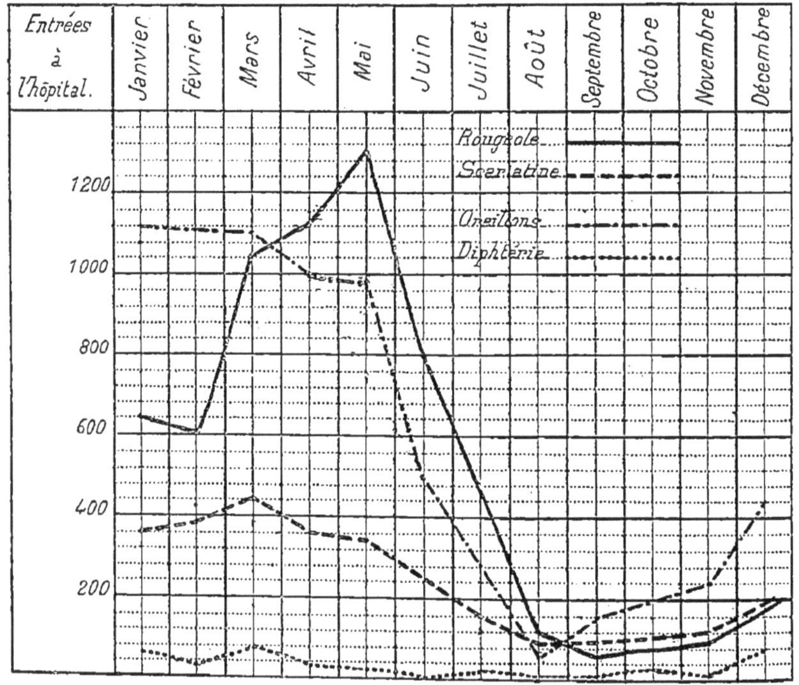

On sait que cette évolution n'est pourtant pas toujours aussi régulière pour toutes les maladies infectieuses ; ainsi, il y en a parmi elles qui, comme la *dysenterie*, la *morve*, l'*ophtalmie purulente*, etc., offrent une marche et une allure plus ou moins variables et saccadées.

IV. Fréquence et gravité des maladies infectieuses parmi les soldats. — L'étude des maladies infectieuses constitue certainement le chapitre le plus intéressant de la pathologie militaire. Chaque année, environ 60 hommes sur 1000 présents sous les drapeaux sont atteints de ces affections, qui occasionnent à elles seules plus du quart des entrées aux infirmeries et aux hôpitaux. La mortalité militaire qu'elles déterminent est considérable, puisqu'on peut leur attribuer annuellement plus de la moitié des décès (630 sur 1000 décès généraux), qui surviennent dans nos garnisons de l'intérieur. Sur 1000 hommes présents, 5 succombent annuellement aux atteintes de ces affections meurtrières.

Elles se manifestent, dans l'armée, tantôt par des cas isolés et règnent à l'*état sporadique* ; tantôt elles frappent un grand nombre de soldats occupant la même ville de garnison, logés souvent dans la même caserne et dans la même chambrée ; elles apparaissent alors sous forme de véritables *épidémies*, qui offrent généralement parmi les troupes une gravité comparable et même supérieure à celle qu'elles présentent dans certaines agglomérations humaines (maisons d'éducation, ateliers, prisons).

Leur apparition, leur persistance, leur fréquence et leur gravité dans une localité ou dans une caserne correspondent presque toujours avec une négligence, une ignorance ou un oubli des règles de l'hygiène.

Elles règnent, en général, parmi les troupes qui tiennent garnison dans les centres populeux et malsains, dans les localités restées stationnaires en fait d'hygiène et dans lesquelles les habitants, comme les soldats, sont exposés à l'insalubrité des habitations, au méphitisme du sol, à un approvisionnement insuffisant d'eau potable, à une consommation d'eaux suspectes et souillées, à un système défectueux d'évacuation des résidus et des détritus provenant des habitations, autant de conditions qui entretiennent et favorisent la permanence, l'activité et la multiplication des germes infectieux.

Voilà pourquoi, comme nous le verrons plus loin, ces maladies sont certainement *évitables* et tendent à disparaître de l'armée comme de la population civile, à mesure qu'on se préoccupe, par tous les moyens que l'hygiène met à notre disposition, de prévenir leur redoutable apparition.

V. Conditions qui créent l'aptitude du soldat aux maladies infectieuses. — Les principales causes auxquelles on rapporte la fréquence et la gravité des maladies infectieuses dans les garnisons sont les suivantes (1) :

1° *Jeune âge des soldats.* — On connaît l'aptitude spéciale qu'offrent les enfants et les adolescents vis-à-vis de la plupart des maladies infectieuses (fièvres éruptives, diphtérie, oreillons, fièvre typhoïde). C'est à ces affections qu'il faut attribuer, en grande partie, l'élévation de la mortalité, qui survient de 20 à 30 ans, dans la population civile (9,56 pour 1000), alors que cette mortalité n'est que de 6,9 de 15 à 20 ans, et de 8,7 de 30 à 40 ans (Bertillon). Il n'est donc pas étonnant que les soldats, dont le séjour sous les drapeaux tend à être limité de plus en plus, qui a été fixé à cinq ans pendant la période 1873-1889 et qui est actuellement réduit à trois ans, offrent aujourd'hui une aptitude plus grande qu'à aucune autre époque à ces atteintes morbides.

2° *Provenance rurale des recrues.* — La grande majorité de nos contingents est fournie par les campagnes, qui, comme on sait, constituent la plus grande partie de la population ; de plus, beaucoup de jeunes citadins sont exemptés pour faiblesse de constitution ou pour infirmités par les conseils de revision.

Par suite du transport brusque des jeunes campagnards dans les villes de garnison, où règnent endémiquement les maladies infectieuses, ceux-ci sont exposés à tous les dangers d'un véritable acclimatement ; ce manque d'assuétude morbide détermine chez eux le développement, d'autant plus facile, de ces affections (qu'on n'a généralement qu'une seule fois pendant la vie), qu'ils n'en ont pas été atteints antérieurement et pendant leur enfance.

On constate dans les garnisons ce qui a lieu chaque fois qu'une population, indemne depuis longtemps d'une maladie infectieuse, est exposée à ses atteintes. Les individus sont

(1) Voy. Kelsch, *la Pathogénie dans les milieux militaires* (*Arch. de méd. mil.*, 1889, t. XVII, p. 1).

frappés avec d'autant plus de gravité et de violence qu'ils n'étaient pas habitués à cette influence morbide.

C'est une croyance trop répandue, que l'armée fomente les causes des maladies infectieuses et constitue pour les habitants des villes une source de danger et une cause d'importation et de dissémination des épidémies. Cette accusation n'est pas fondée; l'observation le démontre journellement. Comme l'a dit avec tant de raison notre savant camarade Kelsch, « le soldat, dans les villes de garnison, reçoit bien plus souvent la maladie qu'il ne la donne ».

Les localités dans lesquelles l'état sanitaire de l'armée laisse le plus à désirer sont précisément celles qui offrent les conditions hygiéniques les plus défavorables et dont la population civile est la plus éprouvée par les maladies infectieuses (voy. pp. 12 et suiv.).

On sait combien l'hygiène des habitations dans certaines villes du midi de la France est défectueuse; c'est à cette cause qu'il faut attribuer, en grande partie, l'état sanitaire peu satisfaisant que la statistique de l'armée indique pour les régiments qui tiennent garnison dans ces localités. A mesure que les municipalités apportent des améliorations à l'hygiène des villes, en assurant l'assainissement des habitations par la suppression de toutes les causes d'infection, par le bon entretien des égouts, par l'éloignement, aussi complet et aussi rapide que possible, des immondices et des excrétions animales, par l'administration d'eau potable de bonne qualité, la statistique indique une diminution sensible dans la fréquence et dans la gravité des maladies infectieuses parmi les militaires comme parmi les civils.

3° *Vie en commun.* — Une autre influence, qui agit sur le développement des maladies infectieuses parmi les soldats, est représentée par la vie en commun dans les casernes. Le régiment constitue, comme on sait, une immense famille; il arrive donc dans les casernes ce qui a lieu dans les maisons: quand un cas de maladie contagieuse y pénètre, toutes les personnes susceptibles de contracter la maladie se trouvent frappées par elle, grâce à la facilité des communications et à la fréquence des rapports entre les habitants qui logent sous le même toit.

Cette influence de la vie en commun est favorisée dans certains cas par l'encombrement, quand on est obligé, par suite des appels et de la mobilisation d'effectifs souvent considérables, de caserner les hommes dans des locaux insuffisants.

Alors se manifestent parmi les soldats des indispositions et même des accidents morbides souvent graves, que l'on rapportait autrefois à l'influence du miasme humain et qu'on tend aujourd'hui à attribuer à l'action de certains principes toxiques existant dans l'économie, éliminés par les sécrétions, principalement par l'haleine et par la peau, et qui, si l'on s'en rapporte aux expériences de Brown-Sequard et de d'Arsonval, constitueraient de véritables poisons pour les milieux ambiants.

4° *Surmenage.* — Enfin une dernière influence, dont il faut tenir compte, est représentée par la *fatigue*, autrement dit par le *surmenage*, qui favorise certainement le développement des maladies infectieuses par un mécanisme que les physiologistes expliquent aujourd'hui (1).

Chez les hommes surmenés, il se produit une véritable auto-infection, un empoisonnement, résultant de la souillure du sang par les nombreux déchets qui proviennent du travail musculaire. Alors se manifeste un état particulier de courbature fébrile, qui constitue souvent le signe avant-coureur de certaines maladies infectieuses (fièvre typhoïde).

VI. **Prophylaxie générale des maladies infectieuses.** — La prophylaxie générale des maladies infectieuses a pour but :

1° D'empêcher la production des agents infectieux ;

2° De les détruire, une fois qu'ils se sont produits, et avant qu'ils aient pu atteindre l'organisme ;

3° D'en neutraliser les effets dans l'économie ;

4° D'en empêcher la propagation (J. Schmitt).

1° On empêche la production des agents infectieux en ayant recours à l'hygiène pour combattre ces agents dans leurs foyers originels, en modifiant les conditions telluriques, atmosphé-

(1) Voy. pour cette étude l'intéressant travail de Coustan, *De la Fatigue dans ses rapports avec l'étiologie des maladies des armées* (*Arch. de méd. milit.*, 1889, t. XIV, p. 89).

riques ou autres qui leur permettent de se multiplier, et en supprimant toutes les causes d'insalubrité qui entretiennent leur vitalité. L'expérience prouve que l'emploi de ces mesures hygiéniques a été suivi des meilleurs effets ; ainsi la suppression des marais par les travaux de dessèchement, de canalisation, de drainage ou de culture a été suivie de la diminution et même de la disparition des fièvres palustres sur presque tout le territoire français et sur divers points de l'Algérie.

Plusieurs localités ont vu diminuer considérablement certaines maladies infectieuses, comme la fièvre typhoïde, grâce aux mesures qu'elles ont prises pour assurer la propreté et l'assainissement des habitations et pour supprimer certaines causes d'infection, par le bon entretien des égouts, par l'enlèvement aussi complet et aussi rapide que possible des immondices et des excrétions animales, enfin par l'administration aux habitants d'eau potable parfaitement pure et exempte de germes morbides.

2° On peut détruire les agents infectieux une fois qu'ils existent et avant qu'ils aient pu atteindre un organisme sain.

Certains de ces agents (contages), après s'être développés au sein de l'économie, peuvent se transmettre d'un individu à un autre, pour s'y reproduire encore ; certains autres, une fois rejetés au dehors, passent par une série de transformations avant de pouvoir atteindre et influencer l'organisme sain.

C'est pendant leur passage, qui a lieu directement d'un organisme à un autre, ou bien par l'intermédiaire d'un milieu extérieur, qu'il faut chercher à détruire ces contages, en désinfectant l'air dans lequel ils sont suspendus et disséminés, ou bien les objets inanimés (vêtements, literie, instruments) auxquels ils sont adhérents, ou bien encore les secrétions et les déjections, par l'influence desquelles ils vicient l'air, le sol, les eaux, peut-être même les aliments. Tel est le but des différentes mesures qui ont été prises dans l'armée, surtout depuis quelques années, pour prévenir et enrayer les effets meurtriers déterminés par la présence supposée, dans certains milieux, de ces agents infectieux et dont les principales consistent dans l'emploi des *désinfectants*.

3° On neutralise les effets des agents infectieux soit en rendant naturellement ou artificiellement l'organisme réfractaire à leur pouvoir pathogène, soit en annihilant ces agents dans l'économie, avant même qu'ils aient commencé à y produire leurs effets morbides.

On connaît l'action que peut avoir sur le développement des maladies infectieuses certaines influences physiques (affaiblissement, fatigue, surmenage, encombrement) et morales (nostalgie). C'est en recourant à une hygiène bien entendue et en prescrivant une alimentation réconfortante, une diminution des fatigues et des exercices, une réglementation judicieuse des occupations militaires, enfin une abstinence complète de tout excès débilitant, que l'on peut espérer rendre naturellement les individus moins susceptibles de donner prise aux agents infectieux qui les entourent. C'est ainsi que toute apparition de maladie infectieuse ou toute menace d'épidémie dans l'armée française est immédiatement suivie de l'application de nombreuses mesures hygiéniques, et c'est en grande partie à cela qu'il faut rapporter l'amélioration survenue depuis dix ans dans l'état sanitaire de cette armée, ainsi que la diminution et même la disparition presque complète, de nos garnisons, de certaines maladies infectieuses qui y sévissaient jadis à l'état endémique ou épidémique.

Le second moyen d'atténuer et même de supprimer les effets des agents infectieux est représenté par certaines opérations qui permettent de rendre l'organisme réfractaire à ces agents. C'est à conférer l'immunité variolique que tendent les vaccinations et les revaccinations devenues obligatoires dans notre armée, et l'on verra plus loin les heureux résultats qu'ont eus pour nos soldats la généralisation et la réglementation de cette mesure préventive; tel est également le but des vaccinations pastoriennes, qui, dans d'autres maladies infectieuses, ont fourni déjà de si précieux résultats.

Une fois que l'agent infectieux a atteint l'organisme, il faut recourir à d'autres moyens pour annihiler ses effets. Comme l'a parfaitement indiqué notre distingué collègue Burlureaux (1),

(1) Burlureaux, *Généralités sur les maladies contagieuses les plus fréquemment rencontrées chez le soldat.* (*Arch. de méd. mil.*, 1890, t. XV, p. 329).

parmi les maladies contagieuses, il en est qui restent toujours locales et qui évoluent sur place, sans jamais pénétrer dans les profondeurs de l'organisme (chancre mou); d'autres restent localisées assez longtemps pour permettre une intervention locale utile et décisive (blennorrhagie, furonculose, tuberculose, charbon, diphtérie, angines variées, érysipèles, maladies médico-chirurgicales); plusieurs se généralisent tellement vite, qu'il est impossible d'apprécier, dans l'état actuel de la science, la durée exacte de leur période locale, mais on peut affirmer qu'elle existe (tétanos, rage, morve, syphilis, fièvre typhoïde, choléra, dysenterie); d'autres, enfin, semblent d'emblée générales, mais personne n'est en droit d'affirmer qu'elles ne sont pas locales au début et qu'elles n'ont pas une porte d'entrée accessible (variole, rougeole, grippe, scarlatine, méningite cérébro-spinale, peste, typhus, fièvre jaune, coqueluche, suette, varicelle, oreillons).

Celles de la première série sont, pendant toute leur durée, justiciables de la médication antiseptique ; celles de la deuxième série le sont pendant un certain temps et font ainsi le triomphe de cette médication ; celles de la troisième série doivent l'être pendant quelque temps, mais les antiseptiques à leur opposer ne sont pas encore tous découverts. Quant à celles de la quatrième série, dont nous ne connaissons ni la période locale, ni la porte d'entrée, ni même les agents pathogènes, elles forment un groupe bien naturel contre lequel aura à s'acharner la science de l'avenir.

4° Quand les maladies infectieuses se transmettent par contagion directe, ou bien par l'intermédiaire de l'air, de l'eau ou des objets qui ont touché le malade, les meilleures mesures prophylactiques consistent dans l'isolement de celui-ci, dans l'aération et la désinfection des locaux qu'il a habités, des vêtements qu'il a portés et des objets qui lui ont servi, dans l'éloignement et dans la désinfection de ses déjections. Toutes ces mesures doivent être exécutées avec plus ou moins de rigueur, suivant la contagiosité de chaque maladie ; ainsi la fièvre typhoïde exigera un isolement moins sévère que la rougeole et que la scarlatine.

Certaines maladies infectieuses (fièvre typhoïde, ophtalmie

purulente, septicémie) développées à l'état épidémique, nécessitent, pour que l'épidémie cesse dans une agglomération d'individus, comme celle qui existe dans les casernes, l'évacuation des locaux infectés et la dissémination rapide des malades, mesure qui a pour effet d'éparpiller les germes morbides et de diminuer ainsi leur pouvoir pathogène.

D'autres maladies infectieuses, comme le choléra, la fièvre jaune, la peste, habituellement confinées dans leurs foyers d'origine, ne s'étendent qu'à certaines époques jusqu'à nos contrées et viennent passagèrement frapper nos garnisons, en même temps que les populations civiles ; on cherche alors à cantonner ces maladies dans leurs foyers originels et à empêcher leur transport jusque dans nos villes, au moyen des mesures qui concernent l'hygiène internationale et dont les principales sont représentées par l'institution de quarantaines, l'organisation de lazarets et l'établissement de cordons sanitaires.

VII. **Mesures prophylactiques appliquées dans l'armée contre les maladies infectieuses.** — En présence de l'extrême fréquence des maladies infectieuses dans notre armée et de la mortalité souvent considérable que ces affections y déterminent, on s'explique facilement l'importance des mesures hygiéniques, prises à toutes les époques par l'autorité militaire pour réprimer le développement et la propagation de ces affections si redoutables et si meurtrières.

C'est surtout depuis une dizaine d'années, grâce à l'énergique impulsion imprimée par le Ministère de la guerre et par la Direction du service de santé, pour l'application rigoureuse dans les casernes de ces mesures hygiéniques, que nous avons pu constater actuellement une amélioration remarquable et progressive dans l'état sanitaire de notre armée.

Les anciens règlements sur le service intérieur des corps de troupes et sur le service de santé de l'armée contenaient déjà certaines prescriptions sanitaires, qui montraient que le commandement était loin d'être indifférent à la santé des soldats. Ces prescriptions sont beaucoup plus nombreuses dans les nouveaux. Ainsi, le *Règlement sur le service intérieur de l'infanterie*, en date du 28 décembre 1892, contient les dispositions suivantes:

« 1° *Soins de propreté corporelle.* — Art. 353. Chaque jour, au lever, les hommes doivent se nettoyer la tête, se rincer la bouche et se laver avec soin la figure et les mains; la serviette employée doit être propre; il est interdit de se servir des serviettes d'un camarade.

« Le linge de corps est changé au moins deux fois par semaine; une fois par semaine, les soins de propreté sont complétés par le lavage des pieds et des jambes, surtout s'il n'est pas fait usage de bains chauds ou froids.

« Il est donné un bain par aspersion tous les quinze jours au minimum. Une fois par semaine au moins, on procède au lavage des pieds et des jambes.

« 2° *Aération des chambres.* — Art. 354. L'air des chambres doit être constamment renouvelé : le jour, au moyen des fenêtres; la nuit, au moyen des appareils de ventilation, ouverts dans la mesure prescrite.

« Après le lever et lorsque les hommes sont habillés, toutes les fenêtres d'un même côté sont ouvertes. Dès que les hommes sont sortis, les chambres sont aérées le plus possible.

« 3° *Tenue des chambres.* — Art. 355. Au réveil, on découvre les lits, en relevant et ployant successivement au pied du lit les différentes parties de la fourniture; les lits restent découverts au moins pendant une heure. Les chambres sont arrosées, balayées, les ordures sont descendues et déposées dans la partie du quartier désignée.

« Tous les samedis, les planchers sont lavés et frottés avec du sable humide, additionné d'une petite quantité de potasse ou de soude, ou, s'il y a lieu, d'un désinfectant; les couvertures et les matelas sont battus au grand air. Tous les ans, au besoin tous les six mois, les murailles intérieures sont blanchies avec de l'eau de chaux, additionnée de colle et au besoin d'un désinfectant.

« Au printemps et plusieurs fois pendant l'été, si cela est nécessaire, le mobilier des chambres est lavé avec de l'huile de pétrole étendue d'eau dans la proportion de 1/10, pour détruire les insectes. Les locaux contaminés sont, toutes les fois que la nécessité en a été reconnue, soumis à des mesures de désinfection...

« On s'abstient, autant que possible, de battre et de nettoyer les effets dans les chambres.

« 4° *Nettoyage des cours, cuisines, corps de garde, lieux d'aisances.* — Art. 356. Toute accumulation de fumiers ou d'immondices est interdite dans le voisinage des parties du casernement habitées.

« On évite la stagnation des eaux ménagères et des débris provenant des cuisines.

« Dans les salles de discipline, les odeurs qui se dégagent des baquets de propreté sont corrigées par l'addition d'huile lourde de houille.

« Les lieux d'aisances, quel que soit le système adopté, exigent une surveillance permanente. Les tuyaux doivent bien fonctionner; on s'assure qu'il ne s'y produit ni fissures ni infiltrations. Les fosses fixes sont désinfectées journellement par le lait de chaux, l'huile lourde de houille ou, à leur défaut, par le sulfate de fer.

Ce règlement indique encore d'autres mesures hygiéniques concernant la *literie de l'infirmerie :*

« Art. 72. Le médecin-major de première classe fait ou fait faire, au moins une fois par mois, une visite détaillée des effets de literie à l'usage des malades traités à l'infirmerie, et il requiert le remplacement de ceux de ces effets qu'il juge ne pouvoir être maintenus en service. »

D'après le Règlement pour l'exécution du service des lits militaires, du 30 septembre 1886 :

« Les fournitures de lits sont désinfectées par les soins du corps toutes les fois que le médecin en reconnaît la nécessité; l'entrepreneur est prévenu de la date de l'opération pour qu'il puisse y assister, s'il le juge utile.

« Si le corps ne possède pas les moyens et les locaux nécessaires pour y procéder, la désinfection est exécutée par l'entrepreneur, moyennant le prix de 1 fr. 25 par fourniture complète, y compris le lavage des toiles et la reconfection de la fourniture. L'opération doit être effectuée sous la surveillance d'un médecin militaire. »

Le *Règlement sur le service de santé à l'intérieur* contient un grand nombre d'articles, concernant les mesures à employer en temps d'épidémie dans les hôpitaux. Parmi ces mesures figure l'*isolement* des malades contagieux :

« Art. 363. Dans chaque hôpital militaire ou mixte, des salles et autant que possible des pavillons d'isolement sont spécialement affectés aux malades atteints d'affections contagieuses. »

Malheureusement les conditions dans lesquelles est obtenu cet isolement sont quelquefois défectueuses et insuffisantes; ainsi, dans certains hôpitaux militaires et dans la plupart des hospices mixtes, le service des contagieux est installé dans des locaux appartenant à un bâtiment ou à un pavillon commun aux autres services; à l'hôpital militaire de Villemanzy, le troisième étage du bâtiment principal est exclusivement réservé aux maladies contagieuses.

Dans quelques établissements, l'isolement des contagieux se fait dans des pavillons séparés et suffisamment éloignés des autres services de malades et de blessés.

Même avec cette disposition, qui est certainement préférable aux précédentes, il est encore difficile d'obtenir un isolement aussi rigoureux qu'on le désirerait, car on prévient rarement les communications et les relations qui existent presque fatalement entre le personnel employé dans les autres salles et celui qui est affecté au service des contagieux (médecins, sœurs, infirmiers).

Il est toujours prudent d'affecter un personnel spécial au service des contagieux, en choisissant ce personnel parmi les individus qui offrent les chances d'immunité les plus grandes vis-à-vis de la maladie, ainsi parmi ceux qui, par suite d'une première atteinte, y semblent les plus réfractaires.

Granger a introduit, dans son service de contagieux à l'hôpital des enfants malades, des *paravents* en toile métallique, qui ont pour but de supprimer tout contact du malade suspect avec les autres malades de la salle et de réduire au minimum les communications avec le personnel hospitalier et médical ; mais ce moyen, qui a paru efficace pour la diphtérie, n'a donné aucun résultat pour la rougeole.

Le *Règlement sur le service de santé de l'armée* n'indique pas les maladies qui doivent être traitées dans le service des contagieux ; généralement les locaux affectés à ce service spécial ne reçoivent guère que des fièvres éruptives (variole, rougeole, scarlatine), et des angines diphtéritiques ; dans certains hôpitaux, on y traite également les érysipèles de la face, les dysenteries, les oreillons.

Quelquefois, par suite de l'insuffisance des locaux, on a l'habitude, dans les hôpitaux militaires comme dans les hôpitaux civils, de placer indifféremment dans les mêmes salles des malades atteints de différentes affections contagieuses ; si bien qu'on voit, dans certains établissements, un rougeoleux couché à côté d'un scarlatineux, voire même d'un érysipélateux ou d'un dysentérique.

Dans les divers hôpitaux auxquels j'ai été attaché comme médecin-chef, je me suis toujours efforcé de prendre les dispositions nécessaires pour éviter le traitement en commun des malades atteints des différentes affections contagieuses.

Rien n'est plus dangereux, en effet, que ce conglomérat de plusieurs maladies contagieuses, puisque la plupart de ces maladies, loin de s'exclure les unes les autres, déterminent, au contraire, souvent chez le convalescent de l'une d'elles un état qui constitue une véritable aptitude aux atteintes des autres.

Comme l'a démontré Letulle, il n'est pas rare de voir des convalescents de rougeole atteints de scarlatine ou d'érysipèle, et une seconde maladie infectieuse se greffer ainsi sur la première. On connaît l'influence exercée par les streptocoques de l'érysipèle sur le développement des broncho-pneumonies infectieuses, qui surviennent comme complications de la rougeole; on comprend donc le danger, pour un rougeoleux, d'avoir auprès de lui, couché dans la même salle, un malade atteint d'érysipèle de la face.

A l'hôpital militaire de Villemanzy, où, depuis quelques années, sont traitées les maladies infectieuses provenant du camp retranché de Lyon, le service des contagieux est installé au troisième étage du bâtiment principal de l'établissement, dans plusieurs salles, dont l'aération ne laisse rien à désirer. Quand je suis arrivé dans cet établissement, comme médecin-chef, au mois de mai 1890, j'ai trouvé les maladies contagieuses confondues dans ces différentes salles; je m'empressai d'affecter une salle spéciale à chacune de ces affections; des huit salles que comprenait le service des contagieux, une fut affectée aux varioleux, une aux rougeoleux, une aux scarlatineux, une aux dysentériques, une aux érysipélateux, une aux diphtériques, une aux malades atteints d'oreillons; enfin une salle fut réservée pour les malades douteux et suspects.

Pendant ces quatre dernières années 1889, 1890, 1891 et 1892, le nombre des militaires traités pour maladies infectieuses à l'hôpital Villemanzy n'a pas été moindre de 2323, comprenant :

360 cas de fièvre typhoïde, 449 de rougeole, 250 de scarlatine, 8 de variole, 29 de diphtérie, 190 d'érysipèle de la face, 317 d'oreillons, 720 de dysenterie. Or la mortalité dans le service des contagieux, qui avait été de 4,7 pour 1000 malades pendant la période 1888-89, est tombée à 3,2 pour 1000 malades pendant la période qui a suivi l'application de ces mesures.

Le *Règlement sur le service de santé à l'intérieur* renferme également de nombreuses prescriptions, relatives à l'emploi des *désinfectants* dans les établissements hospitaliers.

Nous reproduisons les suivantes :

« Art. 44. Lorsqu'un homme est atteint de maladie contagieuse, le médecin qui prononce l'entrée à l'infirmerie peut, lorsqu'il le juge réellement utile, réclamer l'envoi de tous les effets du malade pour qu'ils soient désinfectés.

« Art. 212. Les effets des malades atteints d'affections contagieuses sont désinfectés avant d'être mis en magasin ; il en est de même de ceux des autres malades, lorsque le médecin chef le juge nécessaire.

« Art. 235. Lorsque l'effectif des malades et la situation des bâtiments ou locaux le permettent, les salles sont alternativement occupées et évacuées, afin qu'on puisse les désinfecter aussi complètement que possible. Les effets d'habillement et de petit équipement, les objets de couchage et les effets d'hôpital ayant servi aux malades atteints d'affections contagieuses, aux sortants ou décédés, sont également désinfectés.

« En cas d'extrême urgence, lorsque les moyens de désinfection paraissent devoir être insuffisants, le médecin-chef peut prescrire l'incinération de tout ou partie des objets de literie et des effets d'habillement. Il en rend compte au Directeur du service de santé, qui en informe le ministre. »

L'article 246 indique les mesures à prendre pour la désinfection permanente des fosses d'aisances.

Enfin, l'article 405 se rapporte au blanchissage et à la désinfection du linge et des objets de literie des malades dans les hôpitaux :

« Le linge sale est livré au blanchissage, au moins tous les huit jours; il est toujours lessivé et savonné. On blanchit séparément et aussi rapidement que possible celui qui est réservé à l'usage des malades atteints d'affections contagieuses.

« Les couvertures sont foulonnées, et les objets en laine sont nettoyés, quand il est nécessaire.

« Il est tenu dans chaque hôpital un livret, sur lequel l'officier d'administration chargé du mobilier inscrit à leur date le linge et les effets livrés au blanchissage et aux désinfections. »

En outre, une notice spéciale (notice n° 7), annexée au *Règlement sur le service de santé de l'armée à l'intérieur*, indique les différentes mesures de désinfection, qui doivent être prises, en temps d'épidémie dans les corps de troupes et dans les hôpitaux. Nous nous contenterons de mentionner les principales :

« Dans les hôpitaux, les opérations de désinfection sont ordonnées par le médecin-chef.

« Dans les corps de troupes, les désinfections sont ordonnées par le chef de corps, sur la proposition du médecin-chef de service; toutes les fois qu'il s'agit de désinfecter un nombre restreint d'effets d'habillement, de literie ou de locaux et que cette désinfection comporte des allocations exceptionnelles, l'autorisation est demandée au ministre. Toutefois, en cas d'urgence, l'autorisation peut, sur l'avis du Directeur du service de santé, être accordée par le général commandant le corps d'armée. Dans ces deux dernières circonstances, il est toujours rendu compte au ministre de l'exécution de la désinfection.

« Les désinfections ont lieu dans les cas de maladies nettement transmissibles (fièvre typhoïde, fièvres éruptives, diphtérie), et à titre *exceptionnel* dans le cas de maladies moins graves en elles-mêmes (angines, diarrhées, embarras gastriques), mais qui, par leur nombre et leur fréquence à un moment donné et par leur connexité avec des maladies épidémiques qu'elles précèdent habituellement, peuvent nécessiter l'emploi de ces mesures hygiéniques.

« Les moyens de désinfection qui sont réglementaires dans l'armée sont les suivants :

1° L'incinération ;
2° L'ébullition dans l'eau pendant une demi-heure ;
3° Le courant de vapeur d'eau à 100° ;
4° Le courant de vapeur humide sous pression, entre 112 et 115° ;
5° Les solutions aqueuses d'acide phénique à 5 0/0 et à 2 0/0 ;
6° La solution aqueuse de bichlorure de mercure à 1 p. 1000 ;
7° Le lait de chaux à 20 0/0 ;
8° La solution de crésyl à 5 0/0 et à 2 0/0 ;
9° La solution aqueuse de sulfate de cuivre à 2 0/0 ;
10° La solution aqueuse de chlorure de zinc à 5 0/0 et à 2 0/0 ;
11° L'acide sulfureux ».

Burlureaux (1) a relaté les heureux résultats obtenus par le médecin principal Bouchez, à la suite de l'application de l'antisepsie médicale, dans les salles militaires de l'hospice mixte de Rouen (2). Après lui, Linon (3) a préconisé les moyens employés à l'hôpital de Versailles pour obtenir l'antisepsie médicale et chirurgicale dans cet établissement, principalement l'emploi de l'étuve Geneste-Herscher, dont ont été dotés les grands hôpitaux militaires, et qui constitue le moyen le plus puissant et le plus sûr de stérilisation (Vallin, Grancher, Strauss).

(1) Burlureaux, *Hygiène nosocomiale militaire* (*Annales d'hygiène pub. et de médecine légale*, juin 1890).

(2) Voy. également Burlureaux, *Généralités sur les maladies contagieuses les plus fréquemment rencontrées chez le soldat, sur leur thérapeutique et leur prophylaxie rationnelle* (*Arch. de méd. mil.*, 1890, t. XV, p. 329). — Du même, *la Pratique de l'antisepsie*. Paris, 1892.

(3) Linon, *De l'Antisepsie médicale et chirurgicale dans les hôpitaux militaires* (*Archives de méd. mil.*, 1891, t. XVII, p. 395).

Ces exemples méritent d'être suivis dans tous nos hôpitaux militaires.

A l'hôpital militaire de Villemanzy, une consigne spéciale est destinée à assurer l'exécution des mesures prescrites pour empêcher la transmission des maladies contagieuses. Cette consigne se rapproche beaucoup de celle de l'hôpital de Versailles ; malheureusement, l'absence d'étuve Herscher dans notre hôpital ne nous a pas permis d'employer des mesures de désinfection aussi complètes que celles qui sont en vigueur dans ce dernier établissement. Voici cette consigne :

CONSIGNE POUR LE SERVICE DES MALADIES CONTAGIEUSES

Entrées. Les malades atteints d'affections contagieuses (rougeole, scarlatine, variole, angine diphtéritique, oreillons, fièvre typhoïde, dysenterie, érysipèle de la face), sont transportés ou conduits directement de la salle du médecin de garde au service des contagieux, sans passer par le bureau des entrées.

Effets. A leur arrivée dans le service, les malades reçoivent de l'infirmier-major de la division le linge et les effets d'hôpital ; leurs effets personnels sont *immédiatement* portés à la salle de désinfection.

Isolement. Les salles de contagieux sont consignées à toute personne étrangère au service et qui n'a pas une autorisation du médecin-chef.

Personnel. Le personnel affecté au service des contagieux est muni de vêtements spéciaux (sarreaux des médecins traitants, blouses et tabliers d'infirmiers), pourvus d'une marque (drap rouge) qui permet de les distinguer facilement des vêtements employés dans les autres services. Toutes les fois que les infirmiers quittent le service, ils doivent ôter leurs blouses et leurs tabliers et se laver les mains au savon ; à cet effet, un lavabo avec essuie-mains est placé dans le voisinage des salles de chaque division ; toutes les fois que le médecin traitant le juge nécessaire, ce lavage a lieu avec une solution de sublimé ou de sulfate de cuivre.

Répartition des malades dans les salles. Le service des contagieux comprend une salle distincte pour chaque affection contagieuse, plus une salle de cas douteux et de malades mis en observation et une salle de convalescents. Chaque malade a deux lits à sa disposition et est changé, autant que possible, de lit chaque jour.

Literie. Quand un malade est sortant, sa literie est transportée à la chambre de désinfection.

Désinfection des malades et des effets. Chaque malade prend, avant sa sortie, un ou plusieurs bains alcalins et savonneux. Avant de quitter l'hôpital et en sortant du bain, il reçoit son linge et ses effets personnels désinfectés et ne rentre plus dans le service des contagieux. Le linge et les effets d'hôpital, quittés par lui, sont immédiatement portés à la chambre de désinfection par les soins de l'infirmier-major de service. Les crachoirs et les vases de nuit, les chaises percées, sont lavés tous les jours et désinfectés avec une solution de sulfate de cuivre.

Hygiène des salles. La température des salles est maintenue jour et nuit pendant l'hiver à 15° au minimum. Pendant l'été, la ventilation est assurée, aussi souvent et aussi longtemps que possible, par l'ouverture des fenêtres et aux heures prescrites par le médecin traitant.

Linge sale. L'échange du linge sale des malades en traitement se fait tous les jours à une heure de l'après-midi. Ce linge est immédiatement déposé dans le coffre qui lui est réservé, et l'infirmier-major a soin de le faire asperger ou de l'asperger lui-même, à l'aide d'une balayette, d'une solution composée de 2 kilos de glycérine et 0kg,150 d'acide phénique.

Le linge de corps, les objets de pansement et le petit linge (mouchoirs) sont plongés dans une solution forte de sulfate de cuivre.

Excretas. Tous les excretas (crachats, urines, matières fécales) sont reçus dans des récipients toujours pourvus d'une solution antiseptique. Les chaises percées et les vases de nuit sont vidés le plus fréquemment possible, après avoir été désinfectés, et le contenu est versé dans les fosses d'aisances du service des contagieux.

Indépendamment des mesures hygiéniques qui sont réglementaires dans notre armée, et qui ont pour but de prévenir le développement et l'extension des maladies infectieuses dans les garnisons, il en est d'autres qui, bien qu'elles ne soient pas obligatoires, s'imposent à l'attention des médecins militaires.

Parmi ces dernières, nous mentionnerons la suivante, qui a été préconisée, dans ces derniers temps, en Allemagne par Pettenkoffer et Port (1), et en France par Renard (2):

Ces auteurs recommandent, pour chaque caserne, comme pour chaque hôpital, la création d'un *carnet de casernement*, qui serait tenu à jour par le service du Génie et par le médecin du corps ou de l'hôpital, et qui comprendrait le plan des bâtiments militaires par étage, avec indication des égouts, des fosses et des lieux d'aisances, des réservoirs d'eau, de la canalisation des eaux potables et du système de filtration en usage. Une légende indiquerait, en outre, l'altitude, la hauteur, l'orientation des bâti-

(1) Voy. Flügge, *les Méthodes de recherches hygiéniques*, mémoire analysé dans la *Revue d'hygiène*, 1881.

(2) Renard, *Essai sur un projet d'études méthodiques de l'hygiène du casernement* (*Arch. de méd. militaire*, 1884, t. III, p. 49).

ments, la nature des terrains environnants, la composition géologique du sol, sa déclivité, sa perméabilité, son imprégnation possible par les détritus organiques, les variations de la nappe d'eau souterraine ; le nombre des chambres, le cube d'air avec l'effectif réglementaire, les moyens de ventilation, la nature des parquets, le mode de chauffage ; enfin, la provenance, la quantité et la qualité des eaux, la contenance des réservoirs, leur aménagement, les moyens employés pour assurer leur entretien et leur propreté, etc.

Ces indications figurent, comme on sait, dans la plupart des rapports d'inspection médicale, établis chaque année par les médecins chefs des corps de troupes et des hôpitaux.

Ce carnet constituerait, pour ainsi dire, la topographie médicale de chaque établissement militaire ; il serait consulté avec fruit, chaque fois que surviendrait une épidémie, et permettrait au médecin, même nouvellement affecté à un corps de troupes, de connaître les bâtiments ou même les parties de bâtiment et les chambrées qui sont habituellement les plus exposés à telle ou telle maladie infectieuse.

On pourrait compléter utilement cette mesure au moyen de la *statistique localiste* (Port et Rotter) des casernes, dont Viry (1) et Laveran (2) ont démontré l'utilité, au point de vue de la préservation et de la répression des maladies épidémiques dans l'armée. C'est à ce moyen auquel, pour notre part, nous avons eu recours depuis plusieurs années, pour l'étude des maladies et des épidémies survenues dans les différentes garnisons, où nous avons été appelé à exercer nos fonctions de médecin militaire.

Dans un mémoire, adressé à l'Académie de médecine en 1888 (Commission des épidémies) et récompensé (Médaille d'or) par cette savante compagnie, nous avons appliqué avec avantage la méthode de la statistique localiste à l'étude des maladies infectieuses observées pendant une série d'années dans les différentes casernes de la ville de Tours ; et, grâce à cette méthode, nous

(1) Voy. Viry, *Manuel d'hygiène militaire*. Paris, 1886.

(2) A. Laveran, *De l'hygiène militaire* (*Arch. de méd. militaire*, 1887, t. IX, p. 97).

avons pu élucider bien des questions, qui, sans elle, seraient restées obscures et inexpliquées, au point de vue de l'apparition, de l'évolution et du mode de propagation de ces maladies parmi les troupes de cette garnison.

Nous ne saurions trop recommander à nos collègues des corps de troupes d'avoir à leur disposition un plan du casernement dont ils ont la surveillance hygiénique et médicale, et sur lequel chaque caserne est représentée avec ses pavillons, chaque pavillon avec ses étages, chaque étage avec ses locaux. Dans chacun des carrés ou des rectangles qui indiquent les chambrées et dans lesquels sont notés les emplacements des lits, on marque, au moyen d'un signe conventionnel, les lits occupés par les hommes atteints de maladies infectieuses et épidémiques. J'ai l'habitude de représenter par des traits noirs les cas de fièvre typhoïde, par des traits rouges les cas de rougeole et par des traits bleus les cas de scarlatine.

Certains médecins de corps de troupes ont dans leur cabinet un plan de la caserne occupée par leur régiment, et sur lequel ils indiquent, au moyen d'un signe mobile (épingle dont la tête est garnie de papier de différentes couleurs, suivant la nature de la maladie) les lits où étaient couchés les hommes atteints de telle ou telle maladie infectieuse. Ce moyen nous paraît excellent pour déterminer le mode d'extension et de propagation dans les casernes des différentes épidémies.

VIII. **Difficultés qu'offre actuellement une classification méthodique des maladies infectieuses. Plan suivi par l'auteur pour l'étude de ces maladies parmi les soldats.** — En présence de l'obscurité qui règne encore aujourd'hui sur la nature et l'orgine d'un grand nombre des maladies auxquelles on applique la dénomination d'*infectieuses* ou de *spécifiques*, nous renonçons à présenter ici une classification de ces maladies; car cette classification, ne pouvant être fondée rationnellement que sur les conditions étiologiques de ces maladies, soulèverait nécessairement de nombreuses objections doctrinales contre tout essai que nous pourrions tenter à ce sujet dans ce travail.

Nous nous contenterons d'indiquer simplement le plan que

nous comptons suivre pour l'étude de ces affections dans les milieux militaires.

Nous ne nous occuperons point de certaines maladies infectieuses observées jadis parmi les soldats dans des conditions qui ne se présentent plus aujourd'hui et qui ont depuis longtemps disparu de notre armée, comme la *peste*, la *dengue ;* nous négligerons également l'étude de ces maladies qui n'ont sévi, à notre époque, que sur certaines troupes dans des circonstances exceptionnelles (expéditions militaires hors d'Europe) et dans des régions plus ou moins éloignées du territoire français, comme la *peste* et la *fièvre jaune*, par exemple.

L'étude qui va suivre ne comprendra que les maladies infectieuses qui figurent chaque année sur les relevés de la statistique médicale de l'armée et qui se présentent journellement ou éventuellement à l'observation du médecin militaire dans les garnisons et dans les hôpitaux de France, d'Algérie et de Tunisie.

Nous étudierons ces maladies sous quatre *titres* principaux.

Le TITRE PREMIER comprendra les maladies infectieuses qui règnent habituellement, soit à l'état endémique, soit à l'état épidémique, dans nos garnisons de l'intérieur et de notre colonie africaine, et qui y constituent une des principales causes de morbidité et de mortalité parmi les soldats. Au premier rang de ces maladies nous ferons figurer naturellement la *fièvre typhoïde* et la *tuberculose*, ces deux maladies infectieuses qui prélèvent continuellement sur notre armée un si lourd tribut ; puis, mais sur un plan secondaire, les *fièvres éruptives*, la *rougeole*, la *scarlatine*, etc., qui, par suite de l'extension qu'ont prises pendant ces dernières années ces deux affections dans les garnisons de l'intérieur et de la part considérable qui leur revient actuellement dans la morbidité militaire, méritent de prendre place à la suite de la fièvre typhoïde et de la tuberculose dans le groupe des maladies infectieuses auxquelles est habituellement exposé le soldat dans les principaux milieux militaires (garnisons, camps).

Sous le TITRE II, nous étudierons les maladies infectieuses qui, tout en offrant pour la plupart une certaine gravité, ne se manifestent qu'éventuellement dans les milieux militaires, tantôt par quelques cas isolés, tantôt sous forme d'épidémies plus ou moins localisées à l'armée, et n'interviennent que dans une mesure assez restreinte dans la morbidité et dans la léthalité générales de l'armée (*érysipèle médical*, *diphtérie*, etc.) Nous y comprendrons les maladies auxquelles nos prédécesseurs ont appliqué la dénomination de *petites épidémies* : les *oreillons*, la *méningite cérébro-spinale*, la *stomatite ulcéro-membraneuse*, le *goître aigu ;* nous y joindrons la *morve* et le *farcin*, ainsi que la *rage*.

Sous le TITRE III, nous examinerons les maladies infectieuses qui, tout en étant observées quelquefois dans les garnisons de l'intérieur, sévissent principalement à l'état épidémique ou endémique parmi les soldats, dans les localités et dans les postes militaires de l'Algérie et de la Tunisie. Ce groupe comprendra le *paludisme* et la *dysenterie*.

Enfin, sous le TITRE IV, nous étudierons, au point de vue étiologique, clinique et prophylactique, les maladies infectieuses qui ne font qu'à de longs intervalles et à certaines époques leur apparition sur le territoire français, qui y donnent lieu alors à la production de *grandes épidémies* ou même de véritables *pandémies*, et qui sévissent indistinctement sur l'armée et sur la population des villes et des campagnes ; tels sont le *typhus*, le *choléra* et la *grippe*.

Nous reporterons l'étude de la *syphilis* à une autre partie de cet ouvrage et examinerons cette affection spécifique dans le chapitre qui sera réservé aux *maladies vénériennes*.

TITRE PREMIER

Maladies infectieuses observées communément dans l'armée et sévissant dans un grand nombre de garnisons de l'intérieur, de l'Algérie et de la Tunisie.

CHAPITRE II

LA FIÈVRE TYPHOÏDE

A. — Fréquence et gravité de cette maladie parmi les soldats

On sait que la fièvre typhoïde constitue la maladie infectieuse la plus fréquente et la plus grave qui règne dans l'armée française.

Non seulement elle s'observe à l'état endémique dans la plupart de nos garnisons de l'intérieur, mais encore elle s'y manifeste fréquemment à l'état épidémique. Il n'est pas rare de la voir sévir également parmi les troupes appelées à séjourner dans les camps.

Dans nos garnisons du nord de l'Afrique, elle est devenue, depuis plusieurs années, une cause de morbidité et de mortalité autrement puissante que le paludisme et la dysenterie.

Enfin, au milieu des armées en campagne, son rôle est considérable; et ce n'est pas sans étonnement qu'on l'a vue, dans ces derniers temps, produire des ravages parmi les troupes qui ont pris part aux expéditions militaires, soit sur le continent européen, soit dans les autres parties du monde, particulièrement en Afrique et en Asie.

I. **Morbidité et mortalité typhoïdes dans l'armée française.** — Malgré les documents qui, depuis 1862, sont fournis par la statistique médicale, les auteurs sont loin d'être d'accord pour déterminer exactement la fréquence de la fièvre typhoïde dans notre armée; et les chiffres obtenus par nous, à la suite des recherches les plus minutieuses, diffèrent sensiblement de ceux qui ont été donnés par certains de nos prédécesseurs. Ce fait s'explique naturellement:

La statistique médicale de l'armée française présentait, jusqu'à l'année 1888, deux dénominations différentes : *fièvre continue* et *fièvre typhoïde*, appliquées à la dothiénenterie ; la première comprenant les cas légers, la seconde les cas graves et mortels de la même maladie, puisqu'il est reconnu aujourd'hui que les affections relevées sous le nom de *fièvres continues* ne sont, en somme, que des formes atténuées de la fièvre typhoïde. Or la plupart des auteurs qui se sont occupés antérieurement de l'étude de la morbidité et de la mortalité occasionnées par cette affection parmi les troupes françaises, n'ont tenu aucun compte des nombreux cas de dothiénentérie, qui figurent sur la statistique sous la dénomination de *fièvres continues*.

On s'explique ainsi comment quelques médecins, comme F. Glénard (de Lyon) (1), ont représenté la mortalité typhoïde dans notre armée par un chiffre vraiment exagéré (38 décès pour 100 malades).

Signalons en passant ce fait intéressant, révélé par le dépouillement des statistiques de ces dernières années : l'augmentation progressive des cas de fièvre typhoïde, correspondant avec la diminution des cas de fièvre continue ; ce qui indique certainement, parmi nos confrères de l'armée, une tendance de plus en plus grande à rattacher à la fièvre typhoïde les cas relevés jadis dans les statistiques sous cette dernière dénomination.

A partir de l'année 1888, la distinction entre les fièvres typhoïdes et les fièvres continues disparaît complètement, et la statistique médicale n'envisage plus qu'une seule catégorie, les *fièvres typhoïdes*. Il est vrai qu'un autre groupe, qui ne figurait pas dans les statistiques précédentes, a fait son apparition dans cette statistique de 1888, sous la dénomination de : « *Autres maladies générales* », représentant, en 1888, en 1889 et en 1890, le nombre considérable de 6537, de 8196 et de 7842 entrées aux hôpitaux. Il y a certainement lieu de se demander si, parmi les affections,

(1) Glénard, *De l'Interprétation des statistiques militaires pour la mortalité de la fièvre typhoïde* (*Lyon médical*, avril 1888), analysé dans : *Archives de médecine militaire*, t. II, 1883, p. 423.

désignées par cette appellation vague et indéterminée, il n'existe pas un certain nombre de dothiénentéries.

1° *Moyenne annuelle des entrées aux hôpitaux pour 1000 hommes présents.* J'ai relevé, pendant une période suffisamment longue (1875-90), dans la statistique médicale de l'armée, le nombre des cas de fièvres continues et de fièvres typhoïdes traités dans les hôpitaux. Les résultats de mes recherches son indiqués dans les tableaux suivants :

ANNÉES	FIÈVRES CONTINUES	FIÈVRES TYPHOÏDES	TOTAL	OBSERVATIONS
1875	8453	4637	13090	(1) A partir de 1888, la dénomination de fièvre continue ne figure plus dans la statistique. (2) Expédition de Tunisie.
1876	7552	4130	11682	
1877	6290	3780	10070	
1878	6516	3780	10296	
1879	5514	3543	9057	
1880	6858	6014	12872	
1881	7752	9231	16983(2)	
1882	6615	7585	14200	
1883	3356	6493	9849	
1884	2571	5408	7979	
1885	3747	4855	8602	
1886	2850	6397	9247	
1887	2059	5464	7523	
1888	»	6686 (1)	6686	
1889	»	6124	6114	
1890	»	5476	5476	

Soit, pour 1000 hommes présents, la proportion suivante :

ANNÉES	FIÈVRES CONTINUES	FIÈVRES TYPHOÏDES	TOTAL	ANNÉES	FIÈVRES CONTINUES	FIÈVRES TYPHOÏDES	TOTAL
1875	20	11	31	1883	7.4	14.4	21.8
1876	18	9	27	1884	5.7	12	17.7
1877	15	9	24	1885	8.2	10	18.2
1878	15.5	9	24.5	1886	6	13.5	19.6
1879	13	8.4	21.4	1887	4.5	12	16.5
1880	15.3	13.3	28.6	1888	»	13.2	13.2
1881	17.2	20.5	37.7	1889	»	11.6	11.6
1882	14.6	16.8	31.4	1890	»	10.5	10.5

La moyenne annuelle des entrées aux hôpitaux par fièvres continues et par fièvres typhoïdes, pendant la période 1875-1890, a donc été d'environ 20 pour 1000 hommes présents, près de 2 pour 100 !

2° *Moyenne annuelle des entrées aux hôpitaux par fièvre typhoïde pour 1000 entrées générales.* Le tableau suivant permet de se rendre compte de la part considérable qui revient à la fièvre typhoïde dans la morbidité générale de notre armée ; il indique, pendant une longue série d'années, le nombre de fièvres continues et de fièvres typhoïdes en traitement dans les hôpitaux pour 1000 malades :

	1875-79	1880	1881 (1)	1882	1883	1884
Fièvres continues	66.6	63.8	62.3	50.9	32 »	27.9
Fièvres typhoïdes	38.4	55.9	74.2	58.3	61.9	58.7
TOTAUX	105 »	119.7	136.5	109.2	93.9	86.6

	1885	1886	1887	1888	1889	1890
Fièvres continues	40.8	29.1	21.8	»	»	»
Fièvres typhoïdes	52.9	65.4	58.1	68.8	57.6	46.8
TOTAUX	93.7	94.5	79.9	68.8	57.6	46.8

La dothiénentérie a donc représenté à elle seule, jusqu'en 1886, environ le dixième des entrées aux hôpitaux. Pendant la période triennale 1888-89-90, cette proportion est descendue à 57 pour 1000 entrées générales.

3° *Mortalité.* Le nombre des décès occasionnés par la fièvre typhoïde a offert les variations suivantes de 1878 à 1890 :

1878. 1422
1879. 1273
1880. 2087
1881. . . . . 3342 (2)
1882. 2281
1883. 1416
1884. 1109
1885. 1140
1886. 1212
1887. 1054
1888. 1094
1880. 1044
1890. 887

(1) Expéditions de Tunisie et du Sud-Oranais.
(2) Expéditions de Tunisie et du Sud-Oranais.

Ce qui donne, pour 1000 hommes présents :

1878. . . .	3.2	1883.	3.1	1888. . . .	2.1
1879. . . .	2.9	1884.	2.3	1889. . . .	1.7
1880. . . .	4.7	1885.	2.5	1890. . . .	1.6 (1)
1881. . . .	7.3	1886.	2.5		
1882. . . .	4.9	1887.	2.3		

Soit annuellement une mortalité de 3 pour 1000 hommes.

La proportion des décès pour 100 cas de fièvre typhoïde dans les hôpitaux a été la suivante pendant la période 1878-90 :

1878. . .	14.2	décès	1883. . .	14.2	décès	1888. . .	16 »	décès
1879. . .	14.1	—	1884. . .	13.9	—	1889. . .	16.7	—
1880. . .	16.0	—	1885. . .	14.3	—	1890. . .	15.7	—
1881. . .	19.6	—	1886. . .	13.4	—			
1882. . .	16.2	—	1887. . .	14 »	—			

Soit une mortalité annuelle, par rapport aux atteintes, de 16 pour 100 malades.

Si l'on n'avait compris dans ces calculs que les fièvres typhoïdes (sans les fièvres continues), cette léthalité aurait été représentée par le chiffre exagéré de 30 pour 100 malades.

C'est la fièvre typhoïde qui commande la marche de la mortalité générale dans l'armée et qui lui imprime ses variations et ses irrégularités brusques.

II. **Morbidité et mortalité typhoïdes dans les garnisons de l'intérieur.** — Les évaluations précédentes s'appliquent à la totalité des troupes françaises, comprenant celles qui tiennent garnison à l'intérieur et celles qui occupent l'Algérie et la Tunisie.

Les chiffres suivants, empruntés également à la statistique de l'armée, représentent la morbidité et la mortalité typhoïdes seulement dans les garnisons de la France :

a) Proportion des entrées aux hôpitaux par fièvres typhoïdes et continues, pour 1000 hommes présents :

(1) On peut rapprocher de ces chiffres les suivants, empruntés à la statistique médicale de l'armée pendant la période 1862-75, et qui indiquent la proportion annuelle des décès typhoïdes pour 1000 hommes :

1862.	1.85	1866.	1.65	1872.	1.44
1863.	1.87	1867.	2.01	1873.	2.18
1864.	1.70	1868.	3.08	1874.	3 »
1865.	2.10	1869.	2.25	1875.	3.60

1880	29	1884	15	1888	11 »
1881	26	1885	17	1889	9.6
1882	24	1886	13	1890	8.4
1883	24	1887	12		

b) Proportion des décès typhoïdes pour 1000 hommes présents :

1880.	4.6	1884.	1.8	1888.	1.8
1881.	4 »	1885.	2.2	1889.	1.5
1882.	3.1	1886.	2.3	1890.	1.3
1883.	3.3	1887.	1.9		

III. **Comparaison de l'armée avec la population civile, au point de vue de la fréquence et de la gravité de la fièvre typhoïde.** — Cette comparaison n'est actuellement possible que pour la mortalité, car aucune statistique civile ne nous indique exactement la proportion des cas de fièvre typhoïde qui surviennent parmi les habitants des différentes villes de France.

Dans la *Statistique sanitaire*, publiée depuis quelques années par le Ministère de l'intérieur, la mortalité typhoïde parmi les habitants de 183 localités, ayant fourni des renseignements complets et suffisamment exacts, pendant la période quinquennale 1886-90, est représentée par 0,56 pour 1000 personnes de n'importe quel âge. Or il résulte de nos recherches qu'environ le tiers des décès par fièvre typhoïde a lieu parmi les jeunes gens de 20 à 25 ans, qui constituent à peu près le quart de la population totale (Brouardel) (1).

Le nombre des décès typhoïdes survenus annuellement parmi ces jeunes gens peut donc être évalué à environ 0,18 (tiers de 0,56) pour 250 jeunes gens, ce qui fait 0,72 pour 1000; chiffre deux fois moindre que celui qui représente, pendant la même période, la mortalité typhoïde annuelle de l'armée à l'intérieur (1,8 pour 1000 hommes).

Par conséquent, les militaires paraissent deux fois plus exposés à la mort, par le fait de la fièvre typhoïde, que les jeunes gens du même âge appartenant à la population civile.

(1) Brouardel, *la Fièvre typhoïde en France* (Rapport au Comité d'hygiène et de salubrité publiques, 20 octobre 1890).

IV. Répartition de la fièvre typhoïde dans les corps d'armée de l'Intérieur. — La *morbidité typhoïde* offre, suivant les corps d'armée de l'intérieur, des différences assez considérables ; c'est ce qu'indique le tableau suivant, dans lequel j'ai relevé le nombre des cas de fièvre typhoïde dans les corps d'armée à l'intérieur (moyenne annuelle pour 1000 hommes présents, pendant huit ans : 1883-1890) :

CORPS D'ARMÉE	1883	1884	1885	1886	1887	1888	1889	1890	MOYENNE ANNUELLE
XVe Corps. .	31.2	21.2	66.0	39.9	27.9	19.9	20.1	14.4	23.3
XVIe — . .	43.2	27.7	26.9	41.5	32.1	26.1	15.0	11.4	21.1
Gouvern[t] Mre de Paris. .	35 3	35.7	31.6	27.2	36.4	13.7	11.2	5.7	16.5
XIIe Corps. .	43.9		34.5	22.0	31.2	11.5	9.3	8.1	11.6
X[e] — . .	24.8	16.5	15.3	12.9	12.2	35.0	35.6	9.7	15.6
III[e] — . .	25.5	25.9	25.5	10.7	14.3	8.0	10.9	9.3	13.2
XVII[e] — . .	11.2	12.2	10.9	26.4	14.8	33.0	17.1	16.5	17.2
XI[e] — . .	28.2	13.3	13.9	17.6	13.5	12.2	9.1	9 6	12.3
XIII[e] — . .	14.8	19.9	9.0	40.2	9.1	8.4	3.3	4.2	9.5
IX[e] — . .	20.3	10.2	11.9	16.9	19.7	6.1	10.5	5.5	9.7
XIV[e] — . .	19.2	12.6	12.1	27.7	12.2	7.0	6.6	13 3	12.8
VI[e] — . .	16.8		9.9	12.3	7.2	7.1	7.6	6.2	8.2
IV[e] — . .	19.9	7.1	3.6	12.8	11.2	6.2	7.9	4.8	7.3
XVIIIe — . .	9.6	9.2	5.4	12.8	9.2	7.7	3.2	5.5	6.8
VIIe — . .	12.8	6.4	8.3	16	4.9	2.7	4.4	1.4	4.6
IIe — . .	10.1	5.0	6.6	9.4	8.9	4.9	5.3	8.9	8.4
V[e] — . .	11.3	7.3	6.3	5.4	10.7	3.1	5.5	14.3	10.7
VIIIe — . .	4.6	8.0	4.6	10.0	5.6	5.5	2.9	11.6	8.7
Ier — . .	9.5	5.6	3.9	7.7	4.2	1.7	2.0	1.4	3.4

D'après les nombres qui figurent dans ce tableau, on peut répartir en trois groupes les corps d'armée, au point de vue de la fréquence de la fièvre typhoïde parmi les troupes qui y tiennent garnison :

I. — Corps d'armée dont la moyenne des atteintes varie de 3 à 10 pour 1000 hommes présents.

- Ier (Lille).
- VIIIe (Bourges).
- IIe (Amiens).
- VIIe (Besançon).
- XVIIIe (Bordeaux).
- IVe (Le Mans).
- VIe (Châlons-sur-Marne).
- IXe (Tours).
- XIIIe (Clermont-Ferrand).

II. — Corps d'armée dont la moyenne des atteintes varie de 11 à 20 pour 1000 hommes présents.

- XIVe (Lyon).
- XIIe (Limoges).
- XIe (Nantes).
- IIIe (Rouen).
- XVIIe (Toulouse).
- Gouvernement militaire de Paris.
- X^e (Rennes).

III. — Corps d'armée dont la moyenne des atteintes varie de 21 à 23 pour 1000 hommes présents.

- XVIe (Montpellier).
- XVe (Marseille).

La *mortalité typhoïde* offre des variations également considérables ; elle est comprise dans les corps d'armée entre 0,4 et 3,5 pour 1000 hommes présents (période 1883-90). C'est ce qu'indique le tableau suivant :

CORPS D'ARMÉE	1883	1884	1885	1886	1887	1888	1889	1890	MOYENNE ANNUELLE
Ier Corps. .	1.3	0.7	0.6	0.7	0.4	0.4	0.5	0.3	0.4
VIIIe —	0.7	0.7	0.4	1.5	0.7	0.7	0 8	1.6	0.7
IIe —	1.1	0.8	0.9	1.1	0.7	1.1	0.5	0.8	0.8
VIIe —	1.7	0.8	0.9	2.2	0.6	0.8	0.8	0.3	0.6
XVIIIe —	1.3	1.3	0.6	1.5	1.4	1.2	0.4	1.2	1.1
VIe —	1.7		1.3	1.3	0.7	1.5	1.3	0.8	1.4
X^e —	2.1	0.8	1.4	1.1	0.9	4.1	3.8	1.7	2.2
IVe —	2.1	0.7	0.4	2.4	2.1	1.2	1.3	0.7	1.0
IIIe —	1.5	2.2	2.6	1.5	1.3	1.6	0.8	1.9	1.7
XIIIe —	1.3	2.7	1.1	4.2	1.8	1.4	0.8	0.9	1.4
XIVe —	2.8	1.9	1.8	2.1	1.5	1.1	1.1	1.9	1.8
V^e —	1.1	0.9	0.6	0.6	1.0	0.6	1.2	0.9	0.9
IXe —	4.6	1.0	1.5	1.7	2.6	1.9	2.5	1.6	1.9
XIe —	4.0	1.4	2.3	3.2	2.1	1.9	1.3	1.7	2.0
XVIIe —	1.8	1.8	1.7	5.1	2.5	4.0	1.8	1.9	2.3
Gouv^t de Paris	5.6	4.0	5.0	2.9	3.9	2.4	2.2	1.1	2.4
XIIe Corps. .	**7.0**		3.4	3.7	**5.5**	2.2	2.9	1.2	2.5
XVe —	4.5	3.0	**6.5**	4.6	3.5	2.9	2.9	2.3	**3.0**
XVIe —	**7.5**	5.8	4.7	4.8	4.0	4.2	2.2	2.3	**3.5**

Le tableau suivant indique le classement des différents corps d'armée de l'intérieur au point de vue de la morbidité et de la mortalité typhoïdes pendant la période 1883-1890.

On y voit que le Ve corps d'armée (Orléans), qui occupe un assez bon rang (5e) au point de vue de la mortalité, offre cependant une morbidité typhoïde assez élevée (10e rang) et que le

VIe corps (Châlons), placé au 5e rang comme morbidité, figure au 8e rang au point de vue de la mortalité.

CORPS D'ARMÉE	Nos DE CLASSEMENT au point de vue	
	de la MORBIDITÉ typhoïde	de la MORTALITÉ typhoïde
Gouvernement militaire de Paris	16	16
Ier Corps	1	1
IIe —	6	4
IIIe —	14	10
IVe —	4	6
Ve —	10	5
VIe —	5	8
VIIe —	2	2
VIIIe —	7	3
IXe —	9	12
Xe —	15	14
XIe —	12	12
XIIe —	11	17
XIIIe —	8	9
XIVe —	13	11
XVe —	19	18
XVIe —	18	19
XVIIe —	17	15
XVIIIe —	3	7

A part ces quelques exceptions, on peut dire qu'en général la morbidité et la mortalité typhoïdes varient dans les mêmes proportions dans les corps d'armée; en d'autres termes, que dans ces corps, le nombre des décès typhoïdes offre un rapport à peu près constant avec le nombre des cas.

Les corps d'armée les plus éprouvés par la maladie comprennent les départements du midi de la France et principalement ceux qui s'étendent sur le littoral méditerranéen (XVe et XVIe corps).

Cette constatation, antérieure à mes recherches, a amené la plupart des observateurs à faire jouer un rôle prépondérant aux *influences climatiques* dans la répartition en France de la fièvre typhoïde, alors que, comme nous espérons le démontrer, et comme nous le font entrevoir déjà la fréquence et la gravité de cette maladie dans d'autres régions (Xe et XIIe corps d'armée) qui sont loin d'être méridionales, cette répartition dépend plutôt d'influences hygiéniques, spéciales à certaines villes de garnison.

V. **Variations de la mortalité typhoïde suivant les différentes garnisons.** — Nous empruntons à un important mémoire de Brouardel (1) les documents suivants, concernant la mortalité typhoïde dans un certain nombre de garnisons de l'intérieur pendant la période 1872-88. A l'exemple de cet auteur, nous distinguerons ces garnisons en trois catégories, d'après l'importance de leur effectif.

1° *Villes de garnison dans lesquelles l'effectif a été supérieur à 10000 hommes, pendant la période 1872-88* (159 garnisons). — Dans ces villes, la mortalité typhoïde a varié entre 0,33 et 11,47 pour 1000 hommes présents, comme l'indique le tableau suivant :

1re CLASSE (DE 0 A 1.9)	0/00	2e CLASSE (DE 2 A 3.9)	0/00	3e CLASSE (DE 4 A 5)	0/00	4e CLASSE (DE 6 ET PLUS)	0/00
Châlons. .	0.33	Rouen. . .	2.18	Montpellier	4.36	Béziers. . .	6.14
Lille . . .	0.34	Clermont .	2.69	Amiens . .	4.58	Caen. . . .	6.21
Toul. . . .	0.50	Tours . . .	2.71	Marseille. .	4.79	Perpignan.	6.39
Douai. . .	0.53	Limoges. .	2.74	Le Mans. .	5.97	Pamiers . .	7.49
Orléans . .	0.75	Lyon. . . .	3.02			Angoulême	7.76
Angers . .	0.76	Nantes. . .	3.59			Brest. . . .	8.09
Fontaineb.	0.77	Paris. . . .	3.72			Toulon. . .	10.16
Bordeaux.	0.90					Troyes. . .	10.59
Langres. .	0.99					Tarascon. .	11.33
Bayonne. .	1.07					Carcassonne .	11.47
Dijon . . .	1.16						
Bourges. .	1.21						
Grenoble .	1.37						
Toulouse .	1.97						
Verdun . .	1.97						
MOYENNE.	1.16		3.05		4.86		8.18
MOYENNE GÉNÉRALE : 2.66.							

2° *Villes de garnison dans lesquelles l'effectif total a été de 5000 à 10000 hommes, de 1872 à 1888* (53 garnisons). — Dans ces localités, la mortalité typhoïde a été comprise entre 0 et 6,97 pour 1000 hommes présents.

(1) Brouardel, *Répartition de la fièvre typhoïde en France* (*Rec. des travaux du Comité consult. d'hygiène*, t. XIV, p. 71, et t. XV, p. 280).

1re CLASSE (DE 0 A 1.9)	0/00	2e CLASSE (DE 2 A 3.9)	0/00	3e CLASSE (DE 4 A 5)	0/00	4e CLASSE (DE 6 ET PLUS)	0/00
Landrecies	0.00	Dreux. . .	2.10	Castelnaudary	4.18	Arles . . .	6.83
Bellac. . .	0.11	Epernay. .	3.94	Morlaix . .	4.78	Lunel . . .	6.97
Sens. . . .	0.74			Montbrison .	4.89		
Saumur. .	0.76						
Bourgoin .	0.75						
Roanne . .	1.88						
Moyenne.	1.12		2.89		4.60		6.90
Moyenne générale : 2.07.							

3° *Villes de garnison ayant compté moins de 5000 hommes comme effectif, total de 1872 à 1888* (108 garnisons). — C'est dans ces localités que la mortalité typhoïde a offert les variations les plus grandes, parmi les troupes qui y tenaient garnison, puisque la proportion des décès occasionnés par la maladie a varié entre 0 et 54 pour 1000 hommes présents, comme l'indique le tableau suivant :

EFFECTIF TOTAL	VARIATIONS DE LA MORTALITÉ TYPHOÏDE pour 1000 hommes
De 4000 à 5000 hommes.	De 0 à 3.16
De 3000 à 4000 —	De 0 à 8.36
De 2000 à 3000 —	De 0 à 6.12
De 1000 à 2000 —	De 0 à 5.45
Moins de 1000 et plus de 100.	De 0 à 54.20

Ainsi, la statistique médicale de l'armée nous permet de découvrir entre les villes de garnison des différences assez notables, au point de vue de la fréquence dans ces garnisons de la fièvre typhoïde.

A quoi faut-il attribuer ces différences? Il ne nous paraît guère possible de faire jouer un rôle prédominant au *climat*. Bien que la fièvre typhoïde offre une prédominance assez marquée dans certaines régions de corps d'armée, on constate cependant, d'une part, que, dans les régions qui sont les moins éprouvées par cette maladie, il y a certaines localités qui offrent une morbidité et une mortalité typhoïdes assez notables (Amiens dans le IIe corps, Le Mans dans le IVe, Brest et Morlaix dans le Xe, Troyes dans le VIe) ; d'une autre part, que même dans les régions qui présentent la plus forte proportion de cas et de décès causés par la dothiénenterie, et dont les conditions géographiques et climatiques sembleraient les plus favorables à l'explosion et au développement de cette maladie, il y a certaines localités, pour ainsi dire privilégiées, dans lesquelles l'armée paraît à peu près à l'abri de ses atteintes.

Du reste, l'*altitude* et la *situation orographique* des villes de garnison ne paraissent jouer également qu'un rôle assez restreint sur la fréquence de la maladie.

Ainsi, la fièvre typhoïde sévit cruellement au voisinage des Pyrénées centrales et orientales (Amélie, Perpignan, Pamiers), tandis qu'à l'autre extrémité de la chaîne (Bayonne, Pau, Tarbes), on ne la signale presque pas.

« Certaines garnisons des Alpes (Chambéry) présentent de 30 à 39 typhoïdiques pour 1000 hommes ; d'autres (Briançon, Digne, Annecy) en ont moins de 10 pour 1000 ou pas du tout ; Embrun, Gap, Barcelonnette, Sisteron, de 10 à 19 pour 1000. » (Coustan et Dubrulle) (1).

Certaines grandes plaines alluvionnaires, soit à l'intérieur, soit en bordure de la Manche et du Pas-de-Calais, ne sont pas visitées par la maladie. D'autres, comme les plaines de l'Hérault, du Rhône, de l'Aude, sont absolument ravagées par elle.

Si l'on veut une confirmation de cette indifférence de la fièvre typhoïde pour la situation orographique des localités, nous la prendrons, avec Coustan et Dubrulle, dans un corps d'armée, le XVIe, un des plus hauts placés dans l'échelle de gravité typhoïdique. Les principales villes de garnison de ce corps d'armée ont offert la morbidité suivante par fièvre typhoïde :

Altitude de 0 à 200 mètres.	Albi, moins de 10 atteintes pour 1000 h.	
	Perpignan	de 20 à 29 pour 1000.
	Narbonne	

(1) Coustan et Dubrulle, *la Fièvre typhoïde dans les armées. Géographie médicale.* (*Annales d'hyg. publ. et de méd. légale*, 1891, 3e série, t. XXVI.)

Altitude	Garnisons	Morbidité
Altitude de 0 à 200 mètres.	Cette Béziers Castelnaudary Castres Carcassonne Montpellier	de 30 à 39 pour 1000.
— de 200 à 1000 m.	Rodez, 10 pour 1000. Mende, de 30 à 39 pour 1000. Amélie-les-Bains, de 40 à 49 pour 1000.	
— de 1000 à 1800 m.	Mont-Louis, 10 pour 1000.	

Enfin, nous trouvons, parmi les garnisons du Plateau central de la France, toutes situées à des altitudes plus ou moins grandes, des villes comme Aurillac, Le Puy, Roanne, dont la morbidité typhoïde est nulle ou au-dessous de 10 pour 1000 ; d'autres, comme Privas, Clermont, à morbidité de 10 à 19 ; d'autres, comme Montbrison, de 20 à 29 ; Mende, de 38 à 39 ; Brives, de 50 à 59 pour 1000.

Le *voisinage des grands fleuves* n'exerce également pas d'influence sensible sur l'apparition et la fréquence de la fièvre typhoïde dans les villes de garnison.

Le bassin de la Garonne est généralement touché dans sa partie orientale (Cahors, Montauban, Toulouse, Auch, Mirande, Pamiers). Aucune garnison du cours de la Loire n'est fortement atteinte : Nantes, Tours, Blois, de 10 à 19 pour 1000 ; Angers, moins de 10 ; Orléans, Cosne et Nevers, au-dessous de 10. Les villes situées sur le cours du Rhône ne sont guère frappées que près des bouches du fleuve (Arles, Tarascon) ; Avignon, Valence, Vienne ont peu de typhoïdiques ; Montélimar, Lyon en ont moins de 10 pour 1000.

Il n'existe donc point, comme l'admettait Pettenkoffer, de sols favorables et défavorables au développement de la fièvre typhoïde. Celle-ci peut survenir partout, quelle que soit la nature du terrain, quelles que soient même les conditions d'orographie et d'hydrographie des localités.

VI. **Variations suivant les armes.** — Les armes sont éprouvées par la fièvre typhoïde dans des proportions différentes, comme l'indique le tableau suivant, emprunté aux statistiques médicales de 1888, 1889 et 1890 (morbidité annuelle pour 1000 hommes) :

	1888	1889	1890	MOYENNE annuelle
Garde républicaine	3.1	1.3	2.7	2.4
Génie	17.4	3.8	8.0	9.7
Artillerie de forteresse	4.4	6.0	11.2	7.2
Régiments d'artillerie et pontonniers	11.6	8.6	9.2	9.8
Secrétaires d'état-major et du recrutement	4.8	9 »	3.2	5.7
Commis et ouvriers d'administration	6.6	9.3	8.7	8.2
Infanterie de ligne	12.3	9.5	7.8	9.9
Chasseurs à pied	13.5	12.6	13.8	13.3
Cavalerie	8.9	15.4	11.5	12.1
Sapeurs-pompiers	8.6	17.2	14.7	13.5
Train des équipages	20.7	17.9	22.8	20.5
Cavaliers de remonte	18.8	18.1	25.3	20.7
Infirmiers militaires	17.6	19.0	23.4	20.0

Ces différences entre les armes au point de vue de la morbidité typhoïde proviennent presque uniquement des villes de garnison occupées par elles. Ainsi, l'élévation de cette morbidité dans le train des équipages et parmi les cavaliers de remonte peut tenir au séjour de la plus grande partie de ces troupes en Algérie et en Tunisie, où la maladie est plus commune et plus grave qu'en France.

Le régiment des sapeurs-pompiers doit son rang assez médiocre à son séjour dans la capitale ; la Garde républicaine, qui tient également garnison à Paris et qui semble beaucoup plus privilégiée, échappe presque à la diothiénentérie, grâce à l'âge plus avancé des hommes qui la composent.

La morbidité des chasseurs à pied, supérieure d'un tiers à celle de l'infanterie, paraît devoir être attribuée à la fréquence de la maladie parmi les bataillons alpins, pendant et après leurs manœuvres spéciales.

Le rang élevé occupé par les infirmiers militaires dans l'échelle de la morbidité typhoïde peut être considéré comme une conséquence de la contagion.

VII. **Variations suivant les saisons.** — L'influence exercée par les saisons sur la fréquence et la gravité de la fièvre typhoïde est nettement démontrée par la statistique médicale de l'armée. Nous présentons, dans un tracé spécial, l'évolution saisonnière offerte par cette affection pendant une année prise au hasard (1888) et dont les résultats sont du reste identiques à ceux correspondant aux années antérieures (voy. tracé VIII) :

TRACÉ VIII. — MORBIDITÉ TYPHOÏDE MENSUELLE A L'INTÉRIEUR EN 1888.

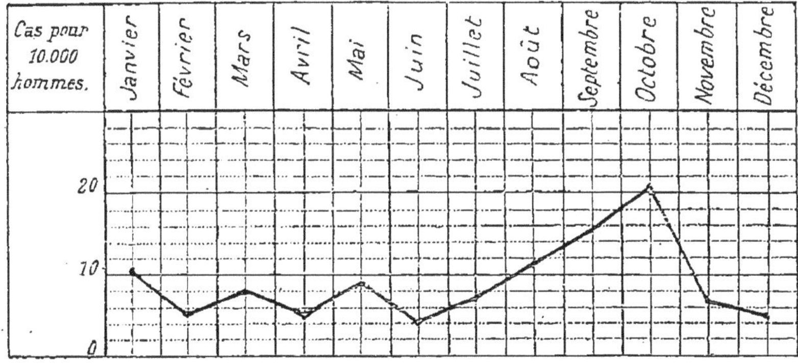

L'évolution saisonnière de la mortalité typhoïde offre les mêmes variations que celle de la morbidité.

C'est pendant le troisième trimestre et pendant la saison estivo-automnale que la maladie occasionne le plus grand nombre d'atteintes et de décès dans nos garnisons de l'intérieur. Il en est de même dans la population civile.

Nous verrons plus loin que, dans les garnisons de l'Algérie et de la Tunisie, la fièvre typhoïde subit les mêmes influences saisonnières qu'en France.

B. — ÉVOLUTION ÉPIDÉMIQUE DANS LES MILIEUX MILITAIRES

Nous examinerons successivement la fièvre typhoïde dans les garnisons de l'intérieur, dans les camps, en Algérie et en Tunisie, dans les expéditions militaires.

I. — **La fièvre typhoïde dans les garnisons de l'intérieur.** — La fièvre typhoïde est endémique dans la plupart des villes de garnison de l'intérieur ; il ne se passe pas d'année où cette affection n'y révèle sa présence par des cas isolés et disséminés, qui surviennent aussi bien dans la population civile que dans l'armée et qui, tout en étant parfois d'une gravité exceptionnelle, n'attirent généralement pas beaucoup l'attention (1).

Mais sous l'influence de différentes conditions que nous étudierons plus loin surviennent quelquefois, dans une garnison, dans une caserne, dans un corps de troupes ou même dans un pavillon de caserne et dans certaines chambrées, de véritables épidémies, qui prennent souvent un très grand développement.

Tandis que la fièvre typhoïde occasionne, comme nous l'avons vu, annuellement dans notre armée, à l'intérieur, environ 20 entrées aux hôpitaux pour 1000 hommes présents (y compris les fièvres continues) (2), cette morbidité peut s'élever, en temps d'épidémie, à une proportion beaucoup plus considérable, quand on considère seulement l'effectif de la troupe frappée par la maladie. Alors elle peut atteindre la proportion de 1/4 et même de 1/3 de l'effectif.

Dans l'épidémie observée par Daga, à Nancy, en 1875, la proportion des atteintes s'éleva à 100 pour 1000 hommes présents. La morbidité fut encore plus élevée dans l'épidémie observée par Roux sur le 2e Dragons, au camp de Pontgouin ; dans celle qui sévit sur le 24e de ligne, au camp de Satory (180 pour 1000); dans celle qui frappa le 18e de ligne à Brest (250 p. 1000); enfin, dans celle qui éclata, en 1889, sur le 24e Dragons, à Dinan (600 pour 1000).

La léthalité est également très variable suivant les épidémies ; quelquefois, elle est insignifiante ; d'autres fois, elle atteint un chiffre fort élevé. Alors que, comme nous l'avons vu, la proportion des décès typhoïdes ne s'élève guère annuellement, dans l'ensemble de l'armée française, à l'intérieur, au-dessus de 2 à 3 pour 1000 hommes présents, la mortalité, dans certaines épidémies, peut atteindre jusqu'à 40 pour 1000.

On observe également entre les épidémies typhoïdes des différences souvent très grandes, quand on compare le nombre des décès avec le nombre des atteintes. Nous citerons, comme exemples d'épidémies graves, l'épidémie de Tarascon et celle de Vincennes en 1874, qui occasionnèrent 25 à 26 décès pour 100 ma-

(1) Arnould, *De la Fièvre typhoïde à l'état sporadique* (*Revue d'hygiène*, 1886, t. VIII, p. 750).

(2) Seulement 10 pour 1000 hommes en ne comprenant pas les fièvres continues.

lades ; celle de Brest et d'Amiens en 1876, pendant lesquelles les malades succombèrent dans la proportion de 33 pour 100.

Dans ses intéressantes recherches sur *la Fièvre typhoïde dans l'armée*, L. Colin (1) a insisté sur le grand nombre d'épidémies qui surviennent à titre transitoire et éventuel dans les garnisons de l'intérieur ; il a signalé, en même temps, la mobilité que présentent les milieux typhoïgènes à la surface du territoire français, et qui, suivant lui, dépendrait, en certains cas, de la variabilité des conditions sanitaires de la population civile.

« Chaque fois, dit-il (2), qu'un centre de population est atteint d'une épidémie typhoïde, la masse des individus prédisposés à cette affection fournit à cette épidémie un vaste contingent ; mais, de ces nombreuses atteintes résulte, pour les années suivantes, une chance de préservation pour la population, en raison de l'immunité acquise, pour tous ceux qui viennent d'être frappés. A moins de conditions spéciales d'insalubrité, comme il s'en rencontre dans certaines grandes villes, ou même dans certaines localités, demeurées stationnaires en fait d'hygiène, la fièvre typhoïde disparaît pendant un temps plus ou moins long de la région où elle a sévi, pour n'y reparaître que lorsqu'elle a chance d'y rencontrer de nouveau un nombre d'individus prédisposés, suffisant à son développement. Suivant les années donc, les soldats trouvent, dans la même garnison, des chances plus ou moins grandes de contracter la fièvre typhoïde, alors que celle-ci sévit ou non sur l'élément civil de la population. »

Quand la fièvre typhoïde éclate à l'état épidémique dans une grande ville de garnison, commune à plusieurs corps de troupes, qui sont logés dans des casernements distincts et plus ou moins éloignés les uns des autres, on voit la maladie apparaître, tantôt en même temps dans les différents casernements, tantôt se localiser d'abord à l'un d'eux.

Dans le premier cas, l'épidémie sévit concurremment dans l'armée et dans la population civile ; elle se produit sous l'influence de conditions générales et communes à l'une et à

(1) L. Colin, *Rec. de méd. mil.*, t. XXXIII, pp. 321-433 (1877), et t. XXXVIII, p. 1 (1882).

(2) *Loc. cit.*, p. 403.

l'autre. Dans le second cas, l'étiologie doit être rattachée de préférence à des conditions spéciales, soit au casernement atteint, soit à la troupe éprouvée isolément par la maladie.

Quand l'épidémie se déclare dans une petite ville de garnison où il n'existe qu'une seule caserne, la localisation de la maladie détermine nécessairement une mortalité quelquefois très élevée, relativement à l'effectif plus ou moins restreint des troupes qui sont logées. Nous citerons, parmi les localités qui ont été, dans ces dernières années, les plus éprouvées : Agde (mortalité typhoïde, 5,45 décès pour 1000 hommes présents) ; Montdauphin (8,36), Gex (20), Cluny (34,24), Colmars (54,42).

Comme l'a parfaitement démontré L. Colin (1), pour expliquer cette énorme mortalité, il faut tenir compte de la circonstance suivante : quand une épidémie de fièvre typhoïde éclate dans la garnison d'une petite ville, elle trouve habituellement cette garnison réunie dans une même caserne, de sorte que toute la population militaire locale vit dans le même foyer morbide ; d'où un nombre d'atteintes considérable, relativement au chiffre de l'effectif. Lorsqu'au contraire, la maladie sévit sur la garnison d'une grande ville, c'est telle ou telle caserne qui est plus spécialement frappée. Comme, une fois l'épidémie éteinte, on en apprécie la gravité, en comparant le nombre des atteintes et des morts au total de la population militaire, cette gravité paraît moindre à cause du grand nombre d'individus appartenant à cette population.

Généralement, les premiers cas offrent plus de gravité que les suivants, et le début de chaque épidémie est marqué par une léthalité assez forte. Ensuite, la maladie, tout en se généralisant, perd de sa gravité. Les derniers cas sont habituellement très légers, et la disparition de la maladie a lieu, tantôt progressivement, tantôt rapidement. Quelquefois, alors que l'épidémie a suivi pendant un certain temps un cours régulier, sans avoir présenté de gravité, survient subitement une période de recrudescence, pendant laquelle on voit entrer à l'hôpital une série de cas très graves et dont plusieurs sont suivis de mort. C'est

(1) *Loc. cit.*, p. 404.

ce que nous avons observé notamment pendant l'épidémie typhoïde qui sévit, en 1890, au quartier de la Part-Dieu, à Lyon, sur le 5e Cuirassiers. Sur les 9 décès qui survinrent pendant cette épidémie, qui dura trois mois, 7 furent observés sur des malades qui étaient entrés dans nos salles, pendant une période de quelques jours (du 16 au 30 septembre 1890) (1).

Bien que la fièvre typhoïde apparaisse à l'état épidémique surtout pendant l'été et l'automne, cependant on la voit quelquefois se généraliser dans certaines garnisons pendant la saison froide.

L. Colin a cru devoir attribuer les épidémies estivo-automnales à l'intensité plus considérable des émanations qui se répandent à la suite des chaleurs et des sécheresses prolongées, dans les foyers de putréfaction animale, voisins des habitations; à l'activité plus considérable des miasmes telluriques; à la fréquence de certaines indispositions en été et en automne (diarrhées, embarras gastriques, etc.), qui aboutiraient à la maladie; peut-être à l'influence des refroidissements résultant des oscillations thermiques du nyctémère.

Quant aux épidémies hivernales, cet auteur fait jouer dans leur explosion un rôle prépondérant à l'action du miasme humain et à l'encombrement. Mais il reconnaît que l'influence saisonnière est insignifiante, quand la maladie, comme cela a lieu ordinairement dans les grandes villes de garnison, règne continuellement, aussi bien dans l'armée que dans la population civile. Il n'y a alors de recrudescence qu'au moment de l'arrivée de nouvelles troupes (recrues, changements de garnison).

Quelques médecins militaires ont appelé l'attention sur l'action que paraît avoir l'élévation de la chaleur extérieure sur la fréquence et la gravité de la fièvre typhoïde; en effet, beaucoup d'épidémies typhoïdes, survenues pendant la saison d'été, ont offert une exacerbation pendant les mois les plus chauds; c'est ce qui a été constaté, notamment en 1874, par Lauza (épidémie de Vincennes); pendant trois années consécutives (1874-75-76), par Annequin, à Lyon; en 1875, par Blanc et par moi-même en Algérie.

Le rôle des pluies n'est pas nettement déterminé. Suivant cer-

(1) A. Marvaud, *Epidémie typhoïde dans le quartier de la Part-Dieu en 1890* (*Arch. de méd. mil.*, 1891, t. XVII, p. 1).

tains observateurs (Annequin), celles-ci agiraient d'une façon bienfaisante, en empêchant l'abaissement de la nappe d'eau souterraine et la production des fermentations putrides dans les couches superficielles du sol; de plus, elles faciliteraient la circulation et le nettoyage des égouts. Suivant d'autres (Roux, Constantin), elles produiraient, surtout après une sécheresse prolongée, des conditions favorables à l'élaboration miasmatique de foyers antérieurement inertes.

Comme on le voit, cette question nécessite des observations plus précises, avant de pouvoir être nettement résolue.

Dans certaines localités, où la fièvre typhoïde est endémique, il y a des casernes qui sont notoirement connues comme étant toujours plus éprouvées que les autres par la maladie, ce qui peut être attribué soit à l'action d'une influence morbifique, inhérente à la caserne elle-même, soit à des conditions pathogéniques du quartier de la ville dans lequel la caserne est située; c'est ce qu'on a constaté souvent, notamment à Paris, à Lyon et à Nancy.

D'autres fois, malgré les recherches les plus minutieuses, on ne découvre rien pour rendre compte de la localisation de l'épidémie à une partie limitée d'un casernement. C'est ce qui est arrivé, par exemple, pour l'épidémie typhoïde, qui a sévi en septembre et octobre 1890, sur le 3e escadron du 5e Cuirassiers, caserné dans un pavillon du quartier de la Part-Dieu; celui-ci fournit presque tous les cas qui s'offrirent à mon observation pendant le cours de cette épidémie, alors que les autres escadrons du même régiment et les régiments voisins furent presque complètement indemnes; et pourtant, toutes ces troupes étaient soumises aux mêmes conditions hygiéniques.

Les médecins militaires ont signalé de nombreux cas d'importation de la fièvre typhoïde dans une garnison, jusque-là indemne, par une troupe provenant d'une localité où régnait la maladie. C'est ce qui a eu lieu, en 1874, dans les garnisons d'Alençon (Régnier), de Chartres (Roux), de Laval (Renard), de Versailles (Fropo) et de Compiègne (Fristo), où la maladie fut importée du camp de Pontgoin (1).

(1) Régnier, *la Fièvre typhoïde au camp de Pontgoin* (*Rec. de mém. de méd. mil.*, 1876, t. XXXII, p. 177.)

Il en a été de même pour les épidémies survenues en 1883 à Alençon, en 1884 à Nevers, en 1887 à Mamers, en 1888 à Montauban. Dans ces cas, la maladie peut se propager dans le reste de la garnison et même dans la population civile.

II. — **La fièvre typhoïde dans les camps.** — « Il n'est pas un campement de quelque durée, dit Kelsch (1), qui n'ait été marqué par un nombre plus ou moins considérable de cas de fièvre typhoïde. Partout où les hommes originaires de nos garnisons viennent planter leurs tentes, ils subissent les atteintes de cette maladie; celle-ci apparaît au milieu d'eux, alors même qu'ils occupent des emplacements vierges de toute souillure antérieure. » Les annales de la médecine militaire en fournissent de nombreux exemples.

Au camp de Compiègne, en 1741, 18000 hommes présentèrent, en deux mois, 194 cas de cette maladie.

Beaucoup de fièvres typhoïdes éclatèrent en 1846 et en 1848, pendant l'été, au camp de la Gironde (Rollet) (2).

Au camp de Boulogne, occupé pendant plus de deux ans, et dont l'effectif mensuel varia de 13000 à 35000 hommes, il y eut 1575 cas de cette maladie ; 526 furent mortels (Périer) (3).

Au camp de Châlons, pendant huit années d'occupation (1857-1864), la fièvre typhoïde détermina 105 décès (les 2/5 des décès généraux) (Goffres) (4).

La même observation a été faite, en 1859, au camp de Lannemezan, où, sur 8956 hommes, il y eut 128 cas de cette maladie, dont 17 furent mortels (Philippe) (5).

Dans les camps permanents, qui furent créés après la guerre de 1870-71 autour de Paris, et dont j'ai écrit l'histoire hygiénique et médicale, la fièvre typhoïde fut une des principales causes d'entrées à l'hôpital (6).

(1) Kelsch, *la Fièvre typhoïde dans les milieux militaires* (*Revue d'hygiène*, 1820, t, XII, p. 670).

(2) Rollet, *Statistique médicale du camp de la Gironde* (*Rec. de mém. de méd. mil.*, 2e série, t. IV, p. 6).

(3) Périer (J.), *Mémoires de médecine militaire*, 1856, 2e série, t. XVIII, p. 296.

(4) Goffres, *Considérations historiques, hygiéniques et médicales sur le camp de Châlons* (*Recueil de mém. de médecine militaire*, 1865, 3e série, t. XIII, p. 49).

(5) Philippe, *Rapport médico-chirurgical sur le camp de Lannemezan* (*Rec. de mém. de méd. milit.*, 1869, 3e série, t. XXII, p. 27).

(6) Marvaud, *Etude sur les camps permanents* (*Annales d'hygiène et méd. lég.*, 1874).

Le même fait a été signalé par Duchemin (1), au camp du Pas-des-Lanciers, en 1886. Un mois après l'arrivée des troupes, la fièvre typhoïde éclata parmi elles et ne cessa qu'après la levée du camp. 1500 hommes sur 8500 furent atteints, soit 1/6 de l'effectif. La mortalité fut de 7 pour 100 malades.

Dans ces cas, la maladie est généralement importée des centres urbains par les différentes troupes qui ont concouru à la formation du camp. L'épidémie du camp du Pas-des-Lanciers a été très probablement causée par la provenance de certains régiments qui, comme le 62e de ligne, avaient été casernés dans des localités (Lorient) dont la garnison était atteinte de la maladie.

D'autres fois, la fièvre typhoïde apparaît dans les camps sans qu'on puisse reconnaître son importation, tout campement prolongé ou permanent pouvant devenir un foyer générateur de cette maladie, foyer d'autant plus actif et plus pernicieux que l'hygiène des hommes s'y montre plus défectueuse (Kelsch).

III. — **La fièvre typhoïde dans les garnisons de l'Algérie et de la Tunisie.** — Si, à une certaine époque, on a été jusqu'à nier la présence de la fièvre typhoïde dans les pays chauds en général, et en Algérie en particulier, les observations recueillies par nos confrères de l'armée ont démontré qu'au Nord de l'Afrique cette maladie est au moins aussi fréquente parmi les troupes françaises que dans les garnisons de l'intérieur.

Quant aux pays chauds et intertropicaux, les travaux des médecins de la marine anglaise et française tendent à signaler de plus en plus, parmi cet ensemble de *fièvres continues*, endémiques dans ces pays, de véritables formes fébriles identiques aux fièvres typhoïdes.

On sait que Boudin (2), considérant les affections palustres et la fièvre typhoïde comme antagonistes, admettait que le développement de cette dernière maladie était excessivement rare en Algérie. Tout en reconnaissant, cependant, que la dothié-

(1) Duchemin, *la Fièvre typhoïde au camp du Pas-des-Lanciers* (*Arch. de méd. milit.* 1886).

(2) Boudin, *Traité des fièvres intermittentes*, 1842. — *Essai de géographie médicale et des maladies endémiques*, 1857.

nentérie pouvait atteindre les individus débarqués depuis moins de six mois dans la colonie, il prétendait qu'elle ne frappait jamais les indigènes, pas plus que les étrangers fixés depuis un certain temps dans ce pays.

Si l'on considère la pratique médicale suivie pendant de nombreuses années par les médecins militaires en Algérie, trop pénétrés de la vérité de cette doctrine, on peut se faire une idée des erreurs regrettables auxquelles peut conduire l'application d'un faux principe de pathologie générale. Résolus à ne considérer la fièvre typhoïde que comme une affection excessivement rare au Nord de l'Afrique, ne se préoccupant pas suffisamment des lumières que pouvait apporter à cette importante question de géographie médicale l'étude des lésions nécroscopiques, nos prédécesseurs attribuaient presque toutes les fièvres continues à caractère typhique qu'ils observaient en Algérie à la *fièvre rémittente palustre* et, par conséquent, à la *malaria*.

Aussi, c'est sous cette dénomination de *fièvre remittente à forme typhoïde*, que figuraient dans les principaux écrits publiés sur la pyrétologie algérienne, pendant les premières années qui suivirent la conquête, des fièvres dont la symptomatologie comprenait tous les caractères de la dothiénentérie telle qu'on l'observe en France et en Europe : céphalalgie, épistaxis, diarrhée, météorisme abdominal, adynamie, taches rosées lenticulaires, etc. Bien plus, quand les autopsies venaient révéler l'existence des lésions caractéristiques de la fièvre typhoïde, et principalement l'inflammation et les ulcérations des glandes de Peyer, on s'en préoccupait fort peu, et les observations continuaient à figurer dans les publications scientifiques, comme sur les registres obituaires, avec l'étiquette *fièvre rémittente à forme typhoïde* (1).

C'est à L. Laveran (2) que revient le merite d'avoir le premier appelé l'attention sur la fréquence de la dothiénentérie en Algérie.

(1) Voy. par exemple : Haspel, *Traité des maladies de l'Algérie*, 1851-52.

(2) Laveran, *Documents pour servir à l'histoire des maladies du nord de l'Afrique.*

Dès 1860, à son arrivée dans cette colonie, il avait été frappé du grand nombre de fièvres typhoïdes qui se trouvaient en traitement à l'hôpital d'Alger, où, dans une période de sept mois, 40 cas s'étaient présentés à son observation. Ses malades n'avaient pas un an de séjour dans la colonie. « Je ne crois pas écrire une chose inutile, remarquait-il, en faisant connaître qu'on observe en Afrique, dans les six premiers mois de l'année, la gastro-entérite de Broussais, la fièvre typhoïde, l'affection, en un mot, qui résume aujourd'hui les fièvres de Pinel. »

Aujourd'hui personne ne met en doute l'existence de la fièvre typhoïde en Algérie, et cette maladie a donné lieu à de nombreux travaux de la part des médecins de notre armée, parmi lesquels il convient de citer Netter (1), Frison (2), Arnould et Kelsch (3), E. Alix (4), L. Colin (5).

La statistique médicale de l'armée française fournit actuellement une démonstration mathématique de la fréquence et de la gravité de la dothiénentérie parmi les troupes algériennes. Il résulte des chiffres suivants, empruntés à cette statistique, que cette maladie est aujourd'hui plus commune et plus meurtrière parmi ces dernières que dans les garnisons de l'intérieur :

Morbidité par fièvre typhoïde et par fièvre continue dans les hôpitaux militaires de France et d'Algérie pendant la période 1880-1890 (Moyenne annuelle pour 1000 hommes).

GARNISONS EN	1880	1881	1882	1883	1884	1885	1886	1887	1888	1889	1890
France . . .	29	26	24	24	15	17	13	12	11	9.6	8.4
Algérie . . .	26	57	45	23	29	21	21	19	22	22.»	20.»
Tunisie . . .	»	95	79	34	34	38	34	35	48	33.»	45.»

(1) Netter, *Note sur la fièvre typhoïde en Algérie* (*Recueil de mém. de médecine militaire*, 1872).

(2) Frison, *Contribution à l'histoire de la fièvre typhoïde en Algérie* (*Recueil de médecine militaire*, 1867).

(3) Arnould et Kelsch, *Recherches sur la fièvre typhoïde en Algérie* (*Recueil de méd. mil.* 1868).

(4) E. Alix, *Observations médicales en Algérie*. Paris 1869.

(5) L. Colin, *Traité des fièvres intermittentes*. Paris, 1870.

Mortalité typhoïde pendant la période 1880-1890 (Moyenne annuelle des décès typhoïdes pour 1000 hommes).

GARNISONS EN	1880	1881	1882	1883	1884	1885	1886	1887	1888	1889	1890
France . . .	4.6	4 »	3.1	3.3	1.8	2.2	2.3	1.9	1.8	1.5	1.3
Algérie . . .	5.6	14.1	8.7	3.3	4.3	2.4	3.1	3.8	3.6	3.9	3.3
Tunisie. . .	»	57 (1)	17 »	6 »	6.3	11.4	7.6	7.4	7.4	6.2	6.8

En ne comprenant pas la première année et les deux autres (1881-82), pour lesquelles les résultats statistiques ont été modifiés par les opérations militaires qui ont eu lieu en Tunisie et dans le Sud-Oranais, et en limitant les calculs à la période des huit dernières années, on peut évaluer la morbidité et la mortalité typhoïdes de nos troupes en Algérie à 21 et 3,5 et celles de nos troupes en Tunisie à 37 et 7,7 pour 1000 hommes présents, proportion fort élevée, quand on rapproche ces chiffres de ceux qui expriment les mêmes éléments, pour les garnisons de l'intérieur (9 et 1,5 pour 1000 hommes présents).

L'évolution annuelle de la morbidité typhoïde des troupes algériennes offre une remarquable analogie avec celle que présente la même morbidité parmi les troupes de l'intérieur.

Pendant le printemps, la proportion des cas est à peu près la même pour les unes et pour les autres ; mais, pendant l'été, la morbidité typhoïde offre, dans notre armée d'Afrique, une élévation considérable, qui dépasse de beaucoup celle qui, pour la même saison, s'observe dans notre armée à l'intérieur, puisque la proportion des typhoïdiques, par rapport à l'effectif, y est près de trois fois plus grande (voy. tracé IX).

La fièvre typhoïde règne à l'état endémique dans les grandes villes des trois provinces de l'Algérie. C'est la province d'Oran qui est habituellement la plus éprouvée par cette affection.

(1) Expédition de Tunisie.

TRACÉ IX. — MORBIDITÉ MENSUELLE PAR FIÈVRE TYPHOÏDE EN ALGÉRIE ET EN TUNISIE EN 1888.

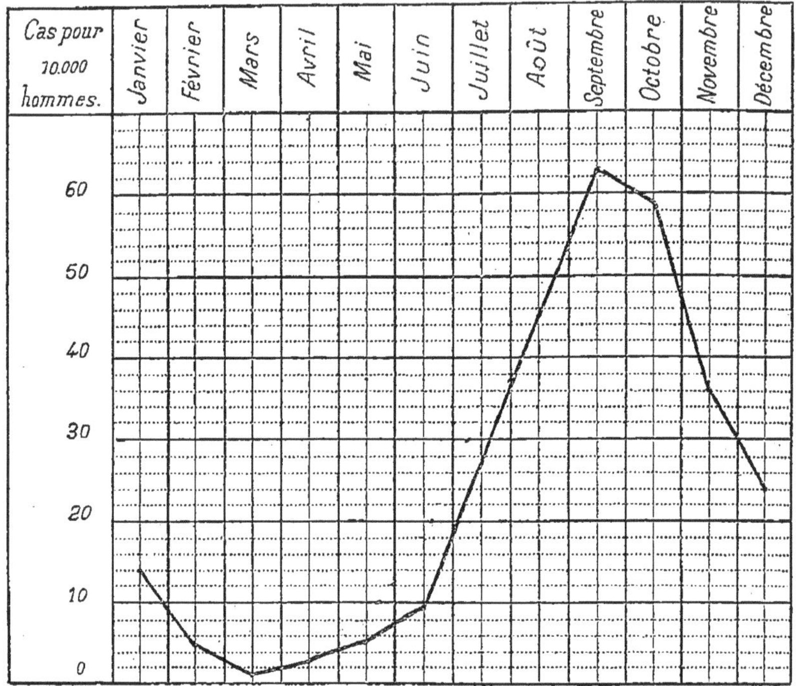

La mortalité présente les mêmes variations saisonnières que la morbidité ; elle est surtout accusée pendant la saison estivo-automnale; et le chiffre des décès est, proportionnellement à l'effectif des troupes, quatre fois plus élevé que dans les garnisons de France.

La fièvre typhoïde se manifeste également à l'état épidémique dans les garnisons du nord de l'Afrique, et, malgré les faits invoqués par Boudin pour établir sa doctrine, il n'est point rare d'observer des épidémies typhoïdes, même dans les localités les plus exposées à la malaria. Nous citerons notamment les épidémies meurtrières qui eurent lieu, en 1876, à Lalla-Marguhia (division d'Oran) et à Soukarhas (division de Constantine) ; en 1877, à Bou-Saada division d'Alger) et à Bône (division de Constantine).

Cette explosion épidémique survient généralement pendant la période estivo-automnale, en même temps que se manifestent, dans les contrées malariennes, les fièvres intermittentes et rémittentes.

Cette coïncidence de ces deux groupes de pyrexies, qui a donné lieu à la conception des *fièvres typho-malariennes*, entraîne souvent des difficultés de diagnostic, sur lesquelles nous aurons soin d'insister dans le cours de ce travail.

Dans certaines localités, le chiffre des atteintes est vraiment considérable. Ainsi, la morbidité typhoïde s'est élevée en 1876 à 48 pour 1000 hommes dans la garnison de Soukarhas ; en 1877, à 99 pour 1000 dans celle de Guelma ; la même année, à 125 pour 1000 dans celle de Bou-Saada.

La Tunisie paraît beaucoup plus éprouvée que l'Algérie ; les troupes, qui occupent ce pays depuis 1881, payent encore actuellement un lourd tribut à la maladie, qui, en 1889, a déterminé parmi elles 45 entrées à l'hôpital et 7 décès pour 1000 hommes présents. La garnison de Tunis est particulièrement atteinte ; chaque année, la fièvre typhoïde y occasionne une poussée épidémique qui coïncide avec la saison d'été. On observe également cette maladie à Gabès, à Sousse et dans la plupart des garnisons de la province.

Un fait intéressant et qui résulte des chiffres fournis par la statistique, c'est la différence de vulnérabilité qu'offrent, vis-à-vis de la fièvre typhoïde, les diverses armes qui occupent l'Algérie et la Tunisie. Ainsi, pendant les trois dernières années, ces armes ont été éprouvées par cette maladie dans les proportions suivantes pour 1000 hommes présents :

	1888	1889	1890
Spahis	11.0	6.3	5.6
Cies de pionniers et de fusiliers de discipline	25.1	16.2	13.3
Tirailleurs	6.5	10.7	4.9
Bataillons d'infanterie légère d'Afrique	65.8	19.5	16.0
Zouaves	24.2	30.6	21.3
Régiments étrangers	43.3	36.7	16.7
Chasseurs d'Afrique	42.9	36.8	81.3

On voit que les régiments de zouaves, les régiments étrangers et les régiments de chasseurs d'Afrique offrent une morbidité typhoïde trois fois supérieure à celle de la totalité de l'armée française ; en revanche, les régiments de spahis et de tirailleurs algériens paraissent beaucoup moins éprouvés ; du reste, ce sont les Français, incorporés dans ces régiments, qui présentent la presque totalité des atteintes.

Il existe, parmi les troupes indigènes, une immunité bien accusée et à laquelle on n'a peut-être pas fait suffisamment attention. Dès mes premières années de séjour en Algérie, j'avais été frappé de la rareté de la fièvre typhoïde parmi les tirailleurs algériens ; notamment pendant une épidémie typhoïde, observée par moi, en 1875, à Mascara, et qui s'était étendue à toutes les troupes de la garnison, j'avais été surpris de voir les tirailleurs seuls, pourtant casernés dans les mêmes bâtiments que la légion étrangère (particulièrement éprouvée), épargnés complètement par la maladie. Aussi, dans un rapport adressé au Conseil de santé des armées et à l'Académie de médecine, je n'avais pas négligé de signaler ce fait intéressant, et je n'avais trouvé d'autre raison à invoquer pour l'expliquer qu'une immunité de race.

Mes observations ultérieures n'ont fait que confirmer cette constatation ; pendant plusieurs années de séjour au nord de l'Afrique, je n'ai pas fait une seule autopsie d'Arabe atteint de fièvre typhoïde ; et les renseignements qui m'ont été fournis par plusieurs de mes camarades de la médecine militaire, au sujet de l'extrême rareté de la dothiénentérie parmi les indigènes algériens, sont conformes à ces observations.

Dans un travail récompensé par l'Académie de médecine en 1881, j'avais emprunté les chiffres suivants aux deux derniers volumes de la statistique médicale de l'armée, publiés à cette époque et qui se rapportaient aux années 1877 et 1878 :

Nombre de malades entrés aux hôpitaux pour fièvres typhoïdes et pour fièvres continues pour 1000 hommes d'effectif :

	1877	1878
Tirailleurs algériens	6.6	1.5
Zouaves	23.9	22.2
Légion étrangère	29.0	15.4

Ces chiffres indiquaient, pour les tirailleurs algériens, une immunité bien marquée vis-à-vis de la maladie : immunité qui persiste encore aujourd'hui pour ces troupes, comme pour les régiments de spahis, constitués en grande partie par de jeunes Arabes.

Dans les prisons, les pénitenciers et les ateliers de travaux publics, la morbidité typhoïde est toujours faible ; ce qui s'explique, d'une part, par l'âge moyen assez élevé des individus qui constituent cette population, d'autre part par leur éloignement de toutes les influences typhoïgènes, auxquelles les autres troupes sont exposées, par suite de leur séjour au milieu des agglomérations urbaines.

IV. — **La fièvre typhoïde dans les expéditions militaires.** — La fièvre typhoïde n'est pas rare dans les armées en campagne. Dans l'étude si intéressante que Kelsch a consacrée à l'étiologie de cette maladie dans les milieux militaires, cet auteur s'est élevé avec raison contre la croyance accréditée pendant longtemps que le typhus tacheté était le véritable typhus de guerre, et que la fièvre typhoïde n'avait pris place qu'à notre époque parmi les maladies des armées en campagne. Suivant lui, il est impossible de ne pas voir dans la *rémittente d'automne* ou *des camps* de Pringle, ou dans les dysenteries observées par Lorentz à l'armée du Bas-Rhin pendant la campagne de 1757, les traits du typhus intestinal, noyé soit dans les fièvres palustres, soit dans les dysenteries putrides.

Sous le premier Empire, bien des cas de fièvre typhoïde ont été compris parmi ces fièvres bilieuses et putrides, qui ont sévi à côté du typhus exanthématique dans les armées en campagne.

Pendant la guerre de Crimée, la fièvre typhoïde a été associée au typhus ; en 1859, en Italie, elle a constitué, avec les fièvres palustres, la maladie dominante parmi les troupes françaises.

« Il est vraisemblable, dit Kelsch, que les armées en campagne sont plus éprouvées par cette affection depuis le commencement du siècle que dans les expéditions antérieures, résultat qu'il faut attribuer à l'élévation considérable des effectifs et à la grande proportion de jeunes gens appelés à faire la guerre. Ainsi, du 1er mai 1861 au 30 juin 1866, l'armée américaine a compté, sur un effectif de 431237 hommes, 137137 cas de fièvres typhoïdes, continues ou typho-palustres, sur lesquels 31252 furent suivis de mort.

« D'autre part, du 16 juillet 1870 au 1er juin 1871, l'armée allemande, sur un effectif de 815000 hommes, a présenté 74205 cas de fièvres typhoïdes, dont 8904 ont été mortels. Pendant cette période, la morbidité par dothiénentérie a été trois fois plus élevée dans cette armée qu'en temps de paix. »

En 1877-78, pendant la guerre qui eut lieu entre la Russie et la Turquie, les armées russes qui opérèrent sur le Danube et au Caucase furent en proie non seulement au typhus tacheté et au typhus récurrent, mais encore à la fièvre typhoïde, qui y détermina un grand nombre de décès (1).

Parmi les troupes autrichiennes qui, en 1878, occupèrent la Bosnie et l'Herzégovine, cette maladie a été une des principales causes de morbidité et de mortalité ; elle a fourni 1739 cas (soit une morbidité de 25,4 pour 1000 hommes), sur lesquels il y eut 944 décès (soit une mortalité de 14 pour 1000), alors qu'en temps de paix cette mortalité n'atteint que 1,6 pour 1000 (2).

Au commencement du printemps de 1881, quand fut décidée l'expédition de Tunisie, on considérait les troupes appelées à faire campagne dans la Régence comme devant être exposées principalement aux fièvres palustres ; mais on était loin de penser que ces troupes allaient rencontrer, pendant leurs opérations, un ennemi aussi terrible que la malaria, je veux parler de la fièvre typhoïde. Grand fut l'étonnement quand on apprit que nos régiments venus de France et d'Algérie pour prendre part à l'expédition étaient surtout frappés par la dothiénentérie, plus rarement par les insolations et les affections de l'appareil digestif (dysenteries, hépatites).

La statistique médicale de l'armée correspondant à l'année 1881 indique, en effet, que la morbidité par fièvre typhoïde, dans l'armée française en Tunisie, n'a pas été moindre de 160 pour

(1) Zuber, *Histoire médicale de la guerre franco-russe* (*Arch. de méd. mil.*, 1883 t. II, p. 206).

(2) Eude, *Histoire médicale de la guerre d'occupation de la Bosnie et de l'Herzégovine en 1878* (*Arch. de méd. mil.*, 1883, t. I, p. 206).

1000 hommes présents. Quant à la mortalité occasionnée par cette affection, elle atteignit 49 pour 1000, alors que les maladies de l'appareil digestif y occasionnèrent seulement 4 décès, et les fièvres palustres 2 décès pour 1000 hommes.

Les troupes qui prirent part à l'expédition fournirent, pendant la période des opérations militaires, 200 cas de fièvre typhoïde sur 1000 hommes présents. Cette affection offrit alors une gravité considérable ; les décès qui lui sont dus entrèrent pour plus de 75 pour 100 dans la mortalité totale du corps expéditionnaire : sur 100 malades, 25 à 30 succombèrent. Toutes les colonnes en marche, toutes les localités, tous les postes, et à peu près tous les points occupés, quelle que fût leur situation géographique, furent envahis par cette maladie (Czernicki) (1).

D'un autre côté, sur les 10000 hommes que comprenait le corps expéditionnaire du Sud-Oranais, en 1881-83, il y eut 1897 atteintes de fièvre typhoïde et 472 décès (2). Cette affection représenta à peu près les trois quarts de la mortalité absolue des troupes pendant la campagne (3).

Les mêmes observations ont été faites dans l'expédition anglaise de 1882 en Égypte. Ce fut la fièvre typhoïde qui sévit le plus cruellement parmi les troupes qui prirent part à cette expédition : elle y détermina une mortalité assez sérieuse, surtout à la fin des opérations (4).

C. — Étiologie

I.— Principales influences invoquées par les médecins militaires pour expliquer le développement de la fièvre typhoïde parmi les soldats. — En présence de l'obscurité qui a persisté si longtemps sur l'étiologie de la fièvre typhoïde et des différentes influences invoquées par les auteurs

(1) Czernicki, *la Fièvre typhoïde au corps d'occupation de Tunisie en 1881* (*Arch. de méd. mil.*, 1883, t. II, p. 414).

(2) Czernicki, *la Fièvre typhoïde aux colonnes d'opération du Sud-Oranais en 1881* (*Arch. de méd. mil.*, 1884, t. III, p. 401).

(3) Delmas, *Relation médico-chirurgicale de la campagne du Sud-Oranais en 1881-82* (*Arch. de méd. mil.*, 1887, t. X, p. 106).

(4) Zuber, *Histoire médicale de la campagne des Anglais en Egypte en 1882* (*Arch. de méd. mil.*, 1884, t. V, p. 227).

concernant l'origine, le développement et la propagation de cette maladie, on comprend combien ont été nombreuses et variées les explications données par les médecins militaires pour rendre compte de la fréquence et de la gravité des épidémies typhoïdes parmi les soldats.

Il n'existe aucune maladie pour laquelle on ait invoqué plus de facteurs étiologiques que pour la fièvre typhoïde. En effet, presque toutes les infractions aux règles de l'hygiène élémentaire ont été considérées comme une cause prédisposante ou même déterminante de cette affection, suivant que celle-ci était considérée comme spécifique ou comme d'origine banale.

On peut se faire une idée de la multiplicité et de la variété des influences étiologiques mentionnées par nos confrères militaires dans leurs nombreux rapports d'épidémies typhoïdes survenues dans les garnisons, en consultant les deux importants mémoires que Léon Colin a publiés sur la fièvre typhoïde dans notre armée.

Dans le premier mémoire, paru en 1877 (1), cet auteur a signalé les influences suivantes, qui sont générales ou bien spéciales à la profession militaire :

1° Les exercices et les fatigues, qui résultent nécessairement du métier des armes et qui se produisent principalement au moment des grandes manœuvres d'automne ;

2° L'infection d'origine animale et qui est de diverse nature:

a) Infection de l'homme par l'homme vivant ;

b) Infection par les émanations de matières excrémentitielles d'origine humaine ;

c) Infection par les émanations de matières organiques animales et végétales (atmosphère des égouts) ;

3° L'infection par les voies digestives et produite par l'ingestion d'eau de mauvaise qualité; influence pathogénique invoquée seulement dans quelques rapports sur les épidémies typhoïdes de Nancy (Daga), de Longwy (Bouchez) et de Vincennes en 1874, de Maubeuge en 1876 ; « la seule peut-être, écrivait L. Colin, où cette cause incriminée ait une valeur réelle »;

4° La contagion.

(1) L. Colin, *De la Fièvre typhoïde dans l'armée, 1874-76* (*Rec. de mém. de médecine militaire*, 1877, t. XIII, pp. 321-433).

Tout en attribuant un rôle assez important à l'infection palustre ou tellurique comme cause de la fièvre typhoïde, le savant professeur du Val-de-Grâce considérait le rôle de l'eau potable comme très secondaire et consistant simplement dans la production « d'une véritable sollicitation morbide vers l'intestin, sollicitation dangereuse dans les périodes épidémiques ».

Pour lui, du reste, « l'étiologie de la fièvre typhoïde, au lieu de se résumer en une cause unique, déterminée, spécifique, comportait, au contraire, un ensemble de facteurs susceptibles de se réunir dans leur action pathogénique, d'entraîner, par leur intensité ou par leur accumulation, l'explosion d'épidémies exceptionnellement graves, tandis que l'amoindrissement de chacun d'eux ou leur dissociation aurait pour conséquence l'atténuation rapide de ces épidémies ».

Voilà pourquoi Colin considérait la fièvre typhoïde comme l'aboutissant de plusieurs affections, parmi lesquelles il citait l'*embarras gastrique*, la *courbature fébrile*, la *fièvre gastrique*, la *fièvre rémittente palustre ou tellurique*, même la *nostalgie*, affection qui agirait, d'après lui, sur le développement de la dothiénenterie, en produisant presque toujours une altération des fonctions digestives, d'où dyspepsie, arrêt des secrétions et des éliminations des matériaux putrides renfermés dans le tube digestif, véritable auto-infection.

Dans un second mémoire, publié en 1882, et dans lequel sont énumérées les nombreuses relations d'épidémies typhoïdes survenues dans notre armée pendant une nouvelle période triennale 1877-78-79, L. Colin (1) a étudié de nouveau les principales influences étiologiques invoquées par les médecins de l'armée pour expliquer le développement de ces épidémies. Bien que ces influences fussent les mêmes que pendant la période précédente, cependant un certain nombre de médecins faisaient jouer à l'eau de consommation un rôle un peu moins effacé.

Tout en insistant sur les nombreuses conditions antihygiéniques qui interviennent, suivant lui, dans l'apparition de la fièvre typhoïde parmi les soldats, et dont les principales sont repré-

(1) L. Colin, *Rapport sur la fièvre typhoïde dans l'armée* (1877-79) (*Rec. de mém. de méd. mil.*, 1882, t. XXXVIII, p. 1).

sentées par certains vices inhérents au casernement (encombrement, foyers d'infection, etc.) ou à la profession militaire (excès de fatigue, surmenage, etc.), notre savant maître eut le mérite d'appeler l'attention sur les influences typhoïgènes *d'origine urbaine*, qui se font sentir sur l'armée, en même temps que sur la population civile.

Il remarqua, en effet, que des casernes, irréprochables en elles-mêmes, étaient parfois compromises originellement par l'insalubrité des localités dans lesquelles elles avaient été construites. « Ce n'est pas, dit-il, parce que le soldat est le premier frappé dans une épidémie typhoïde, qu'il doit être considéré comme étant l'auteur de tout le mal et que l'on doit admettre que c'est lui qui contamine la population civile. » Et, pour le prouver, L. Colin invoque de nombreux exemples, empruntés aux rapports des médecins militaires, et desquels ressortait très nettement l'influence typhoïgène exercée sur l'armée, comme sur la population civile, par les défectuosités qu'offraient, au point de vue de l'hygiène, certaines villes de garnison où la maladie existait à l'état endémique.

Parmi les principaux vices de l'hygiène urbaine, dont l'influence sur l'apparition de la fièvre typhoïde se faisait sentir aussi bien sur la population civile que sur l'armée, cet auteur mentionnait l'état de malpropreté dû à l'absence ou au mauvais entretien des égouts ; les émanations provenant des fosses d'aisances ou des cours d'eau chargés de matières organiques ou putrides ; la mauvaise qualité de l'eau d'alimentation, quelles que fussent les impuretés contenues dans celle-ci, que ces impuretés fussent représentées par des matières organiques de nature animale ou végétale, par des matières fécales quelconques, ou bien par des déjections typhoïdiques. Ce n'était que dans des cas assez rares qu'on se préoccupait de préciser si les selles tombées dans les puits ou dans les cours d'eau incriminés étaient ou non des selles de malades atteints de dothiénenterie.

Du reste, dans la plupart de ces épidémies de garnison, l'infection de l'eau potable distribuée aux troupes n'était considérée que comme intervenant au milieu des nombreux facteurs pathogéniques invoqués par les observateurs.

Ainsi, Orion et Testevin, dès 1877, avaient mentionné les mauvaises qualités des eaux de Rennes, qui agissaient incontestablement, suivant eux, sur l'apparition si fréquente de la fièvre typhoïde dans la garnison de cette ville, en même temps que d'autres causes d'insalubrité locale (absence d'égouts, de fosses d'aisances, etc.).

Passot avait été frappé de certains faits, observés par lui dans la petite garnison d'Aniane :

Une épidémie typhoïde, qui avait débuté au mois de juin, sans cause connue, dans cette garnison, cessa tout à coup, juste au moment où les troupes atteintes, qui faisaient spécialement usage de l'eau d'un puits, qu'on n'avait pas soupçonné jusqu'alors, furent forcées de recourir à un autre approvisionnement d'eau, ce puits ayant été tari sous l'influence des sécheresses de l'été.

Huit jours après que les troupes avaient recommencé à faire usage de l'eau du puits en question, alimenté par le retour des pluies, l'épidémie fit une nouvelle apparition et ne cessa que lorsque ce puits fut consigné aux troupes.

Dans la longue discussion qui eut lieu en 1882 à l'Académie de médecine, sur l'étiologie de la fièvre typhoïde (1), il fut beaucoup question de l'armée. Lagneau ayant incriminé certaines casernes de Paris comme cause de l'épidémie typhoïde qui sévit à cette époque sur la population de la capitale, Léon Colin démontra victorieusement que les épidémies dites de caserne relèvent avant tout et surtout d'une influence extrinsèque, bien moins accessible aux efforts de l'autorité militaire, *l'insalubrité même de la ville occupée par les troupes*. « Le soldat n'est, dit-il, qu'un réactif, d'une sensibilité malheureusement excessive, qui permet de doser, pour ainsi dire, la salubrité de nos principales villes de garnison, et qui souvent en accuse le premier les dangers. »

De son côté, Legouest insista sur les améliorations si nombreuses introduites dans l'hygiène des soldats, et consistant principalement dans l'aménagement des casernes, afin de préserver les troupes de la fièvre typhoïde, et, parmi ces conditions,

(1) Voy. Bulletin de l'Académie de médecine, 1882.

il mentionna la filtration de l'eau alimentaire destinée aux hommes dans les établissements militaires.

La découverte d'un microbe spécial à la fièvre typhoïde (bacille d'Eberth-Gaffky), la démonstration de la présence de ce parasite dans l'eau et de son introduction dans l'organisme par les voies digestives, la constatation dans un certain nombre d'épidémies typhoïdes, aussi bien en France qu'à l'étranger, de la contamination par ce bacille de l'eau potable administrée aux populations ou aux agglomérations atteintes par ces épidémies, tous ces faits devaient naturellement appeler l'attention des médecins de notre armée sur cette intéressante question d'étiologie morbide.

C'est pourquoi, depuis l'époque, déjà un peu lointaine, à laquelle L. Colin publiait ses mémorables travaux, un grand nombre de rapports, dus à nos confrères militaires, ont signalé, comme cause de certaines épidémies typhoïdes, l'adultération ou la contamination par le bacille d'Eberth des eaux potables qui approvisionnent certaines villes de garnison.

Aujourd'hui la doctrine microbienne absorbe presque complètement le domaine de l'étiologie typhoïde. Voilà pourquoi chaque fois qu'une épidémie de dothiénenterie vient à éclater, aussi bien dans l'armée que dans la population civile, on se préoccupe d'abord et surtout de la recherche du bacille d'Eberth dans l'eau incriminée ; cette eau est recueillie, puis soumise à l'analyse microbiologique, et, quand on y constate la présence du microbe pathogène, on signale celui-ci comme la cause véritable et certaine du développement de la maladie.

En l'absence de cette démonstration, l'existence dans l'eau examinée du *bacille coli communis*, ou même d'autres microbes, considérés comme les agents ou comme les produits de la putréfaction animale (*saprophytes*), suffit pour faire jouer à l'influence hydrique le principal rôle dans l'apparition de l'épidémie.

En effet, les recherches faites dans le laboratoire d'Arloing par Rodet, Roux et Vallet, tendent à démontrer que la présence dans l'eau potable du *bacille coli communis* peut déterminer la dothiénenterie. Ce bacille offre, du reste, à peu près les mêmes caractères que le bacille d'Eberth, et tous les deux appartiennent probablement à la même espèce pathogène (Babès). Ils sont reliés par une série de formes de passage.

L'organisme constituerait même un milieu très favorable à la transformation de la variété de *coli* à la variété d'*Eberth*. Dans certaines épidémies de fièvre typhoïde, on a signalé, dans les eaux de consommation, la présence du premier et non du second (eau du collège de Cluny, en 1887 (Rollet); de la commune d'Argenton, dans les Basses-Alpes (Désir de Fortunet, etc.).

Il résulte de ces recherches que l'origine typhique des matières fécales ne serait pas indispensable à la genèse de la fièvre typhoïde.

On peut maintenant s'expliquer la création d'un foyer épidémique en dehors d'un malade, puisque la simple modification éprouvée dans la virulence du bacille coli, par suite de son passage dans une fosse d'aisances, suffirait pour déterminer le pouvoir pathogène des matières fécales. De plus, comme ce bacille peut exister normalement dans l'intestin, on comprend facilement que la fièvre typhoïde puisse se manifester sans qu'il soit nécessaire de mettre en cause une eau polluée par ces déjections. Enfin, lorsque la maladie paraît se développer sous l'influence du surmenage, on admet que cette cause morbide agit, soit en favorisant l'introduction du bacille coli dans le sang, soit en accroissant la virulence de ce bacille.

A l'heure où nous écrivons ces lignes, la doctrine adoptée généralement dans le monde médical, pour expliquer l'étiologie de la dothiénenterie, est la suivante :

1° La fièvre typhoïde est une maladie infectieuse, résultant de l'influence morbide exercée sur l'organisme et sous l'influence de certaines conditions par des microbes qui pénètrent accidentellement (bacille d'Eberth-Gaffky) ou qui existent normalement dans l'économie (bacille coli communis).

Il est très probable que les premiers ne sont que la transformation des seconds, et que tous les deux appartiennent à la même espèce pathogène.

Dans ces conditions, le développement de la maladie a lieu le plus fréquemment par l'absorption d'eau de boisson souillée par des matières fécales ne provenant pas nécessairement de typhoïdiques ; dans certains cas, par l'air infecté par les émanations que répandent ces matières (1).

Enfin, il est possible que, sous l'influence de conditions propres (surmenage) ou étrangères (encombrement) à l'organisme, certains microbes, qui existent normalement dans l'intestin, deviennent pathogènes et déterminent la dothiénenterie.

Actuellement, ce sont donc toujours les mêmes influences qui, malgré la découverte du bacille d'Eberth, sont invoquées pour expliquer le développement des épidémies typhoïdes observées dans l'armée ; seulement l'interprétation de leur action pathogénique diffère ; nous allons les examiner successivement.

II. — **Influence de l'eau potable.** — Les principales causes d'infection des eaux potables invoquées pour expliquer le développement des épidémies typhoïdes dans l'armée sont : l'introduction dans ces eaux de matières fécales quelconques ou provenant de sujets atteints de la maladie ; la présence dans ces eaux de matières organiques de nature animale ; enfin, l'introduction et la multiplication dans ces eaux du bacille d'Eberth.

Sur 70 épidémies typhoïdes survenues dans notre armée pendant ces dernières années (1883-1889), 39 ont été rapportées à l'ingestion d'eau potable de mauvaise qualité ou suspecte.

Dans 13 épidémies, on a incriminé de l'eau de rivière souillée par des matières organiques. Ces épidémies sont les suivantes :

1887. Compiègne (eau de l'Oise) :
Angoulême (eau de la Charente et de la Touvre) ;
1888. Nîmes (eau du Rhône) ;
— Tarascon (eau de la Durance) ;
— Carcassonne (eau de l'Aude) ;
— Nancy (eau de la Moselle) ;
— Pamiers (eau de l'Ariège) ;
Paris, fort de Rosny (eau de la Marne).

Dans 4 épidémies, on a trouvé le bacille d'Eberth ; ce sont les suivantes :

(1) Voy. Brouardel, *Des Modes de propagation de la fièvre typhoïde* (*Annal. d'hyg. pub. et de méd. lég.* 1887, p. 385).

1886. Épidémie d'Issoudun (eau de l'Indre) ;

1887. Épidémie de Lunéville (eau de la Meurthe) ;

— Épidémie de Nancy (eau de la Meurthe) ;

1888. Épidémie de Cherbourg (eau de la Divette).

Dans 24 épidémies, on a incriminé l'eau de puits souillée :

a) 10 fois par des matières fécales :

1883. Épidémies de Condé, de Compiègne, de Laval, de Perpignan, de Lyon (caserne de la Part-Dieu) ;

1886. Épidémies de Sezanne et de Gap ;

1888. Épidémies de Stenay, de la Fère, de Vitré ;

b) 3 fois par des substances délétères, provenant de machines à vapeur :

1888. Épidémies de Fontainebleau, de Meaux, de Blois ;

c) 3 fois par des immondices provenant d'un égout :

Épidémies de Lunéville et de Pau en 1884, de Mézières en 1888.

Ainsi, un grand nombre d'observations, recueillies dans notre armée pendant ces dernières années, sont favorables à la doctrine de l'étiologie hydrique de la fièvre typhoïde.

Voilà pourquoi, en présence du retard qui pourrait être apporté par les municipalités dans l'approvisionnement des villes de garnison en eau pure et de bonne qualité, le Ministre de la guerre s'est préoccupé de pourvoir les casernes des moyens de filtration nécessaires pour purifier toute eau souillée ou suspecte, administrée aux hommes dans les garnisons. Dans ce but, il a prescrit en 1888 (1) l'installation de filtres Chamberland dans les établissements militaires dont l'approvisionnement en eau potable n'offrait pas naturellement une garantie suffisante.

Une enquête, faite le 1er janvier 1889, révélait qu'il existait alors un nombre de casernements représentant 245000 places disponibles, et dans lesquels l'installation de filtres avait paru nécessaire.

Au 1er janvier 1890, ce nombre était tombé à 15300. Il n'était plus que de 61000 à la fin de 1891.

Pendant cette dernière année, le service du Génie a poursuivi

(1) Circulaire ministérielle du 13 mai 1888.

l'installation de filtres dans les divers établissements militaires; le 31 décembre, le nombre des appareils posés par ce service correspondait à 200000 places de casernement disponibles, dont 185000 en France et 15000 en Algérie et en Tunisie.

Le nombre des appareils à poser ne correspondait plus alors qu'à 45000 places, distribuées dans les établissements où l'eau laissait peu à désirer (1).

Voici les résultats obtenus par cette mesure :

En 1886-87, avant l'expérience tentée par le ministre, la moyenne annuelle des cas de fièvre typhoïde dans l'armée pouvait être évaluée à 6881 ; en 1889, première année de l'expérience, cette moyenne était descendue à 4412 ; elle n'était plus que de 3491 en 1890 et de 3225 en 1891.

Il y a donc eu, dans notre armée, pendant ces trois dernières années, une diminution des cas de fièvre typhoïde, qui a été de 36 pour 100 dans la première année, de 40 pour 100 dans la seconde et de 52 pour 100 dans la troisième.

Le nombre des décès, qui était de 864 en 1886-87, n'a plus été que de 641 en 1889, de 572 en 1890 et de 534 en 1891 ; soit une diminution de 25, 34 et 38 pour 100.

« Partout où l'on a pu substituer une eau irréprochable à l'eau reconnue mauvaise ou purifier celle-ci par le filtrage à l'aide des bougies Chamberland, la fièvre typhoïde a disparu. C'est ainsi que, dans les garnisons autrefois éprouvées par la maladie, telles que Compiègne, le Mans, Melun, Verdun, Lunéville, Lérouville, Mézières, Auxonne, Poitiers, Vitré, Dinan, Cherbourg, Lorient, Brest, Tulle, Angoulême, Clermont-Ferrand, Montpellier, Carcassonne, Agen, la fièvre typhoïde ne sévit plus sous forme épidémique, mais seulement par cas isolés et à de longs intervalles (2). »

Amiens était jadis une localité dans laquelle la garnison était presque chaque année atteinte par la fièvre typhoïde ; si bien que, pendant la période 1872-75, la mortalité, occasionnée par cette maladie parmi les soldats, s'était élevée annuellement à 3,6 pour 1000 hommes présents.

(1) Rapport adressé par M. le Ministre de la Guerre au Président de la République (*Journal Officiel* des 16 juin 1889 et 18 février 1890).

(2) Voy. *Journal officiel* du 12 février 1891.

En 1881, la substitution d'eau de source à l'eau d'une fontaine contaminée, où s'approvisionnaient les troupes, fut suivie d'une diminution sensible du nombre des décès ; la mortalité typhoïde tomba à 0,7 pour 1000 hommes pendant la période 1881-89. Il en fut de même pour la population civile, dont la léthalité typhoïde s'abaissa progressivement de 1,7 (1880) à 0,3 (1889) pour 1000 habitants.

Parmi les villes qui ont été jadis les plus éprouvées par la fièvre typhoïde, on peut citer Angoulême, où la maladie régnait en permanence, aussi bien dans la population civile que dans la garnison, comme l'indiquent les chiffres suivants :

36 décès typhiques dans la population civile en 1886, 132 en 1887, 53 en 1888 ; 0.33 décès typhoïdes dans la garnison pour 1000 hommes présents pendant la période 1880-88.

En 1888, le remplacement de l'eau de la Charente et de la Touvre par de l'eau pure, prise dans la Touvre à une certaine distance de la ville, a été suivi des meilleurs effets, puisqu'en 1889 on n'a constaté que 33 décès dans la population civile et aucun décès dans l'armée (Roux) (1).

A Rennes, la substitution, en 1883, d'eau de source à l'eau de puits suspects a déterminé un abaissement notable de la mortalité typhoïde, aussi bien parmi les habitants que parmi les soldats, comme l'indiquent les chiffres suivants :

POPULATION	MORTALITÉ TYPHOIDE ANNUELLE pour 1000 personnes	
	1875-1882	1883-1889
Civile.	1.3	0.7
Militaire	4.3	0.2

On a constaté les mêmes résultats pour la ville de Saint-Étienne, où la substitution d'eau de source à l'eau de puits a fait descendre, en 1886, le chiffre des décès typhoïdes annuels de 400 et 600 à 44 et a réduit la mortalité à 0,38 pour 1000 personnes.

(1) Roux, *la Fièvre typhoïde à Angoulême, en 1887* (*Arch. de méd. mil.*, 1890, t. IX, p. 177).

A Paris, Régnier (1) a signalé, dès 1886, l'amélioration notable survenue dans l'état sanitaire des sapeurs-pompiers, et la diminution de la fièvre typhoïde dans les casernes occupées par ces troupes, après la substitution à l'eau de Seine d'eau de la Dhuis ou d'eau de la Vanne filtrée.

Ces heureux résultats ont été confirmés par Schneider (2), pour l'ensemble de la garnison de la capitale depuis 1888, époque à laquelle cette garnison a reçu comme eau d'alimentation de l'eau de source, en remplacement d'eau de Seine ou d'eau de l'Ourcq.

C'est ce qu'indiquent les chiffres suivants :

	1886	1887	1888	1889	1890
Nombre de cas de fièvre typhoïde .	1295	1296	535	531	249
Nombre de décès typhoïdes	132	140	77	30	48

Petit (3) a fait la même observation pour le quartier Dupleix. Avant 1888, la fièvre typhoïde régnait en permanence dans cette caserne et avec une violence telle que les régiments qui l'occupaient étaient obligés d'aller chaque année camper aux environs de la capitale, pour fuir l'épidémie ; le quartier était alimenté par l'eau du canal de l'Ourcq.

En 1888, cette eau fut remplacée par de l'eau de source, débitée par une borne fontaine placée à la porte du quartier. Le nombre des cas de fièvre et des décès typhoïdes subit une décroissance marquée, puisqu'en 1889-90 il n'y eut que 3 cas (dont 2 mortels) et, en 1890-91, 2 cas (sans décès).

Nous empruntons à Thoinot (4) une grande partie des consi-

(1) Régnier, *Note sur l'influence des eaux d'alimentation sur le développement de la fièvre typhoïde dans les différentes casernes de sapeurs-pompiers en 1882-83* (*Arch. de méd. mil.*, 1886, t. VIII, p. 81).

(2) Schneider, *la Fièvre typhoïde dans la garnison de Paris en 1889* (*Revue d'hyg. et de police sanit.*, 1890, t. XII, p. 23) ; *Prophylaxie de la fièvre typhoïde dans l'armée française, amélioration de l'eau d'alimentation* (*Revue d'hyg.*, t. XII, 1890, p. 193).

(3) Petit, *Note sur la marche de la fièvre typhoïde dans le quartier Dupleix, pendant la période 1880-91* (*Arch. de méd. mil.*, 1891, t. XIX, p. 35).

(4) Thoinot, *la Fièvre typhoïde en France* (*Rec. des travaux du Comité d'hyg. pub. de France*, 1890, t. XX).

dérations suivantes, qui sont favorables à l'étiologie hydrique de la fièvre typhoïde :

a) *Dans certaines villes de garnison, on voit une épidémie typhoïde se localiser nettement dans la zone de consommation d'une eau contaminable ou contaminée.* En 1882, le régiment de sapeurs-pompiers de Paris fut éprouvé par une épidémie typhoïde, qui occasionna 133 atteintes sur 1612 hommes d'effectif. En prenant pour base de ses recherches la distribution des eaux potables dans les différentes casernes occupées par ce régiment, Nogier remarqua que la caserne (caserne de Château-Landon), pourvue d'eau de Marne non filtrée, qui pourtant offrait des conditions hygiéniques préférables aux autres, avait offert la proportion de fièvres typhoïdes la plus considérable.

Dans l'épidémie typhoïde qui eut lieu en 1886-87 à Sézanne, on constata une localisation évidente de la maladie dans la partie de la population et de la garnison dont l'approvisionnement en eau potable laissait à désirer sous le rapport de la qualité, alors que l'autre partie de la population et le quartier de cavalerie, qui avaient une eau de bonne qualité, restèrent indemnes (1).

La ville de Bourg, avec un système d'évacuation de vidanges absolument défectueux (cônes sillonnant les rues et contenant toutes les immondices) et avec un sous-sol infecté, ignora longtemps la fièvre typhoïde ; les habitants faisaient usage d'eau de puits. En 1880, la ville fut approvisionnée d'eau de Lent, qui était excellente, mais qui était mal protégée à son captage et souillée pendant son parcours. Les habitants qui buvaient de l'eau de puits (4500) ne fournirent pas un seul cas, tandis que ceux qui buvaient de l'eau de Lent furent frappés par l'épidémie (Aubert) (2).

Pendant l'épidémie typhoïde qui sévit, en 1883, sur la garnison de Lunéville, l'artillerie et le 2e Dragons, alimentés d'eau de source, restèrent indemnes, alors que le 18e Dragons, appro-

(1) Lechaudel, *l'Épidémie de fièvre typhoïde de Sézanne en 1886-87* (*Arch. de méd. mil.*, 1887, t. X, p. 421).

(2) Aubert, *Relation d'une épidémie de fièvre typhoïde qui a sévi sur le 23e rég. d'inf. et sur la population de la ville de Bourg en 1888-89* (*Arch. de méd. mil.*, 1890, t. XV, p. 81).

visionné d'eau de Meurthe, offrit 64 cas et 19 décès. L'eau de Meurthe contenait le bacille typhique (Macé).

La même localisation a été observée dans l'épidémie qui sévit en 1889 dans la garnison de Dinan. Les eaux qui alimentent le quartier de cette ville sont de deux provenances différentes : l'une, captée dans la prairie de Cassepôt, est réputée bonne et est réservée aux hommes ; l'autre, puisée dans deux citernes (une par quartier), est considérée comme suspecte. Toutes deux, avant d'être distribuées, sont dirigées dans un château d'eau, formé de deux réservoirs cylindriques indépendants l'un de l'autre, mais qui, par suite d'une disposition vicieuse, peuvent communiquer accidentellement, de sorte que l'eau de Cassepôt se trouve dans ce cas contaminée par celle de la citerne. Or l'eau de Cassepôt a révélé, à l'examen bactériologique, la présence de matières fécales et de bactéries de la putréfaction. Elle était, en effet, susceptible d'être souillée à son origine par les produits de déjections de trois maisons, dont une auberge dépourvue de fosse d'aisances. Quant aux citernes, l'une d'elles se trouvait, dans le quartier Duguesclin, à 10 mètres en contre-bas des latrines de la troupe, et elles communiquaient entre elles par des crevasses.

En 1889 eut lieu au 1er Chasseurs à cheval, à Melun, une épidémie qui paraît aussi d'origine hydrique. Tous les hommes atteints appartenaient au 3e escadron et à une partie des 2e et 4e escadrons, logés les uns et les autres dans des bâtiments distincts, mais s'abreuvant à des puits dans l'eau desquels l'analyse bactériologique dévoila la présence du bacille d'Eberth. Les autres troupes de la garnison, approvisionnées d'eau de bonne qualité, restèrent indemnes (1).

Pendant le mois d'août 1890, une compagnie du 158e, logée à la caserne Perrache, à Lyon, présenta subitement plusieurs cas de fièvre typhoïde, alors que les autres troupes, qui étaient casernées dans les mêmes bâtiments (25e section d'infirmiers militaires, secrétaires d'état-major) n'en fournirent aucun.

Une enquête, faite par moi, mit en évidence le rôle qu'avait

(1) Statistique médicale de l'armée en 1889. Paris, 1891.

certainement joué l'eau d'un puits voisin sur le développement de cette petite épidémie. Ce puits, qui était situé dans une cour dépendant d'un cabaret, avait toujours été considéré comme suspect, à cause de sa proximité d'une vaste pièce d'eau dormante, voisine de la Saône. Voilà pourquoi, pendant une épidémie de dysenterie survenue l'année précédente, son usage avait été interdit aux infirmiers et aux secrétaires d'état-major et de recrutement. Cette consigne avait été maintenue pour ces troupes, qui restèrent indemnes ; mais, malheureusement, elle n'avait pas été observée par la compagnie du 158e.

L'épidémie cessa immédiatement après l'évacuation, par cette compagnie, des locaux occupés par elle, et ne s'étendit point aux autres troupes qui restèrent dans la caserne.

L'analyse des eaux du puits incriminé permit d'y déceler une proportion notable de matières organiques.

b) Un certain nombre d'épidémies de garnisons surviennent quand on substitue accidentellement, dans l'approvisionnement de ces garnisons, une eau suspecte ou impure à une eau de bonne qualité ; elles cessent quand les troupes éprouvées par la fièvre typhoïde ont soin de soumettre cette eau de boisson à l'ébullition, ou bien reçoivent de l'eau pure. Parmi les nombreux exemples observés dans l'armée et qui viennent à l'appui de la proposition précédente, nous mentionnerons les suivants :

En 1889, les hommes qui occupaient la caserne Riquier, à Nice, furent éprouvés par une épidémie très grave de fièvre typhoïde ; celle-ci fut rapportée à l'usage de l'eau d'un puits que l'on croyait bon et qui contenait cependant le bacille typhique et des bactéries putrides, alors que, dans la même période, les autres troupes, qui ne buvaient que de l'eau de Saint-Theile, restèrent indemnes. La maladie cessa dès que le puits incriminé fut abandonné complètement (Arnaud) (1).

La même année, la garnison de Beauvais fut atteinte par la fièvre typhoïde (45 cas et 5 décès) ; la maladie fut attribuée à l'usage d'eau de puits qui avaient été condamnés comme souillés par les infiltrations des cours d'eau qui reçoivent les déjections

(1) Arnaud, *Etudes de deux épidémies de fièvre typhoïde observées à la caserne Riquier, à Nice* (*Arch. de méd. mil.*, 1890, t. XV, p. 180 et 272).

de la ville, et les hommes ne devaient boire que de l'eau de source. Un accident, survenu le 16 janvier à la machine élévatoire, nécessita l'interruption du service des eaux pendant huit jours, obligeant les hommes à consommer de l'eau des puits. On trouva dans cette eau le bacille typhique et les micro-organismes de la putréfaction.

A Verdun, aux baraquements de Thiersville, 110 hommes furent atteints, en février et mars 1888, de fièvre typhoïde ; 23 succombèrent. L'eau des puits contenait 72700 à 91200 germes putrides par centimètre cube (Vaillard). Les puits furent condamnés le 9 mars 1888, et les troupes s'approvisionnèrent d'eau de source prise au village de Thiersville.

Depuis cette époque jusqu'en janvier 1890, il n'y eut qu'un cas isolé de la maladie, en juillet 1888, et 4 en mai 1889 ; ces derniers furent attribués par moi à l'imprudence des hommes, qui avaient puisé de l'eau à un puits momentanément ouvert par des maçons occupés à faire des réparations dans le casernement.

Depuis 1888, époque à laquelle la ville de Paris a pourvu d'eau de source l'intérieur des casernes intra-muros, on a constaté que, chaque fois que l'administration a cru nécessaire, pour des raisons de service, de remplacer, dans les casernes, cette eau par de l'eau de Seine, survenait une augmentation assez notable des cas de fièvre typhoïde. Dans son intéressant mémoire, Schneider (1) en cite de nombreux exemples.

En présence de ces nombreuses observations, si favorables à la doctrine de l'étiologie hydrique, Thoinot (2) a formulé les conclusions suivantes :

« 1° L'eau est le véhicule principal de la fièvre typhoïde ; eau « souillée et fièvre typhoïde sont deux termes qui s'enchaînent « pour une ville ;

« 2° L'assainissement d'une ville contre la fièvre typhoïde se « résume en un terme majeur : la pureté de l'eau et sa protec- « tion contre toute souillure ; tous les autres termes sont secon- « daires et indirects ;

(1) *Loc. cit.*, p. 389.
(2) Thoinot, *loc cit.*

« 3° Une ville est vraiment armée contre la fièvre typhoïde « lorsque toutes ses parties sans exception reçoivent toujours et « en tout temps de l'eau pure, lorsque toutes les eaux suspectes « sont radicalement supprimées et qu'il n'existe plus une seule « goutte de ces eaux dans la consommation ;

« 4° Les villes, foyers de fièvre typhoïde, sont un danger « national, un danger pour l'ensemble du territoire. »

Malgré la tendance qu'offre actuellement, plus qu'à aucune autre époque, la doctrine hydrique à absorber complètement l'étiologie de la fièvre typhoïde, et malgré les nombreux exemples recueillis dans l'armée et qui paraissent favorables à cette doctrine, il faut pourtant reconnaître que l'influence typhoïgène de l'eau potable ne peut pas être invoquée dans tous les cas. Telles sont ces nombreuses épidémies typhoïdes, observées par nos collègues militaires, dans lesquelles l'eau administrée aux troupes n'a pu être incriminée et pour lesquelles il faut réserver une certaine part au *sol*, à *l'air*, ou même à la *contagion* dans la production de la maladie.

Dans certains cas, on voit, en effet, la fièvre typhoïde rester localisée à certains pavillons de casernes, et même à certaines chambrées, alors que l'ensemble des occupants est soumis à la même eau d'alimentation.

J'en ai observé un bel exemple en 1891, à Lyon, dans le quartier de la Part-Dieu, où un seul escadron d'un régiment fut atteint de la fièvre typhoïde, tandis que les autres troupes, logées dans le même casernement, demeurèrent à peu près indemnes (1).

Il en est de même pour ces épidémies, dans la production desquelles, malgré les recherches les plus actives et les enquêtes les plus minutieuses, il n'est pas possible de faire intervenir comme cause déterminante l'influence pathogène de l'eau d'alimentation. C'est ce qui est arrivé à Arnould (2) pour l'épidémie qui sévit en 1891 sur les troupes de Maubeuge, de Landrecies et

(1) Voy. Marvaud, *Relation d'une épidémie typhoïde, localisée au 3e escadron du 5e régiment de cuirassiers, et observée au quartier de la Part-Dieu* (*Arch. de méd. militaire*, 1892, t. XX, p. 1).

(2) Arnould, *Epidémie de fièvre typhoïde en 1891 sur les troupes de Landrecies, Maubeuge et Avesnes* (*Bulletin de l'Académie de médecine*, 15 janvier 1892).

d'Avesnes. A Landrecies, la fièvre typhoïde resta à peu près localisée dans la garnison, puisque les soldats en fournirent 63 cas et la population civile seulement 6. Or l'eau consommée par les troupes et les habitants était la même et de qualité irréprochable ; de plus, elle avait été bouillie pour l'usage des casernes.

A Maubeuge, où la garnison buvait de trois eaux différentes, dont l'une (celle de la distribution municipale) paraissait plus suspecte que les autres, il y eut des cas parmi les consommateurs de chacune d'elles.

Voilà pourquoi nous dirons avec notre distingué collègue le professeur Kelsch (1) :

« Devant tous les témoignages accumulés dans ces derniers temps en faveur de l'origine hydrique de la fièvre typoïde, nous demeurons convaincu que, dans les villes, cette origine est incontestablement la plus commune. Mais, instruit à l'école de la médecine d'armée, nous continuerons à croire à la haute signification d'autres facteurs méconnus par l'étiologie en vogue. Lorsqu'une épidémie typhoïde vient à naître dans un grand centre, le seul objectif consiste à chercher et à découvrir le bacille, à le chercher et à le découvrir quelquefois dans un milieu invariable, l'eau. Mais le bacille vit en permanence dans les milieux où nous nous agitons.

« A côté du facteur principal, le microbe, il existe des facteurs secondaires, le *milieu ambiant et l'individualité*, qu'on ne cherche pas assez, et dont on ne se préoccupe même plus du tout, et qui, pourtant, ont une importance capitale ; car souvent c'est de leur entrée en scène, de leur concours actif, que naissent les épidémies.

« Une étiologie compréhensive de la fièvre typhoïde doit donc embrasser toutes ces causes secondes ; l'enquête doit être dirigée dans tous les sens, et non pas seulement vers la cause première. »

III. **Influence du sol.** — On connaît le rôle considérable que jadis Pettenkoffer a fait jouer aux variations de la nappe d'eau

(1) Kelsch, *Fièvre typhoïde dans les milieux militaires*, p. 825.

souterraine, pour expliquer l'apparition de la fièvre typhoïde dans certaines localités, principalement à Munich. On sait que, d'après cet auteur, la dothiénentérie augmenterait de fréquence à mesure que cette nappe d'eau descendrait ; dans ce cas, Pettenkoffer admettait que l'infection est produite par des gaz qui se dégageraient des couches telluriques, dans les parties que l'eau abandonne, et que ces couches constitueraient une sorte de marais souterrain.

L'explication donnée par le célèbre médecin de Munich n'est généralement plus admise aujourd'hui ; et l'influence de l'abaissement de la nappe d'eau souterraine sur le développement de la fièvre typhoïde s'explique beaucoup mieux, aux yeux de la plupart des épidémiologistes, par l'impureté des eaux de pluie, qui survient à la suite de l'abaissement de cette nappe d'eau. Telle est l'opinion défendue pour la première fois par Liebermeister. A ce point de vue, la théorie du *Grundluft* tend à se confondre avec la théorie hydrique.

On peut expliquer ainsi la prédominance de la fièvre typhoïde pendant la saison estivo-automnale, fait sur lequel nous avons insisté précédemment et qui, comme nous l'avons vu, s'observe aussi bien pour la population civile que pour l'armée.

Mais, indépendamment de cette influence, exercée par le sol sur la viciation de l'eau potable, il faut tenir compte également des émanations qui peuvent résulter de la présence, à la surface ou dans les couches superficielles de la terre, de matières pouvant contenir des germes morbides et principalement des matières fécales.

L'infection spécifique du sol est surtout démontrée pour ces épidémies typhoïdes, qui surviennent si fréquemment, comme nous l'avons vu, parmi les troupes appelées à séjourner dans les camps, soit en temps de paix, soit en temps de guerre, surtout quand ce séjour est prolongé et même permanent.

Comme Kelsch (1) le remarque avec raison, « partout où les hommes originaires de nos garnisons viennent à planter leurs tentes, ils subissent les atteintes de la fièvre typhoïde.

(1) Kelsch, *loc. cit.*, p. 672.

« Dans leurs bivouacs, leurs campements, les armées y répandent la graine typhique, si elle ne s'y trouvait déjà auparavant, et la fécondent au moyen des déjections fournies par ces énormes masses vivantes. A la contamination spécifique s'ajoute la souillure banale. C'est dans les guerres que le sol donne la mesure de sa toute-puissance typhogène. C'est dans les grandes guerres surtout que l'infection d'un camp est en raison directe de son occupation. Les troupes allemandes, retenues de longs mois sous les murs de Metz et de Paris, ont été bien plus éprouvées par la fièvre typhoïde que les corps mobiles qui faisaient, pendant le même temps une guerre active vers le nord et l'est de la France. »

Ces foyers d'infection à la surface du sol, formés soit par des matières excrémentitielles, soit par les cadavres des hommes et des chevaux, peuvent certainement donner naissance à de formidables épidémies typhoïdes, pour la genèse desquelles il est souvent impossible de déterminer nettement le rôle respectif de l'eau et de l'air, mais qui démontrent quelquefois nettement, en dépit de l'exclusivisme de la doctrine hydrique, la propagation de la maladie par l'intermédiaire de l'atmosphère.

IV. **Influence de l'air**. — On sait combien on attachait jadis d'importance à l'air vicié ou souillé comme cause de la fièvre typhoïde, alors que le rôle de l'eau potable paraissait relégué au dernier plan. Cette étiologie avait été acceptée et défendue par les auteurs les plus autorisés (Murchison, Woillez (1873), Jaccoud (1877), Brouardel (1882). Il n'est donc pas étonnant que les médecins militaires aient invoqué souvent cette influence.

Parmi les différentes causes d'infection de l'air, qui peuvent expliquer le développement des épidémies typhoïdes dans les garnisons, celle qui paraît la plus puissante et la plus active est sans contredit représentée par les émanations répandues par les matières fécales, provenant d'individus sains ou bien d'un malade atteint de dothiénentérie.

Dans un grand nombre des épidémies relevées par L. Colin en 1880, on avait incriminé l'action nocive produite par les matières fécales, soit les émanations répandues par des cabinets d'aisances, parce que la maladie sévissait principalement dans le voisinage de ceux-ci, comme on l'avait observé en 1877 à la caserne des Carmes, à Lunéville (Oberlin), en 1878 à la caserne Saint-Dominique à Nice (Boutonnier), en 1879 à Avesnes (Perrin); soit les émanations résultant temporairement d'opérations de vidange longues et imparfaites, comme on l'avait signalé en 1877 à la Roche-sur-Yon (Boutié et Longet), et en 1880 à la caserne du Château à Brest (Aron). Actuellement encore, malgré la tendance qu'offre la doctrine hydrique à absorber l'étiologie de la dothiénentérie, l'influence des déjections continue à être invoquée par nos confrères de l'armée, pour expliquer un certain nombre d'épidémies typhoïdes survenues pendant ces dernières années (épidémies de Gap et de Cahors en 1886, du camp de Sathonay en 1887).

Dans certains cas, l'action morbide des selles provenant de typhoïdiques a pu être nettement déterminée. Nous citerons l'exemple suivant :

Pendant l'été de 1891, un régiment de la garnison de Lyon, le 99e, partit de cette localité pour le camp de la Valbonne, après avoir présenté quelques cas de fièvre typhoïde : d'autres cas survinrent après l'installation sous la tente de ce régiment et furent traités à l'hôpital-annexe du camp.

Le régiment resta six semaines environ à la Valbonne, et les autres troupes, campées dans le voisinage, offrirent un état sanitaire très satisfaisant; quelque temps après le départ du 99e, deux batteries du 36e d'artillerie, campées à une grande distance de l'emplacement occupé par ce régiment, fournirent plusieurs cas de fièvre typhoïde, alors que les autres corps de troupes, campés dans le voisinage du 99e, restèrent indemnes. Une enquête, faite par le commandement, révéla que l'entrepreneur des vidanges transportait le contenu des tinettes mobiles de l'hôpital dans une fosse fixe qui servait aux hommes de l'artillerie et qui reçut ainsi les déjections provenant des typhoïdiques. Cette fosse fut consignée aux troupes ; l'entrepreneur fut mis en demeure de transporter les vidanges de l'hôpital à une grande distance du camp ; l'épidémie cessa.

L'infection de l'atmosphère par les matières fécales semble offrir une activité plus grande quand ces déjections sont desséchées et pulvérisées; celles-ci se répandent alors plus facilement, sous l'influence du vent et de l'agitation de l'air, sur les objets qui nous entourent, sur les aliments, sur les vêtements, et même se mettent directement en contact avec les muqueuses buccale et pharyngienne. Et, comme toute cause de souillure banale de l'atmosphère peut être considérée comme favorisant l'activité du germe typhoïgène, on comprend que toutes les influences capables de déterminer cette viciation soient invoquées tour à tour dans les différentes épidémies typhoïdes observées parmi les soldats. Telles sont les émanations répandues par les fumiers ou par les écuries voisins des locaux atteints spécialement par l'épidémie; c'est ainsi qu'on a expliqué les nombreux cas de fièvre typhoïde survenus en 1877, à Rennes, parmi les troupes casernées au-dessus d'écuries, dans le quartier des Guines; ceux qui ont été constatés en 1878, à Uzès, dans une batterie d'artillerie, casernée dans le voisinage d'un pavillon qui abritait 100 chevaux, et autour duquel des fumiers produisaient une véritable mare de produits excrémentitiels. Il y eut 57 cas et 12 décès du 19 avril au 15 août 1878. L'épidémie cessa après l'évacuation des locaux infectés.

Certaines épidémies typhoïdes ont été attribuées aux émanations provenant de remuements de terrains chargés de substances organiques ; dans ces cas, il semble que les germes qui donnent naissance à la maladie, contenus, à l'état latent, à une certaine profondeur du sol et transportés à la surface, puissent reprendre leur activité.

Des épidémies de ce genre ont été signalées à la caserne Sainte-Catherine, à Nancy (Daga) (1), à Clermont-Ferrand (Barberet), à Valence, enfin à Verdun, aux baraquements de Thiersville (Marvaud) ; dans la plupart de ces cas, une enquête permit de découvrir que le terrain avait été souillé longtemps auparavant par des dépôts de matières putrides (fumiers, dépotoirs).

C'est à l'influence de ces émanations qu'on a attribué l'apparition si fréquente de la fièvre typhoïde dans les casernes nouvel-

(1) Daga, *Mémoire sur la fièvre typhoïde qui a régné à Nancy pendant les années 1878-79* (*Rec. de mém. de méd. mil.*, t. XXXVIII). — Du même, *la Fièvre typhoïde observée à Nancy pendant les années 1881-82* (*Arch. de méd. milit.*, 1886, t. VIII, p. 1).

lement construites dans le voisinage des villes. Telle est l'explication qui a été donnée pour rendre compte du développement de l'épidémie qui sévit, en 1879, sur le 3e Cuirassiers, à Saint-Mihiel. La caserne de ce régiment avait été construite sur un terrain situé en dehors de la ville et qui avait servi autrefois à un établissement d'équarissage ; le creusement d'un canal dans le voisinage fut suivi de l'apparition de plusieurs cas de fièvre typhoïde : 120 hommes furent atteints plus ou moins gravement.

Les mêmes causes ont été invoquées par Chavasse (1) pour expliquer l'épidémie qui sévit dans la garnison de Nancy (juin à octobre 1884), et que cet observateur attribua à des remuements de terrains, occasionnés par la pose de conduites de gaz. Il y eut une localisation bien évidente de la maladie dans les quartiers Saint-Jean et des Prémontrés, ainsi qu'à l'hôpital militaire, voisins des travaux de terrassement.

Telle est l'explication acceptée par Pauzat (2) et par Arnaud (3), le premier pour l'épidémie de la garnison de Mamers, en 1888, le second pour l'épidémie survenue en 1890 à Nice, à la caserne Riquier, construite sur un terrain très riche en matières organiques, et dans lequel on avait même constaté la présence du bacille d'Eberth.

D'autres fois, les épidémies typhoïdes sont rapportée aux émanations, résultant du défaut d'écoulement et de l'accumulation d'eaux ménagères dans des conduits ou des puisards, ou bien de l'obstruction de quelque égoût situé dans le voisinage, comme cela a lieu fréquemment dans les vieilles casernes, dont les conditions sont particulièrement défectueuses.

Parmi les épidémies attribuées à cette cause, nous signalerons :

En 1883, les épidémies d'Angoulême, de Vincennes, de Nancy, de Poitiers ;

En 1884, les épidémies de Pontivy et de Guéret ;

(1) Chavasse, *la Fièvre typhoïde au 5e lanciers, à Nancy* (1881-82) (*Arch. de méd. milit.*, 1883, t. II, p. 269).

(2) Pauzat, *l'Epidémie de fièvre typhoïde à Mamers, en 1887-88* (*Arch. de méd. milit.*, 1888, t. XII, p. 88).

(3) Arnaud, *Etude sur deux épidémies de fièvre typhoïde observées à la caserne Riquier à Nice* (*Arch. de méd. milit.*, 1880, t. XV, pp. 180 et 272).

En 1885, les épidémies d'Épinal et de Perpignan;

En 1886, les épidémies de Vienne, de Valence et de Cahors;

En 1887, les épidémies de Gap, de Castres et de Montdauphin;

En 1888, les épidémies de Commercy, de Nancy et de Chaumont.

Dans un grand nombre d'épidémies, il n'est pas possible de faire intervenir l'influence exercée par l'infection de l'atmosphère extérieure; mais alors on peut soupçonner une action morbide, résultant de l'infection de l'air contenu dans certains locaux; infection produite soit par les causes énumérées plus haut, soit par la présence et la dissémination dans les chambrées de spores ou de germes typhoïgènes, soit enfin par les effets malfaisants exercés sur l'organisme par l'air confiné et souillé par les produits des secrétions humaines.

Dans le développement de certaines épidémies typhoïdes localisées à quelques chambrées, on a fait jouer un rôle prepondérant à la dissémination dans l'air des poussières chargées de germes pathogènes et contenues entre les fentes et dans l'entrevous des planchers des casernes. Ce qui donne une certaine confirmation à cette opinion, c'est qu'on a observé ces épidémies au moment de la réfection de certains planchers et précisément dans les locaux ou dans le voisinage des locaux où ces réparations avaient été faites.

En 1884, cinq cas de fièvre typhoïde, dont deux furent mortels, survinrent en peu de temps dans deux chambres du fort de Romainville, pendant qu'on y exécutait des travaux de réparation aux planchers.

En 1885, une petite épidémie de fièvre typhoïde eut lieu à la caserne Saint-Paul, à Verdun; elle fournit sept cas, qui se limitèrent au 87e de ligne, alors qu'aucun homme du 54e de ligne, qui occupait le même casernement, ne fut atteint. Les planchers des chambres occupées par le 87e avaient été refaits tout récemment, et l'on avait déposé les déchets au pied de l'escalier qui précisément desservait les chambrées où s'était déclarée la maladie (Salle) (1).

(1) Salle, *Infection par les planchers, fièvre typhoïde* (*Arch. de méd. militaire*, 1888, t. XII, p. 205).

En septembre 1888, une petite épidémie typhoïde se localisa à la même caserne ; les trois premiers cas survinrent chez des militaires qui avaient été particulièrement exposés, du 6 au 15 août précédent, à l'action des poussières soulevées par l'enlèvement des planchers sur une surface de quelques mètres carrés (Boucher).

L'épidémie qui éclata au printemps de 1888 au 2e de ligne, à Granville, et qui se localisa à une compagnie de ce régiment, fut rattachée également par Lavat à l'infection des planchers (1).

Les recherches bactériologiques ont pu démontrer, dans certains cas, la souillure spécifique de ces poussières par des microbes et principalement par le bacille d'Eberth (2).

V. **Contagion.** — La transmission directe de la fièvre typhoïde de l'homme malade à l'homme sain paraît aujourd'hui démontrée. Les cas intérieurs de cette affection dans les hôpitaux s'observent assez communément, et, pour notre compte, nous en avons été témoin d'un grand nombre.

A la suite d'une enquête faite, il y a quelques années, par A. Laveran (3) dans les hôpitaux militaires, cet auteur a relevé plusieurs cas de fièvre typhoïde pouvant être rapportés à la contagion ; 33 lui sont personnels.

La contagion paraît surtout évidente quand, en l'absence de toute épidémie, l'entrée dans un hôpital d'un cas isolé de fièvre typhoïde est suivie, peu de temps après, d'un ou de quelques nouveaux cas parmi les malades de la salle ou parmi les infirmiers. Ainsi Kelsch a observé à l'hôpital de Batna un cas de contagion qui s'était produit après l'arrivée d'un malade atteint de fièvre typhoïde dans cet établissement, alors que depuis deux ans l'hôpital n'avait pas reçu un seul typhoïdique.

De son côté, Arnould (4) a observé six cas de contagion à

(1) Cité par Kelsch, *Fièvre typhoïde dans les milieux militaires*, p. 663.

(2) Voyez sur le même sujet : Emmerich, *De l'Infection des planchers de nos maisons*, analysé par Zuber (*Arch. de méd. mil.*, 1883, t. I, p. 265) ; — Michaelis, *Der Fussboden der Kaserne* ; — Kocher, *Ueber die Fussboden von Wohnaumen und Kasernen* ; — Du Mesnil, *Communication concernant les planchers*, analysé par Zuber (*Arch. de méd. milit.*, 1884, t. III, p. 125).

(3) A. Laveran, *De la Contagion de la fièvre typhoïde* (*Arch. de méd. mil.*, 1884, t. III, p. 145).

(4) Arnould, *Sur la Contagion de la fièvre typhoïde* (*Bulletin médical du Nord*, 1881).

l'hôpital militaire de Lille, alors qu'il n'y avait aucune épidémie dans la garnison et que deux hommes seulement, atteints de fièvre typhoïde sporadique, étaient en traitement dans les salles de cet hôpital.

Pendant l'épidémie qui eut lieu à Maubeuge en 1891, cet auteur a noté que, sur 52 personnes employées au traitement de 250 typhoïdiques en traitement à l'hôpital militaire de cette localité, 2 médecins et 12 infirmiers furent atteints par la maladie (1). Et, parmi ces derniers, un certain nombre étaient chargés de la désinfection des effets des malades.

Antérieurement à ces observations, des exemples de contagion avaient été observés par Daga à Nancy, par Lauza à Vincennes, par Molard à l'hôpital Saint-Martin, par Lereboullet au Val-de-Grâce.

Dans ces cas, on admet que la contagion peut se faire soit directement, soit par l'intermédiaire de l'atmosphère. Cependant l'air expiré par les malades offre peu de danger, puisque cet air est bactériologiquement pur ; il en est de même des émanations provenant des déjections au moment de leur émission, « ces émanations ne pouvant rien contenir de pathogène » (Kelsch) ; mais il est fort possible que les matières fécales, une fois desséchées sur les linges, la literie, le plancher, puissent se transformer en poussière et s'introduire par l'air dans les voies respiratoires ou par l'eau et les aliments sur lesquels elles se déposent dans les voies digestives. Ce mode de transmission serait analogue à celui de la tuberculose.

Certains auteurs, L. Colin par exemple, ont attribué le principal rôle à l'infection de l'atmosphère nosocomiale, dans l'apparition de la maladie parmi les malades et le personnel employé dans les salles. Ce qui tendrait à donner une certaine créance à cette opinion, c'est le fait, constaté par plusieurs observateurs, que les atteintes du personnel hospitalier sont surtout fréquentes pendant la période de déclin des épidémies, fait qui peut s'expliquer soit par l'infection, d'autant plus active que l'imprégnation de l'atmosphère par les germes typhoïgènes a été plus complète

(1) Voy. *Bulletin de l'Académie de médecine*. Séance du 15 janvier 1892.

et que le séjour des personnes exposées à leur action a été plus prolongé (L. Colin), soit que les infirmiers aient été plus fatigués et, par conséquent, plus aptes à être impressionnés par les germes typhiques (Arnould).

D'autres fois, la contagion a lieu par l'intermédiaire de linges souillés par les excrétions des malades, ainsi que L. Colin et Gelau (1) en ont publié de nombreux exemples.

Il y a quelques années, Passot a observé le développement de la fièvre typhoïde chez des militaires qui avaient couché, à la caserne, dans la literie de soldats atteints quelque temps auparavant de la maladie. Relativement à la fièvre typhoïde comme à toutes les affections contagieuses observées dans l'armée, on peut donc considérer comme un danger la latitude, laissée à la Compagnie des lits militaires, de transporter d'une place à une autre tout les objets de literie, suivant les exigences du moment, et de contribuer ainsi à la dissémination des germes morbides (Weill).

Les faits invoqués récemment par Lemoine (2) pour expliquer la production de quelques cas intérieurs de fièvre typhoïde à l'hôpital militaire Desgenettes, à Lyon, par l'usage commun de chaises percées, ne paraissent guère probants, puisque les malades qui furent atteints par la dothiénentérie, après un séjour plus ou moins prolongé dans l'hôpital, étaient traités dans les mêmes salles que les typhoïdiques ; par conséquent, la maladie a pu parfaitement se développer soit sous l'influence du milieu chargé de germes spécifiques, soit par la contagion directe d'homme à homme, comme il en existe tant d'exemples. Quoi qu'il en soit, ces observations appellent l'attention sur les dangers qui peuvent résulter de l'usage de chaises percées souillées par des déjections typhoïdiques qui, une fois desséchées, peuvent se répandre en poussière dans l'atmosphère et être absorbées par la muqueuse buccale ou pulmonaire.

Arnould a observé, dans les épidémies de garnison de Maubeuge et d'Avesnes, en 1891, certains faits qui tendraient à

(1) Gelau, *Contagion par les effets* (*Deutsch milit., Zeitung*, 1887, 6, p. 266) analysé par Mackewicz (*Arch. de méd. mil.*, 1887, t. X, p. 389).

(2) Lemoine, *Contagion de la fièvre typhoïde dans les hôpitaux* (*Revue d'hygiène*, t. XIV, p. 22).

prouver la transmission de la maladie par des tiers qui demeurent indemnes.

Cette transmission à lieu habituellement par les malades, comme nous en avons mentionné déjà un certain nombre d'exemples. Dans ces cas, le principal agent de contamination est représenté par les déjections typhoïdiques, dont le pouvoir contagieux paraît considérable. Ainsi s'expliquent les dangers, bien connus et signalés par nos prédécesseurs, qu'offre le campement d'une troupe indemne sur un sol antérieurement souillé par ces déjections ; nous avons démontré ailleurs (1) l'influence qu'ont exercée les campements souillés par des matières fécales provenant de typhoïdiques sur l'extension et la généralisation de la maladie parmi les troupes qui opérèrent, en 1881, en Tunisie. Les mêmes observations ont été faites dans le Sud-Oranais.

Enfin, il arrive assez souvent que, pendant les manœuvres d'automne, les soldats contractent la fièvre typhoïde, quand ils cantonnent dans certains villages ou même dans certaines fermes, où sévit la maladie sur la population civile. C'est ce qui a lieu presque chaque année pendant les manœuvres alpines (Lèques).

Favier (2) a cité, à l'appui de ce mode de production de la maladie, des exemples très intéressants :

Le 26 août 1886, le 5e Dragons partit de Compiègne, parfaitement indemne, et alla faire des manœuvres; il cantonna jusqu'au 6 septembre, moitié à Cuvilly, moitié à Neuville et à Ressons.

Le 11 septembre, un homme du premier demi-régiment (celui qui avait cantonné à Cuvilly) fut envoyé à l'hôpital avec une fièvre typhoïde confirmée ; du 19 septembre au 2 octobre, 8 autres typhoïdiques du même demi-régiment furent hospitalisés, tandis que le deuxième demi-régiment offrit une immunité absolue et ne fut atteint qu'après avoir été en contact avec les escadrons infectés, plusieurs jours après sa rentrée à Compiègne.

Le premier demi-régiment fournit 14 cas, l'autre seulement 2 cas. Recherchant l'origine du mal, Favier reconnut que la fièvre typhoïde régnait à Cuvilly, dans la maison d'un couvreur,

(1) Voyez Marvaud, *la Fièvre typhoïde au corps d'occupation de Tunisie* (*Arch. de méd. mil.* 1884, t III, p. 273).

(2) Favier, *Contribution à l'étiologie de la fièvre typhoïde dans l'armée. Contagion dans les cantonnements* (*Arch. de méd. militaire*, 1887, t. X, p. 241).

où il y avait eu trois cas. Quatre hommes, qui avaient leurs chevaux dans la maison de ce couvreur, furent atteints par la maladie. Cette maison put donc être considérée comme un foyer infectieux, dans lequel les soldats avaient pris le germe morbide.

VI. Influences qui augmentent la réceptivité des soldats vis-à-vis de la maladie. — Ces influences sont représentées par l'*âge*, le *manque d'assuétude aux conditions hygiéniques des villes*, *l'encombrement dans les casernes* et le *surmenage*. Nous les étudierons séparément :

§ 1. *Age.* — « Aucune maladie, dit L. Colin, n'est plus généra-« lement propre que la fièvre typhoïde à la période de la vie cor-« respondant au séjour des militaires sous les drapeaux ; les « relevés, faits en France par période quinquennale, établissent « que le maximum des décès causés par cette affection corres-« pond à la période comprise entre 20 et 25 ans, puis à celle « comprise entre 15 et 20 ans. » En effet, la statistique médicale des hôpitaux civils de Paris indique que, sur 6814 décès qui ont eu lieu pendant les années 1861, 1862, 1863 et 1864 dans ces établissements, 3948, soit plus de la moitié, sont survenus sur des personnes âgées de 20 à 30 ans.

Ce sont les jeunes soldats qui sont le plus éprouvés, comme l'indiquent les chiffres suivants :

PROPORTION DE DÉCÈS PAR FIÈVRE TYPHOÏDE POUR 1000 HOMMES (PÉRIODE 1864-65-66).

Moins d'un an de service	4,37
De 1 à 3 ans	4,22
De 3 à 5	1,85
De 5 à 7	1,24
De 7 à 10	0,46
De 10 14	0,41
Au-dessus de 14	0,23

Pendant les années 1872, 1873, 1874, sur 3103 décès typhoïdes observés dans notre armée :

1310 sont survenus sur des hommes ayant moins d'un an de service ;

484 sont survenus sur des hommes ayant de 1 à 3 ans de service;

454 sont survenus sur des hommes ayant de 3 à 5 ans de service.

Enfin, les statistiques médicales de ces dernières années fournissent les mêmes résultats et indiquent une fréquence et une gravité plus grandes de la dothiénentérie parmi les jeunes soldats:

	MORBIDITÉ POUR 1000			MORTALITÉ POUR 1000		
	1888	1889	1890	1888	1889	1890
Sous-officiers	5.47	4.50	3.62	0.64	0.98	0.61
Soldats ayant plus d'un an de service	10.19	10.71	9.57	1.82	1.76	1.53
Soldats ayant moins d'un an de service	23.66	16.97	15.03	3.58	2.85	2.29

Les sous-officiers (généralement plus âgés) semblent beaucoup moins éprouvés que les soldats par cette maladie.

Les jeunes soldats offrent une morbidité et une mortalité typhoïdes deux fois plus grandes que celles des soldats ayant plus d'un an de service.

Il en est de même dans les épidémies typhoïdes, où l'on voit presque toujours les jeunes soldats offrir le plus grand nombre d'atteintes (1).

§ 2. *Non-assuétude aux influences urbaines. Néocomie* (Léon Colin). — La statistique démontre que, dans les grandes villes, une très notable proportion de typhoïdiques est représentée par des individus étrangers et, en général, par des nouveaux venus. J. Bertillon, cherchant dans quelle proportion les sujets nés à Paris ou hors Paris avaient souffert de l'épidémie typhoïde de 1881, reconnut que la mortalité avait été élevée surtout

(1) Exceptionnellement, dans quelques épidémies, on a vu les anciens militaires plus éprouvés que les jeunes ; c'est ce qui a eu lieu, en 1886, à Avesnes, où l'épidémie typhoïde, bien que suivant immédiatement l'arrivée des recrues, n'atteignit que des hommes ayant plus d'une année de service ; et à Limoges, où, sur 48 malades qui entrèrent à l'hôpital, pendant le cours d'une épidémie, il y eut 19 recrues et 29 anciens soldats ; la mortalité fut même moins forte parmi les premiers (4 décès) que parmi les seconds (8 décès).

parmi les seconds. « Pour interpréter exactement les conditions « dans lesquelles se trouvent les anciens résidents d'une ville, « comparés aux nouveaux venus, il ne suffit pas d'admettre que « parmi les premiers un grand nombre jouisse de l'immunité que « confère une première atteinte ; cette circonstance, à laquelle « Trouette et Parkes attribuaient la plus grande valeur, est sans « contredit beaucoup moins importante que l'assuétude contrac- « tée par un séjour prolongé dans un milieu où s'exercent con- « stamment des causes d'infection (G. Homolle) (1). »

§ 3. *Encombrement.* — Une des influences qui ont été jadis invoquées pour expliquer le développement de certaines épidémies typhoïdes dans les casernes a été l'*encombrement*, c'est-à-dire la concentration d'un trop grand nombre de militaires dans des locaux insuffisants. On attribuait alors un rôle considérable à la viciation de l'air par des émanations animales, que l'on désignait sous le nom de *miasmes humains*.

Le premier mémoire de L. Colin sur *la Fièvre typhoïde dans l'armée* offre de nombreux exemples, empruntés aux rapports des médecins militaires, d'épidémies typhoïdes survenues pendant la période triennale 1874-75-76, sous l'influence de l'encombrement (épidémies de Nancy (Gérard) et de Lons-le-Saulnier (Blin) en 1874 ; épidémie de Moulin (Ferra) en 1875 ; épidémies de Bellac (du Cazal), de la caserne du Château d'eau à Perpignan (Meunier), de Troyes (Weill), de la caserne de la Part-Dieu à Lyon (Marmy et Alix), de Mâcon (Bournéria), de la caserne du Château à Brest (I. Aron) en 1876).

Depuis la publication de ce mémoire, plusieurs observations analogues figurent dans les rapports de la statistique médicale de l'armée; les suivantes ont été reproduites par Kelsch (2):

« En octobre 1882, une épidémie grave éclata aux deux forts de Vincennes, huit jours après l'arrivée des réservistes, qui présentèrent une immunité à peu près complète ; elle fut brusquement arrêtée par l'évacuation du casernement.

« En 1887, la garnison de Compiègne fut fortement atteinte.

(1) Homolle, art. FIÈVRE TYPHOÏDE du *Dict. de méd. et de chir. pratiques*, t. XXXVI, p. 476.

(2) Kelsch, *la Fièvre typhoïde dans les milieux militaires*, p. 660.

La plupart des cas survinrent dans le 5e Dragons, où l'épidémie éclata le 5 novembre, au milieu d'un état sanitaire parfait ; elle fut rapportée à l'encombrement produit par l'arrivée des recrues et l'appel des territoriaux. Elle s'éteignit à la fin du mois, peu après le départ de ces derniers. Pendant ce temps, le 54e de ligne, qui occupait la même caserne et buvait la même eau que le 5e Dragons, mais qui était beaucoup plus spacieusement logé que ce dernier, n'eut que deux malades. »

Il résulte des recherches, faites par Dauvé (1), en 1886, dans le VIe corps d'armée, que si les vieilles casernes ont été relativement moins éprouvées par la fièvre typhoïde que les casernes neuves, cela tient à ce que la population est habituellement plus nombreuse dans ces dernières.

Mais l'encombrement a perdu beaucoup de son importance au point de vue de l'étiologie morbide, grâce aux mesures actuellement prises pour éviter ses dangers dans les chambrées et pour procurer aux hommes un espace suffisant et un air pur. Aussi nous ne voyons guère cette influence signalée que cinq fois dans les nombreux rapports d'épidémies typhoïdes, qui figurent dans les statistiques médicales de l'armée, correspondant à la période 1883-89.

§ 4. *Surmenage.* — Les médecins de notre armée ont fréquemment mis en cause les fatigues, les exercices, les manœuvres, les marches forcées, pour expliquer le développement de la fièvre typhoïde parmi les soldats. Le surmenage a été invoqué notamment, en 1875, par Bedoin, pour le 8e régiment de Chasseurs à Béziers ; par Renard, pour le 54e de ligne à Compiègne ; en 1876-77, par Robert et Bouchard, pour le 69e de ligne à Nancy.

Les intéressantes observations, faites pendant quatre années consécutives (de 1883 à 1886) par Lèques (2), sur le 12e bataillon de chasseurs alpins, montrent parfaitement le rôle exercé par la fatigue sur le développement de la fièvre typhoïde parmi ces troupes. On voit nettement dans ce bataillon une augmen-

(1) Dauvé, *Tableaux relatifs à la fièvre typhoïde dans le VIe corps d'armée* (*Arch. de méd. mil.*, 1888, p. 1).

(2) Lèques, *Note sur l'hygiène des bataillons alpins* (*Arch. de méd. mil.*, 1888, t. II, p. 373).

tation des cas de cette maladie survenir pendant les années successives, à mesure que la prolongation des exercices entraînait un surcroît de travail.

Dans la dernière épreuve, à laquelle fut soumis le bataillon, en 1886, Lèques a pu même suivre pas à pas les effets manifestes exercés par le surmenage sur la fréquence de la maladie, depuis le mois de juin, pendant lequel se produisirent simplement des embarras gastriques simples et des diarrhées, jusqu'en août, où apparut la fièvre typhoïde, et en septembre, où les cas de cette affection se multiplièrent de plus en plus. Fait important à signaler : aucun des 220 réservistes qui vinrent participer aux manœuvres de division, sans avoir subi de fatigues antérieures, ne fut atteint par la maladie.

D. — Étude clinique

I. **Description sommaire de la maladie.** — Comme toutes les maladies infectieuses, la fièvre typhoïde peut se présenter sous les formes les plus diverses, depuis l'*embarras gastrique fébrile*, qui en constitue la forme *fruste* et la plus légère, jusqu'à la forme *ataxo-adynamique* grave et quelquefois mortelle.

Voici les principaux caractères qu'offre la maladie de moyenne intensité :

La période d'*invasion*, généralement longue et mal déterminée, est caractérisée par du malaise, de la courbature, de la céphalalgie, des bourdonnements d'oreille, de l'insomnie, des altérations des voies digestives (inappétence, diarrhée) ; en même temps survient un état fébrile continu avec température variant entre 39° le matin et 40° le soir, augmentant régulièrement pendant une semaine, et atteignant son maximun au bout de six ou huit jours.

Pendant le premier septénaire, les malades éprouvent de la céphalalgie, de la faiblesse, de la prostration, de l'abattement, de la stupeur, avec inappétence, soif vive, langue blanche au milieu et rouge sur les bords, selles fréquentes, colorées en jaune clair, fétides, ballonnement du ventre, gargouillement dans la fosse iliaque droite, tuméfaction et endolorissement de la rate; ils offrent quelquefois des signes de catarrhe bronchique; la température n'excède presque jamais 40°, la peau est sèche, brûlante; le pouls rapide, quelquefois lent, presque toujours dicrote.

Au commencement du second septénaire, l'apparition de taches rosées lenticulaires, par poussées successives, à la base de la poitrine et sur le ventre, éclaire singulièrement le diagnostic. Pendant cette période, les symptômes énoncés précédemment persistent et même s'aggravent habituellement; la stupeur et l'adynamie augmentent, la diarrhée continue, les évacuations sont quelquefois involontaires, le délire peut alterner avec l'hébétude et l'excitation avec la somnolence.

Au bout de quinze à vingt jours, quelquefois même plus tard, le malade entre dans une nouvelle période : la température diminue progressivement; survient une défervescence fébrile graduelle, avec amélioration dans l'état général, diminution de la stupeur et de la diarrhée ; alors commence la convalescence, souvent longue et traînante, par suite de l'anémie profonde et de l'amaigrissement notable causés par la maladie.

Un rétablissement à peu près complet n'est guère obtenu qu'au bout de quatre ou cinq semaines, quelquefois même, dans les cas graves et accompagnés de complications, seulement au bout de deux mois.

Tel est, esquissé à grands traits, le tableau de la fièvre typhoïde, quand cette affection suit son cours régulier ; mais on sait combien il arrive fréquemment que la maladie s'écarte de cette évolution, soit qu'elle revête une forme très légère ou abortive, soit qu'elle se complique d'accidents plus ou moins graves, et quelquefois mortels (perforations et hémorrhagies intestinales, complications pulmonaires, hyperthermie, etc.).

II. **Formes de la maladie.** — On distingue habituellement dans la fièvre typhoïde un certain nombre de formes, qui sont les suivantes :

1° *Formes légères.*—Celles-ci sont représentées principalement par l'*embarras gastrique fébrile*. Dans ces cas, la fièvre est modérée, la température s'élève à 39° le soir et offre des variations comprises entre 38° et 39°,5. Le septième ou le huitième jour survient une défervescence brusque de 2° à 3° ; et, à partir de ce moment, le malade entre franchement en convalescence. La durée du traitement à l'hôpital ne dépasse guère dix ou quinze jours. Cette forme a été attribuée par Lubanski (1) au surmenage ; elle est très fréquente dans l'armée, où on la désigne également sous le nom de *courbature fébrile*.

2° *Formes d'apparence légère, mais offrant cependant une certaine gravité (fièvre typhoïde abortive, fièvre continue)*. — La fièvre est généralement peu marquée, et les malades ne se plaignent guère, comme dans les formes légères, que d'un peu de prostration et de céphalalgie. La maladie peut être même complètement apyrétique, comme Vallin (2) en a cité des exemples ; c'est ce qui constitue la *forme ambulatoire*. Dans ce cas, le malade peut être exposé à de grands dangers, car son affection ne l'empêche pas de faire son service, de s'alimenter, de prendre part aux exercices, jusqu'à ce qu'une complication grave et même quelquefois mortelle, comme une perforation intestinale, survienne soudainement. Il ne se passe guère d'année où l'on ne constate quelques décès dans notre armée parmi les hommes en observation à la chambre ou à l'infirmerie et chez lesquels l'autopsie ne révèle l'existence d'une fièvre typhoïde latente ; voilà pourquoi les médecins des régiments, principalement en temps d'épidémie typhoïde, doivent porter leur attention sur tous les hommes qui accusent quelque malaise pouvant être rattaché au début insidieux d'une dothiénentérie.

3° *Formes moyennes*. — La température offre les variations suivantes : Au moment de l'entrée du malade à l'hôpital, elle oscille entre 38° le matin et 39° le soir, et cela pendant environ une semaine ; pendant le second septénaire, la température varie entre 39°,5 et 40°, puis, pendant le troisième septnaire, entre 38° et 39° ; enfin, elle éprouve généralement une décroissance en terrasse, et le thermomètre ne marque plus que 37°, vers le vingtième ou le vingt-huitième jour de la maladie.

(1) Lubanski, *De la courbature fébrile dans l'armée* (*Arch. de méd. milit*, 1883, t. II, p. 416).

(2) Vallin, *De la forme ambulatoire ou apyrétique de la fièvre typhoïde* (*Arch. gén. de médecine*, 1893, t. XXII, p. 513).

La moyenne du séjour des malades à l'hôpital est de trente à trente-cinq jours. Leur sortie est parfois retardée par des complications.

C'est cette forme que nous avons décrite spécialement au commencement de cette étude clinique.

4° *Formes graves.* — Chez certains malades, la fièvre typhoïde se manifeste grave d'emblée ; on constate alors les symptômes suivants : température très élevée (au-dessus de 40°), troubles marqués du système nerveux (adynamie, délire, perte de connaissance, insomnie) et du système digestif (langue sèche et cornée, déglutition difficile, ballonnement du ventre).

Chez d'autres malades, cette gravité ne survient qu'à partir du second septénaire ; voilà pourquoi on peut croire pendant les premiers jours avoir affaire à une forme moyenne.

La persistance de la fièvre entre 39° et 40°, l'absence de défervescence vers la fin du deuxième septénaire, l'apparition de l'adynamie et même parfois du délire aggravent singulièrement le pronostic. Dans ces formes graves, la fièvre persiste pendant au moins quatre semaines, pendant lesquelles l'affection peut suivre régulièrement son cours ; et, quand il ne survient pas de complications, le malade entre franchement, vers le trentième jour, en convalescence. La durée du séjour à l'hôpital est comprise entre six semaines et deux mois.

5° *Formes très graves et pouvant entraîner la mort.* — Ces formes sont caractérisées par les symptômes suivants : Dès leur entrée à l'hôpital, les malades sont dans un état désespéré ; ils présentent un ensemble de symptômes très graves : hyperthermie, adynamie profonde ou délire bruyant, pouls dicrote. Malgré tout ce que l'on peut faire pour enrayer la maladie, elle suit son cours ; la fièvre persiste entre 39° et 40°, avec le cortège des symptômes énumérés plus haut, auxquels s'ajoutent souvent des complications thoraciques. On porte un pronostic très fâcheux, et cependant le malade absorbe les aliments liquides et les boissons qu'on lui donne ; souvent même, vers la fin du troisième septénaire, on constate une amélioration légère et progressive ; la prostration diminue graduellement, les fonctions intellectuelles s'éveillent, la langue se dépouille sur ses bords de l'enduit noirâtre et fuligineux qui la recouvrait ; l'appétit revient, le malade demande à manger et supporte facilement le régime léger et reconstituant qui lui est prescrit. Après quatre semaines et même plus de traitement, il entre en convalescence ; celle-ci est toujours longue, lors même qu'elle n'est pas entravée par des complications, car le malade est anémié, affaibli et amaigri. La durée du séjour à l'hôpital se prolonge jusqu'à deux et même trois mois ; malheureusement, il arrive souvent que des complications graves surviennent et emportent le malade dans le cours de son affection.

D'autres fois, la mort survient subitement et sans avoir été précédée de symptômes alarmants ni d'accidents graves pouvant faire présager une issue fatale. Aucune affection n'est plus insidieuse et trompeuse que la fièvre typhoïde ; aucune ne ménage plus de déceptions et de surprises. Voilà pourquoi la prudence exige que le pronostic soit toujours très réservé.

III. **Complications.** — Les complications les plus fréquentes sont les suivantes, que nous étudierons successivement :

a) Hémorrhagies intestinales ;
b) Perforations intestinales ;
c) Accidents nerveux et hyperthermie ;
d) Lésions pulmonaires.

a) Hémorrhagies intestinales. — J'ai observé assez rarement cette complication dans nos hôpitaux militaires (environ une fois sur 100 typhoïdiques), résultat qui concorde avec les faits recueillis dans la population civile par Griesinger, Murchison, Liebermester. Elle survient généralement pendant le deuxième ou le troisième septénaire.

J'ai toujours vu les hémorrhagies intestinales s'accompagner d'un abaissement de la température fébrile, qui atteint 2° et même 3°. Elles ne sont pas toujours mortelles ; sur 30 observations qui me sont personnelles, il y en a eu seulement 8 dans lesquelles les malades succombèrent ; dans ces cas, les hémorrhagies ont été très abondantes et sont survenues à une époque assez avancée de la maladie. La mort a presque toujours eu lieu par syncope, rarement par adynamie.

b) *Perforations intestinales.* — Ces complications sont plus fréquentes et beaucoup plus graves que les précédentes, puisqu'elles sont presque toujours mortelles. Elles figurent, dans les statistiques des autopsies de typhoïdiques, pratiquées sous mes yeux, dans la proportion de 1 pour 10. Je les ai observées principalement en Algérie, le plus souvent à partir de la troisième semaine de la maladie, quelquefois beaucoup plus tard. Elles emportent le malade immédiatement, ou bien quelques jours après l'explosion de la péritonite consécutive. Elle peuvent même se produire chez les malades atteints de fièvre typhoïde à forme légère.

c) *Accidents nerveux; hyperthermie.*—Les troubles du système nerveux ont une modalité et une intensité très variables ; ils paraissent presque toujours en corrélation avec l'hyperthermie, c'est-à-dire avec la persistance de la fièvre et le maintien de la température à un degré élevé (vers 40°). Parmi ces troubles, les plus fréquents sont représentés par la stupeur, l'hébétude, la somnolence, la prostration, l'inertie du système musculaire et des appareils de la vie organique, la semi-paralysie des sphincters, les évacuations alvines involontaires ; il faut y comprendre également le délire, bien qu'il soit moins commun, mais qui est d'un pronostic encore plus fâcheux.

Généralement ce délire est calme, tranquille, et n'est reconnu souvent que si l'on a soin de tirer le malade de son engourdissement, en lui adressant quelques questions auxquelles il répond difficilement, mais suffisamment pour montrer qu'il ne jouit point de la plénitude de ses facultés intellectuelles. Plus rarement, le délire est actif et s'accompagne d'hallucinations et d'illusions qui poussent le malade à quitter le lit où il était soigné, à s'échapper de la salle, à sauter par la fenêtre et à fuir l'hôpital; il est surprenant de voir la force et l'énergie qu'il peut manifester, dans ces cas, alors qu'avant la crise il apparaissait faible et abattu ; voilà pourquoi une surveillance continue est nécessaire.

Ces cas de fièvre typhoïde, accompagnés de délire à forme active, se sont présentés maintes fois à notre observation, mais principalement en Algérie, pendant l'expédition de Tunisie. Nous avons observé notamment pendant l'été de 1881, à l'hôpital de Souk-Arras, un grand nombre de typhoïdiques atteints de symptômes d'excitation très violents, et simulant à s'y méprendre de véritables accès de delirium tremens. Nous insisterons plus loin sur ces faits intéressants, à propos des modifications qu'imprime la chaleur à l'expression clinique de la fièvre typhoïde.

Chez certains malades, le délire ne survient que tardivement et pendant la convalescence.

Nous mentionnerons simplement le *délire d'inanition*, décrit par Trousseau et par Briquet en 1866, et qui peut être facilement évité en prescrivant aux malades, en temps opportun, une alimentation tonique et reconstituante.

Il est un autre délire, que j'ai observé quelquefois, qui ne dépend nullement du défaut d'alimentation, tout en survenant également pendant la convalescence, et qui se traduit généralement par de la monomanie ambitieuse. Pendant l'épidémie typhoïde qui sévit, en 1890, sur le 8e régiment de Cuirassiers, au quartier de la Part-Dieu, à Lyon, j'en ai eu deux exemples dans mon service de l'hôpital de Villemanzy. Après avoir présenté une fièvre typhoïde à forme grave, mais sans aucune complication du côté du système nerveux, les malades furent atteints subitement de délire des grandeurs ; l'un, qui était infirmier, se figurait être capitaine de gendarmerie ; l'autre, qui était cavalier au 5e Cuirassiers, prétendait qu'il était sous-officier rengagé. Ce délire partiel persista pendant quelques semaines et disparut brusquement, comme il était venu.

d) Lésions pulmonaires. — Ces complications sont très fréquentes parmi les soldats ; elles constituent, comme nous allons le voir, dans certaines épidémies, une des principales causes de la mortalité ; elles surviennent aussi bien dans les épidémies estivales que dans les épidémies hivernales ; comme nous le montrerons plus loin, elles ne sont pas rares en Algérie et en Tunisie, où elles s'observent même pendant la période des chaleurs. Elles constituent souvent un sérieux obstacle à l'évolution régulière de la maladie, entravant la guérison, retardant et prolongeant la convalescence, et déterminant même une issue fatale, qui survient subitement par syncope ou graduellement par asphyxie. Ces complications thoraciques paraissent donc indépendantes des influences atmosphériques et saisonnières et se rattachent plus étroitement aux influences infectieuses.

IV. **Mort subite.** — Il n'est pas rare de voir survenir la mort subite parmi les malades atteints de fièvre typhoïde. Ce genre de mort, signalé dans cette affection par Wunderlich et Griesinger en Allemagne, par Graves en Angleterre, et par Andral, Chomel, Dieulafoy, Hayem et Huchard en France, a été observé et étudié par plusieurs de nos confrères de l'armée, principalement par A. Laveran (1), Bussard (2), Libermann (3), Burlureaux et Chouet (4); nous en avons eu, pour notre part, un certain nombre d'exemples sous les yeux, pendant le cours de notre carrière militaire, et en avons publié plusieurs observations, recueillies pendant notre séjour, en 1880, à l'hôpital de Versailles (5).

La mort subite peut se produire dans toutes les formes de la fièvre typhoïde, aussi bien dans les formes légères (A. Laveran) que dans les formes d'intensité moyenne. Elle peut survenir également à toutes les périodes de la maladie, sans avoir été précédée d'aucun signe précurseur, sans qu'on ait constaté chez le malade la moindre altération des battements et des bruits du cœur; elle a lieu généralement à la suite d'un effort ou d'un déplacement, alors que le malade est mis sur son séant, pour prendre de la tisane ou pour satisfaire à un besoin, ou bien quand on le transporte d'un lit sur un autre. Tout à coup, il présente une pâleur extrême, avec quelques mouvements convulsifs limités à la face, et pousse un cri qui rappelle celui que l'on entend au début d'une attaque d'épilepsie; il est frappé comme par un coup de foudre, il s'affaisse et meurt.

En 1877, sur 228 décès typhoïdes, relevés dans l'armée, Libermann a compté 12 morts subites.

Sur 22 décès par fièvre typhoïde, survenus en 1879 dans mon

(1) A. Laveran, *loc. cit.*

(2) Bussard, *De la Mort subite dans la fièvre typhoïde* (*Recueil de mémoires de méd. milit.*, 1876, t. XXXII, p. 428).

(3) Libermann, *Gazette des hôpitaux*, 1877.

(4) Burlureaux et Chouet, *Gazette hebdomadaire*, 1879, p. 329.

(5) A. Marvaud, *De la Mort subite et par syncope dans la fièvre typhoïde avec complications thoraciques* (*Archives générales de médecine*, 1880).

service de l'hôpital du Dey, à Alger, il y en a eu 4 qui eurent lieu inopinément.

On sait que de nombreuses explications ont été données par les auteurs, pour rendre compte de la soudaineté de la mort chez les typhoïdiques. D'après Dieulafoy, cette mort devrait être attribuée à une action réflexe qui, ayant pour point de départ l'intestin malade, produirait sur les noyaux du pneumo-gastrique une véritable action sidérante ; de leur côté, Laveran et Bussard considèrent l'anémie subite, intéressant le bulbe, qui se produit quelquefois chez les typhoïdiques, comme ayant le principal rôle dans ces morts inopinées. D'autres observateurs, comme Hayem et Kiener, rapportent celles-ci aux altérations éprouvées par le cœur (myocardites). Enfin j'ai publié un certain nombre d'observations dans lesquelles j'ai cherché à expliquer cette terminaison subite et fatale par la formation, pendant la vie, de caillots sanguins dans le cœur et succédant presque toujours à des complications pulmonaires précoces et très accusées.

V. **Modifications éprouvées par l'expression clinique de la fièvre typhoïde, en Algérie et en Tunisie. Les fièvres typho-malariennes.** — Nous avons insisté (voy. pp. 142 et suiv.) sur la fréquence et la gravité qu'offre dans notre armée la fièvre typhoïde en Algérie et en Tunisie.

On peut attribuer en partie ce résultat aux mauvaises conditions hygiéniques de quelques-unes des localités de notre colonie. Mais les deux grandes influences climatiques, la *chaleur excessive* et le *paludisme*, qui, comme on sait, dominent la pathogénie des pays chauds, exercent également une action évidente sur l'évolution clinique et sur l'expression symptomatique de la dothiénentérie au Nord du continent africain.

1° D'une façon générale, la *chaleur climatique* accélère la marche de cette maladie. Il n'est pas rare de voir la mort survenir chez les typhoïdiques en Algérie et en Tunisie pendant le premier septénaire, et s'accompagner même, au bout de quelques jours, d'ulcérations des plaques de Peyer, remarquables par leur profondeur et leur étendue. Nos observations personnelles confirment pleinement les faits recueillis et publiés à ce sujet par L. Colin (1) en Algérie, par Czernicki (2), Poncet et Torthe (3) et par Blanc (4) en Tunisie.

Il est très probable que c'est également à la chaleur du climat qu'il faut attribuer certaines modifications symptomatiques qu'offre la dothiénentérie dans notre colonie africaine; parmi ces modifications, nous citerons la rareté des taches rosées lenticulaires (Laveran, L. Colin, Marvaud), l'intensité des manifestations pyrétiques et de l'hyperthermie, la prédominance des phénomènes nerveux, la tendance de la fièvre à revêtir la forme ataxique (Arnould et Kelsch) (5), la fréquence du délire de persécution avec propension à l'évasion et au suicide (Czernicki, Blanc, Marvaud), la diminution des symptômes gastro-intestinaux, de la diarrhée, du gargouillement iléo-cœcal et du météorisme abdominal, la fréquence et la gravité des complications pulmonaires, qui ont été observées surtout pendant l'expédition de Tunisie (6), et qui surviennent communément, pendant la saison estivo-automnale, dans les différentes garnisons de l'Algérie.

Nous signalerons enfin la fréquence des sueurs profuses, la tendance aux sudaminas et même aux furoncles et aux abcès.

Il est un fait bien connu des médecins militaires qui ont observé la fièvre typhoïde en Algérie, c'est l'aggravation qui se manifeste dans l'état des malades et l'exagération des symptômes morbides, qui survient sous l'influence de l'action brusque et intense d'une température élevée. Quand souffle le siroco, on constate l'apparition fréquente, chez les typhoïdiques, d'accidents cérébro-spinaux, aboutissant quelquefois à des décès foudroyants, et qui, dans certains cas, ont été mis à tort sur le compte de l'insolation, alors que, comme l'a parfaitement établi Toussaint (7),

(1) L. Colin, *Traité des Maladies épidémiques*, p. 809.

(2) Czernicki, *loc. cit.*

(3) Voy. Siredey, *Rapport général sur les épidémies de 1884* (*Bulletin de l'Académie de médecine*, p. 76).

(4) Blanc, *Recherches sur la fièvre typhoïde et sur les modifications que lui imprime la chaleur* (*Archives de médecine militaire*, 1887, t. XVI, p. 25).

(5) Voy. *Recherches sur la fièvre typhoïde en Algérie* (*Recueil de mémoires de médecine milit.*, 3e série, t. XX, p. 25).

(6) Voy. Galliot, Thèse de Paris, 1882.

(7) Toussaint, *Réflexions cliniques sur la fièvre typhoïde à forme rénale et sur la mort subite par urémie convulsive* (*Arch. de méd. milit.*, 1885, t. VI, p. 246).

la mort peut être rattachée souvent à une urémie convulsive, consécutive à une néphrite aiguë.

Différentes explications ont été données par les médecins de l'armée et de la marine, pour expliquer cette influence bien marquée qu'offre la chaleur sur la fièvre typhoïde dans les pays prétropicaux et tropicaux.

Les uns, comme Arnould et Kelsch (1), admettent que celle-ci agit de deux façons : d'une part, en augmentant l'activité de l'agent typhoïdique; d'une autre part, en rendant l'économie plus apte à l'absorption et à la diffusion de cet agent. Cette interprétation serait en partie confirmée par les recherches de Davaine et de Pasteur, qui, comme on sait, ont démontré les effets qu'exerce la chaleur sur l'activité des micro-organismes pathogènes.

Les autres, comme L. Colin (2), considèrent la chaleur comme favorisant la pullulation des fermentations putrides des miasmes telluriques et peut-être les oscillations thermiques du nyctémère, causes de refroidissements.

Enfin quelques-uns, — et nous sommes du nombre, — attribuent à l'excès de chaleur une influence pathologique qui se révèle chez l'homme sain, et par conséquent à un plus haut degré chez le typhoïdique, par une dépression considérable des fonctions nerveuses, par une adynamie profonde et qui peut même donner lieu, comme l'admettent Sorel (3) et Moursou (4), à de véritables accidents tout à fait comparables et même semblables à l'insolation.

2° Indépendamment de la chaleur atmosphérique, il existe dans les pays chauds, particulièrement en Algérie et en Tunisie, une seconde influence qui tend à modifier l'allure symptomatique et clinique de la fièvre typhoïde ; nous voulons parler du *paludisme*.

On observe fréquemment la coexistence des fièvres palustres et typhoïdes dans certaines localités de notre colonie africaine, où les deux affections sont surtout prédominantes pendant la

(1) *Loc. cit.*, p. 22.
(2) L. Colin, *Traité des maladies épidémiques*, p. 614.
(3) Sorel, *Revue mensuelle de médecine*, 1880.
(4) Moursou, *De la Fièvre typhoïde dans la marine et dans les pays chauds*, Paris, 1886.

saison estivo-automnale. C'est même sur ce fait d'observation, bien connu des médecins de l'armée et de la marine, que les auteurs se sont appuyés pour considérer les deux éléments palustre et typhoïde comme pouvant s'associer chez le même malade et se combiner de façon à donner lieu à des formes hybrides appelées : *Typho-malariennes* (Woodward), *typho-paludéennes* (Macléan), *typho-palustres* (L. Colin), *typho-malariales* (Kelsch et Kiener).

S'il est vrai, comme l'admet L. Colin (1), et comme je l'ai constaté pendant mon séjour en Algérie, que la fièvre typhoïde atteigne rarement les malades en proie à la cachexie palustre, probablement à cause de l'anémie et de la débilité qui constitueraient des conditions défavorables à son explosion, il peut arriver, cependant, que cette maladie frappe des individus atteints de paludisme chronique. Kelsch et Kiener (2) en citent quelques exemples. Moi-même, j'ai eu à traiter pour fièvre typhoïde, pendant mon séjour (1874-82) en Algérie, un certain nombre de jeunes gens appartenant au contingent algérien, provenant de localités exposées au paludisme et présentant avant leur incorporation des signes plus ou moins accusés de cachexie palustre.

L'agent tyhoïdique et l'agent paludéen peuvent même intervenir concurremment sur le même individu et donner lieu à un ensemble de symptômes parmi lesquels il est souvent bien difficile, comme l'ont noté Kelsch et Kiener (3), de déterminer ceux qui dépendent de l'une ou de l'autre de ces deux influences morbides. C'est à ces cas seulement que nous croyons devoir réserver la dénomination de fièvres *typho-mâlariennes*.

On observe ces fièvres dans toutes les régions de l'Algérie exposées à la malaria et dans lesquelles se fait également sentir l'influence de la fièvre typhoïde. Pendant mon séjour à l'hôpital du Dey (1878-1880), j'ai eu l'occasion d'en observer un grand nombre qui provenaient du camp d'Hussein-Dey, situé dans les environs d'Alger.

(1) L. Colin, *Traité des maladies épidémiques*, p. 764.
(2) Kelsch et Kiener, *Traité des maladies des pays chauds*, 1889, p. 341.
(3) Kelsch et Kiener, *loc. cit.*, p. 343.

Hussein-Dey était, à cette époque, une localité peu salubre, car elle offrait certaines conditions favorables à l'explosion des fièvres telluriques et du typhisme ; d'abord, elle était très exposée à la malaria, par suite de son sol riche en substances végétales ; ensuite, elle était traversée par un ruisseau à ciel ouvert, qui descendait des collines environnantes et dans lequel s'écoulaient à la mer les détritus et les déjections animales, provenant des nombreuses habitations construites le long de son parcours.

Les fièvres typho-malariennes se développent donc dans les foyers d'endémicité communs à l'infection malarienne et à l'infection typhique (voisinage des grandes villes, quartiers neufs, camps temporaires ou permanents).

Elles déterminent dans l'organisme des altérations et des lésions, qui sont celles de la dothiénentérie (inflammation et ulcération des plaques de Peyer, infiltration des ganglions mésentériques) et du paludisme (hypertrophie du foie et de la rate, mélanémie). Enfin, elles présentent quelques symptômes spéciaux qui permettent de les distinguer de la fièvre typhoïde.

On connaît les laborieuses tentatives faites par F. Jacquot (1) pour distinguer de la véritable fièvre typhoïde la fièvre complexe, formée par les deux éléments dothiénentérique et palustre.

Voici les principaux signes par lesquels cet auteur a cherché à caractériser la seconde de ces fièvres :

Apparition de la maladie dans une contrée palustre, à l'époque où il y a à la fois des fièvres typhoïdes et des fièvres de malaria ;

Allure spéciale de l'évolution fébrile ; quelquefois accès complets et à trois stades, comme dans les fièvres intermittentes ; accidents subits et variés sur un fond permanent, quelquefois double exacerbation nyctémérale, l'une vespérale appartenant à la dothiénenétrie, et l'autre matinale, souvent précédée de frissons et suivie de transpiration ;

Disparition de certains symptômes et persistance de certains autres. Constipation plutôt que diarrhée ; efficacité du sulfate de quinine, qui élimine l'élément palustre et abat les accès, mais qui

(1) F. Jacquot, *Rec. de mém. de méd. milit.*, 1854.

demeure impuissant en face de l'élément dothiénentérique, qui poursuit son cours; cachexie palustre pouvant succéder dans certains cas à la maladie.

Nos confrères de l'armée, qui, après F. Jacquot, ont traité ce sujet, se sont appuyés sur les mêmes considérations pour distinguer la fièvre typho-malarienne de la fièvre typhoïde ordinaire (1).

Voici les symptômes qu'ont présentés la plupart des malades considérés par moi comme atteints de fièvre typho-malarienne :

Les prodromes sont les mêmes que ceux de la fièvre typhoïde : céphalalgie, prostration des forces, inappétence et même épistaxis ; seulement, ils durent moins longtemps que dans cette dernière affection. Comme les malades n'entraient guère dans mon service qu'au bout de quelques jours, je n'ai pu contrôler ce fait, constaté par Torres Homen (2) et considéré par cet auteur comme éclairant singulièrement le diagnostic différentiel de la fièvre typho-malarienne et de la dothiénentérie, à savoir que, dès les premières vingt-quatre heures d'invasion de la typhoïde palustre, la chaleur fébrile s'élèverait à 39°,5 et même à 40°, alors que, suivant Wunderlich, la température axillaire n'atteindrait jamais, le premier jour de la fièvre typhoïde, un chiffre aussi élevé. Cependant, d'après les renseignements qui m'ont été fournis bien des fois par les malades eux-mêmes, j'ai noté habituellement l'apparition d'un violent frisson initial, avec production d'un accès fébrile complet (chaleur et sueur).

Au moment de l'entrée à l'hôpital (du deuxième au sixième jour de leur affection :

Physionomie semblable à celle des individus atteints de fièvre typhoïde, stupeur, abattement, langue saburrale et couverte, au centre, d'un enduit blanchâtre, ou bien sèche et rouge à la pointe et sur les bords, anorexie, constipation, rarement diarrhée; météorisme abdominal, gargouillement dans la fosse iliaque droite ; quelquefois, endolorissement de l'hypocondre droit,

(1) Voy. Arnould, *De l'Élément climatique dans les fièvres de malaria* (*Arch. gén. de médecine*) ; — Gaucel, *Étude sur la fièvre typho-palustre* (*Arch. de méd. mil.*, 1892, t. XX, p. 282).

(2) Torres Homen, *Estudo clinico sobre as febres da Rio de Janeiro*, 1876 (analysé dans *Arch. de méd. navale*, 1879, t. XXII, p. 50).

accompagné, dans certains cas, d'hypertrophie du foie et de la rate.

En présence de cette analogie de symptômes avec ceux de la fièvre typhoïde, on comprend combien il est utile, pour le médecin appelé à formuler le diagnostic de fièvre typho-malarienne, de tenir compte des conditions spéciales que présente la localité où il recueille ses observations, en même temps que des renseignements fournis par les malades, relativement à leur exposition antérieure aux atteintes de la malaria.

Nous croyons devoir également appeler l'attention du lecteur sur l'importance que peut avoir, au point de vue du diagnostic des fièvres typho-malariennes, l'étude de la courbe thermique. Antérieurement à nos observations, quelques auteurs avaient signalé l'apparition d'accès quotidiens, très distincts au début et à la fin de ces fièvres, et avaient appelé l'attention sur les fréquentes oscillations qui surviennent généralement dans le tracé thermique (Molard, Cocud). Mais nous pensons qu'on aurait tort d'attribuer à ces derniers caractères une valeur diagnostique et une importance clinique trop grandes; car on observe également ces oscillations dans les fièvres typhoïdes, complètement indépendantes de la malaria, sous l'influence de certaines complications, dont la plus fréquente est représentée par l'engouement pulmonaire.

Il y a pourtant un moyen, grâce auquel on peut soupçonner la complexité de l'étiologie morbide et l'association de l'élément malarien à l'élément typhoïdique : c'est de multiplier sur les malades les mensurations thermométriques, dans le cours de la journée, de façon à enregistrer les fluctuations que la chaleur animale peut offrir pendant chaque période nyctémérale.

On peut ainsi déceler la production de véritables accès fébriles, intermittents et complets, signes révélateurs de l'élément malarien, et qui, sans le secours du thermomètre, resteraient le plus souvent inaperçus du malade et du médecin. En effet, ces accès fébriles, qui surviennent à différentes heures de la journée, mais principalement pendant la seconde partie de la nuit et dans la matinée, ne se traduisent guère que par un léger frissonnement et par de la transpiration, dont se plaignent rarement les malades, plongés dans l'abattement et dans la stupeur. L'examen de la courbe thermométrique relevée toutes les deux heures suffit habituellement pour faire découvrir, en dehors de l'exacerbation vespérale, liée à l'évolution typhoïde, une exacerbation matinale, correspondant à un accès intermittent et périodique, ainsi qu'on peut le voir dans le tracé suivant, obtenu dans notre service de l'hôpital du Dey, en 1879, à l'aide de mensurations thermométriques répétées, toutes les deux heures, pendant un nyctémère, sur un malade qui offrait les symptômes de la fièvre typho-malarienne :

TRACÉ X.

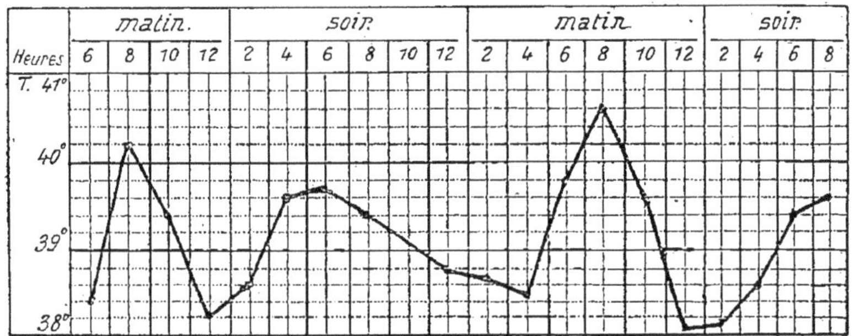

Indépendamment des deux caractères tirés, le premier des commémoratifs (exposition à la malaria) et le second de l'étude de l'évolution thermique, il faut, bien entendu, tenir compte également de l'influence produite par la médication spécifique et de l'efficacité du sulfate de quinine sur les accès qui surviennent une fois que l'évolution de la dothiénentérie est arrivée à sa période de décroissance et de déclin.

Les observations de quelques-uns de nos confrères de l'armée et celles qui me sont personnelles démontrent que la fièvre typho-malarienne, tout en étant infiniment plus rare en France qu'en Algérie, peut cependant être constatée dans certaines garnisons de l'intérieur. Parmi ces épidémies typhoïdes, qui, comme nous l'avons vu, sévissent quelquefois dans les casernes nouvellement construites en dehors de l'enceinte de certaines villes et sur des terrains riches en substances organiques, et qu'on rapporte aux émanations telluriques, occasionnées par le remuement du sol et par les travaux de terrassement nécessités par les fondations des nouveaux bâtiments, il en est assurément un certain nombre dans lesquelles se manifeste, au point de vue étiologique et symptomatique, l'association des deux éléments morbides, typhique et malarien.

Dans l'étude très intéressante publiée récemment par Gancel (1) sur la fièvre typho-palustre observée par lui, en 1890, dans la garnison de Gabès, en Tunisie, cet auteur a formulé les conclusions suivantes, que nous acceptons volontiers :

1° Le paludisme peut s'associer à la fièvre typhoïde; dans certains cas, il précède la dothiénentérie ; dans d'autres, il apparaît simultanément ou se révèle dans le cours de la maladie ; d'autres fois, enfin, il ne se déclare que pendant la période de convalescence.

2° De cette association morbide résulte une maladie spéciale, *proportionnée*, ayant des caractères cliniques et thermiques variables suivant la *proportion* dans laquelle interviennent les deux facteurs pathogéniques.

3° En l'absence d'accès francs ou pernicieux, l'influence du paludisme se révèle par l'altération du type thermique de la fièvre typhoïde et explique les formes hybrides atypiques de cette affection.

4° La nature mixte de la fièvre typho-palustre est prouvée par la clinique et l'anatomie pathologique.

VI. — **Diagnostic.** — Le diagnostic de la fièvre typhoïde offre quelquefois certaines difficultés. Dans les formes légères de la maladie, on comprend qu'il ne puisse pas être établi rigoureusement, car l'interprétation des relations qui existent entre l'embarras gastrique fébrile et la dothiénentérie est une affaire d'opinion. Dans les formes moyennes et graves, ce diagnostic dépend de la constatation d'un ensemble de signes, dont les plus constants et les plus importants sont représentés par les suivants : début lent, invasion graduelle, température oscillant entre 39° le matin et 40° le soir, pouls dicrote, météorisme abdominal et tension uniforme du ventre, état typhoïde; après le premier septénaire, taches rosées lenticulaires, localisées de préférence sur la par-

(1) Gancel, *loc. cit.*, p. 539.

tie antérieure du corps et à la base de la poitrine; enfin tuméfaction de la rate.

On peut confondre la fièvre typhoïde avec l'*angine aiguë*, la *tuberculose aiguë* et la *grippe*.

On sait combien l'angine s'observe communément dans l'armée sous forme d'amygdalite ou d'angine pultacée; or cette affection s'accompagne de symptômes généraux (état fébrile, inappétence, céphalée, insomnie, délire), qui, dans certains cas, peuvent faire soupçonner le début d'une dothiénentérie. Il nous est arrivé bien souvent de voir entrer dans nos salles des malades, avec le diagnostic de *fièvre continue* et même de *fièvre typhoïde*, porté par le médecin du corps, et pour lesquels le simple examen de la gorge suffisait pour nous mettre sur la voie du diagnostic.

Il est facile, croyons-nous, de distinguer l'angine aiguë de la dothiénentérie, en tenant compte des caractères différentiels suivants : alors que le début est lent pour la fièvre typhoïde et précédé de prodromes qui se prolongent quelquefois pendant plusieurs jours, les symptômes de l'angine éclatent subitement; tandis que dans la première de ces maladies la température s'élève progressivement et lentement et n'atteint jamais, dès les premiers jours, un degré élevé, dans l'angine aiguë survient brusquement une élévation rapide du thermomètre à 40° et même 41°, avec apparition soudaine de phénomènes fébriles qui s'annoncent parfois comme graves.

En l'absence d'épidémie typhoïde, l'examen de l'arrière-gorge, qui révèle une inflammation tonsillaire ou pharyngienne, permet d'établir le diagnostic. L'hésitation serait encore moins permise au bout de quelques jours, alors que les symptômes caractéristiques de la dothiénentérie (évolution du tracé thermique, ballonnement du ventre, taches rosées, diarrhée), et qui n'existent pas dans l'angine aigüe, permettent de distinguer facilement la première maladie.

Le diagnostic différentiel de la diothiénentérie et de la tuberculose aiguë est plus difficile, surtout quand, ainsi qu'on l'observe dans l'armée et principalement chez les jeunes soldats, la tuberculose miliaire aiguë généralisée revêt la forme typhoïde.

Les caractères distinctifs de cette dernière affection, invoqués par les auteurs pour la différencier de la dothiénentérie (régularité moins absolue dans le mouvement fébrile, absence de taches rosées, de tuméfaction splénique, de dicrotisme du pouls, de gargouillement iliaque, etc.), peuvent, dans certains cas, faire défaut ; alors le diagnostic ne peut quelquefois être établi rigoureusement que dans les cas mortels et par l'examen des lésions nécroscopiques.

On peut en dire autant des cas de grippe à forme typhoïde, qui, dans certaines épidémies, simulent à s'y méprendre de véritables dothiénentéries : c'est ce qu'avaient constaté Moissenet et Hérard en 1871 ; c'est ce que nous avons observé nous-même (1) dans l'épidémie de grippe qui eut lieu, pendant l'hiver 1891-1892, dans la garnison de Lyon.

VII. — **Traitement.** — Le traitement de la fièvre typhoïde doit être *hygiénique* et *médical*.

Nous attachons la plus grande importance au premier.

Nous réservons aux typhoïdiques les meilleures salles de notre service, c'est-à-dire les plus aérées, les mieux éclairées, les plus vastes et les plus confortables. Chacun a à sa disposition deux lits placés côte à côte ; cette règle est absolue et ne souffre d'exception que lorsque la maladie est légère. Ce moyen offre l'avantage, d'abord, d'éviter l'encombrement et de restreindre les causes d'infection ; ensuite, de faciliter l'emploi des mesures de propreté, qui sont appliquées pendant le cours de l'affection au malade lui-même (lotions antiseptiques) comme à ses effets et à la literie (renouvellement du linge et des draps, lavage du lit et du sommier au moyen d'un liquide désinfectant). Dès que les malades peuvent se lever, ils sont évacués sur une salle spéciale, dite *salle de convalescents*, où ils continuent à recevoir, jusqu'à leur complet rétablissement, les soins nécessaires à leur état.

En présence d'une affection qui détermine un affaiblissement aussi considérable et une dépression nerveuse aussi marquée

(1) Voy. A. Marvaud, *Relation d'une épidémie de grippe dans la garnison de Lyon pendant l'hiver 1891-1892* (*France et Paris médical*, 1893).

que la fièvre typhoïde, et dans laquelle la fièvre persiste pendant une si longue période, en dépit de toutes les médications employées contre elle, il est indispensable de chercher à soutenir les forces du malade, à restreindre son amaigrissement, de façon à ce qu'il puisse, sans éprouver les accidents de l'inanition ou du marasme, subsister jusqu'à sa convalescence.

Quand l'affection n'est pas grave dès le début, les malades supportent parfaitement les aliments liquides et les boissons.

Voilà pourquoi, pendant la période fébrile et quel que soit le degré que marque le thermomètre, chacun de nos malades reçoit du bouillon, du vin, du lait, du café alcoolisé, des vins généreux, etc. De plus, nous prescrivons à discrétion des boissons rafraîchissantes (limonades citrique et tartrique) ou des tisanes toniques (tilleul ou thé alcoolisé), administrées fréquemment et par petites doses.

L'absorption d'une grande quantité de boisson par les typhoïdiques, outre qu'elle calme la soif qui tourmente ces malades et rafraîchit leur bouche et leur gorge, presque toujours sèches, offre cet autre avantage, c'est de faciliter la diurèse et par conséquent l'élimination par les voies urinaires des principes toxiques (leucomaïnes), qui, dans une maladie de nature infectieuse comme la dothiénentérie, se développent dans le sang et tendent à infecter l'organisme. Nous employons en même temps les gargarismes acidulés (jus de citron) ou boriqués, pour nettoyer la bouche des malades, pendant toute la durée de leur affection.

Nous nous sommes toujours bien trouvé des fomentations pratiquées sur l'abdomen, au moyen de compresses trempées dans l'eau froide et changées aussi souvent que possible. Ce moyen suffit fréquemment pour faciliter la contractilité intestinale, pour empêcher la rétention des gaz et des matières fécales dans l'intestin grêle et pour éviter le météorisme abdominal. Les applications sur le ventre d'une gaze recouverte de collodion nous ont paru très efficaces pour diminuer ce météorisme, quand celui-ci était très développé.

Pour combattre l'hyperthermie et en même temps les troubles du système nerveux, si communs et si dangereux dans la dothiénentérie, nous faisons un grand usage des lotions réfrigérantes et sédatives.

Toutes les fois que le thermomètre, placé dans l'aisselle, atteint ou dépasse 39°, des lotions avec un mélange d'eau et de vinaigre phéniqué sont pratiquées trois, quatre, cinq et même six fois par jour, au moyen d'une éponge passée rapidement sur le corps et sur les membres ; elles sont immédiatement suivies de frictions avec un linge sec. Ces lotions se font d'autant plus facilement que chacun de nos malades a deux lits. Elles sont suivies des plus heureux effets ; les malades les supportent parfaitement et les reçoivent même avec plaisir ; elles déterminent chez eux non seulement un soulagement, mais encore un véritable bien-être, car, sous leur influence, ils se sentent débarrassés pendant quelque temps de cette sensation de chaleur brûlante qui les pénètre intérieurement et qui constitue la principale et, pour ainsi dire, la seule souffrance éprouvée par eux.

Ces lotions déterminent un léger abaissement de la température (de 0°,50 à 1°,5) ; elles produisent une véritable sédation du système nerveux, calment l'agitation nocturne et le délire, luttent avantageusement contre l'adynamie ; en même temps, elles activent et facilitent les fonctions cutanées. Elles nous ont rendu de grands services dans les formes très graves de la dothiénentérie, avec sécheresse de la peau, absence de réaction et tendance aux collapsus.

Ce moyen hydrothérapique nous paraît certainement préférable aux bains pour les raisons suivantes : l'administration de bains froids ou de bains tièdes prolongés, telle qu'elle est pratiquée par l'École de Lyon, n'est possible qu'à la condition d'avoir un nombreux personnel d'infirmiers et une grande quantité de baignoires à sa disposition ; c'est une pratique excellente et facile quand on n'a que peu de malades en traitement; mais il n'en est pas de même lorsque, comme cela arrive habituellement en temps d'épidémie dans nos hôpitaux militaires, le service des typhoïdiques comprend jusqu'à 60 malades, et même plus, en cours de traitement.

Le traitement pharmaceutique doit être très simple ; indépendamment des gargarismes détersifs (boriqués, acidulés, jus de citron) et des tisanes rafraîchissantes (limonades citrique et tartrique), auxquels nous avons recours, il nous paraît utile de combattre certains symptômes ou certaines complications par des médicaments appropriés. C'est ainsi que nous employons les laxatifs et les purgatifs contre la constipation ; les astringents, le sous-nitrate de bismuth et les opiacés contre la diarrhée, quand l'un ou l'autre de ces accidents pourrait par sa persistance occasionner quelque danger.

Nous avons recours, pour combattre les complications thoraciques, aux révulsifs (ventouses, teinture d'iode, vésicatoires) et aux expectorants (kermès, baume de tolu, etc.) ; pour modérer certains troubles du système nerveux (agitation, insomnie, délire), au chloral et au bromure de potassium.

Nous avons depuis plusieurs années renoncé à l'emploi du sulfate de quinine dans la fièvre typhoïde ; ce médicament ne nous a jamais donné de résultats satisfaisants et n'offre à nos yeux que des inconvénients. Alors que son action ne se fait sentir que très faiblement sur la fièvre, quelquefois elle se porte très vivement sur le système nerveux, augmente la céphalalgie, la stupeur, l'adynamie, et produit une surdité parfois complète. Elle favorise le collapsus, compromet la guérison et retarde la convalescence.

Nous avons également renoncé à l'administration à l'intérieur des antiseptiques, que nous employons au contraire si largement à l'extérieur, car malheureusement, il faut en convenir, malgré toutes les tentatives, qui ont été faites jusqu'à ce jour pour détruire, au moyen de différentes substances (acide phénique, naphtol, etc.) le microbe typhoïque au sein des humeurs et des tissus vivants, on n'en a pas encore découvert une seule qui agisse d'une façon bien efficace sur l'élément infectieux, pour modérer et arrêter son pouvoir pathogène.

E. — Prophylaxie

La prophylaxie de la fièvre typhoïde dans l'armée comprend l'ensemble des moyens qui sont à notre disposition pour restreindre et même empêcher le développement de cette affection parmi les soldats : c'est ce qui constitue la *prophylaxie générale*. On peut considérer également l'ensemble des mesures auxquelles on peut avoir recours, alors qu'une épidémie est survenue dans une garnison ou dans un corps de troupes, pour empêcher son extension et même obtenir sa disparition : tel est le but de la *prophylaxie spéciale*. A l'exemple d'Arnould (1), nous distinguerons ces deux genres de prophylaxie.

I. — **Prophylaxie générale.** — L'étude des moyens, par lesquels nous pouvons diminuer ou restreindre les atteintes de la fièvre typhoïde parmi les soldats découle naturellement de nos connaissances relatives à l'étiologie de cette redoutable affection. Ces moyens s'appliquent aux individus et aux milieux.

Nous avons insisté précédemment sur les influences individuelles, qui se manifestent si activement parmi les soldats et qui augmentent leur aptitude à contracter la dothiénentérie, et, parmi ces influences, nous avons placé en première ligne : l'âge, la provenance rurale, la non-assuétude aux milieux urbains, les fatigues et le surmenage résultant, dans certains cas, de la profession militaire.

Il est un fait certain, c'est que la période de la vie, qui correspond au service militaire, en France comme dans presque toutes les nations européennes, est éminemment favorable à l'apparition de la maladie parmi les contingents, puisque c'est de 20 à 25 ans que les jeunes gens, dans la population civile, sont surtout exposés à contracter la dothiénentérie. Si les contingents appelés par la conscription pouvaient être formés d'hommes plus âgés, compris entre 30 et 35 ans par exemple, certainement la fièvre typhoïde deviendrait moins commune dans les garnisons.

On obtiendrait également des résultats satisfaisants de la soustraction des soldats aux influences typhoïgènes des grandes villes. Malheureusement les difficultés qu'on éprouverait pour réunir au milieu des campagnes les énormes contingents prévus par les nouvelles lois militaires, et les résultats si peu encou-

(1) Voy. Arnould, art. FIÈVRE TYPHOÏDE du *Dictionnaire encyclopédique des sciences médicales*, t. XVIII, p. 563.

rageants obtenus jadis à la suite du séjour des troupes dans les camps permanents, constituent des obstacles sérieux à l'introduction dans notre armée de pareilles mesures.

Mais il y a d'autres moyens de prévenir la fièvre typhoïde dans les garnisons et dont l'application dans notre armée a été déjà suivie des plus heureux résultats ; ils consistent dans les suivants : préparation des jeunes gens aux fatigues par un entraînement approprié et ayant pour effet de les rendre moins impressionnables aux influences morbides ; sélection plus minutieuse des conscrits par les conseils de revision ; amélioration de l'ordinaire ; introduction dans les corps de troupes d'une alimentation variée ; exécution rigoureuse des prescriptions ayant pour but d'éviter le surmenage dans les exercices militaires.

Il n'y a guère à compter sur l'*accoutumance aux milieux typhoïgènes*, et le but à poursuivre est de supprimer ceux-ci (Arnould). Ici, il y a beaucoup à faire ; puisqu'on est forcé de faire séjourner l'armée dans les grandes villes du territoire national, le seul moyen à employer pour prévenir les épidémies de fièvre typhoïde, qui menacent les garnisons dans la plupart de ces localités, c'est de soustraire les habitants, comme les soldats, aux influences typhoïgènes, auxquelles les uns et les autres sont exposés ; pour cela, il faut supprimer ces influences par les différentes mesures applicables à l'hygiène urbaine : revêtement efficace du sol, enlèvement rapide et complet des détritus et des immondices, drainage par les égouts, suppression des fosses fixes et des puits absorbants, et remplacement de ceux-ci par des tinettes mobiles ou par le système du tout à l'égout, approvisionnement d'eau pure et d'eau de source, etc.

Comme, malheureusement, les localités ne marchent point d'un pas égal dans la voie des améliorations hygiéniques, et que certaines d'entre elles hésitent devant les dépenses qu'entraînerait leur assainissement, il serait bon, comme l'a conseillé L. Colin (1), de n'accorder de garnisons à ces dernières qu'après avoir contrôlé leur salubrité et au besoin obtenu des municipalités des mesures indispensables pour mettre l'armée,

(1) Voy. L. Colin, *Discussion sur la fièvre typhoïde* (*Bulletin de l'Académie de méd.*, 1882).

comme les habitants, à l'abri de toute influence typhoïgène.

Parmi ces mesures, une des plus urgentes consiste à approvisionner les habitants et les soldats d'eau potable de bonne qualité. En 1890, 189 échantillons d'eau provenant des principales garnisons de l'intérieur ont été analysés au laboratoire bactériologique du Val-de-Grâce, 54 ont été reconnus bons, 40 douteux, 93 mauvais. Parmi ces derniers, 91 contenaient les germes de la putréfaction, 21 étaient en outre souillés par des matières fécales humaines et recélaient le *bacterium coli commune;* on a manifestement trouvé le bacille typhique dans 7 d'entre eux (1).

Nous avons insisté sur les bons résultats obtenus, au point de vue sanitaire de l'armée, de l'installation de filtres dans les casernes, et sur la diminution des cas de fièvres typhoïdes, qui en a été la conséquence partout où l'eau potable laissait à désirer.

Mais, comme on l'a remarqué avec raison, tant que le soldat pourra faire usage, en dehors des casernes, dans les cabarets ou chez les habitants, d'une eau suspecte et souillée par des germes morbigènes, il ne sera pas possible de le soustraire à la fièvre typhoïde. Il paraît donc indispensable que chaque ville de garnison assure à ses habitants, comme aux militaires, un approvisionnement d'eau potable aussi pure que possible, jamais souillée par les nombreuses causes d'infection qui se manifestent trop souvent dans le voisinage et dans l'intérieur des villes.

Il y a d'autres mesures qui concernent principalement l'hygiène du casernement, et dont l'application a déjà produit les résultats les plus satisfaisants sur la diminution de la fièvre typhoïde dans notre armée. Ces mesures sont les suivantes : construction de nouvelles casernes sur un sol salubre et qui n'ait pas été compromis antérieurement par la présence même de l'homme ou par des foyers d'infections (dépôt de détritus, fumiers, cimetières) à l'extérieur et dans le voisinage des villes; dispositions prises pour assurer dans l'intérieur des locaux occupés par les hommes une aération et une ventilation aussi complètes que possible et pour éviter l'encombrement; enfin, pour obtenir dans les

(1) Voy. *Schneider*, *Prophylaxie de la fièvre typhoïde dans l'armée française. Amélioration de l'eau d'alimentation* (*Revue d'hygiène*, 1890, t. XII, p. 193).

casernes une propreté parfaite et l'éloignement de toute cause d'infection locale.

II.—**Prophylaxie spéciale.**—Quand une épidémie typhoïde éclate dans un corps de troupes, un certain nombre de mesures s'imposent à l'attention du commandement et des médecins.

Il faut, d'abord, éviter la contagion, puisqu'il est évident que la fièvre typhoïde est une maladie contagieuse, il nous paraît indispensable de lui appliquer toutes les mesures que nous avons énumérées quand nous nous sommes occupé de la prophylaxie des maladies infectieuses. Nous nous bornerons à en reproduire ici les principales : installation dans un local, aussi distinct et aussi isolé que possible, de tous les malades suspects et principalement de tous ceux qui présentent les symptômes de la courbature fébrile et de l'embarras gastrique ; envoi immédiat à l'hôpital de tout cas confirmé ; désinfection et renouvellement de la literie et des effets des malades ; enlèvement aussi rapide que possible et désinfection des matières fécales ; abandon de la chambrée où se sont produits un ou plusieurs cas de la maladie ; aération et désinfection de ce local.

Si le nombre des malades augmente et si surtout la fièvre typhoïde revêt le caractère d'une épidémie, il ne faut pas hésiter à demander l'évacuation de la totalité du casernement. Cette mesure, recommandée avec tant de raison par L. Colin, est devenue classique en prophylaxie militaire ; « elle arrête la progression de l'infection locale ; préserve les individus qui ne sont pas encore envahis par les germes typhoïgènes ; diminue, par la dissémination du groupe, qui en résulte d'ordinaire, les chances de contamination directe ; enfin, elle permet la désinfection nécessaire des logements. » (Arnould.)

Dans ma carrière déjà longue de médecin militaire, j'ai observé la disparition de nombreuses épidémies typhoïdes, grâce à cette pratique, qui tend à se généraliser de plus en plus dans notre armée. Parmi les nombreuses observations qui me sont personnelles, je me bornerai à mentionner les deux suivantes :

Pendant l'hiver de 1890-91, une épidémie typhoïde grave survint à la caserne Saint-Paul, à Verdun, dans un bataillon du 147e de ligne, après des travaux de réfection de certains planchers. Conformément à la proposition faite par moi, le Commandement décida l'évacuation immédiate de la caserne et le campement du bataillon sur les glacis de la citadelle ; les hommes furent abrités sous des tentes, et, malgré le froid rigoureux auquel ils étaient exposés, on vit s'améliorer rapidement leur état sanitaire et l'épidémie s'arrêta.

En 1890, au camp de Lérouville, une épidémie typhoïde survint subitement dans le 162e de ligne, sous l'influence très probable de l'infection d'un cours d'eau par un égout voisin ; le régiment, sur ma proposition, reçut l'ordre d'aller camper à 1 kilomètre du camp, où il fut approvisionné d'eau de source ; l'état sanitaire offrit une amélioration évidente ; l'épidémie cessa au bout de peu de temps de séjour des troupes sous la tente.

Il peut arriver cependant que quelques cas s'observent encore, après que les troupes ont abandonné le casernement atteint par la maladie. On explique ce fait en admettant qu'un certain nombre d'hommes, tout en n'étant pas encore malades au moment du départ, sont à la période d'incubation, ou même, comme le pense Arnould, qu'un certain nombre d'individus peuvent emporter du foyer d'infection abandonné une provision de germes plus ou moins considérable.

Dans les hôpitaux, les malades atteints de fièvre typhoïde doivent être considérés comme des contagieux ; voilà pourquoi nous ne saurions trop recommander l'application à ces malades de toutes les mesures prophylactiques préconisées contre la contamination : isolement dans une salle spéciale, surveillance et désinfection des sécrétions et principalement des matières fécales, emploi d'un personnel choisi d'infirmiers, désinfection des vêtements, du linge et de la literie, attribution au personnel du service de vêtements particuliers, installation d'un local dans lequel sont mis en observation tous les malades suspects et chez lesquels la fièvre typhoïde peut exister à l'état d'incubation.

Les typhoïdiques ne sont guère transportables ; il faut donc être très sobre d'évacuations de ces malades, surtout pendant l'été et dans les pays chauds. L'exposition à la chaleur peut, comme nous l'avons vu, être pour eux très dangereuse, principalement quand ces évacuations se pratiquent, ainsi que cela a eu lieu souvent en Algérie, à dos de mulet ou sur des cacolets. On a remarqué, pendant les opérations militaires qui ont eu pour théâtre jadis l'Algérie et la Tunisie, que la mortalité parmi les typhoïdiques exposés à un long transport, avant leur admission dans les hôpitaux ou dans les ambulances, avait été toujours plus élevée que celle qu'on avait observée parmi ces malades hospitalisés sur place. « Dans le Sud-Oranais, « en 1881, le 9e régiment de Chasseurs à cheval, campé à Tiaret, « avait eu 137 entrées à l'ambulance et 23 décès par fièvre « typhoïde, soit une mortalité de 16,8 pour 100. Le 68e de ligne, « campé à 50 kilomètres de Tiaret, et qui envoyait ses malades « par cacolets à l'ambulance de cette ville, eut 92 entrées et « 21 décès, soit une mortalité de 22,8 pour 100, supérieure de 6 « pour 100 à celle du 9e. »

Il faut éviter le plus possible de traiter les typhoïdiques sous la tente, qui constitue un abri insuffisant contre la chaleur et qui offre souvent les inconvénients d'une aération insuffisante ou difficile. Il importe de réserver à ces malades, pendant l'été et principalement dans les pays chauds, les salles les plus fraîches des hôpitaux. Il serait très utile, comme l'a recommandé Blanc (1), que, dans les contrées où nos soldats sont exposés à une chaleur excessive, on installât pendant l'été dans les établissements hospitaliers des dispositifs ou des appareils frigorifiques, pour amener la température des salles de typhoïdiques au voisinage de 20° c.

(1) Voy. Blanc, *loc. cit.*, p. 130.

CHAPITRE III

LA TUBERCULOSE

1. — Fréquence et gravité de cette maladie parmi les soldats

La tuberculose est, comme nous l'avons vu, une des affections les plus communes et les plus meurtrières parmi les soldats; aussi est-elle observée journellement dans les hôpitaux militaires comme dans les corps de troupes, où elle constitue une des principales causes d'indisponibilité, d'élimination par réforme et même de mortalité.

L'étude des différentes formes sous lesquelles cette maladie se présente parmi les soldats a fixé nécessairement l'attention de plusieurs de nos maîtres et de nos confrères de la médecine militaire. Mais une des questions dont l'examen a été l'objet de leurs recherches préférées a été, sans contredit, celle de sa fréquence comparativement dans l'armée et dans la population civile.

Malheureusement, la plupart des auteurs qui se sont occupés des recherches statistiques afférentes à ce sujet, ont eu le grand tort, à nos yeux, de comparer avec l'armée l'ensemble de la population civile, au lieu de prendre, comme terme de comparaison, la partie de cette population correspondant à l'âge moyen du soldat, puisque, comme on le savait parfaitement alors comme aujourd'hui, la phtisie constitue une affection surtout commune à la période de la vie coïncidant avec les années du service militaire, et que, sur 100 phtisiques pris dans un groupe déterminé, 40 au moins sont représentés par des jeunes gens de 20 à 25 ans.

C'est pour n'avoir pas tenu compte de cette considération, pourtant si légitime, que ces auteurs ont formulé des conclusions qui ne sont pas à l'abri de toute critique.

Du reste, il était bien difficile et même impossible de comparer la mortalité par phtisie dans l'armée et dans la population civile, puisqu'on manquait de documents précis pour déterminer la seconde, et qu'il n'y a guère que depuis quelques années qu'une statistique assez exacte a fait connaître la proportion des décès phtisiques, correspondant à certains groupes d'individus offrant le même âge que les soldats. Enfin, certains auteurs n'ont pas suffisamment tenu compte des conditions spéciales dans lesquelles se trouve l'armée, relativement à la population civile, par suite de son recrutement spécial et des éliminations des phtisiques qui ont lieu, soit avant, soit après l'incorporation.

Un rapide coup d'œil, jeté sur les principaux travaux publiés antérieurement à nos recherches, suffira pour démontrer l'exactitude des considérations précédentes.

I. **Historique**. — En 1831, Benoiston (de Châteauneuf) (1) essaya de déterminer la mortalité causée par la phtisie pulmonaire dans l'armée française ; malheureusement, les documents statistiques auxquels il fut réduit présentaient des lacunes telles que ses conclusions parurent très discutables. Il crut pouvoir évaluer à 1,6 ou 1,7 sur 1000 hommes le nombre des décès occasionnés par cette maladie dans notre armée, et seulement à 72 sur 1000 décès généraux la proportion des décès phtisiques ; proportion beaucoup trop faible, car, sur les 17486 décès relevés de 1820 à 1826 par cet auteur, il n'y en avait que 6000 qui figuraient sur les registres des hôpitaux militaires avec une désignation précise des causes de mort ; or, Benoiston avait supposé à tort que, parmi les 11486 cas, où la cause du décès n'avait pas été indiquée, il n'y avait eu aucun phtisique.

En 1845, le Conseil de santé, frappé de la proportion considérable de décès causés par la phtisie pulmonaire dans l'armée française, avait proposé comme sujet de concours la question suivante : « *Rechercher les causes du fréquent développement*

(1) Benoiston (de Châteauneuf), *Essai sur la mortalité de l'armée française Annales d'hygiène publique*, 1831, 1re série, t. X).

« *de la phtisie pulmonaire parmi les soldats, et les moyens* « *de prévenir et de traiter plus efficacement cette maladie.* »

L'auteur du mémoire couronné, Godélier (1), en l'absence de documents suffisamment précis pour déterminer la mortalité dans l'armée, consulta le registre obituaire de l'hôpital militaire de Strasbourg ; il y releva pendant une période de quinze ans (1829 à 1843) 659 décès phtisiques, chiffre qui correspondait à un effectif moyen de 110000 hommes.

Il obtint la proportion de 6 décès phtisiques pour 1000 hommes d'effectif, analogue à celle qui avait été attribuée à l'armée de la Grande-Bretagne par l'ensemble des statistiques recueillies de 1817 à 1836 et publiées en 1838-41. Quoi qu'il en soit, Godélier avait considéré ce chiffre comme un peu inférieur à celui de la population civile, pour les hommes du même âge que le soldat.

Plusieurs années après, Tholozan (2), s'appuyant sur des documents anglais, avait insisté sur l'énorme proportion de décès phtisiques observés parmi les soldats de la Grande-Bretagne, comparativement à la population civile du même âge (10 pour 1000 pour les premiers, 6 pour 1000 pour la seconde).

En 1860, L. Laveran (3), faisant l'analyse de 1000 décès survenus dans la garnison de Paris, pendant une période de dix ans (1846-1858, non compris 1854 et 1855), évalua à 4 ou 5 pour 1000 hommes le nombre des phtisiques qui succombaient annuellement dans l'armée.

Enfin, en 1862, Bertillon (4), discutant les résultats obtenus par Benoiston (de Châteauneuf), évalua le nombre des décès phtisiques dans notre armée de 4 à 6 pour 1000 hommes, chiffre qui se rapproche beaucoup de celui de Laveran et qui est un peu supérieur à celui qui représenterait la mortalité phtisique parmi les hommes de 20 à 25 ans dans la population civile : 3,3 à 3,7 pour 1000 (statistiques publiées de 1840 à 1860 en Belgique, en Suisse et en Angleterre).

(1) Godélier, *Recueil de médecine militaire*, 1845, 1re série, t. LIX, p. 1.

(2) Tholozan, *De l'Excès de mortalité dû à la profession militaire* (*Gazette médicale de Paris*, 1859).

(3) *Loc. cit.*

(4) Bertillon, *Recherches et conclusions statistiques sur la mortalité phtisique des militaires et des marins* (*Annales d'hyg. publ.*, 1862, 2e série, t. XVIII, p. 102).

Les recherches, poursuivies depuis 1862 pour l'étude de cette question, offrent beaucoup plus de garanties d'exactitude que les précédentes; d'abord, la publication de la statistique médicale de l'armée a fourni des documents beaucoup plus précis et plus complets que ceux auxquels avaient eu recours les anciens observateurs; ensuite il a été plus facile de tenir compte, grâce à ces documents, des conditions particulières dans lesquelles se trouvent les soldats par rapport à la population civile, par suite des nombreuses éliminations opérées tant au moment de leur incorporation que pendant leur séjour sous les drapeaux.

De plus, la publication de quelques statistiques civiles, relatives à la population française, a permis de déterminer plus exactement la proportion des décès phtisiques parmi les jeunes gens de 20 à 25 ans, appartenant à cette population.

C'est à l'aide de ces documents qu'en 1871 Ely (1) et Vallin (2) ont évalué, le premier à 3, le second à 3,6 pour 1000 soldats, la proportion des pertes par décès et par réformes occasionnées par la phtisie dans l'armée française; proportion qui, opposée au chiffre de 3,4 décès phtisiques pour 1000 hommes, donnée par Bertillon pour la population parisienne, semblerait indiquer que la maladie offrait à peu près la même fréquence et la même gravité dans l'une et dans l'autre si les exemptions et les éliminations par réforme n'avaient pas mis l'armée dans des conditions spéciales qui rendaient toute comparaison impossible entre elle et la population civile.

Cependant, Lagneau (3), insistant sur l'excès de mortalité présenté par l'armée comparativement à la population civile du même âge que le soldat, avait signalé, comme principale cause de cette mortalité, la proportion considérable de phtisiques qu'offraient les militaires. S'appuyant sur les chiffres fournis par Bertillon, pour représenter les décès phtisiques parmi les hommes de 20 à 30 ans dans la population parisienne (3,45 pour 1000) et tenant compte de l'influence exercée par l'élimination des poi-

(1) Ely, *l'Armée et la population* (*Recueil de mémoires de médecine milit.*, 1871).

(2) Vallin, *Réorganisation et recrutement de l'armée en France* (*Gazette hebdomadaire de médecine et de chirurgie*, 1871, p. 511).

(3) Lagneau, *Mortalité de l'armée* (*Gazette hebdomadaire*, 1871, p. 497).

trinaires de notre armée avant et après l'incorporation, cet auteur s'étonnait que cette armée « expurgée de toute maladie pouvant, de près ou de loin, ressembler à une affection tuberculeuse pulmonaire, pouvait présenter encore une mortalité phtisique presque égale à celle de la population parisienne. »

En 1880, je songeai à utiliser les statistiques médicales de l'armée depuis 1862, pour reprendre l'étude de cette question (1); j'envisageai deux périodes distinctes et correspondant, la première à l'application du service de sept ans (1862-1869), la seconde à l'application du service de cinq ans (1872-1876). Je m'efforçai d'obtenir des résultats aussi rigoureux que possible; pour cela, je crus devoir considérer dans la statistique, comme décès phtisiques, non seulement les décès figurant sous la rubrique *phtisie pulmonaire*, mais encore ceux qui étaient rapportés à certaines affections de l'appareil respiratoire, attribuables à la tuberculose (*bronchites chroniques*, *hémoptysies*); enfin, je tins compte, non seulement des éliminations occasionnées par la phtisie parmi les hommes sous les drapeaux, mais encore du triage opéré parmi les conscrits par les conseils de revison; j'utilisai les *Comptes rendus du Recrutement* pour déterminer la proportion des jeunes phtisiques ainsi éloignés des rangs de l'armée avant l'incorporation. Je reconnus que cette proportion s'élevait à 3 pour 1000, sur lesquels le tiers (1 pour 1000) paraissait destiné à une mort prochaine.

J'obtins les résultats suivants :

PREMIÈRE PÉRIODE (1862-69)

(Proportion pour 1000 hommes)

A. Des décès annuels :

Par phtisie pulmonaire	1,53
Par affections pulmonaires attribuables à la tuberculose	0,62

B. Des éliminations :

Par phtisie.	0,80

(1) A. Marvaud, *la Phtisie dans l'armée* (*Annales d'hygiène et de médecine légale*, 1880, 3e série, t. III, p. 1).

DEUXIÈME PÉRIODE (1872-76)

(Proportion pour 1000 hommes)

A. Des décès annuels :

Par phtisie pulmonaire. 1,47
Par affections pulmonaires attribuables à la tuberculose 0,23

B. Des éliminations :

Par phtisie. 1,60

En prenant la moyenne de ces deux périodes, j'avais trouvé que les pertes par tuberculose s'étaient élevées annuellement dans notre armée à 3,12 pour 1000, proportion certainement trop faible et qui s'explique aujourd'hui par l'erreur que j'ai commise en négligeant de faire entrer dans mes calculs les militaires réformés pour affections pulmonaires attribuables à la tuberculose (*bronchites, pneumonies et pleurésies chroniques, hémoptysies*) et qui s'étaient élevés annuellement pendant cette double période à plus de 1 pour 1000.

Si j'avais tenu compte de cette catégorie de militaires réformés, la proportion de tuberculeux trouvée par moi dans l'armée aurait été au moins de 4 pour 1000 hommes présents, proportion qui, comme nous le verrons plus loin, est conforme à la réalité.

Dans ses recherches postérieures aux miennes, Coustan (1) a englobé dans les pertes éprouvées par l'armée française, sous l'influence de la tuberculose, non seulement les décès et les éliminations occasionnées par la phtisie et les affections pulmonaires attribuables à cette affection, mais encore les décès et les éliminations causées par d'autres maladies qui sont plus ou moins de nature tuberculeuse, et qui, dans tous les cas, n'ont jamais été mises en ligne de compte dans les statistiques civiles.

Il résulte de ces recherches que, sur 1000 hommes présents, les pertes occasionnées annuellement par la tuberculose dans l'armée française seraient les suivantes :

(1) Coustan, *Etude statistique, étiologique et clinique sur la tuberculose chez le soldat* (*Archives de médecine militaire*, 1885, t. XI, p. 444).

ANNÉES	TUBERCULOSE PULMONAIRE	BRONCHITES, PNEUMONIES, PLEURÉSIES CHRONIQUES, CARIE VERTÉBRALE, DÉFORMATIONS DU THORAX	ARTHRITES CHRONIQUES ET TUMEURS BLANCHES	TUMEURS DU TESTICULE, OTITE ET OTORRHÉE CHRONIQUES	TOTAL.
1876	5.8	0.8	0.7	0.4	7.7
1877	4.7	1.0	0.6	0.3	6.6
1878	4.0	1.5	0.5	0.3	6.3
1879	4.0	1.6	0.4	0.3	6.3
1880	3.3	1.5	0.5	0.4	5.7
1881	3.7	1.7	0.5	0 4	6.3
1882	3.6	1.7	0.7	0.4	6.6
1883	3.6	1.3	0.5	0.4	5.8

Malheureusement Coustan, en considérant les pertes occasionnées par les différentes formes sous lesquelles se manifeste la tuberculose dans l'armée, comme exprimant la mortalité phtisique parmi les soldats, a obtenu des résultats erronés; en effet, il a comparé les chiffres, singulièrement exagérés, admis par lui pour représenter cette mortalité avec des chiffres empruntés à des statistiques déjà anciennes, publiées pour certaines populations civiles, reproduites en 1883 dans mon travail sur *la Phtisie dans l'armée*, et dans lesquelles on n'a jamais compris que les décès par phtisie pulmonaire, sans y rattacher les nombreux cas de *tuberculoses chirurgicales*, qui figurent depuis quelques années dans la statistique médicale de l'armée française.

Bien qu'aujourd'hui, grâce à la démonstration de l'unicité de la phtisie et de la nature bacillaire de certaines lésions osseuses et arthritiques, on ait agrandi largement le cadre de la tuberculose, en y faisant entrer un grand nombre de ces *tuberculoses chirurgicales*, il nous paraît indispensable, dans une étude statistique sur la fréquence de la phtisie dans l'armée, établie d'après des documents recueillis à une époque assez éloignée, d'envisager la phtisie pulmonaire, sans compliquer cette étude par des éléments dont l'interprétation serait par trop difficile et toujours discutable.

II. **Fréquence de la tuberculose et mortalité occasionnée par cette affection dans l'armée fran-**

çaise, pendant la période 1877 à 1890, comparativement à la population civile. — Le dépouillement des statistiques médicales de l'armée, correspondant à ces treize dernières années (1877-1890), nous a donné les résultats suivants :

a. Morbidité. — Nombre d'entrées aux hôpitaux par tuberculose, pour 1000 hommes (1) :

1877.	2.2	1882.	2.8	1888.	4.0
1878.	2.3	1884.	2.9	1889.	4.4
1879.	2.7	1885.	3.1	1890.	5.1
1880.	2.3	1886.	3.1		
1881.	2.4	1887.	3.3		

Moyenne annuelle, 3,1 pour 1000 hommes.

b. Mortalité. — Proportion des décès phtisiques survenus annuellement pour 1000 hommes :

1877.	1.6	1882.	1.0	1887.	0.9
1878.	1.1	1883.	1.0	1888.	1.1
1879.	1.2	1884.	1.0	1889.	1.0
1880.	1.2	1885.	1.0	1890.	1.0
1881.	1.0	1886.	1.0		

Moyenne annuelle : 1 décès pour 1000 hommes.

c. Eliminations par réformes, retraites, etc. (proportion pour 1000 hommes) :

1877.	3.1	1882.	2.8	1887.	3.5
1878.	2.9	1883.	2.6	1888.	4.3
1879.	2.8	1884.	2.9	1889.	4.9
1880.	2.7	1885.	3.2	1890.	5.7
1881.	2.6	1886.	3.2		

Moyenne annuelle : 3 éliminations pour 1000 hommes.

Si l'on compare le nombre des décès phtisiques et le nombre des éliminations par phtisie présentés annuellement par l'armée française pendant les périodes 1862-69, 1872-76 et 1877-90, on constate que ces deux nombres sont complémentaires, c'est-à-dire que le second augmente en même temps que le premier diminue ; ce qui s'explique naturellement, puisqu'à mesure que, conformément aux prescriptions réglementaires, les éliminations des poitrinaires ont lieu plus facilement, on voit nécessairement se restreindre le nombre des hommes qui succombent à la phtisie pendant

(1) Non compris les tuberculoses chirurgicales.

leur séjour sous les drapeaux. C'est ainsi que nous voyons la mortalité phtisique descendre de 1,53 (période 1862-69) à 1,47 (période 1872-76) et à 1 pour 1000 hommes pendant la dernière période (1877-90), alors que la proportion des éliminations pour tuberculose s'élève successivement de 0,80 (1862-69) à 1.60 (1872-76) et à 3 pour 1000 (1877-90). Mais le nombre des phtisiques dans notre année reste sensiblement le même.

Le total des deux nombres qui, pour chaque année, représentent le premier les décès, le second les éliminations occasionnés par la tuberculose, indique presque la totalité des phtisiques qui existent dans l'armée, et dont la plupart, ainsi que l'indique la statistique, figurent parmi les causes d'entrée à l'hôpital : la différence provenant des phtisiques réformés directement au corps, sans passer par les hôpitaux, différence insignifiante, puisqu'elle a été représentée en 1888 par 5,4-4 ou 1,4, en 1889 par 5,9-4,8 ou 1,1 et en 1890 et par 6,7-5,1 ou 1,6 pour 1000 hommes présents.

Ainsi, la statistique démontre qu'il y a annuellement dans notre armée environ *4* phtisiques sur *1000* hommes, et que, sur ces 4 phtisiques, un seul succombe sous les drapeaux, les 3 autres étant réformés pendant la durée de leur service militaire.

Comparons maintenant ce chiffre avec les documents qui nous sont fournis par les statistiques civiles, pour les jeunes gens de 20 à 25 ans :

Mortalité par phtisie dans la population civile parmi les jeunes gens de 20 25 ans :

LOCALITÉS et PAYS	PÉRIODES D'OBSERVATION	AUTEURS et DOCUMENTS consultés	NOMBRE de DÉCÈS ANNUELS pour 1000 jeunes gens
Genève	1838-1853	Marc d'Espine	3.6
Londres	1857-1860	Farr	3.7
Bruxelles	1856-1859	Statistique officielle	4.0
Gibraltar	1860	Balfour	3.7
Paris	1883	Bertillon	3.8
Villes de France	1887	Statistique sanitaire	de 3 à 4
Angleterre	1861-1870	»	5
Belgique	1856-1859	Statestoff	4

Soit une moyenne annuelle de 4 décès phtisiques pour 1000 jeunes gens de 20 à 25 ans.

Nous avons établi antérieurement, d'après les comptes rendus du recrutement, que sur 3 conscrits (pour 1000 examinés) exemptés chaque année du service militaire pour tuberculose pulmonaire, 1 paraît voué à une mort prochaine ; rentré dans la vie civile, il augmente donc annuellement la mortalité phtisique de la population de 1 pour 1000 parmi les jeunes gens de 20 à 25 ans et diminue d'autant cette mortalité parmi les soldats.

Si donc l'on veut comparer la mortalité militaire et civile causée par la tuberculose pulmonaire, une première correction s'impose, c'est d'augmenter de 1 le chiffre qui représente la première et de diminuer de 1 le chiffre qui représente la seconde.

D'un autre côté, puisque, sur les 3 militaires (pour 1000 hommes) qui sont éliminés annuellement pour phtisie, après l'incorporation, 1 est prédestiné à une mort prochaine, une seconde correction est nécessaire, c'est d'augmenter la mortalité phtisique militaire de 1 pour 1000 et de diminuer du même chiffre la mortalité phtisique civile.

Nous avons indiqué ces deux corrections dans le tableau suivant :

NOMBRE DE DÉCÈS ANNUELS PAR PHTISIE pour 1000 individus	ARMÉE	JEUNES GENS DE 20 A 25 ANS dans la population civile
Chiffre fourni par la statistique. . . .	1.0	4.0
Corrections relatives à la sélection opérée par :		
a) les conseils de revision.	+ 1 »	— 1 »
b) les commissions de réforme	+ 1 »	— 1 »
MORTALITÉ RÉELLE. . .	3 »	2 »

Ainsi, en tenant compte des conditions particulièrement favorables dans lesquelles se trouve l'armée, par suite des sélections opérées avant comme après l'incorporation, on voit que la mortalité par phtisie parmi les soldats est supérieure de 1 pour 1000 individus à celle que présentent les jeunes gens du même âge dans la population civile.

Cette fréquence de la phtisie parmi les soldats n'est point spéciale à notre pays : comme nous l'avons vu (voy. p. 68), cette maladie s'observe également dans toutes les armées européennes et y détermine de nombreuses victimes, bien que, comme en France, la plupart des soldats atteints de cette affection y soient éliminés pendant la durée de leur service et renvoyés dans la vie civile.

III. **Fréquence des décès phtisiques relativement aux décès généraux, dans l'armée et dans la population civile.** — La statistique médicale de l'armée indique la fréquence des décès phtisiques parmi les soldats, relativement à l'ensemble des décès de toute cause et de toute nature qu'ils présentent. Voici les résultats qu'elle fournit pour les trois périodes 1862-69, 1872-76 et 1888-90, en tenant compte des décès portés avec le diagnostic de *bronchites chroniques et hémoptysies*, et qui peuvent être attribués à la tuberculose :

	MOYENNE ANNUELLE POUR 100 DÉCÈS GÉNÉRAUX des décès		TOTAL
	par phtisie	par bronchites chroniques, hémoptysies, etc.	
1re période (1862-69)	13.6	5.6	19.2
2e période (1872-76).	15.3	2.8	18.1
3e période (1888-90).	16.8	0.5	17.3

On voit à quelle proportion considérable s'élèvent les décès par phtisie relativement aux décès généraux dans notre armée : proportion qui s'élève annuellement à près du cinquième de la totalité des décès.

Ce fait n'est point spécial à l'armée française : les statistiques indiquent, pour les troupes étrangères, que la phtisie y est au moins aussi fréquente que parmi les nôtres, comme le montre le tableau suivant, dans lequel j'ai relevé la proportion des décès par phtisie, relativement à la totalité des décès, dans les armées des principales puissances :

	Périodes d'observation	Sur 100 décès généraux
Armée anglaise à l'intérieur	1867-68	32.3
Marine anglaise	1867-68	18.2
Armée américaine, troupes blanches.	1870	11.6
— — nègres . .	1870	17.3
Marine américaine.	1869	20.2
Armée italienne	1867-69	21.0
— belge	—	30 »
— hanovrienne.	—	39.4
— autrichienne.	—	25 »
— portugaise	—	22 »
— prussienne.	—	13.57

Les différences observées dans les résultats précédents proviennent surtout, comme nous l'avons établi antérieurement (voy. p. 68), de la facilité plus ou moins grande avec laquelle ont lieu, dans chacune des armées, l'incorporation et l'élimination des hommes prédisposés à la phtisie.

On peut comparer avec ces résultats les chiffres suivants, correspondant à la population civile :

PAYS ET LOCALITÉS	PÉRIODES D'OBSERVATION	NOMS DES OBSERVATEURS	NOMBRE de décès phtisiques sur 100 décès généraux.
Paris	1868-69	C. Ely	17.6
Lyon	1861-62-63	Marmy et Quesnoy	13.5
Montpellier (Hôp[al] St-Eloi) .	1845-56	Garrimond	18.5
Bourges.	1860-64	Morgon	12.0
Angleterre.	1851-60	Farr	18.7
Belgique	1856-59	*Statistique officielle*	16.0
Norwège	1853-63	Homan	13.4
Gibraltar	1860	Balfour	13.0
Lyon	1882-88	Givre (1)	20.0

L'ensemble des documents relevés dans ce tableau indique donc pour la population civile une proportion de décès phtisiques, relativement à la totalité des décès généraux, qui n'est pas moindre de 15 à 27 pour 100.

(1) Givre, *la Tuberculose chez les ouvriers en soie à Lyon*. Paris, 1890 p. 86.

IV. Variations de la tuberculose suivant les corps d'armée, les garnisons, les casernes, les armes, les grades, les âges, les mois, les saisons. — 1° *Corps d'armée.* — Nous avons relevé dans le tableau suivant le nombre des pertes par décès et par réformes occasionnées par la tuberculose dans les différents corps d'armée en 1889 (moyenne annuelle pour 1000 hommes) :

CORPS D'ARMÉE	DÉCÈS	RÉFORMES	TOTAL
Tunisie	0.32	2.18	2.50
Algérie	0.83	3.00	3.83
XVe Corps	1.00	3.32	4.32
XVIe —	1.04	3.67	4.71
VIIIe —	1.36	3.72	5.08
XIIIe —	1.20	3.93	5.13
XVIIe —	1.38	4.37	5.75
IIe —	0.62	5.22	5.84
VIIe —	1.36	4.53	5.89
Ier —	0.56	5.48	6.04
XVIIIe —	1.07	5.24	6.31
IXe —	0.93	5.43	6.36
XIIe —	1.29	5.17	6.46
Ve —	0.88	5.68	6.56
XIVe —	1.40	5.23	6.63
VIe —	0.85	5.83	6.68
IVe —	1.05	5.91	6.96
XIe —	0.98	6.03	7.01
Gouvernement de Paris	1.43	5.99	7.42
Xe corps	1.29	6.96	8.25
IIIe —	1.32	9.17	**10.42**
Moyenne	1.05	4.94	5.99

Ainsi, les troupes de la Tunisie et de l'Algérie sont certainement privilégiées au point de vue de la tuberculose (2,5 et 3,8 tuberculeux pour 1000 hommes).

En France, les pertes occasionnées par cette maladie varient suivant les différents corps d'armée, entre 4,3 (XVe corps) et 10,4 (IIIe corps) pour 1000 hommes.

Les corps d'armée semblent présenter d'autant moins de décès et de réformes par tuberculose qu'ils se rapprochent plus du Midi (XVe, XVIe) et qu'ils offrent davantage des conditions d'altitude (VIIIe, XIIIe). Cette règle souffre forcément des exceptions, un recrutement, entaché de tuberculose par sa provenance, étant de nature à annihiler les bons effets qu'on pourrait attendre d'un climat favorable ; elle n'aurait de rigueur que par l'application du recrutement régional à notre armée.

La maladie paraît plus fréquente sur les côtes de la Manche et de l'Océan (Ier, IIe, IIIe, X^{e}, XIe, XVIIIe corps d'armée). Rochard (1) avait constaté, dès 1856, que les bords de la mer sont ravagés par la phtisie.

Les recherches faites par Frilley (2) tendraient à confirmer les résultats fournis par la statistique médicale concernant la rareté de la tuberculose dans le XVIe corps d'armée, comparativement aux autres corps de l'intérieur. En effet, sur 498 tuberculeux présentés par les troupes du XVIe corps pendant une période déterminée (1883-87), 4,93 pour 1.000 hommes présents provenaient des militaires recrutés dans la région, et 10,27 pour 1000 hommes présents provenaient des militaires recrutés en dehors du XVIe corps. Des six départements de cette région, ce sont la Lozère et les Pyrénées-Orientales qui ont fourni la plus faible proportion de poitrinaires.

2° *Garnisons.* — La tuberculose varie suivant les différentes villes de garnison. Il résulte, en effet, des observations recueillies par Frilley et Coustan, que la fréquence de cette maladie dans les milieux militaires s'élève à mesure que l'on descend de la montagne vers la mer.

Nous empruntons à ce dernier (3) le tableau suivant, qui indique le nombre de tuberculeux observés en quatre ans (1883-87) dans les régiments d'infanterie qui tenaient garnison dans les principales localités du XVIe corps, avec la désignation de l'altitude de ces localités. On voit que les localités comme Rodez, Castelnaudary, Carcassonne, Mende, etc., situées à une grande altitude, offrent beaucoup moins de phtisiques que les autres localités, comme Perpignan et Montpellier, dont l'altitude se rapproche beaucoup plus du niveau de la mer.

(1) Rochard, *De l'Influence de la navigation et des pays chauds sur la marche de la phtisie pulmonaire* (*Mém. de l'Acad. de méd.*, 1856, p. 20).

(2) Frilley, *la Tuberculose dans le XVI*^{e} *corps d'armée*. Montpellier, 1880.

(3) Coustan, *Etude statistique, étiologique et clinique des diverses formes de la tuberculose chez le soldat* (*Arch. de méd. militaire*, 1888, t. XI, p. 417).

RÉGIMENTS	VILLES DE GARNISON	PROPORTION des tuberculeux pour 1000 hommes d'effectif en un an	ALTITUDE DES garnisons
			Mètres :
81e d'Infanterie. .	Rodez.	4.2	633
17e — . .	Béziers . . . . Montlouis.	5.4	775 { 51 1500
15e — . .	Castelnaudary . . . . . Carcassonne	5.6	147 { 190 104
142e — . .	Mende. . . . . Lodève	7.2	467 { 759 175
143e — . .	Narbonne. . . . . Albi.	7.5	169
100e — . .	Narbonne. . . . . Perpignan	8.8	15 { 24 5
12e — . .	Perpignan, Port-Vendres Callioure	11.7	8 { 0 24
122e — . .	Montpellier. . . . . Cette, Aniane.	17.7	6 { 0 20

3° *Casernes.* — Landouzy (1) a relevé la proportion de tuberculeux parmi les gardes républicains traités à l'hôpital du Val-de-Grâce, pendant quatre années (1878-81), et provenant de leurs neuf casernes ; il a obtenu des résultats différents suivant chaque caserne ; alors que la caserne Bonaparte avait fourni 11.8 tuberculeux pour 1000, la caserne de la barrière d'Enfer n'en avait offert que 5,7 pour 1000.

On peut objecter à cet auteur, d'après ses propres recherches, les écarts incroyables qui, d'une année à l'autre, ont eu lieu dans la proportion des tuberculeux, pendant les quatre années qu'ont duré ses observations, et dans la même caserne. Ainsi, la caserne de la Cité a fourni 7,6 poitrinaires pour 1000 hommes en 1878, 0 en 1779, 15 en 1880 et 23 en 1881.

Coustan a fait la même constatation pour les casernes de Montpellier, dont deux ont semblé, en 1886-87, plus éprouvées par la phtisie, « comme si elles étaient plus infectées que les autres par le virus tuberculeux ».

Ces recherches, pour avoir une certaine valeur, auraient besoin d'être poursuivies pendant une période prolongée.

(1) Landouzy, *Etude sur la tuberculose dans l'armée française*, thèse de Paris, 1882.

Il faudrait tenir compte, en même temps, de la composition des troupes qui occupent chaque caserne, principalement au point de vue du grade et de l'ancienneté de service, conditions qui, comme on sait, interviennent puissamment sur la morbidité phtisique.

4° *Fréquence suivant les armes.* — Dès 1845, Godélier avait constaté que l'infanterie était la plus frappée par la tuberculose. Plusieurs années après, Laveran avait insisté sur la mortalité phtisique exceptionnelle qu'offrait la Garde de Paris.

Dans mon mémoire sur *la Phtisie dans l'armée*, j'ai cherché à établir que, si l'on veut déterminer la répartition de la tuberculose suivant les différentes armes, il ne faut pas, comme l'avaient fait à tort les auteurs qui m'avaient précédé dans ces recherches, tenir compte seulement du nombre des décès phtisiques, mais qu'on doit avoir égard également au nombre des éliminations causées par la phtisie dans chacune d'elles.

J'ai montré combien, faute de n'avoir pas eu égard à cette double influence, les auteurs avaient obtenu des résultats erronés concernant la répartition de la phtisie par armes. En me livrant au dépouillement des statistiques médicales de 1872 à 1876, j'avais été frappé du nombre très restreint d'éliminations pour phtisie dans certaines armes spéciales, principalement dans la Garde républicaine et la Gendarmerie mobile en France et parmi les Tirailleurs en Algérie ; résultat qui s'expliquait aisément par la difficulté avec laquelle les hommes appartenant à ces corps spéciaux abandonnent la profession militaire et sont éliminés des rangs de l'armée.

Tenant compte uniquement des décès, les auteurs s'accordaient pour affirmer la prédominance de la phtisie parmi les Gardes républicains, si bien que les partisans et les adversaires de la contagiosité de la tuberculose ne manquaient pas d'invoquer ce fait, tout en l'interprétant différemment, à l'appui de leur opinion concernant l'étiologie de cette affection.

La statistique indiquait, en effet, que la mortalité phtisique, parmi certains corps spéciaux de la garnison de Paris, était très élevée et même double de celle qu'offrait le reste de l'armée. Ainsi, en 1869, alors que cette mortalité dans l'armée française, en général, ne dépassait guère 2 pour 1000 hommes, elle s'élevait à 4 pour 1000 dans la Garde impériale et à 4,6 pour 1000 dans les corps spéciaux de la ville de Paris ; pendant la période 1872-1876, la proportion des décès phtisiques, qui était annuellement de 1,4 pour 1000 hommes dans toute l'armée, atteignait 3,3 pour 1000 parmi les troupes d'élite de Paris et de Versailles (Gendarmerie mobile, Garde républicaine).

Mais, si l'on a soin de comprendre, parmi les phtisiques répartis par arme, non seulement ceux qui succombent sous les drapeaux, mais encore ceux qui sont éliminés de l'armée par suite de leur affection, on voit que le nombre des poitrinaires parmi les gardes républicains n'est que de 4 pour 1000 en 1876 et de 3 pour 1000 en 1877, alors que les autres troupes, l'infanterie par exemple, en fournissent une proportion beaucoup plus forte (5 à 6 pour 1000 hommes).

C'est ce que fait ressortir encore mieux le tableau suivant, dont les éléments sont empruntés à la statistique médicale de 1888 et dans lequel j'ai relevé la proportion des phtisiques décédés et éliminés pendant cette année dans les différentes armes :

ARMES	PHTISIQUES		TOTAL
	DÉCÉDÉS 0/00	RÉFORMÉS 0/00	
1° A l'intérieur :			
Cavaliers de remonte	0.33	1.32	1.65
Ouvriers d'artillerie	0.76	1.26	2.02
Génie	0.28	3.48	3.76
Infirmiers militaires	1.85	2.05	3.90
Train	0.93	3.08	4.01
Garde républicaine	2.78	1.38	4.16
Chasseurs à pied	1.30	3.20	4.50
Commis et ouvriers d'administrat^ion	1.48	3.29	4.77
Secrétaires d'état-major et de recrutement	2.90	1.93	4.83
Artillerie, pontonniers	0.99	3.99	4.98
Cavalerie	1.32	3.72	5.04
Artillerie de forteresse	1.22	4.17	5.39
Sapeurs-pompiers	0.57	5.75	6.32
Infanterie	1.18	5.21	6.39
2° En Algérie :			
Zouaves	1.63	1.14	1.77
Compagnies de discipline	0.68	1.36	2.04
Chasseurs d'Afrique	0.78	2.35	3.13
Spahis	1.31	3.14	4.45
Tirailleurs algériens	2.35	3.57	5.92

Bien qu'offrant une mortalité phtisique très élevée, pour les raisons indiquées plus haut, la Garde républicaine ne présente cependant qu'une proportion de poitrinaires (4,16 pour 1000 hommes) assez ordinaire, comparable à celle du train, mais inférieure à celle de la cavalerie, de l'artillerie et surtout de l'infanterie.

C'est cette dernière qui offre le déchet total le plus élevé (6,39 pour 1000 hommes) avec les Sapeurs-Pompiers (6,32) où la proportion des éliminations pour tuberculose est considérable.

Les infirmiers sembleraient moins atteints, résultat qui pourrait indiquer le faible rôle joué par la contagion dans l'étiologie de la tuberculose, mais qui s'explique plutôt par cette raison que les sections d'infirmiers se recrutent parmi les soldats qui ont fait un an de service dans les régiments d'infanterie, alors que ceux-ci, pendant la première année de l'incorporation, se sont débarrassés des hommes malingres et prédisposés à la phtisie.

Il y a un fait qui ressort également du tableau précédent, c'est le petit nombre de tuberculeux que présentent les corps français occupant l'Algérie et la Tunisie, comparativement aux corps de l'intérieur. Cette immunité relative peut s'expliquer par une double influence représentée, d'une part par le climat, d'une autre part par la sélection qui a lieu, au moment du recrutement, pour certaines de ces troupes (zouaves : 1,7 pour 1000 hommes).

Il faut signaler, cependant, la proportion assez forte de tuberculeux dans les corps formés en grande partie d'indigènes (tirailleurs algériens : 5,9 pour 1000 hommes ; spahis, 4,4), et qu'on peut attribuer à une prédisposition relative à la race, ainsi qu'aux conditions hygiéniques si défectueuses dans lesquelles vit la population arabe.

5° *Fréquence suivant l'âge et l'ancienneté de service.* — L. Colin (1) a dressé, d'après la statistique médicale de l'armée, le tableau suivant, qui représente la mortalité par phtisie, suivant l'ancienneté de service, pendant la période triennale 1864-65-66 :

Moins d'un an de service.	1.02
De 1 à 3 ans	2.79
De 3 à 5 ans.	2.03
De 5 à 7 ans.	2.50

(1) L. Colin, art. MORBIDITÉ du *Dictionnaire encyclopédique des sciences médicales*, p. 381.

De 7 à 10 ans	2.25
De 10 à 14 ans.	3.32
Plus de 14 ans.	3.37

Ces chiffres indiquent une élévation de la mortalité par phtisie avec la durée du service militaire. L. Colin oppose cette augmentation de décès phtisiques, proportionnelle à l'ancienneté de service, à la diminution qu'offrent les affections spécifiques, à mesure que les soldats sont plus éloignés de l'époque de leur incorporation.

En 1880, dans mon travail sur *la Phtisie dans l'armée*, j'ai fait le dépouillement de l'ensemble des statistiques médicales publiées alors, pour déterminer l'influence de l'ancienneté de service sur la fréquence des décès par phtisie dans l'armée ; malheureusement, je me suis trouvé en face d'une difficulté, c'est que, tandis que les statistiques médicales de l'armée, établies avant la guerre de 1870-71, présentaient la répartition des décès phtisiques suivant l'ancienneté de service, les statistiques publiées depuis 1872 tenaient compte de l'âge du soldat.

Cependant cette difficulté m'a arrêté d'autant moins dans mes recherches que j'ai pu me convaincre facilement que ces deux conditions (ancienneté de service et âge) présentaient une similitude suffisante pour figurer ensemble dans le même relevé. Il y a bien peu de soldats, en effet, dans notre armée, chez lesquels la durée du service ne soit pas subordonnée à l'âge. Du reste, j'ai eu soin de distinguer et de considérer isolément les deux périodes séparées par l'interruption nécessitée par la guerre franco-allemande.

J'ai cru, pour plus de facilité dans mes recherches, devoir limiter la première période aux six années (1864-69) qui ont précédé cette guerre. La seconde période comprend cinq années (1872-76). Je n'ai pas manqué, bien entendu, de rapporter le nombre des décès phtisiques, répartis annuellement par âge, à l'effectif annuel moyen présenté dans l'armée par les hommes de chaque âge ; ce travail a été long et pénible ; mais il était indispensable pour obtenir des résultats concluants.

J'ai représenté par les chiffres suivants l'ensemble des résultats auxquels ont abouti mes recherches :

Mortalité par phtisie.

1° Suivant l'ancienneté de service (1re période 1864-69):

	Proportion pour 1000 hommes
Moins d'un an de service	1 »
De 1 à 3 ans	2.54
De 3 à 5 ans	1.45
De 5 à 7 ans	1.42
De 7 à 10 ans	1.40
De 10 à 14 ans	2.80
Plus de 14 ans	2.73

2° Suivant l'âge des soldats (2e période 1872-76) :

	Proportion pour 1000 hommes
20 ans et au-dessous	1.11
21 et 22 ans	1.23
23 et 24 ans	1.01
25 et 26 ans	0.91
De 27 à 30 ans	0.95
De 31 à 34 ans	3.07
Au-dessus de 34 ans	3.65

Ces chiffres offrent un certain intérêt: d'abord, ils confirment l'opinion bien connue des hygiénistes militaires, que les décès par phtisie augmentent proportionnellement avec l'ancienneté de service et avec l'âge des soldats ; de plus, les deux périodes, examinées isolément, se font remarquer par la similitude des résultats qu'elles présentent; on voit dans l'une et dans l'autre les décès phtisiques subir les mêmes variations et les mêmes oscillations parmi les soldats.

Pour toutes deux apparaît un accroissement assez notable de la mortalité de vingt à vingt-deux ans, suivi d'une diminution graduelle, qui persiste jusqu'à l'âge de trente ans ; époque à laquelle la phtisie présente un degré de mortalité double de celui qu'elle avait offert pendant la première année de séjour sous les drapeaux. Cette mortalité continue à s'élever progressivement, à mesure que le soldat reste plus longtemps au service, ce qui contraste singulièrement avec ce qu'on observe dans la population civile, où la mortalité par phtisie, loin d'augmenter avec l'âge, comme dans l'armée, offre, au contraire, une diminution progressive et graduelle jusqu'à la plus extrême vieillesse, ainsi que l'indiquent les documents statistiques fournis par la statistique municipale de la ville de Paris.

A quoi faut-il rapporter cette différence ?

L'influence la plus puissante, à mes yeux, doit être attribuée aux éliminations qui sont opérées dans l'armée et qui doivent nécessairement altérer plus ou moins les résultats fournis par les statistiques militaires. On sait, en effet, combien les soldats déjà anciens, c'est-à-dire ayant passé une dizaine d'années sous les drapeaux, répugnaient à être réformés et à être renvoyés dans la vie civile : voilà pourquoi, à partir d'un certain âge, c'est-à-dire à partir d'une certaine ancienneté de service, presque tous les phtisiques succombaient dans nos hôpitaux. Je crois donc qu'on aurait tort, à l'exemple de plusieurs auteurs qui m'ont précédé dans cette étude, de négliger l'influence importante produite par la rareté des éliminations à partir d'un certain âge parmi les soldats, pour ne voir dans cette énorme proportion de décès phtisiques dans l'armée, à mesure qu'augmente le nombre des années de service, que le résultat de l'influence maladive exercée sur leur constitution par les fatigues et les exigences de la vie militaire.

Du reste, comme les maladies spécifiques et infectieuses, la tuberculose paraît sévir principalement sur les jeunes soldats ; c'est ce qu'indiquent nettement les chiffres suivants, empruntés à la statistique médicale de l'armée en 1888, 1889 et 1890 :

ENTRÉES AUX HOPITAUX POUR TUBERCULOSE	PROPORTION POUR 1000 HOMMES		
	1888	1889	1890
Soldats ayant moins d'un an de service	6.6	6.3	6.2
Soldats ayant plus d'un an de service.	3.7	4.6	5.0

Les sous-officiers semblent sensiblement moins éprouvés que les soldats par cette maladie (2,8 pour 1000 en 1888, et 2,6 pour 1000 en 1889 et en 1890.)

6° *Influence des saisons et des mois.* — La fréquence de la tuberculose dans l'armée varie suivant les saisons et les mois. La morbidité phtisique offre son maximum, non pas en automne, comme on se le figure habituellement, mais bien au printemps (mars), ainsi que l'indique le tracé suivant, emprunté à la statistique de l'armée et établi d'après le nombre d'entrées aux hôpitaux occasionnées mensuellement, en 1890, par la tuberculose parmi les troupes françaises (voyez tracé XI).

TRACÉ XI. — MORBIDITÉ MENSUELLE PAR TUBERCULOSE, EN 1890

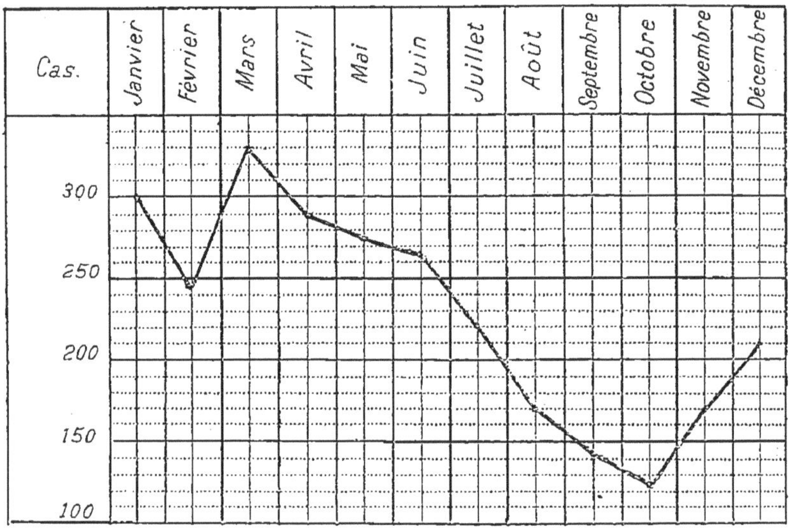

Cas. | Janvier | Février | Mars | Avril | Mai | Juin | Juillet | Août | Septembre | Octobre | Novembre | Décembre

300
250
200
150
100

J'ai publié jadis le tableau suivant, qui indique la répartition des décès phtisiques, par trimestre, en France et en Algérie pendant la période triennale 1872, 1873 et 1874 :

	FRANCE				ALGÉRIE			
	1er trim.	2e trim.	3e trim.	4e trim.	1er trim.	2e trim.	3e trim.	4e trim.
1872. . . .	157	151	110	118	22	12	9	14
1873. . . .	159	156	122	137	18	10	10	19
1874. . . .	102	132	86	65	15	16	16	12
TOTAUX .	398	439	318	320	55	38	35	45
Moyenne .	132	146	106	107	18	12	11	15

On voit qu'en France, comme en Algérie, la proportion des décès par phtisie est dans l'armée réduite à son minimum pendant le troisième trimestre, c'est-à-dire pendant les trois mois d'été (juillet, août et septembre).

En France, c'est le deuxième trimestre (avril, mai, juin), qui présente la mortalité phtisique la plus élevée ; en Algérie, c'est dans le premier trimestre que se produit ce maximum de mortalité.

Du reste, ce fait n'est point spécial à l'armée, car les statistiques démontrent, pour la population civile comme pour les soldats, la fausseté de cette opinion généralement répandue, qui fait considérer l'automne, le moment de la chute des feuilles, comme la saison la plus fatale aux poitrinaires.

Ainsi, d'après Ely, voici comment se répartit la mortalité par phtisie dans la population parisienne, suivant les saisons :

Nombre de décès par phtisie et par jour

HIVER (Décembre, janvier, février)	PRINTEMPS (Mars, avril, mai)	ÉTÉ (Juin, juillet, août)	AUTOMNE (Septembre, octobre, novembre)
22,91	22,10	20,14	21,22

La comparaison des chiffres qui représentent mensuellement les décès phtisiques survenus dans l'armée depuis 1875 permet de constater entre toutes les années une similitude frappante, au point de vue de la répartition de ces décès. Leur maximum a lieu dans le mois d'avril, leur minimum dans le mois de novembre.

V. **Conclusions.** — Les conclusions auxquelles m'ont conduit les recherches précédentes, en vue d'élucider cet important problème de la fréquence de la phtisie dans l'armée française, sont les suivantes :

1° La proportion moyenne des tuberculeux s'élève annuellement dans cette armée à 4 pour 1000 hommes, sur lesquels 1 succombe sous les drapeaux et 3 sont éliminés pendant la période du service militaire.

2° La mortalité par phtisie est plus élevée dans l'armée que dans la population civile (jeunes gens de 20 à 25 ans) correspondante ; la profession militaire paraît augmenter, dans la proportion de 3/2, les chances de mourir de cette maladie parmi les jeunes gens appelés sous les drapeaux ;

3° La mortalité phtisique dans l'armée, comme dans la population civile, offre son maximum au printemps, et principalement en avril.

4° La tuberculose pulmonaire atteint surtout les soldats pendant la première année de service ; elle se comporte, à ce point de vue, comme toutes les maladies infectieuses et spécifiques.

5° La proportion des phtisiques varie suivant les différentes armes ; elle offre son maximum dans l'infanterie et son minimum parmi les zouaves : la principale influence, qui se fait sentir dans la répartition de la tuberculose entre les armes, dépend des conditions spéciales d'aptitude physique exigées des conscrits avant leur incorporation dans chacune de ces armes.

6° La proportion des tuberculeux varie suivant les différentes régions de corps d'armée ; elle est moins élevée en Tunisie et en Algérie que dans les corps d'armée de l'intérieur ; dans les garnisons du Midi et du Centre de la France que dans les garnisons du Nord et que dans celles qui sont situées sur le littoral de la Manche et de l'Océan.

B. — ÉTIOLOGIE

L'étude des causes de la phtisie a été pendant longtemps une des plus difficiles de la pathologie ; et les explications données par les médecins militaires pour rendre compte du fréquent développement de cette maladie parmi les soldats ont dû naturellement se ressentir de l'obscurité qui a régné, jusque dans ces dernières années, sur cette importante question d'étiologie morbide.

Aujourd'hui, les longues discussions survenues entre les anatomo-pathologistes et les cliniciens, relativement à la nature plus ou moins complexe de cette affection, semblent terminées, et l'opinion, jadis avancée par Laënnec (1), qu'il n'existe qu'une seule phtisie, la phtisie tuberculeuse, est généralement admise.

L'importante question, posée depuis les temps les plus reculés (2), et relative à la contagiosité de la phtisie, est maintenant

(1) Laënnec, *Traité de l'auscultation médiale*, 4e édition, 1836.

(2) Boisseau, *Histoire de la contagion de la phtisie pulmonaire (Rec. de mém. de méd. milit.*, 1869).

résolue, puisque les mémorables expériences de Villemin (3) (1865-1866) ont démontré que cette maladie est inoculable, et par conséquent virulente, et que la découverte plus récente du bacille de la tuberculose par Koch (1882) a établi sa nature parasitaire et microbienne.

Actuellement, la phtisie est une maladie bien déterminée ; elle a sa cause prochaine dans l'action pathogène exercée par un bacille particulier et dont la nature est essentiellement spécifique. Elle trouve naturellement sa place dans le vaste cadre des maladies infectieuses ; voilà pourquoi son étude figure ici dans le groupe de ces affections si communes et si répandues parmi les soldats.

Nous passerons rapidement en revue les faits empruntés à la pathologie expérimentale et comparée, et qui tendent à démontrer la nature virulente, spécifique et parasitaire de la tuberculose. Ensuite, nous étudierons les principales influences phtisiogènes générales et spéciales à la profession militaire, qui, conformément à la nouvelle doctrine, paraissent être habituellement en jeu dans l'armée.

I. L'agent infectieux ; ses principales voies d'introduction dans l'organisme. — L'agent producteur de la tuberculose est représenté, comme on sait, par un micro-organisme spécial (bacille de Koch), qui provoque l'apparition de certaines lésions (tubercules) dans différents organes et principalement dans les poumons, après avoir été introduit directement par inhalation ou par injection dans les voies respiratoires ou bien indirectement par voie d'infection.

La présence de ce bacille se manifeste surtout dans les crachats expectorés par les phtisiques, où il peut conserver son activité pendant trois mois (Cornil, Malassez et Vignal). On le constate également, mais plus rarement, dans les liquides exsudés par les grandes séreuses (plèvre, péritoine) ; dans les produits de sécrétion des muqueuses (lèvres, gorge, larynx, nez, intestin), dans certaines excrétions (urine) et très exceptionnellement dans le sang (Ponfick et Weigert).

(3) Villemin, *Etudes sur la tuberculose*. Paris, 1867.

Il ne peut guère se reproduire en dehors de l'organisme animal, car à 30° son développement paraît très lent ; il cesse même complètement entre 28° et 29°, la température qui lui est la plus favorable paraissant comprise entre 37° et 38°.

L'introduction du bacille tuberculeux dans l'économie animale peut avoir lieu : 1° par les *voies respiratoires ;* 2° par les *voies digestives ;* 3° par *inoculation.*

1° La cause la plus ordinaire de la phtisie paraît être la pénétration de parcelles tuberculeuses dans les voies aériennes. Bien que les bacilles ne se trouvent pas à l'état libre dans l'air et que même dans les salles d'hôpital où les phtisiques sont nombreux, où les crachoirs sont remplis de matières virulentes, l'air semble en contenir fort peu (Wehde), cependant, quand ils sont unis à des substances organiques, comme les crachats par exemple, ils peuvent être répandus dans l'atmosphère et transportés à une certaine distance avec les poussières qui résultent de la dessiccation de ces substances; c'est ainsi qu'ils pénètrent dans l'appareil respiratoire.

Voilà pourquoi les crachats tuberculeux desséchés, encore virulents, qui restent fixés aux mouchoirs ou aux linges, et qui, au moindre mouvement, se mêlent aux poussières de l'atmosphère, sont particulièrement dangereux.

Fort heureusement, cette infection n'est pas fatale : d'abord, il arrive fréquemment que les bacilles s'arrêtent dans les fosses nasales ou dans la bouche avant de pénétrer jusque dans les alvéoles pulmonaires ; ensuite, comme une fois parvenus dans le poumon, leur multiplication est très longue, ils peuvent être chassés par les mouvements des cils vibratiles ou même entraînés par les mucosités. Certaines altérations de l'épithélium bronchique et la stagnation de mucosités paraissent constituer des milieux de culture favorables à leur développement (Grancher) (1).

2° L'introduction du bacille tuberculeux par les voies digestives a lieu par l'intermédiaire des viandes ou du lait provenant d'animaux tuberculeux. Elle est très rare ; car, d'une part, les par-

(1) Voy. Grancher, art. PHTISIE du *Dictionnaire encyclopédique des sciences médicales*, 2e série, t. XXIV, p. 515.

ties tuberculeuses sont exceptionnellement consommées par l'homme et ne sont mangées que cuites ou bouillies, et, d'une autre part, le suc gastrique détruit les bacilles, en respectant seulement les spores ; de plus, quand l'intestin fonctionne normalement et quand la muqueuse n'offre pas d'altérations, la pénétration des bacilles et des spores n'a lieu que fort difficilement.

3° Enfin, le bacille peut être introduit dans l'organisme par l'inoculation de matière tuberculeuse, des crachats ou des produits de sécrétion des muqueuses atteintes de lésions tuberculeuses (ulcérations des lèvres, du larynx, de la gorge, du nez). Mais la sérosité vaccinale provenant d'animaux phtisiques paraît complètement dépourvue de propriétés virulentes (Strauss, Chauveau).

On peut citer des exemples de tuberculose communiquée à l'homme par inoculation (Merklen) ; mais ils sont peu nombreux, et les lésions restent habituellement locales. « L'homme est difficile à rendre tuberculeux, même par inoculation, quand il n'a pas de tendance à le devenir. » (Grancher.)

Les expériences, instituées sur les animaux, démontrent clairement que la tuberculose peut être contagieuse. Mais il n'est guère possible d'invoquer la contagion dans tous les cas quand il s'agit de la tuberculose humaine, telle qu'on l'observe parmi les soldats.

Un certain nombre d'enquêtes ont été faites, dans ces dernières années, par quelques sociétés savantes, pour déterminer les différentes influences auxquelles on a pu rapporter l'apparition de la phtisie pulmonaire dans un groupe d'individus ou dans une population déterminée ; nous mentionnerons les suivantes :

En 1873, sur 210 médecins consultés sur la contagiosité de la phtisie par Bowdich, en Amérique, 110 croyaient aux propriétés contagieuses de la maladie, 45 la niaient, 27 restèrent dans le doute ; 28 ne répondirent pas.

En 1883, dans une enquête semblable, faite par l'Association médicale britannique auprès des membres de cette compagnie, 261 affirmèrent la contagion de la maladie d'une personne à une autre, 105 la nièrent, 39 restèrent dans le doute.

L'année suivante, la Société de médecine de Berlin recueillit

460 observations favorables à la contagiosité de la tuberculose.

Enfin, en 1884, la Société médicale des hôpitaux de Paris obtint des résultats assez intéressants ; car, sur 83 médecins qui répondirent au questionnaire adressé par elle au corps médical et ayant pour but de déterminer la fréquence de la contagiosité phtisique, 57 affirmèrent la contagion ou la crurent probable, 13 la nièrent, 11 restèrent dans le doute, 2 ne furent pas compréhensibles.

Il résulte de l'intéressant rapport publié par Vallin à la suite de cette enquête que le danger de la contagion diminue à mesure que les rapports deviennent moins intimes : la transmission a lieu presque toujours entre parents (73 cas) ; elle est moins fréquente entre frères ou sœurs (38 cas) ; entre enfants et parents (19 cas), entre parents plus éloignés (16 cas). On ne releva que 32 cas de contagion entre étrangers.

Les circonstances qui facilitent la contagion de la phtisie sont donc surtout représentées :

1° En ce qui concerne le sujet exposé, par l'intimité des rapports, telle qu'on l'observe dans le mariage, par le séjour constant dans une atmosphère viciée, dans un air chargé de poussières virulentes, les personnes jeunes étant plus aptes que les autres à contracter la maladie ; enfin, par une foule de circonstances prédisposantes que nous étudierons plus loin ;

2° Du côté des malades, par la chronicité du mal et par l'abondance des crachats.

Si nous envisageons maintenant en bloc les résultats fournis par ces enquêtes multiples, poursuivies dans différents pays, on voit que la moitié environ des cas de tuberculose peut être attribuée à la contagion, l'autre moitié résultant de conditions étiologiques qui paraissent étrangères à celle-ci, mais qui agissent, en réalité, à titre de causes prédisposantes, en favorisant l'activité morbide du bacille tuberculeux.

II. Influences qui augmentent la réceptivité vis-à-vis de la maladie. — Parmi ces influences, les unes sont propres à l'individu (hérédité, âge, constitution, maladies antérieures, etc.) ; les autres dépendent des agents extérieurs, mésologiques et météorologiques. Nous les étudierons séparément.

(*a*) Influences individuelles. 1° *Hérédité*. — L'influence de l'hérédité sur le développement de la phtisie a été généralement admise par les anciens observateurs.

Barth et Louis l'ont reconnue dans		1/2	des cas
Lebert	—	1/6	—
Piorry, Walshe et Pidoux	—	1/4	—
Briquet	—	1/3	—
Portal	—	2/3	—
Rufz	—	5/6	—
Hérard et Cornil	—	38 0/0	—
Smith	—	7/10	—

Tout en infirmant l'hérédité comme contraire à la virulence de la tuberculose, Villemin lui-même reconnaissait que le rôle de cette influence se réduisait à la « transmission d'une aptitude plus ou moins marquée à contracter la maladie ».

Puisque la tuberculose est une maladie spécifique et que le bacille de Koch en est la cause prochaine, il ne peut être question de transmission héréditaire, en dehors du cas où la mère ou le père ou tous les deux sont tuberculeux eux-mêmes au moment de la contagion. Mais comment expliquer cette transmission ? Cohnheim a démontré que la présence de tubercules chez le fœtus pendant les premiers mois de la grossesse est très exceptionnelle dans l'espèce humaine. Il n'est guère possible que le placenta contienne les germes de la maladie, puisqu'on n'y constate point de lésions tuberculeuses ; il est aussi difficile d'admettre que le délivre laisserait simplement passer les bacilles, qui n'existent que très rarement dans le sang de la mère ; ce passage paraît même impossible dans l'espèce humaine, bien qu'il ait été constaté chez les animaux par Arloing, Cornevin, Strauss et Chamberland.

La phtisie éclatant généralement longtemps après la naissance, on ne peut pas admettre l'existence latente du bacille tuberculeux dans les tissus des nouveau-nés pendant 5, 10, 20 et même 30 ans, au sein d'éléments qui deviendraient seulement plus tard un excellent terrain de culture pour lui.

Telles sont les raisons pour lesquelles, à l'exemple de Grancher, nous croyons devoir restreindre le rôle attribué à l'hérédité dans l'étiologie de la tuberculose, à la simple transmission des prédispositions spéciales à cette affection. Ainsi envisagée, l'hérédité ne s'appliquerait pas à la graine, mais uniquement au terrain ; et on s'explique comment il y a des familles plus tuberculisables que d'autres.

2° *Age*. — C'est un fait reconnu généralement que le bacille tuberculeux est surtout dangereux pour les adolescents et les jeunes gens.

Il résulte, en effet, des recherches statistiques publiées dans ces dernières années que la tuberculose pulmonaire est plus commune entre 20 et 25 ans, précisément pendant la période de la vie qui correspond à la durée du service militaire; dans la population civile, le cinquième des décès phtisiques survient parmi les jeunes gens de 20 à 25 ans, les 2/5 parmi les sujets de 20 à 30 ans.

3° *Constitution*. — Nous mentionnons ici cette influence, à cause du rôle qu'on lui a attribué jadis, mais qui a été considérablement exagéré.

C'est avec raison que Laënnec, Louis et Fournet se sont élevés depuis longtemps contre cette opinion, d'après laquelle on attribuait à la phtisie pulmonaire une constitution prédisposante ; les recherches qui ont été faites par certains observateurs, et particulièrement par quelques médecins militaires, pour déterminer les signes qui pourraient faire déceler les futurs poitrinaires (apparence de la conformation extérieure, structure du corps, dimensions du thorax etc...), sont malheureusement restées infructueuses et stériles. Il est parfaitement reconnu aujourd'hui que cette maladie peut atteindre les jeunes gens vigoureux et bien constitués, aussi bien que les malingres et que les débiles, et que les indications fournies chez les conscrits par la taille, le poids, le périmètre thoracique et même la conformation de la poitrine, au point de vue de l'imminence de la tuberculose, n'ont pas la valeur qui, avant la découverte de la contagiosité de cette affection, leur avait été trop facilement attribuée.

Mackiewicz, comparant 781 recrues à 120 réformés ou décédés par tuberculose dans la garnison de Verdun, a obtenu les résultats suivants :

SUJETS OFFRANT	PROPORTION POUR 100	
	RECRUES	TUBERCULEUX
Périmètre sous-pectoral inférieur :		
1° à 0m,80	11	24
2° à la demi-taille.	35	40
Poids inférieur à 56 kilos.	16	41

Ainsi, 76 pour 100 de soldats tuberculeux ou prédestinés à être éliminés de l'armée par tuberculose (réformes et décès) avaient un périmètre sous-pectoral égal ou supérieur à 0m,80 :

60 pour 100 un périmètre sous-pectoral supérieur ou égal à la demi-taille ;

59 pour 100, un poids supérieur à 55 kilog.

Si l'on veut reconnaître, dit Mackiewicz, qu'un individu ayant un périmètre thoracique égal ou supérieur, soit à 0m,80, soit à la demi-taille, ou un poids supérieur à 55 kilog. est d'une constitution moyenne et assez bonne, on doit admettre, contrairement à l'opinion générale, qu'environ 60 pour 100 des tuberculeux observés dans l'armée présentent au moment de leur incorporation une constitution au moins moyenne et assez bonne.

4° *Alimentation défectueuse.* — L'affaiblissement et l'appauvrissement de l'organisme constituent des conditions prédisposantes à l'action du bacille tuberculeux. Ainsi s'explique l'influence de la misère physiologique, causée par une alimentation insuffisante ou défectueuse, sur le développement de la phtisie pulmonaire.

Dès 1844, Godélier avait cru devoir attribuer au genre d'alimentation, adopté et suivi dans notre armée, une influence marquée sur la production de la phtisie pulmonaire parmi les soldats. Mais, tout en signalant les inconvénients que présentait l'uniformité trop grande du régime alimentaire des troupes françaises, cet auteur avait reproché à ce régime d'être trop animalisé et d'être dépourvu de végétaux rafraîchissants. Bricheteau, Corradi et Bider ont démontré, au contraire, qu'une alimentation végétale, trop riche en sels de potassium et trop pauvre en sels de sodium, favorisait singulièrement l'éclosion de la tuberculose et la pullulation des bacilles.

L'influence de l'alimentation sur le développement de la phtisie parmi les soldats n'a donc point l'importance qui lui a été attribuée, d'autant plus que le régime alimentaire auquel ils sont soumis dans les garnisons est actuellement préférable à celui des ouvriers des villes et des campagnes.

5° *Maladies antérieures.* — Certaines maladies générales peuvent préparer le terrain pour l'éclosion des tubercules dans les poumons et dans les autres organes.

Autrefois, on plaçait la *scrofule* au premier rang de ces maladies; mais les découvertes modernes ont démontré que la scrofulose n'est qu'une tuberculose restée locale et latente, et qui peut à un moment donné se généraliser et envahir les poumons, puisque les lésions scrofuleuses contiennent des tubercules élémentaires, de tous points semblables anatomiquement à ceux de la phtisie légitime (Friedlander, Koster, Grancher, Brissaud, Malassez, etc.); que ces lésions sont virulentes et peuvent, par inoculation, reproduire la tuberculose (Villemin, Colin, Hérard, Cornil, Koch), mais une tuberculose lente et bénigne, à laquelle résistent les espèces animales; qu'elles contiennent des bacilles, mais en nombre très limité (Koch).

La scrofule, apparaissant aujourd'hui comme une atténuation de la tuberculose, on comprend qu'elle puisse, non seulement prédisposer à la phtisie, mais encore l'engendrer par voie d'infection.

Certains observateurs ont admis que la *fièvre typhoïde* pourrait entraîner la phtisie (Monneret, Leudet, Mercier, Guillermet). D'autres ont considéré la production des deux maladies sur le même individu comme exceptionnelle (Andral, Forget, Louis). Quelques-uns, enfin (Rilliet, Barthez, Pidoux), ont avancé qu'il y avait antagonisme entre les deux affections. « Il ne m'est jamais arrivé, dit Thirial, d'observer pour mon compte et il n'est pas à ma connaissance que d'autres aient observé un seul cas de fièvre typhoïde qui serait venu se développer chez un individu atteint de phtisie confirmée ou, en d'autres termes, d'une phtisie avancée à ce point où les symptômes tant généraux que locaux de l'affection pulmonaire pussent par eux-mêmes jeter de l'obscurité sur le diagnostic de la fièvre typhoïde. »

Cet antagonisme a été admis également par Guéneau de Mussy, par Constantin Paul, par Godélier, par Villemin. « Nous avons interrogé, dit ce dernier, un grand nombre de phtisiques, dans le but de savoir s'ils avaient eu la fièvre typhoïde, et jusqu'ici nous n'avons rencontré cet accident chez aucun d'eux. »

« Je crois, dit Guéneau de Mussy, avoir observé des malades qui sont devenus tuberculeux pendant la convalescence de la fièvre typhoïde. Je dis : je crois, parce que dans quelques cas on peut se poser cette question : N'a-t-on pas pris pour une fièvre typhoïde une phtisie qui, au début, a suivi une marche aiguë ? »

Notre expérience personnelle confirme pleinement les observations faites par nos éminents prédécesseurs et qui sont favorables à l'antagonisme de la tuberculose et de la dothiénentérie : parmi les nombreuses autopsies que nous avons faites pendant les épidémies de fièvre typhoïde observées par nous dans les garnisons, nous n'avons jamais constaté, chez les sujets qui ont succombé à la maladie, de tubercules dans les poumons ou dans les autres organes, et nous n'avons jamais vu de poitrinaire, même en traitement dans des salles où étaient soignés un grand nombre de typhoïdiques, contracter la dothiénentérie. Il nous paraît donc impossible de faire jouer à cette dernière affection, si commune dans les garnisons, la moindre influence adjuvante, au point de vue de la fréquence de la tuberculose dans l'armée.

Nous n'en dirons pas de même du *paludisme*, qui, bien qu'il ait été considéré par Boudin comme antagoniste de la phtisie, opinion acceptée par Barth et Nepple, a été signalé cependant par Lévy, Forget, Gintrac, comme pouvant atteindre les tuberculeux. Actuellement les médecins de la haute Italie (Corradi, Tomasi, etc.), doutent de cet antagonisme, et nous avouons que nos observations personnelles, recueillies pendant un long séjour en Algérie, sont loin d'être favorables à l'opinion de Boudin. Il nous est arrivé bien des fois de constater sur des soldats, qui avaient succombé aux atteintes de la malaria, des lésions manifestes de la tuberculose.

Certains médecins ont considéré la *pleurésie* comme une cause fréquente de tuberculose, en déterminant un certain degré d'inflammation pulmonaire et bronchique, qui faciliterait la pénétration des germes (Debove). Cette affection peut constituer simplement la manifestation d'une tuberculose pulmonaire; cela est si commun que quelques auteurs (Landouzy, Kelsch et Vaillard), ont pu soutenir que la pleurésie serait toujours un état morbide de nature tuberculeuse.

Enfin les affections de l'appareil respiratoire, en général, paraissent créer un milieu favorable à la culture des bacilles tuberculeux. L'opinion de Laënnec et de Louis qui, contrairement à Broussais, admettaient que les affections pulmonaires (pneumonies, bronchites, pleurésies, etc.), n'ont aucune influence sur l'explosion de la phtisie, a trouvé bien des contradicteurs parmi les auteurs modernes, qui se sont occupés de phtisiologie; Clarke en Angleterre, Rilliet et Barthez en France, ont considéré, le premier chez les soldats, les derniers chez les enfants, certaines phlegmasies aiguës et chroniques de l'appareil respiratoire comme constituant des causes occasionnelles ou prédisposantes de tuberculose pulmonaire. Godélier (1), tout en insistant sur l'embarras dans lequel on se trouve en présence de bronchites répétées ou d'une pleurésie suspecte, suivies de phtisie, quand il faut déterminer la part qu'ont pu avoir ces atteintes morbides dans l'éclosion des tubercules, reconnaît cependant avoir constaté fréquemment, parmi les soldats traités dans ses salles, que certaines maladies chroniques, qui ont entraîné un séjour prolongé dans les hôpitaux, peuvent favoriser puissamment le développement de la tuberculose.

A l'exemple de Godélier, Tholozan (2), Laveran (3), Colin (4), etc., ont considéré les affections phlegmasiques produites par le refroidissement sur l'appareil pulmonaire, comme ayant une action incontestable sur la manifestion ou la rapidité d'évolution de la tuberculose.

(1) Godélier, *Mém. sur la phtisie dans l'armée.*
(2) Tholozan, *loc. cit.*
(3) Laveran, *Traité des maladies et épidémies des armées*, p. 324.
(4) Colin, art. MORBIDITÉ, p. 324.

Aujourd'hui, si, à l'exemple de Laënnec, on peut dire qu'une inflammation quelconque ne peut à elle seule engendrer cette maladie, il faut reconnaître qu'elle peut préparer le terrain à l'activité du bacille tuberculeux. L'altération que présente l'épithélium de la muqueuse pulmonaire, l'entrave apportée à la circulation de l'air, la présence de mucosités stagnantes dans les bronches, constituent autant de conditions qui facilitent l'activité et la pullulation des bacilles tuberculeux. Ainsi s'explique l'action que peuvent avoir les bronchites même simples (Debove), la coqueluche (Roger) et la grippe (Clarke, Landouzy, Hérard et Cornil) sur le développement de la tuberculose pulmonaire.

b) Influences extérieures. — Ces influences sont représentées par les *saisons* et par le *climat*.

Nous avons insisté antérieurement (voy. p. 232) sur le rôle exercé par les saisons dans la répartition de la morbidité et de la mortalité phtisiques, parmi les soldats comme parmi les habitants des villes. Nous nous occuperons ici seulement du climat.

La phtisie apparaît sous toutes les latitudes, et les différences que l'on constate entre la France et l'Algérie, comme entre les corps d'armée, au point de vue de la fréquence de cette affection, tiennent moins aux variations de température et de sécheresse ou d'humidité de l'atmosphère qu'à l'agglomération ou à la dissémination de la population et au genre de vie des habitants.

C'est un fait bien démontré, et qui a été établi pour la première fois par Villemin, que la phtisie croît sous l'influence du confinement. Elle paraît rare parmi les peuples nomades qui vivent à l'air libre, même dans les pays froids, en Suède, en Norwège, en Russie, aussi bien qu'au Labrador ; elle diminue à mesure qu'on se rapproche des régions polaires, ce qui réduit considérablement l'influence que l'on a attribuée si longtemps au froid dans son apparition.

Elle est surtout commune dans les contrées civilisées ; aussi Lancereaux (1) a-t-il pu dire, avec raison, de la tuberculose, que c'était « une maladie de civilisation » ; elle est endémique dans

(1) Lancereaux, *Distribution géographique de la phtisie* (*Bulletin de l'Académie de médecine*, 1878).

les grands centres, dans les cités populeuses des climats tempérés ; « quand les habitants des contrées polaires, comme les nègres du centre de l'Afrique, qui paraissent privilégiés dans leur pays natal, viennent habiter une de ces localités riches en germes tuberculeux, ils ne tardent pas à succomber à une forme de phtisie particulièrement infectieuse et rapide. »

Cette maladie paraît moins commune dans les régions montagneuses que dans les plaines, ce qui tient certainement, indépendamment des conditions offertes par la fraîcheur et la sécheresse de l'air, à l'abaissement de la pression atmosphérique qui détermine d'importantes modifications dans le fonctionnement respiratoire et à l'absence presque complète de germes. Mais, si cet air vient à être infecté par des émanations ou des secrétions tuberculeuses, l'immunité disparaît et la phtisie éclate. C'est ainsi qu'on explique pourquoi la maladie était inconnue sur le haut plateau de l'Engadine avant que les poitrinaires s'y fussent donné rendez-vous.

c) Influences spéciales aux soldats. — L'influence phtisiogène des milieux militaires est considérable ; elle seule est presque suffisante pour expliquer la fréquence de la tuberculose dans l'armée, comparativement à la population civile du même âge.

Cette influence résulte principalement : 1° du séjour du soldat dans les grandes villes ; 2° de la vie en commun à laquelle l'expose sa profession.

1° *Séjour dans les grandes villes.* — C'est un fait démontré par les statistiques que la tuberculose est plus fréquente parmi les habitants des villes que parmi les habitants des campagnes. Il y a longtemps que Boudin avait fait cette remarque pour les populations de la Grande-Bretagne. En Prusse, la proportion des décès phtisiques, qui n'est que de 2,9 pour 1000 habitants dans les campagnes, s'élève à 3,7 pour 1000 dans les grandes villes ; à Paris, cette proportion atteint même le chiffre effrayant de 5 pour 1000 (1).

2° *Influence de la vie en commun dans les casernes.* — En

(1) Sur 1000 décès généraux, la tuberculose pulmonaire seule en occasionne 29 à Philadelphie, 25 à Paris et à Marseille, 24 à Londres, 19 à New-York, 16 à Bordeaux, 15 à Stuttgard, 13 à Copenhague.

France, Tholozan, Boudin, Michel Lévy, Godélier, Laveran, Léon Colin, Morache (1), etc., et à l'étranger Parkes, de Chaumont, Roth et Lex ont considéré comme essentiellement favorables à l'explosion de la tuberculose parmi les soldats les conditions si peu satisfaisantes que présentaient la plupart des casernes au point de vue de leur exposition, de la distribution intérieure des bâtiments, de l'insuffisance de l'aération naturelle et de la ventilation, du défaut d'espace dans les locaux, des altérations de l'air causées par la respiration, les secrétions cutanées et les déjections, etc.., toutes conditions qui semblent augmenter le danger de l'infection de l'homme par l'homme dans un espace limité.

On s'expliquait alors l'influence pernicieuse exercée par le séjour dans les casernes, comme dans les pensionnats et dans les prisons, sur la production de la phtisie pulmonaire, par l'introduction dans les poumons d'un air confiné, *prérespiré* (Mac-Cormac) et vicié par les produits de la respiration et des diverses secrétions humaines ou par un agent infectieux spécial (*miasme humain*).

En 1839, Mac Culloch et Balfour avaient été frappés de l'excès de mortalité phtisique que présentait l'armée anglaise, comparativement à la population civile, excès de mortalité représenté par 10,8 décès par phtisie et 14,1 décès par affections pulmonaires de tout genre parmi les Gardes à pied, tandis que les relevés statistiques établis par certaines compagnies d'assurances ne fournissaient pour la population civile de 20 à 30 ans qu'une mortalité de 3,4 pour 1000 causée par ces affections. Ils firent l'un et l'autre une description très exacte des mauvaises conditions hygiéniques dans lesquelles se trouvait le casernement des troupes anglaises à l'intérieur et dans les colonies ; ils insistèrent, en même temps, sur l'influence que pouvaient avoir ces conditions sur la fréquence de la phtisie parmi les soldats.

Dans le but de satisfaire aux plaintes si légitimement formulées contre les casernes, le gouvernement anglais nomma une

(1) Morache, *Traité d'hygiène militaire*, Paris, 1874.

commission, qui fut chargée d'indiquer les améliorations et les modifications nécessitées dans ces casernes par l'état sanitaire des troupes de la Grande-Bretagne.

Ce fut en 1849 que des mesures furent prises dans les principales villes de garnison anglaises, pour accorder aux hommes dans les chambrées un espace plus vaste et une aération plus facile et plus complète. A partir de cette époque, le nombre des affections pulmonaires et particulièrement des cas de phtisie, qui avait été considérable, aussi bien dans certaines stations coloniales (Gibraltar, Malte, îles Ioniennes, Jamaïque, Trinité, Bermudes, etc.), pourtant si favorisées au point de vue de la constance de leur température et de la beauté de leur climat, que dans les villes de garnison de la Grande-Bretagne et de l'Irlande, subit une décroissance progressive et marquée. La mortalité par phtisie décrut de 7 (1837-1846) à 3 (1849-1866) et même à 2 (1866-79) pour 1000 hommes (Balfour).

Parkes, auquel nous empruntons la citation précédente, après avoir constaté qu'aucune autre modification n'avait été introduite dans les conditions hygiéniques des troupes anglaises, aux différents points de vue de leur mode de recrutement, de leur régime alimentaire, de leur habillement et de leur équipement, conclut de ces faits intéressants que les desiderata que présentaient les casernes constituèrent la principale, sinon la seule cause de l'énorme mortalité indiquée par les statistiques avant 1839. Aussi n'avait-il pas hésité à expliquer le grand nombre de décès causés par la phtisie parmi les Gardes à pied, comparativement aux autres corps de l'armée anglaise, par ce fait que les premières de ces troupes étaient celles dont le casernement laissait le plus à désirer, au point de vue de l'aération et de la ventilation intérieures.

Il est reconnu aujourd'hui que c'est surtout en exposant l'organisme à l'action des germes spécifiques (produits tuberculeux et principalement crachats desséchés) que l'air des casernes exerce son action sur la production et la propagation de la tuberculose parmi les soldats. Comme l'a parfaitement démontré G. Sée (1),

(1) Voyez G. Sée, *la Phtisie bacillaire des poumons*, 1884.

les altérations qu'éprouve l'air confiné, et qui, en somme, se réduisent à un appauvrissement en oxygène et à un excès d'acide carbonique à peine appréciables, peuvent bien se traduire par de l'anémie ; mais elles ne pourraient suffire à produire la phtisie, si n'intervenaient pas, en même temps, des germes spécifiques et provenant d'autres organismes malades.

Nous aurons à tenir compte de ces conditions étiologiques spéciales au soldat quand nous aurons à faire l'étude de la prophylaxie de la tuberculose dans l'armée.

C. — Étude clinique

Malgré les éliminations si nombreuses de phtisiques qui ont lieu chaque année parmi les jeunes conscrits soumis à l'examen des conseils de revision, malgré le soin que prennent les médecins militaires pour rendre à la vie civile, conformément aux prescriptions réglementaires, tous les soldats qui semblent prédestinés à la tuberculose ou qui offrent les premières atteintes de cette maladie, nous avons vu que le nombre des poitrinaires dans l'armée française était assez élevé ; aujourd'hui encore, il n'y a guère d'hôpitaux militaires où, à n'importe quelle époque de l'année, il n'y ait pas quelques phtisiques en traitement.

Le séjour de ces malades dans ces établissements est d'autant plus court que, dès que l'affection est caractérisée et avant qu'elle ne parvienne à un degré plus avancé, ceux-ci sont presque toujours proposés pour la réforme et renvoyés dans leurs foyers.

C'est grâce à l'exécution, actuellement plus rigoureuse et plus complète, de ces mesures réglementaires, que l'on est parvenu à restreindre dans une certaine mesure les ravages exercés par la tuberculose dans les garnisons. Cependant, malgré la rapidité avec laquelle ont lieu ces éliminations, la plupart des hôpitaux militaires ou mixtes fournissent chaque année un certain nombre de décès par phtisie.

Il arrive parfois que l'état des malades est tel qu'il rend leur transport difficile et même dangereux. Alors les médecins traitants sont dans l'obligation de conserver dans leurs salles ces poitrinaires *non transportables*, qui ne tardent pas à y succomber et viennent ainsi grossir le chiffre de la léthalité générale de l'armée.

Il n'est pas rare, en effet, de voir entrer dans nos salles des soldats qui présentent des lésions déjà avancées de la phtisie pulmonaire, et qui ont pu faire leur service, sans se plaindre et sans s'être même fait porter malades, jusqu'au moment où, parvenus à un degré d'amaigrissement et d'affaiblissement plus ou moins marqué, ils se présentent à la visite du médecin, qui n'a pas de peine à reconnaître le degré déjà avancé de l'affection dont ils sont atteints et s'empresse de les diriger sur un hôpital.

Il ne se passe pas d'année où nous ne recevions dans nos salles des poitrinaires atteints de lésions tuberculeuses avancées, pour lesquelles la réforme s'impose immédiatement et qui pourtant n'offraient pas un seul jour d'indisponibilité à la chambre ou de traitement à l'infirmerie. C'est que la phtisie débute d'une façon si obscure et si insidieuse et s'accompagne fréquemment de si peu de souffrance, que les soldats considèrent généralement comme causés par un simple malaise ou par une légère indisposition les premiers symptômes qu'ils éprouvent et négligent d'aller consulter le médecin.

On s'explique ainsi comment, malgré tout le soin avec lequel les médecins des corps de troupes examinent leurs malades, et malgré l'empressement avec lequel ils envoient à l'hôpital ou proposent directement pour la réforme les sujets atteints de tuberculose, la statistique médicale de notre armée indique encore une mortalité phtisique telle que 1 poitrinaire sur 1000 hommes présents succombe annuellement sous les drapeaux.

On observe dans l'armée à peu près les mêmes formes de tuberculose que celles que présente la population civile, principalement la partie de cette population composée de jeunes gens de 20 à 25 ans (1). Celle qui domine surtout dans nos hôpi-

(1) Voy. Ménadier, *Essai sur la fréquence, les formes, les causes de la phtisie dans l'armée*. Paris, 1855.

taux militaires est la *tuberculose pulmonaire*, comme l'indique la statistique médicale de l'armée.

Pendant ces trois dernières années (1888-89-90), les décès causés par la tuberculose se sont répartis de la façon suivante :

	1888	1889	1890
Tuberculose pulmonaire, pleurale et laryngée. .	479	414	437
— méningée et cérébrale.	54	51	53
— abdominale.	20	23	27
— miliaire aiguë	39	44	45

On voit donc que, sur 100 décès physiques survenus dans notre armée, 80 au moins, soit les 8/10, doivent être attribués à la tuberculose de l'appareil respiratoire et 1/10 à la tuberculose méningée et cérébrale.

Je mentionnerai également les cas de *tuberculoses chirurgicales* (*des ganglions lymphatiques, des os et des articulations*), qui, depuis quelques années, figurent dans les tableaux de la statistique médicale de l'armée.

1. **Tuberculose pulmonaire.** — Cette affection revêt chez les soldats toutes les formes qu'on observe habituellement dans la population civile et principalement parmi les adolescents. On sait que ces formes sont nombreuses; Hanot (1) en distingue trois :

Phtisie aiguë { Granulique (phtisie aiguë proprement dite de certains auteurs) ; Pneumonique (pneumonie caséeuse aiguë de certains auteurs) ;

Phtisie sub-aiguë { Phtisie galopante (pneumonie aiguë de certains auteurs) ;

Phtisie chronique : Phtisie commune, vulgaire.

De son côté, Grancher (2) en distingue quatre :

1° *Phtisie aiguë* { Tuberculose miliaire aiguë ; Tuberculose pneumonique ;

(1) Voy. Hanot, art. Phtisie du *Dictionnaire de méd. et de chir. pratiques*, t. XXVII, p. 321.

(2) *Loc. cit.*, p. 670.

2° *Phtisie sub-aiguë* ou *galopante* ;

3° *Phtisie chronique* ou *commune* ;

4° *Phtisie fibreuse* (Bard), qui n'est qu'une variété de la précédente et dans laquelle les poumons sont surtout atteints de *sclérose*, sous l'influence de l'irritation produite par le bacille tuberculeux.

En 1861, L. Colin (1) avait décrit trois formes classiques de tuberculose parmi les soldats : 1° la *phtisie chronique*, qui constitue la forme commune ; 2° la *phtisie aiguë* ou *galopante*; 3° la *tuberculisation aiguë*, « forme complètement différente des précédentes, disait-il, et par ses allures et par sa tendance à la généralisation ».

Cet auteur a consacré à cette dernière forme un chapitre très intéressant de son important ouvrage et en a tracé un tableau clinique très complet et très exact, d'après les nombreuses observations recueillies par lui dans l'armée et principalement dans son service de l'hôpital du Val-de-Grâce.

1° *Phtisie chronique ou commune*. — Cette forme de phtisie s'observe journellement dans les hôpitaux militaires, bien que les mesures préventives prises dans l'armée pour en éloigner le plus rapidement possible tous les tuberculeux tendent à en réduire considérablement le nombre des cas.

Il semble, d'après la statistique médicale de l'armée, qu'elle soit la plus commune dans notre armée, puisque, suivant les chiffres fournis par cette statistique pour ces trois dernières années, elle aurait déterminé les 4/5 des décès phtisiques. Mais il est probable que, parmi les nombreux cas qui figurent sur les relevés obituaires sous la rubrique de *tuberculose pulmonaire*, *pleurale et laryngée*, sont compris beaucoup de cas de miliaire aiguë.

On sait qu'on distingue habituellement dans la phtisie pulmonaire trois périodes distinctes, désignées sous les noms de période de *début*, de période *d'état*, de période *terminale*.

C'est généralement à la première période que les malades entrent à l'hôpital; cependant, nous avons dit plus haut qu'il n'est pas rare

(1) Léon Colin, *Etudes de médecine militaire*, 1864, p. 1.

de voir dans nos salles des malades qui offrent des lésions beaucoup plus avancées et parvenues à la seconde et même à la troisième période de la phtisie, après avoir échappé à l'observation et à l'intervention des médecins. Cela a lieu d'autant plus facilement que, dans l'armée comme dans la population civile, la phtisie atteint aussi bien les hommes robustes et bien constitués que les sujets débiles et malingres.

Je crois inutile de présenter ici l'étude clinique de cette forme de phtisie, qui offre, comme on sait, les mêmes symptômes et les mêmes caractères dans les hôpitaux civils et militaires. J'indiquerai plus loin, quand je m'occuperai de la *prophylaxie de la phtisie dans l'armée*, les difficultés souvent considérables qu'on éprouve, pour reconnaître la tuberculose à sa période latente et même à son début. Quant au diagnostic de l'affection une fois déclarée, il s'établit si facilement que je crois devoir renvoyer le lecteur, pour l'étude de cette question, aux ouvrages et traités spéciaux, dans lesquels il trouvera toutes les indications nécessaires à sa pratique médicale.

2° *Phtisie aiguë ou galopante.* — Cette forme de phtisie, décrite par L. Colin (1) et par d'autres auteurs sous le nom de *phtisie galopante*, est fréquente parmi les soldats. Comme l'a parfaitement indiqué notre savant maître, tantôt elle constitue la première atteinte portée par la tuberculose, tantôt elle éclate dans le cours d'une phtisie chronique, dont elle précipite la terminaison. Elle débute, dans l'un et l'autre cas, par un frisson violent, analogue à celui de la pneumonie franche, et s'accompagne d'une fièvre intense, continue, offrant des exacerbations vespérales, avec des frissons répétés et des sueurs abondantes. Le malade maigrit très rapidement et présente une oppression pénible, avec une toux fréquente et quinteuse, une expectoration muqueuse, puis opaque et jaunâtre, et quelquefois avec des vomissements. La maladie dure quelques mois, parfois plus longtemps. Les lésions sont habituellement limitées au sommet des poumons; ce n'est que successivement que les autres

(1) L. Colin, *Etudes de médecine militaire*, p. 11

parties du parenchyme pulmonaire sont envahies par le processus tuberculeux ; les caractères des râles, qui deviennent rapidement humides, puis caverneux, permettent de distinguer facilement, et au bout de peu de temps, cette forme de phtisie d'une autre forme (*phtisie aiguë pneumonique*), que nous étudierons ultérieurement.

Quand cette affection débute chez un phtisique chronique, on voit se manifester tout à coup un appareil fébrile intense, accompagné d'une aggravation notable de la dyspnée. L'expectoration augmente, des hémoptysies surviennent ; aux signes qui indiquaient l'altération chronique d'un sommet viennent se joindre des symptômes d'irritation nouvelle ; le sommet reste toujours le centre de cet appareil symptomatique ; les râles grossissent, en prenant une résonnance métallique et passent à l'état de gargouillement, en même temps que le sommet opposé, si la tuberculisation n'y existait pas auparavant, se prend rapidement et présente bientôt tous les signes d'une localisation tuberculeuse bien déterminée (L. Colin).

Cette affection n'offre pas toujours une issue immédiatement mortelle. L. Colin en a observé un cas dans lequel son évolution avait été suspendue. « A l'autopsie, on trouve les lésions classiques de la phtisie, des masses tuberculeuses, des cavernes exclusivement, en plus grand nombre aux sommets, et, autour de ces altérations fondamentales, un certain nombre de granulations, soit grises, soit passées à l'état jaune. Les ganglions bronchiques sont aussi fréquemment altérés et constituent parfois, par leur transformation tuberculeuse et leur hypertrophie, la lésion la plus considérable. » (L. Colin.)

3° *Tuberculisation aiguë* (L. Colin). — L'étude de cette forme de tuberculose, observée et décrite depuis longtemps par Laënnec et par Andral, a été faite dans une monographie spéciale par Waller (de Prague); après cet auteur, Gull, Wallshe, Fournet, Stokes, Leudet, Trousseau, enfin Virchow, Hérard et Cornil, etc., se sont occupés du même sujet.

Ce fut Waller qui, le premier, considéra cette affection comme étant primitivement générale et qui appela l'attention sur l'analogie qu'elle présentait au point de vue symptomatique et clinique avec la fièvre typhoïde. Leudet (1) lui attribua un caractère épidémique; Stokes (2) la considéra même comme contagieuse.

L. Colin (3) fut le premier, parmi les médecins militaires, qui publia une description complète de cette affection observée dans son service de l'hôpital du Val-de-Grâce et désignée par lui sous le nom de *tuberculisation aiguë*.

Il distingua dans cette forme deux variétés principales, l'une primitive « survenant chez un sujet sain, à l'instar d'une pyrexie, par exemple » ; l'autre secondaire, se manifestant chez un sujet préalablement tuberculeux ; il admit, du reste, pour ces deux variétés, une identité parfaite au point de vue des symptômes, de la marche et des altérations morbides. Il appela même l'attention sur la tendance qu'offrait cette affection à revêtir certaines allures de petites épidémies.

Cette interprétation fut acceptée par Empis (4), qui, dans son important ouvrage sur la *granulie*, admit dans cette maladie une modification générale de l'organisme, simultanée et peut-être même antérieure aux lésions inflammatoires, et la rapprocha volontiers des grandes pyrexies, comme la diphtérite, l'érysipèle, la fièvre puerpérale.

Parmi les travaux les plus complets qui aient été publiés dans ces derniers temps sur la tuberculose aiguë dans l'armée, nous devons mentionner le mémoire de A. Laveran (5), basé sur l'étude de 22 observations recueillies par cet auteur à l'hôpital militaire Saint-Martin. Tenant compte de la prédominance de tel ou tel groupe de symptômes, A. Laveran a distingué et décrit quatre variétés : (*catarrhale*, *typhoïde*, *asphyxique*, *latente*), dans la tuberculose aiguë, quand elle affecte les allures d'une maladie générale.

Dans son remarquable travail, L. Colin a insisté sur la rapidité

(1) Leudet, *De la Phtisie aiguë*, thèse de Paris, 1851.

(2) Stokes, *Treatise on the Diseases of the Chest*, Dublin, 1839.

(3) Léon Colin, *De la Tuberculisation aiguë*, Paris, 1861. — Du même, *Bulletin de la société médicale des hôpitaux*, t. V, p. 364, et *Union médicale* du 7 janvier 1863; *Etudes de médecine militaire*, Paris, 1864, chap. Ier (Tubercules), p. 16.

(4) Empis, *De la Granulie ou maladie granuleuse*, Paris, 1865.

(5) A. Laveran, *Contribution à l'étude de la tuberculose aiguë* (*Mém. de méd. et de chir. mil.*, 3e série, t. XXIX, p. 1).

avec laquelle les divers organes sont envahis par les granulations tuberculeuses grises ou en masses jaunes caséeuses; les ganglions lympathiques tiennent le premier rang ; après eux viennent la rate et les poumons, puis les reins et les membranes séreuses (plèvre, péritoine, péricarde). Les ganglions lymphathiques sont les seuls organes où, dans la tuberculisation aiguë, le produit morbide puisse acquérir un volume énorme ; on les sent souvent croître sur place dans l'abdomen ; quand la tuberculisation atteint les ganglions bronchiques, comme cela arrive souvent, il peut en résulter des accidents de compression des bronches et l'asphyxie.

Nous n'avons pas à présenter ici l'étude symptomatique de la tuberculisation aiguë, que le lecteur trouvera exposée complètement dans les traités et mémoires spéciaux consacrés à cette affection. Nous nous contenterons de signaler les principaux caractères que celle-ci offre généralement au médecin militaire et qui sont les suivants :

La maladie est précédée, comme toutes les maladies infectieuses, d'une période prodromique, ordinairement courte et pendant laquelle on observe de l'affaiblissement, de l'apathie, de la tristesse, parfois de l'insomnie, des rêvasseries, de l'inappétence et un léger état fébrile. Ensuite apparaissent des symptômes généraux très graves et qui consistent dans de l'hyperthermie (température, 40° et même 41°; pouls, 110 à 120), des hémorragies, un *état typhoïde* bien marqué. Ces symptômes annoncent le développement et la généralisation des granulations tuberculeuses dans les différents organes (poumons, séreuses, rate, etc.).

La langue est sèche et fuligineuse, et pourtant l'appétit est souvent conservé. Il y a habituellement de la constipation, peu de céphalalgie, et le délire n'existe que la nuit. L'amaigrissement marche vite et précède l'adynamie, qui n'est jamais marquée.

Les symptômes particuliers sont naturellement différents suivant la localisation morbide; ainsi, la dyspnée se manifeste au moment de l'invasion du parenchyme pulmonaire; les frottements et les épanchements doubles annoncent celle des plèvres; le ballonnement du ventre survient lorsque le péritoine ou les ganglions mésentériques sont pris : la diarrhée remplace la constipation quand se produisent des ulcérations intestinales : des symptômes cérébraux succèdent à un simple délire nocturne quand les méninges sont envahies.

Rien de plus irrégulier, du reste, que ces manifestations tuberculeuses parmi les malades : chez les uns, c'est par les poumons que les granulations commencent leur apparition ; chez les autres, cette extension du processus morbide à l'appareil pulmonaire est secondaire : chez d'autres, le poumon n'est même pas pris. Enfin, l'évolution de la maladie peut être scindée en plusieurs temps, l'extension de la poussée tuberculeuse à de nombreux organes venant ajouter à l'appareil fébrile un surcroît d'intensité (L. Colin) (1).

L'évolution de la maladie est rapide (huit jours à deux mois) et presque toujours fatale.

La variété la plus fréquente dans l'armée est certainement celle qui s'accompagne d'un *état typhoïde*, et qui a été bien décrite par L. Colin et par A. Laveran (2). Elle ressemble à s'y méprendre à la fièvre typhoïde ; à propos de cette maladie, nous avons eu déjà l'occasion d'indiquer les difficultés souvent très grandes qu'éprouve le médecin pour différencier les deux affections (voy. p. 201).

La maladie commence, en effet, comme la dothiénentérie ; les prodromes sont les mêmes : abattement, céphalalgie, épistaxis, insomnie, rêvasseries. Pendant la période d'état, la ressemblance est encore plus frappante, et le diagnostic peut rester en suspens.

Parmi les caractères différentiels invoqués par les auteurs pour distinguer les deux maladies, nous indiquerons les suivants :

PHTISIE AIGUE	FIÈVRE TYPHOÏDE
I. — *Symptômes cérébro-spinaux.*	
Stupeur légère. Céphalalgie moins vive. Délire rare au début de la maladie, surtout nocturne et disparaissant dans la journée. (L. COLIN.)	Stupeur profonde : Céphalalgie ; Délire précoce et continu.

(1) *Loc. cit.*, p. 68.
(2) *Loc. cit.*, p. 21.

Hyperesthésie cutanée bien marquée. (EMPIS.)	Pas d'hypéresthésie cutanée.
Troubles de la vue, amblyopie ou impressionnabilité très vive.	Pas de troubles de la vue.
Alternatives de rémission et d'exacerbation des symptômes.	Symptômes persistants et progressifs.

II. — *Symptômes thoraciques.*

Signes de pleurite, de bronchite, surtout accusés au sommet (LEREBOULLET.)	Signes de congestion aux bases des poumons.
Expectoration spumeuse et sanguinolente, quelquefois hémophysies abondantes ; bacilles dans les crachats (1).	Les crachats ne sont pas sanguinolents et ne renferment pas de bacilles.
Accès de dyspnée et cyanose.	Pas ou peu d'oppression.

III. — *Symptômes gastro-intestinaux.*

Conservation de l'appétit (?) (L. COLIN.)	Inappétence.
Vomissements.	Pas de vomissements.
Constipation.	Diarrhée fréquente.

IV. — *Température.*

Parvient d'emblée à son maximum et s'y maintient pendant tout le cours de la maladie. (L. COLIN.)	S'élève lentement et progressivement.
Rémission parfois vespérale. (BRUNNICHE.)	Rémission toujours matinale.
Concordance entre le pouls et la température ; pouls rarement dicrote.	Pouls souvent lent, alors que la température est très élevée ; généralement dicrote.

V. — *Eruption.*

Sudaminas coïncidant avec des transpirations abondantes.	Pas de sueurs et pas de sudaminas.
Taches rosées très rares. (HÉRARD et CORNIL, ANDRAL, EMPIS.)	Taches rosées fréquentes.

(1) Certains auteurs ont exagéré la valeur diagnostique de la constatation des bacilles de Koch dans les crachats ; d'abord, le nombre de ces bacilles est excessivement variable ; il est toujours grand, quand il s'agit de cavernes en voie de formation ou complètement formées ; mais, lorsqu'il s'agit de cavernes sèches et en voie de cicatrisation, les signes tirés de la recherche des bacilles sont peu importants. Il en est de même quand, comme cela a lieu chez les malades atteints de tuberculisation aiguë, l'expectoration est formée d'une petite quantité de mucus provenant des bronches : dans ces cas, l'absence de bacilles ne doit pas faire rejeter le diagnostic de tuberculose pulmonaire aiguë. (Voy. Grancher, *Revue des hôpitaux*, 1884, et *Revue de médecine*, 1885.)

VI. — *Evolution*.

Irrégulière et interrompue quelquefois par des périodes d'amélioration.	Plus continue et plus régulière.

Ces caractères différentiels doivent être présents à l'esprit du médecin, chaque fois qu'il se trouve en face de cas isolés, dans lesquels les malades offrent un ensemble de symptômes communs aux deux affections. La difficulté est beaucoup moins grande quand on se trouve au milieu d'une épidémie typhoïde ou bien quand on constate chez les malades une phtisie persistante.

Indépendamment des caractères précédents, il faut attacher, comme l'indique L. Colin, une grande importance à l'examen de l'abdomen qui, dans la phtisie aiguë, offre souvent de la matité dans les parties déclives, signe d'épanchement dans le péritoine, et au bout de quelque temps une tumeur marronnée assez nette, signe de la tuberculisation des ganglions mésentériques.

J'avoue que, malgré l'expérience que j'ai pu acquérir pendant plusieurs années de pratique dans les hôpitaux militaires, il m'est arrivé quelquefois de commettre des erreurs de diagnostic : que tel malade, traité par moi pour phtisie aiguë, avait réellement une fièvre typhoïde et que tel autre, que j'avais considéré comme atteint de cette seconde maladie, était réellement tuberculeux, comme l'a démontré, dans quelques cas, l'examen nécroscopique.

Bien que, généralement, il soit possible d'établir un diagnostic différentiel entre la phtisie aiguë et la fièvre typhoïde, en tenant compte des signes distinctifs énumérés dans le tableau qui figure plus haut, il y a des cas où ce diagnostic reste en suspens, tant la tuberculose aiguë et la dothiénentérie offrent entre elles de ressemblance au point de vue symptomatique et clinique.

On peut en dire autant de ces cas de phtisie aiguë qui, moins accusés que les précédents, affectent à s'y méprendre les allures de l'*embarras gastrique fébrile* ou de la *forme atténuée de la fièvre typhoïde*, qui s'accompagnent d'un léger état fébrile, et qui ont été décrits par Landouzy, par Kiener, par Kelsch et par Coustan (1) sous le nom de *fièvre tuberculeuse*.

(1) Voy. Coustan, *De la Fièvre tuberculeuse* (*Arch. de méd. milit.*, 1888, t. XII, p. 5).

Quelquefois la tuberculisation aiguë affecte les allures de la *bronchite capillaire* ou *catarrhale*. Dans ces cas, les symptômes dominants apparaissent du côté de l'appareil pulmonaire et s'accompagnent secondairement de symptômes généraux et typhoïdes. La prédominance des symptômes thoraciques permet, du reste, de repousser l'idée de dothiénentérie.

J'ai représenté dans le tableau suivant les caractères symptomatiques qui peuvent différencier la tuberculisation aiguë et la bronchite capillaire :

TUBERCULISATION AIGUE A FORME DE BRONCHITE	BRONCHITE CAPILLAIRE
Antécédents héréditaires.	Pas d'antécédents héréditaires.
Crachats striés de sang; amaigrissement progressif et rapide, avec anéantissement des forces.	Crachats sanguinolents très rares; peu d'amaigrissement.
Souvent diarrhée incoercible.	Pas de diarrhée.
Râles offrant leur maximum au sommet des poumons, parfois frottements pleurétiques aux mêmes points.	Râles disséminés dans toute la poitrine, sans localisation au sommet des poumons.
Tracé thermique très irrégulier.	Tracé thermique régulier et à type rémittent.
Intensité des symptômes généraux.	Symptômes généraux peu marqués.
Signes de tuberculisation dans d'autres organes que les poumons.	

Plus rarement, la tuberculisation aiguë revêt la forme décrite par certains auteurs sous le nom de forme *suffocante* (Jaccoud) ou *asphyxique* (Graves). Cette forme s'observe surtout parmi les soldats (L. Colin, A. Laveran), et cela paraît naturel, puisque, dans la population civile, c'est parmi les sujets de 20 à 35 ans qu'elle offre son maximum de fréquence (Hanot). Elle atteint les hommes jouissant tantôt d'une santé parfaite en apparence, tantôt souffrant déjà de tuberculose.

Le début est brusque; la maladie commence par une dyspnée intense, qui va même jusqu'à l'orthopnée et qui s'accompagne d'un violent état fébrile, rapidement suivi d'asphyxie. La mort a lieu au bout de quelques jours. L. Colin l'a vue survenir le onzième jour et Dieulafoy même le deuxième jour de la maladie.

La tuberculisation aiguë peut revêtir la forme d'une *pleurésie*, affectant soit les deux côtés de la poitrine, soit un côté seulement (Empis), et qui peut passer inaperçue du malade et du médecin (*pleurésie latente*). On soupçonne la nature tuberculeuse de la pleurésie par la constatation des signes suivants : frottements dans les deux côtés de la poitrine, avec maximum au sommet des poumons ; oscillations de la température comprises entre 37° et 40°, dyspnée, crachats sanguinolents, abattement, signes de généralisation des tubercules dans les autres séreuses.

Enfin, la tuberculisation aiguë peut affecter la forme d'une *pneumonie caséeuse aiguë ;* on tiendra compte, pour établir le diagnostic différentiel des deux affections, des caractères suivants :

Dans la tuberculisation aiguë, le frisson est moins intense, le point de côté moins violent, la fièvre moins forte, les sueurs nocturnes plus abondantes et l'hémoptysie plus fréquente que dans la pneumonie aiguë ; de plus, les crachats n'offrent pas les caractères spéciaux qu'ils présentent dans la pneumonie franche. Du reste, le cycle thermique est loin d'être aussi régulier, aussi expressif et aussi court que dans cette dernière maladie.

II. **L'adénite cervicale des soldats.** — Les tuberculoses chirurgicales sont représentées dans l'armée par des *lésions tuberculeuses des ganglions lymphatiques, des os et des articulations.* Ces dernières étant du domaine de la chirurgie, nous ne nous en occuperons pas dans ce travail. Mais, parmi les lésions de nature tuberculeuse des ganglions lymphatiques, figure l'*adénite cervicale*, à laquelle, à cause de sa fréquence parmi les soldats, nous croyons devoir consacrer une étude spéciale.

Dès 1774, on trouve dans le *Journal de médecine militaire* de Dehorne un mémoire intéressant, dans lequel un chirurgien-major, Magniez, rapporte avoir pratiqué plus de 200 extirpations de tumeurs scrofuleuses ou autres du cou sur les soldats envoyés par le roi à l'hôpital de Saint-Quentin (1).

(1) Voy. *Journal de médecine militaire* de Dehorne, 1774, t. III.

C'est surtout après la période des guerres du premier Empire, que l'adénite cervicale attira l'attention des chirurgiens militaires et principalement de Villaume, de Gama et de Larrey.

Pendant longtemps, on méconnut la nature de cette affection, et les interprétations les plus différentes furent émises par les médecins militaires pour expliquer sa fréquence dans les garnisons.

L'adénite cervicale militaire fut attribuée à un vice ou à une altération du sang (*scrofulose*), qui se localiserait dans les ganglions du cou et que l'on cherchait à combattre par l'emploi de certains médicaments, dits *antiscrofuleux*, des mercuriaux et des antimoniaux.

Plus tard, Bégin, Baudens, Sédillot (1), Malle (2), frappés comme leurs prédécesseurs de l'inefficacité du traitement médical, recoururent à l'extirpation des ganglions cervicaux. Mais cette pratique fut abandonnée pendant plusieurs années, et les malades de notre armée continuèrent à être soumis simplement à certaines médications internes (3).

Quelques médecins militaires, ne voyant dans cette inflammation des ganglions du cou qu'une affection idiopathique et locale, invoquèrent, pour expliquer sa fréquence dans l'armée, certaines conditions hygiéniques ou professionnelles, comme la constriction exercée sur le cou par le col d'uniforme, l'action des courants d'air produits chez les factionnaires par les lucarnes latérales qui existent sur les parois des guérites (4).

Mais, bien que le col d'uniforme ait été supprimé, qu'on ait pourvu les factionnaires d'un manteau à capote et qu'on ait appliqué un guichet mobile aux lucarnes des guérites, l'adénite cervicale a persisté parmi les soldats.

(1) Voy. Sédillot, *Ganglionites cervicales chez les militaires* (*Revue médicale*, 1833).

(2) Malle, *Tumeurs ganglionnaires de la région cervicale* (*Arch. méd. de Strasbourg*, 1836).

(3) Voy. Follet, *De l'Adénite cervicale considérée chez les militaires* (thèse de Montpellier, 1844); — Marchal (de Calvi), *Engorgements ganglionnaires des régions latérales du cou chez les militaires* (*Gaz. des hôpitaux*, 1845); — Peyrecave, *De l'adénite cervicale considérée chez les militaires* (thèse de Montpellier, 1846).

(4) Voy. H. Larrey, *Mémoire sur l'adénite cervicale* (*Bulletin de l'Acad. de méd.*, 1850, t. XV, p. 619); — Martin (E.), *Note sur l'adénopathie cervicale* (*Rec. de mém. de méd. milit.*, 3e série, t. X, p. 10).

C'est qu'une influence autrement puissante et commune parmi les militaires, la tuberculose, intervient dans le développement de cette maladie. La présence des bacilles de Koch dans la plupart des ganglions cervicaux hypertrophiés, chez les soldats atteints d'adénite cervicale, vint révéler dans presque tous les cas la nature tuberculeuse de cette affection (1).

Chaque année, principalement au printemps, nous voyons entrer dans nos salles, indépendamment des poitrinaires, des malades atteints de tumeurs blanches, de mal de Pott, d'abcès froids thoraciques, un certain nombre de jeunes soldats présentant un engorgement plus ou moins considérable et plus ou moins étendu des ganglions du cou ; chez quelques-uns, un seul ganglion est atteint ; chez d'autres, toute la chaîne est prise. Ils sont généralement pâles et amaigris.

Jadis ces malades étaient conservés pendant plusieurs mois et même des années dans les salles d'hôpital, où ils étaient soumis à une médication interne et externe, dont le principal agent était représenté par l'iodure de potassium ; après plusieurs mois de traitement, on les envoyait aux bains de mer, d'où ils revenaient améliorés ou en pleine suppuration (2). Ces malades constituaient donc une cause puissante de morbidité dans les hôpitaux (3).

Actuellement qu'il est hors de contestation que l'adénite cervicale militaire est presque toujours de nature tuberculeuse, qu'elle constitue primitivement une manifestation locale du bacille de Koch, qui se cantonne pendant un certain temps dans les ganglions cervicaux (Kiener et Poulet), l'ablation de ces ganglions est habituellement pratiquée par les chirurgiens et, après cette opération, les malades sont généralement proposés pour la réforme et éliminés des rangs de l'armée.

(1) Voy. Poulet, *Du Traitement de l'adénite cervicale tuberculeuse des soldats* (*Arch. de méd. mil.*, 1884, t. III, p. 369).

(2) Barudel, *Traitement de l'adénite cervicale et sous-maxillaire par les bains de mer* (*Recueil de mém. de médecine*, 3e série, t. VII, p. 474).

(3) Lauzeral, *De l'Adénite cervicale chez les militaires, considérée surtout au point de vue de l'étiologie* (thèse de Paris, 1874). — Monart. *De l'Adénite cervicale chez les soldats* (thèse de Paris, 1875).

D. — PROPHYLAXIE

Je considère comme inutile d'étudier ici le traitement médical de la tuberculose et de passer en revue la quantité innombrable de médicaments qui ont été préconisés contre cette affection. Je renverrai, pour cette étude, le lecteur aux ouvrages spéciaux (1).

Ce sujet est loin d'offrir, du reste, aux médecins militaires le même intérêt qu'aux médecins civils, puisqu'on ne doit jamais conserver les poitrinaires dans les corps de troupes et dans les hôpitaux et qu'il faut les éliminer le plus rapidement possible des rangs de l'armée.

Il y a trois moyens par lesquels on peut faire disparaître presque complètement la tuberculose de l'armée ; ce sont les suivants :

1° Au moment de l'incorporation, éliminer rigoureusement non seulement tous les jeunes gens qui présentent des signes certains de tuberculose, mais encore tous ceux qui semblent prédisposés à cette affection.

2° Après l'incorporation, éliminer promptement de l'armée tous les sujets qui offrent les premières atteintes de la maladie.

3° Recourir aux principales mesures indiquées par l'hygiène pour empêcher le développement et la propagation, parmi les soldats, de cette affection contagieuse.

Nous examinerons ces différents moyens successivement.

I. **Élimination, au moment de l'incorporation, de tous les jeunes gens atteints de tuberculose ou paraissant susceptibles de devenir tuberculeux.** — Par suite du peu de temps accordé au médecin militaire pour faire un examen minutieux et complet des jeunes conscrits, un certain nombre de tuberculeux passent inaperçus et sont reconnus à tort bons pour le service par les conseils de revision. Voilà pourquoi ces poitrinaires ne sont éliminés de l'armée qu'après

(1) Voy. Guéneau de Mussy, *Leçons sur les causes et le traitement de la phtisie pulmonaire*, 1860 ; — Fonssagrives, *Thérapeutique de la phtisie pulmonaire*, Paris, 1866, 2e édition, 1880; — Hérard et Cornil, *De la Phtisie pulmonaire*, Paris, 1867 ; — Bennet, *Recherches sur le traitement de la phtisie pulmonaire*, 1874; — Péter, *Leçons de clinique médicale*, 1879, t. II.

les opérations de ces conseils, soit au moment de la revue de départ, soit au moment de l'arrivée au corps, soit même pendant les premiers mois de séjour sous les drapeaux.

Il est bien difficile de reconnaître quels sont les sujets prédestinés à la tuberculose. Les efforts, qui ont été tentés dans ce but par quelques-uns de nos confrères, sont malheureusement demeurés à peu près impuissants et n'ont pas fourni les résultats qu'on pouvait espérer. Indépendamment des signes physiques et fonctionnels indiqués par les auteurs comme symptômes caractéristiques de la phtisie pulmonaire, alors que cette affection s'accompagne de lésions plus ou moins avancées et sur lesquelles nous n'avons pas à insister ici, les principaux éléments d'appréciation qui sont à la disposition des médecins militaires, pour diagnostiquer la tuberculose à sa période latente, sont les suivants :

1° *La faiblesse de constitution avec conformation vicieuse du thorax et insuffisance de la capacité respiratoire ;*

2° *Les antécédents héréditaires et morbides.*

1° *Faiblesse de constitution.* — Ce signe de prédisposition à la tuberculose n'a point la valeur qu'on lui a attribuée. D'abord, l'état auquel on applique cette désignation est bien difficile à préciser d'une manière absolue, car il dépend de conditions souvent variables et peu déterminées, parmi lesquelles figurent une taille trop élevée et disproportionnée avec la largeur du corps, une insuffisance du périmètre thoracique et de la capacité pulmonaire, etc. Mais, comme le reconnaissent aujourd'hui la plupart des médecins et comme l'ont démontré récemment les recherches de Mackiewicz, mentionnées plus haut (voy. p. 240), la tuberculose frappe aussi bien les soldats robustes et bien constitués que les faibles et les malingres.

On a remarqué pourtant que les sujets de haute taille sont généralement plus disposés que les autres à devenir tuberculeux. Dans un grand nombre d'observations faites par Baxter, en Amérique, pendant la guerre de la Sécession, cet observateur a noté que plus les tailles étaient élevées, et plus on rejetait de sujets pour phtisie. Coustan a obtenu les mêmes résultats dans son régiment.

On a reconnu également que, chez les jeunes gens prédestinés à la tuberculose, le poids du corps était faible et généralement inférieur à 55 kilog. Parmi les conscrits qui, au moment de l'incorporation, pèsent plus de 65 kilog., il y en a généralement fort peu qui deviennent tuberculeux pendant leur séjour sous les drapeaux (1).

Cependant, il ne faudrait pas attribuer trop d'importance à cet élément d'appréciation, relativement à la tuberculose latente, puisque Coustan a constaté que, sur 50 tuberculeux observés par lui pendant quinze mois dans son régiment, le 122e de ligne, 15 avaient été notés à leur arrivée comme forts, 18 comme moyens et 17 comme faibles ou insuffisants.

Les thorax amples, larges, bien développés sont certainement une garantie contre la tuberculose (2). Coustan a reconnu, dans les recherches qu'il a faites sur les hommes du 122e de ligne, que, dans les tailles de 1m,55 à 1m,65, il y avait eu 21 cas de réforme, dont :

18 correspondaient à un périmètre thoracique de 0m,75 à 0m,90;
et 3 — — — 0m,90 à 1m,00;

et dans les tailles de 1m,65 à 1m,75, 26 cas de réforme, dont:

21 correspondaient à des tours de poitrine de 0m,75 à 0m,90;
et 5 — — — 0m,90 à 1m,00.

Cet auteur a conclu de ses recherches que, dans toutes les tailles, plus le périmètre thoracique est considérable, et moins on rencontre de cas de tuberculose. Telles sont les raisons pour lesquelles on doit considérer comme suspect tout conscrit qui offre un développement thoracique insuffisant.

2° *Antécédents héréditaires et morbides.* — Puisqu'il est reconnu que la tuberculose est souvent héréditaire, il est bon de tenir compte, dans une certaine mesure, des renseignements qui peuvent être fournis, au moment des opérations des conseils de revision, sur la prédisposition offerte par certaines familles à la maladie. Cette indication, jointe à un état bien marqué de faiblesse constitutionnelle, pourra dans les cas douteux décider les membres du conseil à prononcer l'exemption.

(1) Coustan, *loc. cit.*, p. 450.
(2) Truc, *Étude sur le thorax de l'homme tuberculeux* (*Lyon médical*, 1885, p. 26).

Parmi les antécédents morbides, qui doivent être pris en considération au point de vue de l'imminence probable de la phtisie, il faut noter surtout la *scrofulose* qui, comme nous l'avons vu, ne constitue qu'une forme et souvent que le prélude de la tuberculose. Aussi, faut-il écarter rigoureusement des rangs de l'armée tous les conscrits qui offrent les signes caractéristiques et même précurseurs de cette affection.

La constatation de *cicatrices varioliques* sur la peau n'a point la valeur pronostique qu'on a voulu lui attribuer, comme signe d'une tuberculose ultérieure. Landouzy (1), ayant trouvé que, sur 100 malades porteurs de cicatrices de variole (non vaccinés, vaccinés ou non revaccinés), il n'y en avait que 11 qui ne fussent pas atteints de tuberculose quelconque, a cru devoir considérer tout individu variolisé comme prédisposé à cette dernière maladie. Mais les résultats obtenus par Laurent et par Millet sont absolument défavorables à cette opinion, puisque, sur 88 soldats variolisés, incorporés de 1883 à 1888 à la Garde républicaine, le premier n'en à trouvé que 3 de tuberculeux et que, sur 81 sapeurs-pompiers offrant des traces de variole antérieure, le second a constaté que 14 seulement avaient été réformés de 1875 à 1889 comme poitrinaires.

II. Elimination aussi prompte que possible de tous les soldats qui, pendant leur séjour sous les drapeaux, offrent les premières atteintes de la tuberculose. — L'Instruction du 17 mars 1890 sur l'*Aptitude physique au service militaire*, contient les prescriptions suivantes : « Les indices de tuberculose généralisée ou localisée dans un organe quelconque motivent toujours, non seulement l'*exemption*, mais encore la *réforme immédiate* : il importe donc de ne pas attendre les déclarations des malades et d'assurer par les enquêtes et les examens nécessaires l'exclusion absolue de l'armée des militaires atteints de cette affection. »

Dans ces dernières années, plusieurs circulaires ministérielles ont appelé l'attention des médecins militaires sur la nécessité

(1) Landouzy, *Opportunités tuberculeuses envisagées dans leurs rapports avec le diagnostic précoce et la prophylaxie de la tuberculose pulmonaire* (*Revue d'hygiène*, 1888, p. 9).

d'éliminer le plus rapidement possible des rangs de l'armée tout homme offrant les premiers signes de la tuberculose; mesure d'autant plus utile que cette affection est reconnue actuellement transmissible et contagieuse.

Dans l'armée prussienne, parmi les différentes prescriptions hygiéniques contenues dans la circulaire du 31 août 1882, concernant la prophylaxie de la tuberculose, figurent les *réformes temporaires* des soldats qui offrent une certaine prédisposition à cette affection. Les militaires, ainsi renvoyés dans leurs foyers, y demeurent pendant un temps suffisamment prolongé, mais peuvent être rappelés sous les drapeaux, si l'on constate dans leur état de santé une amélioration telle qu'elle éloigne tout soupçon de tuberculose.

En France, où malheureusement ce genre de réforme n'existe pas, le médecin militaire n'a que deux décisions à prendre : ou bien conserver dans les rangs de l'armée des militaires atteints de tuberculose latente, ou bien éliminer définitivement certains sujets qui, tout en offrant des signes assez accusés de faiblesse de constitution, présentent, au bout de quelques années et même de quelques mois de repos dans leurs familles, les attributs de la santé la plus florissante.

Dans le premier cas, on augmente sans nécessité, dans l'armée, le nombre des journées d'indisponibilité ou de traitement; dans le second cas, on prive l'armée des services qu'auraient pu rendre des hommes connaissant bien le métier des armes et renvoyés prématurément dans leurs foyers.

Nous ne saurions trop recommander aux médecins des corps de troupes d'examiner fréquemment les hommes de leurs régiments, chez lesquels peuvent être entrevus quelques signes de tuberculose commençante. Des visites de santé périodiques, analogues à celles qui sont réglementaires dans notre armée pour découvrir les hommes atteints de maladies vénériennes, et s'étendant à tous les sous-officiers et à tous les soldats, permettraient aux médecins des régiments de prendre immédiatement en observation dans leur infirmerie ou d'envoyer à l'hôpital tout homme reconnu suspect ou légèrement atteint de tuberculose. Cette mesure aurait pour effet de restreindre encore plus dans l'armée le nombre des décès phtisiques et d'y augmenter dans la même proportion le nombre des éliminations prononcées pour tuberculose.

Si le médecin a soin de soumettre à une observation attentive et à un contrôle sévère, dès leur arrivée au corps, les jeunes gens faibles de constitution ou soupçonnés de tuberculose, le chiffre des hommes réformés pendant le premier mois qui suivra l'incorporation atteindra une proportion considérable, mais la mortalité sera très faible. Nous ne pourrions trop recommander l'exemple donné par Coustan qui, dans son régiment (122e de ligne), dont l'effectif était généralement inférieur à 1000 hommes, n'eut pendant une période de dix ans (1876-1885) que 16 décès occasionnés par la tuberculose, alors que cette maladie y entraîna 112 réformes.

De même, les médecins des hôpitaux militaires doivent proposer immédiatement pour la réforme tout militaire entré dans leur service et atteint de tuberculose. C'est en nous conformant rigoureusement à cette sage mesure que nous sommes parvenu à restreindre considérablement la mortalité phtisique dans nos salles de l'hôpital de Villemanzy. Alors qu'avant notre arrivée dans cet établissement, en 1889, le chiffre des décès phtisiques y était assez élevé, il n'a plus été que de 2 en 1891, et de 1 en 1892.

III. **Mesures hygiéniques propres à empêcher le développement et la propagation de la tuberculose parmi les soldats.** — Puisqu'il est démontré aujourd'hui que la tuberculose est une maladie contagieuse et qu'elle est principalement transmissible par les crachats des phtisiques, on comprend l'utilité des mesures hygiéniques, actuellement prises dans l'armée, pour empêcher les fâcheux effets que peut déterminer dans les casernes l'introduction des bacilles tuberculeux. Parmi ces mesures, nous indiquerons les suivantes :

Construction des casernes en dehors des villes et autant que possible sur un terrain élevé et bien ventilé ;

Aération aussi complète que possible des chambrées ;

Création de chambres de jour, dans lesquelles les soldats peuvent séjourner, quand les intempéries des saisons empêchent les exercices en plein air ;

Précautions prises pour éviter la souillure des planchers par les crachats (coaltarisation, application d'enduits imperméables au moyen d'un mélange de paraffine et de pétrole, etc.);

Installation dans les chambrées de crachoirs pourvus de substances antiseptiques et dont le contenu est détruit complètement par la combustion ;

Abandon plus ou moins prolongé et désinfection de toute chambrée où se sont produits un ou plusieurs cas de tuberculose;

Isolement, aussi complet que possible, dans un local de l'infirmerie ou mieux dans une salle d'hôpital, de tout malade atteint ou suspect de tuberculose; désinfection de sa literie et de ses effets;

Surveillance de l'ordinaire et application aussi large que possible des principes de l'alimentation variée (1) ; introduction, dans le régime des hommes, d'une proportion suffisante d'aliments gras et azotés;

Précautions pour éviter les intempéries et le passage trop brusque d'un milieu surchauffé (corps de garde) dans un air froid.

Nous indiquerons en terminant l'utilité de l'exercice, de la vie au grand air (2), des marches modérées et soutenues, mais non exagérées, des exercices physiques (danse, gymnastique, équitation), qui contribuent au développement de la cage thoracique.

(1) Voy. Schindler, *l'Alimentation variée dans l'armée* (*Arch. de méd. mil.*, 1885, t. V, p. 365).

(2) Lemoine, *Du traitement de la phtisie pulmonaire par la vie au grand air et par les fenêtres ouvertes* (*Revue d'hygiène*, 1890, t. XII, p. 734).

CHAPITRE IV

LES FIÈVRES ÉRUPTIVES

I. Caractères généraux.— Les fièvres éruptives sont représentées dans l'armée par la *rougeole*, la *scarlatine* et la *variole*.

Ces affections occasionnent chaque année dans nos garnisons près de 200 entrées aux hôpitaux (voy. p. 52) et environ 6 décès (voy. p. 54) pour 10000 hommes présents. Alors que les deux premières semblent avoir augmenté de fréquence, depuis quelques années, dans nos garnisons de l'intérieur, la variole, grâce aux mesures de vaccination et de revaccination appliquées dans l'armée française, tend à disparaître de nos régiments.

Sur 1000 malades entrés chaque année dans nos hôpitaux, 60 sont atteints de fièvres éruptives (voy. p. 51).

Celles-ci occasionnent, en moyenne, 60 décès sur 1000 décès généraux dans les garnisons de l'intérieur (voy. p. 53).

Toutes offrent leurs manifestations caractéristiques vers la peau et s'accompagnent d'une éruption spéciale, d'où le nom de *fièvres éruptives* qui leur a été donné, pour les distinguer des autres fièvres infectieuses.

Ces maladies ont pour caractères communs : leur nature infectieuse et spécifique, la contagiosité, l'épidémicité, l'éruption.

Les *oreillons*, par leur fréquence dans l'armée et leur coïncidence avec la rougeole et la scarlatine, se rapprochent beaucoup des fièvres éruptives.

Au contraire, la *suette miliaire* diffère de celles-ci par sa rareté parmi les soldats, par la durée variable de ses périodes, la fréquence des rechutes et des récidives ; son développement foudroyant et sa rapidité d'extension la rapprochent beaucoup plus de la grippe et du choléra.

Les fièvres éruptives sont très contagieuses ; la contagion peut être *immédiate*, c'est-à-dire avoir lieu par le malade lui-même, ou bien *médiate*, c'est-à-dire se faire par l'intermédiaire d'objets provenant du malade (linge, literie, vêtements) et peut-être également par l'intermédiaire d'une personne saine, ayant été antérieurement en rapport et en communication avec un individu atteint de la même affection.

Le contage peut être transporté ainsi à de grandes distances et déterminer, dans certains cas, des épidémies dont la cause peut paraître obscure et qu'on a eu tort de rapporter jadis à une éclosion spontanée. Il est très tenace, peut persister pendant longtemps sous forme de germe latent et se réveiller sous l'influence de certaines conditions extérieures ou individuelles.

Cette transmission à distance du contage explique l'augmentation de fréquence qu'offrent actuellement ces affections, par suite du nouveau système de recrutement appliqué à notre armée et de l'arrivée continuelle, dans les casernes, de contingents représentés par les réservistes, les territoriaux, les hommes à la disposition, et qui, pendant toute l'année, importent dans les casernes les germes contagieux des épidémies qui règnent dans la population civile.

Les fièvres éruptives offrent plus de fréquence pendant la saison hivernale. Elles présentent une préférence assez marquée pour certains corps d'armée, principalement pour ceux du sud-ouest de la France.

On constate fréquemment l'apparition simultanée ou successive de la rougeole et de la scarlatine dans les mêmes corps de troupes ou dans les mêmes casernes.

Nous avons signalé plus haut la coïncidence des oreillons avec les fièvres éruptives ; voilà pourquoi certains auteurs ont admis entre ces dernières et les oreillons une communauté de nature et d'origine, malgré les différences si grandes que ces maladies offrent au point de vue symptomatique et clinique.

Dans une ville de garnison où existent plusieurs casernes, la rougeole et la scarlatine atteignent de préférence l'une d'elles et se propagent ensuite successivement aux autres, après avoir épuisé leur action sur les troupes logées dans chaque casernement. Il est rare que les premiers cas soient disséminés dans plusieurs casernes ; ils se localisent généralement dans l'une d'elles avec une fixité remarquable.

Il n'y a qu'un nombre très restreint de soldats qui soient réfractaires aux fièvres éruptives. Dans ces cas, l'immunité est acquise et résulte, soit d'une première atteinte, soit simplement d'un séjour prolongé au milieu d'un foyer infectieux.

Cette immunité peut disparaître au bout de quelques années : il n'est pas rare de voir dans notre armée des hommes atteints de rougeole, pendant leur présence sous les drapeaux, et qui avaient eu la même affection pendant leur enfance et antérieurement à leur incorporation.

L'*incubation* des fièvres éruptives offre une durée très variable suivant chacune d'elles (un à cinq jours pour la scarlatine, quinze pour la rougeole et la variole).

Ces affections présentent dans leur évolution plusieurs périodes, que l'on distingue généralement en périodes d'*invasion*, d'*éruption*, de *desquamation*.

Il semble que la première période dure d'autant plus longtemps que la maladie doive être plus courte et plus bénigne.

Les symptômes les plus constants sont l'éruption et la fièvre, et cependant, dans certains cas, l'une et l'autre peuvent faire défaut.

D'après la gravité des symptômes, on distingue habituellement des formes *bénignes* et *abortives* et des formes *graves* et *malignes*, comprenant elles-mêmes une forme *nerveuse* (*foudroyante*, *ataxique*, *adynamique*) et une forme *hémorragique*.

La prédominance de l'une ou de l'autre de ces différentes formes explique la gravité si variable qu'offrent les fièvres éruptives dans notre armée. Il arrive quelquefois que ces maladies présentent une bénignité remarquable et ne déterminent qu'un certain nombre d'indisponibilités sans aucun décès. D'autres fois, au contraire, l'apparition de la rougeole et de la scarlatine dans une caserne occasionne, parmi les hommes atteints de l'une ou de l'autre de ces affections, une mortalité considérable.

Les *complications* sont fréquentes ; elles ont plusieurs origines :

1° Exagération anormale d'un symptôme prédominant ;

2° Accident ou trouble surajouté, occasionné le plus souvent par une affection secondaire ;

3° Coexistence d'une autre maladie infectieuse ;

4° Lésions viscérales parenchymateuses, interstitielles et vasculaires (néphrite, myocardite, artérite, hépatite, etc.) (Guinon) (1).

La *microbiologie* des fièvres éruptives est encore peu avancée. La plupart des micro-organismes isolés des tissus et des humeurs des malades (mucus buccal, exsudats pharyngés, sang, pus, exsudats séreux) sont des micro-organismes connus et ne constituent probablement pas les agents producteurs de la maladie elle-même, mais plutôt des agents d'*infections secondaires*, développés à l'aide de la maladie première ; ils pénètrent peut-être dans l'organisme, grâce aux lésions des muqueuses pharyngées (scarlatine, variole) et respiratoires (rougeole) ou de la peau (variole).

Le parasite, que l'on a signalé dans la plupart des fièvres éruptives, offre tous les caractères du streptocoque du pus et de l'érysipèle ; c'est l'agent des infections graves, des septicémies et des pyoémies mortelles, des pneumonies lobulaires, etc. Ce micro-organisme paraît exister normalement chez quelques sujets et résider dans la bouche et le pharynx (Netter, Miller, Vignal) ; dans les hôpitaux, particulièrement dans les services d'isolement, on le trouve fréquemment contenu dans la salive des malades, surtout quand le séjour de ceux-ci dans les salles est prolongé ; d'autres éléments viennent le renforcer : tels sont les altérations des muqueuses, la chute de l'épithélium, ou, du moins, la destruction des éléments protecteurs (cils vibratiles, cellules superficielles), le gonflement de la muqueuse elle-même (Guinon).

Il n'existe pas de médicaments spécifiques ou préventifs des fièvres éruptives. Trois grandes indications dominent le traitement curatif :

(1) Voy. Guinon. *Traité de médecine*, 1891, t. II, art. FIÈVRES ÉRUPTIVES.

1° Modérer la fièvre ;

2° Calmer les accidents nerveux;

3° Combattre les infections secondaires.

Les mêmes médications s'adressent aux deux premières indications ; elles consistent dans l'emploi des *antipyrétiques* et de l'*hydrothérapie*, principalement de la *balnéo-thérapie*, lotions et affusions froides, bains froids, que j'ai souvent employés dans les formes graves et nerveuses de ces maladies.

Je donne la préférence aux lotions froides, pratiquées comme pour la fièvre typhoïde (voy. p. 203).

J'ai recours également à l'enveloppement dans le drap mouillé froid ; renouvelé quatre ou six fois dans les vingt-quatre heures et pendant une dizaine de minutes, il produit, comme l'avait remarqué Liebermeister, des effets antipyrétiques, comparables à ceux des bains froids, et détermine en même temps une sédation notable du système nerveux. Je ne prescris l'affusion froide que dans les cas très graves, accompagnés d'hyperthermie (40° à 41°) et de sécheresse de la peau. Le bain froid de 18° à 20° produit des effets favorables, pourvu qu'il n'y ait pas de troubles circulatoires, d'affaiblissement du pouls, ni de complications pulmonaires. Il doit durer au moins quinze minutes ; il faut le renouveler souvent, dès que les accidents reparaissent ; ce bain peut être administré toutes les trois heures. Généralement on obtient par cette médication un abaissement de température ; en même temps, on provoque l'éruption, qui s'accompagne ou est suivie d'une légère transpiration et de polyurie (Dieulafoy, Sevestre).

Pour satisfaire à la troisième indication, on a recours à l'*antisepsie*, qui doit porter sur la peau, les muqueuses et les objets dont se sert le malade (bains de sublimé et savonneux, onctions avec les liniments salicylés et phéniqués).

La présence dans la bouche et le pharynx d'organismes, agents des infections secondaires, exige un nettoyage absolu et répété de ces muqueuses ; voilà pourquoi on emploie avantageusement les irrigations chaudes boriquées, salolées, phéniquées, les gargarismes antiseptiques, après toute ingestion des médicaments et des aliments.

II. **Prophylaxie.** — La prophylaxie des fièvres éruptives se rattache aux deux grands moyens que nous voyons employer dans toutes les maladies infectieuses : l'*isolement* et l'*antisepsie*.

On sait combien la contagion à distance de ces affections est rare ; voilà pourquoi il est très facile d'isoler les malades dans les hôpitaux, en les éloignant même peu des salles communes. Grâce au système d'isolement, que j'ai introduit, il y a trois ans, à l'hôpital militaire de Villemanzy, à Lyon, et qui, comme nous l'avons vu, consiste à traiter dans des salles spéciales chaque maladie contagieuse et par conséquent chacune des fièvres éruptives, je n'ai jamais constaté un seul cas de transmission d'une salle dans une autre.

C'est surtout pour les fièvres éruptives, qu'il est important d'affecter dans les hôpitaux deux salles, l'une au traitement des cas douteux et l'autre à l'observation des malades suspects.

Enfin, la contagiosité des fièvres éruptives étant très grande, il est bon de stériliser le malade et tout ce qui a été en rapport avec lui par les moyens antiseptiques qui sont à notre disposition ; ces moyens consistent dans les suivants :

Pour le malade, bains de sublimé ou savonneux, onctions avec la vaseline phéniquée, salolée, salicylée ; pour les médecins et les infirmiers, vêtements spéciaux, lavage des mains et du visage (solution de sublimé à $\frac{1}{2000}$) ; pour les linges et les déjections, immersion dans une solution de sulfate de cuivre (20 pour 1000) ou de sublimé (1 pour 1000) ; pour la salle elle-même, vapeurs de soufre et pulvérisations de sublimé ; pour la literie, emploi d'étuves à vapeur sous pression.

La fréquence et la gravité de ces affections dans l'armée française expliquent avec quel soin tous ces moyens prophylactiques sont employés par les médecins militaires pour s'opposer, autant que possible, à leur développement et à leur propagation.

L'isolement et l'antisepsie des malades atteints de fièvres éruptives y sont devenus réglementaires ; ils sont employés sur une vaste échelle dans les corps de troupes et dans les établissements hospitaliers, où l'application de ces deux mesures préventives est généralement suivie des plus heureux effets.

Ajoutons que, grâce aux vaccinations et aux revaccinations obligatoires dans notre armée, l'une de ces fièvres éruptives, la *variole*, qui jadis exerçait avec tant de persistance ses ravages dans nos garnisons, n'y offre plus qu'une léthalité insignifiante et tend à disparaître du cadre de la statistique médicale.

CHAPITRE V

LA ROUGEOLE

A. — Fréquence et gravité de la maladie parmi les soldats.

La rougeole n'est pas rare dans l'armée, où elle paraît même avoir augmenté de fréquence pendant ces dernières années, comme l'indiquent les chiffres suivants, empruntés à la statistique médicale :

ANNÉES	NOMBRE de ROUGEOLEUX	POUR 1000 HOMMES	ANNÉES	NOMBRE de ROUGEOLEUX	POUR 1000 HOMMES
1875	2627	6.3	1883	2241	5.0
1876	1222	2.9	1884	2792	6.2
1877	1043	2.5	1885	3287	7.2
1878	1721	4.2	1886	3092	6.5
1879	1294	3.1	1887	4893	10.7
1880	2396	5.3	1888	**6637**	**15.1**
1881	3789	3.9	1889	4219	8.0
1882	2044	4.5	1890	5649	10.6

Le nombre des rougeoleux a atteint son maximum en 1888, dans notre armée.

La rougeole est la plus répandue et la plus commune des fièvres éruptives qui sévissent dans les garnisons. Il en est de même dans la population civile. Mais elle exerce une influence beaucoup moins grande que la scarlatine sur la mortalité générale du soldat.

La mortalité par rougeole paraît avoir également augmenté dans nos garnisons pendant ces dernières années. C'est ce que montre le tableau suivant :

ANNÉES	NOMBRE DE DÉCÈS PAR ROUGEOLE		ANNÉES	NOMBRE DE DÉCÈS PAR ROUGEOLE	
	pour la totalité de l'armée	pour 1000 hommes		pour la totalité de l'armée	pour 1000 hommes
1875	70	0.16	1883	23	0.05
1876	48	0.11	1884	37	0.07
1877	12	0.03	1885	78	0.17
1878	48	0.10	1886	29	0.06
1879	9	0.02	1887	89	0.19
1880	50	0.11	1888	78	0.17
1881	30	0.06	1889	38	0.07
1882	21	0.05	1890	54	0.10

L. Colin estimait la mortalité des militaires rougeoleux à 1 sur 32. En 1888, la proportion des cas de rougeole dans notre armée a été d'environ 15 pour 1000 hommes et le nombre des décès occasionnés par cette maladie a été de 12 pour 1000 malades.

Cette maladie atteint moins les officiers et les sous-officiers que les soldats : parmi ces derniers, ceux qui ont moins d'un an de service y sont plus exposés que les autres.

C'est ce qu'indiquent les chiffres suivants, empruntés à la statistique de l'armée pour 1888, 1889 et 1890 :

NOMBRE DE ROUGEOLES PARMI LES	SUR 1000 HOMMES D'EFFECTIF		
	EN 1888	EN 1889	EN 1890
Sous-officiers	0.3	1.9	2.2
Soldats ayant plus d'un an de service.	9.7	5.8	9.2
Soldats ayant moins d'un an de service. . .	25.3	15.6	16.1
Soldats des deux catégories.	14.4	8.1	11.7

Chaque année on fait la même observation dans notre armée.

Les garnisons de l'Algérie et de la Tunisie offrent beaucoup moins de rougeoleux que celles de l'intérieur, comme l'indiquent les chiffres suivants, correspondant à la période 1883-1890 :

GARNISONS	1883	1884	1885	1886	1887	1888	1889	1890
Intérieur .	2221	2614	3157	3045	4823	6555	4005	5447
Algérie . .	15	158	130	47	64	23	172	167
Tunisie . .	6	20	»	»	6	8	14	10

La maladie paraît également plus grave parmi les troupes de la métropole ; le nombre des décès occasionnés par elle est insignifiant en Algérie et nul en Tunisie, comme l'indique le tableau suivant :

GARNISONS	1883	1884	1885	1886	1887	1888	1889	1890
Intérieur . . .	23	23	76	30	89	77	37	54
Algérie. . . .	»	4	2	»	»	1	2	»
Tunisie. . . .	»	»	»	»	»	»	»	»

Bien qu'elle montre habituellement une préférence assez marquée pour les régions du nord-ouest et du centre de la France, la rougeole atteint successivement les différents corps d'armée de l'intérieur. Ainsi, ce sont les corps d'armée qui ont été les moins éprouvés en 1885 (Ier, IIe, IIIe, IVe, IXe, XIe, XIVe) qui le sont le plus en 1886, et inversement les régions du Sud-Ouest les plus frappées en 1886 (IXe, XIIe, XVIIe, XVIIIe), sont celles qui le sont le moins en 1887, et inversement.

Pendant les années 1883, 1885 et 1887, c'est le Ier corps qui a été le moins atteint, le XVIIIe le plus. En 1886, ce dernier corps a été le moins éprouvé. En 1888 et en 1889, ce sont les XVIIIe, IVe, Xe, IXe et IVe corps, qui ont offert la plus forte proportion de rougeoleux.

Les régiments d'infanterie de ligne sont les plus frappés (5,6 pour 1000 hommes), avec les régiments d'artillerie, les sapeurs-pompiers et les infirmiers. Les corps permanents d'Algérie offrent beaucoup moins d'atteintes (de 0 à 2 pour 1000 hommes).

Dans la population civile, on a remarqué depuis longtemps que la rougeole régnait principalement pendant la saison froide et pendant le printemps (Hirsch), avec maximum en mars, avril et mai (Rilliet). Elle offre la même évolution dans l'armée ; elle augmente pendant les premiers mois de l'année et atteint son maximum en mai ; ensuite, elle diminue de fréquence pendant l'été et pendant l'automne et finit par disparaître presque complètement, en présentant son minimum en octobre. C'est ce qui résulte du tracé suivant, représentant le nombre de rougeoleux traités pendant chaque mois dans notre armée en 1890 (voy. tracé XII) :

TRACÉ XII. — MORBIDITÉ MENSUELLE PAR ROUGEOLE EN 1890.

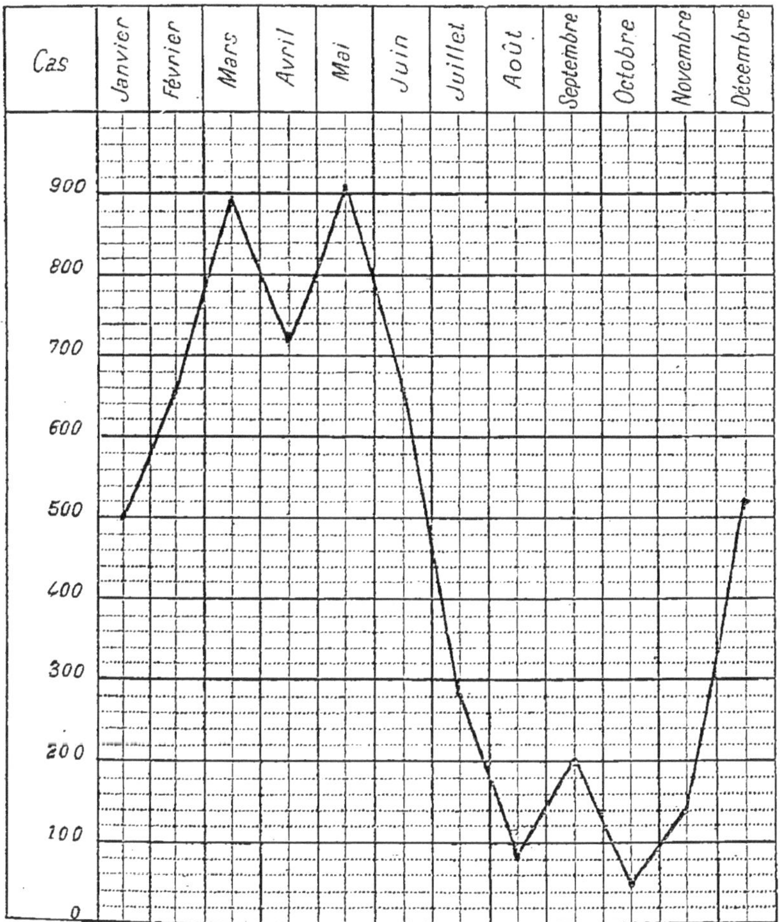

La mortalité offre la même évolution que la morbidité, comme l'indiquent les chiffres suivants :

ANNÉES	MOIS											
	JANVIER	FÉVRIER	MARS	AVRIL	MAI	JUIN	JUILLET	AOUT	SEPTEMBRE	OCTOBRE	NOVEMBRE	DÉCEMBRE
1883	1	2	2	3	9	2	»	»	»	»	4	»
1884	6	10	6	10	4	1	»	»	»	»	»	»
1885	17	28	»	8	9	4	»	»	»	»	»	1
1886	3	4	5	2	3	2	2	2	2	1	1	2
1887	24	18	33	2	5	3	1	»	»	1	1	1
1888	9	19	25	8	8	2	8	»	1	»	»	3
1889	4	4	10	4	2	»	2	»	1	1	»	9
1890	13	15	7	6	1	»	2	»	»	»	»	10
	77	100	88	43	41	14	15	2	4	3	6	26

B. — Évolution épidémique dans les milieux militaires.

Les épidémies de rougeole dans l'armée surviennent, le plus souvent, consécutivement à l'apparition de cette affection dans la population civile ; dans ce cas, leur développement se lie intimement à la contagion.

Parmi les nombreux exemples empruntés aux rapports des médecins militaires et qui viennent à l'appui de ce mode de développement, nous nous contenterons de mentionner les suivants :

En 1886, la rougeole a été nettement transmise de la population civile aux garnisons d'Auxerre et de Coulommiers par des soldats ordonnances qui logeaient en ville.

En 1887, dans la plupart des garnisons du IXe corps d'armée, atteintes par cette maladie, les troupes ont été atteintes consécutivement à la population civile.

La même année, à Agen, des enfants d'officiers, qui fréquentaient un pensionnat de la ville où régnait la rougeole, transmirent leur affection à des soldats-ordonnances ; ceux-ci la communiquèrent ensuite à leurs camarades.

Dans l'épidémie de rougeole observée en 1888 dans la garnison de Montmédy, le premier cas de cette maladie survint chez un homme qui avait eu l'occasion de se rendre dans la maison d'un fournisseur, dont l'enfant était en incubation de rougeole. La maladie fut diagnostiquée le 28 novembre : la contamination avait eu lieu le 17, onze jours auparavant.

D'autres fois, l'importation de la maladie a lieu :

a) Par des hommes rentrant de permission et venant d'une localité plus ou moins éloignée et où sévissait la maladie. Telle a été l'origine des épidémies des garnisons d'Auxerre en 1885, de Lons-le-Saunier et d'Amiens en 1886, de Saint-Maixent, de Parthenay et de Cahors en 1887. En 1889, à Pau, la rougeole fut importée de Bayonne, où régnait cette fièvre éruptive, par un homme du 49e de ligne, qui, dans le cours d'une permission dans cette dernière localité, avait visité un camarade atteint de la maladie : quinze jours après sa rentrée au corps, il présentait l'éruption caractéristique ; peu après, un second cas apparaissait dans sa compagnie, et l'épidémie gagnait rapidement le régiment entier (Douat) ;

b) Par des recrues provenant de villes où règne la rougeole, comme on l'a observé à Issoudun en 1886, au Blanc en 1887, à Belfort et à Auxonne en 1889 ;

c) Par des enfants ; ainsi la maladie a été importée dans la garnison de Bourges, en 1887, par l'enfant d'une cantinière, qui était rentré de la campagne peu de temps auparavant et qui était convalescent de rougeole contractée dans un village voisin.

d) Il arrive également que la transmission ait lieu par un corps de troupes nouvellement venu d'une ville de garnison où sévissait la maladie. C'est ce qu'on a observé en 1887 à Dijon, où la rougeole fut transmise par un régiment de cavalerie d'Auxonne, qui était venu cantonner dans les environs de cette localité et dont les hommes avaient eu des communications fréquentes avec les troupes logées dans les casernes de la ville, jusqu'à ce moment restées indemnes.

Enfin, la contagion peut avoir lieu par l'intermédiaire d'objets contaminés. Lors d'une petite épidémie, qui éclata au 12e régiment de chasseurs à Rouen, deux hommes, ayant conduit successivement la voiture transportant les rougeoleux à l'hôpital, furent atteints, ainsi que l'infirmier chargé de manipuler les effets à désinfecter (André).

Quelquefois, il n'est pas possible, malgré les recherches les plus minutieuses, de découvrir la contagion comme point de départ de l'épidémie, et l'on ne peut attribuer le développement de celle-ci qu'à la double influence du réveil de germes morbides anciens et de conditions météorologiques favorables. On a remarqué depuis longtemps la susceptibilité qu'offrent vis-à-vis de la rougeole certains casernements, certains pavillons et même certaines chambrées de caserne, dans lesquels on voit, à des intervalles s'étendant parfois à quelques années, éclater des épidémies rubéoliques nettement localisées. C'est ce qu'avait noté Czernicki (1) au palais des papes à Avignon, à la suite de l'épidémie de rougeole observée et décrite par lui en 1883, parmi les troupes qui occupaient ce casernement. Plusieurs mois après que l'épidémie avait cessé, deux cas de rougeole, dont un fut mortel, survinrent dans une des chambrées qui avaient fourni le plus de cas de la maladie. « Une enquête rigoureuse, écrit notre distingué collègue, nous apprit qu'aucun de ces hommes n'avait été en communication de près ou de loin avec une personne atteinte de rougeole ; mais, guidé par nos souvenirs, il nous fut démontré par les registres de l'infirmerie, que cette chambre avait été, l'année précédente, le point de départ et le foyer d'une épidémie de rougeole ; nous devions en conclure incontestablement que les germes de la maladie revenaient à l'activité avec une redoutable puissance. »

Les épidémies de rougeole ne durent jamais longtemps ; elles atteignent rapidement leur maximum d'extension et s'éteignent au bout de peu de temps. La rapidité de leur propagation dépend souvent de l'effectif plus ou moins considérable de la garnison et en même temps de l'encombrement des locaux ; la durée de l'épidémie est d'autant plus grande que la garnison offre un effectif plus élevé et que les casernes sont plus nombreuses et plus éloignées les unes des autres.

Dans les grandes villes de garnison où j'ai pu observer la rougeole sous forme épidémique, et principalement à Paris, à Versailles, à Alger, à Tours, à Verdun et à Lyon, j'ai remarqué le

(1) Czernicki (*Arch. de méd. milit.*, 1884, t. IV, p. 304).

passage de la maladie d'une caserne à une autre, après une période plus ou moins longue, les différents corps lui payant ainsi successivement leur tribut. J'ai vu souvent la rougeole apparaître dans une seule caserne, à laquelle elle limitait d'abord ses atteintes, et dans laquelle elle choisissait presque exclusivement ses victimes. Ce n'est qu'après avoir épuisé son action dans cette caserne et y avoir frappé tous les individus prédisposés, qu'elle se propageait aux autres casernements. Telle est la marche qu'a suivie, par exemple, l'épidémie de rougeole qui a sévi en 1887-88 sur la garnison de Tours et dont j'ai écrit l'histoire (1) ; une fois développée dans la caserne du Morier, la maladie s'est transmise successivement aux casernes de Guise, puis au quartier de cavalerie, situés à une grande distance de la première.

On voit quelquefois, dans la même épidémie, la rougeole coïncider avec la scarlatine. Dans ces cas, lorsque l'éruption tient en même temps de ces deux fièvres éruptives, comme on l'a observé à Nevers en 1888, il est souvent bien difficile d'établir le diagnostic.

La coïncidence de la rougeole avec la variole est plus rare.

Enfin, les épidémies de rougeole s'accompagnent assez souvent de l'apparition d'oreillons, comme on l'a observé à Belfort et à Chaumont en 1888 ; alors, les deux épidémies peuvent évoluer ensemble ; d'autres fois, l'une continue alors que l'autre a cessé ; plus rarement, ces épidémies se manifestent successivement, les oreillons succédant à la rougeole.

En général, les épidémies de rougeole présentent une gravité très variable. Dans l'épidémie observée en 1846, à Metz, par Michel Lévy (2), sur 72 malades atteints, il n'y eut qu'un décès ; la même année, C. Broussais (3) observa 122 cas de rougeole dans le 45e de ligne, à Courbevoie, sans un seul décès.

(1) Rapport inédit adressé au Comité consultatif de Santé et à l'Académie de médecine, récompensé en 1889 (médaille d'or) par la Commission des épidémies.

(2) Michel Lévy, *Note sur la rougeole qui a régné dans la garnison de Metz en 1846* (*Mémoires de méd. mil.*, 1847).

(3) C. Broussais, *Note sur la rougeole qui a régné dans le 45e de ligne à la caserne de Courbevoie en 1846* (même recueil, 1847, 2e série, t. II, p. 175).

A côté de ces rougeoles bénignes, il y en a d'autres qui offrent une gravité très grande; nous citerons, par exemple, les épidémies observées en 1837 par Michel Lévy (1) à l'hôpital du Val-de-Grâce (16 décès sur 60 malades); en 1860, par L. Laveran (2), dans le même établissement (40 décès sur 125 malades, soit 1 sur 3); celle de la garnison de Paris en 1870-71 (457 malades et 168 décès), dont L. Colin (3) a écrit l'histoire.

C. — Étiologie.

La rougeole est extrêmement contagieuse; il suffit qu'un sujet atteint de cette maladie pénètre dans une chambrée de caserne ou dans une salle d'hôpital, même pendant une période très courte, pour qu'un certain nombre des individus qu'il a touchés soient contagionnés. La contagion peut avoir lieu également à distance, par l'intermédiaire de l'air. Enfin, on a cité des cas de contagion indirecte, par l'intermédiaire d'un homme sain ou d'un objet quelconque, antérieurement en contact avec un rougeoleux (Grancher). Mais il est probable que ce transport ne peut guère se faire qu'à de très petites distances (Sevestre, Bard).

On ne connaît pas le contage de la rougeole ; on l'a principalement cherché dans la peau, dans le mucus nasal et bronchique, dans les larmes (Babès). L'inoculation de la maladie serait possible par l'intermédiaire de ces substances (Home, Katona), mais non par les écailles furfuracées de la peau (Mayr). Dans les viscères, on a trouvé un streptocoque d'une forme particulière, accompagné de nombreuses formes microbiennes : coccus et bacilles.

Ce qu'il y a de mieux démontré, c'est qu'il existe, dans les lésions secondaires de la rougeole, des organismes dont on a pu déterminer la nature et le rôle par la culture et l'inoculation aux animaux (*streptocoques*, *pneumocoques*) et qui semblent constituer autant d'agents d'infections secondaires, pénétrant

(1) Michel Lévy, *Mémoire sur la rougeole des adultes* (*Gazette méd. de Paris*, 1847, p. 350).

(2) L. Laveran (*Gazette hebdomadaire*, 1861, t. VIII, p. 20).

(3) Léon Colin, *la Variole et la rougeole à l'hôpital militaire de Bicêtre pendant le siège de Paris* (*Union méd.*, 1873, p. 453).

par les orifices naturels ou émanant des cavités buccale et nasale, dont ils sont les hôtes habituels (Guinon).

Les germes de la rougeole sont beaucoup plus diffusibles que ceux de la plupart des autres affections contagieuses et notamment de la diphtérie. Voilà pourquoi cette fièvre éruptive se propage avec une grande rapidité à toutes les personnes qui ne sont pas réfractaires à son action.

On attribuait autrefois à la période de convalescence, à la desquamation, une puissance contagieuse considérable. L'Académie de médecine avait même publié une instruction pour que les écoles fussent interdites aux enfants rougeoleux pendant quarante jours ; ensuite, cette période avait été abaissée à vingt-cinq jours. Mais il est démontré aujourd'hui que les cas de contagion au septième et même au onzième jour de l'éruption sont très exceptionnels.

La contagiosité est surtout marquée pendant la période qui précède l'éruption ; la contagion a lieu ordinairement deux jours avant l'éruption, et les éruptions du contagionneux et du contagionné se succèdent alors à onze jours d'intervalle (Bard).

On admet généralement que la rougeole est celle des fièvres éruptives dont le contage présente le moins de résistance et de durée. Grancher a soutenu que sa virulence ne pouvait persister que pendant quelques jours ; de son côté, Sevestre ne croit pas que la durée ou la survie des germes morbilleux dépasse (si même elle les atteint), les limites de deux à trois heures. Bard a même affirmé qu'un enfant, admis dans une salle où a séjourné un morbilleux, quelques heures après le départ du malade, n'y est jamais contagionné. Voilà pourquoi cet auteur considère comme complètement inutiles les mesures de désinfection prises à la fin de la maladie.

Un grand nombre d'observations, faites dans l'armée, fournissent des exemples très démonstratifs, qui viennent infirmer les allégations précédentes et qui démontrent d'une façon indiscutable la persistance des germes rubéoliques dans les locaux occupés par les malades. Un des exemples les plus récents et les plus probants a été fourni par Sudour (1), qui a constaté que les

(1) Sudour, *Note sur la contagion de la rougeole* (*Arch. de méd. milit.*, 1891, t. XIX, p. 24).

germes peuvent rester à l'état d'activité dans des locaux, plusieurs jours après le départ des malades qui les ont apportés. Ce médecin se demande même si leur virulence ne peut pas persister des mois et même des années. « La survie prolongée du bacille d'Eberth, dit-il, ne fait plus de doute aujourd'hui pour personne; pourquoi le micro-organisme de la rougeole n'aurait-il pas la même propriété ? »

Dans le casernement occupé par le 5e régiment de Chasseurs, à Rambouillet, Louis (1) a vu un infirmier contracter la rougeole en grattant les planchers d'une chambre antérieurement occupée par un rougeoleux, alors que cet infirmier n'avait eu aucun contact avec le malade.

La rougeole est donc contagieuse à toutes ses périodes, mais principalement à la période d'invasion et pendant l'éruption. Avant que cette dernière ait apparu, le malade peut être dangereux pour son entourage, comme l'ont constaté Lancereaux et Cadet de Gassicourt. Mais il peut être rendu à la libre pratique, dès qu'il est en convalescence complète, c'est-à-dire, en général, vers le dixième jour, pourvu qu'il n'existe pas de complications. Pendant l'épidémie de la garnison de Romorantin, observée par Geschwind (2) en 1885, aucun cas de contagion ne s'est offert à notre confrère, passé le cinquième jour après l'éruption. Il faut noter que ce médecin avait soin d'employer chez ses malades les frictions à l'huile phéniquée et de leur prescrire des bains savonneux.

D. — Étude clinique.

I. **Description sommaire de la maladie.** — La rougeole, comme toutes les fièvres éruptives, comprend plusieurs périodes :

1° *Incubation.* — La durée de l'incubation est généralement de treize à quatorze jours depuis le moment de l'infection jusqu'à l'apparition de l'éruption, soit dix jours jusqu'aux premières atteintes.

(1) Louis, *Rougeole et sublimé* (*Arch. de méd. mil.*, 1890, t. XV, p. 95).

(2) Geschwind, *Recherches sur la transmission, l'incubation et la prophylaxie de la rougeole* (*Arch. de méd. mil.*, 1886, t. VII, p. 226).

2° *Invasion.* — Cette période est caractérisée par la fièvre, qui n'est quelquefois que passagère et peut disparaître avant l'entrée des malades à l'hôpital. D'autres fois, cette fièvre s'annonce, dès les premiers jours, par une élévation de la température, qui atteint 39°. Elle diminue le second jour et peut même cesser complètement, pour réapparaître le troisième jour et atteindre son maximum le quatrième ou le cinquième jour (Wunderlich, Thomas, Ziemssen).

En même temps que la fièvre, on observe un catarrhe plus ou moins prononcé des conjonctives et de la muqueuse nasale, avec yeux larmoyants, enchiffrènement, éternuements et quelquefois épistaxis.

3° *Eruption.* — L'éruption s'accompagne généralement d'une exacerbation fébrile ; elle commence aux tempes et sur le front, pour s'étendre rapidement à la face ; elle gagne ensuite les cuisses et le reste du corps. Elle est caractérisée par des taches d'un rose vif, disparaissant par la pression, de dimensions très variables et laissant entre elles des intervalles de peau saine.

Quelquefois elle est *boutonneuse* et forme de véritables papilles saillantes sur la peau.

Dès la fin du troisième jour, les taches rubéoliques pâlissent, ne disparaissent plus sous la pression du doigt et deviennent bleues violacées, puis brunes.

4° *Desquamation.* — Celle-ci se manifeste sous forme de quelques écailles furfuracées, qui apparaissent surtout sur le cou et sur la face. En même temps, la température subit un abaissement notable, et le malade entre immédiatement en convalescence.

D'autres fois, la température, qui avait atteint son maximum le cinquième jour, diminue lentement dans le courant du sixième jour, pour devenir normale seulement le septième ou le huitième jour. La persistance ou l'augmentation de la fièvre après le septième jour indique une complication interne.

Fréquemment, on voit un catarrhe bronchique coïncider avec la période d'éruption et persister après elle ; on constate alors, à l'auscultation, une certaine rudesse du murmure vésiculaire, des ronchus et des râles muqueux dans toute la poitrine.

La *convalescence* commence aussitôt après que la fièvre a cessé, à moins que ne surviennent, comme cela a lieu fréquemment, des complications pulmonaires (1).

Les *rechutes* sont moins fréquentes que dans les autres maladies infectieuses (scarlatine, fièvre typhoïde). En général, la seconde atteinte est plus grave que la première.

Les *récidives* sont très rares. Cependant j'en ai observé quelques cas; j'en citerai un exemple, observé par moi à l'hôpital Villemanzy, sur un militaire qui fut atteint de rougeole deux fois pendant son séjour sous les drapeaux, à deux années d'intervalle, et qui, même, si l'on peut s'en rapporter aux renseignements donnés par lui, aurait eu une première atteinte de rougeole, à l'âge de seize ans.

II. **Formes de la maladie.** — Comme toutes les maladies infectieuses, la rougeole présente des formes plus ou moins variées qui, indépendamment de la forme moyenne ou ordinaire, à laquelle s'applique le tableau précédent, sont généralement décrites par les pathologistes sous les dénominations de formes *bénignes* ou *légères* et de formes *malignes* ou *graves*.

1° *Formes bénignes*. — Ces formes ne sont pas rares dans l'armée; elles constituent de véritables *rougeoles abortives*, caractérisées par une éruption très fugace, précédée d'un léger mouvement fébrile; ces symptômes sont si passagers que, lorsque le malade, dont l'éruption caractéristique a fait diagnostiquer la rougeole, est dirigé sur un hôpital, l'éruption ayant disparu et la fièvre ayant cessé, il ne reste plus aucune trace de la maladie. Le médecin traitant pourrait supposer qu'il n'a pas eu affaire à une rougeole, si les indications portées sur le billet d'entrée par le médecin du corps et les renseignements fournis par lui sur le développement et les caractères de la maladie à sa période d'invasion ne démontraient pas nettement qu'on a eu affaire réellement à cette fièvre éruptive.

2° *Formes malignes* (2). — Ces formes comprennent une forme *hémorragique* et une forme *ataxo-adynamique*.

(1) Voy. d'Espine, art. ROUGEOLE du *Dictionnaire de méd. et de chir. prat.*, t. XXXII, p. 1.

(2) Voy. Sanné, art. ROUGEOLE du *Dictionnaire encyclopédique des sciences méd.*, 3e série, t. V, p. 576.

La *forme hémorragique* est caractérisée, dès la période d'invasion, par des épistaxis, de l'hématurie, des pétéchies ou des ecchymoses, accompagnées de prostration considérable, de collapsus, de refroidissement des extrémités, de dyspnée; l'éruption ne se fait que très difficilement. J'ai observé cette forme bien souvent dans les hôpitaux militaires; elle est presque toujours mortelle.

La forme *ataxo-adynamique* est caractérisée par une hyperthermie considérable, avec un état typhoïde très marqué (adynamie, délire). Elle offre souvent autant de gravité que la précédente et peut déterminer la mort au bout de quelques jours.

On a noté dans quelques épidémies, principalement à Lodève, en 1889, une fréquence anormale des symptômes gastro-abdominaux, avec un état typhoïde bien marqué. Le seul décès qui ait eu lieu sur 35 cas de rougeole, survenus pendant cette épidémie, a été causé par des accidents de cette nature.

III. **Complications.** — Les complications observées dans la rougeole sont nombreuses; les plus communes parmi les soldats surviennent du côté de l'appareil pulmonaire.

Elles sont représentées par des bronchites aiguës et capillaires, des broncho-pneumonies et même des pleurésies.

Elles ont attiré depuis longtemps l'attention des médecins militaires. Quelques-uns même ont cru devoir les rapporter à une maladie spéciale et distincte de la rougeole, alors qu'elles constituent plutôt de véritables manifestations pulmonaires de cette fièvre éruptive (L. Colin, A. Laveran).

Pendant une épidémie qui sévit dans la garnison de Versailles, en 1838, Faure-Villars (1) constata, sur 116 cas de rougeole, 38 décès, soit 31 pour 100, et ces décès furent occasionnés presque tous par la bronchite capillaire, avec caillots fibrineux dans le cœur.

Des observations analogues ont été faites en 1847 par C. Broussais et par Michel Lévy à Metz; en 1862, par Robiquet (2) à Givet; en 1865, par Widal (3) à Milianah; en 1870, par L. Colin

(1) Faure-Villars, *Mémoire pour servir à l'histoire des complications de la rougeole* (*Rec. de méd. mil.*, 1839, t. XLVI, 1re série, p. 241).

(2) Robiquet, *De la Pneumonie et de la rougeole* (même recueil, 1862).

(3) Widal, *Etude sur les diverses épidémies de rougeole* (même recueil, 1866).

dans la garnison de Paris, et en 1871 par Vezien (1) dans la garnison de Dunkerque.

Ces complications peuvent déterminer une mortalité considérable dans les garnisons ; ainsi, à Milianah, il y eut 6 décès sur 8 malades ; à Paris, 1 décès sur 3 malades.

Les sujets qui succombent à ces accidents présentent les lésions suivantes, observées encore tout récemment par Beltz dans la garnison de Saint-Étienne (1887) : muco-pus dans le larynx, la trachée-artère et les bronches ; poumons emphysémateux ; caillots blancs fibrineux dans le cœur, de formation antérieure à la mort et se prolongeant dans les veines caves et dans l'artère pulmonaire.

Dans les nombreuses épidémies de rougeole auxquelles j'ai assisté dans le cours de ma carrière, ces complications se sont maintes fois présentées à mon observation. Elles surviennent principalement sous l'influence du froid et de l'humidité.

Il n'est pas rare de voir des pleurésies purulentes compliquer la rougeole, et, dans ces cas, la mort a lieu presque fatalement. Dans l'épidémie observée par Loillier (2) dans la garnison de Belfort, en 1885, on en a signalé plusieurs cas. La pleurésie peut même s'accompagner de péritonite suppurée, comme cet auteur en cite un exemple, observé par lui dans la même localité en 1881.

Enfin, dans quelques épidémies, la rougeole revêt les caractères de la suette. Poigné a constaté chez certains malades traités par lui, en 1887, au fort de l'Est, près de Paris, pendant une épidémie de rougeole, les symptômes suivants : sueurs profuses, douleur épigastrique et sus-orbitaire, apparition de vésicules incolores sur le thorax et l'abdomen, légère desquamation, absence de coryza et de bronchite, état fébrile très modéré, évolution rapide de la maladie, qui se limitait à quarante-huit heures.

La rougeole accélère beaucoup la marche de la tuberculose

(1) Vezien, *Rapport sur une épidémie de rougeole à Dunkerque* (même recueil, 1871).

(2) Loillier, *la Rougeole à Belfort pendant l'hiver de 1884-1885* (*Arch. de méd. mil.*, 1886, t. VII, p. 128).

chez les phtisiques et hâte le développement des tubercules chez les sujets prédisposés (1).

Indépendamment des complications pulmonaires si communes dans la rougeole, on a signalé, pendant le cours de cette affection, certains accidents qui, tout en étant moins fréquents que ces dernières, méritent d'être mentionnés, à cause de leur importance et de la gravité qu'ils impriment parfois à la maladie.

Ces accidents sont représentés par des inflammations catarrhales, qui surviennent sur la conjonctive et l'appareil de l'ouïe, par de la péricardite, de l'endocardite et certaines paralysies.

La *conjonctivite* chez les rougeoleux est quelquefois très tenace et s'accompagne pendant longtemps de photophobie. Elle peut dans certains cas devenir granuleuse.

Dans l'épidémie de rougeole qui a eu lieu à Bourges en 1887, on a observé sur un militaire du 95e de ligne un cas de rétinite séreuse double, avec diminution considérable de l'acuité visuelle.

L'otite paraît beaucoup plus fréquente ; elle débute du troisième au huitième jour de l'éruption ; elle s'accompagne d'une douleur très vive et aboutit fréquemment à l'otorrhée ; elle peut même être suivie de surdité.

Quant à la *péricardite* et à l'*endocardite*, la seconde paraît plus fréquente que la première ; j'en ai observé quelques cas pendant la convalescence et même longtemps après la guérison, sur des malades entrés dans mes salles avec le diagnostic « affection du cœur » et qui avaient été atteints de rougeole, soit pendant leur enfance, soit depuis leur incorporation dans l'armée.

Les *paralysies* provoquées par la rougeole sont très rares. Parrot, pendant plus de dix ans, n'en a pas vu un seul cas. Landouzy (2) en a résumé dans sa thèse une dizaine d'observations. Elles disparaissent généralement au bout de peu de temps.

Larivière (3) a vu un rougeoleux atteint de paraplégie le dixième jour de l'éruption.

(1) Champouillon, *De la Tuberculose pulmonaire consécutive à la rougeole* (*Gazette des hôpitaux*, 1860).

(2) Landouzy, *Des Paralysies dans les maladies aiguës*, Paris, 1880.

(3) Larivière, *Paralysie à la suite de la rougeole* (*Gaz. des hôpitaux*, 1869, nº 110).

Deux autres observations du même genre ont été publiées par Ferry (1) et par Annesley (2).

Dans la première, on voit la paralysie survenir le neuvième jour de la maladie, alors que l'éruption avait commencé à passer; elle était caractérisée par une faiblesse des membres inférieurs, avec une difficulté d'uriner très accusée et une augmentation de la température; ces accidents s'atténuèrent, la paralysie disparut au bout de six à huit jours. La limitation exclusive des symptômes paralytiques à la sphère de la motilité, l'absence complète de troubles de la sensibilité, la disparition rapide des accidents firent penser à Ferry qu'il avait eu affaire, dans ce cas, à une fluxion vasculaire spéciale limitée aux cornes grises antérieures de la moelle et ne dépassant pas la région lombo-dorsale.

Dans l'autre observation, la paralysie survint, comme dans la première, le cinquième jour de l'éruption, alors que celle-ci était sur le point de disparaître. La paraplégie était complète, le mouvement et la sensibilité étaient complètement abolis dans les membres inférieurs; il y avait en même temps de la paralysie de la vessie et de l'incontinence des matières fécales. Deux jours après, la sensibilité réapparaissait, et le malade pouvait émettre volontairement ses urines et ses déjections. Malheureusement, des eschares survinrent au sacrum, sur les régions trochantériennes et au prépuce; le malade tomba dans le marasme et mourut moins de cinq semaines après son entrée à l'hôpital. L'autopsie révéla une pleurésie sèche à droite, avec des congestions et des foyers de dégénérescence caséeuse disséminés dans les deux poumons, ainsi que des adhérences du péricarde. L'examen microscopique de la moelle ne révéla aucune lésion inflammatoire ou scléreuse, mais seulement un peu de distension des vaisseaux.

Dans sa thèse, dont l'observation précédente a été le point de départ, Bayle (3), en consultant les auteurs, a pu réunir seule-

(1) Ferry, *Paraplégie survenue à la suite d'une rougeole* (*Arch. de méd. mil.*, t. VIII, 1886, p. 53).

(2) Annesley, *Paraplégie suite de rougeole* (*Arch. de méd. mil.*, 1886, t. VIII, p. 386).

(3) Bayle, *Des Paralysies consécutives à l'infection morbilleuse*. Thèse de Paris, 1886.

ment 21 observations semblables. Voilà pourquoi il considère ces complications comme fort rares.

IV. **Traitement.** — Je ne dirai que quelques mots du traitement de la rougeole : il doit être surtout hygiénique (aération, isolement, antisepsie de la gorge et de la peau).

Le traitement médical proprement dit consiste dans l'emploi de boissons diaphorétiques chaudes, des stimulants diffusibles et des toniques, principalement utiles dans la rougeole hémorragique.

E. — Prophylaxie.

Les mesures prophylactiques à employer contre la rougeole se réduisent à deux : *l'isolement* et la *désinfection*. Ces moyens peuvent s'appliquer au malade ou aux objets (effets, literie, local) qui ont pu être contaminés par lui.

L'isolement du malade atteint de rougeole ne peut se faire habituellement que lorsque l'apparition de l'éruption caractéristique permet d'établir un diagnostic précis. Malheureusement, ce diagnostic est quelquefois bien difficile, la rougeole coïncidant souvent avec un certain nombre d'autres affections (catarrhes pulmonaires, grippes, angine, etc.), parmi lesquelles il est souvent impossible de discerner les cas qui se manifesteront sous forme de fièvre éruptive.

Il est bon d'appliquer l'isolement préventif à tous les cas douteux ; ainsi s'explique l'utilité d'une salle d'observation, à l'infirmerie d'abord, à l'hôpital ensuite, pour y réunir tous les malades qui, par leurs symptômes prémonitoires, paraissent susceptibles de présenter peu de jours après une éruption rubéolique. Mais, le nombre de ces malades étant quelquefois considérable, les locaux des infirmeries régimentaires sont insuffisants, et il peut en être de même dans certains établissements hospitaliers.

Après l'éruption, l'isolement du malade n'a rien de radical ; cependant, comme le démontre Geschwind (1), cette mesure, toute tardive qu'elle paraisse, n'est pas à dédaigner, la rougeole

(1) Geschwind, *Recherches sur la prophylaxie de la rougeole.*

pouvant se transmettre moins souvent, il est vrai, mais également pendant l'éruption.

Puisqu'il est démontré que la nocuité du rougeoleux s'éteint rapidement et que la contagion, commune pendant la période prodromique, plus rare pendant la période d'éruption, est exceptionnelle pendant la convalescence, la désinfection du malade ne paraît pas indispensable, et celui-ci pourrait être rendu à la libre pratique, quand la convalescence est bien établie, c'est-à-dire vers le dixième jour.

Cependant, dans l'armée, il est bon de prendre certaines mesures pour éviter toute réclamation de la part des malades ou des parents, quand les premiers sont envoyés en congé de convalescence dans leur famille. Voilà pourquoi nous avons l'habitude de prescrire à nos convalescents de rougeole, avant de prononcer leur sortie de l'hôpital, des bains savonneux ou mercuriels, précédés d'une friction avec l'huile phéniquée.

On doit se préoccuper surtout de la présence possible des germes de la rougeole dans les effets des malades ou même dans les locaux occupés par eux. Aussi, dès que cette affection apparaît dans une chambrée, il faut isoler et désinfecter les effets ainsi que la literie. On peut étendre ces mesures aux autres habitants de la salle dans laquelle s'est produite la maladie ; mais cela est moins important, car la transmission par cette voie paraît beaucoup plus rare.

Quant aux hommes qui se sont trouvés en rapport avec les rougeoleux, leur isolement aurait besoin d'être prolongé pendant quinze ou vingt jours (période assignée à l'incubation de la maladie), mais cela est plus difficile.

Il faudrait également évacuer les chambres contaminées et encore mieux la caserne elle-même. Cependant, cette dernière mesure ne paraît pas aussi nécessaire dans la rougeole que dans la fièvre typhoïde, la contagion se faisant principalement dans cette fièvre éruptive par l'homme lui-même (Geschwind).

Le campement aurait de sérieux inconvénients en hiver, et il y aurait à craindre surtout les complications pulmonaires, si fréquentes chez les rougeoleux pendant cette saison.

Les mesures de désinfection n'ont pas l'efficacité qu'on pourrait en attendre. Elles sont généralement pratiquées quand il n'est plus temps, la contagion ayant lieu surtout avant l'éruption, qui seule permet de diagnostiquer la rougeole. Du reste, la désinfection sulfureuse paraît n'avoir qu'une efficacité douteuse contre cette affection (Geschwind).

CHAPITRE VI

LA SCARLATINE

A. — Fréquence et gravité de la maladie parmi les soldats.

Quoique beaucoup plus rare que la rougeole, la scarlatine détermine actuellement dans l'armée française autant de décès que cette fièvre éruptive. Jadis peu commune dans nos garnisons, elle y est devenue assez fréquente pendant ces dernières années.

Il résulte des intéressantes recherches de L. Laveran que cette affection a occasionné dans la garnison de Paris, pendant la période 1832-59, 7,7 décès sur 1000 décès généraux. Or, dans cette période de près de trente ans, envisagée par lui, cet auteur a constaté que cette garnison, pendant huit années, n'offrit pas un seul décès par scarlatine; pendant onze autres en présenta un ou deux; en 1837, 1840, 1848 et 1849, une proportion supérieure à la moyenne. Pendant la période écoulée de 1862 à 1874 (moins 1870-71), la statistique médicale de l'armée indique que la scarlatine figure annuellement pour 4,7 décès dans la mortalité générale. En 1872, il n'y eut même que 3 décès occasionnés par cette maladie dans toute notre armée. Mais, à partir de 1875, la scarlatine a présenté dans nos garnisons une augmentation et une gravité progressives. La *morbidité* et la *mortalité* occasionnées par elle ont offert leur maximum en 1888, année pendant laquelle la première a été de 6 pour 1000 hommes présents et la seconde de 0,25 pour 1000; on constate en même temps que pendant cette année le chiffre des décès par rapport aux atteintes n'a pas été moindre de 43 pour 1000. C'est ce qu'indique le tableau suivant :

ANNÉES	CAS de SCARLATINE	DÉCÈS par SCARLATINE	ANNÉES	CAS de SCARLATINE	DÉCÈS par SCARLATINE
1875	133	14	1883	472	18
1876	103	11	1884	578	27
1877	44	4	1885	1027	41
1878	93	5	1886	1479	59
1879	390	24	1887	1621	79
1880	848	74	1888	**2586**	**109**
1881	1082	72	1889	2089	86
1882	899	50	1890	1966	75

La scarlatine est donc la plus grave des fièvres éruptives qui sévissent parmi nos soldats. Cette augmentation de fréquence et de gravité de la maladie pendant ces dernières années a été signalée également dans la population civile (Bertillon).

Comme la rougeole, la scarlatine est moins fréquente en Algérie et en Tunisie qu'en France. Elle présente une prédominance assez marquée dans les IIe et XIe corps d'armée, c'est-à-dire sur le littoral de la Manche et de l'Océan ; sa fréquence a varié de 0,9 (X^{e} corps) à 13,5 (IIe corps) sur 1000 hommes en 1889, alors que, pendant cette année, près d'un tiers des garnisons de l'intérieur sont restées indemnes.

La scarlatine coïncide souvent, dans la même garnison, avec la rougeole, les mêmes conditions paraissant favoriser le développement de l'une et de l'autre.

Elle est moins fréquente parmi les sous-officiers que parmi les soldats ; parmi ces derniers, ceux qui ont moins d'un an de service offrent beaucoup plus de prise à la maladie. C'est ce qu'indique le tableau suivant :

NOMBRE DE CAS DE SCARLATINE POUR 1000	1888	1889	1890
Sous-officiers	1,3	1,5	1,2
Soldats ayant plus d'un an de service .	3,8	2,9	3,1
Soldats ayant moins d'un an de service	**9,5**	**7,4**	**5,6**

Comme la rougeole, la scarlatine présente le plus grand nombre de ses atteintes pendant la saison froide ; elle augmente en décembre, après l'arrivée des recrues, et atteint rapidement son maximum en février, trois mois plus tôt que la rougeole ; elle décroît ensuite pendant l'été et l'automne. C'est donc essentiellement une maladie hivernale (voy. tracé XIII).

TRACÉ XIII. — MORBIDITÉ PAR SCARLATINE EN 1890.

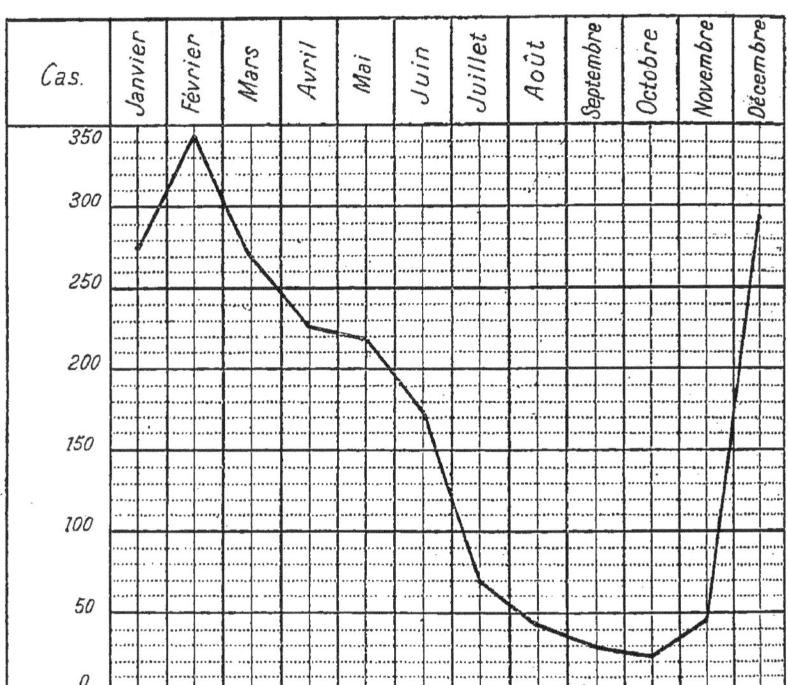

La mortalité occasionnée par cette affection présente une évolution annuelle analogue à celle de la morbidité, comme l'indiquent les chiffres suivants, empruntés aux statistiques médicales de 1888, 1889 et 1890 :

	1888	1889	1890		1888	1889	1890		1888	1889	1890		1888	1889	1890
Janvier	16	13	8	Avril. .	14	13	8	Juillet .	4	2	1	Octobre	1	1	1
Février	17	12	10	Mai . .	10	6	10	Août . .	2	3	1	Novem.	2	2	2
Mars. .	17	18	13	Juin . .	10	5	5	Septem.	2	2	»	Décem.	10	5	7

B. — Évolution épidémique dans les milieux militaires.

Les épidémies de scarlatine sont remarquables par la lenteur avec laquelle elles se développent et disparaissent; aussi ont-elles généralement une longue durée. On s'explique ainsi pourquoi dans les grandes villes de garnison, à Paris et à Lyon notamment, la maladie ne disparaît presque jamais complètement.

Ces épidémies revêtent un caractère bénin ou malin. Rien de plus variable que la morbidité et la mortalité qu'elles offrent dans l'armée. Dans l'épidémie qui sévit en 1842 dans la garnison de Romorantin, et dont l'histoire a été écrite par Geschwind (1), il y eut 87 hommes atteints, soit 16 pour 100 présents, et pas de décès. Dans l'épidémie observée en 1883, par Antony (2) dans la garnison de l'île de Ré, sur un bataillon du 123e régiment d'infanterie, le nombre d'hommes atteints par la maladie fut de 11,7 pour 100 dans la 1re compagnie, de 40,6 pour 100, dans la 2e, de 7,6 pour 100 dans la 3e, et de 15,7 pour 100 dans la 4e. Sur les 235 cas survenus en 1888, au 13e de ligne, dans la garnison de Nevers, il y eut 5 décès, tous occasionnés par des complications.

La scarlatine survient communément dans l'armée après avoir fait son apparition dans la population civile. C'est ce qui a été noté, dans ces dernières années (1888-1889), à Bourges, à Beauvais, à Soissons, à Amiens à Falaise, à Pontivy, à Verdun, à Saint-Gaudens, à Tarbes, à Bayonne et à La Rochelle, ainsi que dans toutes les garnisons du IXe corps d'armée.

D'autres fois, l'importation de la maladie dans une garnison a lieu par des militaires rentrant de permission (épidémies de Vienne en 1886 et d'Argentan en 1887), ou par des réservistes provenant d'une localité infectée (épidémies de Romans en 1887, du Puy en 1888), ou enfin par des recrues. A la Manouba arriva de Bretagne, le 27 novembre 1889, un conscrit en pleine éruption scarlatineuse. Un mois après, et sans qu'il ait été observé de scarlatine dans la population civile, un second cas se déclara chez un militaire occupant la chambre même où avait couché

(1) Voy. Geschwind, *Relation d'une épidémie de scarlatine au 6e bataillon de chasseurs à pied à Romorantin* (*Arch. de médecine militaire*, 1883, t. I, p. 57).

(2) Antony, *Relation d'une épidémie de scarlatine à rechutes* (*Arch. de méd. mil.*, 1884, t. III, p. 59).

le premier scarlatineux (Talayrach). L'épidémie de Saint-Quentin, en 1888, fut occasionnée par l'arrivée à la caserne d'un jeune soldat qui était sorti peu de jours auparavant de l'hôpital Lariboisière, à Paris ; les premiers cas apparurent dans le pavillon du casernement où cet homme avait logé, puis dans l'infirmerie où il avait été traité quelques jours avant son entrée à l'hôpital.

Quelquefois il paraît très difficile de déterminer le rôle de la contagion ; voilà pourquoi certains auteurs ont cru à l'origine spontanée de la maladie. Il vaut mieux admettre, comme nous l'avons fait pour la rougeole, la préexistence de germes qui demeurent latents pendant une période plus ou moins longue et qui manifestent tout à coup leur présence sous l'influence de certaines conditions. Nous citerons comme exemple l'épidémie qui sévit, en 1889, sur le 93e de ligne, à La Roche-sur-Yon ; elle éclata brusquement dans tout le casernement occupé par ce régiment ; son origine resta obscure et inexpliquée ; il n'existait aucun cas de scarlatine dans la population civile, et on ne découvrit aucune importation.

Il est probable que les germes se localisent dans des endroits où ils sont inaccessibles aux moyens usuels de désinfection, notamment dans les vides existant sous les planchers des chambres (Krantz). Il faut tenir compte également de l'influence exercée par ces germes contenus dans la literie non désinfectée de certains malades, comme tendent à le prouver les observations faites par Ferron (1) à l'hôpital de Bordeaux.

C. — Étiologie.

Comme la rougeole, la scarlatine est très contagieuse. Le contage est inconnu ; on l'a cherché dans le sang, la peau, les squames épidermiques. On a bien trouvé un grand nombre de microbes, principalement dans les cas compliqués, mais leur inoculation aux animaux n'a produit que des septicémies et non la scarlatine. On a constaté la présence d'un streptocoque dans le pus des adénites et des arthrites suppurées, dans les exsudats

(1) Voy. Ferron, *Du Rôle des lits militaires dans la propagation des maladies contagieuses* (*Revue sanitaire de Bordeaux*, 1885).

des ulcérations amygdaliennes et pharyngées, dans le pus des otites, dans les exsudats pleurétiques, etc. On y a rencontré également un diplocoque, un bacille septique et d'autres micro-organismes ; mais le premier suffirait peut-être pour occasionner la plupart de ces complications (1).

La contagion a lieu directement du malade à l'homme sain ; elle est surtout à craindre pendant les prodromes de la maladie. Certains auteurs ont même prétendu que la scarlatine n'était transmissible que pendant la période de début (Girard, de Marseille) ; mais c'est une erreur, car il résulte des recherches de Geschwind (2) que la contagion pouvait se faire à différentes époques et même, mais plus rarement, pendant la desquamation.

Le cas observé par cet auteur pendant l'épidémie de Romorantin, en 1882, est très démonstratif à cet égard : « Le caporal C., entré à l'hôpital le 17 avril 1882, malade depuis la veille, a eu une scarlatine normale, classée comme bénigne ; dès le 24, le malade demandait à sortir ; forcé par la nécessité de faire de la place à de nouveaux malades, le médecin l'envoya, le 28, en congé de convalescence, alors qu'il ne présentait pas de desquamation sensible. Mais, dès son arrivée dans sa famille, ses pieds et ses mains se sont mis à peler ; 7 jours après son arrivée, une sœur de 24 ans était atteinte ; 8 jours plus tard, une autre sœur de 26 ans et le père âgé de 60 ans étaient pris à leur tour. Il n'y avait pas eu dans tout le pays, ni avant ni après l'arrivée du caporal C., de scarlatines autres que les trois cas déclarés dans la famille.

J'ai observé un exemple analogue, en 1886, à l'hôpital de Tours ; un jeune soldat fut envoyé dans sa famille en congé de convalescence, après être resté plus d'un mois dans mon service ; la scarlatine avait paru très bénigne, et l'éruption, qui avait disparu depuis longtemps, ne semblait pas devoir être suivie de desquamation ; la mère et la sœur de ce jeune homme furent atteintes de la même maladie peu de temps après l'arrivée de celui-ci dans ses foyers.

(1) Voy. Sanné, Art. SCARLATINE du *Dictionnaire des Sciences médicales*, 3e série, t. VII, p. 297.

(2) *Loc. cit.*, p. 57.

Ces faits prouvent l'utilité qu'il y a pour les médecins militaires de ne pas envoyer prématurément en convalescence les malades atteints de scarlatine, même lorsque la maladie semble légère et bénigne et alors que la desquamation paraît peu marquée et même nulle.

Il est douteux que le contage se propage par l'air, comme l'admettait Borsiéri ; cette transmission se fait le plus souvent par l'intermédiaire d'un objet quelconque et principalement par les vêtements et la literie ayant servi à des scarlatineux. Il résulte des intéressantes recherches de Ferron que le contage scarlatineux pourrait persister longtemps dans les matelas qui ont servi aux malades. Notre collègue a observé, en effet, à l'hôpital de Bordeaux, des faits très curieux de contagion, qui ne pouvaient s'expliquer qu'en admettant que la literie avait été incomplètement ou nullement désinfectée.

On a cité quelques cas de transport à distance de la maladie par une personne indemne (Hildenbrand, Bernoulli, Sanné), mais ce mode de transmission paraît assez rare dans l'armée.

Le contage scarlatineux offre une ténacité extrême ; aussi peut-il être transporté à de grandes distances par les personnes ou même les objets (vêtements, draps, etc.) qui ont été en contact avec les malades. A ce point de vue, il diffère notablement du contage rubéolique, dont la puissance infectante est, comme nous l'avons vu, assez limitée.

L'introduction dans l'économie de l'agent contagieux paraît avoir lieu soit par les voies respiratoires, soit et surtout par la muqueuse pharyngée et les amygdales.

D. — Étude clinique.

On distingue habituellement une scarlatine *régulière* et des scarlatines *anormales*.

I. Scarlatine régulière. — Celle-ci comprend quatre périodes, que nous étudierons successivement.

1° *Incubation.* — Elle paraît moins longue que dans les autres fièvres éruptives. Elle est, du reste, difficile à préciser, la maladie n'étant pas inoculable. Elle peut n'être que de vingt-quatre heures (Trousseau); mais. en général, elle varie entre trois et quatre jours et ne dépasse pas huit jours.

2° *Invasion.* — Cette seconde période, qui est très courte, au point qu'elle peut passer inaperçue, est caractérisée par un mouvement fébrile très appréciable (température au-dessus de 40°, pouls : 140), des frissons, des nausées, de la céphalalgie, quelquefois du délire, de la sécheresse et de la douleur de la gorge, avec tuméfaction des amygdales et rougeur du voile du palais.

3° *Éruption.* — Celle-ci est caractéristique : elle survient dès le second jour de la maladie, commence par le cou, puis gagne le devant de la poitrine, le tronc, l'abdomen, pour s'étendre rapidement aux membres : elle apparaît sous l'aspect de larges plaques érythémateuses, rouges, non saillantes, très irrégulières, se confondant à leur périphérie avec la rougeur moins foncée des parties de la peau non encore envahies. La surface de ces plaques est parsemée de petits points plus foncés qui offrent un aspect granité. Elle présente, au bout de peu de temps, une teinte écarlate et une couleur de jus de framboise qui disparaissent momentanément sous la pression du doigt. L'éruption s'accompagne fréquemment de tuméfaction de la peau du visage et de gonflement des pieds et des mains. En même temps, l'angine augmente ; une sécrétion pultacée, peu adhérente, apparaît sur les amygdales : la déglutition est pénible et difficile, les ganglions sous-maxillaires sont tuméfiés et douloureux à la pression. La langue se recouvre d'un enduit blanchâtre et rouge vif sur les bords. La fièvre s'élève, et le thermomètre atteint parfois 42° ; la défervescence se fait graduellement et arrive lentement à la normale.

Les symptômes généraux sont plus ou moins marqués; ils peuvent être presque nuls quand la maladie est légère, ou, au contraire, très intenses dans les formes graves ; ils consistent alors dans de l'insomnie, de l'agitation, de la céphalalgie, du délire, etc. L'éruption, après avoir persisté pendant un ou deux jours, diminue et disparaît du sixième au dixième jour. Du reste, elle est plus ou moins apparente et offre tous les degrés ; elle peut même faire complètement défaut (*scarlatine fruste*), et la maladie n'est alors caractérisée que par les autres symptômes. Dans l'épidémie de Nevers, qui sévit, en 1887, sur le 13e de ligne, Geschwind a ainsi classé les 235 cas observés par lui, suivant le degré de l'éruption présentée par ses malades :

Éruption très développée.	28 cas.
— peu intense	82 —
— faible, fugace ou nulle . . .	127 —

4° *Desquamation.* — Celle-ci survient à une époque plus ou moins éloignée du début de l'éruption; dans les scarlatines légères, elle peut être insignifiante, quelquefois elle manque même complètement. Elle commence habituellement sur le cou, la poitrine, l'abdomen ; elle survient en dernier lieu aux pieds et aux mains. Elle est caractéristique, car elle se fait sous forme de larges plaques épidermiques qui se détachent comme des lambeaux, principalement à la plante des pieds et à la paume des mains. La desquamation permet de reconnaître quelquefois une scarlatine qui n'avait point été diagnostiquée pendant les périodes antérieures, soit que l'éruption ait été légère et très fugace et ait passé inaperçue, soit que l'absence de symptômes généraux ait même empêché le malade d'aller consulter le médecin. Il nous est arrivé bien des fois de recevoir à l'hôpital des malades en pleine desquamation scarlatineuse et chez lesquels cette desquamation avait fait déceler tardivement la nature de la maladie.

Aussitôt après la disparition de l'éruption, la fièvre tombe, l'appétit revient, le malade entre en convalescence ; mais il a encore besoin d'être surveillé très attentivement, car il peut encore être sous le coup de graves complications.

La durée de la desquamation varie entre dix et trente jours ; elle peut, dans certains cas, se prolonger plus longtemps, comme l'ont remarqué Trousseau et Sanné et comme j'en ai observé quelques exemples.

5° *Rechutes.* Les rechutes sont assez rares ; elles surviennent habituellement dans la quatrième ou la cinquième semaine, à partir du début de la maladie. Antony (1) en a observé plusieurs

(1) Antony, *Relation d'une épidémie de scarlatine à rechutes* (*Arch. de méd. mil.*, 1884, t. III, p. 59).

cas dans l'épidémie de scarlatine qui sévit, en 1883, sur la garnison de l'île de Ré. Après une période de calme de plusieurs jours, quelques-uns de ses malades, qui se levaient et qu'on considérait comme entrés en convalescence, étaient repris de fièvre, de céphalalgie, d'embarras gastrique, et l'éruption apparaissait à peu de chose près aussi intense qu'auparavant. Ces accidents généraux s'amendaient après vingt-quatre ou quarante-huit heures, l'éruption persistait de deux à cinq jours, puis le malade entrait de nouveau en convalescence ; 17 malades présentèrent ce phénomène de réversion. Un intervalle de deux jours pleins sépara les deux éruptions dans 4 cas ;

Un intervalle de 3 jours dans 3 autres cas ;

—	4	—	3	—
—	5	—	2	—
—	6	—	3	—
—	8	—	1	—
—	9	—	1	—

Ces rechutes ne présentèrent aucun caractère de gravité ; tous les malades guérirent.

II. **Scarlatines anomales ou malignes.** — Ces formes sont représentées par les scarlatines *ataxiques* et *hémorragiques*.

Les premières sont caractérisées par une violence et une gravité des symptômes telles, qu'elles paraissent mettre immédiatement le malade en danger. Ces symptômes sont les suivants : fièvre violente, agitation, délire, dyspnée intense ; puis coma et collapsus, avec refroidissement des extrémités, perte de connaissance, coloration violacée de la peau.

La mort peut survenir entre le premier et le deuxième jour de la maladie, quelquefois vingt-quatre et même quelques heures après l'arrivée du malade à l'hôpital.

Ces cas malins et foudroyants ne sont malheureusement pas rares dans l'armée, et j'ai eu l'occasion d'en observer un certain nombre, principalement à Verdun et à Lyon.

Quelquefois, la maladie revêt une forme *algide* et s'accompagne d'une diarrhée incoercible ; d'autres fois, la mort survient par syncope.

Enfin, certains sujets présentent des symptômes *adynamiques* et *typhoïdes*, avec absence complète ou presque complète d'éruption. Telle est la forme qui a été observée en 1886 dans la garnison de Dijon et qui y a occasionné plusieurs décès.

Il n'est pas rare de voir survenir, comme pour la rougeole, principalement dans les épidémies de scarlatine qui coïncident avec les grands froids, des congestions pulmonaires précoces, qui deviennent très dangereuses et peuvent même entraîner la mort; 2 décès ont été ainsi occasionnés par cette cause en 1886, dans la garnison de Lunéville; moi-même, pendant les hivers de 1889-1890 et de 1890-1891, j'en ai observé quelques cas dans la garnison de Lyon, principalement parmi les malades transportés du camp de Sathonay à l'hôpital militaire de Villemanzy.

Plus rarement, la scarlatine prend une forme *cholérique ;* dans ce cas, elle s'accompagne à son début de vomissements porracés, de diarrhée et de refroidissement des extrémités. A Falaise, en 1888, Hürstel a constaté un cas de ce genre, et que, s'il n'avait pas eu sous les yeux l'éruption caractéristique, il aurait pu prendre pour un accès de choléra.

D'autres fois, l'éruption manque complètement, et l'on ne constate que des accidents nerveux, réduits quelquefois à des paralysies, comme Longet en a observé un cas à Givet, en 1888.

Pendant l'épidémie qui sévit, en 1889, sur le 93e de ligne à la Roche-sur-Yon, et qui fut caractérisée par l'apparition de nombreuses complications (angine diphtéritique, rhumatisme infectieux, néphrite albumineuse), on remarqua chez certains malades, au début de la scarlatine, une période d'excitation cérébrale très courte, suivie de symptômes typhoïdes excessivement graves (diarrhée intense, vomissements bilieux) et de coma précédant la mort.

III. **Complications**. — Les complications sont encore plus fréquentes dans la scarlatine que dans la rougeole. Nous étudierons les plus communes.

L'*angine* prend quelquefois un développement exagéré, ce qui produit dès les premiers jours une gêne très grande dans la déglutition; les amygdales sont tuméfiées, l'haleine fétide, la voix nasonnée, les mouvements du cou douloureux. L'inflammation peut s'étendre au tissu cellulaire voisin et donner lieu à un véritable phlegmon suppuré d'une des parotides. En 1887, à Epinal, un abcès rétro-pharyngien, évacué brusquement dans le larynx, détermina la mort.

D'autres fois, l'angine peut devenir *diphtéritique* (du septième au neuvième jour de la maladie), alors que la fièvre diminue et que l'éruption a disparu (1). Cette complication s'annonce par les symptômes suivants : gonflement des ganglions cervicaux, apparition de fausses membranes sur les amygdales, haleine fétide, écoulement de pus séreux par les narines, fièvre, délire, généralement mort au bout de trois ou quatre jours.

La diphtérie accompagne ou suit donc fréquemment la scarlatine (95 fois sur 605 cas recueillis par Sanné). L'angine *gangréneuse* paraît plus rare.

Le *rhumatisme* peut compliquer la scarlatine ; il apparaît habituellement à la fin de la première semaine, quelquefois seulement pendant la période de desquamation. Il atteint fréquemment les poignets, quelquefois le genou ; plus rarement, il s'étend à plusieurs jointures. Les phénomènes inflammatoires, douleur et gonflement, sont moins accusés dans le rhumatisme scarlatineux que dans le rhumatisme ordinaire.

La guérison est la règle ; mais, dans certains cas, l'articulation suppure, et le malade est exposé aux accidents d'une véritable arthrite suppurée, avec désordres ataxo-adynamiques. Le rhumatisme articulaire aigu a été noté, comme complication assez commune, dans les épidémies de scarlatine qui ont sévi sur les garnisons de Vincennes en 1886 et de Nevers en 1887. J'ai observé en 1890, à l'hôpital Villemanzy, dans le service d'Annequin, un malade qui dut subir l'amputation de la cuisse à la suite d'arthrite suppurée du genou gauche, consécutive à une scarlatine.

L'*endocardite* a été signalée dans la scarlatine par Blache, Roger et Martineau. En général, elle est fugace et peut passer inaperçue si on n'ausculte pas le malade ; elle n'est souvent reconnue que longtemps après la convalescence.

(1) Voy. Jessner, *Berliner Klinische Wochenschrift*, 1887, p. 377 (Analysé dans *Arch. de Méd. méd.*, t. X, p. 307).

La *péricardite* paraît beaucoup moins commune. Nous en dirons autant de la *myocardite*. Geschwind a observé pendant l'épidémie de Nevers, décrite par lui, un cas mortel survenu chez un convalescent de scarlatine, qui, revenu d'une permission de quinze jours, succomba le jour même de son entrée à l'hôpital. L'autopsie indiqua un état très avancé de dégénérescence granulo-graisseuse du myocarde.

La *néphrite* constitue la plus fréquente des complications qui s'observent dans la scarlatine; elle survient surtout pendant la desquamation et rarement avant la sixième semaine. Cette complication se reconnaît par l'examen des urines, par l'apparition de l'anasarque et quelquefois par les symptômes suivants : fièvre, nausées, insomnie, agitation, diminution des urines, anorexie complète, bouffissure du visage, œdème des malléoles. La quantité d'albumine est parfois très minime; elle varie généralement de 1 à 3 grammes et ne dépasse guère 5 grammes par litre. Sous l'influence de cette albuminurie, des épanchements peuvent se produire dans les plèvres, le péricarde, le péritoine, l'arachnoïde et même dans les poumons. Dans certains cas, on voit survenir un œdème de la glotte, rapidement mortel.

L'*urémie* peut déterminer des accidents *encéphalopathiques*, que l'on peut prévoir quand on constate une diminution brusque des urines, mais qui se manifestent brusquement; ces accidents consistent dans des attaques convulsives, analogues à une crises d'épilepsie, avec contractions cloniques, vomissements, coma, quelquefois du délire maniaque, ou même de véritables attaques éclamptiques (épidémie de Dijon en 1886) qui peuvent se terminer par la mort.

Les complications du côté de l'*organe de l'ouïe* ne sont pas rares dans la scarlatine, principalement chez les enfants (Kramer, Burckardt, Ladreit de Lacharrière). Sur 1950 sujets atteints de maladies des oreilles et observés par Burckardt, 85 fois l'affection débuta pendant la scarlatine, 21 fois sur 100 cas il resta de la surdité totale ou uni-latérale après traitement, et 3 fois sur 100 de la surdi-mutité.

Ces complications s'observent également parmi les soldats.

En 1882, Ch. Viry (1), frappé du grand nombre d'affections de l'oreille traitées par lui pendant une épidémie de scarlatine qui sévissait sur la garnison d'Aumale, en Algérie, se demanda si l'otorrhée n'avait pas pu constituer à elle seule une forme fruste de cette fièvre éruptive. L'année suivante, Geschwind (2) publia une observation de scarlatine se compliquant subitement d'otorrhée, alors que l'angine avait disparu depuis longtemps.

En 1886, Batut (3) a publié sur cette intéressante question un mémoire très complet. Suivant cet auteur, la plus fréquente des complications auriculaires qui surviennent dans la scarlatine consiste dans un catarrhe de l'oreille moyenne, qui peut devenir purulent et déterminer une perforation de la membrane du tympan, suivie quelquefois d'une surdité temporaire ou définitive. L'otite interne po urrait s'observer également, mais beaucoup plus rarement que l'otite moyenne. Les formes graves d'otite moyenne de la scarlatine tiennent vraisemblablement, comme l'admet Burckardt, à une inflammation diphtéritique propagée du pharynx à la muqueuse auriculaire.

Enfin, Batut (4) a relevé un certain nombre d'observations de *méningite aiguë* survenue à titre de complication dans la scarlatine ; l'apparition de quelques cas de méningite cérébro-spinale, pendant le cours ou à la fin de certaines épidémies de scarlatine, paraît à ses yeux une confirmation de l'opinion émise par L. et A. Laveran (5) que les deux maladies ont une nature identique. Nous nous occuperons de cette importante question quand nous aurons à faire l'étude de la méningite cérébro-spinale.

IV. **Traitement.** — Le traitement de la scarlatine est principalement hygiénique. Dans les cas légers et moyens, on se bornera à prescrire des boissons ordinaires, à la température de la chambre, des gargarismes émollients ; on assurera une aération convenable des salles, on emploiera les frictions huileuses phéniquées et les bains tièdes au moment de la desquamation, afin

(1) Ch. Viry, *Remarques sur quelques faits relatifs à l'histoire de la scarlatine* (*Gazette hebdomadaire*, 1882, n° 45, p. 734).

(2) Voy. *Arch. de méd. milit.*, 1883, t. I, p. 90.

(3) Batut, *Complications du côté de l'oreille dans la scarlatine* (*Arch. de méd. milit.*, 1886, t. VIII, p. 266).

(4) Batut, *loc. cit.*, p. 370.

(5) Voy. A. Laveran, *Traité des maladies et épidémies des armées*, 1875.

d'éviter la contagion. Il faudra garantir les malades contre les refroidissements pendant la convalescence, pour prévenir l'anasarque.

Pour les complications, on aura recours aux moyens suivants : contre l'hyperthermie, lotions et affusions froides, bains froids ; contre le collapsus, injections sous-cutanées d'éther; contre l'adynamie, toniques et excitants ; contre les hémorragies, acides, perchlorure de fer ; contre l'hydropisie, régime lacté, jaborandi, chlorhydrate de pilocarpine, enveloppement des membres avec de l'ouate ; contre les accidents urémiques, purgatifs drastiques, saignée, chloroforme, éther.

Dans les cas d'angine diphtéritique compliquant la scarlatine, Geschwind a obtenu quelques succès de l'emploi des applications dans la gorge de camphre phéniqué sous la forme suivante :

Acide phénique. . . 1 partie.
Camphre . . . . . . 2,5 —

E. — Prophylaxie.

Les mesures prophylactiques à prendre, lorsqu'il se produit un cas de scarlatine dans un corps de troupes ou dans une caserne, sont les mêmes que celles que nous avons indiquées plus haut pour la rougeole. Nous n'avons donc pas à les énumérer ici.

Chez les malades, l'infection pouvant être locale pendant un certain temps et ayant probablement lieu par la muqueuse buccale et pharyngienne la principale indication consiste à empêcher que cette infection ne devienne générale ; c'est dans ce but que nous avons habituellement recours, dès le début de la maladie, à l'emploi de gargarismes détersifs et désinfectants (gargarismes boriqués, phéniqués, etc.).

CHAPITRE VII

LA VARIOLE

1. — Morbidité et mortalité varioliques dans l'armée.

Avant la découverte de la vaccine, la variole devait être très fréquente dans notre armée ; malheureusement, nous manquons de renseignements précis sur ce point, car les auteurs ne se sont guère occupés que des différentes épidémies varioliques survenues parmi les troupes en campagne.

La variole a régné à l'état épidémique dans les garnisons de la France en 1822, 1834 et 1846 et plus récemment, en 1870, pendant la guerre franco-allemande, principalement dans la garnison de Paris (1).

Avant la publication de la statistique médicale de l'armée, c'est-à-dire avant l'année 1862, on manquait de documents précis pour évaluer la morbidité et la mortalité occasionnées dans l'armée française par cette affection. Cependant, dans son *Étude sur la mortalité de l'armée française à l'intérieur*, L. Laveran avait fourni quelques chiffres qui permettaient de se faire une idée de sa fréquence et de sa gravité. Si l'on s'en rapporte aux recherches de cet auteur, la proportion annuelle des décès par variole, relativement à 1000 décès généraux, aurait été la suivante pendant la période 1832-59 dans nos principales garnisons :

Paris	39	Dunkerque. . . .	42
Metz.	37	Bayonne	22
Lille.	35	Maubeuge.	48
Perpignan.	66		

D'un autre côté, L. Laveran a estimé à 1/29 de la mortalité géné-

(1) L. Colin, *la Variole au point de vue épidémiologique et prophylactique*, Paris, 1872.

rale (soit 34 sur 1000 décès généraux) la mortalité variolique dans l'armée française pendant la période décennale 1838-49.

De 1862 à 1865, la statistique médicale de l'armée indique annuellement 19 décès par variole sur 1000 décès généraux, soit une diminution de 15 pour 1000, comparativement à la période considérée par L. Laveran.

Pendant la période 1866-74 (non compris 1870 et 1871) la variole a occasionné annuellement dans notre armée 2,2 décès sur 1000 hommes présents.

Cette affection n'avait plus donné lieu dans les garnisons de l'intérieur à aucune épidémie sérieuse, quand éclata la guerre franco-allemande. Pendant l'année 1870, un grand nombre de localités furent atteintes de cette fièvre éruptive, qui n'épargna ni la population civile ni les troupes appelées à faire campagne, mais qui exerça surtout ses ravages dans la garnison de Paris (60 cas sur 1000 hommes). Alors que, comme l'a noté L. Colin, les soldats de l'armée active qui avaient été vaccinés eurent peu à souffrir de la maladie, les mobiles arrivés de la province et logés chez les habitants prirent facilement la variole à leur contact.

Grâce à la pratique des vaccinations et des revaccinations obligatoires, cette diminution de la variole s'accuse de plus en plus dans l'armée française, ainsi que l'indiquent les chiffres suivants :

ANNÉES	CAS	DÉCÈS	ANNÉES	CAS	DÉCÈS
1875	613	77	1883	371	15
1876	1037	127	1884	166	15
1877	1042	92	1885	214	6
1878	1037	98	1886	288	17
1879	544	42	1887	302	18
1880	754	73	1888	345	14
1881	578	41	1889	190	20
1882	551	42	1890	102	4

Il n'y a eu en 1890 dans notre armée que 2 cas de variole pour 10000 hommes présents, et encore la plupart sont représentés par la varioloïde, ce qui explique la faible mortalité occasionnée par cette affection (0,08 pour 10000 hommes).

La maladie paraît beaucoup plus rare et plus bénigne dans l'armée que dans la population civile. Bertillon (1) a représenté par les chiffres suivants la mortalité occasionnée par la variole dans les principales villes de France, en 1885 :

Paris	9 décès pour 10000 habitants.	
Toulouse . . .	18	—
Saint-Etienne.	16	—
Reims.	12	—
Marseille . . .	91	—
Alger	29	—

J'ai relevé dans le tableau suivant la proportion des décès par variole, survenus annuellement et pendant une période de cinq ans (1886-90) dans la population civile des principales villes de France :

LOCALITÉS	PROPORTION DE DÉCÈS PAR VARIOLE pour 10000 HABITANTS	LOCALITÉS	PROPORTION DE DÉCÈS PAR VARIOLE pour 10000 HABITANTS
Douarnenez	77.6	Toulouse.	3.4
Marseille	15.4	Tours.	3.1
Cette.	15.1	Grenoble.	2.7
Brest	13.1	Rennes.	2.5
Béziers	13.0	Clermont-Ferrand. . .	2.4
Lorient.	12.0	Douai.	2.0
Aurillac.	11.6	Toul	1.3
Dax	9.9	Lille	1.3
Perpignan.	9.7	Besançon.	1.0
Montélimar.	8.2	Paris	0.9
Bastia.	8.0	Versailles	0.8
Narbonne.	7.8	Lyon.	0.7
Quimper	7.5	Meaux . .	0.7
Nice.	7.0	Le Mans	0.6
Montpellier.	6.7	Châlons-sur-Marne . .	0.5
Avignon.	6.7	Verdun.	0.4
Valence.	6.6	Angoulême.	0.2
Amiens	5.9	Limoges	0.2
Toulon	5.0	Alençon	0.2
Bourges.	4.2		

(1) Bertillon, *Etat sanitaire comparé des principales villes d'Europe en 1885* (*Revue d'hygiène*, 1886, p. 829).

Actuellement, la variole n'apparaît donc dans nos régiments que très exceptionnellement et provient presque toujours d'une importation extérieure et civile; ainsi, l'appel des réservistes est quelquefois marqué par l'entrée de quelques varioleux dans les hôpitaux militaires et qui proviennent d'autres localités atteintes par la maladie. Voilà pourquoi, comme nous le montrerons plus loin, on ne fera disparaître la variole de l'armée française qu'en forçant la population civile à se faire vacciner et revacciner.

Les militaires varioleux se répartissent à peu près uniformément dans les corps d'armée. Cette répartition varie, du reste, suivant chaque année. En 1889, ce sont les XIVe et XVIe corps d'armée qui ont offert le plus grand nombre de cas de variole (avec 12 et 17 cas respectivement). Le XVIIIe n'en a pas eu un seul cas.

C'est l'Algérie qui intervient pour la plus grande partie dans la morbidité et la mortalité varioliques de l'armée. En 1889, on a observé parmi nos troupes africaines presque autant de cas et trois fois plus de décès que parmi les troupes de l'intérieur.

Bien que la variole atteigne les soldats à n'importe quelle époque du service militaire, cependant elle sévit de préférence sur ceux qui ont moins d'une année de service. Les sous-officiers paraissent presque aussi exposés à cette affection que les simples soldats. Cette constatation, faite par L. Laveran il y a plusieurs années, a été confirmée par les documents les plus récents de la statistique médicale. Nous nous bornerons à présenter ici les chiffres correspondant aux années 1888-89-90 et indiquant la proportion des atteintes de variole pour 10000 :

	1888	1889	1890
Sous-officiers.	7	2.3	0.7
Soldats ayant plus d'un an de service	6	3.3	1.6
Soldats ayant moins d'un an de service	9	4.9	2.7

Dans nos garnisons, la variole règne de préférence pendant la saison froide, ainsi que l'indique le tracé suivant, emprunté à la statistique médicale et qui représente le nombre des cas de cette maladie survenus en 1890, dans notre armée et pendant chaque mois :

TRACÉ XIV. — MORBIDITÉ VARIOLIQUE EN 1890.

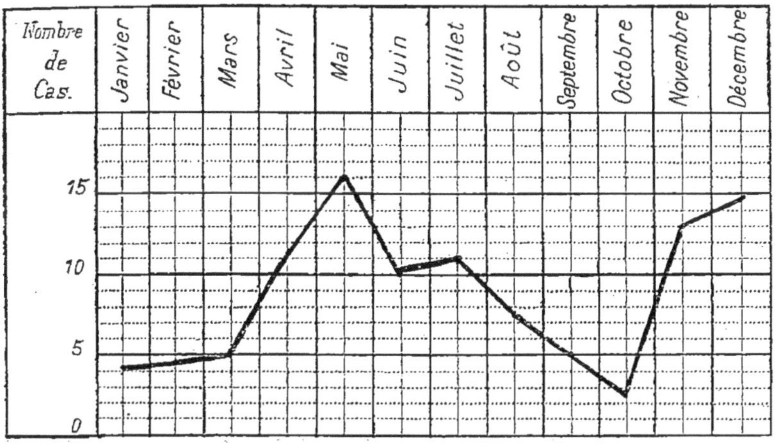

B. — ÉVOLUTION ÉPIDÉMIQUE DANS LES MILIEUX MILITAIRES.

La plupart des cas de variole, qui surviennent actuellement proviennent, comme nous l'avons dit, de la population civile, soit que la maladie règne dans la localité, comme on l'a observé dans un grand nombre de garnisons du XVe corps d'armée en 1886, à Brest et à Quimper en 1887 soit qu'elle soit importée d'une ville plus ou moins éloignée par un soldat permissionnaire ou par un nouveau venu (conscrit, réserviste, territorial).

Nous citerons comme exemple de ce dernier mode de développement les faits suivants : En 1887, la variole fut importée dans la garnison de Vendôme par un jeune soldat du 10e chasseurs, venu d'une localité de la Bretagne où régnait la maladie, et dans la garnison de Melun par un militaire arrivé de Paris, où il avait cohabité avec des varioleux. La même année, la petite garnison de Sospel, dans le XVe corps d'armée, a été contaminée par un militaire du 159e de ligne qui contracta la maladie à Uzès, où il était en congé de convalescence. La variole se déclara après sa rentrée au fort ; trois hommes furent atteints ; deux chasseurs du 24e bataillon contractèrent la maladie à leur tour : ils faisaient partie de la députation qui avait été envoyée aux obsèques d'un des malades; l'un d'eux avait même transporté le cercueil de l'hôpital au cimetière. Des observations analogues ont été faites en 1888; elles ont démontré l'importation de la variole : au 122e de ligne, à Montpellier et à Cette par des permissionnaires; aux troupes des garnisons de Lodève, d'Albi, de Montlouis, par des réservistes ou des dispensés. En 1889, parmi les dispensés convoqués au 129e de ligne, au Havre, huit furent atteints de variole. Tous avaient été vaccinés dans leur enfance et venaient d'être revaccinés. Le premier malade sembla avoir contracté la variole dans un village des environs du Havre, où la maladie régnait; les sept autres appartenaient à une compagnie logée dans un autre bâtiment. Il n'y avait pas de variole dans la population civile.

Depuis quelques années, nos collègues de l'armée ont appelé l'attention sur les cas assez nombreux de variole survenus chez des militaires en traitement dans les hospices mixtes, après s'être trouvés en contact avec les malades civils et avoir été traités dans le voisinage de varioleux. Des exemples de ce genre ont été observés, en 1888, dans les hospices mixtes de Vendôme, du Puy et de Mont-de-Marsan.

La diffusion atmosphérique du contage varioleux n'a lieu que dans des limites fort restreintes. Ainsi, L. Colin a remarqué pendant le siège de Paris que, tandis que le voisinage de l'hôpital de Bicêtre, où étaient traités un grand nombre de militaires varioleux, avait été nuisible à certains corps de troupes qui se trouvaient en libre communication avec l'hôpital, les marins, qui occupaient le fort (Bicêtre) le plus voisin de cet établissement, mais qui ne relevaient pas, pour leur service, de l'état-major installé dans l'hôpital, et qui, par conséquent, n'y venaient presque jamais, n'offrirent guère plus de varioleux que les garnisons des autres forts occupés par les marins sur les divers points de l'enceinte de Paris. Voilà pourquoi cet auteur pense qu'une zone d'isolement peu étendue, de 80 à 100 mètres, peut être considérée comme suffisante pour préserver les habitations voisines de toute contamination variolique (pourvu que, bien entendu, il n'y ait aucun rapport direct ou indirect entre les malades de l'établissement et les locataires des habitations).

Jadis, quand la variole régnait épidémiquement dans une garnison, on voyait les différents corps de troupes frappés successivement et à tour de rôle par la maladie, qui, après avoir épuisé son action dans un casernement, se transportait dans un autre pour y faire de nouvelles victimes. Pendant le siège de Paris, en 1870, L. Colin a constaté que chaque régiment était devenu ainsi le siège d'une petite épidémie de variole, qui s'y manifestait comme isolément, avec ses phases d'augment, d'état et de déclin. La même observation a été faite à Lyon par Hocquard (1), pendant l'épidémie qui sévit sur la garnison de cette localité en 1875-76. Les différentes casernes furent atteintes successivement par la maladie, bien qu'au début celle-ci se fût localisée dans quelques-unes.

La variole procède donc, dans son expansion épidémique, de la même façon que les autres fièvres éruptives (rougeole, scarlatine).

Les épidémies de variole règnent habituellement pendant l'hiver; le nombre des cas augmente à mesure que baisse la température, comme cela a été constaté à Lyon en 1875-76, par Hocquard, qui attribue ce fait à ce que le froid pousse les hommes à se renfermer dans les casernes et à s'entasser dans les chambrées.

Pour Brouardel (2), la pluie serait suivie d'une diminution des cas de variole et agirait en entraînant sur le sol les poussières et les croûtes varioliques contenues dans l'air. Hocquard n'a point constaté de coïncidence entre la chute de la pluie et la diminution des cas de cette maladie. Mais il attribue un rôle plus marqué à la quantité d'ozone contenue dans l'atmosphère.

Dans l'épidémie de variole qui sévit en 1875-76, dans la garnison de Lyon, et qui a été décrite par cet auteur, la maladie a frappé dans d'égales proportions les jeunes conscrits et les vieux soldats. Le nombre des officiers et des sous-officiers atteints a été très restreint, ce qu'on peut attribuer à la pratique des revaccinations, plus strictement suivie pour ces derniers.

(1) Hocquard, *la Variole dans la garnison de Lyon* (*Rec. de mém. de médec. milit.*, 1877, t. XXXIII, p. 113).

(2) *Discussion sur la variole* (*Bulletin de la Société médicale des hôpitaux*, Paris, décembre 1870).

Les infirmiers furent presque tous préservés (7 cas sur 203 malades) ; leur immunité fut attribuée à ce que tout le personnel de l'hôpital militaire de la Charité avait été vacciné à plusieurs reprises, avant même les premières menaces de l'épidémie.

C. — Étiologie.

La variole est essentiellement contagieuse ; la nature du contage est inconnue. On a bien constaté, depuis longtemps, l'existence de micro-organismes dans la peau, dans les viscères, dans le sang et principalement dans les pustules des varioleux ; ces microbes paraîtraient même manquer avant la période de suppuration ; mais la plus grande obscurité continue à régner sur le rôle pathogène de chacun d'eux.

Ce qui est certain, c'est que le contage est contenu dans la lymphe des vésicules varioliques ; car la plus minime quantité de cette lymphe, une fois inoculée, donne presque fatalement la variole, si l'organisme n'a pas acquis une immunité spéciale par la vaccination ou par suite d'une atteinte antérieure de la maladie. Ce contage ne paraît pas exister dans les différents liquides de l'organisme (urine, salive, produits d'expectoration, matières fécales), puisque leur inoculation reste stérile.

La variole est contagieuse principalement après l'éruption, et encore plus pendant la suppuration et la dessiccation. Quelques faits de transmission de cette affection ont pourtant été observés pendant la période d'incubation. Mais ces faits sont exceptionnels et auraient besoin d'être contrôlés.

L'introduction du contage dans l'économie ne peut avoir lieu par la peau saine ni par les voies digestives ; mais il est probable qu'elle se produit facilement par la muqueuse des voies respiratoires et également par la muqueuse buccale et pharyngée.

Ce contage paraît résider principalement dans le pus desséché et dans les croûtes qui proviennent des malades convalescents et qui sont d'autant plus dangereuses qu'elles conservent longtemps leurs propriétés virulentes. Leur poussière en suspension dans l'air peut être emportée au loin, se déposer dans les interstices des planchers, des cloisons ou des meubles et s'attacher aux vêtements et à la literie. On s'explique ainsi comment les locaux qui ont contenu des varioleux peuvent conserver très longtemps après le départ des malades le pouvoir de développer la variole.

Hocquard (1) a cité un exemple intéressant de transmission de la variole par les croûtes. « Trois malades du service des blessés à l'hôpital militaire de la Charité, à Lyon, contractèrent successivement et à peu de jours d'intervalle la variole dans la même salle et au même numéro de lit. Ce lit, où avaient couché ces malades, était justement placé contre la seule fenêtre de la salle qui pût donner accès aux émanations venant du service des varioleux et qui donnait sur une cour sur laquelle s'ouvraient les fenêtres d'une salle de varioleux; les fenêtres du troisième étage et la fenêtre des blessés placée au premier étage s'ouvraient en même temps sur une cour commune. » Il n'en faut pas plus à Hocquard pour expliquer ces trois atteintes successives de variole, « surtout si l'on songe, dit-il, que les croûtes, plus lourdes que l'air, devaient nécessairement tomber au bout de quelques instants, et qu'alors la fenêtre des blessés, située sur un plan inférieur à celle des varioleux, était on ne peut mieux placée pour les recevoir. »

Il existe de nombreux exemples de contagion de la maladie par des vêtements ayant servi aux varioleux; par des voitures employées à leur transport; par des chiffons provenant de leurs effets (comme le démontre le développement de certaines épidémies parmi le personnel employé dans des fabriques de papier).

Bien que la contagion de la variole à distance soit mise en doute par certains auteurs, il est très possible que les poussières varioliques, qui existent certainement dans l'atmosphère des salles de varioleux (Brouardel), puissent se répandre dans l'air.

J'ai observé en 1875, à Mascara (Algérie), une petite épidémie de variole qui a offert un certain intérêt, tant au point de vue de son origine que de sa propagation. Je savais que la variole

(1) Hocquard, *loc. cit.*, p. 113.

sévissait avec une certaine violence dans la population civile d'Oran, alors qu'aucun cas de cette affection n'avait été signalé à Mascara, quand je reçus dans le service des femmes, à l'hôpital militaire de cette localité, une malade habitant Oran et qui venait deux fois par semaine vendre des denrées au marché de Mascara ; elle présentait, à son entrée dans mes salles, une variole confluente bien caractérisée et en pleine éruption. Quelques jours après, un infirmier de l'hôpital, qui ne semblait avoir eu aucune relation avec la malade (car il n'était pas employé dans le quartier civil de l'établissement), était lui-même atteint de la même maladie. Une enquête faite avec soin me démontra que cet homme, quelques jours avant l'entrée de la malade à l'hôpital, avait passé la nuit avec elle dans un hôtel de la localité (pendant l'incubation de la maladie). La femme succomba. Deux jours avant son décès, le vicaire de la paroisse, appelé par son ministère auprès d'elle, vint me consulter sur les précautions à prendre pour éviter la contagion ; conformément à mes recommandations, cet ecclésiastique eut soin de rester à une certaine distance de la malade et de ne pas toucher à ses effets ni à sa literie. Cependant, quelques jours après, il fut atteint d'une variole bénigne (il avait été vacciné pendant son enfance), pour laquelle il fut transféré de la cure, où il habitait, à l'hôpital où je lui donnai des soins. Un infirmier de mon service contracta quelques jours après la maladie. Dès l'apparition de la variole dans l'hôpital, je m'étais empressé de me procurer du vaccin et de revacciner les infirmiers ; l'épidémie s'arrêta.

Dans ces trois derniers cas, l'inoculation put être très nettement déterminée ; elle dura huit jours.

D. — Étude clinique.

Actuellement, le médecin militaire a peu l'occasion de traiter des cas de variole, tant est devenue rare dans l'armée cette fièvre éruptive ; aussi, je ne m'étendrai pas longuement sur la symptomatologie présentée par cette affection, dont je n'ai observé qu'une seule épidémie pendant ma carrière ; c'est celle qui a été décrite par L. Colin (1), et qui a sévi sur la garnison de Paris pendant la guerre de 1870-71. J'étais alors chargé du service des varioleux à l'hôpital du Val-de-Grâce, où j'ai eu l'occasion de traiter un grand nombre de ces malades; les autres étaient, comme on sait, dirigés sur l'hôpital de Bicêtre, qui avait été organisé comme principal hôpital de contagieux pour la garnison de la capitale.

Depuis cette époque, je n'ai guère traité, dans les hôpitaux militaires auxquels j'ai été attaché, soit comme médecin traitant, soit comme médecin-chef, qu'une vingtaine de cas de variole, représentés pour la plupart par des varioloïdes légères.

En Algérie, le médecin militaire est plus à même d'observer, dans la population indigène, des épidémies varioliques, par suite de la négligence et même de la répulsion que montrent les Arabes vis-à-vis de la vaccination.

On sait que, suivant les formes plus ou moins accusées et plus ou moins graves qu'elle présente, on distingue la variole en variole *commune* ou *régulière* et en variole *anomale*.

L'évolution de la variole régulière comprend plusieurs périodes que nous allons examiner successivement.

1° *Incubation.* — Elle offre une durée moyenne de dix à douze jours, au plus de quatorze jours; les signes précurseurs (malaise, inappétence, élévation de la température) sont toujours peu accentués.

2° *Invasion.* — Sa durée moyenne est de trois jours; elle est caractérisée par les symptômes suivants : fièvre précédée de frissons, avec céphalalgie, malaise, rachialgie, vomissements; température montant brusquement à 39°,5 et 40° ; pouls, de 110 à 140 ; anorexie, langue sèche, couverte d'un exsudat blanchâtre; fétidité de l'haleine ; peau sèche, rarement sueurs ; agitation, anxiété, insomnie, quelquefois délire ; vomissements avec constriction épigastrique, douleurs abdominales, constipation, plus rarement diarrhée ; rachialgie, catarrhe pharyngo-nasal, avec sécheresse et congestion de la muqueuse; dyspnée, urines fébriles; albuminurie fréquente, quelquefois éruptions érythé-

(1) L. Colin, *la Variole au point de vue épidémiologique et prophylactique*, Paris, 1872.

mateuses ou purpuriques (*rach*), survenant du deuxième au troisième jour de l'invasion et pouvant devenir hémorrhagiques.

On distingue, suivant leur aspect, des rasch *scarlatiniforme*, *morbilliforme*, *érysipèlateux*, *hémorragique*.

3° *Éruption.* — Elle dure de quatre à cinq jours. Elle atteint en vingt-quatre ou vingt-six heures successivement la face, le cou, le tronc, les bras et les membres inférieurs ; elle est représentée par des *macules* rouges, qui se transforment, le cinquième jour, en *papules* arrondies ou acuminées, le sixième jour en *vésicules*, le huitième jour en *pustules*.

Suivant l'intensité de l'éruption, la variole est *discrète* ou *confluente*. L'éruption peut s'étendre aux muqueuses (pharynx, conjonctive, fosses nasales, larynx, trachée, bronches).

4° *Suppuration.* — Du septième au huitième jour, la pustule est constituée ; alors elle s'ombilique et s'entoure d'un gonflement inflammatoire.

La suppuration commence par la face et ne s'étend qu'au bout d'un ou deux jours aux extrémités. Survient alors du gonflement des mains et des pieds. En même temps, on constate le retour de la fièvre, qui s'accompagne de céphalalgie, d'insomnie, parfois de délire. Cette *fièvre de suppuration* distingue la variole de la varioloïde, où elle fait défaut.

5° *Dessiccation, desquamation.* — Le pus des pustules se dessèche et forme des croûtes jaunâtres, mélicériques, d'abord verdâtres, puis brunes et noirâtres.

La dessiccation commence le neuvième jour sur le visage et se continue vers le quinzième jour aux pieds et aux mains. Elle s'accompagne de démangeaisons plus ou moins vives. Les croûtes et les lamelles épidermiques se détachent de la peau pendant trois ou quatre et même six semaines.

Les cas de *varioles anomales* (*graves*, *malignes*, *hémorragiques*) sont aujourd'hui devenus excessivement rares dans notre armée, et nous n'insisterons pas sur ces formes, que le médecin militaire a si rarement l'occasion d'observer dans le cours de sa carrière.

La forme la plus commune qui atteigne les soldats est actuellement la *varioloïde*. Voici quels sont les principaux caractères de cette forme légère ou atténuée de la maladie :

La période d'invasion est plus longue que dans la variole légitime; elle se prolonge quelquefois jusqu'à six, sept et même quinze jours. Souvent elle est peu marquée; quelquefois elle s'accompagne d'un violent frisson avec rachialgie, céphalalgie et apparition de rasch scarlatiniforme.

L'éruption se fait par poussées successives pendant deux ou trois jours ; elle est généralement discrète, très rarement confluente, et est marquée par un mouvement fébrile beaucoup moins accusé que dans la variole. Il y a absence complète de suppuration.

La dessiccation a lieu du troisième au cinquième jour de l'éruption et persiste de deux à quatre jours.

La durée totale de la maladie est de dix à quatorze jours.

Les *complications* qui peuvent survenir chez les varioleux sont les suivantes : broncho-pneumonie, pleurésie, péricardite, endocardite, aortite (Brouardel), myocardite (Hayem); albuminurie, orchite (Velpeau, Gosselin, Béraud); altérations musculaires (Hayem); rhumatisme articulaire (Bouchard, Vallin, Brouardel) ; arthrites suppurées, accidents nerveux (paraplégie, ataxie), abcès sous-cutanés, phlegmons diffus, furoncles, érysipèle, ecthyma, gangrènes cutanées, kératites, iritis et iridochoroïdites (Blache, Bouchard) ; otites.

Le *traitement* de la variole est surtout hygiénique ; le malade doit être maintenu dans une salle suffisamment aérée et à une température de 15°. Une trop grande chaleur est préjudiciable (Sydenham).

Le traitement médical a pour but de favoriser le mouvement fluxionnaire vers la peau (tisanes sudorifiques, ammoniacaux) et de combattre les différentes complications, qui peuvent se produire dans le cours de la maladie. Nous n'avons pas à insister ici sur les nombreuses indications thérapeutiques qui se présentent alors et pour l'étude desquelles le lecteur n'aura qu'à se reporter aux ouvrages de pathologie et de clinique médicales.

Il est un fait certain, c'est que la vaccination n'a qu'une action nsignifiante lorsqu'elle est pratiquée après la contagion de la variole. Quand elle a lieu pendant l'incubation, les deux maladies évoluent parallèlement, et la variole ne paraît pas subir de modification sensible. C'est ce qu'on a observé, notamment en 1889, au Havre, sur des dispensés du 129e de ligne, qui venaient d'être vaccinés quand ils furent atteints par la variole. La même année, un infirmier employé à l'hôpital militaire de Philippeville, qui avait été revacciné cinq jours avant l'invasion d'une variole et chez lequel les pustules vaccinales s'étaient développées, n'en succomba pas moins à une complication de broncho-pneumonie, consécutive à l'éruption variolique (1).

E. — Prophylaxie.

Quand la variole apparaît dans un régiment, il faut immédiatement vacciner tous les hommes. On pourra le faire d'autant plus facilement que, comme nous l'avons vu, la maladie pourra demeurer pendant un certain temps localisée à une partie limitée de la garnison et ne s'étendra aux autres régiments qu'après avoir épuisé son action sur le premier atteint.

L'extension si considérable qu'a prise la variole en 1875-76, dans la garnison de Lyon (2), a tenu à ce fait que les revaccinations générales prescrites, dès les premières menaces de l'épidémie, n'ont pu se faire complètement, parce que « malheureusement les médecins des régiments ne disposaient guère que de vaccin en tubes ou en plaques, de sorte qu'un seul cas réussissait sur 10. De plus, malgré les soins et la surveillance avec lesquels on procédait à ces revaccinations, il y eut un certain nombre de militaires qui réussirent à se soustraire à ces mesures générales ». Hocquart avait constaté que 1/10 de ses malades n'avait pas été revacciné ; sur 11 varioleux, on ne remarquait même aucune trace de piqûre.

Aujourd'hui, grâce aux mesures qui ont été prises par la Direction du service de santé au Ministère de la guerre et que nous indiquerons plus loin, les médecins de l'armée ont toutes les

(1) Voy. *Statistique médicale de l'armée française en 1889*, Paris, 1891.
(2) Voy. Hocquard, *loc. cit.*

facilités désirables pour se procurer le vaccin qui leur est indispensable, en cas d'épidémie de variole, et pour multiplier parmi les hommes les vaccinations et les revaccinations.

Les varioleux doivent être immédiatement envoyés à l'hôpital, où ils seront isolés dans une salle spéciale, dans un pavillon séparé et avec un personnel particulier qui aura été préalablement revacciné avec soin.

On doit donner des ordres sévères pour empêcher toute communication avec le dehors.

Il faut prendre toutes les mesures nécessaires pour empêcher la formation d'un foyer épidémique dans l'hôpital. Les moindres infractions au principe de l'isolement et de l'antisepsie seraient suivies de l'apparition de cas intérieurs.

Sur 40 varioles traitées dans son service du Val-de-Grâce d'avril à juillet 1875, Vallin en a trouvé 15, soit 1/3, qui avaient pris naissance dans l'intérieur de l'hôpital, bien qu'on ait pris toutes les précautions possibles pour éviter la contagion. A l'hôpital militaire de la Charité de Lyon, Hocquard a noté 66 cas de variole (soit près de 1/3 des cas), pour lesquels on pouvait invoquer la même origine.

Cela démontre le danger qu'il y aurait à ouvrir les hôpitaux militaires aux varioleux et la nécessité de réserver à ces malades un hôpital spécial, avec un personnel et un matériel affectés uniquement à ce genre d'affection.

CHAPITRE VIII

LE VACCIN ET LA VACCINATION

A. — Réglementation de la vaccination dans l'armée. Vaccin jennérien et vaccin animal.

Les vaccinations sont pratiquées depuis longtemps dans notre armée. D'après l'article 120 du Règlement du 1er avril 1831, les médecins militaires étaient chargés de vacciner les hommes présents au corps qui, faute de traces matérielles de variole ou de vaccination, paraissaient susceptibles de cette dernière opération ; ils devaient avoir toujours du vaccin à leur disposition, pour pouvoir vacciner immédiatement et en toute saison les jeunes soldats, à leur arrivée au corps; il leur était même recommandé de s'adresser à l'Académie de médecine pour se procurer la provision nécessaire.

Les Notes ministérielles du 13 avril 1838 et du 6 mars 1841 leur rappelaient qu'au besoin ils pouvaient recourir à des croûtes vaccinales ou à du virus vaccin pris sous ces croûtes et conservé entre deux plaques de verre.

De nouvelles prescriptions relatives à la vaccination ont été faites ultérieurement (Notes du 30 juin 1848, du 26 février 1849 et circulaire du 6 novembre 1849) ; elles recommandaient de vacciner les militaires avant le commencement de la période d'instruction et avant qu'ils aient quitté le dépôt du corps.

Grâce à l'exécution de ces prescriptions, on constata dans notre armée une diminution notable du chiffre des varioleux, mais on remarqua que, lorsqu'une épidémie variolique éclatait, cette première vaccination n'avait pas toujours été un préservatif suffisant ; de nouvelles vaccinations, des revaccinations semblaient indispensables pour rendre les militaires réfractaires aux atteintes de la maladie. Du reste, ces revaccinations étaient pratiquées avec avantage depuis 1831 dans l'armée du Wurtemberg et depuis 1833 dans l'armée bavaroise.

Une nouvelle note ministérielle (31 décembre 1857) prescrivit les revaccinations dans notre armée ; elle était ainsi conçue :

« Tous les jeunes soldats arrivant au corps, soit en contingent, soit isolément, à quelque titre que ce soit, devront, avant d'être soumis aux exercices ou assujettis à aucune espèce de service, être mis à la disposition du médecin pour être vaccinés, qu'il existe ou non chez eux des traces de vaccine ».

En même temps, il était recommandé aux médecins de procéder autant que possible par voie de vaccination de bras à bras (1). Le vaccin était recueilli généralement sur des enfants vigoureux, en bonne santé, âgés de plus de trois mois (époque au delà de laquelle la syphilis héréditaire est excessivement rare), ou bien exceptionnellement sur des militaires adultes (2).

Cependant les résultats qu'avaient fournis les vaccinations et les revaccinations chez les jeunes soldats au moyen du vaccin jennérien n'avaient pas été très satisfaisants, comme l'indiquent les chiffres suivants, correspondant à la période 1872-74 :

ANNÉES	SUCCÈS POUR 100	
	VACCINATIONS	REVACCINATIONS
1872	28.2	19.6
1873	36.4	27.3
1874	42.6	30.0

Voilà pourquoi, depuis plusieurs années, en présence de la dégénérescence manifeste du vaccin jennérien par ses cultures successives dans l'organisme humain, et surtout de quelques faits de transmission de la syphilis par la vaccination de bras à bras, un certain nombre de médecins ont appelé l'attention sur les avantages offerts par la vaccination animale.

(1) Voy. Didiot, *Code des Officiers de santé de l'armée de terre*, 1863, p. 236.

(2) Voy. Goinard, *Des revaccinations dans l'armée* (*Rec. de mém. de méd. milit.*, 1870, t. XXIV, p. 381).

Dès 1864, au Congrès médical de Lyon, Viennois, ayant proposé de renoncer au vaccin humain et de ne plus pratiquer que des inoculations avec le vaccin de génisse, Palasciano avait annoncé que ce procédé était en usage à Naples depuis près de cinquante ans. Ce fut Lanoix qui, après avoir fait à Naples une étudé complète de ce procédé, chercha à l'introduire en France (1).

En 1865, grâce à l'initiative de Warlomont, fut créé, à Bruxelles, un institut vaccinal ayant pour objet la culture du vaccin sur les génisses et la distribution gratuite de ce vaccin.

En 1866, la question de la vaccine animale fut portée devant l'Académie de médecine de Paris et, en 1867, Depaul proposa l'organisation en France de la vaccination animale. Mais la proportion des succès consécutifs aux revaccinations, qui était de 32 pour 100 dans l'armée avec le vaccin humain, descendit à 16 pour 100 chez les militaires revaccinés à l'Académie de médecine avec du vaccin animal. Au moment de l'épidémie de 1870-71, les insuccès constatés à la suite de l'emploi de ce dernier vaccin furent si fréquents que presque tous les médecins de Paris se prononcèrent en faveur de la vaccination jennérienne (2).

Cependant on remarqua qu'en Hollande, où les insuccès des vaccinations s'étaient élevés en 1868 à 246 pour 1000 et en 1869 à 185 pour 1000, ils avaient été réduits, de 1872 à 1879, en moyenne à 10 pour 1000 et en 1880 seulement à 3 pour 1000, depuis que dans ce pays avait été introduit l'usage presque exclusif du vaccin animal

Ce fut E. Longet (3) qui, le premier parmi les médecins militaires français, eut recours au vaccin de génisse pour vacciner les hommes de son régiment ; dans plusieurs rapports, dont le premier fut publié en 1882, cet auteur appela l'attention sur les résultats satisfaisants, obtenus par lui, de la pratique de la vac-

(1) Voy. E. Longet, art. VACCINE du *Dictionnaire encyclopédique des sciences médicales*, t. II, 5e série, p. 143.

(2) Voy. Vaulhier, *Résultats comparatifs des revaccinations opérées selon la méthode suivie dans ces opérations* (*Rec. de mém. de méd. milit.*, 1872, t. XXVI, p. 322).

(3) Voy. E. Longet, *Résultats comparatifs des vaccinations pratiquées au moyen de vaccin de génisse et de vaccin humain*, *déc.* 1882; *Note sur les résultats des revaccinations pratiquées en décembre* 1883 *au moyen du vaccin animal* (*Arch. de méd. mil.*, 1884, t. IV, p. 82).

cination animale (65 succès sur 100 hommes vaccinés ou revaccinés en 1883).

Frappé des résultats obtenus par Longet dans l'armée à la suite des inoculations pratiquées avec le vaccin de génisse, Maurice Perrin, alors Directeur de l'Ecole du Val-de-Grâce, proposa le 20 juillet 1883 au Ministre de la guerre la création, dans cet établissement, d'un centre de vaccination animale.

Cette tentative ne fut pas d'abord très satisfaisante, puisque, sur 2542 vaccinations et revaccinations pratiquées en 1883, au Val-de-Grâce, il y eut 1093 succès et 1449 insuccès, soit 43 succès pour 100 hommes vaccinés ou revaccinés ; chiffre inférieur à ceux obtenus par Antony et Weill avec du vaccin d'enfant et par Longet avec du vaccin de génisse, mais pourtant supérieur à celui qui avait été noté antérieurement à l'hôpital du Val-de-Grâce, comme l'indiquent les chiffres suivants (1) :

1877, 26.7 pour 100	1880, 35 pour 100
1878, 24.0 —	1881, 22.2 —
1879, 33.0 —	1882, 36 —

Ces résultats parurent suffisamment encourageants pour décider l'introduction officielle de la vaccination animale dans l'armée, concurremment avec la vaccination jennérienne.

La Notice 3, contenue dans l'ancien *Règlement sur le service de santé de l'armée à l'intérieur du 27 décembre 1883* et relative aux vaccinations et revaccinations dans l'armée, prescrivit aux médecins des corps de troupes de créer et d'entretenir une source abondante de vaccin, en utilisant, par ordre de préférence : 1° les enfants âgés au moins de quatre mois et d'une bonne santé ; 2° les adultes sains non vaccinés ; 3° les adultes sains vaccinés ; 4° les animaux. Pour faciliter l'acquisition du vaccin d'enfant, une indemnité de 15 francs fut allouée aux mères des enfants vaccinifères.

En même temps, Longet (2) continuait ses observations si inté-

(1) Vaillard, *Rapport sur le service de la vaccination animale au Val-de-Grâce* (*Arch. de méd. milit.*, 1884, t. V, pp. 229 et 173).

(2) Longet, *Etudes comparatives sur les revaccinations pratiquées en janvier et février* 1885, *au moyen de vaccin animal obtenu par la culture du horse-pox spontané sur une génisse, au moyen de vaccin des revaccinés et de virus vaccinal recueilli sur une génisse inoculée avec du vaccin des revaccinés, ou de rétro-vaccin* (*Gaz. hebd. de méd.*, oct. 1885).

ressantes et publiait un nouveau mémoire, dans lequel il mettait en évidence les nombreux avantages de la vaccination animale.

Quelques années après, une Note ministérielle (29 novembre 1886) prescrivait que l'indemnité de 15 francs allouée aux mères des enfants vaccinifères serait payée également aux cultivateurs ou aux bouchers, pour chaque génisse prêtée aux corps de troupes et aux hôpitaux et destinée à la vaccination des militaires.

Actuellement, les vaccinations et revaccinations dans l'armée sont réglementées par la Notice n° 3, annexée au *Règlement sur le service de santé de l'armée du 23 novembre 1889*, et qui a été légèrement modifiée le 9 janvier 1891.

Cette notice comprend les prescriptions suivantes :

Les médecins militaires sont tenus : 1° de vacciner ou de revacciner tous les jeunes soldats, dès leur arrivée, ainsi que les hommes des contingents antérieurs chez lesquels l'inoculation est restée stérile ; 2° de renouveler l'opération chez les sujets réfractaires, pendant les quatre mois qui suivent le premier essai ; 3° de vacciner ou de revacciner, dès leur arrivée, tous les hommes de la réserve, de l'armée territoriale, à la disposition, etc., à l'occasion des périodes d'exercices pendant lesquelles ils sont convoqués, à l'exception de ceux sur lesquels aura été opérée, depuis moins de huit ans, une vaccination ou une revaccination avec *succès certain* ; 4° de soumettre à la vaccination, en temps d'épidémie variolique, tous les hommes chez lesquels les inoculations antérieures seraient restées stériles et ceux dont la revaccination, suivie de succès, remonterait à plus de cinq ans.

Le vaccin généralement employé est le *vaccin animal*.

Il y a cinq centres vaccinogènes :

1° A l'École d'application du Val-de-Grâce, pour le Gouvernement militaire de Paris, pour les IIIe, IVe, IXe, X^e^, XIe, XIIe et XIIIe corps d'armée ;

2° A l'hôpital militaire du camp de Châlons, pour les Ier, IIe, V^e^, VIe, VIIe et VIIIe corps d'armée ;

3° A l'hôpital militaire de Bordeaux, pour les XVe, XVIe, XVIIe et XVIIIe corps d'armée ;

4° A l'hôpital militaire d'Alger, pour les divisions d'Alger et Oran ;

5° A l'hôpital militaire de Constantine, pour la division de Constantine et la Tunisie.

En outre, un sixième centre vaccinogène, bien qu'il ne figure pas sur la notice, fonctionne depuis 1889 à l'hôpital militaire de Villemanzy, à Lyon, et fournit le vaccin animal nécessaire au Gouvernement militaire de Lyon et au XIVe corps d'armée.

Les directeurs des centres vaccinogènes ont la mission d'entretenir une source constante de vaccin, pour faire face à tous les besoins. Avant la période des vaccinations annuelles et pendant toute la durée de celles-ci, ils prennent les mesures convenables pour assurer en temps opportun l'approvisionnement des corps d'armée. Ils reçoivent avis, au moins un mois à l'avance, des demandes formulées par les diverses parties prenantes, ainsi que de la date à laquelle les expéditions du vaccin devront parvenir aux destinataires.

En dehors de ces circonstances, ils entretiennent une source vaccinale par des cultures convenablement espacées, afin de satisfaire à première réquisition aux besoins imprévus qui peuvent se manifester.

Ils ne négligent aucune occasion de renouveler leur source vaccinale à l'aide de *cow-pox* ou de *horse-pox* spontanés, si des cas s'en présentent.

Les médecins vaccinateurs suivent attentivement les effets des inoculations ; ils exemptent de tout ou partie du service les hommes, généralement en petit nombre, que l'éruption vaccinale rend assez souffrants pour exiger du repos.

Ils consignent sur le registre des vaccinations et sur le registre d'incorporation les résultats des inoculations, qui sont reportés sur le livret individuel des hommes.

Lorsque les inoculations ont été opérées avec du vaccin fourni par un centre vaccinogène, le Directeur du service de santé fait parvenir au directeur de ce centre tous les renseignements propres à l'éclairer sur la valeur du vaccin envoyé par ses soins.

Les médecins-chefs, à l'exception de ceux des écoles, établissent chaque année un rapport embrassant toutes les opérations pratiquées du 1er avril de l'année précédente au 31 mars de l'année courante, qui est adressé par la voie hiérarchique au Directeur du service de santé avant le 15 avril suivant.

A l'aide de ces rapports particuliers, les directeurs du service de santé établissent un rapport d'ensemble du même modèle, dans lequel ils réunissent toutes les opérations exécutées dans les corps d'armée. Ce rapport est adressé au Ministre, en même temps que la statistique médicale annuelle (*Note ministérielle du 9 janvier 1891, modifiant la notice 3 du règlement du 25 novembre 1889*).

B. — PRATIQUE DE LA VACCINATION DANS L'ARMÉE.

Les vaccinations sont faites dans l'armée soit par des piqûres, soit par des scarifications, au moyen d'aiguilles à coudre ordinaires, d'épingles en acier du commerce (1), d'aiguilles cannelées, d'aiguilles plates, ou bien de lancettes de formes diverses (lancettes à dard, lancettes ordinaires, lancettes cannelées), etc... (2).

Dans le but de se mettre à l'abri de toute cause d'infection produite par l'instrument inoculateur, Maréchal (3) a eu l'idée de recourir à un objet susceptible de produire, aussi bien que la lancette ou l'aiguille, l'inoculation vaccinale, mais qu'en raison de son prix très modique, on pourrait n'utiliser que pour une seule personne; il a donné la préférence à la plume métallique, non fendue (que l'on se procure facilement chez les fabricants à raison de 0 fr. 35 le cent) et qui peut être affûtée sur une meule.

Les expériences, instituées par ce médecin sur de jeunes soldats nouvellement incorporés en novembre 1889, ont démontré que les succès obtenus au moyen de petites scarifications faites avec la plume étaient supérieurs à ceux obtenus par la piqûre

(1) Dans le IVe corps d'armée, au 20e chasseurs, on s'est servi en 1890, pour la vaccination des hommes, de l'épingle en acier du commerce, qui offre l'avantage de consommer très peu de vaccin, de pénétrer très facilement dans les tubes contenant de la pulpe glycérinée et de produire des boutons plus petits que les autres instruments, d'où diminution sensible des phénomènes inflammatoires.

(2) Longet, Art. VACCINE et VACCINATION du *Dictionnaire encyclopédique des sciences*, 5e série, t. II, p. 173.

(3) Maréchal, *Emploi de la plume métallique individuelle dans l'opération de la vaccination* (*Arch. de méd. milit.*, 1890, t. XV, p. 269).

d'épingle (63 % de succès avec la première, au lieu de 45 % de succès avec la seconde).

Il est pratiqué trois piqûres ou scarifications à chaque bras, sous la saillie du deltoïde et à la face externe et moyenne du bras.

Les hommes, avant d'être inoculés, doivent avoir nettoyé soigneusement leurs bras. En outre, avant de pratiquer l'opération, on doit laver la région à inoculer au moyen d'un tampon de ouate trempé dans de l'eau chaude ayant bouilli et l'on essuie avec un linge propre. Une lancette, fortement chargée de vaccin, sert à effectuer au maximum trois piqûres ou scarifications sur le même sujet; elle doit ensuite être flambée ou trempée dans de l'eau bouillante et épongée avec soin avant d'être rechargée de vaccin.

Nous examinerons séparément la vaccination *jennérienne* et la vaccination *animale*.

I. **Vaccination jennérienne**. — Le meilleur vaccinifère est un enfant vigoureux, en bonne santé, et qui a été vacciné pour la première fois ; les boutons de la revaccine étant, en général, moins sûrs dans leur action et plus enflammés que les boutons de la première vaccine.

Il ne faut jamais choisir un enfant nouveau-né, qui peut être atteint de syphilis héréditaire latente, ni un adulte, qui peut avoir une syphilis acquise sans manifestations actuelles. L'enfant doit avoir plus de trois mois, époque à laquelle la syphilis héréditaire est exceptionnelle.

On ne doit pas employer de vaccin au delà du septième jour, pas plus que la lymphe de pustules enflammées, écorchées ou qui ont percé spontanément. Le vaccin doit être tout à fait transparent, sans mélange de sang, s'écoulant spontanément de la piqûre sans pression ni ràclage de la pustule.

Il faut laver avec précaution les pustules avec un tampon de ouate purifiée et trempée dans de l'eau bouillie ou dans une solution faible antiseptique de thymol (1 pour 1000) ou d'acide salicylique (13 pour 1000) ou d'acide borique (1 pour 100).

On ouvre les boutons par de petites piqûres superficielles, marginales, faites parallèlement à leur surface avec une lancette ou une aiguille. Le vaccin doit sourdre lentement, en petites gouttelettes transparentes, un peu visqueuses ; une piqûre faite perpendiculairement à la pustule amènerait du sang, ce qu'il faut éviter.

La lancette doit être préalablement flambée à la flamme d'une lampe à alcool; puis on recueille sur chaque face une gouttelette de vaccin, une pour chaque bras, de façon à n'avoir pas à recharger pour le même sujet.

On tend la peau du bras un peu au-dessus de l'insertion du deltoïde, et l'on fait soit des piqûres, soit des scarifications de 2 à 3 millimètres de longueur, suffisamment distantes pour ne pas donner des aréoles confluentes. Il faut, autant que possible, ne pas provoquer d'écoulement sanguin. On essuie les deux faces de la lancette sur chacune des piqûres, puis on attend que le vaccin ait eu le temps de sécher à la suite des vaccinations. Il faut flamber la lancette après chaque sujet inoculé.

La vaccination terminée, on lave le bras du vaccinifère avec une solution antiseptique ; on recouvre les pustules de ouate salicylée et d'une bande de gaze.

Au 43e de ligne, dans le 1er corps d'armée, on a recouvert d'une couche de collodion la surface inoculée du bras des hommes aussitôt après les piqûres ; les résultats ont été satisfaisants, puisqu'ils se sont traduits par 62,56 pour 100 de succès aux premières revaccinations (Isambert) ; de plus, ce procédé paraît efficace contre les lymphangites et les inflammations ganglionnaires ; mais, pour éviter que l'éther ne stérilise le vaccin, il est bon de n'appliquer le collodion que dix minutes après la vaccination.

Le vaccin jennérien peut être conservé à l'*état liquide* (dans une plaque de cristal creusée d'une cupule, dans des tubes de verre capillaires, etc.), ou à l'état sec (sur des plaques de verre, des linges, des fils). Actuellement, grâce à l'introduction et à la généralisation dans l'armée de la vaccination animale, il n'y a aucune utilité à préparer ce genre de vaccin pour les corps de troupes.

II. **Vaccination animale.** — La vaccination animale, aujourd'hui beaucoup plus répandue dans notre armée que la vaccination jennérienne, offre sur cette dernière les avantages suivants :

Elle est d'un procédé simple, facile, aisément réalisable dans toutes les conditions.

Elle procure la possibilité d'avoir à toutes les époques de l'année, à tout moment, au jour voulu, une quantité de vaccin presque illimitée, proportionnée aux besoins les plus étendus et susceptible de faire face aux éventualités les plus pressantes.

Le vaccin de génisse écarte avec une certitude absolue la transmission possible de la syphilis, considération importante quand il s'agit des revaccinations obligatoires dans l'armée ; car il y a alors obligation morale à fournir aux intéressés un vaccin qui soit à l'abri de tout soupçon.

Par les résultats obtenus, le vaccin de génisse est loin de se montrer inférieur au vaccin jennérien. Enfin son emploi réalise de notables économies (Vaillard) (1).

1° *Organisation des centres vaccinogènes.* — Les centres vaccinogènes dans l'armée offrent une organisation à peu près semblable et qui se rapproche beaucoup de celle de l'Institut vaccinal créé au Val-de-Grâce en 1888.

« Dans cet établissement, les génisses sont logées dans un petit bâtiment, forme chalet, à proximité de la salle de vaccination. Ce bâtiment, bien aéré, recevant directement le soleil, est abrité contre les vents du Nord par de vastes constructions. Il se compose de deux pièces de 3 mètres de longueur sur 3m,90 de largeur et 3 mètres de hauteur.

« Dans le compartiment sud, trois salles ont été organisées. Les cloisons de séparation, de même que les revêtements des murs correspondant à ces séparations, sont en chêne ciré, qu'il est facile de laver et partant de désinfecter. Les génisses sont attachées, par une chaîne courte et mobile, à une barre de fer verticale ; mode d'attache qui permet à l'animal de se lever et de se coucher à son aise, tout en le mettant dans l'impossibilité de tourner assez la tête pour lécher les inoculations pratiquées sur ses flancs.

« Chaque stalle a une largeur de 0m,90 sur 2 mètres de longueur ; trois petites mangeoires en fonte émaillée sont noyées

(1) Vaillard, *loc. cit.*

dans un massif de maçonnerie, et les parements de ces massifs sont recouverts d'un enduit en ciment métallique les mettant complètement à l'abri de toute détérioration.

« Chaque pièce est éclairée par une croisée. La ventilation se fait par une imposte mobile, créée au-dessus des portes d'entrée, et par quatre ventouses ménagées sous le plafond dans les angles, et qui sont en communication avec l'extérieur au moyen d'une petite cheminée avec tuyau en zinc.

« Le sol est en carreaux céramiques inattaquables aux urines et même aux acides. Les pentes sont établies d'une manière convenable, et une rigole existe au pied des stalles, avec filet d'eau permanent pour la conduite dans un siphon des eaux et des matières liquides des animaux.

« En hiver, un poêle système Besson est établi pour assurer le chauffage des écuries.

« La pièce attenant à l'écurie est utilisée pour l'inoculation de la génisse et au besoin pour la récolte du vaccin. » (Antony) (1).

Les centres vaccinogènes sont munis des appareils et instruments suivants :

1° Une table à bascule.

2° Liens en cuir pour l'immobilisation des génisses et muselières.

3° Pinces expressives de Chambon.

4° Lancettes à manche pour l'inoculation des génisses.

5° Curettes tranchantes pour la récolte de la pulpe.

6° Lancettes à vacciner.

7° Rasoirs, bistouris, ciseaux.

8° Tubes pour la récolte de la lymphe vaccinale.

9° Tubes pour la pulpe desséchée et pulvérisée.

10° Tubes pour la pulpe glycérinée.

11° Verres de montre-cristallisoirs, cloches en verre, baguettes de verre.

12° Trompe à faire le vide pour la dessiccation du vaccin, étuve (2).

(1) Antony, *Rapport sur le fonctionnement du centre vaccinogène du Val-de-Grâce*. (*Arch. de méd. milit.*, 1891, t. XVII, p. 211.)

(2) Voy. *Règlement sur le service de santé de l'armée à l'intérieur*, *Notice* 8.

2° *Mode d'approvisionnement des génisses vaccinifères.* — Dans les principaux centres vaccinifères, les génisses sont fournies par le boucher de l'hôpital. Primitivement, dans quelques garnisons, comme je l'ai vu à Tours, en 1883, le fournisseur de la troupe mettait gracieusement à la disposition des médecins militaires le nombre des génisses nécessaire aux vaccinations et aux revaccinations. C'est ce qui a lieu également à Alger, comme le signale Liron (1), et dans certaines villes de garnison.

Mais, depuis quelques années, beaucoup de fournisseurs se montrent plus exigeants et ne consentent à livrer aux centres vaccinogènes les génisses nécessaires qu'à la condition de recevoir, à titre d'indemnité, une somme qui varie pour chaque animal entre 15 et 25 francs.

Jusqu'en 1890, l'indemnité a été de 20 francs au Val-de-Grâce, bien que la viande des génisses inoculées fût consommée en totalité par les malades de l'hôpital.

A l'hôpital militaire de Villemanzy, à Lyon, l'indemnité demandée par le boucher fournisseur de l'hôpital s'est élevée successivement de 15 à 25 francs en 1891 ; c'est à grand'peine que j'ai obtenu l'année suivante d'un nouveau fournisseur que cette allocation fût réduite à 20 francs.

Ces exigences s'expliquent par l'atténuation réelle de la valeur nutritive de la viande des génisses, qui se produit sous l'influence de l'inoculation vaccinale et sur laquelle Antony a appelé l'attention.

En effet, bien que cette viande ne soit pas de mauvaise qualité et bien qu'elle n'ait jamais produit d'effets nocifs chez les personnes qui en font usage, cependant elle offre certains caractères qui indiquent une atténuation de sa valeur qualitative.

Le thymus, que le public appelle riz de veau, est en grande partie atrophié, ce qui constitue une perte dans certains grands centres. La viande est plus molle et plus rouge, les muscles sont gorgés de sang légèrement poisseux, et des infiltrations sanguines se remarquent entre les fibres musculaires, surtout du côté gauche, sur lequel la bête est restée couchée pendant la

(1) Liron, *le Fonctionnement du centre vaccinogène d'Alger depuis sa création* (*Arch. de méd. milit.*, 1890, t. XVI, p. 426).

récolte ; les ganglions mésentériques sont tuméfiés, bleuâtres, congestionnés, et, à l'examen microscopique, on les trouve infiltrés de microcoques, ressemblant au staphylocoque blanc.

A la cuisson, la viande a perdu de sa fermeté, et les personnes habituées à une nourriture délicate, comme les officiers, remarquent ce défaut de consistance et l'ont maintes fois relevé.

Dans quelques cas où ces caractères étaient plus prononcés, la commission de l'hôpital du Val-de-Grâce a dû refuser la viande qu'on lui présentait. Voilà pourquoi, en 1890, dans cet établissement, on a dû passer avec le fournisseur un nouveau marché, d'après lequel les génisses vaccinifères ne sont plus consommées par les malades (Antony).

Quoi qu'il en soit, la vaccination animale offre, par rapport à la vaccination jennérienne dans notre armée, une économie réelle. Pour l'ensemble de l'armée, les prix moyens d'une vaccination ont été de 0 fr. 060 en 1888 et de 0 fr. 038 en 1889, les prix extrêmes par corps d'armée ayant varié, en 1888, de 0 fr. 021 à 0 fr. 101, et, en 1889, de 0 fr. 005 à 0 fr. 07.

3° *Choix de la génisse.* — La génisse n'est reçue et utilisée qu'autant qu'elle est saine et présente les qualités requises énumérées dans la Notice n° 3 du Règlement sur le service de santé.

On pèse l'animal le jour de la vaccination, et on prend sa température rectale, matin et soir, pendant toute la durée de l'évolution vaccinale. Cette température doit varier autour de 39° ; si elle s'élève à 40° et à 41°, l'animal peut être considéré comme suspect. Quelquefois, une fois sur six, survient chez celui-ci un peu de diarrhée, mais qui cède à l'absorption de quelques grammes de bismuth et de 10 à 30 gouttes de laudanum de Sydenham.

Quand la génisse présente, dans le cours de l'évolution vaccinale, de la fièvre, de l'inappétence, de la diarrhée, une perturbation sérieuse de la santé, on doit renoncer au vaccin sans hésitation.

Chez les génisses de robe claire, le vaccin est généralement plus abondant et d'un meilleur aspect, les pustules semblent plus pleines ; mais il ne paraît pas y avoir de différence avec les génisses de robe fauve, au point de vue de la virulence du vaccin (Liron).

4° *Alimentation de l'animal.* — Si la génisse est sevrée, on la nourrit avec du foin. Lorsque l'animal n'est pas sevré, on lui donne par jour dix litres de lait et de deux à quatre œufs, le tout partagé en trois repas. Le lait est donné tiède ; les œufs sont écrasés dans la bouche de l'animal, qui avale simultanément la coquille et son contenu.

S'il survient de la diarrhée, on réduit la quantité de lait à cinq ou quatre litres, auxquels on ajoute quatre à six échaudés finement broyés, ou bien on ne donne d'autre aliment que trois ou quatre œufs. Si le dévoiement persiste, on administre de la magnésie calcinée ou quelques gouttes de laudanum (1).

Au centre vaccinogène d'Alger, l'alimentation des génisses se compose de fourrage et de son. Jamais on n'a recours au lait et aux œufs. Souvent même on laisse paître les animaux au dehors ; ce mode d'alimentation économique paraît excellent à Liron. Il faut dire que les animaux qu'on se procure en Algérie sont loin d'être aussi jeunes qu'en France (2).

5° *Inoculation vaccinale des génisses.* — Il ne faut pas inoculer les animaux avant de les avoir observés pendant un ou deux jours.

On doit se mettre à l'abri des accidents septiques par une désinfection, aussi rigoureuse que possible, des instruments et de la peau de l'animal (flambage a la flamme d'une lampe à alcool).

L'inoculation s'effectue sur un des flancs de l'animal, de la région inguinale à la région axillaire, à partir d'une ligne passant par l'ombilic jusqu'à une autre correspondant à l'échine.

Cette région est soigneusement rasée, et, sur son pourtour, une bande de poils est coupée aux ciseaux pour empêcher ces poils ou les débris épidermiques de venir souiller les scarifications extérieures. Toute la région est lavée au savon, rincée à l'eau chaude, puis désinfectée au moyen d'une solution de sublimé à 1/1000. On fait un dernier lavage à l'eau bouillie, pour

(1) *Notice n° 3 sur la pratique de la vaccination dans l'armée* (*Règlement sur le service de santé à l'intérieur*, p. 222).

(2) Voy. Liron, *loc. cit.*

enlever le sublimé ; on attend que la peau soit sèche, puis on procède aux inoculations.

D'habitude, la région mamillaire donnant de mauvais résultats et les boutons y fournissant peu de lymphe et de pulpe, il vaut mieux ne pas l'utiliser.

Les boutons de vaccine doivent être réduits à 2 centimètres de longueur et être séparés les uns des autres par un intervalle d'au moins 3 centimètres.

On pratique habituellement de 200 à 300 inoculations, mais on peut aller jusqu'à 350 et même jusqu'à 400 (pourvu que l'animal soit robuste et placé dans des conditions hygiéniques parfaites). La récolte du vaccin avec 230 à 300 inoculations peut s'élever de 6 à 25 grammes de pulpe et de lymphe réunies, quantité suffisante pour vacciner de 3000 à 5000 hommes.

Liron a reconnu qu'il y avait avantage à pratiquer les inoculations parallèlement à l'axe du corps et horizontales, au lieu de les faire perpendiculairement ; outre que cette disposition facilite la récolte du vaccin, elle rend le développement de la pustule plus uniforme dans tous les points de la scarification.

Au bout de dix minutes, quand les surfaces inoculées sont complètement sèches, on fait recouvrir l'animal d'une toile très propre, qu'on lave après chaque opération. Cette toile, qui fait plusieurs fois le tour du corps de la génisse, est assujettie fortement au moyen d'une bande.

On peut se servir, pour ces inoculations, de lymphe fraîche, qui est très active pour les génisses. En tube, elle peut se conserver très longtemps, sans subir d'altération.

On peut employer également, à défaut de lymphe, la pulpe, qui offre une virulence toujours très grande, quand elle est fraîche, car elle facilite et hâte la suppuration des pustules.

On a noté, en 1890, au centre vaccinogène de Versailles, qu'on peut facilement hâter l'apparition des vésicules sur la génisse, en lavant le flanc de l'animal à l'eau tiède deux fois dans le courant du troisième jour. Dans un cas, une génisse inoculée depuis quatre jours et ne présentant encore aucune trace d'éruption, ayant été ainsi lavée à l'eau tiède, offrit une demi-heure après des vésicules qui purent être utilisées au bout de six heures.

6° *Récolte du vaccin.* — La récolte du vaccin a lieu le cinquième ou le sixième jour après l'inoculation. Il est bon de savonner la région inoculée, puis de la laver avec de l'eau bouillie.

On emploie, pour faire saillir les boutons, les pinces de Chambon; il faut rejeter la croûte et l'épiderme qui recouvrent les boutons; on enlève la lymphe au moyen d'un tube, puis la pulpe avec une curette. Habituellement, la récolte se fait en deux séances, dont la durée totale est de trois à six heures.

Les tubes de lymphe sont fermés à la lampe; la pulpe, placée dans une petite capsule en porcelaine stérilisée, est recouverte d'une quantité égale de glycérine neutre et aseptique, et le tout est immédiatement exposé dans une glacière, à une température comprise entre 0° et 5°.

7° *Préparation de la pulpe vaccinale.* Voici comment on prépare la pulpe vaccinale:

« Après avoir enlevé la mince croûte qui recouvre l'éruption vaccinale et renferme presque toujours diverses impuretés, on gratte les boutons de la génisse à l'aide d'une curette tranchante, et on dépose la matière obtenue dans un petit mortier rigoureusement aseptique. On ajoute au produit du raclage un volume égal de glycérine neutre *chimiquement pure*, et on mélange par une trituration prolongée, jusqu'à formation d'une substance homogène, melliforme, sans grumeau (l'adjonction d'une petite quantité de sucre en morceaux favorise la trituration). La pulpe est alors introduite dans des tubes de verre préalablement stérilisés par la chaleur; ces tubes sont ensuite hermétiquement obturés.

« L'emploi de cette pulpe ne doit pas dépasser quinze ou vingt jours après sa récolte: il faut, du reste, la maintenir dans un milieu froid, à l'abri de la lumière, dans une cave fraîche, par exemple. »

8° *Préparation de la lymphe.* — « Pour recueillir la lymphe vaccinale, on se sert d'un tube cylindrique long de 0m,06 à 0m,08, large de 0m,002 et terminé par des extrémités effilées, mais non capillaires. L'une de ces extrémités est plongée dans le liquide à recueillir ; il faut comprimer simultanément plusieurs pustules ; on met huit à dix minutes pour remplir ce tube. Si des coagulations fibrineuses filiformes viennent obstruer l'extrémité effilée du tube il suffit d'y introduire un crin de florence.

« Le tube étant rempli, il s'y forme un coagulum fibrineux ; après une heure ou deux, le coagulum est achevé et flotte au milieu du liquide ; au moyen d'un trait de lime, on divise ce tube dans sa partie large, et on verse le contenu dans un verre de montre. On sépare et on réserve la partie coagulée pour être jointe à la pulpe, tandis qu'on recueille la lymphe dans des tubes capillaires ou dans un tube semblable à celui qui a servi pour la récolte, en ayant soin de ne pas y faire pénétrer de bulle d'air. Les deux extrémités de ce tube sont fermées, soit à la lampe, soit en les plongeant dans une bougie formée de trois parties de paraffine et d'une de suif, soit encore à l'aide d'une solution de caoutchouc dans l'éther. »

9° *Préparation de la pulpe desséchée et réduite en poudre.* — « On gratte les boutons de vaccin à l'aide d'une curette tranchante et on dépose la matière obtenue en couches très peu épaisses dans un verre de montre *rigoureusement propre.* La pulpe desséchée est immédiatement soumise à la dessiccation, qui doit être rapide, absolue, et s'opérer autant que possible à l'abri de l'air. On obtient ce résultat en plaçant la pulpe sous une cloche dans des verres de montre, à côté d'un petit baquet rempli d'acide sulfurique ou de chlorure de calcium ; dans ce cas, la dessiccation n'est obtenue qu'après deux ou trois jours.

« Lorsque la dessiccation est achevée, la pulpe forme un amas cohérent, de consistance pierreuse, que l'on pulvérise dans un mortier *rigoureusement propre.*

« La poudre est tamisée à travers de la mousseline et introduite dans de petits tubes étranglés en leur milieu, bien secs, préalablement stérilisés et que l'on ferme à la lampe.

« Pour employer la poudre vaccinale, on la délaye dans un verre de montre, avec quantité égale d'eau glycérinée ; la poudre s'imbibe, se gonfle et forme, au bout de quatre ou cinq minutes, un mélange homogène, qu'il est facile d'inoculer par la méthode des scarifications. »

Bertelé (1) a recommandé la pratique suivante pour la conservation de la pulpe vaccinale : La pulpe fraîche, telle qu'elle provient du grattage des boutons, est tassée dans le tube qui doit la contenir jusqu'à la moitié ou les deux tiers de sa capacité, en évitant les bulles d'air ; le tube est ensuite complètement rempli de glycérine pure et bouché. Le tout doit être mis au frais en été. Au moment de l'usage seulement, cette pulpe est broyée avec de la glycérine qui a servi à la préparer, sur une glace dépolie, à l'aide d'une molette en verre, semblable à celle des peintres. Ces objets doivent être préalablement stérilisés, ainsi, du reste, que les tubes.

Les mêmes observations peuvent s'appliquer au vaccin desséché, qui entre dans les approvisionnements de campagne et qui doit être renouvelé tons les six ou huit mois (2). La conservation de ce vaccin est plus certaine s'il est mis en tube à l'état amorphe et non en poudre. Au moment de s'en servir, il suffira de remplir le tube qui contient la pulpe avec de l'eau glycérinée, et, après quelques heures, quand la masse se sera ramollie, de la broyer à la molette sur un verre dépoli, de manière à la réduire en une masse de consistance crémeuse.

C. — Influences qui font varier les résultats des vaccinations et des revaccinations dans l'armée.

J'ai relevé dans le tableau suivant le nombre des vaccinations et des revaccinations pratiquées dans notre armée, avec le chiffre des succès, pendant ces neuf dernières années (y compris, pour les dernières années, les réservistes et les territoriaux) :

(1) Bertelé, *Quelques Observations sur la vaccination animale et la conservation du vaccin de génisse* (*Arch. de méd. mil.*, 1889, t. XIV, p. 425).

(2) La quantité de vaccin qui doit exister en temps de paix, dans les approvisionnements pour les formations sanitaires, est la suivante :

Ambulance du quartier général	4 tubes.
Forts isolés	3 tubes.
Places fortes.	3 tubes.
Camps retranchés	10 tubes.

ANNÉES	VACCINATIONS et REVACCINATIONS	SUCCÈS	PROPORTION POUR 100 VACCINATIONS et revaccinations
1882	146213	72210	49.3
1883	155367	63327	47.9
1884	172199	81770	47.4
1885	170512	83469	48.0
1886	152677	76301	49.9
1887	194540	111751	52.2
1888	308540	116108	37.6
1889	409281	140826	34.8
1890	507195	189145	37.2

On voit que la proportion des inoculations vaccinales pratiquées avec succès est assez variable suivant les années. L'efficacité du vaccin dépend, en effet, d'un certain nombre de conditions, que nous allons examiner successivement.

I. Vaccinations. Premières revaccinations, revaccinations successives. — Les résultats diffèrent suivant qu'on envisage l'armée permanente ou bien les réservistes et les territoriaux.

a) Armée permanente. — Les *vaccinations* pratiquées sur les sujets reconnus non vaccinés et non variolés lors de leur arrivée au corps ont été suivies de succès : 64,4 fois pour 100 en 1888, 70,4 pour 100 en 1889 et 70,9 pour 100 en 1890 ; chiffres relativement faibles, qui laissent supposer qu'un assez grand nombre d'hommes considérés, en l'absence de stigmates de vaccin ou en présence de stigmates insuffisants, comme n'ayant jamais été vaccinés, l'avaient été en réalité.

Les *premières revaccinations* ont fourni 48,6 de succès pour 100 en 1888, 41,7 pour 100 en 1889, 54,1 pour 100 en 1890. Les *revaccinations successives* sur les sujets réfractaires à une première inoculation ont fourni 19,8 pour 100 de succès en 1888, 17,8 pour 100 en 1889, 19,0 pour 100 en 1890.

b) Réservistes et territoriaux. — En 1890, les *vaccinations* opérées sur les réservistes et les territoriaux on fourni 32,6 succès sur 100 ; les *premières revaccinations*, 32,6 : les *autres revaccinations*, 20,6 pour 100. Ce dernier résultat s'éloigne peu, comme on voit, de celui qui est constaté pour les opérations de même nature pratiquées sur les hommes de l'armée active, dans des conditions qui sont effectivement à peu près semblales.

II. **Nature du vaccin.** — Actuellement le vaccin *humain* est de plus en plus délaissé dans l'armée : ainsi, alors qu'en 1888 il avait encore servi à 42504 vaccinations, en 1889 il n'a plus été employé que pour 7598 et en 1890 que pour 2534 inoculations.

Si l'on compare les vaccins au point de vue de la proportion de succès obtenus à la suite des inoculations pratiquées sur les soldats, on constate entre eux des différences d'efficacité et même d'activité assez sensibles.

Dans les *vaccinations* (armée permanente) pratiquées en 1890, si l'on élimine le vaccin frais d'adulte et d'enfant, ainsi que la lymphe conservée, dont l'emploi porte sur un nombre trop restreint de cas pour entrer en ligne de compte, la lymphe fraîche de pis à bras a fourni les meilleurs résultats : 77,6 de succès 0/0 ; la pulpe glycérinée a donné 53,4 0/0.

Dans les *premières revaccinations*, la pulpe glycérinée a fourni 53,4 de succès 0/0 ;

La lymphe fraîche de pis à bras, 58,8 de succès 0/0 ;

Le vaccin frais d'adulte, 51,1 de succès 0/0 ;

La lymphe en tube, 26,4 de succès 0/0.

Les *autres revaccinations* ont été représentées par des éléments trop dissemblables pour qu'on puisse déduire des résultats qu'elles fournissent des conclusions fermes, au point de vue de l'efficacité des différents vaccins : cependant elles ont paru accuser la supériorité du vaccin frais d'adulte avec 29,5 de succès et confirmer l'égalité d'action de la lymphe fraîche (19,5 de succès 0/0) et de la pulpe glycérinée (18,9 de succès 0/0) (1) :

C'est ce qu'indique le tableau suivant, où figurent les résultats des vaccinations et des revaccinations opérées en 1890, dans l'armée permanente, au moyen des différents vaccins :

(1) Voy. *Statistique médicale de l'armée pour 1890.*

NATURE DU VACCIN			VACCINATIONS			REVACCINATIONS					
			VACCINATIONS OPÉRÉES AU CORPS			PREMIÈRES REVACCINATIONS OPÉRÉES AU CORPS			AUTRES REVACCINATIONS		
			Nombre	Succès	pour cent	Nombre	Succès	pour cent	Nombre	Succès	pour cent
Vaccin humain	frais	d'adulte	11	7	63.6	176	90	51.1	2.091	519	29.5
		d'enfant	6	5	83.3	»	»	»	109	13	11.9
	conservé		»	»	»	»	»	»	»	»	»
Vaccin animal	Lymphe fraîche de pis à bras		1.896	1.472	77.6	33.742	19.842	58.8	15.516	2.905	19.5
	conservé	en tube	7	7	100.0	814	215	26.4	1.486	104	7.0
		en pulpe glycérinée	5.181	3.541	68.3	187.235	99.904	53.4	121.805	21.063	18.9
		en pulpe desséchée	»	»	»	»	»	»	»	»	»
TOTAL GÉNÉRAL			7.101	5.032	70.9	221.967	120.051	54.1	141.024	24.684	19.0

La *lymphe vaccinale* fournit des résultats supérieurs à ceux de la pulpe quand on pratique la vaccination de pis à bras.

Les résultats des inoculations pratiquées avec cette lymphe dans notre armée ont été les suivants en 1889 :

Vaccinations, 5e jour, 85,2 succès 0/0.
— 6e jour, 78,2 —

Total : 79,6.

1res *revaccinations*, 5e jour, 68,1 0/0 ;
— 6e jour, 64,3 0/0 ;

Total : 65,7.

2es *revaccinations*, 5e jour, 16,6 ;
— 6e jour, 16,7 ;

Total : 16,7.

Malheureusement, cette lymphe offre une limite de conservation beaucoup plus restreinte que la pulpe glycérinée. Voilà pourquoi, cette dernière est beaucoup plus employée dans l'armée.

La lymphe ancienne défibrinée constitue un liquide très transparent et dépourvu de toute virulence ; son emploi ne donne que très peu de succès (2 à 3 sur 100 vaccinations), alors que la lymphe non défibrinée paraît plus active (16 à 26 succès sur 100 vaccinations.)

La *pulpe desséchée* n'a été employée dans aucun corps d'armée.

A la suite d'expériences comparatives sur le degré de conservation de cette pulpe desséchée, Claudot (1) a reconnu que, pendant le premier mois, celle-ci conservait intégralement ses propriétés virulentes, mais qu'après quarante-cinq jours de conservation l'atténuation de la virulence était déjà marquée.

A Lyon, où l'on a utilisé, en 1888, la poudre vaccinale des approvisionnements du service de santé en campagne, bien que cette poudre datât d'environ six mois, les résultats obtenus ont été aussi favorables que ceux fournis par la pulpe fraîche ; l'évolution des pustules a été seulement plus tardive ; il a fallu attendre un jour de plus pour les utiliser.

(1) Claudot, *Rapport sur les vaccinations et les revaccinations pratiquées à l'hôpital de la Charité, à Lyon*, 1879-80 (*Rec. de mém. de méd. mil.*, 3e série, 1881, t. XXXVII, p. 129).

III. Influence du nombre des piqûres vaccinales. — Certains observateurs, Demeuninck (1), Claudot (2), Sourris (3), s'appuyant sur ce fait que l'action des virus est indépendante de leur quantité, avaient considéré comme inutile de faire de nombreuses inoculations pour provoquer des vaccinations fructueuses.

Mais il semble résulter de nouvelles recherches que plus le nombre des inoculations est considérable, plus les vaccinations auraient de chances de succès. Ainsi, en 1881, à l'hôpital de la Rochelle, Termonia a obtenu sur les hommes du 123e régiment d'infanterie de ligne :

Sur 500 hommes avec 3 piqûres. . . . 31,40 succès 0/0.
Sur 537 hommes avec 6 piqûres. . . . 56,79 —

Weil (4) en 1879, avec 6 piqûres, obtint 46,35 succès 0/0 ;
en 1880, avec 9 — — 63,00 —
en 1881, avec 10 — — 68,27 —

Antony (5) est arrivé aux mêmes résultats, qui démontrent l'efficacité des inoculations vaccinales multiples ; mais, suivant cet auteur, on peut s'en tenir ordinairement à 6 inoculations par sujet (3 à chaque bras.)

L'Ordonnance du 6 avril 1834, relative aux vaccinations dans l'armée prussienne, porte que « toutes les réserves seront revaccinées *au moyen de dix piqûres au moins à chaque bras* (art. 3) ». L'application de cette mesure a été suivie des résultats suivants:

Le chiffre des décès par variole, qui de 1831 à 1833 avait été, en moyenne, de 100 par année, tomba immédiatement à 5, 9, 3 ; à partir de 1873, la mortalité parmi les varioleux a été nulle.

Cette question paraît donc résolue ; les succès fournis par les inoculations sont d'autant plus certains que celles-ci sont plus nombreuses.

(1) Demeuninck, *Considérations pratiques sur les revaccinations* (*Rec. de mém. de méd. mil.*, 1878, t. XXXIV, p. 433).

(2) Claudot, *loc. cit.*

(3) Sourris, *Réflexions au sujet des revaccinations* (*Rec. de mém. de méd. mil.*, 1881, t. XXXVIII, p. 301).

(4) Weil, *Considérations pratiques sur les revaccinations* (*Rec. de mém. de méd. mil.*, 1882, t. XXXVIII, p. 193).

(5) Antony, *Etude des causes susceptibles de faire varier les résultats des revaccinations* (même rec., 1879, 3e série, t. XXXV, p. 621). — Du même, *Suite à l'étude précédente* (même rec., 1880, t. XXXVI, p. 257). — Du même, *De l'efficacité des inoculations vaccinales multiples* (*Arch. de méd. mil.*, 1883, t. II, p. 213).

IV. Influence du nombre et de la qualité des cicatrices vaccinales antérieures. — Les premières statistiques publiées à ce sujet sont celles d'Antony (1) ; ses observations ont porté sur 3139 revaccinés et ont amené cet auteur à conclure que le nombre des cicatrices vaccinales n'influait en rien sur le résultat des revaccinations. En 1881, Burlureaux et, en 1882, Weil (2), d'après des statistiques portant sur 230 et 440 militaires, ont formulé les mêmes conclusions.

Mais d'autres médecins, Reuille, Cluzan, Pugibet, ont soutenu, comme l'avait annoncé, dès 1856, Lalagade (d'Albi), que les revaccinations auraient d'autant plus de succès que les cicatrices vaccinales antérieures seraient plus belles et plus nombreuses.

Mangenot a conclu de ses recherches plus récentes que la qualité des cicatrices n'influe en rien sur le succès des revaccinations. « La cicatrice, dit-il, tire ses qualités du sol sur lequel elle s'est développée et non du degré d'imprégnation de l'économie par le virus ; c'est un accident local. »

Cet observateur a reconnu également que plus les cicatrices sont nombreuses, plus sont rares les pustules vraies. La constatation de cicatrices vaccinales en grand nombre sur un sujet serait l'indice d'une immunité plus complète.

V. Influence du mode d'insertion du vaccin. — On sait que deux modes d'insertion sont employés dans l'armée : les *piqûres* et les *scarifications*. Vaut-il mieux employer les unes que les autres ?

Les *piqûres* ont été longtemps le seul mode d'inoculation vaccinale. Jenner les employait exclusivement. Depuis quelque temps, on a recours aux *scarifications*. Certains médecins préfèrent ces dernières aux autres, parce qu'elles sont moins douloureuses, plus faciles à limiter en profondeur, plus expéditives ; d'autres, parce qu'elles donneraient plus de succès. Dans tous les cas, les longues incisions et les incisions en croix, recommandées par certains médecins allemands, doivent être évitées, parce qu'elles exposent inutilement à des inflammations consécutives.

(1) Antony, *loc. cit.*
(2) Weil, *loc. cit.*, p. 193.

Les résultats obtenus dans notre armée avec le vaccin animal sont assez variables, qu'on ait recours aux piqûres ou aux scarifications. Ainsi, en 1889, tandis que dans le XVIIIe corps d'armée, au 92e de ligne, les piqûres ont fourni dix fois plus de succès que les scarifications ; le contraire a été observé la même année dans le XIe corps, à la suite d'une expérience faite sur quatre régiments. En effet, les scarifications pratiquées sur un bras ont donné 46 0/0 de succès, et les piqûres pratiquées sur l'autre bras 32 0/0.

Il est un fait certain, c'est que les scarifications sont plus douloureuses et s'accompagnent d'une réaction inflammatoire plus vive et plus fréquemment d'adénite axillaire que les piqûres. Antony a constaté qu'au Val-de-Grâce, les scarifications avaient donné plus de succès que les piqûres, mais que le processus vaccinal avait été très intense.

VI. **Influence des conditions générales extérieures.** — Les températures excessives (chaleur ou froid) exercent une action également contraire à l'évolution du bouton de vaccin C'est au printemps et à l'automne, alors que la température est douce et égale, que ce bouton paraît se développer le plus régulièrement.

D'autres influences atmosphériques, telles que la sécheresse et l'humidité, certains vents, un état électrique particulier de l'air, les variations brusques de la température, exercent une action manifeste sur l'état de la peau, qui devient ainsi plus ou moins apte à l'activité et à l'absorption du virus (Longet).

La faible proportion des succès obtenus en 1890 dans la garnison de Belfort et la lenteur d'évolution des pustules vaccinales ont été imputées à la rigueur de la température.

D. — PHÉNOMÈNES EXTÉRIEURS DE L'ÉVOLUTION VACCINALE.

Aussitôt après l'inoculation d'un vaccin de bonne qualité, il se produit, au pourtour du lieu d'insertion, une légère rougeur, en forme d'auréole, quelquefois une petite élevure ; l'une et l'autre disparaissent au bout de peu de temps (*incubation*). Vers le quatrième jour, rarement le troisième jour, apparaît au point d'inoculation une petite induration boutonneuse, légèrement rouge, qui fait saillie le cinquième jour, augmente de volume, s'aplatit vers son centre et atteint, le septième ou le huitième jour, son complet développement ; ce bouton est rempli d'une lymphe transparente qui est le vaccin ; il est ombiliqué, et ses bords autour de la dépression centrale forment une sorte de bourrelet de couleur nacrée bleuâtre, bien caractéristique (*éruption*). A partir du huitième ou du neuvième jour, surviennent des phénomènes généraux et locaux (courbature, élévation de la température à 38°, 5 et même 39°, 5, endolorissement des régions circonvoisines de l'induration, tuméfaction des ganglions axillaires). En même temps, la lymphe perd de sa transparence et devient opalescente : la pustule distendue laisse couler une partie de son contenu (*maturation*). Vers le douzième ou le treizième jour commence la période de *dessiccation;* la pustule se flétrit et s'affaisse ; son centre devient plus foncé et plus consistant ; elle se recouvre d'une croûte d'abord jaunâtre, puis brune, qui s'épaissit, devient dure et finit par tomber du vingtième au vingt-huitième jour, en laissant une cicatrice rougeâtre (Longet) (1).

Récemment Dauvé et Larue (2) ont appelé l'attention sur certains faits observés par eux dans le VIe corps d'armée et tendant à démontrer une atténuation progressive de la virulence dans la pulpe glycérinée récoltée et préparée au centre vaccinogène du camp de Chalons, atténuation qui se manifestait nettement par l'apparition d'un nombre très restreint de pustules légitimes (une ou deux) chez les militaires inoculés, et par la production de boutons spéciaux, d'un rouge foncé assez vif (bien qu'il n'y avait ni auréole inflammatoire ni lymphangite), accompagnés de démangeaisons et contenant de la sérosité sanguinolente, au lieu de lymphe pure. Après desséchement du liquide, quelques-uns de ces boutons se transformèrent en tubercules rougeâtres plus ou moins saillants et qui, après quelques jours, faisaient place, en s'effaçant, à une cicatrice gaufrée, rappelant assez bien la cicatrice vaccinale.

(1) Voy. Longet, art. VACCIN et VACCINATION du *Dictionnaire encycl. des sciences médicales*, p. 189.

(2) Dauvé et Larue, *Atténuation de la pulpe glycérinée* (*Arch. de méd. mil.*, 1892, t. XX, p. 353).

Le liquide rose fourni par les boutons, indemne de tout germe nocif ou vulgaire, inoculé à une génisse, ne donna lieu à aucune éruption, soit vaccinale, soit inflammatoire.

Cette singulière éruption ne conféra aucune immunité, et ne causa d'accident d'aucune sorte, ni de retentissement sur la santé des hommes chez lesquels elle fut observée.

Certaines anomalies peuvent être constatées dans le développement du bouton vaccinal légitime. Nous mentionnerons ici les plus intéressantes.

La période d'incubation se prolonge quelquefois pendant plusieurs jours. Les pustules ne commencent à évoluer que vers le dixième et même le douzième jour (fait constaté au 74e de ligne, en 1888). La même année, dans plusieurs Corps d'armée, les pustules vacinales n'ont présenté leurs caractères distinctifs que le douzième jour, probablement sous l'influence d'un abaissement considérable de la température.

Les boutons vaccinaux peuvent ne pas évoluer simultanément, ce qui permet d'observer parfois sur le même sujet ces boutons à diverses périodes de développement.

Enfin, l'inoculation du virus vaccinal peut, dans certain cas, ne produire qu'un effet avorté ; c'est ce qui constitue la *fausse vaccine*. Alors, l'éruption est beaucoup plus précoce (deuxième ou troisième jour) et offre une évolution plus rapide. Le bouton, au lieu d'être ombiliqué comme dans la vraie vaccine, s'élève rapidement en pointe et laisse échapper une matière jaunâtre gommeuse. Son évolution est terminée au bout de six ou huit jours, au moment où la vraie vaccine serait dans toute sa force (Bousquet).

Quelquefois, on observe des *éruptions vaccinales généralisées*, qui sont spontanées et ont lieu en dehors des points d'inoculation, sans qu'il y ait eu transport du virus sur les régions qui en sont le siège ; ou bien, comme c'est le cas le plus fréquent, qui peuvent se produire consécutivement à l'apparition de boutons de vaccin et constituer de véritables éruptions secondaires, à la suite du transport du contenu de ces boutons en pleine évolution sur d'autres régions.

Les cas de *vaccine généralisée spontanée* sont tout à fait

exceptionnels (1). Leur existence est mise en doute par certains observateurs, qui ne les considèrent que comme des éruptions concomitantes de vaccine et de varioloïde. Cependant, cette manifestation de la vaccine est affirmée par Husson, par Bousquet et par Hervieux.

Quant aux cas d'*auto-inoculations*, c'est-à-dire de pustules évoluant dans des points où l'inoculation n'a pas été faite, ils sont assez communs ; on les trouve généralement sur les points enflammés où l'épiderme a été enlevé, et où, après un grattage involontaire de la pustule d'insertion, le vacciné s'est pratiqué avec les doigts une inoculation accidentelle et postérieure à la première. Dardignac (2), qui formule cette explication, n'a vu survenir ces pustules que dans les douze jours qui suivent l'inoculation.

Il est beaucoup plus rare de constater des cas de vaccination surnuméraire, qu'on ne puisse pas rattacher à une inoculation accidentelle ou provoquée ; encore plus rare de voir des cas de vaccine généralisée spontanée. Cependant, Dardignac en a publié un exemple observé chez un soldat revacciné, inoculé avec du virus de revacciné ; à une vaccine ayant évolué normalement au septième jour succéda une poussée secondaire de pustules qui se développèrent sur différentes régions après une incubation de quatorze jours. En 1888, dans la garnison de Cahors, on a signalé deux cas de vaccine généralisée à toute la surface du corps.

On voit apparaître quelquefois certaines éruptions ou *rasch* consécutives à la vaccination ; ce *rash vaccinal* peut se manifester sous plusieurs formes : *érythémateuse*, *morbilliforme*, *scarlatiniforme*, *papuleuse*, *ortiée ;* il survient généralement un peu avant ou peu après l'éruption des boutons de vaccine (du huitième au onzième jour après l'inoculation) et s'accompagne d'un léger malaise, avec fièvre, frissons et inappétence.

Widal (3) a décrit un certain nombre d'éruptions vaccinales.

(1) Richard, *Note sur un cas de vaccine généralisée* (*Rec. de mém. de méd. mil.*, 1881, t. XXXVII, p. 679).

(2) Dardignac, *Observation de vaccine généralisée* (*Arch. de méd. mil.*, 1884, t. IV, p. 259).

(3) Widal, *Eruptions consécutives à la vaccination observées en Algérie et simulant des éruptions syphilitiques* (*Rec. de mém. de méd. mil.*, 1864).

parmi lesquelles il a observé chez des enfants, du dixième au quinzième jour après l'inoculation, des taches roses, puis proéminentes et rouges sombres, présentant au sommet des vésicules très petites. Ces taches se montraient d'abord sur les flancs et sur la poitrine, puis sur le ventre et aux régions voisines, enfin aux lèvres, au cou, au front, etc.

Dans quelques cas, ces éruptions apparurent sous forme de plaques ou de tubercules isolés, durs, parfois acuminés, légèrement pédiculés et siégeant plus particulièrement sur le tronc, les fesses, à l'anus et autour des parties génitales. Elles offraient une certaine ressemblance avec des accidents syphilitiques. Mais rien dans les antécédents des parents ni des enfants ne pouvait justifier un semblable diagnostic ; tous les enfants observés par Widal ont guéri au bout de trois semaines au plus tard, sans aucun accident consécutif et presque sans le secours d'aucun traitement.

On a signalé également, comme pouvant survenir secondairement à la vaccination, des éruptions eczémateuses, du pemphygus, etc. Mais ces éruptions sont surtout communes parmi les enfants et beaucoup plus rares parmi les soldats.

D'autres fois, on voit coïncider des plaques purpuriques, hémorrhagiques, pétéchiales, ecchymotiques, avec l'évolution des boutons de vaccine.

Burlureaux (1) a publié l'observation d'un soldat qui succomba à l'hôpital militaire de Versailles, à la suite d'une vaccine hémorrhagique. Dès son entrée à l'hôpital, le quatrième jour de l'inoculation, il se produisit, chez ce militaire, des symptômes généraux très intenses, caractérisés par une fièvre ardente et un état de malaise extrême. En même temps apparurent sur le bras gauche, aux points d'inoculation, trois plaques ecchymotiques, larges comme des pièces de deux francs. Le lendemain, ces plaques s'étaient étendues et réunies en formant une large tache noire, à bords festonnés, et dont la partie centrale était saillante et mamelonnée. Le surlendemain, les symptômes généraux augmentèrent, le malade présenta de l'hématurie, un état fongueux des

(1) Cité par Longet., art. VACCINE du *Dictionnaire encycl. des sciences méd.*, p. 214.

gencives et des épistaxis: il succomba au bout de peu de jours.

E. — Affections plus ou moins graves, pouvant compliquer la vaccine

La plus commune est représentée par l'*érysipèle*. H. Larrey (1) a publié l'histoire d'une épidémie d'érysipèles consécutifs à la vaccination, survenue à Toulouse chez des hommes du 10e régiment d'artillerie. Sur soixante hommes de ce régiment, la revaccination, pratiquée le 21 juin 1858, fut suivie, chez neuf d'entre eux, d'accidents locaux de forme érysipélateuse et d'accidents généraux de forme typhique. H. Larrey constata par une enquête rigoureuse que ces militaires, malgré les recommandations faites, s'étaient livrés à divers travaux, immédiatement après avoir été vaccinés, et que, sur ces neuf hommes atteints d'accidents phlegmoneux à un seul bras, huit l'étaient au bras droit; qu'un seul avait le bras gauche malade et qu'il était gaucher. C'est pourquoi, notre savant maître provoqua du Ministre de la guerre une circulaire recommandant expressément un repos absolu après les vaccinations.

Gentit a observé trente hommes atteints, à la suite de vaccination, d'accidents analogues; l'un d'eux succomba. On reconnut que l'enfant sur lequel avait été pris le vaccin avait présenté le jour même de l'inoculation les symptômes de l'érysipèle (2).

Enfin, la *lymphangite* et l'*adénite* viennent quelquefois compliquer la pustulation vaccinale. Ces complications sont surtout provoquées par le grattage des boutons avec les ongles ou des objets malpropres.

Un vaccin de mauvaise qualité, altéré ou corrompu, peut également entraîner des accidents graves et même mortels.

Il faut donc se défier de tout vaccin provenant d'une source suspecte, et, quand il s'agit du vaccin animal, de tout vaccin récolté sur une génisse ayant offert, antérieurement ou postérieurement à son inoculation, certains symptômes morbides.

En 1888, à Grenoble, sur treize génisses inoculées, deux ne

(1) H. Larrey, *Note sur quelques accidents de la vaccination* (*Bulletin de l'Académie de médecine*, 1858, t. XXIII, p. 292).

(2) Voy. Proust, *Des Affections diverses qui peuvent compliquer la vaccine, en dehors de la syphilis vaccinale* (*Bulletin méd.*, 1887, p. 1307).

purent être utilisées, parce qu'elles avaient présenté, en même temps que de l'amaigrissement et de la diarrhée, des pustules qui s'entouraient d'une zone inflammatoire très large et rendaient à la pression une masse blanchâtre d'aspect purulent. La pulpe vaccinale obtenue sur les autres génisses donna très peu de succès ; il se développa, en outre, chez les inoculés, un nombre considérable d'éruptions impétigineuses locales, dont les premiers cas étaient constatés douze jours après les premières inoculations et dont les derniers durèrent plus de six semaines.

Cette éruption, caractérisée par des vésicules souvent confluentes, soulevait la cicatrice linéaire laissée par la scarification ; une sérosité, légèrement teintée en rose, remplissait ces vésicules. Ces accidents n'eurent, d'ailleurs, aucune gravité ; mais on dut suspendre pour un certain temps les vaccinations.

Les cas avérés de transmission de la syphilis par la vaccination sont assez rares, quand on les compare au grand nombre de vaccinations et de revaccinations pratiquées dans notre armée. En réunissant tous les cas authentiques, rapportés dans les publications médicales depuis Jenner jusqu'en 1880, Lotz (1) a obtenu un total de 750 infections, chiffre qui paraît correspondre à plus de 100 millions de vaccinations, faites en Europe depuis plus de quatre-vingts ans.

Cependant, ces accidents sont moins rares qu'on le croit ; en effet, des endémo-épidémies de syphilis ont été observées en France, dans les hôpitaux, dans l'armée et dans la population civile : à Paris en 1865, à Cherbourg, à Vannes, à Lyon ; il y en a eu aussi en Italie, en Allemagne, en Angleterre, aux États-Unis et en Algérie (Diday) (2).

La syphilis causée par la vaccination a pour caractère distinctif le développement sur la pustule infectée, deux ou trois semaines après l'inoculation, d'un chancre suivi cinq ou six semaines après d'accidents secondaires.

Pour se mettre à l'abri de toute transmission possible de la syphilis par le vaccin, indépendamment de la garantie qu'offre

(1) Lotz, *Variole et vaccine*, *traduit par Secrétan*. Bâle, 1880.

(2) Art. SYPHILIS VACCINALE du *Dictionnaire encycl. des sciences méd.*, t. XIV, 3e série, p. 478.

la vaccination animale, il faut s'assurer de la santé du vaccinifère et ne jamais choisir un enfant nouveau-né, qui peut être atteint de syphilis héréditaire latente, ou un adulte, qui peut avoir une syphilis acquise, sans manifestations actuelles. *L'enfant doit avoir plus de trois mois*, époque au delà de laquelle la syphilis héréditaire est exceptionnelle.

Il faut se procurer, autant que possible, du vaccin recueilli avant le huitième jour, tout à fait transparent et non mélangé de sang qui renfermerait seul le virus syphilitique (Rollet et Viennois).

TITRE II

Maladies infectieuses survenant éventuellement dans quelques garnisons et sévissant parmi les soldats sous forme de petites épidémies.

CHAPITRE IX

LES OREILLONS

Les oreillons constituent une maladie infectieuse, qui se manifeste sous forme épidémique, principalement parmi les jeunes gens, d'où sa fréquence dans les casernes, et dont la contagiosité, tout en étant probable, n'est cependant pas démontrée. Il semble résulter des observations faites par Capitan et Charrin (1), que cette maladie est de nature parasitaire et microbienne. Ces observateurs ont constaté, en effet, dans le sang des malades atteints d'oreillons, la présence de microbes sphériques, tantôt libres, tantôt accolés aux globules rouges, le plus souvent isolés, et qui paraissent d'autant plus nombreux que l'affection s'accompagne de complications. Les inoculations, sauf une, ont été négatives (2).

A. — FRÉQUENCE DANS L'ARMÉE.

Les oreillons sont très communs dans l'armée française, où ils apparaissent fréquemment sous forme de petites épidémies. Chaque année, ils sont signalés dans la plupart des Corps d'armée et dans plusieurs villes de garnison, où ils sont habituellement associés aux fièvres éruptives et principalement à la rougeole.

Les oreillons ne sont presque jamais mortels, mais ils occa-

(1) Capitan et Charrin, *les Microbes des oreillons* (Société de Biologie, 28 mai 1871).

(2) Voy. également A. Laveran et Catrin, *Sur un Diplocoque trouvé chez les malades atteints d'oreillons* (Société de Biol., 28 janvier 1893).

sionnent un grand nombre d'indisponibilités, quand il sévissent dans un corps de troupes à l'état épidémique.

Il a été difficile, jusqu'à ces dernières années, de déterminer d'une façon précise la répartition des cas d'oreillons dans nos garnisons, cette affection étant confondue, dans la statistique médicale de l'armée, avec les *maladies des voies digestives*. Ce n'est qu'à partir de 1888 qu'une distinction des oreillons est faite dans cette statistique. Pendant le cours de cette année, il y a eu 6962 cas d'oreillons dans notre armée, soit 13,7 pour 1000 hommes présents. Sur ces 6962 cas, 4555 (environ les 2/3) ont été traités à l'hôpital. La mortalité a été nulle. En 1889, on en a relevé 7976 cas, soit 1014 de plus qu'en 1888; sur ce nombre, 5076 ont été traités à l'infirmerie et 2900 à l'hôpital; on n'a observé qu'un seul décès, survenu chez un militaire atteint, dans ses foyers, d'une méningite aiguë, consécutive à la maladie.

Dans la population civile, les oreillons se manifestent généralement sous forme d'épidémies, qui règnent principalement dans les maisons d'éducation où sont réunis un grand nombre d'enfants ou d'adolescents.

Parmi les nombreuses épidémies qui sont survenues dans l'armée, nous nous contenterons de mentionner celles du château de Brest en 1779, de la garnison de Mont-Louis en 1828 (Dogny) (1), de Mascara en 1848 (Thierry de Maugras) (2), de Versailles et du fort Montrouge en 1854 (Cornac, Carliès), de Joigny en 1855 (L. Colin), de Rochefort (Sallaud) et de Milianah en 1866 (Widal) (3), de Paris (Jacob) (4) et d'Albi en 1875 (Laurens) (5), de Dijon en 1876 (Chauvin) (6), de Joigny (Madamet) (7), en 1877, de Bayonne (Servier) (8),

(1) Dogny, *Epidémie d'oreillons observée à Mont-Louis* (*Journal de méd. prat.* 1831, p. 20, et *Recueil de méd. milit.*, 1831).

(2) Thierry de Maugras, *Epidémie d'oreillons à Mascara* (*Thèse de Montpellier*, 1851).

(3) Widal, *Epidémie d'oreillons à Milianah* (*Recueil de méd. mil.*, 1866).

(4) Jacob, *Epidémie d'oreillons dans la garnison de Paris* en 1875 (*Recueil de méd. milit.*, 1835, t. XXXI, p. 529).

(5) Laurens, *Epidémie d'oreillons dans le 83e de ligne à Albi* (*Recueil de méd. milit.*, 1876, p. 603).

(6) Chauvin, *Epidémie d'oreillons survenue au 111e de ligne* (*Recueil de méd. milit.*, 1876, p. 473).

(7) Madamet, *Epidémie d'oreillons au 1er hussards en 1877* (*Recueil de méd. milit.*, 1877, t. XXXIV, p. 529).

(8) Servier, *Epidémie d'oreillons dans la garnison de Bayonne en* 1878 (*Recueil de méd. milit.*, 1878, p. 532).

de Dax (Jourdan) (1) et de Montauban (Gérard) (2) en 1878.

Les oreillons semblent marcher de pair avec les fièvres éruptives et ont, comme elles, augmenté dans nos garnisons depuis ces dernières années (3). Ils frappent indistinctement tous les corps d'armée; chaque année, les principales garnisons de l'intérieur offrent à tour de rôle un certain nombre de militaires atteints de cette maladie.

En 1888, les corps d'armée se sont classés de la façon suivante relativement à la fréquence des oreillons. Le Ier corps a été le moins atteint (1.2 cas pour 1000 hommes présents); il en a été de même du VIe corps et de la Tunisie; ensuite viennent les XIe et XVe corps, l'Algérie, les IVe, IIe IIIe, IXe, Ve, XVIe corps, dans lesquels la morbidité par oreillons a varié entre 10.3 et 18.4 pour 1000 hommes.

La maladie a paru beaucoup plus fréquente dans les régions du Sud-Ouest de la France (XVIIe et XVIIIe corps) et dans le Gouvernement militaire de Lyon.

Cette répartition des oreillons dans les corps d'armée se rapproche beaucoup de celle qu'offrent la rougeole et la scarlatine. Pendant l'année 1889, les oreillons ont sévi principalement dans les corps d'armée du Centre et du Midi. Leur fréquence a varié de 0.6 (Ier corps) à 53.6 (XVIIe corps) pour 1000 hommes.

Nous manquons malheureusement de renseignements suffisants pour déterminer la répartition des oreillons par garnison. Il est un fait certain, c'est que cette affection est très fréquente dans le Gouvernement militaire de Paris, principalement à Vincennes et à Versailles.

Comme les fièvres éruptives, cette maladie est plus commune en France qu'en Algérie et en Tunisie.

Les armes les plus éprouvées par les oreillons sont les suivantes : infanterie de ligne, artillerie, chasseurs à pied; les moins éprouvées sont représentées par la Garde républicaine, qui offre une véritable immunité, les troupes de l'Algéric, excepté

(1) Jourdan, *Épidémie d'oreillons au 28e bataillon de chasseurs à pied à Dax Recueil de méd. milit.*, 1878, p. 537).

(2) Gérard, *Deux Épidémies d'oreillons au 10e dragons* (*Recueil de méd. milit.*, (1878, p. 561).

(3) Fournier, *Contribution à l'hist. épidém. et clin. des oreillons* (même recueil, 1881, t. XXXVII, p. 509).

pourtant les tirailleurs algériens qui constituent une remarquable exception (18 atteintes pour 1000 hommes). Les infirmiers semblent moins atteints (2.50 pour 1000 hommes).

Les oreillons, comme la rougeole, offrent leur minimum pendant l'été (d'août à novembre); ils sont fréquents pendant l'hiver et le printemps. Le tracé suivant, emprunté à la statistique médicale de 1890, indique l'évolution saisonnière et mensuelle habituellement suivie par cette maladie. (Voy. tracé XV.)

TRACÉ XV. — MORBIDITÉ MENSUELLE PAR OREILLONS EN 1890 :

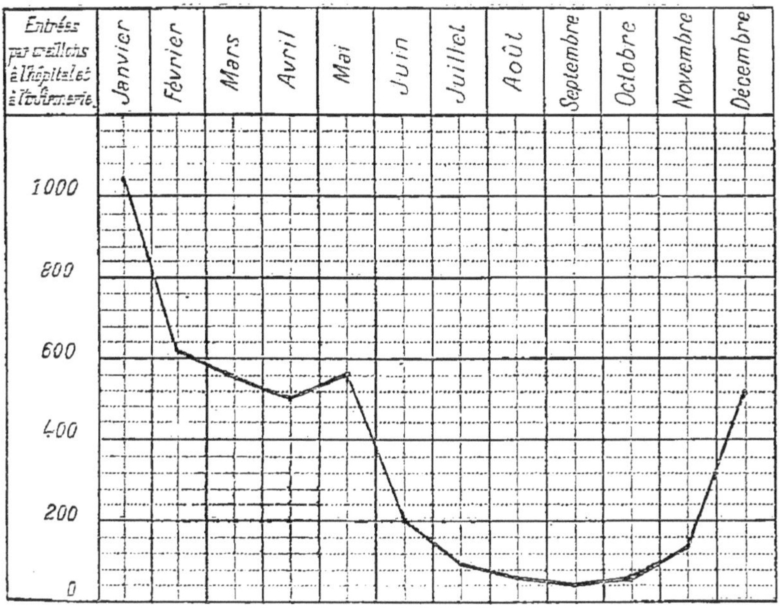

Cette coïncidence des oreillons avec la saison froide s'observe également dans la population civile (Hirch).

Ils frappent de préférence les jeunes soldats (Cornac, Sallaud, L. Colin, Bussard). Ce fait est confirmé par la statistique médicale de 1888 et de 1889 :

PROPORTION D'OREILLONS POUR 1000 HOMMES	EN 1888	EN 1889
Sous-officiers	3.1	2.9
Soldats ayant plus d'un an de service	9.1	11.6
Jeunes soldats	28.9	28.5

Un seul cas d'oreillons a été relevé parmi les officiers, pendant l'année 1888. Il en a été de même en 1889.

B. — Évolution épidémique dans les milieux militaires.

L'évolution épidémique des oreillons est analogue à celle des fièvres éruptives, avec lesquelles, comme on sait, cette affection a des rapports si intimes et si frappants. Dans les grandes villes de garnison comprenant plusieurs casernes, il est rare que la maladie sévisse en même temps sur toutes ; en général, elle se localise dans l'une d'elles ; quelquefois, un simple mur de séparation entre deux casernements suffit pour empêcher sa propagation de l'un à l'autre, comme l'a constaté Variot (1). Moi-même, j'ai observé en 1886 et 1887 un fait analogue dans la garnison de Tours. La caserne du Morier comprend deux groupes de pavillons distincts, séparés par un mur, et qui étaient affectés, l'un à un régiment d'infanterie (32e de ligne), l'autre à un régiment de cavalerie (7e Hussards). Pendant l'année 1886, le 32e de ligne présenta un grand nombre d'oreillons, tandis que le 7e Hussards fut complètement indemne; l'année suivante, alors que la maladie se développa sous forme épidémique dans le second de ces régiments, l'infanterie n'offrit pas un seul cas de parotidite.

Les oreillons se propagent, tantôt d'une caserne à une autre, tantôt d'une caserne au quartier voisin et à la population civile (Rizet) (2), et réciproquement de la population civile à l'armée (Madamet) (3).

L'étude attentive de la succession des différents cas d'oreillons dans une même caserne semblerait devoir faire rejeter, dans beaucoup d'épidémies, la contagion d'homme à homme. J'ai constaté, en effet, que lorsque cette affection se manifestait épidémiquement dans une caserne, elle débutait simultanément dans divers locaux et atteignait à peu près également toutes les compagnies. Crussard a fait la même remarque, en 1886, au 28e d'artillerie en garnison à Vannes.

(1) Variot, *Epidémie d'oreillons limitée par un mur et par une porte vitrée* (*Bulletin médical*, 1887, p. 1235).
(2) Rizet, *Bulletin médical du Nord*, 1865.
(3) Madamet, *loc. cit.*, p. 552.

Il est rare que les oreillons atteignent, pendant deux années consécutives, le même casernement ou le même corps de troupes, ce qui s'explique par l'immunité conférée chez les individus par une première atteinte de la maladie. Il est encore plus rare de voir les oreillons frapper deux fois le même sujet; et les faits observés par Servier dans la garnison de Bayonne en 1878 sont exceptionnels.

On a observé dans l'armée des exemples d'importation de la maladie d'une localité plus ou moins éloignée, dans laquelle une épidémie d'oreillons sévissait dans la population civile; c'est ce qui a eu lieu en 1886, à Mirande, au 80e de ligne, où les oreillons furent importés par un homme venant de permission ; en 1888, à Rambouillet, à Périgueux et à Blois. La même année, un détachement d'élèves caporaux, en garnison à Marmande, où régnaient les oreillons, ayant été envoyé à Montauban, un des hommes fut pris d'oreillons huit jours après son arrivée dans sa nouvelle résidence, et devint le point de départ d'une épidémie qui s'étendit rapidement à toute la garnison (Trarieux).

Enfin, il y a quelques grandes villes (Paris, Lyon), dans lesquelles la maladie est endémique et où, chaque année, après l'arrivée des recrues et pendant l'hiver, elle revêt un caractère épidémique. Souvent elle règne en même temps dans la population civile (épidémies de Nîmes, de Coulommiers, d'Annecy, en 1888) (1).

On a signalé depuis longtemps la coïncidence des oreillons avec les fièvres éruptives et surtout avec la rougeole (2). C'est principalement sur cette coïncidence que certains auteurs se sont appuyés pour affirmer une analogie de nature entre ces affections.

Généralement, alors que les deux maladies règnent en même temps dans une garnison, on voit chacune d'elles affecter une préférence marquée pour une caserne ou pour un corps de troupes. C'est ce que j'ai observé notamment à Versailles, à Tours et à Verdun. On a signalé le même fait à Dijon, en 1888 ;

(1) Voy. Fournier, *Contribution à l'histoire épidémiologique des oreillons* (*Recueil de méd. milit.*, 1875, t. XXI, p. 529).

(2) L. Colin, *Rapport des oreillons avec les fièvres éruptives* (*Union méd.*, 1876, t. I, p. 437).

les oreillons étaient fréquents parmi les troupes casernées dans les forts, alors que la rougeole sévissait presque exclusivement dans les casernes de la ville.

D'autres fois, les épidémies d'oreillons et de fièvres éruptives ne sont point simultanées, et les oreillons n'apparaissent que consécutivement à une épidémie de rougeole ou de scarlatine, alors que celle-ci est parvenue à son déclin ; c'est ce qui a eu lieu notamment dans les garnisons de Châteauroux et de Nevers, en 1888.

On a signalé également, mais beaucoup plus rarement, la coïncidence des oreillons avec d'autres maladies infectieuses ; ainsi, avec la *vaccine* (épidémie d'oreillons dans la garnison de Carcassone en 1888), avec la *fièvre typhoïde* (épidémies du Havre en 1875, de Melun en 1877, de Marmande et de Bayonne en 1878).

Léon Colin (1) a rapproché volontiers les oreillons des fièvres éruptives, en s'appuyant sur certains éléments similaires qu'offrent ces affections et dont les principaux sont : l'immunité conférée par une première atteinte, la non-sporadicité, leur fréquence chez les jeunes sujets, certaines analogies dans leur évolution épidémique et clinique. Mais cet auteur ne croit point possible de s'appuyer sur de semblables analogies pour considérer les oreillons, ainsi que l'ont fait quelques auteurs, comme résultant de la même influence pathogénique, qui produirait soit la rougeole, soit toute autre fièvre éruptive, dont ils constitueraient une forme larvée.

C. — Étiologie.

Deux opinions opposées ont été défendues relativement à l'étiologie des oreillons : suivant la première, ceux-ci seraient dus à une influence atmosphérique, particulièrement au froid humide ; suivant la seconde opinion, il relèveraient d'un agent spécifique, comme les fièvres éruptives, et, comme ces dernières, ils seraient contagieux.

L'influence du froid et de l'humidité paraît réelle (Sallaud) ;

(1) L. Colin, *Traité des maladies épidémiques*, p. 572.

mais ces agents n'interviennent qu'à titre de causes prédisposantes, comme pour la rougeole et la scarlatine.

Il est fort possible que la seule cause efficiente des oreillons soit représentée par la contagion; opinion admise par Cullen, A. Cowper, Trousseau, Lombard (de Genève), Peter, Durozier, Lemarchand, Madamet, Arnould, etc. A. Laveran (1) a énuméré toutes les raisons qui militent en faveur de ce mode de transmission de la maladie. Mais le pouvoir contagieux des oreillons est loin d'être comparable à celui des fièvres éruptives. Voilà pourquoi on a traité pendant longtemps cette affection dans les infirmeries; aujourd'hui encore, dans beaucoup d'hôpitaux, les malades atteints d'oreillons sont confondus avec les autres. Dans les hôpitaux mixtes de Tours et de Verdun, où j'ai observé pendant plusieurs années un grand nombre d'oreillons qui, par suite de l'insuffisance des locaux dans ces deux établissements, étaient traités dans les salles communes, je n'ai jamais constaté la transmission de cette affection aux malades voisins.

Voilà pourquoi je crois qu'il faut considérer les oreillons comme transmissibles à un très degré.

D. — ÉTUDE CLINIQUE

Les oreillons, comme toutes les maladies infectieuses, offrent différents degrés (2). Dans les cas légers, l'affection ne se caractérise guère que par une tuméfaction plus ou moins marquée d'une des glandes parotides, avec endolorissement de la région, et ne s'accompagne d'aucun malaise ni de fièvre. Cette tuméfaction se dissipe au bout de peu de jours. Ces cas légers ont été assez fréquents dans les épidémies que j'ai observées; en général, ils sont traités à l'infirmerie, et nous n'en voyons guère dans les hôpitaux. Quelquefois la maladie est plus accusée ; la douleur et la tuméfaction parotidiennes sont précédées et accompagnées de malaise, de courbature, et même d'un certain mouvement fébrile. Au bout d'un jour ou deux, on voit parfois l'autre parotide se prendre comme la première; mais le plus

(1) Voy. A. Laveran, Art. OREILLONS du *Dictionnaire encyclopédique des sciences médicales*, 2e série, t. XVII, p. 520.

(2) Voy. L. Colin, *Etudes cliniques de médecine militaire*. Paris, 1864.

souvent la tuméfaction reste limitée à une seule glande; enfin, exceptionnellement, les deux parotides sont atteintes simultanément.

Les oreillons peuvent s'accompagner, pendant la période d'invasion, de symptômes typhoïdes (Rizet, Servier, Rivet) et même de délire (Trarieux, Lemarchand). Dans certains cas, l'inflammation parotidienne est telle que la peau de la région atteinte est rouge et tendue, au point d'offrir l'apparence d'un érysipèle de la face. Enfin, il n'est pas rare que la maladie s'accompagne d'angine et d'amygdalite aiguë (Servier).

Au bout de six ou huit jours, alors que la tuméfaction parotidienne diminue, le malade se plaint quelquefois de malaise et de douleur dans un testicule; en même temps, survient un violent état fébrile, et le thermomètre, appliqué dans l'aisselle, s'élève jusqu'à 41° (1). Ces symptômes annoncent l'*orchite ourlienne* (2), si commune dans cette affection qu'on hésite à la considérer comme une complication. On a cité des cas où l'orchite n'est survenue que plus tardivement, au bout de dix jours et même de trois semaines après l'invasion (Grivet). Exceptionnellement, des symptômes cérébraux très graves, avec hallucinations et délire simulant la méningite, coïncident avec le début de l'orchite. Lemarchand (3) en a cité un exemple. L'inflammation du testicule disparaît généralement au bout de peu de jours, mais quelquefois elle persiste beaucoup plus longtemps (4).

L'orchite ourlienne est très commune chez les soldats, alors que cette complication est rarement observée parmi les enfants (5). Sur 699 cas d'oreillons relevés chez l'adulte par A. Laveran (6), notre distingué collègue a trouvé 211 fois l'orchite ourlienne concomitante, soit dans un tiers des cas.

(1) Sorel, *Fièvre testiculaire dans les oreillons* (*Rec. de méd. mil.*, 1877, t. XXXVIII).

(2) Lereboullet, *Gazette hebdomadaire*, 1877, p. 533.

(3) Lemarchand, *Thèse de Paris*, 1876.

(4) Védrenes (*Recueil de méd. mil.*, 1882, 3e série, t. XXXVIII).

(5) Comby, *Les Oreillons. Localisation sur l'appareil sexuel et ses annexes* (*Progrès méd.*, 1893, t. XVII, p. 97).

(6) A. Laveran, *Du Pronostic et de la prophylaxie des oreillons chez l'adulte et en particulier de l'orchite ourlienne* (*Société médicale des hôpitaux*, 1878).

La fréquence de cette complication est, du reste, très variable suivant les différentes épidémies. C'est ce qu'indique le tableau suivant, dans lequel a été relevée la proportion des orchites observées pendant un certain nombre de ces épidémies :

Saint-Germain	1 cas sur	4 cas.		Grenoble	1 cas sur	5 cas.	
Montbéliard	1 —	8 —		Annecy	1 —	4 —	
IVe Corps	1 —	8 —		Avignon	1 —	10 —	
Rennes	1 —	7 —		Albi	1 —	3 —	
Angoulême	1 —	3 —		Marmande	1 —	3 —	
Périgueux	1 —	13 —		Libourne	1 —	4 —	
Rambouillet	1 —	22 —		Mont-de-Marsan	1 —	19 —	
Saint-Étienne	1 —	3 —		Saintes	1 —	21 —	
Le Puy	1 —	6 —		Bayonne	1 —	3 —	
Pau	1 —	27 —					

L'orchite est tantôt unilatérale, tantôt double. Il y a environ un cas d'orchite double pour huit cas d'orchite ourlienne. L'inflammation du testicule a lieu plus fréquemment à gauche qu'à droite.

L'orchite peut apparaître longtemps après la guérison des oreillons. Delage l'a vue survenir à Épinal, en 1889, dans un cas un mois, dans un autre cas deux mois après le début de la parotidite.

Elle peut être suivie d'atrophie testiculaire, qui ne se produit souvent que longtemps après la guérison de la maladie. Voilà pourquoi on ne peut constater cette atrophie que si l'on a soin d'examiner les soldats atteints d'orchite ourlienne, plusieurs mois après leur sortie de l'hôpital. Cette complication a été observée par Chauvin, Juloux (1), Laurens (2), Sorel (3), Védrènes (4), Gérard, Madamet, Servier, Jourdan, dans diverses épidémies d'oreillons parmi les soldats. Sur 163 cas d'orchite ourlienne, dans lesquels les malades furent revus par les médecins, plusieurs mois après la guérison des oreillons, 103 fois on constata de l'atrophie testiculaire (A. Laveran). Sur 66 malades

(1) Juloux, *Contribution à l'étude des oreillons et de l'orchite ourlienne métastatique* (*Recueil de méd. mil.*, 1876, p. 478).

(2) Laurens, *loc. cit.*, p. 605.

(3) Sorel, *De l'Orchite dite métastatique dans les oreillons* (même recueil, 1877, t. XXXIII, p. 225).

(4) Védrènes, *Orchite ourlienne observée en* 1881 *dans une épidémie d'oreillons* (*Recueil de mém. de méd. mil.*, t. XXXVIII, p. 167).

atteints d'oreillons, en 1888, au 107e de ligne, à Angoulême, et dont 20 avaient présenté de l'orchite et furent examinés six mois après leur sortie de l'hôpital, on constata chez 11 d'entre eux de l'atrophie testiculaire à divers degrés. La même année, 307 hommes du 140e de ligne entrèrent à l'hôpital pour oreillons ; sur ce nombre, 58 furent atteints d'orchite ourlienne; examinés trois mois après leur guérison, 18 présentèrent une atrophie plus ou moins marquée du testicule (1).

Ainsi, l'atrophie testiculaire se montre consécutivement à l'orchite ourlienne, beaucoup plus fréquemment qu'on se le figurait autrefois.

Quand elle s'étend aux deux testicules, elle entraîne parfois la stérilité. Alors, on peut voir se développer chez les jeunes soldats un état, qui a été décrit par Lereboullet (2) et Gérard (3) sous le nom de *féminisme* et dans lequel on observe une hypertrophie des seins, un aspect glabre de la peau du visage, une modification du timbre de la voix, une perte complète de la puissance virile et des appétits vénériens. Cette infirmité, quelquefois persistante, peut nécessiter la réforme.

La tuméfaction des seins (*mastite ourlienne*), même assez rare chez la femme, a été notée exceptionnellement chez l'homme. Lemarchand a constaté un engorgement mammaire chez un soldat atteint d'orchite ourlienne; avant lui, Rivet en avait observé deux cas à Arras pendant une épidémie.

Quelques observations d'*uréthrites ourliennes* ont été publiées par Groffier, Gravin, Stievenart et Billoir ; mais A. Laveran (4) ne les considère pas comme démonstratives ; bien que cet auteur ait toujours examiné avec soin l'urèthre des malades atteints d'oreillons avec orchite, il n'a jamais constaté chez eux d'écoulement blennorhagique. Cependant, il y a quelques années (1883), Schmitt (5) en a observé un cas qui paraîtrait assez concluant, si

(1) Grivet, *Deux Cas d'orchite ourlienne* (*Arch. de méd. mil.*, 1889, t. VIII, p. 365).
(2) Lereboullet, *Gazette hebdomadaire*, 1877.
(3) Gérard, *Observations de féminisme* (*Recueil de mém. de méd. mil.*, 1878, p. 561).
(4) A. Laveran, art. Oreillons du *Dictionnaire encyclopédique des sciences médicales*.
(5) Schmitt, *l'uréthrite ourlienne existe-t-elle?* (*Arch. de méd. mil.*, 1883, t. I, p. 109).

l'on pouvait s'en rapporter aux affirmations du malade. Un écoulement uréthral et assez abondant suivit les différentes phases parotidiennes et disparut complètement avec les oreillons. Schmitt attribuerait volontiers cet écoulement à un engorgement spécifique de l'affection ourlienne des glandes de Méry et de Cooper et des glandes de Littré.

Sorel (1) a publié une observation très intéressante, dans laquelle le malade, entré à l'hôpital de Sétif pour orchite ourlienne à droite, présenta une fièvre intense, avec température à 40°, 41°, du délire et un ensemble de symptômes analogues à ceux de la fièvre typhoïde ; un abattement considérable survint au moment de la convalescence ; en même temps apparurent des troubles du langage, consistant en un certain degré d'aphasie, et qui persistèrent pendant plus d'une année. Cet auteur soupçonna chez son malade une ischémie dans la branche de l'artère sylvienne gauche, qui se rend à la troisième circonvolution frontale.

Rivet a signalé un cas d'oreillons (épidémie de Fontenay-le-Comte en 1887), dans lequel la parotidite disparut rapidement au bout de trois jours et fut remplacée par une thyroïdite, *véritable goître ourlien*, assez développé pour donner lieu à une dyspnée mécanique intense ; le cou du malade avait doublé de volume, et la forme caractéristique de la glande thyroïde se dessinait sous la peau d'une façon très nette (2). Dans ces cas, quand les oreillons sont très volumineux, ils peuvent s'accompagner de suffocation et même d'œdème de la glotte, au point d'entraîner la mort, comme Jacob (3) en a relaté un exemple.

Il n'est pas rare de voir les oreillons se compliquer d'*otite externe* ou d'*otite moyenne*, accidents qui peuvent être attribués à la transmission de l'inflammation de la parotide au conduit auditif voisin (Resseguier, Thierry de Maugras, Spire, Fournier) (4). Ces complications peuvent même entraîner la *surdité*

(1) Sorel, *Orchite ourlienne atrophiante, complications cérébrales, aphasie légère, mais prolongée* (*Arch. de méd. mil.*, 1883, t. II, p. 429).

(2) Voy. *Statistique médicale de l'armée en* 1887.

(3) Jacob, *Un Cas de mort par oreillons* (*Recueil de mém. de méd. mil.*, 1875, p. 529).

(4) Fournier, *Complications des oreillons* (*Arch. de méd. mil.*, 1885, t. V, p. 205).

(Busch, Moos, Calmette, 1882; Lemoine et Lannois, 1883) (1). Fournier en a relevé 17 cas ainsi répartis :

Surdités unilatérales. 8
Surdités bilatérales. 8
Surdi-mutité 1

Cette surdité est temporaire ou définitive. Dans le premier cas, elle peut être rapportée à un catarrhe du conduit auditif avec otorrhée légère. Dans le second cas, elle est caractérisée par la précocité de son apparition, par la rapidité de sa production, par son indépendance vis-à-vis des déterminations glandulaires et autres localisations ourliennes, par son incurabilité.

Cette surdité ne se traduit habituellement par aucune lésion otoscopique appréciable, mais elle est souvent accompagnée de symptômes généraux, reproduisant plus ou moins exactement les symptômes de la maladie de Ménière (nausées, vertiges, troubles de l'équilibre, etc.). En deux ou trois jours, elle est complète.

Quand elle débute au déclin des oreillons ou pendant la convalescence, comme on le constate quelquefois, elle est presque toujours incomplète et ne dure qu'une quinzaine de jours. Enfin, dans certains cas, un catarrhe auriculaire accompagne la poussée fluxionnaire des glandes salivaires et se traduit par un écoulement séro-purulent, analogue à l'otorrhée de cause banale.

Les *troubles visuels*, survenant comme complications des oreillons, ont été signalés dans l'armée par Hatry (2), qui les a observés dans la garnison de Lyon en 1875-1876 ; suivant cet auteur, ils consisteraient en une altération de la papille et de la zone péripapillaire.

En 1883, Talon (3) a publié une observation d'atrophie du nerf optique, consécutive à des oreillons et avec perte complète de la vision. Il insista sur ce fait, que les troubles de la vision signalés par Hatry ne sont pas aussi rares qu'on pourrait le croire, d'après le petit nombre d'observations publiées par les auteurs. Il reconnut

(1) Lemoine et Lannois, *De la Surdité complète unilatérale ou bilatérale consécutive aux oreillons* (*Recueil de méd. mil.*, 1883, t. III, p. 713).

(2) Hatry, *Considérations sur les troubles visuels observés chez les malades atteints d'oreillons* (*Recueil de mém. de méd. mil.*, 1876, p. 305).

(3) Talon, *Observation d'atrophie du nerf optique consécutive à des oreillons* (*Arch. de méd. mil.*, 1883, t. I, p. 103).

que ces troubles ne se manifestaient que tardivement, n'atteignaient qu'un seul œil et disparaissaient assez rapidement, conditions qui permettent de croire qu'ils échappent le plus souvent à l'attention des observateurs et des malades eux-mêmes.

Hatry, ayant remarqué que les troubles de la vision se produisaient surtout au moment où le développement des oreillons était juste à son plus haut degré, avait cru pouvoir les attribuer aux congestions dans les cavités intra-crâniennes et intra-oculaires, déterminées par l'énorme afflux sanguin qui comprime les vaisseaux du cou dans la région parotidienne. Mais cette explication n'était pas applicable au cas observé par Talon et dans lequel ce n'est qu'après la disparition complète de la tuméfaction parotidienne, et alors que le malade paraissait complètement guéri, que s'étaient manifestés les troubles visuels accompagnés de douleurs de tête, avec vertiges et nausées.

Voilà pourquoi Talon a considéré ces troubles visuels comme la conséquence des accidents cérébraux, si fréquents dans les oreillons. Ce qui tendrait à donner un certain fondement à cette explication, c'est que, dans les faits observés par Hatry et par Talon, les malades qui ont offert ces troubles ont toujours été atteints en même temps d'accidents cérébraux, consistant en attaques hystériformes, pertes de connaissance, contractions ou secousses tétaniques, céphalalgie persistante, nausées, vertiges, etc.

Fournier, qui a publié une étude complète sur les complications visuelles dans les oreillons, admet que ces complications sont représentées :

1° Par un *catarrhe conjonctival* (conjonctivite, avec ou non œdème palpébral et quelquefois kératite ulcéreuse), qui indiquerait généralement une affection ourlienne grave ;

2° Par une *fluxion de la glande lacrymale* (d'Heilly, Karth), qui est plus rare et de même nature que la fluxion des glandes salivaires ;

3° Par des *troubles sensoriels*, tantôt précoces, ne s'observant alors que dans les cas accompagnés de fluxions exagérées, résultant de la gêne de la circulation intra-oculaire, bénins et de courte durée ; tantôt tardifs, ne pouvant se produire dans tous les cas et en dehors du développement exagéré des fluxions glandulaires, occasionnés par l'atrophie du nerf optique (névrite atrophique) et ayant pour origine l'impression directe du miasme ourlien sur les centres nerveux.

Il y a quelques années, Lannois et Lemoine (1) ont appelé l'attention sur certaines manifestations *articulaires* et *pseudo-rhumatismales* qui dépendraient des oreillons. Dans les cinq observations recueillies par ces auteurs, ces manifestations se montrèrent soit en même temps que la parotidite, soit plutôt à son déclin, affectant à ce point de vue les mêmes allures que l'orchite ourlienne. Elles présentèrent une marche subaiguë et ne donnèrent généralement lieu qu'à une douleur et à un gonflement modérés; elles récidivèrent facilement. Ces lésions ne seraient, suivant ces auteurs, qu'une localisation de la maladie ourlienne et seraient comparables aux complications rhumatismales observées dans les autres maladies infectieuses et principalement dans les fièvres éruptives (scarlatine, rougeole).

Enfin, il faut signaler encore, parmi les complications qui peuvent s'observer, quoique plus rarement, dans les oreillons : l'*albuminurie*, qui s'accompagne dans certains cas d'*anasarque* (L. Colin, Renard) et même d'*hématurie* (Jourdan), et qui survient surtout pendant la convalescence, quand celle-ci est très lente et quand les malades conservent un certain état de faiblesse et d'anémie.

E. — Traitement curatif et prophylactique.

Le traitement des oreillons consiste principalement dans l'emploi de moyens hygiéniques. Quand la maladie est légère, quand l'inflammation parotidienne n'est pas accusée et ne s'accompagne pas de douleur, enfin quand il n'y a pas de fièvre, un simple repos, pendant quelques jours à l'infirmerie, suffit pour amener la guérison.

Dans les formes plus accusées, on prescrit avec avantage

(1) Lannois et Lemoine, *Pseudo-Rhumatisme des oreillons* (*Revue de méd.*, mars 1885).

la diète, les purgatifs, des onctions huileuses sur la région parotidienne, des pédiluves sinapisés.

Quand survient de l'orchite et quand celle-ci est douloureuse, on peut procurer du soulagement au malade par le relèvement des bourses et par l'application sur le testicule de cataplasmes laudanisés et d'ouate.

Czernicki (1) et Emery-Desbrousses (2) ont préconisé dans ces cas l'emploi du jaborandi (2 grammes de feuilles fraîches dans 300 grammes d'eau), qui, administré quatre jours après le début de l'orchite, amènerait le lendemain un commencement de résolution ; mais, comme l'a remarqué A. Laveran, l'efficacité de cette médication paraît d'autant plus douteuse que cette résolution a généralement et spontanément lieu du quatrième au cinquième jour.

Dans le but d'empêcher l'atrophie testiculaire consécutive à l'orchite, A. Laveran (3) a recommandé, à l'exemple de Grisolle, l'emploi de courants électriques modérés, rares, intermittents.

Parmi les mesures prophylactiques à employer en cas d'épidémie ourlienne, nous recommanderons les suivantes, qui sont applicables aux soldats :

Amélioration du régime alimentaire, diminution des exercices militaires, suppression des gardes pendant la nuit, isolement rapide des malades dans des locaux spéciaux, soit à l'infirmerie, soit à l'hôpital ;

Désinfection sulfureuse ou par la vapeur, des chambres, de la literie et des effets des hommes atteints par la maladie.

Malheureusement, il arrive assez souvent que ces mesures ne suffisent pas pour enrayer la marche de l'épidémie, comme on l'a observé à Grenoble en 1887, à Rouen et à Coulommiers en 1888. Dans ces cas, il faudra recourir à l'évacuation complète du casernement.

(1) Czernicki, *le Jaborandi comme sialagogue dans un cas de métastase des oreillons* (*Gazette médicale*, 1875, p. 214).
(2) Emery-Desbrousses, même Recueil, 1875, p. 280.
(3) Laveran, art. OREILLONS, p. 357.

CHAPITRE X

LA STOMATITE ULCÉREUSE

« La stomatite ulcéreuse est une maladie spécifique, contagieuse et caractérisée anatomiquement, à sa période d'état, par des ulcérations de forme et d'étendue variables, qui peuvent se développer sur tous les points de la cavité buccale, mais qui ont pour siège de prédilection les gencives et la face interne des joues, et qu'accompagnent toujours une salivation abondante, une fétidité extrême de l'haleine et un engorgement prononcé des ganglions sous-maxillaires (Bergeron) (1) ».

Comme cette affection est spéciale aux armées et respecte la population civile, où elle ne s'observe guère que parmi les enfants, on l'a appelée également *stomatite du soldat, scorbut des casernes.*

A. — ÉVOLUTION ÉPIDÉMIQUE.

La stomatite ulcéreuse paraît avoir été décrite pour la première fois par Van Swieten, qui l'observa parmi les troupes de Marie-Thérèse (2).

Elle s'est montrée à l'état épidémique, en 1793, dans l'armée d'Italie, où son apparition coïncida avec l'immense levée d'hommes qui fut faite en France à cette époque (Desgenettes) (3).

Elle fut signalée l'année suivante par Larrey (4) parmi les corps

(1) Bergeron, art. STOMATITE ULCÉREUSE du *Dictionnaire encyclopédique des sciences médicales*, 1883, 3e série, t. X, p. 167.

(2) Bien que la maladie décrite par Van Swieten se rapproche beaucoup de la stomatite ulcéreuse, elle offrit toutefois cette particularité qu'elle se montrait à la gorge, ce qui est l'exception pour la stomatite des soldats.

(3) Desgenettes, cité par Ozanam, *Maladies épidémiques*, t. IV.

(4) Larrey, *Mémoires de chirurgie militaire*, t. I.

de l'armée des Alpes, et en 1807 par le même observateur, après la bataille d'Eylau ; en 1810, elle fut observée par Margarin, dans quelques régiments de notre corps d'occupation en Espagne ; enfin, en 1818, dans la légion de la Vendée, à Bourbon-Vendée et à Tours.

De 1818 à 1829, la stomatite ulcéreuse sembla disparaître de l'armée française, mais, dans le courant de cette dernière année, quelques épidémies furent notées à Paris et dans certaines garnisons du midi de la France. Deux furent observées, l'une par Caffort (1), à l'hôpital militaire de Narbonne, l'autre par Payen et Gourdon (2) à l'hôpital militaire de Toulon.

Ensuite, cette maladie fut signalée à l'état épidémique, en 1831, par Sagot-Davairoux (3) dans la garnison de Rochefort; en 1834, par Léonard (4), dans le 55e de ligne à Toulon ; en 1838, par Malapert (5) dans un bataillon d'infanterie, à Carcassonne.

En 1852 et 1853, la stomatite ulcéreuse n'avait offert que des cas isolés dans la garnison de Paris ; en 1854, il y avait eu, à l'hôpital du Roule, 64 malades en traitement, pendant les six derniers mois de l'année. En juin 1855, la maladie revêtit nettement une allure épidémique et occasionna, jusqu'au 31 décembre 1855, 127 entrées dans cet hôpital, après avoir présenté son maximum d'activité en septembre. Une nouvelle explosion eut lieu l'année suivante, vers la fin de juillet 1856 ; mais elle fut légère, et la maladie disparut à la fin d'août.

Pendant les deux années 1854 et 1855, les deux hôpitaux du Val-de-Grâce et du Roule reçurent 368 cas, dont 75 pendant le premier semestre et 293 pendant le second.

La stomatite ulcéreuse apparut également sur différents points du territoire, où elle sévit dans quelques-uns sous forme de petites épidémies, principalement à Laval et à Bourbon-Vendée.

(1) Caffort (*Archives générales de médecine*, t. XXVIII).

(2) Payen et Gourdon, *Mémoire sur les stomatites et les gingivites affectant un caractère épidémique et contagieux à l'hôpital militaire de Toulon* (*Rec. de mémoires de médecine militaire*, 1830, 1re série, t. XVIII, p. 129).

(3) Sagot-Davairoux, *Thèse de Montpellier*, 1832.

(4) Léonard, *Note sur une stomatite épidémique* (*Rec. de mémoires de méd. mil.*, 1835, 1re série, t. XXXVIII, p. 296).

(5) Malapert, *Considérations hygiéniques sur quelques maladies et particulièrement sur les stomatites occasionnées par l'encombrement des troupes dans les bâtiments* (même recueil, 1836, t. XLV, 1re série, p. 260).

En 1859, Bergeron (1) publia une relation très intéressante et très complète de l'épidémie de Paris, à l'aide des nombreuses observations recueillies par lui à l'hôpital militaire du Roule, où il exerçait alors les fonctions de médecin traitant.

Depuis cette époque, plusieurs épidémies du même genre ont été signalées par nos collègues de l'armée; ainsi, en 1859, à Thionville, dont l'hôpital militaire reçut en dix-huit jours (du 23 juillet au 10 août) 131 cas de stomatite ulcéreuse; à Strasbourg, en 1863, parmi les troupes casernées dans le bâtiment désigné sous le nom de *Ponts couverts;* en juin 1868, sur deux corps de la garnison de Meaux; en 1871-1872, dans la garnison de Bordeaux; la même année dans le dépôt du 59ᵉ de ligne à Auxerre (Feuvrier) (2); enfin, en 1873, à Laghouat (Moussu) (3).

La stomatite ulcéreuse a été également décrite par nos confrères de la marine; nous avons vu que, dès 1831, Sagot-Duvairoux avait observé cette affection dans les régiments d'infanterie de la garnison de Rochefort; en 1875, Catelan (4) en a recueilli 400 observations sur un effectif de 1100 hommes, à bord du vaisseau-école des canonniers. Enfin, Mayet en a constaté, en 1879, un certain nombre de cas à bord du *Tage*, vaisseau-transport destiné à la Nouvelle-Calédonie.

Il résulte d'une enquête faite avec beaucoup de soin par Bergeron que la stomatite ulcéreuse, commune dans les armées belge et portugaise comme dans la nôtre, ne serait jamais observée dans les autres armées européennes.

B. — Étiologie.

Pendant longtemps, on a considéré la stomatite ulcéreuse comme une maladie pouvant se développer spontanément dans les casernes aussi bien que dans les orphelinats et les écoles, sous l'influence de conditions hygiéniques défectueuses, détermi-

(1) Bergeron, *De la Stomatite ulcéreuse des soldats et de son identité avec la stomatite ulcéro-membraneuse des enfants* (*Recueil de mémoires de méd. mil.*, 1859, 2ᵉ série, t. XXII, p. 51).

(2) Feuvrier (*Rec. de mémoires de méd. mil.*, 3ᵉ série, 1875, t. XXIX).

(3) Moussu, *Epidémie de stomatite ulcéreuse observé à Laghouat en* 1873, travail manuscrit.

(4) Catelan (*Arch. de méd. navale*, 1877).

nant chez le militaire comme chez l'enfant une certaine dépression de l'organisme et représentées principalement par le défaut d'aération et l'encombrement. C'est Bergeron qui, le premier, reconnut, en 1859, la spécificité et la contagiosité de cette affection.

Plus tard, on a cherché à la rattacher à une origine microbienne. Bergeron et Netter ont découvert, sur les produits provenant des ulcérations buccales, des filaments flexueux analogues aux spirilles décrits par Obermeier dans le typhus à rechutes et qu'on soupçonna être les agents producteurs de la maladie. Mais toutes les tentatives d'inoculation demeurèrent infructueuses (1).

Bien qu'on ne connaisse pas encore le parasite qui produit la stomatite ulcéreuse, la plupart des médecins s'accordent aujourd'hui pour la considérer comme spécifique et contagieuse.

Tous se préoccupent d'isoler les malades atteints de cette affection, et de faire disparaître les causes qui paraissent agir sur sa propagation, et dont la première était représentée jadis par la communauté des gamelles et des bidons dont les hommes faisaient usage.

Les faits recueillis dans l'armée [illegible]nt, en effet, très favorables à la transmissibilité de la maladie : [illegible]ous nous contenterons de mentionner les suivants :

Un détachement du 3e bataillon du 55e de ligne, atteint de stomatite pendant la traversée de Bône à Marseille, arrive à Aix, où il est en rapport avec les deux autres bataillons du même régiment. Ceux-ci offrent, au bout de peu de temps, de nombreux cas de la même affection.

Moussu (2) a observé, pendant l'épidémie de stomatite ulcéreuse à laquelle il assista à Laghouat, au printemps de 1872, des faits nombreux, qui démontrent d'une façon indéniable la transmissibilité de cette affection, par l'usage commun, parmi les hommes de certains objets (pipes, bidons).

Ozanam avait cité des cas de transmission de la stomatite

(1) Voy. Decroizilles, *Traité de pathologie et de clinique infantiles*, Paris, 1891, p. 96.

(2) Moussu (cité par Bergeron), art. STOMATITE ULCÉREUSE, p. 204.

ulcéreuse, des soldats aux habitants de la localité occupée par les troupes.

Un autre fait, qui paraît favorable à la contagiosité de cette affection, c'est qu'une fois développée dans un corps de troupes, elle s'y montre habituellement très tenace, et y persiste souvent, bien que celui-ci ait changé de garnison ; c'est ainsi qu'un régiment, le 12e d'infanterie, qui occupait en 1871 le camp du Pont-du-Château (Puy-de-Dôme), et qui avait présenté, en juillet, de nombreux cas de stomatite ulcéreuse, transporta la maladie à Riom, puis de Riom à Marseille et enfin à Avignon, où, en 1872, de nombreuses entrées à l'hôpital furent occasionnées par elle (Moussu).

Voilà pourquoi la plupart des médecins (Feuvrier, L. Colin, Bergeron, Moussu) se déclarent partisans de la transmissibilité de la stomatite ulcéreuse.

Quelques-uns, cependant, rapportent la maladie à l'action de causes banales (froid humide, évolution dentaire difficile, mauvais état des dents, abus du tabac, etc.), surtout à l'encombrement dans les casernes [(J. Périer (1), A. Laveran (2)], et à l'action dépressive exercée sur le jeune soldat par les conditions générales de la vie militaire (Chauffard) (3).

Ces dernières conditions doivent certainement être prises en considération, toutes les fois qu'une épidémie de stomatite fait explosion dans un corps de troupes.

Relativement au rôle à attribuer aux agents météoriques sur l'apparition de la maladie, il est un fait certain, c'est qu'alors que des cas isolés de stomatite ulcéreuse s'observent dans les garnisons à toutes les époques de l'année, c'est principalement dans la période comprise entre avril et décembre que ces épidémies surviennent, et surtout par les temps chauds et humides.

Quoi qu'il en soit, nous nous rangeons à l'opinion défendue par Bergeron : « Quiconque, dit cet auteur, qui étudiera de près la stomatite ulcéreuse, et surtout l'observera à l'état épidémique, sera invinciblement amené à reconnaître qu'elle est contagieuse,

(1) Périer, *Observations sur les maladies des armées par Pringle. Etudes complémentaires et critiques*. Paris, 1853.

(2) A. Laveran, *Traité des maladies des armées*, 1875.

(3) Chauffard, *Gaz. hebd.*, 1859.

et que certaines conditions météoriques favorisent son expansion épidémique, sans être pour rien dans le caractère spécial qu'elle tient de son principe spécifique. »

C. — Étude clinique.

La stomatite ulcéreuse est caractérisée par les symptômes suivants, indiqués par Bergeron :

Après une période d'incubation mal déterminée, et que Moussu a fixée à deux ou trois jours, sentiment de chaleur dans la bouche, injection générale ou partielle de la muqueuse buccale, avec ou sans phénomènes généraux ; apparition sur un point de cette muqueuse ou sur les lèvres d'une tuméfaction plus ou moins accusée, surmontée d'une plaque jaunâtre et d'aspect pseudo-membraneux ; au-dessous de cette plaque existe une *ulcération* très superficielle, très circonscrite, mais qui s'étend rapidement, devient douloureuse, puis tantôt se recouvre d'une bouillie grisâtre et comme plâtreuse, tantôt présente entre ses bords tuméfiés une lame plus ou moins épaisse d'un tissu jaune, résistant, adhérent à son centre et baignant dans un liquide sanieux, formé par un mélange de pus et de sang (1) ; salivation abondante, fétidité de l'haleine, engorgement des ganglions sous-maxillaires, difficulté de la mastication et de la déglutition ; troubles généraux plus ou moins marqués, dont l'intensité est en rapport avec la lésion locale, et consistant dans de l'anorexie, un état fébrile, de la céphalagie, des nausées, de la lassitude, de la prostration.

Au bout d'un certain temps, la maladie marche franchement à la guérison, reste stationnaire ou passe à l'état chronique.

Dans le premier cas, la plaque d'apparence pseudo-membra-

(1) Les ulcérations siègent, par ordre de fréquence, sur les gencives, puis sur la face interne des joues, sur le repli intermaxillaire, sur les amygdales, la face postérieure des lèvres, les bords de la langue (Bergeron). La gencive inférieure est plus souvent atteinte que la supérieure. Quand les ulcérations apparaissent à la face interne des joues (*ulcérations pariétales* de Bergeron), elles sont presque toujours unilatérales et siègent d'ordinaire au point de jonction des deux arcades dentaires, sur le trajet d'une ligne qui, partant de l'espace intermaxillaire, irait se terminer à la commissure labiale ; elles offrent une étendue variable (15 à 20 millim. sur une hauteur de 6 à 8 millim.). Elles restent parfois isolées, ou bien elles se confondent par leurs bords.

neuse se détache, le fond de l'ulcère se déterge, ses bords saillants s'effacent, la muqueuse environnante reprend son aspect normal; l'engorgement sous-maxillaire seul se dissipe plus lentement; enfin l'ulcération se cicatrise.

Quand la maladie revêt la forme chronique, l'ulcération, tout en étant débarrassée de la lame pseudo-membraneuse, conserve une teinte grisâtre; le tissu sous-jacent s'indure, ses bords sont saillants et prennent parfois un aspect nacré. L'ulcération ne se déterge qu'au bout d'un certain temps; la mastication reste douloureuse et difficile; la cicatrisation s'opère, il est vrai, mais il persiste une saillie dure et mamelonnée sur le point occupé par elle.

La forme que j'ai observée le plus communément dans l'armée, et indépendamment de toute manifestation épidémique de la maladie, s'accompagne de tuméfaction douloureuse des gencives, avec ulcération linéaire de la sertissure des dents, fétidité de l'haleine, salivation et engorgement des ganglions sous-maxillaires.

La durée de la maladie est très variable et dépend du siège des ulcérations et du mode de traitement employé. Elle est généralement longue, et s'étend de quinze jours à un mois et quelquefois à deux mois (Bergeron).

La terminaison constante est la guérison, qui survient plus ou moins tardivement. La seule trace plus ou moins durable, que la stomatite laisse à sa suite, est l'engorgement sous-maxillaire, qui constitue, chez les jeunes soldats d'un tempérament lymphatique ou scrofuleux, une prédisposition aux adéno-phlegmons, si communs dans les garnisons.

D. — Traitement curatif et prophylactique.

Le chlorate de potasse, employé avec tant de succès par Bergeron (1) avant comme pendant l'épidémie de 1859, constitue le traitement spécifique de la stomatite ulcéreuse.

La préparation la plus simple consiste en une solution de 4 grammes de ce sel dans 125 grammes d'eau édulcorée et

(1) Bergeron, *De l'Emploi du chlorate de potasse dans le traitement de la stomatite ulcéreuse*, 1855.

aromatisée au goût du malade, à prendre en cinq ou six gorgées dans les vingt-quatre heures.

La stomatite ulcéreuse étant spécifique et contagieuse, tous les moyens prophylactiques, indiqués précédemment dans l'étude générale consacrée aux maladies infectieuses, sont applicables à cette affection.

Les médecins des régiments doivent veiller avec le plus grand soin sur l'état de la bouche de leurs hommes, les examiner fréquemment à ce point de vue, et leur recommander de se nettoyer les dents après les repas.

L'allocation, dans les cantines et dans les réfectoires, de verres ou de timbales a pour effet de diminuer cette affection.

Chaque fois qu'un cas de stomatite ulcéreuse sera constaté dans un corps de troupes, il faudra recourir le plus tôt possible à l'isolement du malade à l'infirmerie ou à l'hôpital, ainsi qu'à la désinfection de tous les objets et ustensiles dont il aura pu faire usage; on emploiera avec succès, comme traitement préventif, le chlorate de potasse en poudre ou en solution.

CHAPITRE XI

LA MÉNINGITE CÉRÉBRO-SPINALE

Cette maladie se manifeste dans l'armée, soit sous forme de cas sporadiques, soit sous forme de petites épidémies. Elle est à peu près exclusive aux soldats, car elle n'apparaît à l'état d'épidémies accidentelles dans la population civile que parmi les enfants, dans les orphelinats, les collèges et les pensionnats.

A. — HISTORIQUE.

L'apparition de la méningite cérébro-spinale dans l'armée française est assez récente, puisque ce n'est qu'à partir de 1837 que cette affection a été signalée dans quelques garnisons de l'intérieur (1).

Sa première manifestation a eu lieu à Bayonne, où elle a continué à régner pendant les hivers des années suivantes (1838-39-40). De Bayonne, la maladie se propagea rapidement aux garnisons du midi (Auch, Foix, Narbonne, Perpignan) et du sud-est de la France (Montpellier, Toulon, Marseille), et fut importée peu de temps après en Algérie, dans la province de Constantine, par des troupes provenant de Perpignan et de Montpellier. En 1840, elle sévit dans le 17e léger, campé à Douéra, et y détermina 16 décès (Guyon) (2).

La méningite cérébro-spinale envahit les garnisons de Nîmes,

(1) Cependant des épidémies de cette affection avaient été signalées à Genève, en 1805, par Vieusseux; à Grenoble, en 1814, par Combes; à Metz, en 1816, par Rampont; au Havre, en 1823, par Pingrenon; à Dousten (Westphalie), en 1823, par Sibergundt. La maladie avait été observée également en Amérique de 1806 à 1829, sous forme épidémique. (Léon Colin, *Traité des maladies épidémiques*, p. 685.)

(2) Guyon, *Note sur la méningite cérébro-spinale qui s'est manifestée à Douéra et à Batna* (*Rec. de mém. de méd. milit.*, 1840, 1re série, t. LIX, p. 177).

d'Avignon, de Grenoble (1840), de Marseille (1841), puis gagna Aigues-Mortes (1841) (1).

En même temps, l'épidémie de Bayonne s'étendit au Nord, atteignit Bordeaux, la Rochelle, Rochefort (1837), Chartres, Versailles (1839) (2), puis Saint-Cloud, Rambouillet, Le Mans, Caen (1840), Cherbourg, Tours, Blois, Périgueux, Tulle, Ancenis (1841); enfin, la plupart des garnisons de la Lorraine et de l'Alsace, Metz (1839-40), Strasbourg (3) et Nancy (1840 et 1842) (4).

La méningite cérébro-spinale cessa presque complètement en 1843 et 1844; mais, à partir de 1845, elle fit une nouvelle apparition en Algérie (dans les provinces de Constantine et d'Alger) (5), ainsi que dans quelques garnisons de l'intérieur. On l'observa à Avignon (1845), à Lyon (1846), à Orléans et à Metz (1847), à Paris (6), à Saint-Etienne et à Nîmes (1848), à Bourges (1849), à Toulon (1851).

De 1851 à 1854, la maladie disparut en France, mais elle se manifesta bientôt subitement dans les provinces méridionales de la Suède, en poursuivant sa marche ascendante vers le Nord; en 1854-66, elle sévit dans diverses localités de l'Allemagne (Berlin, Stettin, Rastadt, Stromberg, etc.), puis gagna (1867) la Russie par Saint-Pétersbourg et l'Autriche par Pola, enfin la Grèce (1868-69) et l'Angleterre (1869).

B. — Fréquence et gravité parmi les soldats.

Depuis 1870 jusqu'à nos jours, la méningite cérébro-spinale a présenté chaque année dans quelques-unes de nos garnisons un

(1) Forget, *Relation d'une épidémie de méningite cérébro-spinale qui a régné à Aigues-Mortes* Montpellier, 1842).

(2) Faure-Villars, *Méningite cérébro-spinale observée à l'hôpital milit. de Versailles* (Rec. de mém. de méd. milit., 1840, 1re série, t. XLVIII, p. 1).

(3) Tourdes, *Histoire de l'épidémie de méningite cérébro-spinale qui a régné à Strasbourg en 1840-41*, Paris, 1842.

(4) Broussais (C.), *Histoire des épidémies de méningite cérébro-spinale qui ont régné dans les différentes garnisons de France depuis 1837 jusqu'en 1842* (Rec. de mém. de méd. mil., 1re série, t. LIV, pp. 1 à 208). — Broussais et Boudin, *Résumé des documents de la méningite cérébro-spinale épidémique, envoyés au Conseil de Santé des armées* (même recueil, 2e série, t. IX, pp. 1 à 126). — Boudin, *Du typhus cérébro spinal, ou étude sur la maladie décrite sous le nom de méningite cérébro-spinale épidémique*, Paris, 1849.

(5) Magail, *Rapport sur quelques cas de méningite cérébro-spinale à Douéra en 1845* (Rec. de mém. de méd. mil., 1re série, t. LIX, p. 115).

(6) Michel Lévy, *Histoire de la méningite cérébro-spinale observée au Val-de-Grâce en 1848-49*, Paris, 1849.

certain nombre de cas sporadiques ; à différentes époques, elle a même manifesté sa présence dans divers centres par l'explosion de petites épidémies, dont quelques-unes ont été, de la part de nos confrères de l'armée et de la marine, l'objet de travaux intéressants (1).

Malheureusement, pendant longtemps, la plupart des cas de cette maladie, qui ont eu lieu dans nos garnisons, ont été englobés dans le groupe des méningites aiguës de la statistique médicale. Voilà pourquoi il est impossible de déterminer la fréquence et la gravité de cette affection parmi nos soldats.

Mais les rapports annexés depuis quelques années à ces statistiques signalent la présence de cette maladie dans un certain nombre de villes de garnison de France et d'Algérie, ainsi que la gravité qu'offrent la plupart des cas.

Pendant les trois dernières années 1888-89-90, le nombre des cas de méningite cérébro-spinale, observés dans l'armée, a été de 53 pendant la première, de 30 pendant la seconde et de 36 pendant la troisième ; 83 décès ont été occasionnés par cette maladie, 27 en 1888, 10 en 1889 et 27 en 1890.

C. — Évolution épidémique dans les milieux militaires.

Les épidémies de méningite cérébro-spinale sont presque toujours localisées à l'armée. Sur 57 épidémies relevées par Hirsch (2) et qui ont eu lieu en France, 39 ont régné exclusivement parmi les militaires, 7 exclusivement dans la population civile, 5 simultanément parmi les civils et les militaires. Six fois l'épidémie s'est étendue de la garnison à la population civile.

La maladie offre une tendance très marquée à se localiser dans un quartier, dans un pavillon, dans une caserne, sans se répandre dans le voisinage (Boudin). Il est presque toujours fort difficile de relier les différents cas entre eux (Lemoine).

La méningite cérébro-spinale détermine une morbidité assez

(1) Voy. Kieffer, *Relation d'une petite épidémie de méningite cérébro-spinale à l'hôpital maritime de Cherbourg* (*Arch. de méd. nav.*, 1882, n°s 10 et 11). — Lemoine, *Une épidémie de méningite cérébro-spinale* (*Arch. de méd. mil.*, 1892 t. XX, p. 31).

(2) Hirsch, *Handbuch der historich-geographischen pathologie*, t. II, p. 624.

limitée, qui ne s'élève guère dans une garnison qu'à environ 1/100 de la population militaire ; cela provient de ce que la maladie ne s'étend qu'à un groupe très restreint d'individus. En revanche, la mortalité est considérable, et la plupart des épidémies anciennes ont offert une gravité extrême pendant tout leur cours, comme l'indiquent les chiffres suivants empruntés à A. Laveran :

Épidémies de	Versailles	41	décès sur 100 malades.
—	Strasbourg.	51	—
—	Lille	65	—
—	Metz.	70	—
—	Orléans.	70	—
—	Douéra	90	—

Actuellement, bien que ces épidémies soient devenues beaucoup plus rares et surtout beaucoup plus limitées dans notre armée, elles y présentent encore une gravité considérable, comme l'indique la statistique médicale correspondant à ces dernières années.

En 1886,	sur 17 cas à Orléans,	il y en a eu . .	8	mortels ;
—	sur 3 cas à Béthune,	— . .	3	—
—	sur 3 cas à Bourges,	— . .	3	—
—	sur 4 cas à Nîmes,	— . .	4	—
En 1887,	sur 3 cas à Dijon,	— . .	3	—
—	sur 3 cas à Rennes,	— . .	3	—

Cette léthalité énorme s'observe également dans la population civile. Ainsi, Richter (1) a noté, dans l'épidémie qui sévit en 1886 parmi les habitants de Bruthen (Silésie supérieure), 56 atteintes et 24 décès.

On a signalé dans l'armée la coïncidence de la méningite cérébro-spinale avec d'autres maladies, notamment avec la grippe (Michel Lévy, Paris, 1848-49), avec la rougeole (épidémies de Perpignan et de Versailles en 1841, de Metz et de Nantes en 1848), avec la scarlatine, avec les oreillons, avec la fièvre typhoïde (Strasbourg, 1841).

D'autres fois, au contraire, on a noté l'absence de toute maladie épidémique et même un abaissement du chiffre des malades,

(1) Voy. *Arch. de méd. mil.*, 1887, t. X, p. 304.

résultant de la disparition des autres affections infectieuses ou saisonnières, communes parmi les soldats (épidémies de Metz et de Constantine en 1841).

La maladie atteint surtout les recrues. Une fois développées, les épidémies se perpétuent par l'arrivée de nouveaux venus au milieu d'un foyer d'infection, ou par le transport de ce foyer d'un lieu dans un autre (A. Laveran) (1).

Ces épidémies coïncident généralement avec la saison froide et humide. En France, sur 54 épidémies, 47 ont débuté pendant l'hiver ; en général, l'influence du froid se manifeste par une recrudescence de la maladie (L. Laveran). Exceptionnellement, les épidémies du Val-de-Grâce et de Saint-Étienne en 1848 offrirent leur maximum de mortalité pendant l'été.

La durée de ces épidémies varie généralement de six mois à deux ans (L. Colin).

D. — Étiologie.

Une grande obscurité règne encore aujourd'hui sur la nature de la méningite cérébro-spinale ; les uns considèrent celle-ci comme une maladie spéciale et parfaitement définie ; les autres, comme étant intimement liée à d'autres états morbides (fièvres éruptives, pneumonies), dont elle constituerait une manifestation ou une complication des plus redoutables.

Il est un fait certain, c'est que la méningite cérébro-spinale relève d'une cause spécifique, mais il est bien difficile d'en déterminer la nature. On l'a regardée comme produite par un miasme *sui generis*, ayant son origine dans l'encombrement (Tourdes) ; on l'a envisagée comme une forme de typhus (Boudin) ; on l'a rapprochée des maladies pyohémiques (Michel Lévy et Chauffard) ; enfin, on l'a considérée comme une manifestation du paludisme (Frœlich) (2).

Dans ces derniers temps, A. Laveran (3) a défendu avec beau-

(1) A. Laveran, art. Méningite cérébro-spinale du *Dictionnaire encycl. des sciences médicales*, 2e série, t. VI, p. 653.

(2) Frœlich, *Wiener Klinik*, 1882.

(3) A. Laveran, *De la Nature de la méningite cérébro-spinale* (*Gazette hebdomadaire*, 1873) ; *Traité des maladies et épidémies des armées* (1875) ; *Nouveaux Éléments de pathologie et de clinique médicales*, 2e édition, 1883.

coup de talent l'opinion que cette affection constituait une forme larvée de la scarlatine. Cet auteur invoque à l'appui de cette opinion les faits suivants :

Coïncidence presque constante de la méningite cérébro-spinale avec les fièvres éruptives (notamment à Versailles en 1840-1841, dans les épidémies décrites par C. Broussais de 1837 à 1842, à Strasbourg en 1847-48 et à Paris en 1848) ;

Début de la méningite cérébro-spinale analogue à celui de la scarlatine (invasion brusque, hyperthermie rapide, éruptions variées, mais présentant quelquefois l'aspect de l'exanthème scarlatineux) ;

Tendance de la scarlatine à produire des inflammations purulentes des séreuses (pleurésie, méningite) ;

Influence des fatigues excessives et du froid qui empêcheraient la scarlatine de suivre sa marche naturelle et produiraient une excitation exagérée du système nerveux ;

Observations assez nombreuses de scarlatineux ayant succombé à des accidents méningitiques et chez lesquels l'autopsie a permis de révéler les lésions caractéristiques de la méningite cérébro-spinale (1).

Il est un fait bien démontré aujourd'hui, c'est que cette maladie est liée non seulement à la scarlatine, mais encore à d'autres maladies infectieuses, parmi lesquelles il faut citer la grippe (Michel Lévy), la rougeole (Vallin), la fièvre typhoïde, les oreillons (Massonaud) (2), la pneumonie (Chauffard).

Ces observations épidémiologiques sont, du reste, confirmées par les recherches bactériologiques poursuivies pendant ces dix dernières années, surtout en Allemagne et en Italie.

En effet, de nombreux micro-organismes ont été trouvés dans les exsudats purulents de la pie-mère ; on a reconnu parmi eux un microbe (*pneumocoque*) ressemblant beaucoup au microbe de la pneumonie (Leyden) (3).

Certains de ces organismes paraissent distincts de ceux des maladies régnantes ; on admet qu'ils peuvent résulter d'in-

(1) Voy. Ch. Viry, *Gazette hebdomadaire*, 1882, p. 736. — Lemoine, *Arch. de méd. mil.*, 1892, t. XX, p. 108.

(2) *Arch. de méd. mil.*, 1881.

(3) Leyden, *Centralblatt für Klin. med.*, 1883, n° 10.

fections secondaires, dans quels cas la méningite cérébro-spinale perdrait tout caractère de spécificité et dépendrait d'une infection antérieure de l'organisme favorable à son développement (infection scarlatineuse, rubéolique, pneumonique, grippale, etc.); certains autres, comme le streptocoque découvert par Bonome (1) dans l'épidémie de Padoue, auraient des qualités tout à fait spécifiques et, dans ces cas, la méningite cérébro-spinale constituerait une véritable entité morbide.

En présence de ces interprétations si différentes, nous nous bornerons à formuler avec Lemoine (2) les conclusions suivantes :

« Comme les broncho-pneumonies infectieuses, la méningite cérébro-spinale peut être primitive, mais elle s'associe le plus souvent aux maladies microbiennes et principalement aux fièvres éruptives ; comme ces dernières, elle apparaît presque toujours dans les groupes humains ; comme elles encore, elle survient, pour ainsi dire, d'une façon accidentelle ; comme elles enfin, la méningite cérébro-spinale, paraissant liée le plus souvent à la présence du pneumocoque, semble aussi se développer sous l'influence de plusieurs espèces différentes de micro-organismes. »

Le milieu militaire a été jadis spécialement incriminé pour expliquer le développement de la maladie parmi les soldats; Paul à Perpignan et Gasté à Metz, ont noté l'influence de la vie en commun, du manque d'aération des chambrées, de l'encombrement, sur la fréquence des cas.

Cependant ce milieu ne paraîtrait peut-être pas aussi favorable à l'éclosion de la méningite cérébro-spinale, si l'on considère que dans l'épidémie de Bayonne, comme dans la plupart des autres épidémies survenues en Europe, la maladie a commencé d'abord par atteindre la population civile et ne s'est propagée que secondairement aux troupes de la garnison (L. Colin).

L'influence des conditions hygiéniques des habitations sur le développement de la maladie paraît, du reste, assez restreinte ;

(1) Bonome, *Arch. ital. di clinica medica*, 1888, et *Centrabl. f. Bakt.*, 1890.
(2) Lemoine, *loc. cit*, p. 114.

contrairement aux auteurs qui ont invoqué, pour expliquer ce développement, l'aménagement défectueux de certaines casernes, Lemoine a noté dans l'épidémie de la garnison d'Orléans, observée par lui en 1886, que les casernes qui avaient été les seules atteintes par la méningite cérébro-spinale, offraient des conditions de salubrité bien supérieures à celles des autres (vieilles casernes) qui ne fournirent aucun cas.

Vallin (1) avait fait la même remarque pour l'épidémie qui eut lieu à Rastadt en 1864, et qui sévit principalement dans les quartiers les plus salubres de cette localité.

Bien que la méningite cérébro-spinale soit très limitée dans ses atteintes, puisqu'elle frappe à peine, dans les garnisons où elle sévit, 1 soldat sur 100 (L. Colin), bien que la nature du contage soit encore inconnue, cependant la contagion de cette maladie semble indéniable. Ce qui le prouve, c'est l'exportation de la méningite cérébro-spinale d'une garnison à une autre par le déplacement des régiments, comme on l'a vu à Bayonne en 1837 et dans d'autres localités les années suivantes (Boudin); ce sont ces nombreux exemples de transmission de la maladie observés dans les casernes et dans les hôpitaux sur des hommes bien portants, couchés au voisinage d'un malade ou ayant été en rapport avec lui (épidémies de Strasbourg en 1841 et de Toulon en 1851).

Dans un cas publié par Kohlmann (2), la contamination a peut-être pu avoir lieu par l'intermédiaire de vêtements infectés depuis quatre à cinq mois.

Parmi les influences météoriques, qui interviennent dans le développement de la méningite, la mieux démontrée semble le froid ; c'est presque toujours en hiver, comme nous l'avons vu, que la maladie éclate, quelle que soit la latitude. C'est surtout quand l'hiver est rigoureux et prolongé que les épidémies offrent le plus de gravité et de persistance. Ainsi s'expliquent ces cas de méningite observés dans l'armée par Faure-Villars et par L. Laveran, après des revues ou des exercices pénibles en plein air et par un temps froid.

(1) Voy. *Gazette hebdomadaire*, 1865.
(2) Kohlmann, *Berlin Klin. Woch.*, 1889, p. 375.

E. — ÉTUDE CLINIQUE.

La maladie débute insidieusement par des frissons violents, de la céphalalgie fronto-occipitale, quelquefois par des vomissements; puis apparaissent du délire, des convulsions ou bien du coma, avec raideur tétanique. Ces premiers symptômes peuvent être suivis d'une rémission souvent trompeuse. Bientôt la céphalalgie augmente et devient tenace; en même temps, surviennent une agitation violente et un délire furieux; quelquefois de la douleur de la nuque et du dos, de l'hyperesthésie générale.

Certains malades sont plongés dans le coma, avec raideur de la région cervicale, s'étendant aux muscles de la mâchoire et de la déglutition; dans les cas graves, avec renversement complet de la tête en arrière et contractions des membres qui présentent alternativement de la raideur et des convulsions cloniques. On observe en même temps de la contraction des pupilles, du strabisme, avec occlusion des paupières, des grincements de dents.

D'autres présentent un délire violent ou tranquille, avec insomnie et parfois carus.

Leurs traits sont crispés, leur face pâle, leurs yeux injectés, leur regard fixe, leur peau sèche, brune, rude au toucher et offrant quelquefois des éruptions (pétéchies, roséole, sudaminas, herpès).

Le pouls est dur, résistant, puis mou, ample et ralenti (50 et même 40 pulsations), quelquefois accéléré (100 à 110 pulsations). On constate des modifications très irrégulières dans la température, qui oscille entre 38°,5 à 40°,5. La respiration est courte et accélérée (40 à 60 inspirations par minute). En même temps, surviennent des vomissements bilieux et de la constipation; la langue est nette ou sèche et noirâtre, les gencives fuligineuses; la soif est vive, la peau sèche (1).

La maladie comprend deux périodes distinctes, excitation et

(1) Voy. Richard, art. TYPHUS (*Méningite cérébro-spinale*) du *Dictionnaire de méd. et de chir. pratiques*, 1885, t. XXXVII, p. 29.

dépression, qui souvent se confondent, ou bien alternent parfois ensemble.

La première période varie de douze heures à deux ou trois jours; la seconde succède à la première et est caractérisée principalement par de la stupeur et une diminution notable du pouls.

Quand la guérison doit survenir, le malade recouvre le sommeil et reprend connaissance, en même temps que tous les accidents mentionnés plus haut tendent à disparaître. Quand la maladie aboutit à la mort, le coma persiste, l'insensibilité est complète; surviennent de la dilatation des pupilles avec injection des yeux, de la paralysie des paupières, du strabisme, de la carphologie.

La durée de la maladie est très variable ; dans certains cas, la mort a lieu d'une manière foudroyante et survient de la dixième à la vingt-quatrième heure : le plus souvent, les malades succombent pendant les cinq ou six premiers jours. En général, la maladie dure vingt-cinq jours.

La convalescence est toujours très longue ; le malade reste faible et amaigri et conserve longtemps de l'inappétence et des troubles très marqués de la nutrition ; quelquefois la mort se produit dans le marasme et la démence.

L. Laveran (1) distingue dans cette affection les quatre formes suivantes :

1° *Une forme abortive* (Tourdes), dans laquelle les accidents disparaissent au bout de un ou deux jours ;

2° *Une forme foudroyante*, caractérisée par une invasion subite, avec perte de connaissance, stupeur, dilatation des pupilles, une respiration suspirieuse, un pouls déprimé et irrégulier, de la contracture des mâchoires, de l'asphyxie et une mort rapide ;

3° *Une forme convulsive* ou *spinale*, dans laquelle, alors que l'intelligence est conservée, surviennent de la rachialgie, des convulsions, une insomnie opiniâtre, une agonie prolongée ;

4° *Une forme phrénétique*, dans laquelle, à la période d'excitation succède une période d'affaissement, accompagnée d'un refroidissement progressif qui précède la mort.

(1) Laveran, art. MÉNINGITE CÉRÉBRO-SPINALE du *Dictionnaire encyclop. des sciences médicales* (2e série, t. VI, p. 668).

Les complications (1) de la méningite cérébro-spinale son nombreuses et fréquentes ; elles résultent de l'extension de l'inflammation aux nerfs périphériques. Elles ont lieu du côté de l'appareil de la vision : conjonctivite avec sécrétion de mucus ou de pus (Tourdes), iritis, irido-choroïdite, kératite (Vallin), choroïdite exsudative, opacité du cristallin ; ou du côté de l'appareil de l'ouïe : bourdonnements, douleur, surdité persistante, otite purulente, inflammation suppurative de l'oreille moyenne et de l'oreille interne.

Elles peuvent résulter également du retentissement de l'inflammation de la séreuse de l'encéphale et de la moelle sur d'autres membranes séreuses, sur la plèvre (Tourdes, Forget, Faure, Lévy, L. Laveran), sur le péricarde (Vital), enfin sur les séreuses articulaires (Tourdes, Daga).

Les accidents consécutifs sont les suivants : perte de la mémoire, asphyxie, démence, amaurose, surdité, anesthésie partielle, paralysie de la troisième ou de la quatrième paire, tremblement des membres, quelquefois hémiplégie plus ou moins complète (2).

Le diagnostic de la maladie est facile, quand celle-ci règne épidémiquement dans une garnison ; mais, comme le dit Richard (3) avec raison, lorsqu'il survient deux ou trois cas isolés, comme ceux qu'on signale de distance en distance dans l'armée et la population civile, il est le plus souvent impossible d'affirmer que l'on a affaire à une petite épidémie de méningite cérébro-spinale ; mais si la localité où l'on observe a été anciennement un des théâtres de la maladie, il y aura de fortes présomptions en faveur de sa nature infectieuse.

F. — Prophylaxie.

La prophylaxie de la méningite cérébro-spinale est celle de toutes les maladies infectieuses. Quand, dans une caserne, se développent quelques cas de cette affection, il est utile de com-

(1) Voy. Daga, *Des Complications et des accidents consécutifs de la méningite cérébro-spinale épidémique*, Paris, 1831.

(2) A. Laveran, *loc. cit.*, p. 670.

(3) Richard, *loc cit.*, p. 38.

battre leur extension par l'aération, la désinfection et même l'évacuation des locaux contaminés (1). Malheureusement, il arrive quelquefois que les résultats de ces opérations ne sont pas aussi encourageants qu'on pourrait l'espérer, et la maladie peut réapparaître après leur emploi, comme l'a constaté Lemoine (2), en 1886, dans la garnison d'Orléans.

Une mesure excellente pour empêcher l'extension de l'épidémie, c'est d'éloigner le plus rapidement possible les jeunes soldats de la localité atteinte par la maladie et de bien se garder d'y laisser pénétrer les recrues, qui, comme nous l'avons vu et comme cela a été observé maintes fois, ont constitué le principal aliment de l'épidémie. Il sera bon d'éviter aux troupes tout refroidissement et de diminuer les exercices et les factions en plein air pendant les hivers rigoureux.

Les moyens thérapeutiques préconisés contre la méningite cérébro-spinale sont malheureusement peu efficaces ; nous mentionnerons les saignées, abandonnées aujourd'hui, parce qu'on en a reconnu les fâcheux effets et les dangers ; les applications de sangsues aux apophyses mastoïdes et de ventouses le long du rachis; les affusions froides sur la tête, les mercuriaux, les révulsifs (vésicatoires), les vomitifs, les purgatifs, les antispasmodiques ; enfin, l'opium, vanté beaucoup par Chauffard et Boudin, qui l'ont administré à hautes doses (3, 4, 5 décigrammes et même 1 gramme d'extrait aqueux), mais qui ne paraît indiqué à L. Laveran, et encore à doses modérées, que contre l'insomnie et l'agitation nocturne.

(1) Voy. Legouest, *Rapport sur une épidémie de méningite cérébro-spinale dans les casernes de Dresde et de Mockern* (*Comité consult. d'hyg. publ. de France*, 1883, t. VI, p. 329).

(2) *Loc. cit.*, p. 32.

CHAPITRE XII

L'ÉRYSIPÈLE

On sait qu'on distingue habituellement deux sortes d'érysipèle : l'*érysipèle médical*, qui siège presque toujours à la face et est bénin, et l'*érysipèle chirurgical*, *nosocomial* ou *malin*, qui s'observe principalement dans les hôpitaux, surtout dans les services de chirurgie, qui a son point de départ dans un traumatisme ou une plaie, s'étend aux différentes régions des téguments et offre généralement une certaine gravité.

On a considéré, jusque dans ces dernières années, ces formes d'*érysipèle* comme deux maladies différentes, au point de vue de leur nature et de leur origine. On attribuait la première à des influences saisonnières (*érysipèle saisonnier*, *médical*, *bénin*), et la seconde à une influence spécifique, résultant habituellement d'une infection ou d'un traumatisme (1).

Comme on l'avait soupçonné depuis longtemps (2), il résulte des recherches bactériologiques que ces deux formes pathologiques constituent une seule et même maladie ; mais, la seconde forme étant devenue aujourd'hui excessivement rare dans l'armée, grâce aux mesures prises dans les hôpitaux militaires pour assurer une application complète et rigoureuse de l'antisepsie, son étude appartenant, du reste, au domaine de la chirurgie, nous ne nous occuperons dans ce travail que de l'érysipèle médical, auquel la statistique médicale réserve une place distincte comme cause assez commune de morbidité et de mortalité parmi les soldats.

(1) Voy. L. Colin, *Traité des maladies épidémiques*, pp. 452 et 661.
(2) Gosselin et Raymond, art. ERYSIPÈLE du *Dictionnaire de méd. et de chir. pratiques*, 1871, t. XIV, p. 1.

A. — Fréquence et gravité de l'érysipèle dans l'armée.

L'érysipèle de la face n'est pas rare dans les hôpitaux militaires. Pendant ces trois dernières années, il a déterminé parmi nos troupes une morbidité :

De 2,03 pour 1000 hommes en 1888,
De 2,58 — en 1889,
De 3,33 — en 1890.

La proportion des cas d'érysipèle diffère suivant le grade et la durée du service, comme l'indiquent les chiffres suivants, correspondant aux deux années 1889 et 1890 (pour 1000 hommes):

	1889	1890
Officiers	0.15	0.25
Sous-officiers	0.93	1.27
Soldats ayant plus d'un an de service	3.26	2.35
Soldats ayant moins d'un an de service	4.29	3.85
Soldats des deux catégories	3.63	2.82

Le nombre des décès causés par cette affection varie chaque année, comme cela résulte de l'examen des chiffres suivants, empruntés à la statistique médicale de l'armée :

1868. . .	16 décès.	1881. . .	26 décès.	1888. . .	8 décès.
1872. . .	15 —	1882. . .	40 —	1889. . .	15 —
1876. . .	31 —	1883. . .	17 —	1890. . .	21 —
1877. . .	17 —	1884. . .	25 —		

La mortalité par érysipèle est comprise entre 0,04 et 0,05 par 1000 hommes ; elle a été de 1 pour 100 par rapport aux atteintes, pendant la période que nous avons considérée. C'est en 1888 que cette mortalité a été le plus faible et en 1882 qu'elle a été le plus élevée.

La proportion des érisypèles, suivant les différents corps d'armée, a été comprise, en 1889, entre 0,5 (Ier corps) et 6,6 pour 1000 hommes (XIIIe corps) et en 1890 entre 0,9 (Ier corps) et 17,4 pour 1000 (XIIIe corps).

La répartition topographique de la maladie se rapproche de

celle de la rougeole, beaucoup plus que de celle de la scarlatine.

En 1890, cette répartition de l'érysipèle, tout en se rapprochant également plus de celle de la rougeole que de celle de la scarlatine, a affecté plus d'indépendance que l'année précédente.

La fréquence de cette maladie dans les différentes armes a varié, en 1889, de 0 (secrétaires d'état-major et de recrutement) à 3,8 (chasseurs à pied), et en 1890 de 0,5 (secrétaires d'état-major) à 7,4 (sections d'infirmiers) pour 1000 hommes.

La statistique médicale de l'armée indique une prédominance marquée de la maladie pendant l'hiver et le printemps, avec minimum en été et en automne. Cette évolution se rapproche beaucoup de celle de la rougeole. Le tracé suivant représente la morbidité mensuelle par érysipèle en 1890 (voy. tracé XVI).

TRACÉ XVI. — MORBIDITÉ MENSUELLE PAR ÉRYSIPÈLE MÉDICAL EN 1890

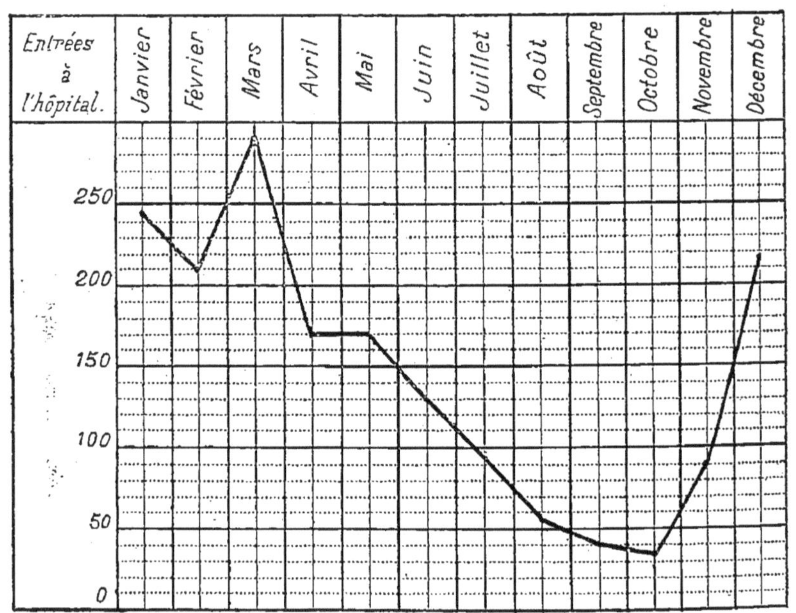

Pendant ces quatre dernières années (1889-1892), les cas d'érysipèle de la face, qui sont entrés dans nos salles à l'hôpital Villemanzy, ont offert, pendant chaque mois, la répartition suivante :

ANNÉES	JANVIER	FÉVRIER	MARS	AVRIL	MAI	JUIN	JUILLET	AOUT	SEPTEMBRE	OCTOBRE	NOVEMBRE	DÉCEMBRE	TOTAL
1889	2	3	7	8	14	8	1	1	1	2	2	4	53
1890	9	6	10	7	10	5	3	11	1	11	2	4	79
1891	5	6	4	4	4	3	1	1	11	3	5	6	53
1892	5	7	8	7	4	3	3	2	1	1	2	4	47
Total.	21	22	29	26	32	19	8	15	14	17	11	18	232

En 1890, Vigenaud et Bouchereau ont signalé dans la garnison de Clermont de nombreux cas de simulation de cette maladie, obtenus à l'aide de frictions avec le thapsia (1).

B. — ÉVOLUTION ÉPIDÉMIQUE DANS LES MILIEUX MILITAIRES.

Il n'est pas rare de voir survenir, dans certains corps de troupes, principalement au printemps, un certain nombre d'érysipèles, dont la provenance d'un même casernement ou l'apparition presque simultanée dans une même garnison accuse l'allure épidémique.

Mais, en aucun cas, on n'a à enregistrer des épidémies massives, comme celles qui accusent la haute puissance d'expansion du contage rubéolique, scarlatineux ou ourlien.

L'érysipèle n'a commencé à figurer qu'à partir de 1889 dans le rapport épidémiologique de la statistique médicale de l'armée. Ce rapport indique clairement la ressemblance qu'offre la répartition topographique de cette maladie dans les garnisons avec celle de la rougeole. Ainsi, alors que les Ier et IIe corps d'armée ont habituellement très peu d'érysipèles, comme ils ont très peu de rougeoles, les XIIe et IVe corps d'armée ont à la fois de nombreuses rougeoles et de nombreux érysipèles. En 1869, la division de Constantine, qui, par exception à l'état habituel à l'Algérie-Tunisie, a eu un assez grand nombre de rougeoles, a présenté aussi beaucoup d'érysipèles.

Les germes de la maladie se manifestent habituellement dans un grand nombre de garnisons. Dans le VIIIe corps d'armée, le

(1) Statistique médicale de l'armée en 1890, p. 133.

27e régiment de ligne, à Dijon, a offert, en 1889, 21 cas, dont 1 mortel; dans le Xe corps, le 136e, à Saint-Lô, en a présenté 8 cas, tous graves et donnant lieu, dans la moitié des cas, à des suppurations étendues du tissu cellulaire ; l'érysipèle a été très fréquent dans le XIVe corps, à Briançon (morbidité : 16.5 sur 1000 hommes), et à Gap (morbidité : 15.7 sur 1000 hommes), et dans le XVIIIe corps, à Bayonne et à Pau.

La coïncidence de cette maladie avec d'autres affections prédominantes pendant le printemps, telles que les angines, a conduit certains auteurs, L. Colin par exemple, à considérer l'érysipèle bénin comme une affection saisonnière et liée à diverses conditions météoriques et cosmiques, alors que, comme nous le verrons plus loin, la nature de cet état morbide est certainement plutôt infectieuse et spécifique.

Nous avons signalé la coïncidence de l'érysipèle de la face avec la rougeole; cette affection survient, également, comme complication dans la plupart des maladies infectieuses et principalement de la diphtérie et des oreillons (1).

Alix (2) a vu deux fois l'érysipèle de la face survenir chez des convalescents de rougeole. Il conclut de l'examen de plusieurs cas analogues que l'érysipèle pourrait bien être le troisième terme d'une infection qui débuterait par la rougeole et les oreillons. Cette opinion est confirmée par ce fait, reconnu aujourd'hui, que les maladies infectieuses préparent le terrain favorable à l'éclosion des microbes érysipélateux, en affaiblissant la résistance des individus contre ces micro-organismes.

L'érysipèle coïncide également avec certaines maladies des voies respiratoires, telles que les pneumonies, comme on l'a vu, en 1890, dans certaines garnisons (Mamers, Le Mans, Laval), et les angines (angines érysipélateuses), dont la nature est également infectieuse. C'est ce qu'a noté L. Colin, dans la garnison de Paris, durant l'épidémie de 1861, et ce que j'ai constaté maintes fois parmi les troupes de différentes localités, principalement à Tours et à Lyon.

(1) Voy. M. Raynaud, *De la Nature de l'érysipèle et de ses rapports avec les maladies infectieuses*, Paris, 1873.
(2) Alix, *Lyon médical*, 1878, t. XVIII, p. 371.

« A l'inverse des épidémies ordinaires, qui ont, en quelque sorte, leur autonomie propre, telles, par exemple, que les épidémies de dysenterie ou de choléra, les épidémies d'érysipèle n'existent presque jamais isolées. Elles naissent et se développent au milieu d'autres épidémies, à tel point que je ne crois pas, disait Maurice Raynaud, qu'il soit facile de montrer une épidémie d'érysipèle existant *pro se* et indépendamment de toute autre maladie régnante. »

C. — Étiologie.

L'érysipèle est une maladie infectieuse, spécifique, due à l'adultération générale de l'organisme par un microbe particulier (streptocoque de Felheisen), qui, inoculé dans les tissus, produit des effets morbides, et dont l'observation clinique et nécroscopique démontre la présence dans les divers milieux organiques.

Ce streptocoque ne persiste point longtemps dans le sang, d'où il est éliminé par les divers émonctoires, avant même la disparition de l'inflammation érysipélateuse.

Il ne peut vivre au delà de quatre ou cinq jours dans la peau ; il ne peut donc pas exister à l'état latent dans l'organisme, et, pour produire la maladie, il faut qu'il y soit introduit. Il est fort probable que cette introduction ne peut avoir lieu que par une inoculation traumatique, une solution de continuité, une plaie plus ou moins visible, quelquefois une simple fissure épidermique dans un sillon de la peau, et, quand le point d'inoculation ne peut être décelé, il faut admettre qu'il existe (Verneuil) (1).

Cette affection est certainement contagieuse (2) ; ce qui le prouve, ce sont les nombreux exemples de son importation dans un hôpital par une personne atteinte d'érysipèle ou même par une personne saine. La transmission de l'agent morbide a lieu également par l'air, par des objets de pansement, par des instruments, etc.

(1) Verneuil, *Mémoires de la Société de chirurgie*, 14 octobre 1883.

(2) H. Larrey, *Contagion de l'érysipèle épidémique* (Rapport à l'Académie de médecine, 20 novembre 1866).

Les cas sporadiques sont plus difficiles à expliquer, surtout quand la maladie survient chez un malade non exposé aux atteintes des germes érysipélateux. Dans ces cas, on recherche si l'individu ne portait pas en lui-même les éléments d'une auto-infection, c'est-à-dire le microbe érysipélateux en permanence. Si le streptocoque pathogène ne peut vivre longtemps dans les tissus et dans le sang, il est probable qu'il subsiste dans certains milieux extérieurs à l'organisme et représentés chez l'homme par les cavités muqueuses (cavités nasale, auriculaire ou palpébrale) ou par des anfractuosités fistuleuses, par des plaques d'eczéma, des lésions ulcéreuses.

Tandis que les fièvres éruptives confèrent une immunité relative, l'érysipèle, au contraire, peut offrir plusieurs récidives. Il semble que le malade, contaminé une première fois par le streptocoque, ne l'élimine pas complètement et que les spores de ce microbe, du moins, puissent persister à la surface cutanée ou dans les cavités muqueuses, prêtes à une nouvelle évolution.

D. — Étude clinique.

Nous n'aurons en vue, dans cette étude, que l'*érysipèle de la face*, forme sous laquelle s'observe presque exclusivement l'érysipèle médical.

Presque toujours cette maladie est précédée de prodromes, consistant dans un malaise général, un frisson très violent avec sensation de froid très marquée, début de l'évolution d'un état fébrile, une céphalalgie plus ou moins vive, de l'inappétence, quelquefois des vomissements. En même temps survient chez la plupart des malades un engorgement des ganglions sous-maxillaires.

Peu d'heures après apparaît l'éruption érysipélateuse, qui commence généralement à la racine du nez, plus rarement sur le bout de cet organe, quelquefois sur une joue ou vers une oreille et qui se manifeste sous forme d'une plaque rouge ou fauve, luisante, à surface légèrement grenue, se terminant par un bord formant un bourrelet parfaitement accusé ; cette plaque s'étend rapidement et envahit, soit tout le visage, principalement quand le point de départ est vers le nez, soit un seul côté de la face, quand l'éruption commence sur une joue ou vers une oreille (*érysipèle unilatéral*). Le menton est généralement préservé.

Le plus souvent, l'éruption se limite à la face ou à un côté de la face ; quelquefois, elle s'étend derrière la nuque ; d'autres fois, enfin, elle envahit le cuir chevelu et est reconnue au travers des cheveux par la palpation qui est douloureuse et par l'endolorissement des ganglions, autour de la base du crâne. Chez certains malades, la surface du visage atteinte par l'érysipèle présente en quelques points un léger soulèvement de l'épiderme par de la sérosité, avec formation de petites vésicules ou même de bulles et de phyctènes plus ou moins étendues (*érysipèle bulleux* ou *phycténoïde*). Celles-ci se rompent, et leur contenu forme des croûtes jaunâtres ou noirâtres, ayant exceptionnellement l'apparence gangréneuse.

L'érysipèle de la face offre une évolution typique : la fièvre se manifeste brusquement par une température de 40° et même au delà (41°), qui persiste les jours suivants, avec une légère rémission matinale (à 39°). Au bout de quelques jours, survient une déferyescence brusque et rapide, qui atteint parfois en quelques heures jusqu'à 3 ou 4° et qui, chez certains malades, a lieu progressivement. Toute recrudescence de la chaleur fébrile annonce généralement une nouvelle poussée érysipélateuse (Sorel) (1).

La marche de la maladie est ordinairement rapide ; il est rare que celle-ci se prolonge plus de huit à dix jours.

Suivant l'extension que prend l'éruption et la gravité des symptômes généraux qui l'accompagnent, on distingue, dans l'érysipèle de la face, divers degrés ; le plus léger est représenté par une éruption érysipélateuse et localisée à un point de la face (angle interne de l'orbite, nez, joue), qui, pendant quelques jours, offre de la rougeur, de la dureté, de la tension et de l'œdème de la peau ; puis, cette coloration pâlit, l'œdème diminue, les parties atteintes prennent leur aspect normal, et la guérison survient.

(1) Sorel, *Gaz. hebd.*, avril 1885.

Le plus souvent, on voit l'érysipèle se propager aux régions voisines; celles qui sont atteintes les premières éprouvent un commencement de résolution, alors que celles qui sont envahies secondairement sont en pleine période d'état. En se propageant, la maladie semble perdre de son intensité, si bien que la partie atteinte semble se confondre insensiblement avec les parties saines.

Les rechutes sont très fréquentes ; elles sont signalées par une nouvelle exacerbation des symptômes généraux et fébriles et par l'envahissement des parties précédemment malades; généralement, elles offrent moins d'intensité que la première atteinte et aboutissent promptement à la guérison.

Les récidives s'observent également assez souvent; il nous est arrivé de traiter des soldats pour érysipèle deux et même trois fois pendant leur présence sous les drapeaux.

L'érysipèle de la face n'offre généralement pas de gravité. Sur 1355 cas traités en 1889, dans les hôpitaux, il y a eu 15 décès, soit 1,10 pour 100 érysipélateux. En 1890, cette mortalité a été représentée par 21 décès sur 1777 cas, soit 1 0/0 par rapport aux atteintes.

L'érysipèle dans l'armée offre une mortalité beaucoup moins élevée que dans la population civile, si l'on en juge, du moins, d'après les chiffres obtenus par Maurice Raynaud, pour les malades traités dans les hôpitaux civils de Paris en 1862 et 1863 (16,8 décès pour 100 érysipèles spontanés en 1862 ; 8,5 en 1863) (1).

La gravité de la maladie, qui, comme on le voit, est exceptionnelle parmi les soldats, est due principalement à l'intensité des phénomènes généraux, résultant d'une véritable intoxication (adynamie, stupeur, état typhoïde, langue fuligineuse, météorisme abdominal, rétention d'urine, albuminurie, délire, insomnie, soubresaut de tendons, parotidites suppurées, etc.).

Dans certains cas exceptionnels, nous avons vu l'érysipèle de la face s'étendre au reste du corps par le cou, la poitrine, l'abdomen, les membres supérieurs et inférieurs. Pendant notre séjour

(1) M. Raynaud, art. Erysipèle médical, du *Nouveau Dictionnaire de médecine et de chirurgie pratiques*, p. 85.

en 1880-83 à l'hôpital militaire de Versailles, nous avons assisté au développement d'un certain nombre d'érysipèles chez des malades convalescents de fièvre typhoïde ; pour quelques-uns l'éruption s'est étendue de la face à tout le corps.

L'érysipèle peut se propager de l'extérieur à l'intérieur, des téguments sur les muqueuses et réciproquement (*érysipèle interne*).

L'érysipèle du pharynx est le plus commun ; nous l'avons observé assez fréquemment. La propagation de l'éruption de la peau à l'arrière-gorge ou de celle-ci à la peau peut avoir lieu par les narines et les fosses nasales, par les lèvres et la muqueuse buccale, par les fosses nasales, le sac, les conduits et les points lacrymaux, par la trompe d'Eustache, l'oreille moyenne et le conduit auditif (Cornil).

L'érysipèle des fosses nasales est également assez fréquent ; celui de la bouche est plus rare.

La maladie peut même se propager au larynx, aux bronches et aux poumons (Labbé, Gaucher, J. Simon, Lasègue).

Quand il y a propagation de l'érysipèle au larynx, les symptômes sont ceux d'une laryngite intense que vient parfois compliquer l'apparition d'un œdème aigu de la glotte.

La pneumonie érysipélateuse pourrait être primitive (Potain, Cuffier) et résulterait de l'introduction de l'agent pathogène dans les voies respiratoires et de sa fixation dans ces voies, ou bien dans le sang, en produisant une lésion pulmonaire par embolie ou thrombose. Mais, le plus souvent, la pneumonie est consécutive à l'érysipèle (Strauss) (1). Cette complication s'annonce par les symptômes suivants : dans le cours d'un érysipèle de la face, le malade est pris d'une exacerbation fébrile, avec accélération du pouls, sans frisson, point de côté peu intense, un peu de toux, des signes d'hépatisation pulmonaire d'abord limitée, mais qui s'étend avec une rapidité très grande, au point qu'au bout de quelques jours le poumon est envahi dans toute sa hauteur ; l'adynamie est considérable et s'accompagne d'épistaxis, avec teinte subictérique et collapsus qui aboutit à la mort (2).

(1) Strauss, *Rev. mens. de méd. et de chir.*, 1879.

(2) Voy. art. ERYSIPÈLE du *Dictionnaire des sciences médicales*, 1re série, t. XXXV, p. 531.

L'érysipèle de la face peut se localiser aux appareils auditif et oculaire. Cette localisation est primitive ou secondaire.

Le plus ordinairement, l'éruption se propage de la face, principalement du pavillon de l'oreille au conduit auditif interne, puis à l'oreille moyenne et s'accompagne de surdité plus ou moins prononcée. Elle peut offrir une marche inverse et se transmettre du dedans au dehors de l'oreille, par propagation à la trompe d'Eustache, à la caisse et au conduit auditif externe.

Les altérations oculaires, qui peuvent résulter de l'érysipèle, sont représentées par certaines lésions des paupières (ectropion, entropion, trichiasis, conjonctivites, kératites, rétinites (1), suppuration du fond de l'orbite, phlegmon et fonte totale de l'œil) (Colle) (2).

L'altération et l'atrophie de la papille (3), à la suite d'érysipèle de la face, quoique rare, a été observée par Galezowski, Wecker, Parinaud, Cuignet, Dufaud, etc. Cette atrophie est le plus souvent unilatérale.

L'érysipèle peut se compliquer de certaines lésions cardiaques (endocardite, péricardite, myocardite) (Jaccoud), néphrétiques (Bouchard), méningitiques et cérébrales (Denucé) et articulaires (Bourcy, Boucher, Lapersonne).

Il peut survenir secondairement comme complication de la plupart des maladies infectieuses, telles que le typhus, la fièvre typhoïde, la variole, la diphtérie, la stomatite ulcéro-membraneuse, la dysenterie, la grippe, l'ophtalmie purulente, la tuberculose aiguë (Lasègue), la leucocythémie (Hanot). Il offre alors une certaine gravité et est souvent suivi de mort.

Il est très rare, comme on l'a constaté pourtant dans certains cas (rhumatisme, maladies du cœur et des reins) et surtout dans certaines lésions chirurgicales (ostéites et arthrites suppurées) (Champouillon) (4), que l'érysipèle soit salutaire et détermine une amélioration ou même la guérison de ces affections.

(1) Mathis, *Observations de deux cas d'érysipèle de la face suivis de troubles graves du côté de la vision* (*Rec. de mém. de méd. mil.*, 1869, t. XXII, p. 412).

(2) Colle, *Des complications oculaires de l'érysipèle*. Thèse de Bordeaux, 1887.

(3) Dufaud, *Contributions à l'étude de l'atrophie du nerf optique à la suite d'érysipèle de la face* (*Union médicale*, 1886, t. II, page 1002).

(4) Champouillon, *Erysipèle salutaire* (*Recueil de méd. mil.*, 1869).

E. — Traitement curatif et prophylactique.

Tant qu'on a ignoré la nature infectieuse de l'érysipèle, la préoccupation des médecins a été d'arrêter localement l'extension de l'éruption qui constituait le principal symptôme de la maladie et de modérer l'inflammation des téguments. Parmi les principaux moyens, auxquels on a eu recours dans ce but et dont la plupart sont aujourd'hui abandonnés, nous mentionnerons les suivants : l'application sur les parties atteintes de certaines substances ayant pour but d'isoler le mal et de combattre l'inflammation : corps gras (Barthez) (1), poudres inertes, *émollients* (cataplasmes), *résolutifs* (pommades iodurée, belladonée ou mercurielle), *astringents*, lotions au perchlorure ou au persulfate de fer (Beckel) (2), teinture d'iode, nitrate d'argent, liniments térébenthinés (Schutzenberger) (3), collodion (Robert de Latour, Rouget) (4), ou vésicatoires camphrés (Moissenet) (5).

D'autres médecins, encore plus hardis, ne craignaient pas d'attaquer le mal par des émissions sanguines locales : sangsues, vésicatoires, scarifications (Schutzenberger) ; mouchetures, abrasion de la peau (Baudens) (6) ; caustiques, moxas, fer rouge, (Larrey) (7).

Actuellement, l'érysipèle étant considéré comme une maladie infectieuse, la méthode antiseptique lui est appliquée à l'extérieur comme à l'intérieur.

L'introduction de substances antiseptiques dans le foyer du mal, par l'application de ces substances à la surface de la peau préalablement scarifiée (Clossen), par les injections sous-cutanées (Hueter, Bœckel) (8), ont offert une efficacité douteuse, tout en présentant des dangers réels. Voilà pourquoi, on a remplacé ces moyens par de simples applications, sur les parties malades, de topiques ou de solutions antiseptiques (acide phénique,

(1) Voy. *Rec. de mém. de médecine mil.*, 1834, t. XXXIII.
(2) Voy. *Gaz. méd. de Strasbourg*, 1857, p. 23.
(3) *Id.*, 1874.
(4) *Thèse de Strasbourg*, 1874.
(5) *Soc. méd. des hôpitaux*, 1874.
(6) Voy. *Rec. de mém. de méd. mil.*, 1836, t. XXXIX.
(7) D.-J. Larrey, *Clinique chir.*, Paris, 1829, t. I, p. 64.
(8) *Gaz. méd. de Strasbourg*, 1875, p. 50.

sublimé). Talamon (1), après avoir expérimenté plusieurs de ces solutions, a donné la préférence aux pulvérisations d'une solution éthérée de sublimé, employées par lui également dans le traitement de la variole (sublimé et acide tartrique *āā* 1 gr., alcool à 90° 5 centig.; éther sulfurique q. s. pour 50 centil.). On fait ces pulvérisations trois ou quatre fois dans les vingt-quatre heures.

Ces moyens peuvent être combinés avec une médication interne: acide salicylique et salicylate de soude (Shulter), antipyrine, quinine (Bing, Vogel, Gross). On combat, en même temps, l'état saburral des premières voies par l'administration d'un émétique ou de laxatifs, l'adynamie et le typhisme par les toniques, les excitants et les stimulants diffusibles (café, thé).

Le traitement préventif de l'érysipèle est généralement suivi des meilleurs effets. Il consiste, comme pour toutes les maladies contagieuses, dans l'application la plus large des deux moyens que nous avons à notre disposition pour en empêcher la propagation, je veux parler de l'*isolement* et de l'*antisepsie*.

Dès qu'un cas d'érysipèle se manifeste dans un corps de troupes, le malade doit être envoyé d'urgence à l'hôpital, où il sera soumis à l'isolement le plus complet. A l'hôpital de Villemanzy, où nous traitons les malades atteints d'érysipèle dans une salle spéciale du service des contagieux, nous n'avons jamais constaté de cas internes.

(1) Talamon, *Société méd. des hôpitaux,* 21 mars 1890.

CHAPITRE XIII

LA DIPHTÉRITE

C'est sous forme d'angine que se manifeste presque toujours la diphtérite dans l'armée. Ce qui s'explique facilement, puisque les soldats sont à l'âge auquel, dans la population civile, cette maladie se localise ordinairement du côté du pharynx.

A. — Fréquence et gravité parmi les soldats.

La diphtérite, loin de diminuer dans l'armée comme la plupart des maladies infectieuses, a semblé, au contraire, y augmenter de fréquence pendant ces dernières années.

Le même fait s'observe, du reste, également dans la population civile.

On sait que, pendant fort longtemps, cette affection est restée confinée dans les départements du centre de la France ; elle n'a même fait son apparition à Paris qu'en 1842-1843 (Boudet et Becquerel). Après avoir cessé pendant une assez longue période, elle a réapparu en 1855 dans la population parisienne, où elle s'est manifestée sous forme de petites épidémies ; actuellement elle y est devenue endémique, comme dans la plupart des grandes villes.

Elle présente des foyers de localisation assez marqués sur le territoire français ; elle est surtout fréquente dans les départements du Midi et du Sud-Est, dans la vallée du Rhône, le long du littoral méditerranéen, puis en Bretagne, sur les côtes de l'Océan, enfin, dans les départements du Nord et du Nord-Ouest, mais principalement en Normandie.

A Paris et dans sa banlieue, la mortalité occasionnée par la diphtérite a varié de 1872 à 1880 entre 0,6 et 0,14 pour 1000 et s'est élevée pendant la période 1886-90 à 0,7 décès pour 1.000 habitants.

Le nombre des décès diphtéritiques a augmenté considérablement dans l'armée pendant ces dernières années. C'est ce qu'indiquent les chiffres suivants, empruntés à la statistique médicale et correspondant à la période 1862-1890 :

1862. . .	11 décès.	1873. . .	17 décès.	1882. . .	58 décès.
1863. . .	8 —	1874. . .	17 —	1883. . .	49 —
1864. . .	10 —	1875. . .	26 —	1884. . .	50 —
1865. . .	7 —	1876. . .	36 —	1885. . .	32 —
1866. . .	4 —	1877. . .	16 —	1886. . .	37 —
1867. . .	11 —	1878. . .	17 —	1887. . .	44 —
1868. . .	16 —	1879. . .	16 —	1888. . .	41 —
1869. . .	5 —	1880. . .	30 —	1889. . .	45 —
1872. . .	4 —	1881. . .	45 —	1890. . .	54 —

Cette augmentation de la diphtérite depuis 1880 a été également signalée dans la population civile.

La maladie paraît moins commune et moins grave dans l'armée que dans cette population (12 décès sur 1000 décès généraux dans la première ; 26 décès sur 1000 décès généraux dans la seconde). Cette différence de léthalité tient à la fréquence du croup parmi les enfants et les adolescents moins âgés que les soldats.

La diphtérite atteint principalement les troupes des corps d'armée du nord-ouest (IIIe et X^e corps) et du sud-est (XIVe, XVe et XVIe corps) de la France, et surtout le Gouvernement militaire de Paris. Sur 505 décès que cette affection a déterminés dans l'armée pendant la période 1880-90, 113 (plus d'un cinquième), ont eu lieu parmi les troupes casernées à Paris ou dans sa banlieue, comme on le voit dans le tableau ci-joint (voy. p. 411).

Les villes de garnison les plus éprouvées par la diphtérite sont précisément celles où cette maladie paraît endémique ; nous citerons, par exemple, après Paris, Rouen, Marseille, Toulon, Grenoble, Tarbes, etc.

En 1889, le corps d'armée de beaucoup le plus atteint a été le XIVe, avec le Gouvernement militaire de Lyon, qui a compté à lui seul plus du tiers des cas et près de la moitié des décès (123 cas, 19 décès) ; viennent ensuite le IXe (77 cas, 5 décès); et le XVIIIe (37 cas, 2 décès); douze corps d'armée ont présenté moins de 10 cas; aucun n'a été indemne.

ANNÉES	NOMBRE DE DÉCÈS PAR DIPHTÉRIE		
	DANS LE GOUVERNEMENT DE PARIS	DANS LE RESTE DE L'ARMÉE	TOTAL
1880	15	35	50
1881	22	23	45
1882	18	40	58
1883	14	33	49
1884	11	39	50
1885	6	26	32
1886	6	31	37
1887	7	37	44
1888	5	36	41
1889	6	39	45
1890	3	51	54

Les troupes de l'Algérie et de la Tunisie fournissent généralement, à effectif égal, une mortalité diphtéritique plus considérable que les troupes de l'intérieur.

Comme toutes les maladies infectieuses, la diphtérite frappe de préférence les jeunes soldats, qui sont trois fois plus atteints que les autres. Elle est plus rare parmi les sous-officiers et surtout les officiers que parmi les soldats.

Pendant l'épidémie de diphtérie qui sévit en 1887-88 sur le 12e chasseurs à Rouen, les militaires qui avaient moins d'un an de service ont été frappés dans la proportion de 19,6 pour 100, alors que les autres soldats n'ont présenté qu'une morbidité de 8,3 pour 100.

On a remarqué que les armes montées étaient atteintes par la maladie dans une proportion beaucoup plus forte que les armes non montées (11,9 pour 1000 hommes parmi les premières; 6,8 pour 1000 hommes parmi les secondes, en 1888; 12 pour 1000 parmi les premières, 7,3 pour 1000 parmi les secondes, en 1890). Ce fait semble donner un certain fondement à l'idée émise par Teissier (1) que les fumiers souillés par les oiseaux de basse-

(1) Teissier, *Étiologie de la diphtérite* (*Comptes rendus de l'Académie des sciences*, 6 juin 1887).

cour constitueraient d'excellents milieux de culture pour le germe diphtéritique (1).

L'angine diphtéritique est surtout fréquente pendant le premier trimestre de l'année et atteint son maximum au printemps (en février); ensuite, elle diminue graduellement pendant l'été et l'automne, pour offrir son minimum en octobre et novembre ; à partir de cette époque, elle augmente de fréquence. (Voy. tracé XVII.)

TRACÉ XVII. — MORBIDITÉ MENSUELLE PAR DIPHTÉRITE EN 1890.

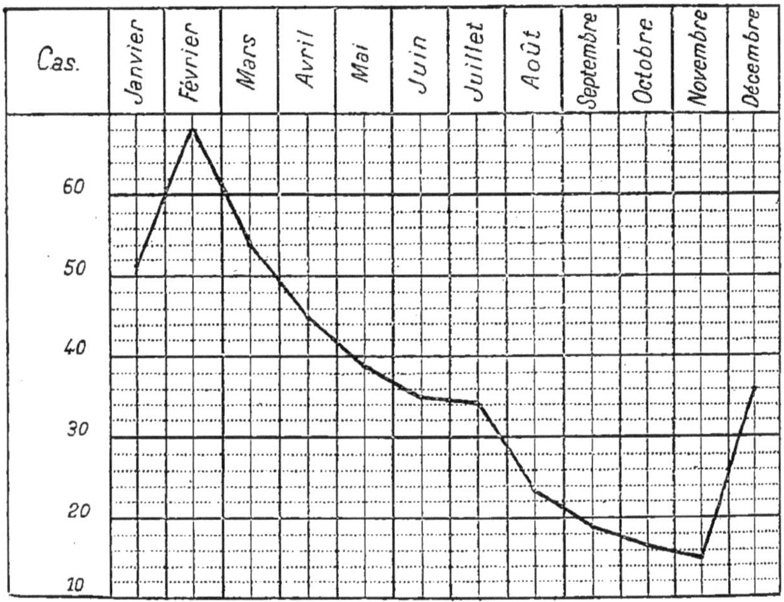

Cette évolution de la diphtérie n'est point spéciale aux soldats, car on l'observe également dans la population civile, comme l'indique le nombre des admissions pour cette maladie dans les hôpitaux civils de Paris pendant chaque mois de l'année 1890 :

Janvier	148	Avril	221
Février	212	Mai	240
Mars.	236	Juin.	178

(1) La statistique médicale de l'armée pour 1889 n'a pas confirmé cette opinion, puisque la morbidité diphtéritique a été, pendant cette année, représentée seulement par 7,6 pour les armes montées, alors qu'elle a atteint 8,7 sur 1000 dans les armes non montées. Il y a, cependant, lieu de remarquer que c'est parmi les armes montées qu'ont sévi surtout les épidémies de diphtérie, l'infanterie ayant fourni plutôt des cas sporadiques.

Juillet.	215	Octobre.	141
Août.	100	Novembre	155
Septembre	152	Décembre.	225

B. — Évolution épidémique dans les milieux militaires.

On sait qu'actuellement il ne se passe guère d'année où l'angine diphtéritique ne se manifeste à l'état épidémique dans certaines garnisons de France et d'Algérie et n'y révèle sa présence par une série de cas plus ou moins nombreux, mais généralement localisés à un casernement, quelquefois même à un pavillon de caserne. Avant 1862, bien que, comme nous l'avons vu, cette maladie ait été assez rare dans les garnisons, elle avait été observée en 1840, à Nantes, et en 1854, à Avignon (1), où, sur un effectif moyen de 1686 hommes, le 75e de ligne, caserné dans le château des Papes, avait présenté 200 cas et 12 décès, alors que la population civile avait été complètement indemne. Nous signalerons également l'épidémie qui, en 1859, régna dans la garnison de Paris, où elle coïncida avec de nombreux cas de rougeole.

C'est surtout à partir de 1872 qu'ont été signalées dans notre armée un certain nombre d'épidémies d'angines diphtéritiques.

Un fait remarquable à noter dans toutes ces épidémies, c'est que l'apparition de la maladie a presque toujours été précédée ou accompagnée d'angines simples ou catarrhales. Cette remarque a été faite par Bailly, dans l'épidémie qui éclata, en 1880, au 11e régiment de chasseurs, à Saint-Germain-en-Laye (8 angines diphtéritiques et 15 angines simples); par Eude (2) dans une épidémie analogue, survenue en 1881, au 10e bataillon de chasseurs à pied à Saint-Dié; par Maljean (3), en 1882, dans l'épidémie si meurtrière qui sévit pendant les mois de novembre et de décembre sur la garnison de la Goulette, et dans laquelle sur 68 hommes atteints par la maladie, 22 succombèrent; par

(1) Lespiau, *Relation d'une épidémie de diphtérite sur le 75e de ligne à Avignon* (*Recueil de méd. milit.*, 2e série, 1854, t. XIII, p. 19).

(2) Eude, *la Diphtérie au 10e bataillon de chasseurs à pied* (*Recueil de méd. milit.*, 1882, 3e série, t. XXXVIII, p. 365).

(3) Maljean, *Relation d'une épidémie de diphtérite à Tunis* (*Arch. de méd. milit.*, 1882, t. III, p. 193).

Sifflet (1), dans l'épidémie observée par ce médecin au 85e de ligne, à Cosne, pendant l'hiver 1884-1885, et dans laquelle, sur 102 cas d'angine, 14 seulement s'accompagnèrent de la production de fausses membranes.

En 1883-84, la diphtérite sévit dans le Gouvernement de Paris, principalement à l'Ecole militaire et au Gros-Caillou (A. Laveran) (2).

En 1884, de petites épidémies diphtéritiques furent observées dans les garnisons de Dijon, d'Angoulême, d'Amiens, de Fontainebleau, etc.

Enfin, la statistique médicale de l'armée signale des épidémies semblables : en 1886, dans le 15e régiment de chasseurs à Fontainebleau (8 cas et 2 décès); en 1886, dans le 3e dragons à Nantes (40 cas et 3 décès); en 1888, dans le 12e chasseurs à cheval à Rouen (75 entrées aux hôpitaux et 2 décès), et dans le 17e dragons à Libourne (18 cas et 2 décès); en 1889, dans le 68e de ligne à Issoudun (59 cas et 2 décès), et dans les garnisons de Grenoble (79 cas et 8 décès), de Briançon (24 cas et 6 décès), et de Lyon (27 cas et 4 décès); en 1890, à Melun (39 cas, 1 décès); à Tours, dans le 25e dragons (150 cas d'angine et 2 décès); au Puy (24 cas, 4 décès); à Grenoble (26 cas, 1 décès); à Gap (19 cas, 1 décès).

L. Colin (3) attribue cette progression ininterrompue de la diphtérite dans notre armée : 1° au peu de tendance de cette affection à l'expansion épidémique; 2° à la facilité avec laquelle elle récidive, en sorte que les explosions successives de la maladie n'épuisent nullement les aptitudes morbides des populations envahies et ne créent point d'obstacle à ses apparitions ultérieures.

Les épidémies de diphtérie ont lieu généralement pendant la saison hivernale (4); cependant quelques-unes ont été observées pendant la saison chaude; telle est l'épidémie survenue au 8e dragons, à Lunéville, au mois de juillet 1875, c'est-à-dire au

(1) Sifflet, *Rapport d'inspection médicale*, 1884-1885. Documents inédits du Comité de Santé, reproduits par Kelsch (*Maladies catarrhales*, p. 192).

(2) A. Laveran, *De la Diphtérie dans l'armée. Relation d'une petite épidémie de diphtérite observée à l'hôpital du Gros-Caillou en* 1883-84 (*Arch. de méd. milit.*, 1884, t. IV, p. 221).

(3) L. Colin, *Traité des maladies épidémiques*, p. 672.

(4) Voy. Fropo, *Note sur la diphtérie* (*Recueil de méd. milit.*, t. XVII, p. 309.)

moment des plus fortes chaleurs de l'année et qui a été décrite par Czernicki (1).

Quand l'angine diphtéritique se manifeste dans l'armée sous forme d'épidémie, la maladie est généralement précédée ou accompagnée de l'apparition d'un certain nombre d'angines bénignes (*angines tonsillaires, pultacées, herpétiques*), qui guérissent au bout de quelques jours ; celles-ci proviennent ordinairement du même local, de la même compagnie ou du même escadron. Au bout de quelque temps surviennent des cas un peu plus graves ; l'inflammation de l'isthme du gosier est vive et s'accompagne de fièvre et de céphalalgie ; des fausses membranes minces, d'un blanc bleuâtre, apparaissent sur les amygdales ; dans quelques cas, ces fausses membranes sont épaisses, étendues, adhérentes, et offrent une extension marquée à toute la muqueuse pharyngée. Il y a du gonflement des ganglions cervicaux; l'angine diphtéritique est reconnue, et quelques cas mortels viennent confirmer le diagnostic.

Quelquefois, comme Philippi l'a observé en 1889, dans un bataillon d'artillerie de forteresse en garnison à Reims, alors qu'il survient un nombre considérable d'angines pultacées avec dépôts couenneux sur les amygdales, la luette, les piliers, et accompagnées de symptômes généraux excessivement graves (fièvre intense, adynamie, douleur musculaire), aucun de ces cas n'évolue en diphtérie; d'autres fois, la maladie ne se révèle chez certains malades, considérés comme atteints simplement d'angine pultacée, qu'après la guérison, alors qu'on voit survenir chez ces malades des paralysies qu'on ne peut rapporter qu'à la diphtérie.

Cette coïncidence de ces différentes formes d'angines, les unes bénignes, les autres malignes, dans la même épidémie, a amené quelques observateurs à considérer les unes et les autres comme des degrés plus ou moins marqués de la même affection.

« Semblables aux fièvres gastriques, avant-coureurs de la fièvre typhoïde, dit Kelsch, ces angines s'élèvent par degré à la diphtérie confirmée et imposent ici comme là la pensée que tous les

(1) Czernicki, *Relation d'une épidémie d'angines diphtéritiques* (*Recueil de méd. milit.*, 1875, t. XXXI, p. 59).

cas forment une seule et même épidémie, se rapportant à la même maladie dont l'agent spécifique se renforce peu à peu par des passages successifs. »

Indépendamment de l'association si fréquente des deux formes morbides (*angine catarrhale* et *angine diphtéritique*), dans la plupart des épidémies, cet auteur invoque à l'appui de son opinion les considérations suivantes :

Les angines catarrhales et couenneuses sont susceptibles des mêmes complications.

Les angines catarrhales sont transmissibles comme les angines diphtéritiques.

Un malade, atteint d'angine membraneuse, peut communiquer une angine simple, et réciproquement.

Kelsch reconnaît pourtant qu'il y a des angines qui relèvent de causes propres, souvent inhérentes à l'individu lui-même; telles seraient, suivant lui, les *angines phlegmoneuses*, dont le développement, tout en étant lié indirectement à l'influence du froid, dépendrait, comme les autres angines infectieuses, de l'action morbide exercée par certains microbes.

On remarque souvent un intervalle de dix à quinze jours entre l'atteinte successive des compagnies ou des escradrons du régiment frappé par la maladie, comme si le contage avait besoin d'un certain temps d'incubation avant de se développer dans le milieu où il est importé; dans la même compagnie, sur les hommes placés dans des conditions identiques d'aération, de travail, d'alimentation, l'épidémie n'atteint les individus qu'avec une extrême lenteur, ce qui tend à démontrer la faible tendance d'expansion du contage.

Il y a toujours une partie limitée du régiment qui est plus frappée que les autres; souvent, les compagnies privilégiées semblent devoir leur préservation à ce qu'elles se trouvent dans de meilleures conditions hygiéniques, au point de vue du casernement et de leurs occupations professionnelles. Dans l'épidémie observée au 3e dragons, à Lunéville, par Czernicki, tous les malades appartenaient à un seul escadron et provenaient seulement de deux chambrées.

La diphtérite, une fois éclose dans une caserne, se propage

habituellement d'un bâtiment à un autre, si bien que chacun d'eux paraît avoir son épidémie particulière; c'est ce qui a été observé notamment par André, à la caserne Richepanse, à Rouen, en 1887-88.

Quelquefois la maladie offre une gravité plus grande dans certaine chambrée, et l'on reconnaît que c'est précisément ce local qui est le plus facilement accessible à toutes les maladies infectieuses.

Il n'est pas rare de voir dans la même chambrée un soldat couché assez loin du lit occupé par le dernier diphtéritique, atteint par la maladie, alors que les lits voisins sont épargnés.

Malgré les communications constantes qui peuvent exister entre les divers locaux d'une même caserne, la diphtérie offre peu de tendance à passer d'une chambre à l'autre. C'est exceptionnellement que cette maladie se dissémine dans la totalité du casernement, comme Eude l'a observé à Saint-Dié, où 19 cas d'angine couenneuse, traités par lui, provenaient de quinze chambrées différentes. Il est vrai que la maladie régnait en même temps dans la population civile.

Les soldats paraissent, dans chaque garnison, d'autant plus exposés à cette affection que la population civile du quartier où ils sont casernés est plus accessible à la maladie. Les épidémies qui ont sévi en 1886 sur le 15e régiment de chasseurs à Fontainebleau, en 1887 sur le 3e dragons à Nantes, en 1888 sur le 15e chasseurs à cheval à Rouen, en 1889 dans les principales garnisons du XIVe corps d'armée (Grenoble, Lyon, Briançon), ont coïncidé avec des épidémies tout à fait semblables survenues dans la population civile.

En général, la transmission de la maladie de la population civile à l'armée a lieu très lentement, ce qui tient probablement à la faible diffusibilité du contage diphtéritique. Alors que la diphtérie régnait depuis le mois de novembre 1880 parmi les habitants de Saint-Dié, le baraquement, occupé par le 10e bataillon de chasseurs à pied, caserné pourtant à proximité du foyer principal de l'épidémie, ne fut atteint que deux mois après, c'est-à-dire dans les premiers jours de janvier 1881 (Eude).

Dans quelques épidémies localisées à certaines casernes, il a été possible de déterminer nettement l'importation de la maladie de la population civile dans l'armée. A Tarbes, en juin 1888, un artilleur fut enlevé en quarante-huit heures par la diphtérie, après avoir visité un enfant mort du croup dans le voisinage de la caserne.

D'autres fois, la diphtérie a été importée d'une ville de garnison plus ou moins éloignée, par un régiment atteint de la maladie dans son ancienne résidence. Le 4e zouaves, venu en 1884 d'Alger à Tunis, après avoir présenté dans la première localité des cas de diphtérie, ayant occupé la même caserne que deux bataillons du 115e de ligne, transmit cette maladie à ces deux bataillons jusqu'alors indemnes.

Enfin, certaines épidémies ont été causées par l'importation de la maladie d'une localité voisine par des militaires isolés. Nous citerons, par exemple, les cas suivants :

En 1888, à Foix, deux hommes du 59e de ligne, voisins de lit, succombèrent à la diphtérie, alors que cette maladie n'existait pas en ville ; mais une enquête démontra que le germe morbide fut très probablement apporté d'un village voisin, où sévissait une épidémie diphtéritique, et où les hommes du régiment allaient en promenade.

En 1889, à Bellac, où la diphtérie est inconnue, un engagé volontaire fut atteint d'angine couenneuse trois jours après son arrivée au régiment et transmit son affection à deux de ses camarades, qui présentèrent comme lui des fausses membranes et des engorgements ganglionnaires volumineux.

Quelquefois, il est impossible de découvrir le point de départ de la maladie, et celle-ci paraît se développer spontanément. L. Colin, dans un cas analogue, a cru devoir attribuer un rôle prédominant à l'encombrement et à l'infection nosocomiale, pour expliquer l'épidémie qu'il observa en 1859, au Val-de-Grâce, parmi les nombreux malades revenant de l'armée d'Italie.

Il nous paraît plus conforme aux idées modernes d'admettre que le germe morbide reste latent et sommeille jusqu'au moment où il se développe sous l'influence de causes adjuvantes, dont les principales sont représentées par l'affaiblissement de l'organisme, l'anémie profonde, le surmenage, etc., conditions qui paraissent suffisantes pour produire une activité nouvelle des germes légués par une épidémie antérieure et demeurés assoupis pendant un certain temps.

Telle est l'explication donnée par Czernicki pour rendre compte de l'épidémie diphtéritique qui atteignit le 5ᵉ dragons à Lunéville, en 1885. Ce régiment était logé dans la caserne du Château, qui, en 1870, pendant l'occupation allemande, avait servi d'hôpital temporaire. Notre distingué collègue se demande si les germes, déposés alors par les malades atteints de diphtérie, n'ont pas pu sommeiller pendant quelques années, pour se réveiller sous l'influence de conditions atmosphérique ou saisonnières favorables à leur éclosion.

C. — Étiologie.

On sait que la diphtérie est causée par un contage, représenté suivant certains auteurs (Roux et Yersin) par un microbe unique, et suivant d'autres (Emmerich) par des micro-organismes très divers.

L'agent pathogène de la diphtérie paraît être un microbe spécial; découvert par Klebs en 1883, il a été étudié par Lœffler (1884-87) et par Hoffmann (1888).

Ce microbe peut s'implanter, d'abord sur l'amygdale, s'y multiplier sur place, puis pénétrer, par les vaisseaux et les ganglions lymphatiques, dans le sang, où, par la sécrétion de ptomaïnes, il déterminerait une véritable intoxication (Roux et Yersin, 1888).

On s'est demandé si cette maladie ne devait pas être considérée comme une zoonose, particulière aux oiseaux et aux volailles, et pouvant se transmettre à l'homme. Cette opinion, soutenue par Nicati (de Marseille), n'a point été acceptée par Cornil, Lœffler, Mégnin, qui se sont refusés à admettre une identité entre la diphtérie humaine et la diphtérie aviaire, en se fondant sur ce fait que les bacilles, propres à chacune de ces affections, offriraient, au point de vue morphologique et biologique, des différences marquées, et que les deux maladies seraient loin de revêtir la même évolution clinique. Cependant certains faits semblent favorables à l'opinion de Nicati; telles sont ces épidémies de diphtérite humaine, observées pendant ces dernières années, et dont le développement et l'évolution ont paru se rattacher si nettement à une épizootie analogue, régnant concurremment avec elles (1); telle est cette observation faite par Longuet, à Bel-Abbès, en 1886, et dans laquelle on voit un brigadier qui, après avoir soigné des poules diphtéritiques, fut lui-même atteint de diphtérie, dans un pays où pas un cas de cette maladie ne s'était montré depuis longtemps ; telles sont les recherches poursuivies en Angleterre et qui tendraient à prouver chez certains animaux domestiques (veaux, chevaux, chats, poules, etc.,) l'existence d'une maladie à marche clinique absolument semblable à celle de la diphtérie humaine ; telles sont, enfin, les expériences instituées récemment en Allemagne par Klein (2) et qui ont paru démontrer la transmission par inoculation de cette maladie à certains animaux domestiques (chats, vaches, etc.) (3).

Mais, si le bacille Klebs-Lœffler paraît être le principal facteur de la fausse membrane diphtéritique, il peut être associé dans celle-ci à d'autres microbes, principalement à des streptocoques, qui jouent un rôle secondaire, mais parfois important dans les symptômes de la maladie. Ce bacille, qui fabriquerait la toxine ou poison chimique de la diphtérie (Roux et Yersin), supporte mal à l'état humide une température peu élevée, puisqu'il est tué à 60° et même à 58° C. ; à l'état sec, au contraire, il résiste à une chaleur de 98° C., prolongée pendant plus d'une heure. Desséché sur une fausse membrane ou sur un objet, il conserve très longtemps sa vitalité et sa virulence; il peut être ainsi transporté à une grande distance par les vêtements ou par les mains des médecins et des infirmiers.

Les malades peuvent être dangereux pendant un mois, quoique guéris, et le danger provient de ce qu'ils peuvent con-

(1) Davidson, *la Diphtérie chez les animaux et chez l'homme. Epidémie de Buenos-Ayres* (*Brit. med. Journ.*, 1890, II, p. 954 ; analysé dans *Arch. de méd. mil.*, 1890, t. XVI, p. 494). — Debric, *Diphtérie humaine et diphtérie aviaire. Epidémies concomitantes.* (*Arch. de méd. milit.*, 1892, t. XIX, p. 204).

(2) Voy. *Centralblats für Bakt*, 1890.

(3) Voy. Catrin, *la Diphtérie chez les animaux domestiques.* (*Revue d'hygiène*, 1890, p. 1051.)

server, à la surface de leur muqueuse buccale, des bacilles virulents (Lœffler).

La contagion par la voie atmosphérique est beaucoup moins commune ; pourtant, on admet que les germes diphtéritiques, desséchés sur un linge ou tout autre objet, peuvent flotter dans l'air.

La diphtérie offre un très faible rayonnement, et l'atmosphère n'est pas souillée autour des foyers de cette maladie.

La plupart des cas intérieurs, qui, comme on sait, ne sont pas rares dans les hôpitaux, doivent être attribués, non à la propagation de la maladie par l'intermédiaire de l'atmosphère, mais bien plutôt au transport du contage par les personnes et les objets qui ont été en contact avec le malade.

La contagion est donc surtout directe ; elle peut se produire pendant toute la durée de la maladie et même pendant la convalescence (Bard) (1).

L'introduction du contage dans l'organisme a lieu surtout par la muqueuse respiratoire.

L'incubation de la maladie paraît assez variable. Roger et Peter la fixent entre deux et huit jours ; Eude a observé deux cas d'angine couenneuse, dans lesquels cette incubation a pu être exactement évaluée à quatre jours pour le premier et à dix jours pour le second.

L'action du contage paraît être favorisée par certaines conditions climatériques, comme le froid et l'humidité ; en effet, la diphtérite paraît atteindre de préférence, dans les casernes, les chambrées du rez-de-chaussée et les endroits humides.

On a signalé également comme conditions prédisposantes l'encombrement auquel sont soumis les soldats dans les chambrées, les fatigues auxquelles ils ont été exposés, etc.

Dans l'armée, comme dans la population civile, la diphtérie intervient à titre de complication dans un grand nombre de maladies infectieuses (*scarlatine, rougeole, fièvre typhoïde, variole, tuberculose, diarrhée chronique*).

Cette diphtérie secondaire conserve le cachet de la maladie pri-

(1) Voy. Bard, *Des Conditions de propagation de la diphtérie* (*Lyon médical*, 1886, p. 6).

mitive ; ses manifestations locales coïncident presque toujours avec celles de l'affection qui a produit son éclosion ; elle survient non seulement pendant la période d'état des maladies infectieuses, mais encore pendant la convalescence.

On explique aujourd'hui ces cas de diphtérie secondaire de la façon suivante :

Il existerait dans la bouche des enfants ou des personnes, qui n'ont jamais eu la diphtérie et qui n'ont pas été en contact avec des diphtéritiques, un bacille presque analogue à celui de cette maladie, décrit par Lœffler sous le nom de *pseudo-bacille diphtéritique*, qui serait inoffensif dans un organisme sain, mais qui, sous l'influence de certaines conditions pathologiques, d'une affection intercurrente, de la rougeole, par exemple, pourrait devenir virulent et donner lieu à la diphtérite.

D. — Étude clinique.

I. **Formes de la maladie.** — L'angine diphtérique offre au début beaucoup d'analogie avec l'angine simple ou inflammatoire et avec l'angine herpétique.

Elle s'accompagne, comme elles, de symptômes généraux (malaise, fièvre) et de symptômes locaux (hypertrophie des amygdales, hypérémie de l'isthme du gosier, difficulté de la déglutition). Mais elle se différencie anatomiquement des autres formes par la production de fausses membranes, formant *plaques*, sur le voile du palais, la luette, les amygdales, quelquefois les arrière-narines, l'orifice des trompes d'Eustache, plus rarement l'œsophage. Au début, ces plaques sont molles, diffluentes, très peu épaisses, analogues à un dépôt de mucus, mais plus blanches et plus denses ; on peut voir au travers la muqueuse fortement hypérémiée.

Plus tard, les plaques deviennent concrètes, couleur blanc grisâtre, élastiques, très cohérentes, très tenaces, d'une épaisseur variant entre un demi-millimètre et deux millimètres. Au-dessous d'elles, la muqueuse est intacte ou simplement hypérémiée. On peut en décoller facilement la fausse membrane, sans déchirure du tissu sous-muqueux et sans hémorrhagie (Peter).

Le produit morbide est loin de présenter des caractères uniformes chez tous les malades.

La forme que je viens de décrire, tout en étant la plus rare, est celle qui caractérise l'angine diphtéritique proprement dite ; mais, à côté d'elle, on observe d'autres formes qui rappellent complètement l'*angine herpétique* et qui se rattachent certainement à la diphtérie.

En effet, comme toutes les maladies infectieuses, la diphtérie a ses degrés et ses formes frustes. « Tantôt la fausse membrane est limitée, exiguë, fugace ; tantôt elle affecte cette forme ponctuée, que sa bénignité a fait distraire à tort par Gubler, de la diphtérie, sous le nom *d'angine herpétique ;* elle peut même faire complètement défaut, ce qui est extrêmement commun. L'affection alors se résume tout entière dans une angine érythémateuse, qui objectivement ne se distingue pas de l'angine catarrhale vulgaire ; cependant, cliniquement et étiologiquement, elle se rattache de la façon la plus étroite à la diphtérie la mieux caractérisée. » (Kelsch.)

André (1) distingue les trois formes suivantes, que j'ai observées moi-même, dans les épidémies d'angine diphtéritique auxquelles j'ai assisté dans le cours de ma carrière :

1° *Forme pseudo-membraneuse avec exsudat condensé et opaque.* — Elle est caractérisée par l'apparition sur une amygdale d'une fausse membrane d'aspect corné, absolument opaque, faisant corps avec la glande, entourée d'un bourrelet inflammatoire, d'une couleur qui va du blanc nacré au brun foncé, allongée dans le sens de la glande, ne pouvant être enlevée que par fragments. Simultanément, on peut trouver sur cette amygdale ou sur les deux des fausses membranes qui se rattachent aux deux variétés suivantes.

2° *Forme pseudo-membraneuse avec exsudat opalin et colloïde.* — Cette forme est la plus commune ; elle est caractérisée par la production d'un exsudat, offrant l'apparence de lait crémeux, colloïde, gélatineux, proéminent, quelquefois translucide, opalisé ou très peu blanchâtre, à bords arrondis et

(1) André, *Relation d'une épidémie de diphtérie à la caserne Richepanse à Rouen* (*Arch. de méd. milit.*, t. XIV, p. 25).

plus minces que le centre. L'angine est alors appelée *diphtéroïde;* elle peut être très grave et même mortelle.

3° *Forme ponctuée* (*herpétique*). — Quelquefois, on constate sur l'amygdale des points blanchâtres, de la grosseur d'une tête d'épingle et en nombre variable ; les uns sont translucides, les autres opaques, faiblement adhérents et pouvant être facilement enlevés avec un pinceau de blaireau. Quand ces points se rejoignent les uns aux autres, on obtient alors la forme précédente.

Ces trois formes, distinctes au début, ne tardent pas à n'en faire qu'une seule.

L'aspect des fausses membranes n'indique pas toujours le degré de gravité de la maladie ; cependant, quand l'exsudation est molle, pultacée, disséminée, discrète, la maladie est généralement bénigne.

Les fausses membranes occupent habituellement les deux amygdales à la fois, quelquefois une seule, la gauche plus souvent que la droite.

La durée de l'exsudation est fort variable dans les angines diphtéroïdes; du jour au lendemain, les matières pultacées disparaissent, et la muqueuse redevient nette; généralement, l'élimination des fausses membranes a lieu au bout de quatre ou cinq jours ; mais elle peut se prolonger beaucoup plus. Enfin ces fausses membranes apparaissent quelquefois sous forme de poussées successives.

La tuméfaction des amygdales est assez variable ; quelquefois, elle ne se produit pas dès le début, et l'on voit, chez certains malades, des fausses membranes recouvrir la glande qui conserve son volume normal. Mais, dans la plupart des cas, cette tuméfaction existe dès le premier jour et devient quelquefois considérable ; alors surviennent de la gêne dans la déglutition et dans la mastication, une altération bien marquée du timbre de la voix, des crachements continuels, de la fétidité de l'haleine, en même temps, une adénite sous-maxillaire très prononcée.

Le larynx est rarement atteint par la maladie, et l'on ne constate presque jamais les caractères du croup proprement dit. La voix peut être rauque, voilée, mais on n'observe ni aphonie, ni toux croupale, ni sifflement laryngé ou trachéal.

L'auscultation révèle des râles sibilants et muqueux dans toute l'étendue de la poitrine ; le malade expectore des crachats muqueux et spumeux très abondants.

Quelquefois survient un gonflement énorme des amygdales et des ganglions sous-maxillaires, qui se complique d'œdème de la glotte et est presque toujours fatal.

Quand la maladie aboutit à la guérison, les exsudats diphtéritiques disparaissent, et avec eux les principaux phénomènes morbides ; les amygdales peuvent rester tuméfiées pendant quelques jours. La guérison est généralement rapide ; elle survient dans les cas légers, au bout de cinq à six jours, et, dans les cas graves, elle se fait attendre jusqu'à dix et quinze jours, même trois semaines. La convalescence s'accompagne généralement d'anémie.

Les récidives sont très fréquentes.

Dans quelques cas, on a vu la mort survenir très rapidement sous l'influence de phénomènes asphyxiques, alors que la gorge ne présentait qu'une inflammation légère. C'est ce qui a été constaté dans l'épidémie de Bourges, en 1889. Ainsi, le premier malade observé dans cette épidémie, entré à l'infirmerie pour angine légère, succomba rapidement avant d'avoir pu être dirigé sur l'hôpital. « Les parties visibles de la gorge étaient restées complètement indemnes de fausses membranes ; mais, à l'autopsie, on trouva la muqueuse respiratoire, depuis les fosses nasales postérieures jusqu'aux dernières ramifications bronchiques, couverte d'une couche continue de fausses membranes épaisses et adhérentes. Le larynx, tapissé d'exsudats nivelant tous les accidents de la surface, cordes vocales et ventricules, était resté perméable ; la muqueuse des voies digestives, bouche et pharynx, était indemne ; la ligne de séparation des parties saines et des parties malades suivait exactement le bord libre du voile du palais en haut et celui de l'épiglotte en bas. » — « Chez un autre malade, traité à l'hôpital, la diphtérie, limitée localement à quelques plaques minces des amygdales et des piliers antérieurs, avait donné lieu à une infection générale, profonde, manifestée par une hyperthermie prolongée et de l'endocardite, les voies respiratoires étant respectées ; la convalescence fut fort longue. » (Richon.)

La mort peut être subite et causée par la syncope. Dans un cas observé par A. Laveran, les fausses membranes avaient disparu presque complètement de la gorge ; il n'y en avait ni dans le larynx, ni dans la trachée, ni dans les bronches. Mais le cœur droit était rempli de caillots volumineux, fibrineux, résistants, adhérents aux parois et se continuant du ventricule dans l'oreillette, au travers de l'orifice auriculo-ventriculaire.

J'ai observé récemment un cas à peu près analogue à l'hôpital militaire de Villemanzy, chez un malade atteint d'angine diphtéritique et qui succomba subitement au bout de trois jours de traitement dans mes salles ; l'autopsie n'indiqua l'existence d'aucune fausse membrane dans le larynx ni dans les bronches ; les poumons étaient gorgés de sang noir et présentaient un degré de splénisation très marqué. Le cœur ne contenait pas de caillots sanguins.

II. **Complications.** — Les principales complications observées dans l'angine diphtéritique sont représentées par :

1° L'*albuminurie* (1), qui a lieu à toutes les époques de la maladie, quelquefois dès l'entrée des malades dans les salles, comme longtemps après la guérison, mais généralement du troisième au huitième jour, et qui s'accompagne très rarement d'anasarque. Voilà pourquoi, elle passe souvent inaperçue ;

2° Les *hémorragies*, représentées le plus communément par des épistaxis, qui, lorsqu'elles sont abondantes et précoces, rendent le pronostic grave ;

3° La *myocardite*, qui peut produire la mort subite ;

4° Les *paralysies*, qui ne surviennent guère que pendant la convalescence, huit à quinze jours après la guérison de la diphtérie ; la plus fréquente est la paralysie du voile du palais, qui s'annonce par du nasonnement, de la difficulté dans la prononciation et dans la déglutition, si bien que les aliments sont rejetés par le nez ; on observe également de la paralysie des membres

(1) Voy Barbier, *l'Albuminurie dans la diphtérie* (*Arch. de méd. milit.*, 1888, . XII, p. 469).

inférieurs, des muscles du tronc, de l'anesthésie et de l'analgésie plus ou moins étendues.

La paralysie est surtout apparente aux membres inférieurs ; mais, comme l'a noté A. Laveran, elle existe également aux membres supérieurs. Dans un cas observé par cet auteur, le malade était à un moment donné complètement paralysé des quatre membres.

Les troubles de la sensibilité sont peu marqués ; les malades de Laveran accusaient seulement des fourmillements dans les extrémités.

On observe quelquefois des troubles des organes des sens amblyopie, diplopie, hypermétropie, dépendant de la paralysie des muscles de l'accommodation, aphonie plus ou moins complète, bégayement). Sur 75 cas d'angine diphtéritique, observés par André, dans l'épidémie qui sévit, en 1885, sur le 12e régiment de chasseurs, à Rouen, notre collègue a constaté :

3 cas d'albuminurie ;

5 cas d'albuminurie avec paralysie ;

12 cas de paralysie sans albuminurie ;

5 cas de cachexie.

Sur les 15 cas de paralysie, André observa 10 fois de la parésie du voile du palais et des constricteurs du pharynx, des membres inférieurs seuls, des membres inférieurs et supérieurs, avec affaiblissement du sens génésique ;

1 fois, une paralysie complète du pharynx et des membres inférieurs et incomplète des membres supérieurs ;

1 fois, une paralysie complète de l'accommodation ;

1 fois, une paralysie complète du facial droit.

III. **Pronostic.** — Les angines à forme fibrineuse et à forme pulpeuse offrent plus de gravité que les angines à forme pultacée (*diphtéroïdes*). Cependant il paraît difficile, au premier aspect du produit morbide, de déterminer leur évolution. Ce n'est qu'au bout de vingt-quatre heures qu'on est fixé sur le caractère de gravité de la maladie, d'après la multiplication et l'élimination plus ou moins prompte des produits morbides et d'après la gravité des symptômes généraux. Chez certains malades, on voit des fausses membranes, concrètes et épaisses, s'éliminer au bout de quelques jours ; chez d'autres, au contraire, alors que les amygdales sont recouvertes de produits simplement pultacés, on constate des symptômes généraux très graves et qui peuvent devenir mortels.

E. — Prophylaxie.

Quand un cas d'angine diphtérique survient dans une caserne, il faut isoler immédiatement le malade et l'envoyer d'urgence à l'hôpital, après avoir pris soin de désinfecter sa literie, son linge et ses effets. On doit évacuer la chambre où le cas s'est produit, puis la désinfecter.

Si l'attention du médecin est appelée par un nombre inusité de cas d'angine inflammatoire et que la diphtérite règne dans la population civile, on doit prendre des mesures pour constater le plus tôt possible le développement de l'angine diphtéritique. On se rappellera que rarement cette affection survient dans un corps de troupes sans avoir été précédée d'angines bénignes.

Tous les hommes atteints d'angine seront placés d'urgence dans un local spécial à l'hôpital, et leur gorge sera visitée tous les jours et même plusieurs fois par jour.

On peut employer avec avantage, même dans le cas d'angine couenneuse, des gargarismes antiseptiques et détersifs (collutoires au borax à 10/30, au chlorate de potasse à 4/100, nitrate d'argent, jus de citron, teinture d'iode, etc.) et faire des irrigations dans la gorge avec une solution d'acide borique.

On peut encore, comme l'a fait André pendant l'épidémie de Rouen, en 1887-88, recourir à la solution de perchlorure de fer dédoublée, en attouchement deux fois par jour sur les parties malades.

Chaque fois qu'on examinera la gorge des malades, on aura soin d'employer une spatule, qu'on trempera dans de l'eau phéniquée, ou qu'on passera sur la flamme d'une lampe à alcool.

Toutes les mesures seront prises, dans l'intérieur de l'hôpital, pour éviter la contagion (isolement aussi rigoureux que possible, personnel spécial ; désinfection des crachats et des matières vomies, au moyen d'une solution de sublimé ou de sulfate de cuivre : désinfection du linge, des pinceaux qui servent au badigeonnage de la gorge des malades, des cuillers, des tasses, des verres, qui seront plongés dans l'eau bouillante, chargée de carbonate de soude (50 grammes par litre); désinfection de la literie et du local lui-même).

C'est par l'application de ces mesures énergiques employées avec succès par Stadnitzi (1), qu'on peut arrêter l'extension de ces épidémies si meurtrières d'angine diphtéritique parmi les soldats. Les médecins et les infirmiers auront à leur disposition un sarreau qui doit être rigoureusement désinfecté à l'étuve, après la visite de chaque jour; ils doivent avoir soin de se laver les mains au sublimé acide ou à la solution phéniquée à 5 % et glycérinée. Il faut, enfin, désinfecter à l'étuve tous les objets transportables (literie, draps, vêtements) et laver au sublimé le parquet et les murs de la salle occupée par les diphtéritiques (2).

Burlureaux (3) a préconisé les applications de perchlorure de fer et les irrigations boriquées à la période de début de l'angine diphtéritique, alors que l'infection peut être considérée comme locale : il a insisté avec raison sur le danger qui pourrait résulter d'une lésion de la muqueuse pharyngée produite par l'arrachement de la fausse membrane, lésion qui faciliterait l'introduction dans le sang des microbes infectieux, emprisonnés dans les fibrilles feutrées des fausses membranes.

(1) Voy. Stadnitzi, *De la Diphtérie et de son traitement* (*Wojenno Medizinski Journal*, 1886, p. 1, analysé dans *Arch. de méd. milit.*, 1886, t. VIII, p. 412).

(2) Voy. Grancher, *Prophylaxie de la diphtérie* (*Rev. d'hygiène*, 1890, t. XII p. 108).

(3) Burlureaux, *la Pratique de l'antisepsie*, p. 35.

CHAPITRE XIV

LES ICTÈRES

On sait qu'on désigne sous le nom d'*ictère* un état pathologique caractérisé par une coloration jaune plus ou moins accusée de la peau et des conjonctives, ainsi que des principales secrétions et particulièrement de l'urine, coloration due à l'imprégnation par le pigment biliaire des humeurs et des tissus.

On doit donc considérer cet état non comme une maladie, mais plutôt comme un symptôme subordonné aux lésions qui lui donnent naissance. L'ictère survient, en effet, toutes les fois qu'il se produit une gêne ou même un obstacle à l'écoulement de la bile par ses voies naturelles (occlusion des conduits biliaires occasionnée par des calculs, des entozoaires, des tumeurs, etc.). On le voit apparaître également et encore plus souvent dans l'armée, quand se produit une inflammation catarrhale des conduits biliaires, inflammation qui est généralement consécutive à une *gastro-duodénite* et qui s'accompagne probablement de l'accumulation dans ces conduits, de mucus formant un véritable bouchon obturateur. En même temps que cette inflammation catarrhale surviennent de la congestion hépatique, de la polycholie, ou plutôt certaines modifications chimiques de la bile, avec excès de matière colorante (*ictère pleiochromique* de Stadelmann), qui seraient sous la dépendance de diverses conditions étiologiques, météoriques (refroidissement, humidité, changement de saison) ou hygiéniques (usage immodéré des boissons alcooliques, ingestion d'aliments indigestes).

L'ictère peut se manifester également consécutivement à certaines altérations du parenchyme hépatique (congestions active et passive) et est attribué, dans ces cas, à la compression des canalicules biliaires par les vaisseaux sanguins hypérémiés. Il constitue ainsi un symptôme assez fréquent dans les maladies du foie.

Enfin, il survient fréquemment sous l'influence des altérations subies par le liquide sanguin, par l'introduction dans ce liquide de certains agents infectieux ou toxiques. Bien que dans ces cas son mécanisme paraisse plus complexe et plus obscur, cependant il résulte des recherches les plus récentes que cet ictère, tout en ayant une origine hématique, doit être considéré comme hépatique. C'est, en effet, en agissant sur le foie, soit directement par eux-mêmes, soit par l'altération du sang, que les agents infectieux ou toxiques (poisons minéraux ou végétaux) peuvent engendrer l'ictère. Telle est l'explication donnée actuellement, pour faire comprendre la fréquence de ce symptôme dans un grand nombre de maladies infectieuses, et principalement dans le *paludisme*, la *fièvre typhoïde*, la *pneumonie*, etc.

Pour certains auteurs, cet ictère infectieux constituerait même une véritable entité morbide, tout à fait spéciale et distincte des autres maladies infectieuses et dont le degré le plus élevé serait représenté par l'*ictère grave*.

Ainsi, suivant les doctrines modernes, il y aurait lieu de considérer deux sortes d'ictères, qui différeraient complètement au point de vue de leur étiologie et de leur nature :

1° L'*ictère simple, catarrhal ou idiopathique*, survenant sous l'influence de causes banales, météoriques, hygiéniques et saisonnières ;

2° L'*ictère infectieux*, résultant de l'action pathogène exercée sur l'économie par certains agents infectieux ou toxiques et dont le type le plus complet serait constitué par l'*ictère grave*.

Telle est la doctrine, qui a été suivie dans la nomenclature adoptée dans la statistique médicale de l'armée, et où l'on voit figurer deux sortes d'ictères : l'*ictère simple* ou *catarrhal* et l'*ictère grave*; les autres ictères, considérés comme des complications des différentes maladies (*fièvres palustres*, *fièvre typhoïde*, *scarlatine*, *pneumonie*, *maladies du foie*), étant englobés naturellement dans chacun des groupes où figurent ces maladies.

Il est certain que la première qualification est appliquée à tort à un grand nombre d'ictères, qui, en réalité, sont de nature infectieuse ; et ce qui le prouve, c'est l'évolution annuelle indiquée par la statistique pour ces états morbides. En effet, c'est pendant l'hiver (et non au printemps et en automne) principalement en novembre, c'est-à-dire au moment de l'arrivée des recrues dans les garnisons, que ces ictères offrent leur maximum de fréquence ; puis ils décroissent notablement pendant le printemps et pendant l'été. Cette évolution se rapproche beaucoup de celle de la plupart des maladies infectieuses.

De plus, on constate que l'ictère atteint de préférence les simples soldats et surtout ceux qui ont moins d'une année de service ; à ce point de vue, il offre une nouvelle analogie avec les maladies spécifiques.

Proportion des cas d'ictères dans l'armée pour 1000 :

	1888	1889
Sous-officiers	0.1	1.6
Soldats ayant plus d'un an de service	1.3	2.8
Soldats ayant moins d'un an de service	1.9	3.2

A. — Fréquence dans l'armée.

Les ictères sont communs parmi les soldats ; ils ont nécessité, en 1888, dans notre armée, 346 entrées à l'infirmerie et 344 à l'hôpital : total, 690, correspondant à une morbidité de 1,4 pour 1000 hommes.

En 1889 et en 1890, cette affection a augmenté de fréquence dans nos garnisons, où elle a déterminé une morbidité de 2,7 et de 2,1 pour 1000 hommes. Elle paraît encore plus commune dans l'armée allemande, où pendant une période de quatre ans (1874-78), elle s'est traduite annuellement par une morbidité de 3,2 pour 1000 hommes.

Il faut remarquer que sur les 1435 cas d'ictères, relevés en 1889 dans notre armée, l'Algérie et la Tunisie en fournissent à elles seules 560, soit plus du tiers, qui ne sauraient être assimilés entièrement, au double point de vue étiologique et clinique, dans ce milieu spécial, à la même maladie observée en France. La grande part, revenant à l'ictère algérien, dans le groupe entier, influence donc le mouvement saisonnier de la maladie, au point de le faire presque coïncider avec celui du paludisme (1).

L'ictère catarrhal est toujours bénin et ne détermine aucun décès.

L'ictère grave figure seul parmi les causes de mortalité sur la statistique médicale de l'armée. Pendant la période 1887-90, cette affection est indiquée comme ayant occasionné dans notre armée 8 décès en 1887, 4 en 1888, 7 en 1889 et 5 en 1890. Total : 24 décès, sur lesquels 11 seulement reviennent aux troupes de l'intérieur, les 13 autres étant survenus parmi les troupes de l'Algérie et de la Tunisie.

Nous nous contenterons de signaler dans l'armée l'apparition de cas sporadiques d'ictères bénins, dont la nature n'est nullement infectieuse : tels sont l'*ictère émotif*, qui atteint certains sujets à la suite d'une vive émotion morale : l'*ictère consécutif à des empoisonnements* (par le phosphore, par exemple) ; l'*ictère syphilitique*, consécutif à certaines lésions hépatiques (hépatite scléro-gommeuse tertiaire).

Nous aurons principalement en vue dans cette étude les *ictères infectieux et épidémiques*, si communs dans nos garnisons de France et d'Algérie et dont la gravité dépend de deux facteurs associés en proportion variable : *degré d'altération de la cellule hépatique, taux de la perméabilité rénale.*

Les ictères infectieux *bénins* sont ceux où la perméabilité rénale reste conservée, en même temps que subsistent au moins partiellement ou même sont exaltées les fonctions chimiques de la glande hépatique.

Les ictères *graves* sont ceux où la cellule hépatique perd plus ou moins rapidement sa structure normale, ainsi que ses aptitudes fonctionnelles, en même temps que le filtre rénal devient insuffisant (2).

(1) Voy. *Statistique méd. de l'armée en* 1889, p. 112.
(2) Voy. A. Chauffard, *Traité de médecine de Charcot et Bouchard*, 1892, t. III, p. 742.

Il n'existe donc entre les ictères bénins et graves qu'une question de degré, et le pronostic seul sépare ces deux formes morbides.

B. ÉVOLUTION ÉPIDÉMIQUE DANS LES MILIEUX MILITAIRES.

Les épidémies d'ictère dans l'armée se localisent généralement à certaines casernes et même à certaines chambrées.

Dans la plupart de ces épidémies, la maladie offre une bénignité remarquable, et ses caractères se rapprochent beaucoup de ceux de l'ictère simple ou catarrhal. On ne constate aucun décès.

Nous citerons comme exemples de ces épidémies *bénignes* celles qui ont été observées par Michel Lévy (1) en 1835 au 2e de ligne, et par Martin (2) en 1859 parmi les troupes françaises qui opéraient en Lombardie. Telle est également cette petite épidémie qui, en mars et avril 1885, frappa le 1er régiment de hussards, à Marseille, et qui fut remarquable par sa localisation à deux escadrons de ce régiment, alors que les autres escadrons restèrent complètement indemnes.

Quant à l'épidémie observée par Rizet (3) dans la garnison de la citadelle d'Arras en 1865, cet observateur put la rattacher nettement aux émanations répandues par des boues provenant du curage d'un fossé ; l'opération avait eu lieu à la fin de 1864 ; en février 1865, 17 cas d'ictère survinrent parmi les soldats du génie, casernés dans un bâtiment parallèle à la pièce d'eau récurée. Quelque temps après, 9 cas d'ictère furent signalés dans la population civile, habitant dans le voisinage du ruisseau qui alimentait le fossé.

L'année suivante, le curage du fossé fut repris ; 6 nouveaux cas d'ictère se développèrent dans le bâtiment qui avait été atteint précédemment ; un des huit ouvriers employés à enlever les immondices dans une partie du ruisseau fut atteint d'ictère ; un officier paya également son tribut à la maladie, après avoir

(1) M. Lévy, *Epidémie d'ictères simples sur le 11e de ligne* (*Rec. de mém. de méd. milit.*, 1835, t. XXXVIII).

(2) Martin, *Remarques sur l'épidémie d'ictère essentiel, observée à Pavie en 1859 dans la 3e division de l'armée* (*Rec. de mém. de méd. milit.*, 1860).

(3) Rizet, *Epidémie d'ictères simples produite par le curage d'un fossé dans la citadelle d'Arras* (*Mém. méd. milit.*, 1867).

assisté à ces travaux. Des épidémies analogues ont été signalées dans l'armée allemande par Frolich, en 1875 à Neufbrisach (17 cas), en 1877 à Soultz (16 cas), et en 1879 à Berlin (22 cas).

Eude (1) a observé dans le 10e bataillon de chasseurs à pied, à Saint-Dié, en cinq mois (d'avril en août 1880) 22 cas d'ictères, dont 17 furent traités à l'hôpital et 5, plus légers, restèrent en traitement à l'infirmerie. La terminaison fut toujours favorable. Cet auteur n'attribua qu'un rôle secondaire aux conditions météorologiques (chaleur, refroidissement) et hygiéniques (fatigues) auxquelles avaient été soumises les troupes ; la maladie lui parut surtout causée par les émanations telluriques, occasionnées par les remuements du sol, nécessités par la transformation d'une baraque en bois en baraque en maçonnerie et par la construction d'un égout. On avait été obligé de pratiquer un trou de 4 à 5 mètres de diamètre, sur 1m,50 de profondeur, creusé dans un sol d'alluvions, à proximité des baraques et dans l'intérieur même du casernement et où étaient reçues les eaux ménagères et pluviales; il en était résulté une véritable mare, d'où se dégageaient des émanations fétides et nauséabondes.

En 1883, plusieurs autres petites épidémies d'ictères bénins ont été signalées sur différents points du territoire, à Belfort, Bourges, Angers, Chartres, Reims ; en 1885, plusieurs cas d'ictère simple furent observés à la caserne de la Nouvelle-France, à Paris, en même temps qu'une épidémie de fièvre typhoïde, et furent rattachés à l'altération de l'eau consommée par les troupes. Il y eut 83 cas et 1 décès.

La même année, des cas analogues survinrent dans la garnison d'Epernay (VIe corps d'armée), où la maladie fut attribuée aux poussières répandues par la mise à jour d'effets d'équipement, au magasin depuis un an ; à Morlaix (XIe corps), à Brives (XIIe corps), à Marseille et à Nîmes (XVe corps), enfin à Lodève (XVIe corps).

En 1886, une épidémie du même genre fut observée au 10e bataillon de chasseurs à Saint-Dié, dans un casernement déjà visité par l'ictère en 1880. Cette épidémie se limita nettement à deux

(1) Eude, *Considérations cliniques et étiologiques sur une série de cas d'ictères* (*Arch. de méd. milit.*, 1883, t. I, p. 35).

baraques et à deux compagnies, dont l'une présenta dix malades, l'autre un seul. Or, on constata sous le plancher, à l'entrée des chambres de ces compagnies, un amas de détritus de toutes sortes, imprégné d'une humidité constante et reposant sur une couche de terre également humide, qui répandit d'ailleurs, sous l'influence des premières chaleurs, une odeur fort incommode (Eudes).

En 1887, deux épidémies d'ictère bénin furent notées, l'une au 10e régiment de hussards à Nancy, l'autre au 4e de ligne à Auxerre. En 1888, deux épidémies analogues sévirent, l'une au 33e d'artillerie à Vannes, l'autre au 26e bataillon de chasseurs à pied, à Saint-Mihiel.

En 1889, un grand nombre de cas d'ictères ont été constatés : à Senlis, au quartier de cavalerie du 9e régiment de cuirassiers, tous localisés dans le bâtiment B, antérieurement éprouvé par la même maladie en 1885 et qui furent rattachés à la présence d'un cloaque, situé dans le voisinage et où séjournaient l'urine et les eaux sales (D'Arras) ; à la Trinité-Saint-Victor, à quelques kilomètres de Nice, sur deux batteries du 19e d'artillerie, qui, pendant la période d'occupation de ce village, consommèrent de l'eau suspecte, provenant de citernes mal nettoyées et de puits à découvert très mal protégés contre les infiltrations.

Dans tous ces cas, le rôle de l'infection paraît d'autant plus net que la maladie est restée localisée au groupe militaire exposé à son influence.

D'autres fois, ces épidémies offrent des caractères beaucoup plus sérieux; les malades présentent un ensemble de symptômes (état typhoïde, hyperthermie, etc.), qui constituent des complications graves et même mortelles et qui rappellent ces ictères infectieux, observés par Pringle, par Monro à Gibraltar, par Thion de la Chaume en Corse, par Bonnafont à Perpignan et plus récemment par plusieurs médecins, dans quelques garnisons françaises et européennes. Nous rappellerons les principales :

Dans l'épidémie de Civita-Vecchia, en 1861, décrite par Fritch dit Lang (1), 47 hommes furent atteints et 4 succombèrent.

(1) Fritch dit Lang, *Epidémie d'ictères dans la garnison de Civita-Vecchia* (*Thèse de Strasbourg*, 1861).

La maladie offrit les symptômes suivants : la fièvre débutait assez brusquement, les malades accusaient de la céphalalgie, des douleurs dans les membres ; souvent ils étaient pris de vomissements bilieux ; des hémorragies se produisaient, soit à la peau, soit à la surface des muqueuses ; enfin, l'ictère apparaissait, pâle ou très foncé, et il amenait à sa suite les symptômes qui lui font habituellement cortège : coloration des urines, ralentissement du pouls, constipation, érythèmes cutanés, épistaxis très abondantes. Les malades succombaient dans un état ataxo-adynamique très marqué ; dans une autopsie, le foie fut trouvé pâle, couleur feuille morte ; foncé et congestionné dans une autre (A. Laveran).

L'épidémie observée par Carville (1) en 1864, à la maison centrale de Gaillon, commença au mois de mai et dura cinq mois. Elle frappa 47 détenus, dont 11 succombèrent. La maladie présenta deux périodes : la première fut caractérisée par un frisson initial, de la céphalalgie, de l'abattement et de l'anorexie avec accélération légère du pouls et apyrexie ; urines diminuées de quantité, chargées de pigment biliaire ; nausées, vomissements, diarrhée, constipation, insomnie. Cette période durait six jours en moyenne. Pendant la seconde période, on observa des vomissements, des hémorragies, puis de la somnolence et du délire. Les lésions suivantes furent relevées par l'autopsie : rate hypertrophiée et très ramollie ; pas d'altération ou altération légère (pointillé rouge très fin) du foie ; ecchymoses sur la muqueuse digestive ; cerveau congestionné dans trois cas, dont un avec hémorragie méningée.

On peut rapprocher de l'épidémie précédente celle qui fut constatée par Worms (2) sur les troupes de la garnison de Saint-Cloud, en mai 1865, et qui resta localisée à un bataillon du 1er régiment de grenadiers de la garde et à une compagnie d'artillerie. Elle frappa 49 hommes, dont 18 faiblement, 23 gravement, 8 très gravement ; il n'y eut pas de décès. Elle fut caractérisée par les symptômes suivants : « Unicité du frisson initial, vomissements

(1) Carville, *De l'Ictère grave épidémique* (*Archives génér. de méd.*, 1864).

(2) J. Worms, *Relation sur la maladie ictérique, qui a régné à Saint-Cloud, sur les troupes, pendant le mois de mai* 1865. (*Gazette hebd.*, 1865).

bilieux, prostration générale, douleurs très vives dans les muscles des extrémités inférieures et du tronc, accompagnées d'une hypéresthésie très accusée, ictère foncé, précédé ou accompagné d'épistaxis, pétéchies, pouls n'offrant qu'une fréquence ordinaire, conservation de l'intelligence dans tous les cas, même les plus graves; affection des reins ».

Cette maladie fut considérée par Fropo comme une *fièvre bilieuse grave*, à cachet typhique prononcé, offrant des signes tranchés d'altération du sang; cet observateur la rapporta à l'usage d'une eau non filtrée et insuffisamment aérée, provenant d'une citerne, qui n'avait point été nettoyée depuis cinq ans, et altérée par des détritus animaux et végétaux de toute nature; le réservoir était doublé en plomb. La maladie cessa brusquement le 28 mai, dès que, comme l'avait demandé Fropo, les hommes cessèrent de boire de l'eau de la citerne incriminée.

Deux mois après survint en juillet et août, à la caserne de Lourcine, à Paris, une épidémie analogue à la précédente et qui fut décrite par L. Laveran (1) sous le nom de *fièvre rémittente bilieuse;* 49 malades, provenant du 40e de ligne et logés dans cette caserne, présentèrent des symptômes analogues aux précédents:

Au début, frissons répétés, froid, abattement, anorexie, nausées, vomissements bilieux; à partir du cinquième ou du sixième jour, apparition de l'ictère qui durait de six à dix jours; hémorragies, biliverdine dans les urines (Jaillard).

Il n'y eut qu'un seul décès, et il survint chez un homme porteur de tubercules pulmonaires L'autopsie révéla une hypérémie de l'intestin et des reins, de la distension de la vésicule biliaire.

L. Laveran distingua dans cette maladie deux périodes: une période *fébrile* et une période *ictérique,* suivies d'une convalescence assez longue. Il crut devoir attribuer cette épidémie à l'infection de l'eau potable distribuée aux hommes; cette eau était contenue dans un réservoir en bois, doublé de plomb, ouvert à sa partie supérieure, placé dans un endroit confiné, reproduisant les conditions d'insalubrité de la cale des navires et infecté par des rats.

(1) Laveran, *Relation d'une petite épidémie de fièvre rémittente bilieuse qui s'est déclarée dans la caserne de Lourcine* (*Rec. de mém. de méd. mil.*, 1866).

L. Laveran la rapprocha d'abord de l'épidémie de Saint-Cloud. Mais plus tard, frappé des analogies qu'offrait la maladie dans ses formes graves avec la fièvre rémittente bilieuse des pays tempérés, décrite par Pringle, cet auteur la rapprocha des fièvres bilieuses des pays chauds.

Quelques épidémies offrent une gravité si grande que certains observateurs les ont rapportées à l'ictère grave. C'est cette dénomination qui a été appliquée par Arnould (1) aux cas d'ictères observés par lui pendant le mois de juin 1877, dans son service de l'hôpital militaire de Lille, et dont 7 furent mortels.

Les malades présentèrent les symptômes suivants :

Période prodromique : Malaise général, courbature, céphalalgie, inappétence, insomnie, douleur épigastrique et à l'hypocondre droit, hypéresthésie :

Période de l'ictère : Vomissements, épistaxis, hémorragies et ecchymoses, avec dépression notable et ralentissement du pouls (46 pulsations par minute) ; peau n'offrant pas une teinte jaune safran, comme dans l'ictère simple, mais plutôt verdâtre ;

Période des accidents nerveux : Agitation, délire, évolution foudroyante, diminution de la teinte ictérique, remplacée par une teinte rouge livide, cyanosique du tégument, coïncidant avec une nouvelle élévation de la température ; délire maniaque, quelques convulsions toniques ; roideur limitée à un côté du corps ou à un membre, trismus, puis coma.

La lésion invariable a été *l'atrophie jaune aiguë du foie ;* la rate était normale, sauf dans un seul cas où cet organe présentait un certain degré d'hypertrophie avec ramollissement. Les autres altérations observées à l'autopsie furent les suivantes : Altérations du muscle cardiaque, hémorragies pulmonaires, ecchymoses sous la muqueuse gastrique, diminution d'urée dans le sang.

En face de l'obscurité qu'avait présentée l'étiologie de ces cas graves et répétés d'ictères, Arnould ne se prononça point sur leur nature, tout en prononçant le mot de *fièvre jaune nostras ;*

(1) Arnould, *Mémoires sur une série d'ictères graves dans la garnison de Lille en 1877* (*Rec. de mém. de méd. mil.*, 1878, t. XXXIV, p. 54).

mais il eut soin de faire les distinctions étiologiques nécessaires.

C. — Étiologie.

Parmi les nombreuses influences, invoquées par les médecins militaires pour expliquer l'apparition des épidémies d'ictères dans l'armée, nous mentionnerons particulièrement *certaines conditions météoriques et saisonnières, la malaria, les émanations végétales et animales, l'ingestion d'eau potable de nature suspecte ou viciée par des substances organiques, un régime défectueux, la consommation d'aliments peu digestibles ou même avariés.*

I. **Influences météoriques et saisonnières.** — C'est un fait généralement admis que les épidémies d'ictères se manifestent de préférence pendant le printemps.

Cela est vrai pour les ictères bénins et de nature catarrhale, dont le maximum de fréquence a généralement lieu en février, mars et avril. Mais lorsque, comme cela a lieu pour la statistique médicale de l'armée française, on envisage en bloc tous les cas d'ictères, quelles que soient leur nature et leur origine, on voit, comme nous l'avons indiqué, que le maximum de cette affection coïncide, non pas avec le printemps et l'été, mais bien avec la saison des premiers froids, en novembre, c'est-à-dire avec l'arrivée des recrues.

Le fait, résultant également de cette statistique, que la maladie atteint particulièrement et presque exclusivement les jeunes soldats, doit nous faire soupçonner, dans la plupart des cas, sa nature infectieuse.

L'humidité de l'atmosphère, à laquelle on a fait jouer un rôle prédominant dans certaines épidémies d'ictères, n'a point la valeur étiologique que quelques auteurs lui ont attribuée ; on a vu, en effet, certaines de ces épidémies, comme celle de Stuttgart en 1877-87, coïncider avec une sécheresse prononcée (1).

(1) Voy. Zuber, *l'Ictère catarrhal dans l'armée prussienne, extrait du Rapport militaire. Statistique du 1er avril 1874 au 31 mars 1878* (*Arch. de méd. mil.*, 1883, t. I, p. 267).

II. **Influence de la malaria.** — Un grand nombre d'ictères paraissent liés aux émanations telluriques, comme l'indiquent les nombreux exemples, dans lesquels cette affection a été rapportée à l'existence de marais, de mares ou bien aux émanations résultant de travaux de terrassement et de remuement du sol (épidémies de Civita-Vecchia en 1860, de la citadelle d'Arras en 1865, de Saint-Dié en 1880, de Nancy en 1887, de Vannes en 1888).

D'un autre côté, on voit figurer l'ictère comme un symptôme assez fréquent, dans la plupart des fièvres intermittentes et rémittentes de nature malarienne, qui se manifestent, à leur plus haut degré, dans les pays chauds et marécageux. Il en est de même en France; en effet, il résulte d'une enquête faite en 1878 que l'ictère est fréquent dans certaines garnisons où règne le paludisme; ainsi, à Strasbourg (324 cas de fièvre intermittente et 257 cas d'ictère) et à Metz (278 cas de fièvre intermittente et 129 cas d'ictère).

On a remarqué cependant que cet état morbide ne paraît pas lié aux fièvres palustres d'une façon constante; car il peut être fréquent, alors que ces fièvres sont rares; comme à Werngarten (5 cas de fièvre intermittente et 99 cas d'ictères).

III. **Émanations végétales et animales.** — Nous avons vu que dans un grand nombre d'épidémies où l'ictère revêt un caractère infectieux très marqué, cette maladie doit être attribuée à l'activité pathogène de certains foyers d'infection.

IV. **Influence hydrique.** — Cette influence, entrevue dans les épidémies de Saint-Cloud et de la caserne de Lourcine, doit être considérée aujourd'hui comme une des plus communes et des plus actives, maintenant que les recherches bactériologiques ont jeté une si vive lumière sur le rôle pathogène de l'eau potable dans la plupart des maladies infectieuses.

On peut citer, comme exemples intéressants du rôle exercé par l'eau potable dans certaines épidémies d'ictère infectieux, les faits observés pendant l'été de 1873 sur les troupes qui participèrent aux exercices de natation dans la garnison de Magdebourg. On remarqua que les nageurs présentèrent, à effectif égal, cinq fois plus de cas d'ictères que les non-nageurs. Le même fait se reproduisit en 1874. Une enquête faite par l'autorité militaire, permit de constater que l'endroit où était établi l'établissement de bains fréquenté par les troupes était infecté par les eaux sales provenant des faubourgs et des établissements industriels. On se demanda si l'ingestion, par les nageurs, de cette eau impure et souillée n'avait pas pu être la cause de la fréquence parmi eux de la maladie. Toujours est-il que l'établissement, ayant été fermé en 1876 et remplacé par un autre, situé en amont de la ville, le chiffre des ictériques tomba à 8 ou 10 par an et se maintint depuis à cette faible proportion.

V. **Vices de l'alimentation.** — Enfin, quelques épidémies d'ictères ont été attribuées à une véritable intoxication, résultant de l'ingestion d'aliments grossiers et même altérés. C'est surtout en Allemagne que cette cause a été invoquée par les médecins militaires ; ainsi, les épidémies qui sévirent sur les garnisons de Rastadt en 1876 et de Lissa en 1878 furent attribuées à la consommation exclusive de légumes secs par les troupes ; celle qui eut lieu à Flensburg fut rapportée aux allocations trop fréquentes de lard, de jambon gras ou de porc frais.

L'influence résultant de la consommation de comestibles, spécialement de saucissons gâtés, nous paraît mieux démontrée. On peut citer comme exemple de ce mode de développement l'épidémie d'ictère qui eut lieu à Cologne en 1876 et qui frappa 7 militaires, dont 3 succombèrent. On découvrit que parmi ces derniers, un homme avait reçu de sa famille une grande quantité de comestibles qui s'étaient gâtés à la longue et qui avaient été distribués précisément aux soldats qui furent atteints de la maladie.

Dans le chapitre que nous consacrerons plus loin aux *intoxications alimentaires*, on trouvera des cas analogues.

VI. **Nature de l'ictère.** — Il y a quelques années, Chauffard (1), ayant constaté, chez deux malades traités par lui pour ictère simple, tous les caractères d'une maladie générale (gonflement de la rate, albuminurie légère, évolution cyclique de la chaleur fébrile), avait conclu de ses observations que, dans cer-

(1) Chauffard, *Revue de médecine*, 1885, p. 16.

tains cas, l'ictère catarrhal devait être rayé du cadre de plus en plus restreint des maladies locales, pour être rangé au nombre des maladies générales; car il pourrait avoir son point de départ dans une déviation des fonctions digestives, résultant d'une sorte d'intoxication générale.

Récemment, Kelsch (1) a été encore plus loin et s'est fait le défenseur d'une théorie nouvelle. L'examen des différentes épidémies d'ictères, observées dans notre armée lui a permis de constater les faits suivants :

« Les deux ictères sont associés dans leur règne : l'ictère simple est signalé dans les épidémies d'ictère grave, et réciproquement ; des cas épars de ce dernier se montrent parfois au cours des épidémies d'ictère catarrhal ; celui-ci, par quelques-uns de ses traits effacés, tels que les douleurs musculaires, la prostration, l'épistaxis, rappelle souvent la physionomie de celui-là ; l'ictère grave a ses formes bénignes, et l'ictère simple est souvent marqué par des allures sévères. »

S'appuyant sur ces faits qui, comme nous l'avons vu, sont loin d'être rares dans les garnisons, cet auteur considère l'ictère simple comme n'étant pas autre chose qu'une forme atténuée ou abortive de l'ictère infectieux et de l'ictère grave ; il admet que tous ces ictères sont de même nature et constituent des formes plus ou moins graves d'une maladie miasmatique, dont les foyers générateurs seraient communs et représentés par des mares, des cours d'eau vaseux, un sol riche en matières organiques, végétales ou animales. Tout en reconnaissant la valeur des arguments donnés par notre savant confrère pour soutenir la communauté de nature et d'origine des différentes formes de cette maladie, il nous paraît bien difficile de rayer l'ictère catarrhal du cadre nosologique, en tant que maladie primitive localisée dans les canaux biliaires et occasionnée par une inflammation ou une obstruction des voies biliaires, par polycholie d'origine nerveuse ou congestive, enfin par excès de matière colorante dans la bile modifiée chimiquement.

(1) Kelsch, *De la Nature de l'ictère catarrhal* (*Revue mensuelle de médecine*, 1886, p. 857).

Nous croyons, avec Bernheim (1) que, s'il résulte des intéressantes recherches de Kelsch qu'il faille restreindre beaucoup le champ de l'ictère catarrhal, il y a des circonstances déterminées où cet état morbide se produit, en l'absence de toute influence infectieuse ou toxique, et peut être envisagé comme de nature catarrhale. Tels sont ces cas isolés et sporadiques d'ictères bénins complètement apyrétiques, qui s'observent chaque année parmi les soldats au printemps ou en automne (*ictère vernal, automnal*), qui s'accompagnent de symptômes morbides très limités et nettement localisés à l'appareil gastro-hépatique et dont la cause est rapportée généralement dans nos pays à une angioleucite simple ou consécutive à un catarrhe gastro-duodénal, et, dans les pays chauds, à une congestion ou à une hypérémie de la glande hépatique.

Il résulte, du reste, de l'étude épidémiologique et étiologique précédente qu'indépendamment de cet ictère qui survient à titre de symptôme prédominant dans les maladies gastro-hépatiques (*embarras gastrique*, *congestion* et *hypérémie hépatique*, *calculs biliaires*, etc.) (2), ou bien à titre de complication dans la plupart des maladies spécifiques (*paludisme*, *dysenterie*, *fièvre typhoïde, typhus*) ou toxiques (*empoisonnement par le phosphore*), il existe tout un groupe d'ictères qui surviennent assez souvent dans l'armée à l'état épidémique et dont l'apparition doit être attribuée à l'influence pathogène de certains foyers infectieux.

La plus grande obscurité règne malheureusement encore aujourd'hui sur la nature de l'agent pathogène qui produit l'ictère. On ignore s'il s'agit dans ces cas d'un poison soluble, d'une toxine volatile (?) ou bien d'un microbe qui vivrait à l'état de saprophyte dans les eaux impures et les matières en putréfaction ; peut-être les microbes normaux de l'intestin, le *bacterium coli commune* surtout, peuvent-ils aussi intervenir, en passant à l'état virulent, sous l'influence de conditions infectieuses ou chimiques mal connues (A. Chauffard).

(1) Voy. Bernheim, art. ICTÈRE du *Dictionnaire encycl. des sciences médicales*, 1880, 4e série, t. XV, p. 441.

(2) Benech, *Contribution à la nosographie de l'ictère fébrile essentiel* (*Arch. de méd. mil.*, 1889, t. XIII, p. 431).

D. — Étude clinique.

Cette étude comprendra : l'*ictère simple, sporadique* ou *catarrhal*, lié presque toujours à l'embarras gastrique sans fièvre; l'*ictère infectieux* ou *épidémique*, l'*ictère grave*.

Quant aux ictères qui ne sont pas autre chose, à nos yeux, que des complications des maladies infectieuses ou des symptômes de certaines intoxications alimentaires, leur étude clinique se trouve exposée dans les chapitres consacrés à chacun de ces états morbides.

I. **Ictère simple ou catarrhal.** — Les cas d'ictère simple ou catarrhal sont, comme nous l'avons vu, assez communs dans l'armée, où ils s'observent pendant tout le cours de l'année, mais principalement au printemps. Ils constituent toujours une affection très bénigne, qui n'exige généralement que quelques jours de traitement à l'infirmerie ou à l'hôpital.

La maladie ne consiste que dans une teinte jaunâtre plus ou moins foncée, commençant d'abord sur les conjonctives et à l'angle interne des yeux, puis s'étendant au visage, enfin au reste du corps, avec apyrexie complète et ralentissement du pouls, sans autre symptôme, si bien que le malade ne s'apercevrait même pas de son affection si son attention n'était appelée vers la coloration jaunâtre de ses conjonctives et de la peau.

Mais, le plus souvent, l'ictère s'accompagne de troubles plus ou moins marqués des fonctions digestives (langue saburrale, inappétence, sensation d'amertume dans la bouche, gêne dans la région épigastrique et à l'hypocondre droit); les pulsations sont ralenties et tombent quelquefois à 54,50 et même à 42 par minute; l'apyrexie est complète; en même temps se manifeste un état de langueur et d'abattement; la vue est rarement troublée, et il est exceptionnel que les malades voient les objets colorés en jaune. Il est encore plus rare que la peau soit le siège de démangeaisons ou de prurit. Les urines sont moins abondantes et colorées en jaune rougeâtre ; elles tachent le linge en jaune.

Les selles sont tantôt fortement colorées en brun verdâtre foncé et comme chargées d'un excès de bile (*ictère polycho-*

lique), tantôt décolorées, grisâtres, dures, rares et quelquefois chargées de graisse.

La maladie offre généralement une durée assez limitée, et la guérison survient au bout de dix à quinze jours.

II. **Ictère infectieux.** — Quelquefois l'ictère s'accompagne de symptômes généraux qui font soupçonner sa nature infectieuse. Il est précédé alors de prodromes consistant dans du malaise, de la lassitude, de la courbature, des points douloureux dans les côtés, de la céphalalgie, un état fébrile assez marqué (température 38°,5 à 39°,5).

La coloration ictérique n'apparaît qu'au bout de cinq à six jours. Elle coïncide avec des symptômes plus ou moins accusés d'embarras gastrique (inappétence, quelquefois vomissements, coliques) ; les selles sont rares, décolorées et parfois, dès le début de la maladie, elles ressemblent à de la terre glaise ; souvent cette décoloration ne persiste pas et apparaît seulement à certains moments. On constate, en même temps, une augmentation de la quantité d'urine éliminée dans les vingt-quatre heures (3 à 4 litres), avec élévation du chiffre de l'urée (35 grammes par jour). La coloration ictérique est très différente, suivant les malades et suivant la période de la maladie; elle varie du jaune ocre au jaune safran, au jaune verdâtre plus ou moins intense : elle augmente progressivement pendant quatre ou cinq jours. Elle peut persister pendant plusieurs semaines.

Les démangeaisons sont beaucoup plus fréquentes que dans la forme précédente. Elles surviennent au moment où la coloration ictérique est le plus intense. Il faut signaler également certains troubles du système nerveux (céphalalgie sus-orbitaire, gravative et persistante, abattement, courbature, douleurs musculaires, insomnie).

Les accès fébriles se manifestent quelquefois dès le début, d'autres fois du troisième ou quatrième jour au huitième jour; rarement il n'existe qu'un seul accès initial, avec frisson, suivi de chaleur et de transpiration plus ou moins abondante. Au bout de quelques jours, l'urine et l'urée redescendent à leur taux normal; il y a en même temps élimination de toxines par les reins (Bouchard).

Dieulafoy (1) a vu chez certains malades cet ictère se prolonger pendant plusieurs mois.

L'ictère infectieux à rechute, observé par divers auteurs (Lancereaux, Weil), n'est pas rare dans notre armée. A. Mathieu (2) en a publié récemment une observation intéressante, recueillie sur un jeune homme qui fut atteint, à la suite d'excès alcooliques, de frissons, de céphalalgie, de vomissements ; au cinquième jour, survint de l'ictère avec vomissements bilieux, hypertrophie de la rate, albuminurie et purpura. On constata une amélioration manifeste et une apyrexie complète vers le neuvième jour ; mais le dix-huitième jour survint une évolution cyclique analogue à la première. Cette seconde crise dura une semaine, et la guérison ne fut obtenue qu'après trente-cinq jours de maladie.

Certains auteurs, Pfuhl, Longuet, Weil, considèrent ces ictères à rechute comme une forme spéciale, abortive et à détermination hépatique de la fièvre typhoïde (*typhus hépatique*). Comme la dothiénentérie se complique parfois d'ictère, il est rationnel d'admettre entre ces deux états une communauté étiologique et une association possible dans un même foyer des deux maladies. Du reste, si l'on en croit certains observateurs (E. Dupré, Gilbert, Girode), le bacille d'Eberth pourrait infecter les voies biliaires et déterminer ainsi l'ictère des typhoïdiques.

III. **Ictère grave** (3). — On sait qu'on désigne ainsi un ictère, qui s'accompagne d'accidents cérébraux, qui devient rapidement mortel et qu'on a considéré pendant longtemps, mais à tort, comme une entité morbide liée à une lésion spéciale de la glande hépatique (*atrophie jaune aiguë*), alors qu'il ne constitue qu'un syndrôme pathologique, succédant à toute désorganisation du foie, quelle qu'en ait été la cause.

Il résulte, en effet, des recherches modernes, que tantôt cet ictère est dû à une altération du sang, à une toxhémie qui agit secondairement sur les éléments du foie, tantôt que l'agent toxique provient du foie, par le fait de l'altération de la

(1) Dieulafoy, *Semaine médicale*, 1888, p. 270.

(2) A. Mathieu, *Typhus hépatique bénin, rechute, guérison* (*Rec. de mém. de méd. milit.*, 1886, t. VI, p. 633).

(3) Voy. Rendu, art. Foie (*Ictère grave*) du *Dictionnaire encyclop. des sciences méd.*, 4e série, t. II, p. 736.

sécrétion biliaire et surtout de la destruction des cellules hépatiques. Dans les deux cas, on constate une altération profonde de ces cellules et une insuffisance dans la dépuration rénale. L'altération des éléments glandulaires du foie peut, du reste, être primitive ou secondaire.

Les principales influences invoquées dans l'armée, pour expliquer les quelques cas d'ictères graves qui s'y déclarent chaque année sont représentées par les *excès alcooliques*, le *surmenage*, la *syphilis*.

Leudet a rapporté un certain nombre d'exemples d'atrophie aiguë du foie survenue consécutivement à l'ingestion d'alcool à haute dose; des observations analogues, recueillies dans l'armée, ont été publiées par Aron (1), par Worms (2) et par L. Colin (3).

Le malade d'Aron était certainement un alcoolique avéré; il en est peut-être de même des deux malades observés par J. Worms et par L. Colin. Celui de Worms était un voltigeur de la Garde, âgé de 29 ans, « trapu et très fort », qui, sans cause apparente, en pleine santé, fut pris de malaise, d'inappétence, d'abattement. Le quatrième jour, il eut des vomissements bilieux, une prostration extrême, un ictère d'une intensité moyenne, avec refroidissement de la peau, pouls lent et à peine sensible. Il succomba le cinquième jour, dans la torpeur, sans hémorragie.

Le malade observé par L. Colin au Val-de-Grâce était un soldat d'administration, âgé de 21 ans; il éprouva d'abord quelques symptômes d'embarras gastrique; trois jours après, il présenta un léger ictère; le soir, on le rencontrait sur le pont d'Iéna, en proie à une extrême agitation, puis s'affaissant sur lui-même; il fut, dans cet état, conduit à l'infirmerie, où son délire éclata plus violent et où, pendant la nuit, il dut être maintenu dans son lit par deux de ses camarades. L. Colin constata à la percussion de l'atrophie du foie. La mort survint cinq jours après l'invasion de la maladie et dans un coma profond.

L'autopsie permit de constater dans les deux cas une atrophie

(1) Aron, *De l'Ictère grave de cause alcoolique* (*Gaz. hebd.*, 1869, n° 47).
(2) Worms, *Ictère grave* (*Mém. de la société de biologie*, 1864, p. 18).
(3) L. Colin, *Etudes de méd. milit.*, p. 180.

considérable du foie, qui ne pesait que 940 gr. chez le premier malade et que 900 gr. chez le second ; la rate était normale ; la muqueuse stomacale présentait quelques ecchymoses.

Le malade observé par Gayda (1), à Strasbourg, venait de faire à pied le trajet entre Rochefort et cette localité, quand il fut atteint d'ictère grave. Son affection a bien pu résulter des fatigues excessives occasionnées par ce long voyage.

Quand l'ictère est secondaire et se produit consécutivement à certaines infections du sang, on admet que le poison pathogène attaque la cellule hépatique qui, au lieu d'urée, ne fait plus que des matières extractives, moins oxydées et plus toxiques que cette substance ; cette cellule peut même perdre ses fonctions d'arrêt pour les substances septiques ou toxiques absorbées et les laisser passer dans le sang (Bouchard) (2). On constate alors une imprégnation biliaire des tissus et des humeurs, la rétention de la bilirubine et des acides biliaires, enfin une supression de la fonction biligénique du foie, une véritable asphyxie hépatique (Jaccoud). Les reins peuvent devenir eux-mêmes insuffisants pour éliminer cet excès de substances extractives ; ils subissent des altérations qui se traduisent fonctionnellement par de l'oligurie, de l'anurie et des symptômes urémiques.

Les malades offrent généralement les symptômes suivants :

Le début est tantôt insidieux et précédé de courbature générale, de lassitude inexpliquée et de troubles gastro-intestinaux n'ayant d'abord aucune gravité; tantôt il est subit et s'accompagne d'accidents qui font préjuger de la gravité de l'affection (frissons, état fébrile intense, troubles cérébraux, céphalalgie tenace, anorexie, vomissements). L'ictère ne survient généralement qu'au bout de quelques jours. Il présente toutes les formes de coloration possibles, depuis la teinte la plus légère jusqu'à la coloration d'ocre foncé, avec pigmentation de la peau. Il n'y a, du reste, aucune corrélation entre cette coloration et la gravité des accidents. La mort peut être foudroyante et avoir lieu au bout de trente à quarante-huit heures. Quelquefois surviennent de l'insomnie, des révasseries, de la sécheresse de la langue, du délire,

(1) Gayda, *De l'Ictère grave*, thèse de Strasbourg, 1867.
(2) Bouchard, *Auto-infection complexe dans les maladies*, Paris, 1888, p. 250.

avec mouvements convulsifs, contractions fibrillaires, ecchymoses et hémorragies passives, anurie et albuminurie. Enfin, le malade tombe dans la stupeur, avec dilatation des pupilles, respiration suspirieuse, pouls rapide et misérable : symptômes qui précèdent la mort.

La marche de la température se rapproche singulièrement de celle qu'offrent les fièvres rémittentes bilieuses des pays chauds, la fièvre bilieuse hématurique et la fièvre jaune. On constate habituellement une hyperthermie initiale, pendant laquelle le thermomètre peut atteindre 40° et même 41° ; ensuite survient un certain abaissement de la température (37° et même 36°), qui persiste quelquefois jusqu'à la mort, ou bien est remplacé par une nouvelle ascension thermique, qui correspond au stade préagonique. Les matières fécales sont décolorées ; les urines sont d'abord diminuées, parfois albumineuses et peu riches en urée ; elles renferment beaucoup de matières extractives (leucine, tyrosine, acides biliaires).

Quand la maladie marche vers la guérison, la sécrétion urinaire augmente, et il se produit une véritable crise polyurique et azoturique, qui s'accompagne souvent de diarrhée.

E. — Prophylaxie.

La prophylaxie de l'ictère dans l'armée découle naturellement des causes invoquées pour expliquer l'apparition de cette maladie. S'il s'agit de l'ictère catarrhal, elle consiste à éviter les conditions météoriques et hygiéniques qui lui donnent naissance.

Quant à l'ictère infectieux, les moyens qui peuvent être mis en jeu pour empêcher son apparition parmi les soldats se confondent avec ceux qui ont été indiqués à propos de la prophylaxie générale des maladies infectieuses.

CHAPITRE XV

LE GOITRE AIGU

A. — Fréquence dans l'armée.

Quoique le goitre constitue assez souvent dans l'armée une cause d'exemption du service militaire, cependant on en observe encore un certain nombre de cas dans nos garnisons de l'intérieur.

La statistique médicale en a offert en 1889 84 cas, dont 54 ont été traités à l'infirmerie et 30 à l'hôpital, et en 1890 68 cas, dont 46 à l'infirmerie et 22 à l'hôpital, sans compter les cas traités à la chambre.

Les cas isolés de goitre qui s'observent parmi les soldats sont représentés par des thyroïdites, qui sont consécutives à certaines maladies infectieuses (1), et par des *formes chroniques*, dont le début remonte généralement avant l'incorporation, et qui, au moment du conseil de révision, n'ont pas semblé suffisantes pour entraîner l'exemption.

Mais, indépendamment de ces goitres chroniques qui se manifestent chez les jeunes gens appelés par la conscription et provenant de diverses régions de la France, et qui, chaque année, nécessitent parmi les soldats un certain nombre de réformes (78 en 1890), il existe une autre forme, le goitre *aigu* ou *épidémique*, qui s'observe chez les étrangers nouvellement venus dans les pays goitrigènes, et qui sévit dans les garnisons de ces pays.

Nous nous occuperons plus spécialement de cette forme de goitre dans ce travail.

(1) Voy. Charvot, *Étude clinique sur les goitres infectieux sporadiques* (*Revue de chir.*, 1890, p. 701) ; — Forgue, *Contribution à l'étude de la thyroïdite typhique* (*Arch. de méd. mil.*, 1886, t. VII, p. 113) ; — Boucher (même recueil, t. VII, p. 333) ; — Romain (même recueil, t. VIII, p. 470).

B. — Évolution épidémique.

Malgré es éliminations de goitreux qui sont prononcées chaque année pendant le séjour des soldats sous les drapeaux, il n'est pas rare de voir survenir, à certains moments, dans les villes de garnison où le goitre est endémique, un grand nombre de cas de cette affection, qui revêt alors le caractère d'une véritable épidémie. Voilà pourquoi la plupart des médecins considèrent ce goitre comme n'étant qu'une simple manifestation du goitre endémique, dont il ne devrait pas être séparé. Telle est l'opinion formulée par Baillarger (1) et qui a été acceptée par L. Colin (2), Rozan (3), Gérard (4), Halbronn (5).

Quand on parcourt le tableau dans lequel A. Laveran (6) a relevé les épidémies de goitre, au nombre de 33, survenues dans notre armée depuis 1780 jusqu'en 1873, on constate que les noms des mêmes localités reviennent sans cesse ; ce sont : Briançon, Clermont-Ferrand, Colmar, Riom, Embrun, Neuf-Brisach, Saint-Etienne, Mont-Dauphin, Besançon, Annecy.

Parmi ces localités, celles qui ont été le plus souvent visitées par ces épidémies sont : Briançon (12 fois) et Clermont-Ferrand (8 fois).

Sur un effectif de 5635 soldats qui ont résidé à Clermont-Ferrand de 1851 à 1868, Nivet a compté 180 cas de goitre, soit 1 sur 31 soldats. En 1859, le huitième d'un régiment de cavalerie en garnison à Colmar fut atteint en deux mois (Hansen). A Clermont, en 1860, sur 939 hommes du 8e de ligne, 41 devinrent goitreux en un mois (Halbronn). En 1874, à Saint-Etienne, il y eut 280 cas sur 1400 hommes, soit 1 sur 5 ; à Colmar, en 1861, 107 cas sur 600 hommes (Goujet) ; à Briançon, en 1863, 30 cas sur 535 hommes (Rozan) ; à Annecy, en 1866, 128 cas sur 682, et à Thonon 23 sur 199 (Worbe) (7).

(1) Baillarger, *Recueil des travaux du Comité consultatif d'hygiène publique de France*, 1873, t. II.

(2) L. Colin, *Traité des maladies épidémiques*, p. 879.

(3) Rozan, *Recueil de mémoires de méd. mil.*, 3e série, t. X.

(4) Gérard, *Note sur le goitre aigu de Besançon* (même recueil, 1854, 2e série t. XIII, p. 152).

(5) Halbronn, même recueil, 3e série, t. XIII.

(6) A. Laveran, *Traité des maladies et épidémies des armées*, 1875, p. 597.

(7) Voy. L. Colin, *Traité des maladies épidémiques*, p. 878.

La même constatation ressort de l'examen des statistiques médicales correspondant à ces dix dernières années ; ainsi, en 1883, le goitre a été signalé dans les garnisons de Langres, Chaumont, Belfort, Autun, Clermont-Ferrand, Mende, Castelnaudary, Belley ; en 1884, dans celles de Belfort, Clermont, Saint-Étienne, Lyon, Embrun, Albertville, Privas, Lodève ; en 1885, à Belfort, Grenoble, Belley, Clermont, Riom (110 cas) ; en 1886, à Belfort, Belley, Clermont, Saint-Étienne, Montbrison et Mende ; en 1887, à Épinal, Chaumont, Saint-Étienne ; en 1888, à Saint-Dié, Belfort, Belley, Riom ; en 1889, à Clermont, Riom, Perpignan, Tarbes, Belfort ; en 1890, à Clermont-Ferrand et Aurillac.

Comme l'a parfaitement montré Baillarger (1), l'endémie goitreuse en France s'étend sur une large surface, offrant la forme d'un fer à cheval, dont une des extrémités aboutit au département de l'Oise et l'autre à celui de la Dordogne, la partie courbe étant formée par le Jura, les Hautes-Alpes et l'Isère, la concavité étant remplie par les départements du Centre et de l'Ouest, où la maladie n'existe presque pas.

C'est parmi les départements, qui sont placés sur la convexité de ce fer à cheval, qu'on trouve la plus forte proportion de goitreux (Savoie, Hautes-Alpes, Haute-Savoie, Ariège, Basses-Alpes, Hautes-Pyrénées, Jura, Vosges, Aisne, Alpes-Maritimes), qui varie de 50 à 133 pour 1000 habitants ; dans les départements situés à l'Ouest de la France et à l'intérieur de cette courbe, la proportion des goitreux est à son minimum (Indre-et-Loire, Vienne, Loire-Inférieure, Charente-Inférieure, Finistère, Deux-Sèvres, Morbihan, Manche, Côtes-du-Nord), où il y a seulement de 0,2 à 1 cas de goitre pour 1000 habitants.

En 1890, le maximum de ces cas a été fourni par le XIIIe corps d'armée (Clermont-Ferrand).

Pendant cette année, il y a eu dans l'armée deux épidémies de goitre, toutes les deux survenues en août, l'une dans le 92e de ligne, alors que le régiment manœuvrait dans les régions montagneuses de Clermont-Ferrand, où il consommait des eaux de sources glaciales, l'autre, plus sérieuse, à Aurillac, dans le 139e de

(1) Baillarger, *Enquête sur le goitre et le crétinisme* (*Recueil des travaux du Com. consult. d'hygiène publique*, 1873, t. II).

ligne, qui présenta 58 cas, principalement parmi les anciens soldats, provenant la plupart de départements à endémie goitreuse (Puy-de-Dôme, Allier, Haute-Loire).

L'Algérie et la Tunisie sont indemnes.

Le goitre constitue une des principales causes d'exemption du service militaire, dans les départements où il est endémique.

Il semble avoir augmenté de nos jours dans la Haute-Savoie, comme le prouvent les exemptions prononcées pour cette infirmité pendant les deux périodes suivantes :

1873-1878, 57 pour 1000 jeunes gens examinés.

1879-1885, 74,2 pour 1000 (1) jeunes gens examinés.

Les soldats sur lesquels la maladie paraît avoir le plus de prise sont généralement les plus jeunes (ceux de vingt à vingt-deux ans), les plus robustes et les mieux constitués (Nivet [2], A. Laveran [3]).

Le plus souvent, les hommes atteints n'habitent la localité goitrigène que depuis quelques mois; les nouveaux venus offrent vis-à-vis de la maladie une susceptibilité plus grande que les habitants.

La plupart des épidémies ont lieu en été ou en automne ; quelques-unes sont survenues en hiver ; ainsi, les épidémies observées à Briançon en 1850 et 1863, à Colmar et à Embrun en 1863, débutèrent au milieu d'un froid très rigoureux (L. Colin ([4]). Habituellement, celles qui naissent en été se poursuivent en hiver par une série de poussées successives.

Dans certains cas, ces épidémies offrent une localisation remarquable ; ainsi Augiéras, a vu en 1889, à Clermont-Ferrand, 18 cas de goitre apparaître dans l'aile d'un pavillon et principalement au troisième étage d'une caserne occupée en totalité par un bataillon du 38e de ligne.

La proportion des atteintes est souvent très élevée. Ainsi, sur 600 hommes, Goujet (5) a constaté 107 cas de goitre à Colmar, en 1862.

(1) Voy. Longuet, *Etude sur le recrutement dans la Haute-Savoie*, 1873-85 (*Arch. de méd. milit.*, 1885, t. VI, p. 417).

(2) Nivet, *Etude sur le goitre épidémique*, 1873, p. 128.

(3) A. Laveran, *loc. cit.*, p. 599.

(4) L. Colin, *Traité des maladies épidémiques*, p. 878.

(5) Goujet, *Rapport sur une épidémie de goitre à Colmar* (*Recueil de méd. mil.*, 1863).

Dans l'épidémie de la garnison d'Annecy, observée par Worbe (1), en 1866, il y eut 18 atteintes pour 100 hommes présents.

A Belfort, en 1877, Viry et Richard (2) traitèrent 900 cas de goitre aigu dans la garnison, dont l'effectif s'élevait à 5300 hommes.

C. — Étiologie.

Les épidémies de goitre parmi les soldats éclosent, comme nous l'avons vu, dans les localités où celui-ci est endémique. Elles dépendent donc des influences générales auxquelles on rapporte habituellement cette maladie.

Malheureusement, on sait combien est obscure l'étiologie du goitre et combien sont différentes les explications données par les auteurs pour rendre compte de sa fréquence dans certaines contrées.

D'après une première doctrine, qui a été longtemps en faveur et qui a été défendue par Niepce et par Marchant, la maladie dépendrait de causes multiples, représentées principalement par certaines conditions antihygiéniques des habitations dans les pays goitreux (humidité, défaut d'aération, malpropreté), par la mauvaise qualité de l'eau potable, par l'insuffisance et les défectuosités de l'alimentation.

D'après une seconde doctrine, qui tend actuellement à se substituer à la première, le goitre devrait être attribué à une cause unique, à un agent morbigène spécial, peut-être infectieux, contenu dans l'eau, mais qui n'a pu être ni isolé ni déterminé. Ainsi quelques auteurs rattachent cette maladie au manque d'iode, de brome et de chlorure de sodium dans les eaux d'alimentation. La plupart considèrent le terrain comme ayant une action prédominante et comme pouvant influencer constamment la composition chimique des eaux de consommation ; car on a constaté la fréquence du goitre dans les contrées dont le sol est argileux, talkeux, gypseux, magnésien, et son absence sur les terrains jurassiques et néocomiens.

Indépendamment de cette cause déterminante, on a fait inter-

(1) Worbe, *Rec. de mém. de méd. mil.*, 1867, t. XVIII et XIX.
(2) Viry et Richard, *Gazette hebd.*, juillet 1881.

venir un certain nombre d'influences qui agissent comme *causes adjuvantes* dans la production de la maladie principalement parmi les soldats. Parmi ces influences, nous mentionnerons les suivantes:

1° Les refroidissements, éprouvés pendant l'été par les troupes en marche ;

2° L'ingestion d'eau glacée, le cou tendu, la tête repliée en arrière pour boire à *la régalade*, le corps étant en sueur. Gérard (1) a noté pendant quatre années consécutives (1848-1851) l'apparition d'épidémies de goitre dans la garnison de Besançon, à la suite de l'ingestion immodérée d'eau froide par les soldats. Chevalier (2), Artigues (3) et Barberet (4) ont observé des cas analogues.

D'autres médecins militaires, E. Collin (5), Rozan, Michaud (6), qui ont assisté à des épidémies de goitre parmi les soldats dans les pays montagneux, ont attribué cette maladie aux congestions de la glande thyroïde, résultant des fatigues, des marches pénibles et des ascensions dans les montagnes. Mais il est fort probable que cette influence a été exagérée.

Il y a quelques années, Lèques (7) a cherché à déterminer l'influence qu'avaient pu avoir les manœuvres alpines sur les hommes du 12e bataillon de chasseurs à pied.

Sur 82 goitreux qui, de 1883 à 1887, furent appelés à prendre part à ces manœuvres, cet observateur constata qu'aucun ne vit s'accroître son affection par suite des fatigues déterminées par les marches et les ascensions dans les montagnes.

Parmi 77 d'entre eux qui n'avaient subi aucun traitement, 21 guérirent à la suite d'une seule période de manœuvres dans les Alpes. Quant aux 5 autres, qui avaient été traités sans résultat par l'iodure de potassium, on constata chez 2 une amélioration manifeste et chez 2 une guérison complète après les manœuvres.

(1) Gérard, *Réc. de mém. de méd. mil.*, 1854, 2e série, t. XIII.

(2) Chevalier, *Rec. de mém. de méd. mil.*, 1854, 2e série, t. XIII.

(3) Artigues (même rec., 1854, 2e série, t. XIII).

(4) Barberet, *Comptes rendus des travaux du Conseil d'hygiène et de salubrité pub. du Puy-de-Dôme*, 1876.

(5) E. Collin, *Sur le Goitre aigu de Briançon* (*Rec. de mém. de méd. mil.* 1861, t. VI, p. 14).

(6) Michaud, *Gazette méd. de Paris*, 1874.

(7) Lèques, *Note sur les modifications apportées au goitre par les exercices n pays de montagne* (*Arch. de méd. milit.*, 1888, t. XII, p. 16).

Sur 40 goitreux qui n'avaient été que peu ou pas influencés par une seule période de manœuvres, 20 obtinrent leur guérison après la période suivante, 8 après trois séries de manœuvres.

Et ces modifications si favorables ont eu lieu dans des pays où le goitre est endémique !

On a encore invoqué pour expliquer le développement du goitre aigu dans l'armée, l'influence de l'encombrement sur les soldats vivant dans les chambrées, au milieu d'un air chaud, humide et chargé de miasmes organiques (Nivet). Mais ces conditions peuvent exister dans toutes les casernes, aussi bien dans les grandes villes, non exposées au goitre que dans les régions goitrigènes.

La tension du cou, nécessitée par le port du col, a semblé jadis à H. Larrey (1) une cause suffisante pour expliquer le développement du goitre chez les conscrits ; mais depuis longtemps le col est supprimé dans notre armée, et cette suppression n'a point fait diminuer cette maladie parmi les soldats.

Enfin, récemment, Viry et Richard (2) ont considéré le goitre comme une maladie infectieuse, transmissible d'homme à homme et causée par un germe animé, bien qu'on n'ait jamais vu cette maladie survenir dans les contrées non goitrigènes et où sont évacués les goitreux.

Czernicki (3), ayant renfermé pendant plusieurs mois douze soldats atteints de goitre épidémique avec dix convalescents de maladies fébriles, débilités et affaiblis, n'a pas vu un seul de ces derniers devenir goîtreux.

Nivet, tout en n'admettant pas la contagion, a émis cependant l'avis que le goitre et les oreillons seraient de nature rhumatismale, et que telle épidémie pourrait revêtir tantôt la première forme, tantôt la seconde, sans qu'on puisse expliquer les causes de cette distinction.

Nous croyons devoir conclure de cette étude qu'en dehors des conditions d'âge, de manque d'assuétude à la cause morbide et de vie en commun, qu'offrent les soldats nouvellement arrivés dans les localités goitrigènes, il n'existe point d'influence spé-

(1) H. Larrey, *Société de chirurgie*, mars, 1853.
(2) Viry et Richard (*Gazette hebd.*, 1881).
(3) Czernicki, *Gazette hebd.*, 1881.

ciale à la profession militaire qui puisse expliquer la fréquence dans l'armée du goitre aigu ou épidémique.

Cette maladie ne survenant parmi les soldats que dans les pays où elle est endémique, son étiologie dans l'armée comme dans la population civile doit être rapportée à des influences communes à l'une et à l'autre, et principalement à l'usage de certaines eaux. Ce qui le démontre, c'est que les hommes qui, dans les localités goitrigènes, s'abstiennent de l'eau incriminée, ne sont jamais atteints de la maladie.

A l'exemple de Viry et de Richard, nous serions assez disposé à voir dans le goitre une maladie infectieuse, dont le développement pourrait s'expliquer par l'existence dans les eaux consommées par la troupe et les habitants, de certains principes morbigènes, de nature microbienne ou parasitaire, et dont l'analyse microbiologique n'a pas encore révélé la nature.

D. — Étude clinique.

Le développement du goitre aigu parmi les soldats ne s'accompagne souvent que de symptômes insignifiants ; le malade ne s'aperçoit guère de son affection que par la difficulté qu'il éprouve pour boutonner le col de sa chemise ou de sa tunique. Quelquefois, la glande thyroïde est douloureuse (Laveran, Gérard); en général, la tuméfaction est peu notable ; quand elle survient, elle s'observe principalement à la partie moyenne et inférieure du corps thyroïde ; plus rarement, elle se localise dans un des lobes, de préférence dans le lobe droit.

Cette augmentation de volume présente des variations assez sensibles ; suivant les uns (Fleury, Halbronn, Nivet), elle serait surtout accusée le soir ; suivant les autres (Gouget), le matin.

La maladie ne s'accompagne pas de fièvre.

Exceptionnellement, on peut observer certains accidents attribuables à la compression exercée par le corps thyroïde sur les organes du cou ; ces accidents sont représentés par de la raucité de la voix, de la gène respiratoire, de la dysphagie, de la rougeur de la face, des battements exagérés des carotides, plus rarement de l'exophtalmie (Gouget).

Chez quelques malades, on a même constaté un engorgement des ganglions cervicaux et sous-maxiliaires (Dourif, Gérard).

L'évolution de la maladie est généralement lente et progressive. Sa durée est assez variable dans les épidémies : 7 à 8 jours (Nivet), 15 à 21 jours (Chevalier), 26 jours (Gérard), 37 jours (E. Collin), 69 jours (Gouget).

La guérison survient presque toujours ; quelquefois pourtant, la maladie passe à l'état chronique et peut nécessiter la réforme.

E. — Prophylaxie.

Le goitre constitue, dans certains cas, une cause d'exemption du service militaire.

En effet, d'après l'Instruction du 17 mars 1890, « les tumeurs désignées sous le nom générique de *goitre*, l'*hypertrophie*, *les kystes de la glande thyroïde*, le développement même peu considérable du lobe médian, quand il atteint la fourchette sternale et se prolonge au-dessous d'elle, déterminent l'inaptitude à la profession des armes.

« Cependant, dans les pays où le goitre est endémique, cette affection, lorsqu'elle est récente, peu développée, sans induration, sans complication de kystes, étant susceptible de guérison par le fait seul du changement de climat et d'habitudes qu'amène la vie militaire, ne pourrait être une cause d'*exemption*, surtout du service auxiliaire. Quant à la réforme, elle doit n'être prononcée que si l'engorgement glandulaire résiste à une médication prolongée. »

Ces prescriptions sont conformes à la constatation, faite par la plupart des auteurs qui se sont occupés de l'étude du goitre, que les 9/10 des jeunes gens de 18 à 20 ans atteints de cette affection guérissent sous l'influence du changement de milieu.

Mais il est indispensable de désigner ces conscrits pour les départements exempts d'endémie goitreuse et principalement pour les garnisons situées au bord de la mer ; on pourrait encore les classer dans la marine (Fuster, Guy et Dagand).

Le meilleur moyen de prévenir le goitre parmi les troupes qui tiennent garnison dans les pays goitrigènes, c'est de leur interdire rigoureusement l'usage de l'eau de ces pays, à laquelle on substitue avec avantage de l'eau de citerne bouillie ou filtrée (1).

La démonstration rigoureuse des bons effets produits par l'eau de citerne résulte du fait observé par Gauthier (2), que des deux forts de l'Écluse, le supérieur, dans lequel les troupes font usage d'eau de citerne, n'offre pas de goitreux, tandis que le fort inférieur, alimenté d'eau du Jura, en présente un grand nombre. Il suffit d'évacuer les hommes du second fort dans le premier pour voir guérir leur goitre.

Il est utile de fournir aux hommes une alimentation aussi substantielle que possible ; l'administration de boissons alcooliques (vin) et aromatiques (café, thé) ne peut que leur être favorable. Il faut éviter les refroidissements et les fatigues excessives.

Une fois une épidémie survenue parmi les troupes, la meilleure mesure à prendre, c'est de faire changer celles-ci de résidence et de les envoyer dans un pays non goitrigène. La guérison des malades s'obtiendra d'autant plus facilement que ce changement de milieu sera accompagné de l'administration de certains médicaments (iodure de potassium, 0gr50 à 2 gr. par jour ; teinture d'iode, 10 gouttes matin et soir ; iodure de fer, huile de foie de morue).

Dans les garnisons des Alpes du XIVe corps d'armée, l'adjonction d'iodure de potassium au pain distribué aux troupes (0gr125 par kilog. de pain) a été suivie des meilleurs effets et a coïncidé avec une diminution sensible des cas de goitre parmi les soldats (3).

Le séjour des malades au bord de la mer leur est généralement très favorable.

(1) Voy. Baillarger, *Enquête sur le goitre*. (*Rec. des travaux du Comité consul. d'hygiène publique*, t. II.)

(2) Voy. Berger, *Rapport adressé à la Commission française sur le département de l'Ain*, cité par Baillarger et Krishaber, art. CRÉTINISME du Dictionnaire encycl. des Sciences méd., 1re série, t. XXIII, p. 197.

(3) Voy. *Statistique médicale de l'armée en* 1889.

CHAPITRE XVI

LA MORVE ET LE FARCIN

On sait que la morve et le farcin constituent deux affections virulentes, contagieuses, qui peuvent être transmises des solipèdes (cheval, mulet, âne) à l'homme, et de celui-ci à son semblable, affections identiques au point de vue étiologique, mais se manifestant par des lésions différentes et des symptômes variés.

A. — FRÉQUENCE DANS L'ARMÉE.

La morve a été connue dès les temps les plus reculés. Au VIe siècle de notre ère, un hippiâtre grec, Absyrthe, qui remplissait les fonctions de vétérinaire dans les armées de Constantin, aurait le premier reconnu la forme aiguë de cette maladie et même signalé ses propriétés contagieuses (1).

Au moyen âge et jusque vers la moitié du siècle dernier, la morve fut considérée comme une maladie contagieuse ; mais, à partir de 1749, époque à laquelle Lafosse l'envisagea comme une maladie locale et non transmissible du cheval à l'homme, les vétérinaires se partagèrent en deux camps, les contagionistes et les non-contagionistes.

Dès 1813, l'identité de la nature de la morve et du farcin avait été signalée par un vétérinaire, mais la démonstration expérimentale de ce fait n'eut lieu que plus tard.

Malgré de nombreuses observations favorables à la contagion de la morve, publiées par Chabert (1784), Gohier (1813) et Huzard (1815), l'école d'Alfort, représentée par Dupuy (1817) et

(1) Cité par H. Bouley, art. MORVE, *du Dictionnaire encyclopédique des sciences médicales*, 1876, 2e série, t. X, p. 48.

par Renault et Delafond, soutint la non-transmissibilité de la maladie, et attribua son développement aux conditions défectueuses auxquelles étaient soumis les animaux (fatigue, arrêt de transpiration, défaut de ventilation dans les écuries, etc.)

La doctrine de la non-contagion de la morve du cheval à l'homme fut malheureusement importée dans l'armée par les vétérinaires militaires qui avaient reçu l'enseignement d'Alfort; aussi exerça-t-elle une influence néfaste sur l'application des règlements sanitaires aux chevaux de la cavalerie, et plus d'un chef de corps se relâcha de la vigueur des prescriptions réglementaires.

Cependant en 1836, l'administration de la guerre prit le parti de faire résoudre expérimentalement cette question si controversée de la contagion de la morve chronique. Une commission, instituée par décision ministérielle du 11 novembre, reçut la double mission de faire des expériences sur la curabilité de la morve et sur sa contagion. Malheureusement, ces expériences, poursuivies à Lamirault, près Lagny, n'aboutirent pas, en présence du parti pris de la plupart des vétérinaires à ne pas admettre la contagiosité de la morve chronique. Et malgré la démonstration si éclatante, faite en 1837 par Rayer (1), de la possibilité de la transmission de cette maladie à l'espèce humaine (à la suite d'une observation faite à l'hôpital de la Charité, chez un palefrenier qui succomba à des accidents de morve aiguë), les adversaires de la contagion, sous l'influence de Renault et Delafond, continuèrent la lutte jusqu'en 1841.

La morve ayant été attribuée à l'insalubrité des écuries et au défaut d'espace laissé à chaque animal (2), le Ministre de la guerre nomma une nouvelle commission qui eut pour mission de lui présenter un projet d'écurie modèle, où les chevaux devaient se trouver dans les conditions hygiéniques les plus avantageuses. En 1840, l'Académie de médecine fut chargée d'examiner ce projet, et H. Bouley fut nommé rapporteur.

La morve fut considérée par cet observateur comme résultant

(1) Rayer, *De la Morve et du farcin chez l'homme* (*Mémoires de l'Académie de médecine*, 1837, t. IV).

(2) Dutreilh, *De la Morve considérée sous le rapport de la propagation dans les régiments de cavalerie* (*Recueil de méd. vétérinaire*, 1839, p. 610).

de l'entassement des chevaux et de la viciation de l'air qui en était la conséquence, la contagion de la maladie étant laissée sur un plan tout à fait secondaire.

Cependant de 1840 à 1860, un grand nombre d'observations, recueillies dans la cavalerie et relatives à la contagion de la morve du cheval à l'homme, furent publiées par des médecins militaires (1).

En 1856, Cabasse (2) observa un cas de morve aiguë, chez un cavalier, consécutivement à une morve chronique dont était atteint un cheval et résultant d'une inoculation accidentelle de l'homme après la mort de l'animal morveux. La maladie se manifesta au bout de trois jours par des symptômes locaux, qui furent suivis, du dixième au quinzième jour, de symptômes généraux. La mort survint au bout de la troisième semaine.

Les phénomènes généraux du début de la maladie consistèrent en des douleurs, localisées d'abord dans le membre malade, et quelques jours après, dans le membre du côté opposé ; la face et les membres furent exclusivement le siège de tumeurs phlegmoneuses, qui apparurent dans la semaine qui précéda la mort ; les pustules se montrèrent de plus en plus discrètes, à mesure qu'elles occupaient des régions plus éloignées de la face ; on vit survenir simultanément des vésicules, des bulles et des pustules. Le jetage nasal fut très intense et ne se montra que pendant le dernier septénaire.

La même année, Dubois (3) observa à l'hôpital d'Abbeville un cas de farcin chronique qui fut rattaché par lui à l'infection.

A cette époque, la morve n'était pas rare dans l'armée ; ainsi, en 1852, on en avait constaté 919 cas parmi les chevaux de

(1) Lesueur, *De la Transmission de la morve et du farcin à des militaires attachés au service des écuries-infirmeries de l'armée*. Thèse de Paris, 1841. — Berthe, *Quelques Réflexions sur la morve aiguë chez l'homme à l'occasion de deux faits nouveaux observés à l'hôpital militaire de Philippeville*. Thèse de Paris, 1851. — Bréant, *Farcin chronique compliqué de morve aiguë* (*Rec. de mém. de méd. mil.*, 1856, 2e série, t. XVIII, p. 279). — Lacronique, *Observation de morve aiguë* (même recueil, 1857, 1re série, t. XVIII, p. 289) ; *Observation de farcin chronique* (même recueil, 1857, 1re série, t. XIX, p. 62).

(2) Cabasse, *Observations d'abcès multiples, affection farcino-morveuse*. (*Recueil de mémoires de médecine militaire*, 1856, 3e série, t. XVIII, p. 273).

(3) Dubois, *Observation de morve farcineuse chronique, communiquée par infection* (*Recueil de mémoires de médecine militaire*, 1856, t. XIX, p. 18).

troupe et 58 parmi les chevaux d'officiers, sur un effectif de 3358 animaux.

Un des travaux les plus complets qui aient paru à cette époque sur la morve et sur le farcin est le mémoire de Bernier (1), dans lequel ce médecin militaire publia six observations très intéressantes, recueillies dans les hôpitaux militaires, et releva, en même temps, quarante-cinq cas de morve et de farcin observés depuis 1811 jusqu'en 1856..

Bernier se déclara nettement contagioniste et rattacha la morve chez l'homme à la contagion médiate (qui serait la plus fréquente) et à la contagion immédiate.

C'est en 1863 que Saint-Cyr (2), professeur à l'École vétérinaire de Lyon, démontra expérimentalement la contagion de la morve chronique du cheval à l'homme, et, depuis la publication de ses mémorables expériences, cette contagion est acceptée par le monde médical.

Enfin, en 1866, Guyon (3) fit à l'Académie des sciences une intéressante communication, dans laquelle il cita quelques cas de transmission de la morve du cheval à l'homme et de l'homme au cheval.

Grâce aux mesures prophylactiques qui ont été prises par le Ministre de la guerre (abatage des chevaux atteints ou suspects de la maladie, défense de cohabitation des cavaliers et de chevaux dans un même local) la morve a presque disparu parmi les soldats, et ce n'est qu'à des intervalles de plusieurs années que la statistique médicale de l'armée relève quelques cas de cette maladie.

Nous citerons, par exemple, l'observation suivante, qui figure dans le Rapport de la statistique médicale pour 1889 et qui a été recueillie à Pamiers par Vidal :

« Un jeune soldat du 59e de ligne fut reconnu, le jour même

(1) Bernier, *De la Morve et du farcin communiqués par infection médiate ou immédiate du cheval à l'homme de guerre, et des moyens pratiques propres à en diminuer la fréquence dans l'armée* (*Recueil*, 2e série, 1857, t. XIX, p. 1).

(2) Saint-Cyr, *Recherches historiques sur la contagion de la morve* (*Journal médical vétérinaire* de Lyon, 1862) ; *Expériences sur la contagion de la morve chronique* (même recueil, 1863).

(3) Guyon, *Transmission de la morve du cheval à l'homme et de l'homme au cheval* (*Recueil de mémoires de médecine militaire*, 3e série, 1866, t. XX, p. 256).

de son incorporation, atteint d'arthrites diverses (genoux et cou-de-pied) et présentant un état cachectique manifeste. Quelques jours plus tard apparaissaient des tumeurs molles, fluctuantes, de l'arcade sourcilière et du cou, de l'enchifrènement (sans jetage) et un érysipèle gangréneux du nez.

« On porta alors le diagnostic de *morve*, d'autant plus que l'on apprit que deux ans auparavant, pendant l'automne de 1887, le malade avait servi dans une ferme, dont un grand nombre de chevaux avaient été abattus comme morveux. Il n'avait présenté alors ni plaie ni rougeur de la peau ; mais, au bout de quelques mois, sa santé générale avait décliné visiblement, puis il eut un assez grand nombre d'abcès (farcineux), qui furent ouverts au bistouri ou rétrocédèrent spontanément. Du 8 au 11 décembre, l'érysipèle gangréneux, ayant fait des progrès, entraîna la perte de l'œil droit, sans que ces désordres aient provoqué de douleur locale. En même temps, les fosses nasales, la muqueuse buccale et l'arrière-gorge se prenaient. L'état général s'aggrava, les nuits furent agitées, l'amaigrissement augmenta rapidement. La mort eut lieu dans le collapsus, le 25 décembre. Une inoculation de contrôle, pratiquée sur un âne, le 24 décembre, entraînait la mort de l'animal le 4 janvier, avec tous les signes de la morve. »

B. — Étiologie.

Il est parfaitement reconnu aujourd'hui que la seule cause déterminante de l'affection morvo-farcineuse chez l'homme est la contagion, qui s'exerce du cheval à l'homme ou de l'homme à l'homme.

Elle peut être *immédiate* ou *médiate*.

I. *Contagion immédiate.* — Celle-ci a lieu pour le *farcin aigu* et surtout pour la *morve chronique*, dont l'inoculation produit le farcin avec angioleucite, ulcères et accidents locaux.

Les matières qui peuvent transmettre la maladie par inoculation, sont représentées par le liquide qui constitue le jetage nasal, celui qui suinte des boutons et des ulcères farcineux, le pus qui recouvre les objets en contact avec les animaux malades.

Ces matières conservent leurs propriétés contagieuses, même après la mort de ces animaux.

Cette inoculation accidentelle est facilitée par les petites plaies et les ulcérations superficielles auxquelles sont exposées, chez les cavaliers, les extrémités des doigts, quand ils bouchonnent leurs chevaux avec de la paille.

Lacronique (1) a rapporté l'observation d'un soldat qui fut atteint de morve farcineuse aiguë après avoir garni ses sabots de paille provenant d'une écurie de chevaux atteints de morve.

II. *Contagion médiate.* — Dans nombre de cas, cependant, on ne trouve pas trace de semblables inoculations ; mais alors presque constamment le mal s'est développé chez des gardes d'écurie, qui avaient passé la nuit dans les mêmes locaux que des chevaux malades, et parfois même auraient poussé l'imprudence jusqu'à s'envelopper des couvertures de ces chevaux.

Ainsi Bernier (2) a cité le cas d'un cavalier de 8e régiment de hussards, qui fut atteint de farcin après s'être enveloppé, étant de garde à l'infirmerie, dans des couvertures de chevaux morveux. La maladie, qui avait débuté par un abcès de la cuisse, d'apparence phlegmoneuse, entraîna rapidement la mort.

La morve se développe d'autant plus facilement dans notre cavalerie, que l'on y accepte surtout des chevaux jeunes, plus prédisposés, par conséquent, eux-mêmes aux affections virulentes par leur âge et leur agglomération (L. Colin) (3).

On comprend, comme le montre notre savant maître, l'aptitude spéciale qu'offrent les militaires aux affections farcino-morveuses, par la simple considération du nombre parfois considérable de chevaux atteints de cette affection dans l'armée : « C'est ainsi, dit-il, qu'en 1852, on a abattu jusqu'à 2000 chevaux morveux, disséminés dans la plupart de nos régiments de cavalerie, d'artillerie et du train. Il suffit de réfléchir qu'il se trouve, année moyenne, dans l'armée, environ 80000 hommes en contact incessant avec des chevaux, pour saisir combien le ser-

(1) *Loc. cit.*, p. 62.
(2) *Loc. cit.*, p. 18.
(3) Art. MORBIDITÉ MILITAIRE, p. 417.

vice militaire multiplie les occasions de transmission de cette redoutable affection du cheval à l'homme. »

Ainsi s'expliquent les mesures qui sont prises actuellement dans l'armée pour prévenir le développement et l'extension d'une maladie aussi facilement transmissible.

C. — Étude clinique.

La morve et le farcin étant deux expressions de la même maladie, nous étudierons ensemble ces deux formes morbides, qui peuvent chacune se manifester à l'état aigu et à l'état chronique.

L'*incubation* des affections morvo-farcineuses paraît beaucoup moins longue quand la contagion a lieu par inoculation ; dans ce cas, elle varie de trois à quatre jours et ne dépasse jamais une semaine. Mais, quand la contagion est médiate, les symptômes morbides apparaissent beaucoup plus tardivement (quinze jours à un, deux et même trois mois pour le farcin ; plusieurs années pour la morve).

Plus la contagion a lieu facilement, moins ses effets sont graves ; à la suite de l'inoculation, on ne voit guère se produire qu'une angioleucite farcineuse ; la morve, au contraire, survient presque toujours à la suite de contagion médiate.

Les affections morvo-farcineuses sont représentées dans l'armée par le *farcin chronique*, la *morve chronique*, le *farcin aigu* et la *morve aiguë*.

1° *Farcin chronique*. — Les caractères du farcin chronique sont les suivants : Le malade présente de la lassitude, de l'abattement, avec inappétence, accès fébriles, parfois céphalalgie, nausées, délire, douleurs vagues, siégeant principalement dans les membres inférieurs et simulant un rhumatisme chronique, symptômes qui durent un mois ou six semaines. Ensuite apparaissent des tumeurs indolentes, suppurantes, survenant successivement ou en même temps sur les points les plus éloignés ; elles se résorbent parfois, ou bien elles s'ouvrent et fournissent du sang pur, une sanie purulente ou un pus visqueux et de mauvaise nature, en formant de véritables ulcères sanieux ; le malade tombe dans le marasme, avec teint jaune livide, pouls misérable, frissons, sueurs profuses, insomnie, rêvasseries, diarrhée, fièvre hectique ; alors il succombe, ou bien on voit chez lui éclater la *morve aiguë;* d'autres fois s'ajoutent des symptômes nouveaux, qui caractérisent la *morve chronique.*

2° *Morve chronique.* — La morve chronique est caractérisée par des ulcérations particulières des fosses nasales et des voies aériennes, accompagnées de douleurs articulaires et musculaires, de symptômes généraux et de cachexie; elle se termine par la morve aiguë ou par la mort.

Cette forme morbide succède presque toujours au farcin chronique (*morve chronique farcineuse*), beaucoup plus rarement à la morve aiguë (*morve chronique non farcineuse*) ; elle ne s'observe presque jamais d'emblée.

Quand la morve chronique est primitive, elle s'accuse chez les malades, exposés depuis longtemps à la contagion médiate, par du malaise, de la fatigue, de l'affaiblissement, des douleurs vives dans les membres, de la toux, de l'angine, un enchifrènement très pénible.

Si cette maladie succède au farcin (après deux, quatre, six ou même dix mois), elle se manifeste par du mal de gorge, de la toux, de la gêne dans les fosses nasales, de la dyspnée, de l'enchifrènement, et s'accompagne d'expulsion par les narines de caillots de sang, de croûtes, de mucus puriforme, grisâtre, quelquefois d'un véritable jetage.

On constate des ulcérations dans les fosses nasales, à la voûte palatine, au fond du pharynx, dans le larynx, la trachée. En même temps apparaît un ensemble de phénomènes généraux, comme dans le farcin (douleurs articulaires et musculaires, nausées, fièvre).

Cette maladie est excessivement longue ; sa marche est très lente et est souvent interrompue par des intervalles de repos.

3° *Farcin aigu.* — Les cas de farcin aigu sont assez rares. Le début de la maladie diffère, suivant que la contagion est immédiate (par inoculation) ou médiate (par infection générale).

Dans le premier cas, la plaie par laquelle a eu lieu l'inoculation ne se cicatrise pas et fournit un pus de mauvaise nature;

autour d'elle se développent des pustules : ensuite, au niveau de la plaie, apparaît un ulcère blafard, avec induration des vaisseaux lymphatiques qui naissent de la partie lésée, et engorgement des ganglions. Trois ou quatre jours après surviennent des phénomènes généraux.

Quand le farcin résulte d'une infection générale, on voit apparaître d'emblée un ensemble de symptômes (nausées, vomissements, céphalalgie, douleurs articulaires). Au bout de trois à sept jours, on constate la formation de nombreux abcès, qui se transforment en ulcères de mauvais caractère. Au bout de la deuxième semaine ou dans le courant de la troisième, survient une éruption analogue à celle de la morve aiguë.

La mort a lieu vers la fin de la troisième ou de la quatrième semaine. La durée de la maladie est toujours plus longue que celle de la morve aiguë.

4° *Morve aiguë.* — Cette forme morbide succède au farcin chronique ou au farcin aigu. Cependant elle peut également être primitive et résulter d'une inoculation ou d'une infection.

Dans le premier cas, on voit le point inoculé présenter de la douleur, avec chaleur et tuméfaction, et des symptômes d'angioleucite aiguë ; les symptômes généraux n'apparaissent que secondairement. Dans les cas d'infection, ces symptômes surviennent les premiers.

La morve aiguë est caractérisée par un érysipèle de la face, siégeant principalement sur le nez, les paupières, et s'étendant aux muqueuses nasale, palpébrale et oculaire, quelquefois au cuir chevelu ; la peau est rouge, livide, jaunâtre, violacée. En même temps surviennent des abcès musculaires ; puis, vers le sixième jour, une éruption caractéristique de pustules, plus rarement de bulles, sur la face, les membres et toutes les parties du corps. Ensuite apparaissent des escharres gangréneuses à la face, au niveau des grandes articulations et sur la verge ; des ulcérations dans les fosses nasales, sur le voile du palais et sur les amygdales ; ces dernières mettent parfois les os à nu et laissent écouler une sanie grisâtre et fétide. Il y a de l'enchifrènement, la voix est enrouée, la respiration difficile ; par l'une ou par les deux narines a lieu un véritable *jetage* de matière muco-purulente, tachée de stries sanguinolentes, quelquefois brunâtre, visqueuse, gluante.

On constate de la gingivite, des ulcérations dans la bouche, sur les amygdales, dans le pharynx et le larynx; la déglutition est difficile, la voix enrouée; il y a de l'aphonie; survient, en même temps, un engorgement des ganglions cervicaux, des glandes parotides et sous-maxillaires. Les autres symptômes sont représentés par de la dyspnée, une toux sèche ou provoquant des crachats mousseux, muco-purulents ou même fétides; par des vomissements, de la diarrhée, une fièvre intense, des épistaxis fréquentes, de la céphalalgie, avec insomnie, rêvasseries, affaiblissement intellectuel et corporel; quelquefois délire violent, secousses convulsives, crampes; puis coma.

L'issue de la maladie est toujours fatale.

D. — Mesures prises dans l'armée pour prévenir et combattre la morve et le farcin.

Un certain nombre de mesures sont prescrites dans notre cavalerie pour prévenir les maladies contagieuses des chevaux, principalement la morve et le farcin. Ces mesures sont les suivantes (1):

« Article 64. *Maladies contagieuses.* Les vétérinaires doivent porter toute leur attention sur les maladies contagieuses, et prendre toutes les mesures pour en prévenir la propagation. Ils surveillent plus spécialement les chevaux atteints de la morve, du farcin et de la gale.

« Lorsqu'un cheval est reconnu atteint d'une maladie contagieuse, il est immédiatement retiré du rang, isolé dans un local affecté à cet usage, et pansé chaque jour par le même cavalier, qui laisse dans l'écurie ses effets de pansage. Il n'est pas conduit aux abreuvoirs servant aux chevaux sains, et il n'est promené que dans une cour spéciale ou dans un endroit retiré.

« Le harnachement du cheval atteint de maladie contagieuse et les effets qui ont été employés à le panser sont remis au

(1) *Règlement sur le service intérieur des troupes de la cavalerie, du 20 octobre 1892.*

vétérinaire en premier, qui en délivre reçu au capitaine commandant et les fait déposer dans un local spécial, d'où ils ne sont retirés qu'après désinfection, par les soins du vétérinaire.

« Les deux chevaux voisins du cheval atteint d'une maladie contagieuse sont considérés comme suspects et placés, si le casernement le permet, dans une écurie spéciale : dans le cas où les ressources du casernement ne permettent pas de prendre cette mesure, ils sont placés dans une cour isolée, autant que possible près de l'infirmerie, et attentivement surveillés. Le vétérinaire en premier les visite tous les jours ; les chevaux restent ainsi en observation pendant 15 jours si la suspicion est causée par la morve ou le farcin, et pendant 10 jours si c'est par la gale.

« Les places que ces trois chevaux occupaient dans l'écurie sont aussitôt désinfectées, sous la surveillance et en présence du vétérinaire.

« Article 65. *Chevaux morveux et farcineux. Chevaux douteux. Commission d'abattage.* — Aucun cheval affecté de morve ou de farcin ne doit être traité dans les corps de troupe. Aussitôt que les symptômes d'une de ces maladies apparaissent, il en est rendu compte au Colonel ou au chef de détachement, qui convoque immédiatement la Commission d'abattage.

« Si la maladie est évidente, la commission propose l'abattage immédiat ; le Colonel ou le chef du détachement prononce.

« Si le cheval est douteux, il est visité de nouveau et à de courts intervalles par la commission, jusqu'à ce que les symptômes aient disparu ou que l'abattage ait été jugé nécessaire. Tout cheval encore suspect de morve après trois mois d'observation doit être abattu.

« Lorsque les symptômes de morve ou de farcin que présentait un cheval ont disparu, cet animal doit subir encore trois semaines d'observation à l'infirmerie et plusieurs épreuves aux allures vives avant d'être remis dans le rang.

« Les gardes d'écurie ne doivent jamais coucher dans les écuries des chevaux atteints de morve ou de farcin, ni même dans les écuries des chevaux douteux. Le vétérinaire met du savon à la disposition des hommes employés aux écuries de ces chevaux ; il exige qu'après chaque pansage ils se lavent les mains et le visage. Les hommes ayant des plaies aux mains ou au visage ne doivent jamais être désignés pour ce service.

« Article 66. *Abattage des chevaux.* — Toutes les fois que, pour un motif quelconque, le vétérinaire en premier juge qu'un cheval doit être abattu, il en fait la proposition par la voie du rapport journalier. Le colonel convoque la commission d'abattage.

« Article 68. — L'autopsie des animaux morts de maladies contagieuses doit être faite dans les clos d'équarrissage ou aux lieux désignés par les autorités locales. »

CHAPITRE XVII

LA RAGE

A. — Fréquence et gravité dans l'armée.

La rage est une maladie infectieuse, qui ne naît pas spontanément chez l'homme et qui résulte de l'introduction dans l'organisme d'un virus contenu dans la salive de certains animaux (chien, loup, chat). Cette introduction a lieu soit par la morsure de l'animal, soit par le contact de sa bave avec une plaie ou une excoriation quelconque.

Avant l'occupation de l'Algérie par l'armée française, ce pays avait la réputation d'être indemne de la rage ; mais, au bout de peu de temps de séjour dans notre colonie africaine, les médecins militaires reconnurent combien cette opinion était erronée. Dussourt (1), en 1856, démontra que cette affection, loin d'être rare parmi les Arabes, y était, au contraire, assez commune, opinion qui devait plus tard être confirmée par Roucher (2).

Les cas de rage sont certainement devenus plus communs en Algérie depuis l'occupation française, à cause de l'augmentation de la population canine dans les principaux centres de la colonie.

Le tome XVII de la 2e série du *Recueil des mémoires de médecine militaire*, publié en 1856, contient un grand nombre d'observations de rage recueillies dans les localités algériennes par Pelletier, Lelouis, Dussourt, Meilhau, Catteloup, Morgue, Mouchet, Morelle, Judas, Guipon, Tellier, etc.

Depuis cette époque, des observations analogues ont été

(1) Dussourt, *Observation d'hydrophobie rabique recueillie à l'hôpital militaire d'Orléansville.* (Rec. de mém. de méd. mil., 1856, 2e série, p. 217.)

(2) Roucher, *De la rage en Algérie.* (*Ann. d'hyg. publ. et de méd. légale*, 1856, t. XXXV, p. 72).

publiées par Hémard (1), Boudin (2), Worms (3), Renard (4), Arnould (5), Desmons (6), L. Colin (7), etc.

Quelques cas de rage chez le cheval ont été observés dans l'armée par Lacger (8) et Palat (9).

La rage est-elle plus fréquente dans l'armée que dans la population civile ? Il est difficile de répondre à cette question.

Pendant ces vingt-cinq dernières années (1864-90), la statistique médicale de l'armée indique 29 décès, causés par cette maladie et qui se répartissent ainsi :

1864. . . .	2	1873. . . .	2	1879. . . .	1	1885. . . .	0
1865. . . .	0	1874. . . .	4	1880. . . .	0	1886. . . .	0
1866. . . .	2	1875. . . .	4	1881. . . .	0	1887. . . .	0
1867. . . .	2	1876. . . .	1	1882. . . .	0	1888. . . .	1
1868. . . .	1	1877. . . .	0	1883. . . .	2	1889. . . .	0
1869. . . .	0	1878. . . .	0	1884. . . .	1	1890. . . .	0
1872. . . .	6						

Sur ce nombre, 18 ont été observés en Algérie et 11 seulement en France.

D'un autre côté, il résulte des renseignements communiqués par Dujardin-Beaumetz au Conseil d'hygiène et de salubrité de la Seine, que, pendant ces dix dernières années, la rage a causé dans la population civile en France 97 décès, ainsi répartis annuellement :

1881.	21	1886.	3
1882.	9	1887.	9
1883.	4	1888.	19
1884.	3	1889.	6
1885.	22	1890.	1

(1) Hémard (*Rec. de mém. de méd. mil.*, 1859, 3e série, t. I, p. 280).

(2) Boudin, *Documents pour servir à l'histoire de la rage chez l'homme et chez les animaux* (*Rec. de méd. mil.*, 1862, 2e série, t. VIII, p. 61).

(3) Worms. *Observation d'un cas de rage* (même recueil, 1864, 3e série, t. XII, p. 235).

(4) Renard, *Rapport sur plusieurs cas de rage observés à Batna*, (même recueil, 1865, 3e série, t, XIII, p. 25).

(5) Arnould, *Observation d'un cas de rage chez l'homme* (même recueil, 1865, 2e série, t. XXI, p. 414).

(6) Desmons, *Observation de rage confirmée* (même recueil, 1868, 3e série, t. XXXI, p. 209).

(7) L. Colin, Bulletin de l'Académie de médecine, séance du 2 novembre 1880.

(8) Lacger, *Recueil de mém. de méd. mil.*, 1845, 1re série, t. LX, p. 236.

(9) Palat, même recueil, 1866, 3e série. t. XII, p. 514.

Pendant la même période, on a observé 4 décès de même nature dans notre armée. Si l'on tient compte du nombre des individus appartenant d'une part à l'armée, d'une autre part à la population civile, on voit que la mortalité occasionnée par la rage est deux fois plus élevée dans la première que dans la seconde.

Ces résulats s'expliquent : d'une part, par la composition de l'armée, les hommes, par suite de leurs occupations au dehors, étant plus exposés que les femmes à être atteints par les animaux enragés (1) ; d'une autre part, par le séjour d'une partie de nos troupes en Algérie, où, comme nous l'avons vu, la rage est beaucoup plus commune qu'en France.

B. — Étiologie.

La cause unique et indispensable de la rage est la pénétration du liquide virulent sous l'épiderme, c'est-à-dire *l'inoculation.*

Celle-ci peut avoir lieu par les morsures de l'animal enragé, par des égratignures, par le contact de la langue humide du chien avec une plaie ou une simple excoriation.

Il existe, pour un grand nombre de personnes, vis-à-vis de la maladie, une immunité qui s'explique très difficilement. En effet, le nombre des atteintes de rage, comparativement au nombre des personnes mordues, est relativement faible, comme l'indiquent les chiffres donnés par Faber (1 mort pour 6 personnes mordues) ou fournis par la statistique de l'hôpital général de Vienne (1 pour 5) et par Leblanc (1 pour 7).

Cette immunité est surtout très grande quand les lésions siègent aux membres inférieurs, ce qui tient à ce que les morsures se font à travers les vêtements qui essuient la dent de l'animal et peuvent préserver de l'inoculation.

Les morsures à la tête, au visage et aux mains offrent une gravité plus grande et sont plus fréquemment suivies de rage que les morsures aux membres et au tronc.

(1) Ainsi, l'enquête du Conseil d'hygiène correspondant à la période 1850-1872, a montré que, sur 569 personnes mortes de la rage en France, pendant cette période, il y en a eu 380 du sexe masculin et seulement 189 du sexe féminin.

Comme dans la population civile, on a constaté dans l'armée que les accidents rabiques sont fréquents en été et que le nombre des morsures augmente notablement les chances d'infection.

C. — Étude clinique.

L'*incubation* de la rage est assez variable. Dans l'enquête faite par le Comité d'hygiène publique, et qui a porté sur 177 cas (de 1862 à 1872), 73 fois la maladie s'est développée dans les trois premiers mois et 24 fois ultérieurement.

Sur 221 cas de rage relevés par Proust la maladie a éclaté : du 1er au 60e jour, 139 fois; le 200e jour, 1 fois; le 230e, 1 fois. La rage survient donc habituellement dans le cours du deuxième mois; elle est rare après le troisième.

On a observé exceptionnellement une période d'incubation beaucoup plus longue : un an (Cadet de Gassicourt), quinze mois (Disser) (1), un an et demi (Feréol), deux ans cinq mois (Hémard), cinq ans dix mois (L. Colin) (2).

Dans l'observation lue par L. Colin à l'Académie de médecine, il s'agit d'un soldat qui, après avoir cherché à défendre un de ses camarades, avait été mordu par un chien enragé. Les deux hommes avaient été cautérisés après l'accident; le premier avait succombé 48 heures après la morsure, le second ne fut atteint de rage que plusieurs années après.

L'*invasion* de la maladie paraît dépendre du siège des morsures; elle est d'autant plus rapide que celles-ci siègent sur le visage et sur les membres supérieurs et que le point lésé est plus rapproché des centres nerveux encéphaliques.

Comme symptômes précoces de la rage, on observe habituellement de la céphalalgie, de l'insomnie, certains troubles psychiques, représentés par de la tristesse, une émotivité excessive, des douleurs vives au niveau de la cicatrice ou dans le membre lésé.

(1) *Rec. de méd. mil.*, 1856, 2e série, t. XVII, p. 136.

(2) L. Colin, *Observations de deux cas de rage humaine communiquée par le même chien et se développant : l'un quarante jours après la morsure, l'autre cinq ans plus tard* (*Ann. d'hyg. publ.*, mai 1881).

Au bout de peu de jours, ces troubles augmentent; alors surviennent de la mélancolie, de la tendance à l'isolement, avec terreurs chimériques, céphalalgie intense, rêvasseries la nuit, hallucinations.

Le malade que nous avons eu occasion de traiter à Mascara en 1875 et dont l'observation a été publiée par Desmons (1), croyait être poursuivi pendant la nuit par un chien, qu'il cherchait à fuir et contre lequel il luttait vainement.

Bientôt surviennent des accès furieux, avec mouvements désordonnés, cris, vociférations, tendance à s'échapper, loquacité, quelquefois augmentation des sentiments affectifs, hypéresthésie des sens, satyriasis. On observe, pendant les accès, de la contracture du pharynx, du larynx et des muscles respiratoires, augmentant quand le malade cherche à boire, et se manifestant sous l'influence de la moindre excitation (action de l'air et de la lumière, vue d'un objet brillant, odeurs irritantes), un tremblement général, avec raideur des membres, contracture des mâchoires, arrêt de la respiration, palpitations de cœur, menace d'asphyxie, hyperthermie (température à 42°); les yeux sont saillants, hors de l'orbite, les pupilles largement dilatées, le regard fixe, la face rouge, vultueuse, couverte de sueurs.

Très exceptionnellement, apparaît une dernière période, pendant laquelle la paralysie atteint tous les muscles de la vie animale et de la vie organique (*phase paralytique*) ; en même temps, on observe de la petitesse et de l'irrégularité du pouls, des sueurs visqueuses et une asphyxie lente et fatale, avec élévation de la température qui, chez le malade traité par moi, atteignit 41°,3. La mort survient habituellement trois ou quatre jours après l'apparition du premier accès rabique.

Sur 429 cas recueillis par Proust de 1850 à 1876, la période de la rage confirmée a duré :

1 jour	dans	22 cas
2	—	98 —
3	—	91 —
4	—	143 —

(1) Desmons, *loc. cit.*, p. 209.

5 jours dans		23	cas
6	—	33	—
7	—	7	—
8	—	9	—
9	—	2	—
15	—	1	—

D. — Prophylaxie et traitement.

La prophylaxie de la rage dans l'armée est naturellement subordonnée à l'application plus ou moins rigoureuse des mesures de police sanitaires et des prescriptions administratives appliquées en France, dans le but de préserver l'ensemble de la population de cette affreuse maladie.

Parmi ces moyens, nous citerons les suivants : le musellement, la saisie des chiens errants, l'empoisonnement, la taxe, la marque à l'aide d'un collier, l'émoussement des dents, enfin l'abattage des animaux mordus ou soupçonnés de l'avoir été. Cette dernière mesure, prescrite par le Ministre de l'agriculture en 1878, a produit les meilleurs résultats. En effet, le nombre des personnes mordues est tombé de 103 en 1878 à 67 en 1879 ; il en a été de même du nombre des animaux mordus (487 en 1878, 314 en 1879) ; pendant cette dernière année, il n'y a eu que 12 décès par rage, au lieu de 24 en 1878.

Ces résultats ont coïncidé avec 298 animaux abattus sur 314 mordus en 1879, alors que, sur 487 animaux mordus en 1878, 366 seulement avaient été abattus (Leblanc) (1).

Il résulte de l'enquête faite par Proust (2), à l'aide des documents statistiques publiés par Tardieu pour la période 1850-63, par Bouley pour la période 1863-68 et complétés par l'auteur lui-même pour la période 1869-76, qu'en France, la moyenne annuelle des personnes qui succombaient à la rage, qui avait

(1) Voy. Leblanc, *Statistique de la rage dans le département de la Seine* (*Revue d'hyg. et de police sanitaire*, 1879, p. 495).

(2) Proust, *Enquête sur les divers cas de rage observés en France depuis* 1850. (*Bull. de l'Acad. de méd.*, 1877, 2e série, t. IV, p. 206).

Du même, *Rapport sur les cas de rage observés en France pendant les années* 1859-76 (*Recueil des travaux du Comité d'hyg. publ.*, t. VII).

été de 28 pendant cette longue période, est descendue à 9 pendant ces dix dernières années (1881-90).

Le traitement de la rage, pour être efficace, doit être *immédiat*; il a pour but de détruire sur place, c'est-à-dire dans la plaie récente, le virus infectieux, de façon à l'empêcher de répandre son action dans l'économie.

Parmi les moyens recommandés dans ce but (succion, expression, lavage de la plaie), le meilleur est certainement *la cautérisation au fer rouge*, portée fort avant dans la blessure.

Ainsi, Proust (1) a reconnu que, pendant la période 1859-76, les personnes mordues et cautérisées ont offert 35 décès pour 100, alors que cette mortalité s'est élevée à 82 pour 100 personnes non cautérisées. Mais, quand cette cautérisation est tardive, les résultats sont nuls, et la mortalité s'accuse par des chiffres comparables à ceux que fournissent les cas où ce mode de traitement n'a point été employé.

Les remèdes si nombreux qui ont été préconisés contre la rage confirmée paraissent n'avoir aucune efficacité. Nous nous contenterons de citer parmi eux le chloroforme, le bromure de potassium, le curare, le chloral, etc. Nous avons eu recours à ce dernier médicament, employé en injections sous-cutanées, chez le malade atteint de rage que nous avons eu l'occasion de traiter à l'hôpital de Mascara, et nous avons constaté, à la suite de son emploi, un soulagement marqué et une diminution de la surexcitation générale ; mais là s'est bornée son utilité, puisque le malade a succombé au bout de quatre jours de traitement.

Depuis les mémorables expériences sur l'inoculation de la rage instituées par Pasteur et couronnées de succès en 1885, le traitement curatif de cette maladie consiste dans l'emploi des vaccinations dites *pastoriennes*, dont l'efficacité paraît démontrée par les résultats suivants :

Alors que le nombre d'individus qui succombaient à la rage, après avoir été mordus par des chiens suspects, s'élevait à 16 pour 100 en France (Leblanc), ce nombre est descendu à 1 pour 100 pendant la période écoulée depuis l'application de la méthode

(1) Voy. *Recueil des travaux du Comité consultatif d'hygiène publique*, t. VII, p. 427.

pastorienne antirabique. Du reste, cette mortalité va continuellement en s'abaissant, comme le tableau suivant l'indique, où sont notés les résultats généraux des vaccinations antirabiques à l'Institut Pasteur (1) :

ANNÉES	NOMBRE DE PERSONNES traitées	MORTS	MORTALITÉ POUR CENT
1886	2671	25	0.94
1887	1770	13	0.73
1888	1622	9	0.55
1889	1830	7	0.38
1890	1540	5	0.32
1891	1559	4	0.25

Enfin il résulte des recherches de Dujardin-Beaumetz que, pendant la période 1886-1888, la mortalité a été onze fois plus grande chez les personnes qui n'ont pas suivi le traitement que chez celles qui s'y sont soumises :

ANNÉES	INDIVIDUS TRAITÉS	INDIVIDUS NON TRAITÉS
1886	0.97 0/0	15.9 0/0
1887	1.29 0/0	13.5 0/0
1888	1.27 0/0	7.5 0/0

Les heureux effets de ce nouveau mode de traitement de la rage ont engagé le Ministre de la guerre à faire profiter les soldats de la grande découverte de Pasteur. Une circulaire du 4 février 1886 prescrit les mesures qui doivent être prises par les médecins militaires, pour tout cas de morsure par un animal enragé ou suspect signalé dans l'armée.

Aux termes de cette circulaire, les militaires mordus doivent être évacués sur l'hôpital militaire du Val-de-Grâce, où toutes les facilités leur sont données pour suivre le traitement spécial de Pasteur ; en même temps est adressé sans retard au médecin chef de cet hôpital un certificat émanant d'un médecin ou d'un

(1) Voy. *Annales de l'Institut Pasteur*, 1892, p. 454.

vétérinaire, établissant que l'animal était réellement enragé, et, autant que possible, donnant les résultats de l'autopsie. Dans les cas douteux, si l'animal a été immédiatement abattu et enfoui, il y a lieu de rechercher le corps et d'adresser à l'hôpital du Val-de-Grâce, pour être remises au laboratoire de Pasteur, la tête et la partie supérieure du cou de l'animal. Cet envoi est destiné à des inoculations de contrôle ; mais il n'a d'utilité qu'autant que l'enfouissement ne remonte pas à plus d'un mois.

Il est presque impossible de reconnaître, du vivant de l'animal, si un chien est atteint de la rage ; on éprouve les mêmes difficultés de diagnostic, quand on a à examiner le cadavre d'un chien errant. S'il est vrai que l'examen de l'estomac et de son contenu peut fournir certains indices qui ne manquent pas de valeur (corps étrangers coïncidant avec l'absence de toute lésion caractérisée), avec l'aide de renseignements précis sur les symptômes de la maladie, il ne faudrait pas attribuer à ces résultats une signification exagérée. Comme l'ont remarqué Kelsch et Vaillard (1), il n'y a qu'un moyen d'établir l'existence ou la non-existence de la rage chez un chien suspect. Ce moyen, indiqué par nos savants confrères et basé sur la découverte de Pasteur, est le suivant : On sait que chez un animal atteint de rage, les centres nerveux et particulièrement le bulbe, contiennent toujours le virus rabique à l'état de pureté, qui y persiste jusqu'à ce que ces organes soient envahis par la putréfaction. L'inoculation d'un fragment du bulbe à un animal d'expérience détermine fatalement chez ce dernier, en un temps relativement court, l'apparition de la rage, si l'inoculation est faite dans les centres nerveux eux-mêmes ou dans leur voisinage immédiat. De là, pour établir un diagnostic rigoureux, l'indication de recueillir le bulbe du chien soupçonné et d'en inoculer une parcelle à un autre animal, soit dans l'arachnoïde même, après trépanation, soit dans la chambre antérieure de l'œil.

L'animal à inoculer peut être le chien ou le lapin. Des deux procédés d'inoculation, celui qui consiste à faire pénétrer le

(1) Kelsch et Vaillard, *Quelques Réflexions sur la prophylaxie de la rage* (*Arch. de méd. mil.*, 1892, t. XIX, p. 161).

virus dans l'arachnoïde après trépanation est de beaucoup le plus rigoureux; il détermine sûrement la rage, après une période d'incubation presque fixe. L'inoculation dans la chambre antérieure de l'œil offre une exécution rapide et n'exige d'autre instrument qu'une seringue de Pravaz, tandis que l'autre procédé nécessite une véritable opération et un outillage instrumental que l'on n'a pas toujours à sa disposition.

Certaines précautions sont de rigueur absolue dans le manuel opératoire, pour que l'inoculation soit faite avec la plus grande pureté. Le bulbe ayant été sectionné et enlevé avec des instruments préalablement flambés, un fragment en sera prélevé et trituré dans une certaine quantité d'eau *bouillie ;* pour cela, on devra se servir d'un verre et d'une baguette de verre stérilisés, soit par le flambage, soit par une ébullition prolongée. L'émulsion obtenue est ensuite filtrée sur un linge fin soumis également à l'ébullition ; on en injecte alors quatre ou cinq gouttes dans la chambre antérieure de l'œil, au moyen d'une seringue de Pravaz purifiée par l'ébullition. L'inoculation est rendue plus facile par l'instillation préalable dans la cornée de quelques gouttes de solution de chlorhydrate de cocaïne au 1/20e. Dans le cas où l'inoculation ne pourrait être pratiquée sur place, le bulbe des animaux suspectés de rage doit être envoyé à l'Institut Pasteur, dans de la glycérine *pure*, qui n'altère pas sensiblement la virulence de l'organe, du moins pendant un certain temps.

TITRE III

Maladies infectieuses observées parmi les soldats, surtout en Algérie et en Tunisie

CHAPITRE XVIII

LE PALUDISME

A. — Fréquence et gravité dans l'armée.

Le paludisme paraît en décroissance assez marquée dans notre armée, comme l'indiquent les chiffres suivants, empruntés à la statistique médicale et correspondant à ces dernières années :

ANNÉES	ENTRÉES aux hopitaux pour 1000 hommes présents	DÉCÈS pour 1000 hommes présents
1875-1879	30	1.1
1880	18	0.2
1881	25	0.6
1882	30	0.3
1883	36	0.2
1884	15	0.1
1885	20	0.2
1888	13	0.1
1889	16	0.2
1890	17	0.2

Les différentes formes de cette affection sont habituellement traitées à l'infirmerie et à l'hôpital.

La plupart des cas de paludisme observés dans l'armée proviennent de nos troupes d'Afrique, cette maladie étant devenue assez rare dans nos garnisons de l'intérieur. Ainsi, pendant l'année 1890, 1704 cas, fournis par ces dernières garnisons, ont été traités à l'infirmerie et à l'hôpital, ce qui donne une morbidité d'environ 4 pour 1000 hommes d'effectif ; alors que dans le courant de cette même année, le nombre des cas observés dans les infirmeries et dans les hôpitaux de l'Algérie et de la Tunisie a atteint 10000, soit une morbidité de 146 pour 1000 hommes d'effectif, en tenant compte des doubles emplois causés chez le même malade par les récidives.

Alors que 9 décès seulement par paludisme ont été signalés en 1890 parmi les troupes françaises à l'intérieur, il y en a eu 112 causés par cette maladie et pendant la même année parmi les troupes de l'Algérie et de la Tunisie. La mortalité a donc été de 1,5 pour 1000 hommes dans notre armée d'Afrique, tandis qu'elle a été presque nulle dans notre armée en France.

I. **Le paludisme dans l'armée à l'intérieur.** — Il n'existe plus actuellement dans les garnisons de l'intérieur que de rares foyers de cette maladie.

Nous signalerons, comme sièges de ces foyers, certaines garnisons du XVe corps d'armée, situées sur le littoral et à l'embouchure du Var et plusieurs localités de la Corse ; quelques garnisons du littoral ouest : Dunkerque, Vannes, Nantes, Saintes, Rochefort ; enfin, dans l'intérieur du territoire, certaines localités, dont la plupart sont voisines de grands cours d'eau : Beauvais, Le Mans, Angers, La Flèche, Nogent-le-Rotrou, Auxonne, Perpignan, Péronne, Châteauroux, Mâcon, Lunel, Bayonne.

Et, même dans ces localités où les garnisons offrent encore, à certaines époques, des cas de fièvres intermittentes, on n'observe plus ces formes si nombreuses de paludisme qui s'y manifestaient jadis avec les allures de véritables épidémies, dont plusieurs ont été décrites par nos prédécesseurs. Telle est cette épidémie qui sévit en août et septembre 1826 sur un bataillon d'infanterie, en garnison à Montbrison, et qui, sur 500 hommes, en frappa 164 (Royère) (1).

Il y a trente ans, les fièvres intermittentes formaient presque les quatre cinquièmes des maladies traitées à l'hôpital militaire de

(1) Royère, *Topographie de la ville de Montbrison* (*Recueil de mém. de méd. mil.*, 1831, t. XXX, p. 31).

Strasbourg, et, dans certaines années, le quart ou le cinquième de la garnison entrait dans cet établissement pour ce seul motif (Rennes) (1).

Du mois de juillet 1831 au mois de septembre 1832, la presque totalité du 18e de ligne, désignée pour occuper les marais de la Vendée et l'arrondissement des Sables d'Olonne, fut atteinte de fièvres d'accès. Il y eut 3941 admissions à l'hôpital et 250 décès. (Manceau) (2).

Godélier (3) a noté la proportion considérable de ces fièvres fournies par les garnisons de Rochefort, La Rochelle et Brouage en août et septembre 1838, proportion qui s'élevait seulement pour Rochefort à 71,73 pour 100 hommes d'effectif.

Enfin, en 1865, Crouigneau (4) a relevé, du 1er juillet au 8 septembre, à La Rochelle, 212 cas de fièvres d'accès sur une garnison de 605 hommes.

Comme le remarquent avec raison Kelsch et Kiener, auxquels nous empruntons ces citations, de pareils faits, qui rappellent les périodes les plus néfastes de l'endémie algérienne, ne s'observent plus guère aujourd'hui.

Dans les localités exposées à la malaria, la morbidité occasionnée par le paludisme parmi les soldats est toujours assez forte et dépasse celle de la population civile. Cela tient à ce que les militaires nouveaux venus dans ces localités sont plus impressionnables que les résidents à la malaria ; il faut tenir compte également de la fréquentation par les soldats des champs de manœuvre, situés habituellement en dehors des villes et à proximité de foyers fébrigènes, et de la situation de certaines casernes construites dans les quartiers excentriques des villes.

La mortalité causée par le paludisme dans les garnisons a toujours été très faible, même quand le nombre des atteintes y était considérable. Ainsi, sur 825 cas de fièvre

(1) Rennes, *Topographie médicale de Strasbourg* (même recueil, 1828 t. XXXIV p. 173).

(2) Manceau, *Considérations sur les fièvres intermittentes qui ont régné dans la Vendée en 1831* (*Recueil de mém. de méd. mil.*, 1835, t. XXXVIII, p. 86).

(3) Godélier, *Mémoire sur la salubrité des garnisons de la Charente-Inférieure* (*Recueil de mém. de méd. mil.*, t. I, p. 23).

(4) Crouigneau, *Recherches sur les épidémies de La Rochelle* (même recueil, 1846, 2e série, t. I).

intermittente, traités à l'hôpital militaire de Strasbourg en 1839, Pascal n'a constaté que 2 décès ; dans l'épidémie de fièvres palustres, qui frappa la garnison de Dunkerque en 1858, on n'observa aucun cas mortel (Kelsch et Kiener) (1).

Cependant on a vu exceptionnellement quelques épidémies de fièvres intermittentes dans lesquelles la mortalité a été assez élevée ; Kelsch et Kiener en citent des exemples : la garnison de Rochefort présenta en une seule année (1er mai 1833 au 1er mai 1834) 109 décès par fièvres palustres sur un effectif de 900 hommes, sans compter qu'en octobre 1834, 158 militaires des deux corps qui composaient cette garnison durent être réformés pour engorgement des viscères abdominaux (Godélier).

Dans l'épidémie qui sévit sur les troupes qui occupaient les marais de la Vendée, il y eut 3941 entrées à l'hôpital, 233 décès, 54 congés de réforme, 150 congés d'un an et 182 congés de convalescence.

Aujourd'hui, les décès par fièvres palustres sont devenus si rares dans nos garnisons de l'intérieur, qu'il ne figurent plus annuellement sur la statistique médicale que par un chiffre excessivement faible (0,01 décès pour 1000 hommes présents, pendant la période 1888-89-90) ; et, encore, parmi les quelques cas mortels de paludisme qu'indique cette statistique, la plupart, sinon tous, se rapportent à des militaires qui, après avoir contracté leur maladie en Algérie ou dans l'Extrême-Orient, ont succombé dans les hôpitaux militaires de la métropole.

Le paludisme offre une évolution saisonnière bien déterminée; il augmente habituellement en juillet, atteint son maximum en août et en septembre et diminue pendant l'hiver (voy. tracé XVIII).

Dans certains cas, on a signalé, indépendamment de cette endémo-épidémie estivo-automnale, l'apparition de formes fébriles au printemps et qui sont provoquées vraisemblablement par les premières chaleurs (Kelsch et Kiener). C'est ce qu'on avait constaté jadis à Strasbourg, et ce qui a été noté encore, il y a quelques années, dans la garnison de Saint-Dié.

Indépendamment de ces recrudescences saisonnières, le palu-

(1) *Loc. cit.*, p. 793.

TRACÉ XVIII. — MORBIDITÉ MENSUELLE PAR PALUDISME EN 1890
(INTÉRIEUR, ALGÉRIE ET TUNISIE)

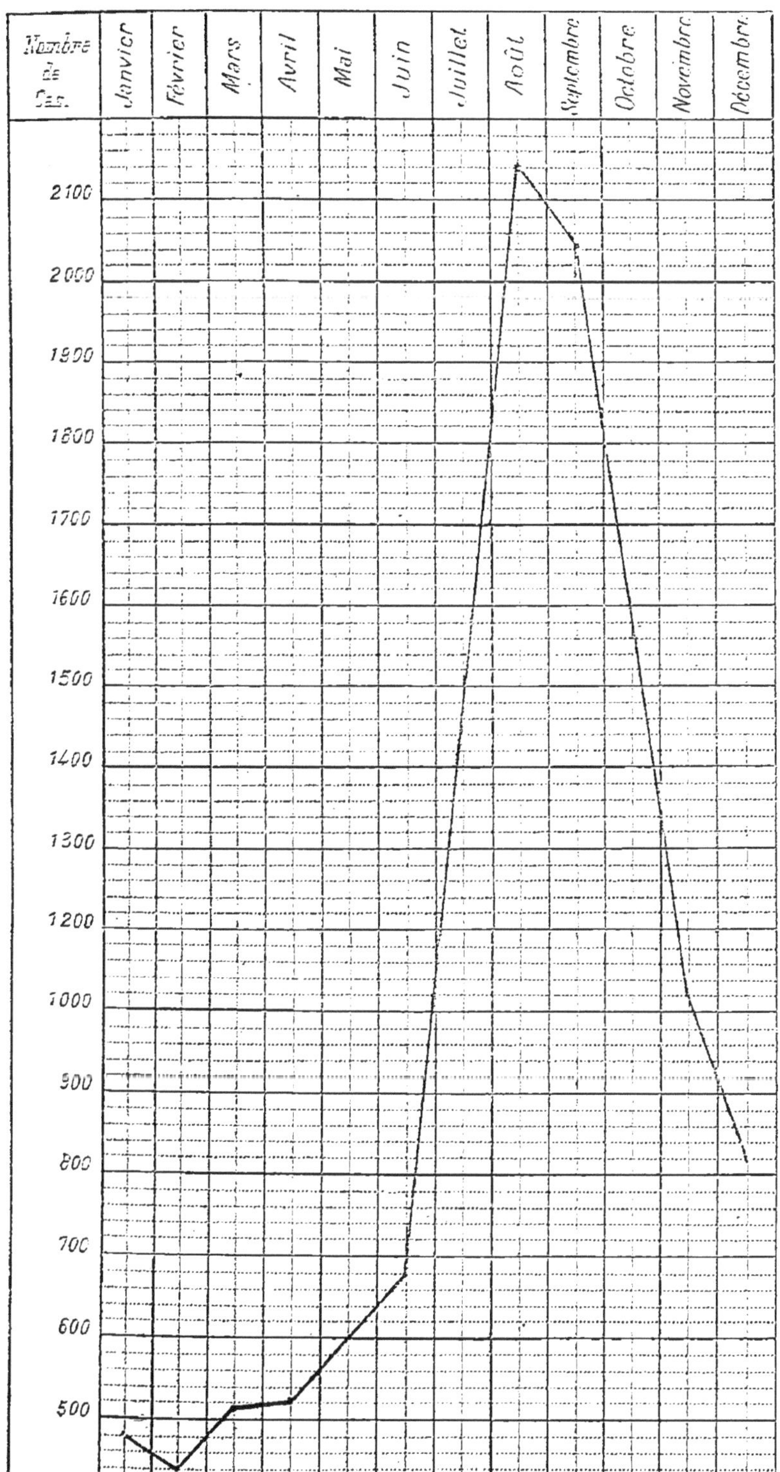

disme acquiert à certains moments une activité plus puissante, qui se traduit par l'apparition de véritables épidémies. Comme le remarquent Kelsch et Kiener, ces expansions épidémiques à long intervalle trouvent souvent leur raison d'être dans des conditions cosmiques exceptionnelles, telles qu'une sécheresse prolongée, surtout dans certaines circonstances favorables au dégagement des émanations palustres ou telluriques (remuements de terrains, travaux de terrassement) (Masnou) (1).

Ce sont presque toujours des conditions d'insalubrité du sol, dans le voisinage de la localité ou même de la caserne atteinte par le paludisme, qui sont invoquées par nos confrères de l'armée pour expliquer l'apparition de cette affection dans les garnisons. Ces conditions sont représentées, tantôt par des plaines basses et marécageuses (Dunkerque, Perpignan, Rochefort), tantôt par des rivières dont les bords fangeux se découvrent par les chaleurs prolongées ou par l'influence des marais (Gassaud) (2), tantôt par des fossés d'eaux stagnantes, des cours d'eau vaseux mis à sec ou dragués en temps inopportun, tantôt enfin par le mélange d'eau douce et d'eau de mer dans les fossés ou les ruisseaux qui entourent les fortifications.

En l'absence de ces conditions, on invoque l'humidité du terrain occupé par les casernes, la nature du sous-sol pénétré d'eaux souterraines (Astié) (3), le mauvais état d'égouts ou de ruisseaux qui coulent à ciel ouvert dans le voisinage, et quelquefois aussi les marais artificiellement créés pour l'édification des chaussées de chemins de fer (Kelsch et Kiener).

II. **Le paludisme dans les camps.** — Les conditions favorables aux émanations palustres et telluriques se trouvent réalisées fréquemment dans les camps ; voilà pourquoi le paludisme est, comme nous l'avons vu, une des maladies les plus communes qui règnent parmi les troupes soumises à ce genre d'habitation. Kelsch et Kiener en citent de nombreux exemples :

En août et septembre 1843, sur 10000 hommes réunis dans

(1) Masnou, *Mém. sur la constitution médicale de Perpignan* (*Recueil de mém. de méd. mil.*, 1826, t. XIX).

(2) Gassaud (*Recueil de mém. de méd. mil.*, 1839, t. XXXIX).

(3) Astié, *Endémie rémittente à Provins* (*Recueil de mém. de méd. mil.*, 1865, 3e série, t. XIII, p. 383).

un camp d'instruction à Décine, dans une plaine du Dauphiné, 860, près du dixième, furent atteints de fièvres palustres (Durand, de Lunel) (1).

Les fièvres intermittentes furent très communes parmi les troupes qui occupèrent les camps créés en 1854-56 dans le voisinage de Boulogne (2).

Il en fut de même au camp de Châlons (Périer et Goffres) en 1861-62-63, au camp de Lannemezan en 1868, enfin dans les différents camps crées en 1871-72 autour de Paris (Marvaud) (3).

Eude a parfaitement fait ressortir l'influence exercée par le campement sur le développement des fièvres palustres qui sévirent au 10e bataillon de chasseurs à pied, dans les environs de Saint-Dié, en 1881-83 ; alors que ces affections étaient très rares dans la vallée de la Meurthe, elles survinrent sous forme d'épidémies hivernales et automnales dans ce corps de troupes, au point que le nombre des cas atteignit le cinquième de l'effectif. Ces épidémies furent attribuées aux puits perdus qui, en l'absence d'égoût collecteur, laissaient pénétrer dans le sol des eaux chargées de matières organiques, ainsi qu'à l'insuffisance des travaux d'exhaussement du plancher des baraques au-dessus du niveau du terrain.

Souvent, comme l'ont noté Kelsch et Kiener (4), la malaria se montre avec une inégale intensité dans les divers corps de troupes ; ces auteurs rattachent cette répartition irrégulière à l'existence, dans l'enceinte du camp, de flaques d'eau, de surfaces déprimées où s'accumulent les eaux pluviales et les immondices ; ils attribuent également un certain rôle, dans cette répartition de la maladie (camps de Lannemezan et de Satory), à l'aptitude spéciale à subir les atteintes du paludisme, conférée par des atteintes antérieures : ce sont, en effet, les corps de troupes originaires de garnisons insalubres et antérieurement exposés dans leurs garnisons à l'influence de la malaria, qui payent, une fois qu'ils sont appelés à séjourner dans les camps,

(1) Durand (de Lunel), *Traité des fièvres intermittentes*, 1862, p. 240.
(2) Périer, *loc. cit.*
(3) Marvaud, *Etude sur les casernes et les camps permanents* (*Annales d'hygiène*, 2e série, t. XXXVIII, p. 297).
(4) *Loc. cit.*, p. 799.

le plus lourd tribut à cette influence morbide (camp de la Gironde, camp de Châlons).

Quelquefois, les fièvres d'accès ne se manifestent qu'après le retour des troupes dans leurs garnisons ; c'est ce qui a été noté en 1872 pour les régiments d'artillerie de la garnison de Rennes, qui offrirent de nombreux cas de fièvres intermittentes après leur séjour dans un camp situé dans le voisinage d'un étang (Avice).

III. **Le paludisme dans les armées en campagne.** — Le paludisme est, avec la dysenterie et la fièvre typhoïde, le compagnon inséparable des armées en campagne (Kelsch et Kiener).

On sait combien furent fréquentes les fièvres palustres parmi les troupes anglaises pendant les campagnes de 1743-48 dans les Pays-Bas et en 1809 pendant l'expédition de Walcheren. De nos jours, ces affections ont été également observées en grand nombre dans les armées qui prirent part aux guerres de Crimée, d'Italie et de la Sécession américaine.

Bien que, comme dans les foyers endémiques, les fièvres d'accès se manifestent toute l'année dans les armées en campagne, ces maladies y offrent également leur maximum de fréquence pendant la période estivo-automnale.

Leurs relations avec le sol paraissent très intimes ; c'est sur les bords du Pô et du Mincio que l'armée française, pendant la campagne de 1859, fut atteinte de la fièvre intermittente. En Crimée, tant que les armées alliées restèrent campées sur le plateau sec et sablonneux de la Chersonèse, elles offrirent peu de cas de paludisme. Il en fut autrement quand une partie des troupes fut appelée à opérer dans la vallée de la Tchernaïa. Dans la guerre d'Amérique, qui a eu pour théâtre de vastes plaines d'alluvion parcourues par de grands cours d'eau, les troupes payèrent un fort tribut aux fièvres d'accès ; celles qui opérèrent dans les vallées fangeuses du Mississipi, de l'Ohio et du Potomac furent surtout éprouvées par ces maladies.

Ces citations, empruntées à l'ouvrage de Kelsch et Kiener (1), prouvent jusqu'à l'évidence l'étroite corrélation qui existe entre

(1) *Loc. cit.*, p. 803.

le développement du paludisme et les conditions telluriques considérées habituellement comme favorables à l'activité de la malaria; même quand ces conditions ne sont pas réalisées, il y a certaines influences qui se font sentir également dans les camps (installation sous des tentes ou des abris improvisés, exposition à l'humidité et remuements de terrain) et qui peuvent intervenir en même temps pour déterminer, parmi les armées en campagne, l'apparition de fièvres d'accès.

Le nombre des atteintes de paludisme varie, du reste, suivant les différents corps de troupes; il est plus élevé parmi ceux qui, par suite de leurs fonctions spéciales, sont les plus exposés aux influences telluriques, comme les troupes de siège, par exemple, employées au creusement des tranchées, comme celles qui sont campées au voisinage d'eaux stagnantes.

Dans les armées en campagne, comme parmi les troupes qui séjournent dans les camps, la morbidité malarienne dépend de la provenance des troupes celles qui ont été exposées antérieurement à la malaria fournissant habituellement plus de cas de fièvres palustres que celles qui étaient casernées dans des garnisons salubres; c'est ce qui a été constaté pendant la guerre de 1870-71 dans l'armée allemande, où l'on a vu les corps occupant la frontière orientale (I[e], IIe, V[e], VIe), c'est-à-dire stationnés dans les régions les plus insalubres de l'Allemagne, offrir une proportion de fièvres d'accès beaucoup plus grande que les contingents saxons, wurtembergeois et bavarois, provenant des pays moins exposés que les précédents aux atteintes de la malaria.

Les fatigues et les privations auxquelles sont soumises les armées en campagne paraissent n'avoir qu'une influence secondaire sur l'apparition des fièvres d'accès dans ces armées. « Des trois maladies, si communément réunies dans les guerres et dont les germes ont pour habitat le sol, la malaria est assurément la plus indépendante vis-à-vis des défectuosités de l'hygiène, créées par la guerre; elle est bien plus essentiellement tellurique que ses compagnes, la dysenterie et la fièvre typhoïde. » (Kelsch et Kiener.)

IV. Le paludisme en Algérie et en Tunisie. — C'est en Algérie que le médecin militaire a surtout l'occasion d'observer les nombreuses formes morbides sous lesquelles se manifeste la malaria parmi les soldats et dont quelques-unes, spéciales aux pays chauds et prétropicaux (*accès pernicieux*), ne s'observent guère dans nos garnisons de l'intérieur.

En effet, bien que les atteintes de paludisme soient actuellement, dans notre colonie africaine, beaucoup moins nombreuses que pendant les années qui suivirent l'occupation française, cette affection constitue encore de nos jours une des principales causes de morbidité et de mortalité dans les garnisons de l'Algérie et de la Tunisie.

C'est ce qu'indiquent les chiffres suivants, représentant la proportion des entrées aux hôpitaux et aux infirmeries, pendant ces dernières années :

ANNÉES	MORBIDITÉ pour 1000 HOMMES	MORTALITÉ pour 1000 HOMMES	ANNÉES	MORBIDITÉ pour 1000 HOMMES	MORTALITÉ pour 1000 HOMMES
1883	97	0.96	1887	138	1.38
1884	102	1.21	1888	105	1.10
1885	117	1.49	1889	119	1.22
1886	149	1.20	1890	146	1.50

La morbidité et la mortalité occasionnées par le paludisme ont offert une différence assez sensible dans les trois divisions de l'Algérie et en Tunisie pendant ces trois dernières années, 1888, 1889 et 1890 :

	MORBIDITÉ POUR 1000 HOMMES				MORTALITÉ POUR 1000 HOMMES			
	1888	1889	1890	MOYENNE annuelle	1888	1889	1890	MOYENNE annuelle
Division d'Alger	109	150	160	139	1.4	1.5	1.4	1.4
— d'Oran.	85	89	98	90	0.9	1.5	1.4	1.3
— de Constantine	157	169	226	184	1.3	1.2	2.2	1.5
Tunisie	57	66	128	83	0.6	0.2	1.5	0.7

C'est la Tunisie qui paraît la moins éprouvée par la maladie, avec 83 atteintes et 0,7 décès pour 1000 hommes présents. Après elle viennent la province d'Oran, la province d'Alger et enfin la province de Constantine.

Dans la province d'Alger, les localités ou les postes les plus exposés à la malaria sont : Coléah, Aumale, Djelfa, Fort-National, Ouargla, Bou-Sâada, Orléansville, Laghouat; dans la province d'Oran : El-Aricha, Saïda, Marghnia, Sebdou, Bedeau ; dans la province de Constantine : Biskra, Tébessa, Batna, Bône, Souk-Arhas, Philippeville, Négrine, Constantine ; enfin, en Tunisie : Sfax, Zaghouan, Tabarka, Béja, Aïn-Draham, Kairouan, Gabès, Souk-el-Arba, Gafsa, Tunis, La Goulette.

Le paludisme en Algérie et en Tunisie augmente de fréquence à partir de juin, devient plus sensible en juillet, puis atteint son maximum en août, septembre et octobre, pour décroître brusquement en novembre, ensuite graduellement jusqu'en février et mars.

La mortalité subit une évolution parallèle à la précédente ; le maximum des décès survient en septembre et en août, le minimum en mai.

Indépendamment de l'endémie palustre, on observe accidentellement dans certains postes ou dans certaines garnisons du Nord de l'Afrique de véritables épidémies, qui ont été jadis très meurtrières.

Comme l'ont parfaitement établi Kelsch et Kiener, ces épidémies ont été en rapport avec les grands travaux nécessités par l'occupation de l'Algérie par les Français (construction de fortifications et de casernes, percement de routes, création de camps fortifiés, défrichement du sol), et ont presque toujours suivi la fondation de divers centres européens (Orléansville, Tiaret, Lalla-Maghrnia, Sebdou).

Finot (1) rapporte que 4000 hommes, qui prirent part successivement aux travaux de la route de la Chiffa, furent tous atteints de fièvre.

Sur 150 hommes des compagnies de discipline, qui, en 1843-44, prirent part à la fondation de Saïda, 36 environ présentèrent des fièvres pernicieuses ; tous furent éprouvés par la malaria.

(1) Finot, *Comptes rendus du service méd. de l'hôpital de Blidah* (*Recueil de mém. de médecine mil.*, 1884, t. LVI).

Vers la fin de 1852, de grands travaux de terrassement ayant été entrepris autour de la ville de Bône, les fièvres d'accès prirent une extension considérable et furent très tenaces parmi les hommes employés à ces travaux.

Actuellement encore, la création de villages n'a guère lieu en Algérie sans que les premiers habitants ne payent un lourd tribut à la malaria.

Chaque année, du reste, les rapports de la statistique médicale de l'armée signalent l'apparition d'épidémies de fièvres intermittentes et rémittentes parmi les troupes algériennes. Ainsi, nous citerons : en 1888, les épidémies observées sur les hommes du pénitencier de Bône, campés dans le voisinage des usines du Mokta, sur les hommes des ateliers de travaux publics employés à des terrassements, sur le bataillon d'Afrique et la compagnie de discipline employés à des travaux de sondage dans l'Oued-Rhir; celle qui sévit en 1889 dans la garnison de Bedeau (province d'Oran), et qui, sur un effectif de 560 hommes, en frappa 397, dont 171 furent hospitalisés et 6 succombèrent ; enfin, en 1890, l'épidémie qui atteignit tous les hommes d'un détachement du 1er régiment étranger à Lamtar, dans la province d'Oran.

Quelques villes, qui jouissaient jadis d'une certaine réputation de salubrité, ont présenté, dans ces dernières années, un grand nombre d'atteintes de paludisme, tant parmi les troupes que parmi les habitants ; nous citerons, par exemple, Mostaganem, où la malaria a causé dans la garnison, en 1889, le sixième des entrées et le septième des journées de traitement, et, en 1890, le tiers des entrées et le tiers des journées de traitement à l'hôpital. Les causes de cette marche ascendante du paludisme dans cette localité seraient les suivantes : terrassements nécessités par l'ouverture du chemin de fer de Tiaret, création du port, défoncement profond du sol nécessité par des plantations de vignes (1).

Bien que la Tunisie paraisse, comme nous l'avons vu, beaucoup moins exposée que l'Algérie aux fièvres palustres, cependant quelques épidémies se sont manifestées également dans

(1) Voy. *Statistique médicale de l'armée en* 1890, p. 110.

quelques garnisons de ce pays : il n'a pas été difficile de les rattacher à des causes d'infection locale. Nous citerons, par exemple, l'épidémie qui eut lieu en 1888 dans le poste de Tabarka et qui fut attribuée à l'accumulation de varechs et d'algues, empêchant l'écoulement des petits cours d'eau dans la mer et produisant un véritable marais : celle qui sévit en 1889 sur la garnison de Zaghouan : enfin celle qui éclata en 1890 à Ras-el-Oued sur le 4e bataillon d'Afrique, dont 210 hommes en deux mois (septembre et octobre) entrèrent à l'hôpital ou à l'infirmerie, et qui donna lieu à 18 cas d'accès pernicieux, dont 9 furent mortels.

B. — Étiologie.

De toutes les maladies infectieuses, il n'en est pas une qui ait des relations pathogéniques aussi étroites avec le sol que la malaria (Kelsch et Kiener) (1).

Pendant longtemps, les fièvres d'accès furent rapportées presque exclusivement aux émanations marécageuses. En effet, il n'y avait guère de point de notre territoire, où régnaient ces maladies endémiques, qui ne fût signalé comme présentant quelque marécage, quelque plaine fréquemment inondée, quelque étang peu profond et à fond vaseux, ou bien quelque marais salant, d'où se répandaient dans l'air ambiant des émanations miasmatiques, que l'on considérait comme les agents producteurs de ces maladies. Ainsi s'explique la dénomination de *fièvres palustres* ou *paludéennes*, appliquée généralement à ces états fébriles.

Au début de l'occupation de l'Algérie par les Français, quelques médecins, comme Raymond Faure (2), frappés de la coïncidence des fièvres d'accès avec la saison estivo-automnale, attribuèrent une influence presque exclusive à la chaleur dans la genèse de ces fièvres.

Plus tard, nos prédécesseurs furent frappés de l'inégale répartition qu'offraient ces affections, suivant la nature du sol et

(1) *Loc. cit.*, p. 774.
(2) Raymond Faure, *Des Fièvres intermittentes et continues*, Paris, 1833.

l'existence ou l'absence de marais ; ainsi, Lacauchie (1) remarqua, pour la garnison d'Alger, que les troupes campées dans la plaine marécageuse de la Mitidja présentaient beaucoup de ces fièvres, alors que celles qui étaient casernées dans l'intérieur de la ville n'en offraient presque pas.

La même observation fut faite, à la même époque, pour les troupes qui occupaient Bône et qui furent en proie à des épidémies meurtrières, que les médecins [(Maillot (2), Hutin (3) et Huet) (4)] n'hésitèrent pas à rattacher aux marais du voisinage et principalement aux émanations du lac Fezzara.

En même temps, on signalait la salubrité relative des troupes de la garnison d'Oran, protégées par des montagnes contre les émanations palustres des deux lacs salés du voisinage (Guerre) (5).

Mais, quand l'armée d'occupation s'avança vers l'intérieur de l'Algérie, on fut très étonné de voir l'épidémie annuelle, que l'on croyait liée à l'existence des marais, apparaître dans les localités les plus salubres, situées sur les hauteurs, comme Médéah (6), Milianah (7), ou bien autour desquelles il n'existait aucun marais, comme Blidah (8), Teniet-el-haad, Hammam-Meskhoutin, Batna, Lambèze, etc. On fut obligé de reconnaître que les fièvres étaient endémiques partout, même dans les endroits les plus secs et les plus élevés, tout en paraissant cependant plus fréquentes et plus graves dans les pays marécageux (9).

C'est ainsi que la plupart des médecins militaires furent con-

(1) Lacauchie, *Réflexions sur les maladies d'Alger* (*Recueil de mém. de méd. milit.*, 1833, t. XXXV).

(2) Maillot, *Traité des fièvres intermittentes*, 1836.

(3) Hutin, *l'Épidémie de Bône en 1833* (*Gazette médicale de l'Algérie*, 1833).

(4) Huet, *Histoire médicale du 55e de ligne* (*Recueil de mém. de méd. mil.*, 1833, t. XXXV).

(5) Guerre, *Rapport sur l'état sanitaire, etc.* (*Recueil de mém. de méd. mil.*, 1833, t. XXXV).

(6) Rietschel, *Note sur la topographie méd. de Médéah* (même recueil, 1843, t. LV, p. 180).

(7) Bruguière, *Note sur la topogr. de Milianah* (même recueil, 1844, t. LVI, p. 143).

(8) Finot, *Comptes rendus du service médical de l'hôp. de Blidah* (*Recueil de mém. de médecine mil.*, 1844, t. LVI).

(9) Guyon, *Obs. méd. faites à la suite de l'armée* (*Recueil de mém. de méd. milit.*, 1844, t. LVI, p. 143).

duits à attribuer deux causes aux fièvres d'Algérie, l'une *générale*, représentée par le climat, et l'autre *locale*, représentée par les miasmes marécageux (1).

F. Jacquot (2), pour expliquer le développement de la malaria en dehors des marais, admit l'existence de marais souterrains, qui dégageraient leurs émanations à la faveur du remuement du sol ou des crevasses déterminées par la chaleur.

L. Colin (3), à la suite de nombreuses observations faites en Algérie et en Italie, a démontré avec talent que tout sol, alors même qu'il est exempt de marais superficiels ou souterrains, peut élaborer la malaria, pourvu qu'il ne soit pas suffisamment cultivé et qu'il soit échauffé par la température extérieure, double condition qui s'observe invariablement dans toutes les contrées où règnent les fièvres d'accès.

Enfin, par la découverte du microbe de la malaria, A. Laveran (4) a démontré la nature parasitaire des nombreuses manifestations morbides rapportées jadis aux émanations palustres et telluriques.

Actuellement, on considère le paludisme comme ayant pour cause déterminante l'introduction dans l'économie d'un agent morbide spécifique, dont l'activité pathogène est subordonnée à certaines conditions adjuvantes générales (saisonnières, météoriques) et individuelles et que nous examinerons plus loin.

Le poison malarien peut être transporté à une certaine distance de son foyer générateur par les courants atmosphériques ; comme le démontrent les apparitions accidentelles de fièvres intermittentes dans certaines localitées, au moment où celles-ci subissent l'influence des vents qui soufflent de la direction de certains foyers situés dans le voisinage. Il n'a pas été possible jusqu'à ce jour de déterminer les limites dans lesquelles peut se faire la transmission à distance de la malaria ; mais il est pro-

(1) Broussais, *Note sur le climat et les maladies de l'Algérie* (Id., 1846, t. LX, p. 119). — Armand, *Climat. et const. méd.* (*Rec. de mém. de méd. mil.*, 1851, t. VII).

(2) F. Jacquot, *De l'Origine miasmatique des fièvres endémo-épidémiques* (*Annales d'hyg. et de méd. lég.*, 1887 et 1858).

(3) L. Colin, *Traité des fièvres intermittentes*, 1870.

(4) A. Laveran, *Traité des fièvres palustres avec la description du microbe du paludisme*, Paris, 1884. — Du même, *Du Paludisme et de son hématozoaire*, Paris, 1891.

bable que cette transmission est assez limitée (F. Jacquot, L. Colin).

Le pénétration du germe paludique dans l'organisme a lieu par la voie pulmonaire ; il est fort douteux que l'absorption de ce germe puisse s'effectuer par la voie digestive et par l'intermédiaire de l'eau de boisson provenant d'un foyer palustre (L. Colin) (1).

I. **Influences générales.** — Elles sont représentées par les *saisons*, la *chaleur*, l'*humidité*, les *vents*, les *refroidissements.*

Saisons. — On sait qu'il n'y a pas de maladie dont l'évolution soit aussi intimement liée à la succession des saisons que le paludisme ; ce fait ressort nettement de l'examen de la répartition saisonnière des fièvres d'accès parmi nos troupes de l'Algérie ; comme nous l'avons vu, ces fièvres offrent leur minimum de fréquence pendant le printemps (février, mars et avril), période pendant laquelle il n'y a guère que trois à sept entrées aux hôpitaux sur 1000 hommes d'effectif, et leur maximum dans la saison estivo-automnale, pendant laquelle cette proportion est cinq fois plus élevée (vingt-six entrées pour 1000 hommes d'effectif).

Chaleur. — La chaleur augmente l'activité des microbes malariens, en mettant à nu le fond des marais, les bords des rivières, en favorisant les fermentations, en déterminant dans les régions non marécageuses de nombreuses crevasses qui facilitent le dégagement des miasmes, enfin en débilitant l'organisme et en le rendant plus impressionnable aux agents morbides et en produisant ainsi l'apparition des accès pernicieux.

Humidité. — L'humidité joue également un certain rôle dans l'étiologie des fièvres d'accès, en activant le pouvoir pathogène des microbes malariens ; on peut s'expliquer ainsi l'apparition assez fréquente dans les pays chauds, particulièrement en Algérie, de nombreux cas de ces fièvres qui surviennent tardivement sous l'influence des pluies succédant à un été sec et chaud ; et ces épidémies hivernales observées à Bone

(1) L. Colin, *De l'Ingestion des eaux marécageuses, etc.* (*Annales d'hyg. et de méd. lég.*, 1872, 2e série, t. XXXVIII).

en 1832-33 par Huet (1) et à Guelma en 1853 par Cuvellier (2).

Vents. — Les *vents* ont une action puissante sur l'apparition des fièvres malariennes, en transportant à de longues distances les miasmes telluriques ou marécageux : le siroco aggrave singulièrement les symptômes morbides chez les fébricitants et contribue activement à augmenter les rechutes et à faciliter la production d'accès pernicieux.

Refroidissements.—Ils rendent les individus plus impressionnables aux atteintes de la malaria et occasionnent souvent des récidives chez les malades exposés à son action.

II. **Influences individuelles.** — L'âge des soldats, leur force et leur constitution ne paraissent pas avoir d'influence très appréciable sur la résistance qui peut être opposée aux effets du poison malarien.

L'accoutumance aux foyers palustres est bien douteuse ; plus le séjour est prolongé dans ces foyers, moins les hommes offrent de force de résistance contre leurs atteintes. Cependant, on remarque que les soldats nouvellement arrivés de France en Algérie sont beaucoup plus éprouvés par la malaria que leurs camarades qui ont fait un certain séjour dans la colonie. Ainsi Sorel (3) a noté, au poste de Takitount, que, sur 18 hommes qui venaient d'arriver de France, 16 furent atteints de fièvres d'accès, alors que le détachement qui occupait ce poste depuis plusieurs mois fut à peine touché. Des exemples analogues avaient été cités par d'autres observateurs.

C'est un fait démontré par la statistique, que les troupes arabes (tirailleurs, spahis) sont moins fréquemment atteintes par la malaria que les contingents français (zouaves, chasseurs d'Afrique). Ainsi, en 1890, la morbidité par paludisme (total des entrées à l'infirmerie et à l'hôpital) a été représentée par les chiffres suivants pour ces différentes armes :

Troupes françaises en Algérie	Chass. d'Afrique.	115	pour 1000 hommes
	Zouaves	177	—

(1) *Loc. cit.*, p. 134.

(2) Cuvellier, *Notice top. et méd. sur le cercle de Guelma* (*Rec. de mém. de méd. mil.*, 1853, 2e série, t. XVI).

(3) Sorel, *Action de la malaria sur les troupes non acclimatées* (*Arch. de méd. mil.*, 1884, t. III).

Troupes indigènes	Spahis.	88 pour 1000 hommes
	Tirailleurs. . . .	100 —

III. **Influences hygiéniques.** — Ces influences n'ont qu'un rôle secondaire ; à ce point de vue, le paludisme diffère considérablement de la dysenterie, comme l'ont remarqué nos confrères de l'armée dès le début de l'occupation française en Algérie ; « alors que la dysenterie s'atténuait promptement au retour d'une expédition ou sous l'influence de sages mesures administratives, l'amélioration du logement, de la nourriture, l'usage du vin et du café n'amenaient que peu de changement dans la fréquence du paludisme. Partout, on constatait que les officiers et les colons aisés étaient atteints de fièvres, qui ne le cédaient ni en fréquence ni en gravité à celles du soldat et des pauvres du pays ». (Kelsch et Kiener) (1).

C. — Étude clinique.

Le paludisme se manifeste sous deux formes qui comprennent :

1° Le *paludisme aigu* ;

2° Le *paludisme chronique.*

Au *paludisme aigu* ou *intoxication paludéenne aiguë* (Kelsch et Kiener) se rapportent toutes les manifestations fébriles de la malaria (*fièvres malariennes, intermittentes, rémittentes et pernicieuses*).

Le *paludisme chronique* ou *intoxication paludéenne chronique* (Kelsch et Kiener), caractérisé par des hypérémies phlegmasiques (2), aboutit à la cachexie palustre, qui en constitue la phase terminale.

On observe dans l'armée ces différentes formes de paludisme ; seulement les fièvres pernicieuses et la cachexie palustre y sont exceptionnelles dans les garnisons de France et n'y ont guère été signalées que dans les foyers malariens les plus intenses, principalement à Rochefort et dans les marais de la Vendée.

Les fièvres intermittentes, par lesquelles se manifeste le paludisme aigu dans certaines localités de l'intérieur, sont les plus

(1) Kelsch et Kiener, *Maladies des pays chauds*, p. 826.

(2) Voy. Kelsch et Kiener, *Maladies des pays chauds*, p. 542. — Catrin, *le Paludisme chronique*, Paris, 1893.

fréquentes. Ainsi, 1061 cas de ces fièvres, en traitement pendant l'été et l'automne de 1858 à l'hôpital de Dunkerque, se sont décomposés de la manière suivante :

Fièvre quotidienne.	548	cas
— tierce	417	—
— quarte.	33	—
— irrégulière	20	—
— rémittente	43	—
Total. . . .	1061	cas.

Actuellement, les quelques cas de paludisme qui figurent chaque année dans la statistique médicale de l'armée française à l'intérieur, sous la rubrique de *cachexie palustre*, se rapportent à des militaires qui ont contracté la fièvre pendant leur séjour dans nos colonies de l'Extrême-Orient, envoyés en congé de convalescence ou rapatriés en France.

Les troupes d'Algérie et de Tunisie offrent, indépendamment des fièvres intermittentes et rémittentes sous lesquelles se manifeste le paludisme, un certain nombre d'accès pernicieux et de cas de cachexie palustre.

En 1890, le paludisme a occasionné parmi ces troupes 112 décès, se répartissant ainsi :

Fièvres intermittentes	0
— rémittentes	11
Accès pernicieux.	58
Cachexie palustre	43
Total	112

L'étude clinique, nécessairement assez sommaire, à laquelle nous réservons pour le paludisme une place dans ce travail, est faite principalement à l'aide des différentes observations que nous avons recueillies nous-même, pendant un long séjour en Algérie.

Le lecteur trouvera dans les ouvrages classiques de nos maîtres et de nos camarades sur le paludisme dans l'armée toutes les indications concernant cette intéressante question de pathologie militaire.

I. — Le Paludisme aigu.

Le paludisme aigu se manifeste par des formes fébriles se composant d'accès nettement périodiques et séparés les uns des autres par une période d'apyrexie plus ou moins longue et plus ou moins marquée.

Quand ces accès sont courts et séparés entre eux par une apyrexie complète, et quand ils surviennent à des intervalles fixes, la fièvre est dite *intermittente.*

Quand, entre les accès fébriles, il n'existe pas de période d'apyrexie, soit que les accès soient prolongés, soit qu'ils se succèdent trop rapidement les uns aux autres (*accès subintrants*), la fièvre est dite *rémittente* ou *subcontinue.*

Première forme : Fièvres intermittentes. — Le retour plus ou moins rapproché de l'accès fébrile constitue ce qu'on appelle le *type* de la fièvre. On distingue différents types, suivant que les accès reviennent tous les jours (*type quotidien*), tous les deux jours (*type tierce*), tous les trois jours (*type quarte*), etc.

Les accès quotidiens paraissent les plus fréquents en Algérie comme en France.

En effet, sur 4849 cas de fièvres intermittentes traités à l'hôpital de Blidah, Finot (1) a trouvé 62 0/0 d'accès quotidiens, 24 0/0 d'accès tierces et seulement 0,5 0/0 d'accès quartes ; ces résultats ont été confirmés par Antonini, Monard, Maillot et C. Broussais (2).

Sur 2191 cas de fièvres intermittentes, traités à l'hôpital du Dey, à Alger, pendant quatre années consécutives (1875-79), j'ai trouvé :

73 0/0 de fièvres quotidiennes,
26 0/0 de fièvres tierces,
0,1 0/0 de fièvres quartes.

Les fièvres intermittentes s'observent pendant toute l'année dans les hôpitaux militaires de l'Algérie ; mais elles augmentent de fréquence à partir de février jusqu'en septembre et en octobre,

(1) *Loc. cit.*, p. 149.
(2) Voy. L. Colin, *Traité des fièvres intermittentes*, p. 137.

puis diminuent rapidement pendant l'hiver. Les chiffres suivants, empruntés au registre des entrées de l'hôpital du Dey, à Alger, indiquent la répartition de ces maladies par saisons, pendant la période 1875-79 :

Saison	Mois	Entrées
Automne .	Septembre, Octobre, Novembre	850
Été	Juin, Juillet, Août	538
Hiver . . .	Décembre, Janvier, Février	313
Printemps.	Mars, Avril, Mai	309

Dans la fièvre intermittente, chaque accès, étant séparé nettement de ceux qui le précèdent et le suivent, se prête facilement à une étude thermométrique et clinique.

L'accès survient habituellement le matin entre cinq et dix heures. L'évolution de la température pendant cet accès est représentée dans le tracé suivant, pris sur un militaire en traitement dans mon service de l'hôpital du Dey et atteint de fièvre intermittente tierce (voy. tracé XIX) :

TRACÉ XIX. — ÉVOLUTION NYCTÉMÉRALE DE LA CHALEUR ORGANIQUE CHEZ UN MALADE ATTEINT DE FIÈVRE INTERMITTENTE TIERCE.

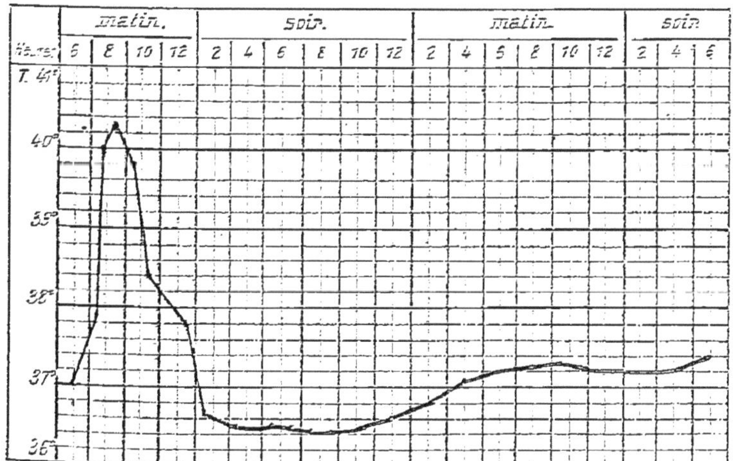

Le thermomètre avait été appliqué par moi dans l'aisselle du malade toutes les demi-heures, de 6 heures du matin à 4 heures du soir, et toutes les deux heures pendant le reste de la journée et pendant la nuit.

A 7 heures du matin, le malade se plaint de malaise; en une heure (de 7 à 8 heures), la température s'élève de plus de deux degrés ; survient alors de la céphalalgie, puis un frisson qui coïncide avec cette brusque ascension thermométrique. A 8 heures et demie (une heure et demie après le commencement de l'accès indiqué par le malaise), la température atteint son maximum (40°,4) ; à ce moment, le frisson disparaît, pour être remplacé par une vive sensation de chaleur. A 9 heures, la température a diminué (39°,8) ; survient alors une transpiration abondante, coïncidant avec un abaissement graduel de la température. Une apyrexie complète se manifeste à 2 heures du soir et persiste pendant toute la nuit. La durée de l'accès avait été de sept heures.

Cette évolution de la température pendant chaque nycthémère est spéciale aux fièvres malariennes. On comprend ainsi la valeur diagnostique qui lui a été naturellement attribuée.

1er TYPE. *Fièvre quotidienne.* — Le diagnostic de cette fièvre est très facile ; l'accès vient régulièrement chaque jour à la même heure ; entre les accès a lieu une période d'apyrexie complète, qui dure au moins dix ou douze heures (voy. tracé XX).

TRACÉ XX. — FIÈVRE INTERMITTENTE QUOTIDIENNE

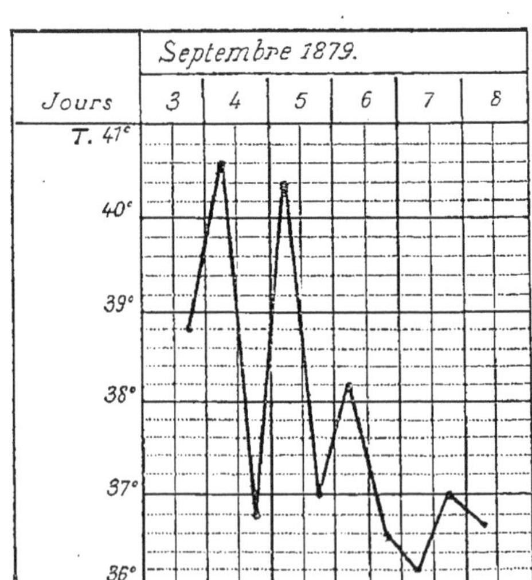

En général, le sulfate de quinine, administré au moment favorable et à doses convenables, fait disparaître les accès assez rapidement. Mais il peut arriver que la guérison ne soit pas aussi complète et que le médicament se borne à modifier le type de la fièvre et à transformer celle-ci en double tierce ou même en tierce, ainsi que nous l'avons observé chez quelques malades.

2e TYPE. *Fièvre double tierce.* — Comme dans le type quotidien, il y a tous les jours un accès ; seulement, les accès diffèrent d'intensité, et des accès complets alternent avec des accès incomplets (voy. tracé XXI).

TRACÉ XXI. — FIÈVRE INTERMITTENTE DOUBLE TIERCE.

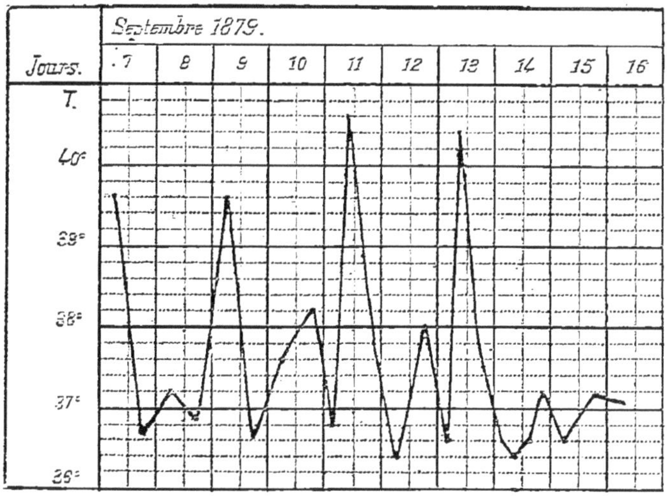

Ce type peut être facilement confondu avec le précédent ou avec le suivant, si l'on n'a pas recours au thermomètre ; car le petit accès intercalaire peut passer inaperçu du malade et du médecin. Rarement il m'a paru primitif : je ne l'ai guère observé que chez des sujets traités précédemment pour fièvre intermittente quotidienne et pour lesquels la quinine avait atténué certains accès.

3e TYPE. *Fièvre tierce.* — Ce type est constitué par une série d'accès survenant tous les deux jours et séparés par une journée d'apyrexie (voy. tracé XIX). Il n'y a aucun autre type de fièvre palustre où l'accès soit aussi violent et s'accompagne d'une hyperthermie aussi considérable. Il est généralement primitif, mais il peut exceptionnellement succéder au type quotidien. Comme l'ont observé depuis longtemps Antonini et Monard (1), cette transformation est un effet de l'administration antérieure du sulfate de quinine.

4e TYPE. *Fièvre quarte.* — Ce type est caractérisé par des accès survenant périodiquement tous les trois jours; il y a donc deux jours d'apyrexie, pendant lesquels le malade paraît bien portant (voy. tracé XXII).

TRACÉ XXII. — FIÈVRE INTERMITTENTE QUARTE.

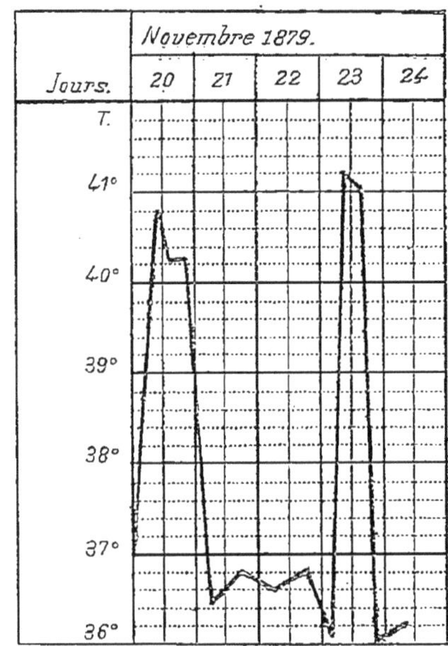

La fièvre quarte s'observe assez rarement en Algérie, comme en France. Pourtant, j'en ai recueilli un certain nombre d'observations pendant mon séjour dans les hôpitaux de cette colonie.

Toutes ces fièvres intermittentes, caractérisées par des accès fébriles complets, se succédant à des intervalles périodiques, apparaissent nettement comme de nature malarienne. Voilà pourquoi il est toujours facile d'établir leur diagnostic. Il n'en est malheureusement pas de même, comme nous allons le voir, des formes suivantes, représentées par les fièvres rémittentes et subcontinues.

(1) Antonini et Monard (*Recueil de mém. de méd. mil.*, 1re série, t. III).

Deuxième forme : Fièvres rémittentes et subcontinues. — Ainsi que l'a démontré Maillot (1), la malaria peut se manifester en Algérie par des formes rémittentes et subcontinues, dans lesquelles la température, au lieu d'offrir un fastigium aussi brusque et aussi considérable que dans les fièvres intermittentes, ne subit qu'une faible augmentation, séparée seulement par une légère descente de celle qui la précède et de celle qui la suit.

J'ai relevé, à l'aide des températures prises toutes les deux heures, le thermomètre étant appliqué dans l'aisselle, le tracé suivant, qui indique l'évolution de la chaleur fébrile chez un malade atteint de fièvre malarienne à forme rémittente et traité en 1879 dans mon service de l'hôpital du Dey à Alger (voy. tracé XXIII).

TRACÉ XXIII. — ÉVOLUTION NYCTÉMÉRALE DE LA CHALEUR FÉBRILE CHEZ UN MALADE ATTEINT DE FIÈVRE RÉMITTENTE MALARIENNE.

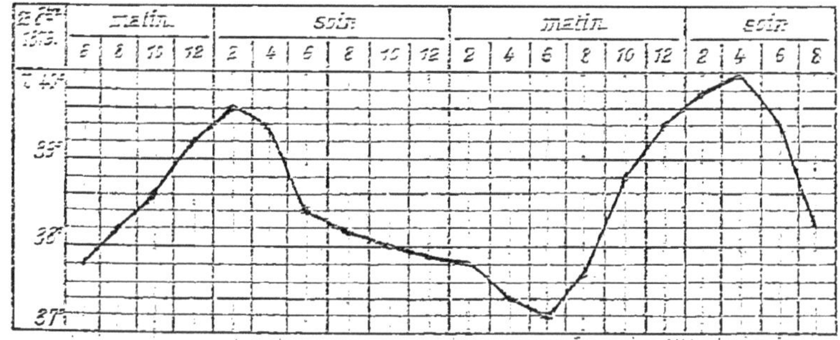

Dès le matin, la température est à 38° ; le malade a ressenti un simple malaise, de la céphalalgie et une sensation de chaleur, sans frisson. Il faut six à sept heures au thermomètre pour arriver au fastigium, qu'il atteint en deux heures dans la fièvre intermittente.

Au bout de trois ou quatre heures, quand la température diminue, une légère sudation et souvent une simple moiteur de la peau semblerait indiquer le déclin de l'accès fébrile, si la température ne persistait pas au-dessus de 37° pendant la période qui sépare les accès.

(1) Maillot, *Traité des fièvres intermittentes*, 1836.

Quand les rémissions sont encore moins accusées, la fièvre revêt la forme *subcontinue*, comme l'indique le tracé suivant (voy. tracé XXIV).

TRACÉ XXIV. — ÉVOLUTION NYCTÉMÉRALE DE LA CHALEUR FÉBRILE CHEZ UN MALADE ATTEINT DE FIÈVRE SUBCONTINUE MALARIENNE.

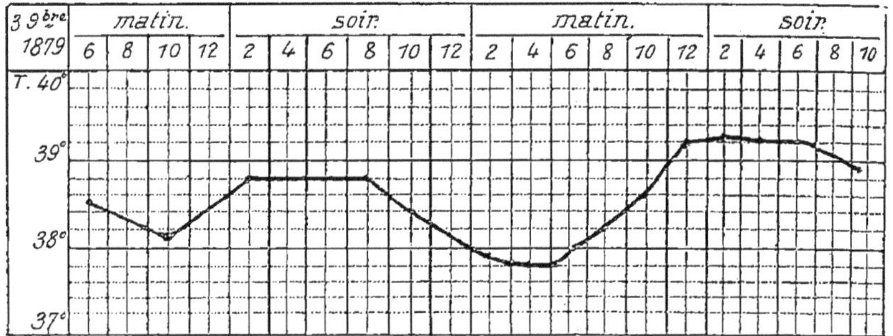

L'évolution nyctémérale, qu'offre la chaleur dans les fièvres malariennes rémittentes et subcontinues, n'est nullement spéciale à ces fièvres, puisqu'on observe une évolution tout à fait semblable dans un grand nombre d'autres états morbides, dans la plupart des pyrexies infectieuses et dans certaines maladies inflammatoires. Cela nous explique les difficultés considérables qu'éprouve habituellement le médecin, pour isoler de ce vaste groupe de formes fébriles de diverse nature, qui sévissent dans les pays chauds et particulièrement en Algérie, celles qui sont attribuables à la malaria.

Différentes explications ont été données par les auteurs pour faire comprendre comment la malaria se manifeste sous la forme rémittente, et comment la fièvre persiste dans l'intervalle qui sépare les accès.

Pour Torti (1), la continuité était due à l'accumulation, dans le sang, d'une petite portion du ferment fébrile, non éliminée après chaque accès.

Nepple (2) et Maillot considéraient la fièvre rémittente comme une fièvre intermittente dans laquelle la réaction vasculaire était entretenue au delà du terme ordinaire d'un accès par la persistance accidentelle d'une irritation quel-

(1) Torti, *Ther. spec. ad febres period. pernic.*, 1712.
(2) Nepple, *Traité des fièvres intermittentes et rémittentes*, 1835.

conque. Cette opinion a été acceptée par Griesinger (1).

Boudin admettait que le type de la fièvre dépendait principalement du degré de l'intoxication, la dose la plus considérable du poison lymnéique déterminant des accidents continus, la dose la plus légère donnant lieu simplement à des accidents passagers et intermittents.

Enfin, L. Colin a attribué les formes rémittentes et subcontinues des fièvres de malaria à deux influences principales : 1° à la chaleur atmosphérique, qui tendrait à rapprocher les accès et à les fondre ensemble, ce qui expliquerait la coïncidence des fièvres rémittentes et subcontinues avec les chaleurs de l'été, tandis que les fièvres intermittentes ne surviendraient guère qu'en automne; 2° à l'immunité relative de certaines personnes vis-à-vis des atteintes de la malaria, que cette immunité soit naturelle, ou bien résulte d'atteintes antérieures, et qui les exposerait aux types à paroxysmes les plus éloignés, tandis que les individus non intoxiqués antérieurement offriraient plutôt une tendance aux accès très rapprochés et au type rémittent et subcontinu.

L'opinion défendue par Nepple, Maillot, Griesinger, ne peut plus se soutenir aujourd'hui, et c'est à tort que Dutrouleau (2), à l'exemple de Bailly (3), a attribué une importance énorme à la préexistence des accès intermittents dans toute fièvre de nature palustre. S'appuyant sur les nombreux faits empruntés aux auteurs anglais (Annesley, Raynald-Martin, Morehead), et surtout sur les observations recueillies par lui pendant son séjour en Italie et en Algérie, L. Colin (4) a établi nettement la fréquence de la fièvre rémittente comme forme initiale de l'intoxication palustre dans les pays chauds, principalement sur les nouveaux venus, chez lesquels ce n'est parfois que consécutivement à cette forme fébrile qu'apparaissent des accès périodiques, tierces et quotidiens.

On sait quelle complexité offre cet ensemble d'affections

(1) Griesinger, *Traité des maladies infectieuses*, 2e édit., trad. par E. Vallin, 1876, p. 89.

(2) Dutrouleau, *Traité des maladies des Européens dans les pays chauds*, 2e éd., p. 218.

(3) Bailly, *Traité anat.-path. des fièvres intermitt. et pernic.*, 1825.

(4) L. Colin, *Traité des fièvres intermittentes*.

fébriles auxquelles on a appliqué dans les pays chauds la dénomination de *fièvres rémittentes* ou *subcontinues* et qui s'observent sur cette portion du globe qui s'étend depuis le midi de l'Europe jusque sous l'Équateur. Parmi ces affections, il en est certainement qui sont d'origine malarienne; mais beaucoup semblent se rattacher plus intimement à une influence étrangère à la malaria, que cette influence soit météorique, climatique ou infectieuse.

Tandis que la forme intermittente est à peu près exclusivement propre aux fièvres de malaria et que l'apparition régulière et périodique d'accès fébriles, séparés par un intervalle d'apyrexie complète, constitue un excellent signe pour diagnostiquer sûrement la nature palustre de la maladie, la forme rémittente est, comme nous l'avons vu, commune à un grand nombre d'affections fébriles et même de phlegmasies aiguës très différentes des manifestations du paludisme; aussi n'est-il pas possible d'attribuer à ce mode d'évolution morbide la moindre importance nosologique et diagnostique.

Il existe certainement en Algérie comme en France un grand nombre de fièvres à forme rémittente ou subcontinue étrangères à la malaria et dont la plupart constituent des degrés plus ou moins atténués de la fièvre typhoïde. Comme l'ont démontré Kelsch et Kiener, c'est à tort que la plupart des auteurs, qui ont écrit sur les maladies des pays chauds, ont rapporté quelques-unes de ces fièvres à l'influence exercée dans ces pays par le climat et principalement par la chaleur et les ont décrites sous le nom de *fièvres climatiques*.

Parmi ces nombreux cas de fièvres à forme rémittente et subcontinue qui surviennent en Algérie, il est d'autant plus difficile de distinguer ceux qui doivent être rapportés à la malaria de ceux qui sont étrangers à cette influence, que ces deux groupes morbides, analogues au point de vue de leurs caractères symptomatiques et cliniques, mais si différents au point de vue de leur nature et de leur origine, coïncident souvent dans les mêmes localités et offrent habituellement leur maximum de fréquence pendant la saison estivo-automnale.

Parmi ces fièvres rémittentes, qui sont englobées chaque

année dans la statistique médicale de l'armée dans le groupe du paludisme, il y a certainement des cas qui ne sont pas autre chose que des formes plus ou moins atténuées de la fièvre typhoïde et à la production desquelles la malaria reste complètement étrangère.

Il est bien difficile d'en déterminer la proportion : mais les résultats de nos observations en Algérie tendent à prouver que leur nombre est considérable et que certainement la fièvre malarienne à forme rémittente et subcontinue s'observe beaucoup plus rarement dans les hôpitaux militaires de notre colonie africaine que pourraient le faire croire certains travaux de nos maitres et de nos camarades de la médecine militaire.

Dans les statistiques relevées par moi en 1879, dans mon service de l'hôpital du Dey, à Alger, j'ai tenu compte des caractères suivants, pour déterminer le nombre de fièvres rémittentes nettement attribuables au paludisme :

1° Leur apparition dans des localités exposées à la malaria ou chez des malades atteints antérieurement de fièvres intermittentes ;

2° Leur coïncidence avec ces dernières, surtout à la fin de l'automne ;

3° L'apparition, pendant leur cours, de véritables accès fébriles complets et caractérisés par les trois stades de frisson, de chaleur et de sueur ;

4° L'efficacité contre ces affections du sulfate de quinine, pour enrayer leurs principales manifestations fébriles.

A l'aide de ces caractères, qui permettent d'établir, autant que possible, la nature malarienne de ces formes fébriles, j'ai constaté que, sur 106 cas de fièvres qualifiées de *rémittentes*, il y en a eu seulement 31 qu'on pouvait rapporter à la malaria. Ces cas se sont répartis de la façon suivante pendant la période estivo-automnale :

6 en juillet,

7 en août,

12 en septembre,

6 en octobre.

Quant aux 75 cas restants, ils devaient être considérés comme indépendants de toute influence palustre ou tellurique et rapportés soit à des fièvres gastriques simples, soit à des fièvres synoques, c'est-à-dire à des formes plus ou moins accusées de la fièvre typhoïde, si commune dans les garnisons de l'Algérie.

Des recherches analogues, faites plus récemment par L. Delmas (1) à l'hôpital d'Oran, ont abouti aux mêmes conclusions.

Dans un tableau emprunté à la statistique de cet hôpital, cet auteur a comparé les atteintes et les décès par fièvres intermittentes et par fièvres typhoïdes relevés pendant une période de cinq ans (1878-82). Sur 1038 malades traités avec le diagnostic vague de fièvre rémittente, il y a eu seulement 6 décès, alors que les cas inscrits avec le diagnostic de fièvre typhoïde ont été de 501, dont 146 ont été mortels.

Cette extrême bénignité de la fièvre rémittente qui contraste si singulièrement avec la léthalité que cette maladie offrait autrefois serait bien difficile à expliquer par les progrès de la thérapeutique. Il paraît plus conforme à la réalité des faits d'attribuer ce résultat à la tendance qui se manifeste encore aujourd'hui parmi les médecins de l'Algérie, trop pénétrés de cet aphorisme que la fièvre typhoïde est celle dont on meurt, et la fièvre rémittente celle dont on guérit, à comprendre sous cette seconde dénomination la plupart des cas légers et atténués de la dothiénentérie, les cas graves et mortels figurant seuls avec l'étiquette de fièvre typhoïde.

On peut expliquer ainsi l'énorme mortalité qui, pendant la période 1878-82, aurait été causée par cette dernière maladie dans les salles de l'hôpital d'Oran et qui se serait traduite annuellement par un décès sur trois malades atteints de dothiénenterie.

A l'exemple de Delmas (2), nous désignerons sous le nom de *fièvre rémittente* ou *subcontinue* toute fièvre d'origine palustre ou tellurique, d'une durée plus longue que celle d'un accès, quels que soient d'ailleurs le type de la courbe ther-

(1) L. Delmas, *De la Fièvre rémittente algérienne* (*Rec. de méd. mil.*, 1891, t. XVIII, p. 301).
(2) *Loc. cit.*, p. 365.

mique et la gravité de la maladie. Nous accordons ainsi à ce terme la même valeur étiologique qu'à celui de fièvre intermittente.

Nous distinguerons deux sortes de fièvres rémittentes, l'une dans laquelle cette forme est *consécutive* à une fièvre intermittente; l'autre dans laquelle la forme rémittente est *primitive* et constitue la première manifestation de l'intoxication palustre.

1° Fièvre rémittente consécutive a une fièvre intermittente. — C'est presque toujours chez des malades ayant présenté des accès intermittents, complets et périodiques, à type quotidien ou tierce, et soumis antérieurement à la médication quinique, que j'ai observé cette fièvre.

L'observation suivante, recueillie par moi en 1879, offre un exemple intéressant de la transformation d'une fièvre intermittente en fièvre rémittente, survenue, pour ainsi dire, sous mes yeux à la suite de l'administration de sulfate de quinine.

Observation I. — *Fièvre rémittente consécutive à une fièvre intermittente quotidienne traitée par le sulfate de quinine, et survenue après une apyrexie complète de douze jours.* — X., soldat à la 19e section d'infirmiers militaires, neuf mois de service, neuf mois de séjour en Algérie. Pas de maladie antérieure ; entré le 27 juillet 1879 dans mon service de l'hôpital du Dey, malade depuis six jours.

Accès de fièvre intermittente, quotidiens, bien caractérisés, survenus le 27, le 28 et le 29 juillet, à sept heures du matin. Administration de un gramme de sulfate de quinine le 30, deux heures avant le premier accès. Petit accès le même jour. Continuation du sulfate de quinine les jours suivants et à la même heure. Les accès disparaissent et le malade parait débarrassé de sa fièvre ; à partir du 2 août (treizième jour de la maladie), l'apyrexie est complète et persistante jusqu'au 13 août (vingt-quatrième jour de la maladie), époque à laquelle le malade est atteint de fièvre rémittente bien caractérisée, avec exacerbations vespérales et ne pouvant être rattachées à une lésion inflammatoire ; hypertrophie marquée de la rate.

Le sulfate de quinine est administré de nouveau à la dose de 0gr,8 ; la fièvre disparait le 28 août. Le malade, pâle, amaigri (perte de poids de 5 kilos en dix jours), sort de l'hôpital le 15 septembre et part en congé de convalescence.

2° Fièvre rémittente primitive. — Cette forme tend à diminuer de fréquence en Algérie à mesure que se généralisent les mesures employées pour combattre l'impaludisme, et surtout à mesure que, mieux renseignés sur le diagnostic différentiel de ces affections avec les diverses formes qu'affecte la dothiénentérie dans notre colonie africaine, les médecins militaires prennent soin de ne comprendre dans ce groupe, sur les relevés statistiques des hôpitaux militaires, que les cas qui peuvent être attribués nettement à l'influence malarienne.

Nous distinguerons deux formes de fièvres rémittentes, les unes *légères*, les autres *graves* ou *pernicieuses*.

Nous ne croyons pas utile, dans ce travail nécessairement limité, de subdiviser comme l'a fait Delmas, à l'exemple des auteurs qui nous ont précédé dans cette étude, ces deux formes en un nombre plus ou moins considérable de types, fondés exclusivement sur la prédominance de certains phénomènes locaux, (formes *gastrique, bilieuse, bronchique, rhumatismale*) ; ou bien sur l'adjonction de complications dangereuses générales (*formes hyperthermique, adynamique, typhique*) ou locales (*formes cérébrale, bulbaire, méningitique, dysentérique ; hépatique, pneumonique, pleurétique, cardialgique*, etc.).

Toutes ces formes ne sont au fond que la variété de la même entité morbide ; quel que soit leur aspect prédominant, elles présentent toujours certains signes, qui peuvent les différencier des autres fièvres essentielles. Ces signes sont les suivants :

Symptômes généraux. — Cycle inconstant ; par conséquent, irrégularité habituelle de la fièvre, dont la courbe se rapproche de celle du *relapsing fever* ; durée indéterminée de la maladie, qui est fréquemment précédée ou suivie de fièvre intermittente ; tolérance de l'organisme plus prononcée que dans les autres fièvres.

Symptômes locaux. — Appétit souvent conservé et peu diminué, mais pas aboli. Hypérémie presque constante de la rate. Quand surviennent des complications viscérales intercurrentes, possibilité d'une discordance extraordinaire entre la gravité apparente de l'état général et celle du nouvel ordre de symptômes (Delmas).

I. **Fièvres rémittentes ordinaires, légères, gastriques et bilieuses.** — Ces fièvres sont caractérisées par les symptômes suivants :

Invasion brusque, céphalalgie, température élevée (39° à 40°)

dès les premiers jours ; fièvre surtout marquée le soir, insomnie, langue saburrale, constipation, météorisme abdominal, très rarement épistaxis ; pas de taches rosées lenticulaires.

Chez certains malades, les troubles gastriques paraissent plus accentués et sont représentés par de l'inappétence, de la douleur à l'épigastre, des nausées, des vomissements.

Le tracé thermique, relevé par moi dans un grand nombre d'observations recueillies pendant mon séjour en Algérie, se rapproche beaucoup plus du tracé des fièvres intermittentes que du tracé des autres pyrexies.

Pendant chaque nyctémère, la température subit des oscillations considérables, comprises, durant les premiers jours, entre 38° et 40°, puis, qui décroissent progressivement les jours suivants, surtout quand le malade est soumis au sulfate de quinine. La diminution de ces oscillations porte principalement sur les rémissions, qui descendent à 37° et même au-dessous.

On peut observer, pendant le cours de la maladie, de véritables accès complets, avec frissons et sueurs parfois abondantes, et dont l'apparition révèle souvent la nature malarienne de l'affection qu'on a sous les yeux.

La durée de la maladie est variable et dépend surtout de l'époque à laquelle on a recours à la médication spécifique ; elle peut atteindre quinze, dix-huit et même quarante jours (Delmas).

On constate, en même temps, une augmentation de la matité splénique et, dans la plupart des cas, des signes précoces d'anémie et de cachexie palustres (1).

L'observation suivante, recueillie chez un malade de mon service, à l'hôpital du Dey à Alger, est un exemple de cette fièvre rémittente primitive de nature malarienne :

Observation II. — L., soldat au 1er zouaves, neuf mois de séjour en Algérie ; pas de maladie antérieure. Entré le 15 juillet 1879 à l'hôpital du Dey, se disant malade depuis cinq jours.

Invasion brusque, céphalalgie, fièvre surtout marquée le soir, température 38° à 40° ; insomnie, constipation, pas de gargouillement dans la fosse iliaque droite ; augmentation de la matité splénique.

(1) Voyez Kelsch et Kiener, *loc. cit.*, p. 439.

La fièvre est continue, mais avec une exacerbation marquée entre 4 et 5 heures du soir.

A partir du quinzième jour, la température oscille entre 37° et 39°, puis entre 37° et 38°.

Deux accès fébriles complets surviennent le 1er et le 2 août ; le 3 août, on administre du sulfate de quinine ; la température baisse aussitôt, et le malade entre en convalescence.

Delmas a vu quelquefois cette fièvre gastrique s'accompagner de vomissements fréquents, douloureux, même incoercibles, et se prolonger pendant plusieurs semaines avec des interruptions de fièvre et des amendements des phénomènes gastriques. Cet observateur n'a jamais constaté que cette affection pût mettre la vie du malade en danger.

Dans certains cas, les troubles gastriques paraissent plus accentués (*fièvre rémittente gastrique*) et consistent dans une douleur épigastrique parfois très vive, des nausées, des vomissements.

Quelquefois, la maladie s'accompagne d'ictère (*fièvre rémittente bilieuse*), que l'on rapporte à un excès de secrétion de la bile (*polycholie*), mais trop peu prononcé pour s'accompagner, comme dans les cas d'ictère ordinaire, de ralentissement du pouls et de coloration foncée des urines.

On constate, en même temps, un certain degré de congestion du foie, avec sensation de plénitude dans l'hypocondre droit ou à l'épigastre, hypérémie de la rate, langue saburrale, humide, jaunâtre, nausées, vomissements bilieux, alternances de constipation et de diarrhée.

La guérison survient généralement au bout de huit à quinze jours ; quelquefois, elle peut être compromise par quelques accès intermittents consécutifs (Delmas).

Enfin, la fièvre rémittente peut s'accompagner chez certains malades de bronchite, chez d'autres de douleurs musculaires et articulaires. Delmas applique à ces cas les noms de *fièvres rémittentes bronchique et rhumatismale*.

II. **Fièvres rémittentes graves.** — La gravité des fièvres rémittentes peut résulter de l'ensemble des troubles morbides qui leur sont habituels (*fièvres solitaires*), ou bien de la prédominance d'un symptôme qui constitue seul le danger.

Nous étudierons ces deux groupes séparément.

1° FIÈVRES SOLITAIRES. — L. Delmas comprend parmi ces fièvres : une *forme hyperthermique*, caractérisée presque uniquement par une fièvre élevée, tenace et persistante, qui peut aboutir à la mort ; une *forme adynamique*, dans laquelle on observe un grand affaiblissement et un profond abattement, avec subdélire, pouls excessivement faible, amaigrissement rapide ; une longue durée des symptômes morbides et une convalescence toujours pénible ; enfin, une *forme typhique*, dans laquelle la maladie revêt dès son début et conserve jusqu'à son déclin un masque typhoïde très prononcé. C'est cette forme qui est décrite généralement sous la dénomination de *fièvre rémittente typhoïde* ou *typhique*, et dont nous allons nous occuper.

a) *Fièvre rémittente à masque typhoïde*. — Cette forme est caractérisée par les symptômes suivants : Début analogue à celui de la fièvre rémittente ordinaire. Du premier au sixième jour, apparition de symptômes typhoïdes : stupeur, subdélire, délire quelquefois bruyant ; ensuite survient de la prostration, avec affaiblissement du pouls, sécheresse de la langue, ballonnement du ventre, selles involontaires. On observe en même temps des vomissements bilieux, avec selles colorées et bilieuses, tuméfaction du foie et de la rate, douleur sourde dans la régon splénique et les deux hypocondres.

La défervescence est généralement franche et rapide et est annoncée par des sueurs profuses ; quelquefois, elle est lente et s'accompagne même, chez certains malades, d'un mouvement fébrile assez marqué ; chez d'autres, la maladie s'aggrave et se complique de coma, de bredouillement inintelligible, de respiration suspirieuse, de petitesse du pouls, de sueurs profuses, de contractures généralisées, de cyanose de la face, symptômes qui précèdent habituellement la mort. La continuité de la fièvre est à certains moments interrompue par de fortes rémissions ; quelquefois, la maladie est aggravée dans son cours par quelque accès pernicieux, algide, convulsif ou comateux, et la mort peut alors se produire subitement (Kelsch et Kiener).

D'autres fois, cette fièvre aboutit à une *forme adynamique*, qu'à l'exemple des auteurs précédents nous décrirons séparément.

b) *Fièvre rémittente adynamique.* — Kelsch et Kiener désignent ainsi une fièvre rémittente « caractérisée par une dépression de l'innervation psychique et cardiaque, voisine du coma et de la syncope, par des tendances à l'hypothermie, par une rapide et profonde déglobulisation du sang, avec leucocythose et mélanémie; presque toujours de l'ictère et quelquefois de l'hémoglobinurie, enfin un trouble grave de la nutrition prédisposant à des gangrènes ».

Cette forme a été décrite par Haspel sous le nom de *fièvre putride* et *scorbutique*, et par L. Colin sous le nom de *fièvre subcontinue automnale.*

Elle se déclare, soit dans le cours d'une fièvre de première invasion, intermittente ou rémittente ordinaire, comme Kelsch et Kiener l'ont constaté dans les deux tiers de leurs observations, soit consécutivement chez des sujets ayant présenté antérieurement des atteintes de fièvres d'accès.

Le malade est pâle et chancelant comme un homme ivre ; son teint est terreux et son apathie considérable; il est somnolent, presque sans connaissance ; la déglutition est difficile, la voix éteinte, la sensibilité obtuse. La température offre, comme dans toutes les fièvres paludéennes, des périodes fébriles et des intermissions ; mais, même dans les périodes de fièvre, la température ne dépasse guère 38°,5 et, dans les périodes d'apyrexie, elle varie entre 35°,7 et 37°. Le pouls est très faible, misérable, intermittent; les respirations sont courtes et lentes, puis, quelquefois à la fin de la vie, fréquentes et stertoreuses. Le nombre des globules rouges diminue progressivement; en même temps, le pigment mélanique augmente, ainsi que la proportion des leucocythes ; le sang pris au doigt est brunâtre ou couleur de sépia, ou bien pâle et séreux.

Une certaine quantité d'hémoglobine se dissout dans le plasma sanguin, et il se produit de l'hémoglobinurie habituellement transitoire et peu abondante. En même temps, on constate de la tuméfaction de la rate et du foie, puis des évacuations bilieuses abondantes par les vomissements et les garde-robes ; enfin, de l'ictère, toutes conséquences de la destruction globulaire.

Cette maladie peut se terminer par la guérison, mais la convalescence est ordinairement lente et progressive. La mort a lieu dans un quart des cas ; tantôt, elle survient dans le collapsus, avec sueurs profuses et gêne progressive de la respiration, tantôt brusquement par syncope ; tantôt par l'apparition d'un accès pernicieux (coma, convulsions, algidité), tantôt, enfin, sous l'influence d'une autre complication.

Il y a donc dans cette forme fébrile deux éléments de gravité à considérer : l'action dépressive du poison palustre sur les centres nerveux ; l'anémie qui agit dans le même sens, et qui, de plus, produit l'hypothermie et l'imminence de la syncope ; ces deux actions réunies expliquent encore la diminution de vitalité des tissus et leur prédisposition à la gangrène (Kelsch et Kiener).

c) *Fièvre rémittente bilieuse ou ictérique*. — La fièvre rémittente peut s'accompagner de symptômes hépatiques plus ou moins marqués, et consistant en une douleur très vive à l'hypocondre droit ou sur la ligne axillaire, avec augmentation du volume du foie et catarrhe gastro-duodénal.

Bien que beaucoup moins fréquente en Algérie que sous la zone torride, cette forme fébrile ne présente pas moins quelquefois dans ce pays des conditions de gravité qui justifient son titre de *pernicieuse*.

Elle est constituée principalement par une fièvre intense, persistant pendant quelques jours, de l'ictère, un pouls lent et affaibli, en désaccord avec l'hyperthermie ; symptômes associés aux signes habituels du paludisme.

Les dénominations significatives de *fièvre bilieuse hématurique*, *fièvre bilieuse hémorrhagique,* indiquent la gravité et la nature de ses caractères cliniques.

Nous n'avons pas à rappeler ici les diverses explications qui ont été données par les auteurs pour rendre compte de la production de l'ictère, ainsi que de la nature et de la gravité de cette maladie. Les caractères cliniques de la fièvre bilieuse hématurique indiquent d'abord un excès de secrétion de bile (polycholie), puis une acholie plus ou moins complète, proportionnée à l'étendue de la désorganisation hépatique.

Au premier ordre de faits se rattachent le ralentissement de la circulation et la lenteur du pouls, par suite de l'action des sels biliaires sur les contractions cardiaques ; au second, la dissolution progressive du sang, sous l'influence des mêmes principes et son intoxication par la rétention des produits excrémentitiels que le foie est chargé d'éliminer à l'état normal. Il résulte de leur action combinée ou successive des perturbations fonctionnelles généralisées, dues à l'empoisonnement du sang, et des hémorrhagies multiples et abondantes, facilitées par la stase, la fluidité du liquide sanguin, la diminution du tonus vasculaire, conséquence fatale de la dystrophie générale. Il y a là un état très voisin de la fièvre jaune et de l'ictère grave (L. Delmas).

Le tracé thermique présente dans cette forme de fièvre des caractères spéciaux ; on y reconnaît deux périodes : la première caractérisée par de l'hyperthermie (température de 40° à 41°), la seconde par un abaissement brusque de la température, suivi de l'apparition des symptômes ictériques qui augmentent progressivement.

Les observations suivantes, recueillies en Algérie, constituent des exemples intéressants de cette forme fébrile :

Observation III. — G., musicien au 1er zouaves, 23 ans, 3 ans de séjour en Algérie, a eu il y a deux ans une dysenterie aiguë.

Entré dans mon service de l'hôpital du Dey, salle 7, n° 16, le 14 décembre 1879, malade depuis trois jours.

Peau chaude et sèche ; pouls assez fréquent (80), langue couverte d'un enduit blanchâtre, anorexie complète, céphalalgie légère, prostration considérable ; douleur à la région hépatique, augmentant sous l'influence de la pression. Hypertrophie du foie, qui dépasse les fausses côtes de trois travers de doigt.

Congestion pulmonaire ; râles muqueux fins dans toute l'étendue de la poitrine, surtout en arrière et à la base des poumons.

La maladie a été précédée d'un refroidissement contracté il y a trois jours ; elle a débuté par un fort frisson, avec claquements de dents et accès fébriles, et suivi, le lendemain, d'un nouveau frisson, auquel a succédé la fièvre, qui n'a plus quitté le malade.

Le 14, jour de l'entrée de ce malade à l'hôpital, apparaît l'ictère, avec augmentation de la douleur hépatique ; la gêne de la respiration est considérable ; il y a de l'insomnie persistante. Température 40°,5 le matin à 9 heures. Traitement : application de six ventouses scarifiées sur la région douloureuse et injection sus-cutanée de sulfate de quinine, 0 gr. 60 ; soulagement immédiat ; la température descend, à 3 heures du soir, à 39°,8. Aspect typhoïde ; prostration, langue chargée, lèvres fuligineuses.

La courbe thermique est caractéristique ; malgré le traitement prescrit, la température s'élève du quatrième au sixième jour jusqu'à près de 41° ; le premier fastigium est suivi d'une défervescence brusque ; le thermomètre descend le septième jour à 39°,5 ; immédiatement après survient un second fastigium, qui atteint son maximum le douzième jour, mais qui n'est pas aussi accusé que le premier, car la température ne dépasse pas 38°.

Avec la défervescence du neuvième jour, qui sépare les deux fastigiums, on constate une cessation presque complète des symptômes présentés par le malade ; disparition de la douleur hépatique, de l'inappétence, de l'enduit blanc jaunâtre de la langue et de l'insomnie.

Le malade ne conserve qu'un peu de prostration et d'affaiblissement, jusqu'au douzième jour, époque à laquelle il entre en pleine convalescence ; mais l'ictère persiste encore au moment de sa sortie de l'hôpital, qui est prononcée le 2 janvier 1880.

Observation IV. — S., 30 ans, entré le 9 nov. 1881 à l'hôpital militaire de Sétif. A séjourné trois ans et demi au Sénégal, où il a contracté la dysenterie. Venu en juin 1881 en Algérie, il y a été atteint, il y a deux mois, de fièvres intermittentes.

Il a été repris par la fièvre il y a quatre jours ; dans la nuit du 9 au 10, accès fébrile avec vomissements bilieux et hématurie. Le 10 au matin, fièvre violente, douleurs lombaires, vomissements bilieux ; la peau offre une teinte olivâtre très accusée. Injection sous-cutanée de sulfate de quinine (0gr,50 à midi et 0gr,30 à 4 heures du soir).

Le 11, les vomissements persistent ; il y a de l'anurie, le pouls est à 120. Coloration de la peau passée au vert sombre ; le 12, continuation des vomissements, qui sont cependant moins fréquents, urines couleur acajou, mais contenant peu de sang. Langue saburrale, abattement, mais sans état typhoïde.

Le 13, diminution des vomissements bilieux ; pouls, 100 ; selles diarrhéiques, pâles, mais non décolorées.

Le 14, les vomissements ont cessé, les urines couleur acajou contiennent de la bile.

Le 15 et 16, plus d'anurie ni d'hématurie ; selles colorées, mais moins foncées. Le malade paraît très affaibli, sa langue est sèche ; la prostration est notable, mais avec conservation de la connaissance. Mort le 17, à 11 heures du matin.

Autopsie. — Pas d'amaigrissement.

Congestion hypostatique des deux poumons, dont le tissu présente à la coupe une teinte ictérique.

Caillots noirs, mous, diffluents dans le cœur droit.

Foie volumineux, pesant 2kg,380, très consistant, présentant à sa surface une coloration jaune verdâtre ; les lobules sont saillants, la vésicule est remplie de bile noire, épaisse, poisseuse.

Rate hypertrophiée, pesant $0^{kg},720$, mais non ramollie.

Reins normaux. Rien dans l'intestin grêle; le gros intestin présente les lésions d'une dysenterie ancienne, remontant jusqu'au cœcum. La vessie renferme de l'urine colorée par de la bile, mais moins foncée que les jours précédents (1).

2° Fièvres comitées. — Ces fièvres ne sont pas rares en Algérie ; on peut leur rapporter la plus grande partie des décès qui figurent dans la statistique médicale de l'armée avec l'étiquette d'*accès pernicieux* (33 en 1886, 26 en 1889, 60 en 1890).

Suivant Kelsch et Kiener, ces fièvres comprendraient trois formes, qui seraient caractérisées par la prédominance : 1° des symptômes cérébraux ; 2° des troubles cardiaques ; 3° de la décomposition du sang.

a) *Comitées cérébrales.* — Ces auteurs (2) ont réuni sous ce nom « les manifestations paludéennes graves dans lesquelles les symptômes prédominants sont le coma, le délire, les convulsions et les paralysies ».

Ces formes viennent par ordre de fréquence après les fièvres solitaires graves, auxquelles elles seraient d'ailleurs très souvent liées.

Tantôt les accidents cérébraux éclatent brusquement, presque sans précédents palustres, avec le concours de quelque condition étiologique accessoire telle que l'*insolation*, l'*alcoolisme*, etc. D'autres fois, l'accès pernicieux est amené par le progrès d'une intoxication paludéenne presque latente et se produit dans le cours d'une fièvre intermittente en apparence légère; d'autres fois, enfin, il se surajoute aux symptômes déjà graves d'une fièvre solitaire, rémittente ou adynamique (Kelsch et Kiener).

Ces troubles cérébraux, qui surviennent si soudainement et qui entraînent la mort, sont quelquefois rapportés, mais à tort, à l'influence de la malaria, alors qu'ils sont provoqués seulement par une insolation ou une autre affection étrangère au paludisme, comme la fièvre typhoïde, par exemple.

Il fut un temps où, en Algérie comme dans les autres pays

(1) Observation recueillie et communiquée par Sorel.
(2) *Traité des maladies des pays chauds*, p. 485.

chauds, on avait une grande tendance à qualifier d'*accès pernicieux* tous les cas de mort subite, alors qu'on ne se préoccupait pas suffisamment des différentes lésions que l'autopsie seule aurait pu révéler et dont la constatation aurait permis d'établir la véritable nature. Aujourd'hui encore, il ne faut pas être trop surpris, tant cette idée de perniciosité a absorbé l'esprit de certains de nos confrères, de voir figurer dans la statistique, sous le nom d'accès pernicieux, des observations qui ne sont pas autre chose que des cas d'insolation.

Que de fois avons-nous vu, pendant notre séjour en Algérie, apporter à l'hôpital des hommes plongés dans le coma, ou en proie à un délire furieux et à des convulsions, frappés subitement pendant une marche, au milieu de la plus parfaite santé, et qui étaient considérés comme atteints d'accès pernicieux. L'autopsie seule, en ne révélant aucune des lésions propres à la malaria, mettait sur la voie du diagnostic.

Parmi les exemples assez nombreux de cette erreur de diagnostic, que j'ai eus sous les yeux pendant mon séjour en Algérie, je choisirai les suivants, observés sur deux malades traités par moi à l'hôpital du Dey :

OBSERVATION V. *Accidents cérébraux développés soudainement et sans cause connue et attribués à un accès pernicieux. Mort. Autopsie. Lésions remarquables des plaques de Peyer.* — G., soldat au 4e escadron du train des équipages, entre à l'hôpital du Dey, le 5 septembre 1879, dans l'état suivant :

Face congestionnée, langue couverte d'un enduit blanchâtre, agitation, délire, hallucinations ; à peine entré dans la salle, il cherche à se jeter par la fenêtre, et l'on est obligé de le faire surveiller et de lui faire mettre la camisole de force. Pouls, 120 ; température, 39°.

Le 6 et le 7, malgré l'administration de 1gr,50 de sulfate de quinine le premier jour et de 2 grammes le second jour, les accidents cérébraux persistent avec la même violence et la même intensité. Et le malade meurt à 7 heures et demie du soir, alors que le médecin de garde cherchait à obtenir quelques renseignements sur ses antécédents et sur les débuts de son affection.

La mort fut précédée de vomissements d'un liquide noirâtre assez abondant et ayant l'apparence de sang.

L'autopsie indiqua les lésions suivantes :

Crâne. — Congestion intense des méninges et de la substance cérébrale ; léger épanchement de sérosité dans les ventricules.

Thorax. — Épanchement séreux de la valeur d'un verre dans le péricarde ; cœur mou, jaunâtre, contenant une certaine quantité de sang liquide.

Abdomen. — Congestion de la muqueuse stromacale et intestinale. Hypertrophie du foie. La rate, très congestionnée et réduite en bouillie, pèse 450 grammes ; les veines sont violacées et congestionnées. Mais, ce qui attire particulièrement l'attention, ce sont les altérations présentées par les plaques de Peyer. Ces plaques sont toutes hypertrophiées ; et, à partir de la valvule iléo-cœcale jusqu'à une distance de 1m,50 environ dans l'intestin grêle, elles offrent des ulcérations profondes, environnées et même recouvertes d'espèces de mamelons présentant sur certains points une épaisseur de 1 centimètre et formés d'un enduit jaunâtre.

Ces ulcérations, dans le voisinage de la valvule iléo-cœcale, atteignent jusqu'à la tunique péritonéale. En outre, les follicules de l'intestin présentent une hypertrophie comme je n'en avais jamais vu ; ils offrent sans exagération les dimensions d'un pois. Les ganglions mésentériques sont également augmentés de volume.

Si l'autopsie n'avait pas été faite, cette observation aurait figuré certainement sur le registre mortuaire et dans les relevés statistiques avec l'étiquette de *fièvre pernicieuse.*

Les renseignements obtenus postérieurement sur les antécédents présentés par ce malade nous ont appris qu'il était réellement souffrant depuis une dizaine de jours et qu'il avait présenté les prodromes de la fièvre typhoïde. Nous avions eu certainement affaire à une de ces formes, légères en apparence et quelquefois graves en réalité, de fièvre typhoïde ambulatoire.

Observation VI. *Fièvre typhoïde que l'on aurait pu considérer comme une fièvre pernicieuse. Accès délirant. Mort subite par syncope. Autopsie, lésions intestinales de la dothiénentérie.* — P., soldat au 1er régiment de zouaves, entré le 11 septembre 1879 à l'hôpital du Dey avec le diagnostic : *fièvre intermittente irrégulière.* Il était malade à la chambre depuis quinze jours et avait pris à plusieurs reprises du sulfate de quinine, sans que son état de santé eût présenté d'amélioration sensible.

Au moment de son entrée à l'hôpital, cet homme, qui est Breton et qui ne comprend pas le français, ne peut fournir que des renseignements très vagues sur sa maladie. Dans tous les cas, il ne paraît guère souffrant, se promène toute la journée, mange une portion d'aliments et se couche sans se plaindre. La température, prise à 6 heures du soir, s'élève seulement à 37°,2. Pendant la nuit surviennent de l'agitation et du délire ; à 1 heure 1/2 du matin, au moment où il vient de se lever pour uriner, le malade tombe sans connaissance et meurt.

L'autopsie, faite vingt-quatre heures après la mort, révèle les lésions suivantes :

Crâne. — Méninges et substance cérébrale congestionnées.

Thorax. — Aucune lésion dans le cœur et dans les poumons.

Abdomen. — Congestion remarquable de la muqueuse intestinale.

Tuméfaction et inflammation des plaques de Peyer, dans le voisinage de la valvule iléo-cœcale. Hypertrophie des follicules clos; ganglions mésentériques congestionnés et hypertrophiés.

Foie gras et hypertrophié, pesant 1kg,800. Rate énorme, mais ne présentant pas de ramollissement; elle pèse 755 grammes.

Ces exemples suffiront, je l'espère, pour montrer combien il est bon de se défier de ces cas de mort subite que l'on explique si facilement, même dans les localités algériennes les moins exposées à la malaria, par la production d'un accès pernicieux, et combien les autopsies sont alors utiles pour éclairer et souvent pour modifier le diagnostic porté pendant la maladie.

Cependant il n'en reste pas moins établi, comme l'ont admis les auteurs qui nous ont précédé dans cette étude, que des accidents cérébraux excessivement graves et souvent mortels peuvent résulter de l'influence du paludisme seul, et doivent prendre place parmi les manifestations du poison malarien.

« L'expression clinique de l'accès cérébral peut être rapportée à trois formes. Dans la première, dont l'accès par insolation est le type et qu'on pourrait appeler *congestive*, le délire et les convulsions sont violents; ils sont, ainsi que le coma, accompagnés de congestion intense des méninges et du cerveau; la face est rouge, l'œil injecté, le pouls ample et fort, l'action du cœur exagérée. Tout opposée est la physionomie de l'accès cérébral dans la rémittente adynamique et dans la cachexie : délire vague, convulsions ébauchées, pâleur extrême des téguments, anémie cérébrale et quelquefois œdème, pouls fuyant, cœur lipothymique. Dans une troisième forme, intermédiaire aux deux précédentes, le délire est analogue au délire ordinaire des fièvres; les convulsions ont une intensité moyenne; la congestion de la face est modérée, le pouls variable, le cerveau ordinairement sans lésion apparente autre que la mélanémie » (Kelsch et Kiener) (1).

b) Comitées algides. — Ces fièvres sont caractérisées par une pâleur cyanique et une réfrigération glaciale de la surface du corps (Kelsch et Kiener). On en distingue habituellement plusieurs variétés : *cholérique*, *cardialgique*, *dysentérique*, *dia-*

(1) *Traité des maladies des pays chauds*, p. 499.

phorétique, algide proprement dite, syncopale. Mais Kelsch et Kiener observent justement que les quatre premières variétés suffisent pour comprendre tous les faits, l'algidité et la tendance à la syncope ne s'observant jamais comme symptôme unique.

Les comitées algides, communes autrefois et observées par Nepple dans la Bresse, appartiennent actuellement à peu près exclusivement à la pathologie des pays chauds. Elles sont devenues rares en Algérie, où il est pourtant assez commun de voir des symptômes algides, plus ou moins prononcés, traverser le cours des fièvres solitaires, gastriques ou typhoïdes (Kelsch et Kiener) (1).

Le lecteur trouvera dans l'important ouvrage des deux auteurs précédents la description de ces formes fébriles, que nous avons observées assez rarement pendant notre séjour au Nord de l'Afrique.

c) *Etude de l'évolution de la température dans les accès pernicieux.* — Il est souvent difficile et même impossible de relever la courbe thermométrique chez les malades atteints d'accès pernicieux, par suite de l'agitation qu'ils présentent, de la nécessité d'une intervention thérapeutique immédiate et de la soudaineté avec laquelle survient la terminaison fatale. Lorsque je suis parvenu à obtenir une courbe thermique au moyen de mensurations thermométriques suffisamment renouvelées, j'ai toujours obtenu l'un ou l'autre des deux types suivants :

Le premier est caractérisé par une élévation progressive et considérable de la température qui atteint jusqu'à 42°, s'accompagne de troubles du système nerveux (principalement de phénomènes d'excitation, ataxiques et convulsifs) et qui persiste jusqu'à la mort.

Le second est caractérisé au début par une hyperthermie également excessive, mais qui ne persiste pas, et à laquelle succède une défervescence rapide, avec phénomènes soporeux et comateux, refroidissement, tendance à la syncope ; dans ce cas, la mort arrive au milieu de ces symptômes d'adynamie ou de collapsus, ou bien elle est précédée d'une nouvelle élévation de

(1) *Loc. cit.*, p. 502.

la température, presque aussi considérable que dans le premier type.

Ces deux types, présentés par l'évolution thermique, me semblent correspondre : le premier aux formes délirante, ataxique ou convulsive, le second aux formes comateuse, adynamique ou algide, décrites par les auteurs.

Voici deux observations d'accès pernicieux observés par moi et qui correspondent à ces types :

OBSERVATION VII. *Fièvre malarienne : accès à forme délirante et ataxique : température s'élevant jusqu'à 41°,6. Mort. Autopsie.* — M., soldat du train des équipages, entré le 8 août 1876 à l'hôpital de Mascara. Cet homme, revenu de route quelques jours auparavant, a présenté à la caserne des accès de fièvre intermittente à type quotidien, qui se sont répétés à l'hôpital.

Le 12 août, avant la visite, ce malade est pris subitement de délire, quitte brusquement son lit et veut s'échapper de la salle en poussant des cris. Je lui fais administrer en injection sous-cutanée un gramme de sulfate de quinine, puis appliquer douze sangsues aux apophyses mastoïdes.

L'après-midi, le malade paraît plus calme, mais je constate chez lui un commencement de stupeur ; le thermomètre, appliqué depuis le matin dans l'aisselle et surveillé continuellement par un infirmier placé en permanence auprès du malade, présente une élévation croissante de la température, qui, de 36°,8 à 6 heures du matin, atteint 41°,6 à 8 heures du soir. Malgré une nouvelle administration de sulfate de quinine faite dans la journée, la température continue à monter progressivement jusqu'à huit heures du soir ; le malade meurt dans le coma.

L'autopsie, faite le lendemain matin, a révélé les lésions suivantes :

Intégrité du tube digestif ; aucune altération des plaques de Peyer ; hypertrophie de la rate, qui pèse 330 grammes et qui paraît très ramollie. Pas d'altération du foie.

Engorgement hypostatique des deux poumons.

Épanchement séreux abondant dans la cavité arachnoïdienne et dans les ventricules cérébraux.

OBSERVATION VIII. *Fièvre malarienne à forme adynamique et comateuse. Mort précédée de symptômes de collapsus. Oscillations remarquables présentées par la température. Autopsie.* — R., soldat du train des équipages, entre d'urgence à l'hôpital du Dey, à huit heures du soir, le 12 septembre 1879. Cet homme, revenu tout récemment de route, est malade depuis dix jours.

Douleurs violentes dans la tête et dans les lombes ; abattement considérable, un peu de trouble dans les idées, face congestionnée. Respiration difficile, état fébrile, température, 38°,4 ; pouls, 80.

Prescriptions : douze sangsues aux apophyses mastoïdes, glace sur la tête; 1gr,30 de sulfate de quinine. La température est prise le lendemain, toutes les deux heures, à partir de six heures du matin, et présente des oscillations considérables (40°,5 à 10 heures du matin, 35°,8 à 2 heures du soir, 40°,4 à 10 heures du soir). Au moment de ma visite, le malade est dans l'état suivant : il présente un abattement considérable et ne répond que très difficilement à mes questions; je puis à grand'peine obtenir de lui quelques renseignements sur ses antécédents. Peau chaude et moite; pouls à 92; la physionomie exprime une profonde stupeur; teinte ictérique légère; refroidissement des extrémités; aucun râle dans la poitrine.

Dans l'après-midi, on renouvelle la prescription de sulfate de quinine faite le matin, et de nouvelles sangsues sont appliquées aux apophyses mastoïdes.

La température baisse à partir de midi jusqu'à quatre heures du soir, pour remonter au-dessus de 40°. Le malade meurt à dix heures du soir.

Autopsie. — Crâne : légère congestion des méninges et de la substance cérébrale ; rien dans les ventricules.

Poitrine : congestion hypostatique insignifiante dans la partie postérieure des poumons.

Pas de liquide dans le péricarde, pas d'altération des valvules cardiaques.

Abdomen : aucune lésion dans l'intestin ; pas la moindre trace d'altération des glandes de Peyer.

Hypertrophie considérable et ramollissement de la rate, qui pèse 850 grammes. Congestion du foie et des reins.

II. — Le Paludisme chronique.

Nous désignerons à l'exemple de Kelsch et de Kiener (1), sous le nom de *paludisme chronique*, un état morbide dans lequel le poison malarien manifeste sa présence dans l'économie par la destruction des globules sanguins et dans lequel certains organes, comme le foie et la rate, par suite de l'énergie fonctionnelle qu'ils développent pour compenser les désordres incessamment produits par le poison, éprouvent des altérations spéciales représentées habituellement par une hypérémie phlegmasique diffuse des parenchymes.

Cet état se distingue de la *cachexie palustre* proprement dite, qui lui succède habituellement, dans laquelle la résistance opposée par l'organisme aux effets destructeurs du poison est

(1) Kelsch et Kiener, *Maladies des pays chauds*, p. 640.

pour ainsi dire rompue, qui marque la dernière étape de l'intoxication paludéenne chronique et qui est caractérisée par des désordres irrémédiables de la circulation et de la nutrition (hydrémie, anasarque, surcharge pigmentaire, ischémie et dégénérescence organique).

Le paludisme chronique survient tantôt consécutivement à des accès plus ou moins graves de fièvres intermittentes ou rémittentes, tantôt primitivement, sans avoir été précédé, chez les malades, d'accidents aigus antérieurs.

Il est caractérisé par les symptômes suivants :

Anémie plus ou moins marquée ; teint pâle, muqueuses décolorées, palpitations de cœur, pouls fort et rapide (80 pulsations par minute) ; appétit souvent conservé, mais digestion difficile et laborieuse ; alternatives de constipation et de diarrhée ; intégrité des facultés intellectuelles ; céphalalgie, insomnie persistante, étourdissements, sifflements dans les oreilles, névralgies rebelles, oppression, essoufflement sous l'influence du moindre effort musculaire, augmentation du volume du ventre, soulèvement des deux hypochondres par le foie et la rate hypertrophiés, tendance aux hémorragies, épistaxis répétées, plus rarement hémoptysies, hématurie et hémoglobinurie ; susceptibilité extrême aux lésions pulmonaires (bronchites, pneumonies catarrhales). A certains moments, et souvent sans cause connue, survient de la fièvre, qui se manifeste sous forme d'accès intermittents ou même subcontinus. Ces accidents fébriles obligent les malades à s'aliter et sont généralement suivis de l'aggravation des troubles et des lésions mentionnés plus haut.

Les militaires atteints de paludisme chronique, un peu pâles, anémiés, n'offrant qu'un léger ballonnement du ventre, un peu essoufflés sous l'influence de la marche et de la fatigue, continuent à faire leur service sans trop se plaindre, jusqu'au moment où un accès de fièvre ou bien une maladie intercurrente (comme une pneumonie) ou bien encore une aggravation des symptômes qu'ils présentent (affaiblissement, gêne de la circulation, difficulté dans la marche, apparition d'un léger œdème aux malléoles, etc.), les force à interrompre leurs fonctions et les décide à recourir au médecin du corps.

Ces cas de paludisme chronique, actuellement très rares dans les garnisons de l'intérieur, s'observent, au contraire, assez fréquemment dans diverses localités et dans quelques postes de l'Algérie et de la Tunisie. Ils ont lieu communément parmi les hommes des pénitenciers, des ateliers de travaux publics, particulièrement exposés aux émanations palustres et telluriques, par suite des travaux auxquels ils sont soumis (construction de chemins de fer, de routes).

Nous en avons observé, pour notre part, pendant notre séjour en Algérie, un grand nombre d'exemples, non seulement parmi les militaires, mais encore parmi les colons appelés à résider dans certains centres ou dans certains villages paludiques.

III. — La Cachexie palustre.

La cachexie palustre est très rare dans l'armée à l'intérieur, mais assez commune en Algérie et en Tunisie. En effet, les statistiques médicales correspondant à ces trois dernières années fournissent les résultats suivants, relatifs aux pertes éprouvées par notre armée sous l'influence de cette cachexie :

	DÉCÈS				RÉFORMES			
	1888	1889	1890	TOTAL	1888	1889	1890	TOTAL
Intérieur .	1	2	2	5	14	7	8	29
Algérie . . } Tunisie . . }	18	57	43	118	26	39	38	103

Il faut tenir compte, du reste, de l'influence considérable exercée, dans ces dernières années, par nos récentes expéditions dans l'Extrême-Orient (Tonkin), sur les pertes occasionnées par cette affection.

En France, il est rare que les hommes atteints de cachexie palustre succombent pendant leur présence sous les drapeaux, puisqu'on a soin de les éliminer le plus promptement possible et que beaucoup d'entre eux rentrent dans leurs foyers avec des congés de réforme n° 1 et même avec des retraites, cette affection étant considérée généralement comme incurable.

En Algérie, les décès causés parmi les troupes par cette maladie chronique sont beaucoup plus nombreux, ce qui s'explique en partie par l'impossibilité où l'on se trouve de proposer pour la réforme les cachectiques provenant des prisons, des ateliers de travaux publics et des pénitenciers.

Nous ne ferons pas ici l'étude clinique de la cachexie palustre et nous renverrons aux ouvrages de L. Colin et de Kelsch et Kiener le lecteur désireux de s'éclairer à ce sujet.

La cachexie palustre est consécutive au paludisme ; « elle est « caractérisée, d'une manière générale, par une oligocythémie « profonde, par l'hydrémie, l'anasarque, des hémorragies, des « complications diverses, telles que des phlegmons, des gan- « grènes, enfin par la dégénérescence de tous les tissus. » (Kelsch et Kiener.) Elle peut être rapide et précoce (*cachexie aiguë* ou *hydrohémique et gangréneuse*) ou bien lente et progressive (*cachexie chronique*). A l'exemple de Kelsch et Kiener, nous décrirons ces deux formes séparément.

La *cachexie aiguë* peut se développer à la suite des premiers accès de fièvre (L. Colin) ; mais, habituellement, elle se produit à une époque plus ou moins avancée de l'intoxication malarienne, surtout à la suite des fièvres rémittentes, à forme adynamique.

Elle est caractérisée par les symptômes suivants : déchéance profonde et rapide de la nutrition, anémie, teinte terreuse de la peau, engourdissement des fonctions intellectuelles, somnolence, rêves pénibles, vertiges, douleurs vagues dans les membres, paralysies, tremblements, etc.; pouls petit, déprimé, souffle à la base du cœur et dans les vaisseaux du cou, respiration difficile, toux avec expectoration de crachats visqueux, hypothermie, température inférieure à 37° ; inappétence, diarrhée, météorisme habituel, sécheresse de la peau, urines rares, hémaphéiques, souvent chargées d'albumine et de sang, hydropisie générale [Jacquot (1), Périer (2)], œdème pulmonaire, hydropisie méningée

(1) Jacquot (F.), *Histoire médicale du corps d'occupation, etc.* (*Rec. de mém. de méd. milit.*, 1854, t. XIV, 2e série, p. 104).

(2) Périer, thèse de Brûlé, *Des Hydropisies dans leurs rapports avec les fièvres intermittentes*, Paris, 1852.

(Jacquot), épistaxis fréquentes, suffusions sanguines sous-cutanées, puis érysipèles, phlegmons purulents des séreuses, escharres au sacrum, gangrènes dans différentes parties du corps [Haspel (1), Catteloup, Moty, Blanc (2)], et notamment à la bouche, asphyxie locale avec gangrène symétrique des extrémités [Maurice Raynaud (3), Verneuil et Petit (4), Calmette (5), Sorel (6)].

La *cachexie paludéenne chronique* se produit chez les anciens résidents des régions malariennes ; les malades présentent un affaiblissement et un amaigrissement progressifs, une coloration sombre et bronzée de la peau, contrastant avec la pâleur des muqueuses, une hypertrophie considérable de la rate (dont le poids dépasse parfois 2kg,500) et du foie (2 à 3 kilogr.); dépôts ferrugineux abondants dans la rate, le foie et les reins, avec accès de fièvres rebelles et quelquefois pernicieux, et ictère ; symptômes et accidents attribuables soit à une cholémie lente et progressive, soit à une intoxication, résultant de l'insuffisance de la dépuration urinaire (7).

Dans certains cas, cette cachexie s'accompagne d'atrophie des organes et particulièrement de cirrhose du foie [Haspel, Frerichs (8)], Kiener et Kelsch, suivie d'ascite, d'œdème des membres inférieurs et même d'anasarque, beaucoup plus rarement de dégénérescence amyloïde.

D. — Thérapeutique et prophylaxie.

On sait que les préparations de quinine constituent l'agent curatif fondamental des fièvres malariennes. On emploie ordinairement, parmi ces préparations, le sulfate de quinine ; certains

(1) Haspel, *Maladies de l'Algérie*, t. II, p. 389.

(2) Blanc, *Contribution à l'étude de la gangrène palustre* (*Arch. de méd. milit.*, 1885, t. VI, p. 337).

(3) Maurice Raynaud, *De l'asphyxie locale et gangrène symétrique des extrémités* (thèse de Paris, 1862, et *Arch. génér. de méd.*, 1874, t. XXIII).

(4) Verneuil et Petit, *Gangrènes palustres* (*Revue de chirurgie*, 1881).

(5) Calmette, *Des Rapports de l'asphyxie locale* (*Rec. de mém. de méd. milit.*, 1878, 3e série, t. XXXIII, p. 21.

(6) Sorel, *Gazette hebdomadaire*, 1882, p. 242.

(7) Kiener et Kelsch, *les Altérations paludiques du rein* (*Arch. de phys.*, 1882).

(8) Frerichs, *Maladies du foie* (traduit par Dumesnil et Pellagot).

médecins lui ont préféré le chlorhydrate, à cause de sa plus grande solubilité et de la proportion plus élevée de quinine que ce sel contient : d'autres ont préconisé le bromhydrate, le sulfo-vinate, le lactate, tous très solubles, mais moins riches en quinine que le chlorhydrate.

Les doses de 2 à 3 grammes de sulfate de quinine sont généralement suffisantes ; ce sel s'administre habituellement par la bouche ; l'injection hypodermique se recommande surtout dans les cas graves où il est important de ne ne pas perdre de temps pour combattre la maladie (Arnould) (1).

On emploie ordinairement le chlorhydrate neutre, qui se dissout facilement dans les deux tiers de son poids d'eau (0 gr. 75 dans un centimètre cube de liquide).

On a recours avec avantage aux évacuants (vomitifs et purgatifs) avant d'administrer la quinine. Dans les fièvres intermittentes, on administre ce médicament aussitôt après la fin de l'accès et en trois ou quatre doses rapprochées ; dans les fièvres rémittentes, dans l'intervalle des paroxysmes, dans les fièvres pernicieuses, le plus tôt possible, sans attendre la rémission, et en y associant certains moyens auxiliaires (révulsifs cutanés, boissons chaudes et stimulantes, etc).

Il n'est pas nécessaire de prolonger l'usage de la quinine ; l'accès étant coupé, on se borne habituellement à administrer ce médicament pendant deux ou trois jours, à doses décroissantes.

La cherté des préparations de quinquina a conduit, à une certaine époque, à les faire remplacer par d'autres médicaments moins coûteux (2). En 1858, le Conseil de Santé des armées prescrivit dans les hôpitaux de l'Algérie l'essai du sulfate de cinchonine, qui avait été expérimenté, mais sur une petite échelle, à Varna (3) et au Pirée (Michel Lévy) (4), ainsi qu'à Blidah (L. Laveran) (5).

(1) Arnould, *Traitement des fièvres d'Algérie par les injections hyp. de quinine* (*Bull. gén. de thérapeutique*, t. LXXII).

(2) Voy. *Résultats des expériences faites dans les hôpitaux militaires sur les succédanés du sulf. de quinine.*

(3) Voy. *Recueil de mémoires de méd. mil.*, 1858, 3e série, t. II, p. 1.

(4) Michel Lévy, *Bulletin de l'Académie de médecine*, 1859-1860.

(5) Laveran, *Etude sur l'action comparée du sulfate de quinine, du sulfate de cinchonine et du quinine* (*Gazette médicale de Paris*. Paris, 1856).

Mais les résultats ne furent pas satisfaisants, car ils démontrèrent que la valeur thérapeutique de ce médicament était près de trois fois moindre que celle de la quinine. Il ne pourrait donc être employé que contre les fièvres légères, mais non contre les fièvres graves, où il faudrait le prescrire à des doses trop élevées.

On a expérimenté également les *tannates de quinine* et de *cinchonine*, qui ont donné des résultats peu satisfaisants, car ils sont très peu solubles et par conséquent d'une absorption difficile et contiennent trois fois moins d'alcaloïde que le sulfate (1).

Le principal succédané du quinquina est sans contredit l'arsenic, préconisé jadis par Boudin (2) et Sistach (3) et qui paraît surtout utile dans les formes chroniques de la malaria et contre l'anémie palustre.

La diminution et même la disparition presque complète de la fièvre intermittente dans les garnisons de l'intérieur ont été obtenues, grâce à l'application et à la généralisation des moyens prophylactiques appliqués au sol (dessèchement des marais, culture des terrains chargés de substances organiques) pour supprimer les foyers de la malaria (4). Il en a été de même en Algérie.

Cependant, dans les régions où persiste encore l'endémie palustre, certaines mesures sont applicables à l'armée, pour restreindre, autant que possible, les effets qui peuvent résulter de son action morbide.

Ces mesures concernent plus particulièrement le choix de l'emplacement des casernes, qui ne devraient jamais être construites sur des terrains riches en matières organiques (ce qui a lieu assez souvent dans le voisinage de quelques localités) et sur les bords de cours d'eau susceptibles d'inonder les terrains environnants. On peut en dire de même des camps, dont l'installation doit se faire sur des terrains secs, élevés, découverts et éloignés de toute émanation palustre et tellurique.

Si une troupe doit séjourner dans une localité où règnent habituellement des fièvres intermittentes (manœuvres, expé-

(1) Voy. *Recueil de mém. de médecine mil.*, 1858, 3e série, t. II, p. 25.

(2) Boudin, *Traité des fièvres intermittentes*. Paris, 1842.

(3) Sistach, *De l'emploi des préparations arsenicales dans le traitement des fièvres intermittentes* (*Rec. de méd. mil.*, 1864, 3e série t. V).

(4) Voy. Vallin, art. MARAIS du *Dictionnaire encycl. des sciences médicales*.

ditions militaires), il faut abréger ce séjour le plus possible et ne pas exposer les hommes aux atteintes de la malaria par les factions et les marches de nuit.

Il ne faut y envoyer les hommes qu'en dehors de la période épidémique, et les caserner dans les centres de population, en évitant le campement sous la tente.

S'il est nécessaire d'employer des soldats à des travaux de défrichement, il faut faire exécuter ces travaux au moment où les influencees épidémiques sont réduites à leur minimum ; s'il est nécessaire de les faire camper dans le voisinage des travaux, il faut installer des abris sur les coteaux qui s'élèvent au-dessus des plaines insalubres.

Il est utile, quand une troupe doit prendre part à une opération militaire dans un pays exposé à la malaria, de la faire séjourner à une certaine distance des côtes et de n'opérer son débarquement qu'au moment précis d'entrer en campagne. On doit proscrire d'une façon absolue l'usage des eaux marécageuses qui, en admettant même qu'elles ne serviraient pas de véhicule aux germes malariens, augmentent certainement la réceptivité de l'organisme par les troubles digestifs qu'elles déterminent (1).

Il faut recommander aux hommes d'éviter l'exposition au soleil, les refroidissements, les excès alcooliques ; on doit leur fournir un régime alimentaire reconstituant et tonique (café, thé, alcool à petites doses).

Comme médication préventive, on a eu recours dans certaines circonstances à l'arsenic, dont les effets n'ont pas été bien démontrés.

Les médecins de la marine française, anglaise et américaine ont admis l'efficacité du sulfate de quinine, bien qu'on ait reconnu pendant l'expédition du Niger, que la quinine n'empêchait pas l'explosion des fièvres graves et qu'on n'ait retiré aucun avantage des distributions journalières de cette substance dans les districts insalubres du Danube et du Caucase.

(1) L. Colin, *Hygiène des ouvriers en pays marécageux* (*Bull. de l'Acad. de méd.*, 1881, 2e série, t. X).

CHAPITRE XIX

LA DIARRHÉE ET LA DYSENTERIE

A. — Fréquence et gravité dans l'armée.

La diarrhée et la dysenterie sont comprises dans la statistique médicale de l'armée française parmi les maladies de l'appareil digestif. La première figure seule sur cette statistique parmi les causes d'entrée des militaires à l'infirmerie; un certain nombre de cas de diarrhée y sont englobés avec les dysenteries parmi les causes d'entrée aux hôpitaux.

J'ai relevé dans le tableau suivant les cas de diarrhées et de dysenteries survenus dans notre armée pendant ces trois dernières années 1888-89-90 :

ANNÉES	CAS DE DIARRHÉES TRAITÉS A L'INFIRMERIE	CAS DE DIARRHÉES et de dysenteries TRAITÉS A L'HOPITAL	TOTAUX
1888	7894	2953	10847
1889	9666	3870	13536
1890	9199	3451	12650

En 1890, la proportion des entrées à l'infirmerie par diarrhée a été de 22,3 et celle des entrées à l'hôpital par diarrhée et dysenterie de 8,3 pour 1000 hommes présents.

Pendant cette même année, ces maladies ont offert parmi les garnisons de l'intérieur, de l'Algérie et de la Tunisie la répartition suivante :

GARNISONS	DIARRHÉES À L'INFIRMERIE	DIARRHÉES et dysenteries À L'HOPITAL	TOTAUX	DÉCÈS
Intérieur	8092	1937	10029	28
Division d'Alger. . .	285	261	546	8
— d'Oran . . .	261	462	723	15
— de Constantine	279	425	704	16
Tunisie.	282	366	648	10

Soit pour 1000 hommes présents :

GARNISONS	DIARRHÉES À L'INFIRMERIE	DIARRHÉES et DYSENTERIES À L'HOPITAL	TOTAUX	DÉCÈS
Intérieur	19	4.7	24	0.06
Division d'Alger. . .	17	16.3	34	0.60
— d'Oran . . .	12	21.0	33	
— de Constantine	21	32.2	54	
Tunisie.	25	33.3	59	

La proportion des entrées par diarrhée à l'infirmerie est donc à peu près la même parmi les troupes de l'intérieur et de l'Algérie; mais le nombre des diarrhées dysentériques et des dysenteries traitées à l'hôpital est beaucoup plus considérable dans notre colonie africaine que dans la métropole. La mortalité occasionnée par ces dernières affections est même dix fois plus élevée dans les corps d'Algérie et de Tunisie que dans les corps de l'intérieur.

C'est surtout à cette prédominance et à cette gravité de la diarrhée et de la dysenterie parmi les troupes d'Afrique que nous avons eu égard, pour faire figurer dans notre travail l'étude de ces affections après celle du paludisme.

La plupart des cas de diarrhée qui sont traités chaque année dans les infirmeries régimentaires sont généralement rapportés à un simple catarrhe intestinal (*diarrhée catarrhale* ou *idiopathique*).

Mais un certain nombre de ces affections tiennent certainement à une cause spécifique et peuvent être considérées comme une manifestation plus ou moins accusée de quelques maladies infectieuses (fièvre typhoïde, choléra).

Quant aux cas de diarrhée traités dans les hôpitaux et qui sont englobés par la statistique médicale dans le même groupe que la dysenterie, il n'y en a guère, vu leur gravité, qui puissent être considérés comme étrangers à cette dernière maladie, dont ils constituent souvent dans l'armée le degré le plus atténué et avec laquelle, comme nous allons le voir bientôt, ils s'associent habituellement dans la plupart des épidémies qui sévissent parmi les soldats (Kelsch) (1).

L'évolution saisonnière des cas de diarrhée et de dysenterie est exactement parallèle ; ces deux maladies offrent leur minimum de fréquence de janvier à mai, puis augmentent pendant l'été, avec maximum en août, et décroissent ensuite pendant l'automne et l'hiver, comme l'indique le tracé suivant emprunté à la statistique médicale de l'armée en 1890 (voy. tracé XXV).

La diarrhée simple ou idiopathique n'exige habituellement qu'un court traitement dans les infirmeries régimentaires ; elle n'est pas rare parmi les soldats, pendant les premiers mois de leur incorporation. Elle est beaucoup plus fréquente chez les jeunes (33,9 pour 1000) que chez les anciens soldats (14,4 pour 1000 en 1889) (2).

Parmi les causes invoquées généralement par les médecins militaires, pour expliquer l'apparition de cette forme de diarrhée parmi les soldats, figurent : 1° des *influences météoriques et saisonnières* (chaleur, refroidissement, exposition à la fraîcheur, le corps étant en sueur ; variations thermométriques du nycthémère) ; 2° des *influences bromatologiques* (abus des fruits, surtout des fruits non mûrs, régime alimentaire défectueux, par suite de distributions trop fréquentes de conserves de viande ou de lard salé, consommation d'eau potable chargée de micro-organismes vulgaires pouvant déterminer des fermentations dans l'intestin).

Elle sévit principalement pendant l'été. On peut la rapprocher

(1) Kelsch, *Des Maladies catarrhales saisonnières*, p. 278.
(2) Voy. *Statistique médicale de l'armée en* 1889, p. 102.

de la *diarrhée infantile*, dont l'évolution suit parallèlement les variations de la température, et qui détermine à Paris une mortalité trois fois plus forte en été qu'en hiver (Comby).

TRACÉ XXV. — MORBIDITÉ PAR DIARRHÉE ET DYSENTERIE EN 1890.

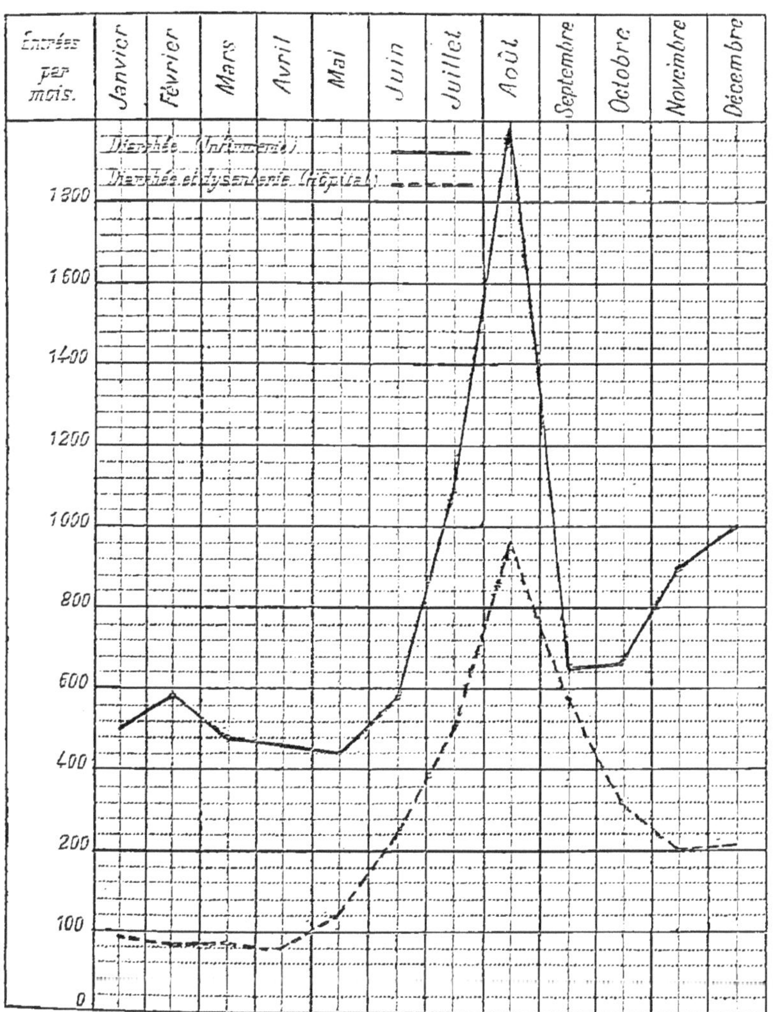

Une influence qu'il ne faut pas négliger, et à laquelle Kelsch attribue un certain rôle dans la production de cette forme de diarrhée dans l'armée, est représentée par le surmenage, qui détermine une accumulation dans le sang de principes excrémentiels, soit par excès de formation de ces principes, soit par insuffisance de dépuration rénale ; cette influence suffit bien des fois pour expliquer ces cas de diarrhée, survenus pendant les marches et les manœuvres d'automne, et dont plusieurs observations figurent dans la statistique médicale de l'armée (1884, p. 57, et 1886, p. 50).

Indépendamment de cette diarrhée idiopathique, simple ou saisonnière et qui paraît plus intimement liée à des conditions météoriques et hygiéniques, il règne fréquemment dans l'armée, comme dans la population civile, certaines diarrhées qui se rattachent par les liens les plus étroits à la dysenterie (*diarrhée dysentérique*).

Voilà pourquoi l'étude de cette forme de diarrhée doit se confondre, au triple point de vue étiologique, clinique et prophylactique, avec celle de la dysenterie, dont elle ne doit être considérée que comme une manifestation légère et bénigne.

B. — Nature de la dysenterie.

Une grande obscurité règne encore aujourd'hui sur la nature de la dysenterie, et les explications qui ont été données à ce sujet sont très différentes.

Les descriptions de cette maladie qui nous ont été laissées par les médecins des deux siècles précédents s'appliquaient, les unes à la dysenterie sporadique ou saisonnière des pays tempérés, les autres à la dysenterie épidémique des armées en campagne, les autres, enfin, à la dysenterie endémique des pays chauds. Or, comme ces descriptions étaient très différentes, la plupart des auteurs en avaient conclu à la diversité de nature et d'origine de la dysenterie, suivant les divers milieux dans lesquels elle était observée, la première forme étant considérée comme inflammatoire, la seconde comme résultant d'une infection putride (Zimmermann), la troisième comme causée par une altération de la bile (Annesley).

Cependant, certains médecins avaient admis que, malgré cette diversité de formes symptomatiques et cliniques revêtues par la dysenterie suivant les conditions dans lesquelles elle faisait son apparition, cette maladie était toujours identique à elle-même; alors que Pringle la considérait comme résultant, dans tous les cas, d'une décomposition putride du sang, causée par les intempéries des saisons, les fatigues éprouvées par les soldats, les miasmes putrides et la contagion, Broussais la réduisait, quelle que fût sa forme, et quels que fussent ses moyens de développement, à une inflammation plus ou moins marquée du gros intestin.

La gravité présentée par la maladie dans les pays chauds, les lésions si profondes et les désordres si accusés qu'offrait l'intestin des malades traités dans ces pays, ont conduit la plupart des médecins de l'armée et de la marine à considérer la dysenterie des pays chauds comme une maladie différente de la dysenterie des pays tempérés : la première étant une affection inflammatoire bénigne et locale, à manifestations catarrhales ou rhumatiques ; la seconde une maladie infectieuse et spécifique, offrant d'autant plus de gravité que l'activité du poison morbide était favorisée par certaines conditions climatiques et telluriques [Dutrouleau (1), Delioux de Savignac (2), Bérenger-Féraud (3)].

Actuellement, bien qu'il y ait une certaine tendance à considérer toutes les manifestations de la dysenterie comme appartenant à un même état morbide, deux opinions règnent encore parmi les médecins de l'armée et de la marine concernant la nature de cette maladie. Les uns la considèrent comme une simple phlegmasie du gros intestin, les autres comme une maladie spécifique et microbienne.

La première opinion est soutenue dans notre armée par L. Colin, la seconde par Kelsch.

Suivant L. Colin (4), la dysenterie ne serait point déterminée par une cause morbide unique et résulterait tout simplement d'une inflammation du gros intestin, que cette inflammation soit directement produite par l'usage de boissons ou d'aliments de mauvaise qualité, ou bien qu'elle résulte d'émanations putrides animales d'origine variée, ou enfin qu'elle succède à un refroidissement périphérique brusque.

(1) Dutrouleau, *Traité des maladies des Européens dans les pays chauds.*
(2) Delioux de Savignac, *Traité de la dysenterie*, 1863.
(3) Bérenger-Féraud, *Traité de la dysenterie*, Paris, 1883.
(4) Voyez L. Colin, *Encyclopédie d'hygiène et de médecine publ.*, Paris, 1875, t. II, *Epidémiologie*, p. 9.

Cet auteur se fonde, pour justifier son opinion, sur les différences anatomiques et cliniques qu'offre cette maladie avec les affections transmissibles (lésion analogue aux inflammations banales du gros intestin, tendance aux récidives, absence de régularité dans l'évolution morbide, etc.).

Kelsch et Kiener admettent, au contraire, que la dysenterie constitue une maladie nettement spécifique ; opinion corroborée par la découverte faite par Chantemesse et Widal (1) d'un microbe spécial dans les selles des malades atteints de cette affection (2), et à l'appui de laquelle on peut invoquer les considérations suivantes :

1° Exemples nombreux d'importation de la maladie d'un lointain foyer d'origine dans une contrée placée dans des conditions hygiéniques satisfaisantes et jouissant auparavant d'un état sanitaire parfait ; importation consécutive à l'arrivée d'une personne atteinte de la dysenterie, comme on en trouve des exemples dans les relations d'épidémies rurales et même d'épidémies militaires (3) ;

2° Développement de cas intérieurs dans les hôpitaux où sont traités des dysentériques ;

3° Exemples nombreux de propagation de la maladie pendant les expéditions militaires. Apparition de la dysenterie dans les villes et les villages traversés par l'armée.

Bien que la dysenterie figure dans la statistique médicale de l'armée parmi les maladies locales de l'appareil digestif, en dehors du groupe des maladies générales et infectieuses, les nombreuses preuves anatomiques, étiologiques et cliniques données par nos savants camarades de la médecine militaire dans leur important ouvrage nous semblent suffisantes pour que cette maladie prenne place, après le paludisme, dans le groupe des maladies infectieuses et spécifiques.

(1) Chantemesse et Widal, *Communication sur les microbes de la dysenterie épidémique* (*Bulletin de l'Académie de médecine*, séance du 17 avril 1888, t. IX, p. 522).

(2) Ce microbe serait représenté par un bâtonnet à extrémités arrondies, renflé au centre, peu mobile, croissant avec rapidité dans la gélatine, le bouillon et même l'eau de Seine stérilisée.

(3) Voy. Kelsch et Kiener, *Maladies des pays chauds*, p. 105.

C. — Évolution épidémique.

La dysenterie se manifeste parmi les soldats quelquefois à l'état isolé ou sporadique, mais le plus souvent sous forme d'épidémies. Nous examinerons ces dernières dans les garnisons, dans les camps, en Algérie et en Tunisie ; enfin, dans les armées en campagne.

I. **La dysenterie dans les garnisons.** — On ne voit guère parmi les soldats d'épidémie de dysenterie qui n'offre pas à son début ou pendant son cours, comme à son déclin, un certain nombre de cas de diarrhée. La lecture de la plupart des relations de ces épidémies faite par nos confrères de l'armée fait ressortir nettement l'association fréquente et presque fatale de ces deux affections. Un second fait qui ressort de l'examen de ces travaux intéressants, c'est que, bien que la diarrhée et la dysenterie offrent leur maximum de fréquence pendant la saison estivo-automnale, avec prédominance en juillet et en août, il n'est pas rare d'observer dans l'armée (comme dans la population civile) certaines épidémies qui coïncident avec la saison des froids. Alors qu'on invoque habituellement, pour expliquer les premières, l'influence exercée sur les hommes par certaines vicissitudes atmosphériques et hygiéniques spéciales à l'été, on fait intervenir l'action des brouillards et du froid humide comme conditions favorables à l'apparition des secondes.

Enfin, la plupart des rapports des médecins militaires indiquent une localisation marquée de ces maladies à certains groupes d'individus ou à certains locaux déterminés, ce qui rend difficile, sinon impossible, de les rattacher à des influences météoriques générales et communes. Voilà pourquoi il paraît plus naturel de faire intervenir, dans ces cas, une cause spéciale représentée habituellement par un agent infectieux, dont les effets morbides ont pu être souvent déterminés et même isolés.

Telle est cette épidémie de diarrhée et de dysenterie, observée, à la fin de l'hiver 1869, dans la garnison d'Arras par Duval (1), localisée à un bataillon du génie et à deux bataillons du 33e de

(1) Citée par Kelsch, *Maladies catarrhales saisonnières*, p. 269.

ligne logés à la caserne du Grand Quartier, alors que les autres troupes de la même garnison et la population civile demeurèrent indemnes. Duval rechercha avec soin la cause d'insalubrité locale qui avait pu donner lieu à cette épidémie, et la trouva dans la contamination des puits de la caserne par les eaux d'un petit ruisseau servant d'égout collecteur et dont les eaux, arrêtées par des barrages établis sur son parcours en vue de réparations à faire, avaient filtré à travers le sol et souillé l'eau des puits. La maladie disparut complètement, dès que les puits furent fermés et que les militaires furent approvisionnés de l'eau des fontaines de la ville.

Telle est également cette épidémie de dysenterie, observée par Moty (1), en juillet 1881, dans la garnison de Bourges. Tout en faisant jouer un certain rôle aux chaleurs de la saison, cet observateur remarqua que les régiments et les portions de corps les plus atteints étaient casernés à l'École de Pyrotechnie, située dans un bas-fond et pourvue de fosses fixes, alors que les autres casernements, presque complètement préservés par la maladie, avaient des tinettes mobiles.

Telle est, enfin, l'épidémie qui sévit à la caserne de la Part-Dieu, à Lyon, en juin 1889. Par suite de l'insuffisance de l'eau de la ville, on avait toléré la réouverture de six puits, qui fournissaient une eau fraîche, mais très suspecte; l'eau de la compagnie n'était distribuée que deux fois par jour, une heure le matin, une heure le soir; l'eau des puits devait être exclusivement réservée au lavage et au nettoyage; mais la consigne avait été souvent violée par les hommes, qui préféraient l'eau fraîche des puits (température 11°) à celle de la compagnie, qui atteignait pendant les chaleurs 22° à 23°. A la fin du mois, les troupes casernées à la Part-Dieu fournirent 29 cas de dysenterie confirmée; tous les puits furent condamnés; en même temps, on prit des mesures hygiéniques, on désinfecta les latrines.

L'épidémie diminua pendant la seconde quinzaine de juillet et n'offrit plus, en août, que quelques cas légers. Les trois régiments de cavalerie casernés à la Part-Dieu partirent le 10 août pour

(1) Moty, *Relation d'une épidémie de dysenterie saisonnière à Bourges* (*Rec. de mém. de méd. milit.*, 1882, t. XXXVIII, p. 460).

les manœuvres. Le 12. arrivait à Lyon le dépôt du 5e régiment de cuirassiers, venu de Cambrai avec un état sanitaire excellent : il s'installa dans les locaux demeurés libres par suite du départ des 4e et 9e cuirassiers ; les autres escadrons arrivèrent le 20, le 23 et le 31 août. Dès le 20 août, c'est-à-dire huit jours après son arrivée, le dépôt présenta un certain nombre de cas de diarrhées ; le 29 août, un cas de dysenterie. L'épidémie augmenta du 5 au 20 septembre, puis diminua sensiblement du 26 au 30 et prit fin le 15 octobre.

Pendant cette épidémie, d'une durée de soixante-six jours environ, il y eut 382 hommes atteints, 187 de dysenterie et 195 de diarrhée, parmi lesquels 66 furent traités à l'infirmerie et 159 à l'hôpital ; soit, pour un effectif de 498 hommes, une morbidité de 77 0/0, avec 7 décès.

Ici, l'origine hydrique paraît incontestable. En 1887, année pendant laquelle les puits avaient été presque complètement fermés, le Part-Dieu n'avait compté que 10 cas de dysenterie, et, en 1888, tous les puits ayant été strictement condamnés, aucun cas de cette maladie n'avait été signalé parmi les troupes.

Enfin, un fait à signaler dans un grand nombre de ces épidémies de diarrhée et de dysenterie, et sur lequel on n'a peut-être pas apporté une attention suffisante, c'est leur coïncidence avec la fièvre typhoïde. Ainsi, pendant l'épidémie de dysenterie de Chartres, en 1884, plusieurs hommes furent atteints de fièvre typhoïde, et quelques-uns succombèrent à cette affection. Pendant l'épidémie typhoïde qui eut lieu la même année dans la garnison d'Arras, 12 hommes sur 63 présentèrent des selles muco-sanglantes (Kelsch). A Clermont-Ferrand, en 1886, au moment où sévissait sur la garnison une très grave épidémie typhoïde, on observa pendant la première phase épidémique 15 cas de dysenterie, dont 7 furent mortels. Enfin, en 1888, la dysenterie a coïncidé à la caserne Riquier, à Nice, avec la fièvre typhoïde.

Il semble même que les deux maladies puissent évoluer concurremment chez la même personne, comme l'a observé Mazellier sur un maître ouvrier du 2e génie, soigné en 1888 à Montpellier, et qui offrit simultanément des symptômes de dysenterie et de fièvre typhoïde.

Récemment Delmas (1) a traité à l'hospice mixte de Poitiers deux malades qui, après avoir présenté des signes non douteux de dothiénentérie, furent atteints secondairement, et pendant le cours de cette affection, de dysenterie excessivement grave et même mortelle.

A la caserne de la Part-Dieu, à Lyon, j'ai vu des épidémies de fièvre typhoïde alterner souvent et même coïncider quelquefois avec des épidémies de dysenterie, au point de rendre dans certains cas le diagnostic assez difficile entre les deux affections.

Cette apparition successive ou simultanée de la dysenterie et de la fièvre typhoïde dans les mêmes milieux s'explique d'autant plus facilement que l'on tend actuellement, plus qu'à toute autre époque, grâce aux progrès de la bactériologie, à découvrir entre les deux maladies une certaine communauté dans leurs conditions étiologiques.

Les épidémies de dysenterie tantôt sont localisées à l'armée, tantôt surviennent consécutivement à l'apparition de cette affection dans la population civile. Dans les localités où la maladie est endémique, ces épidémies s'étendent à l'ensemble de la garnison; c'est ce qui a eu lieu à Épinal, en 1884; à Lyon, en 1885; à Belley, à Privas et à Toulouse, en 1886; à Nîmes, en 1887.

Dans bien des cas, on peut rapporter le développement de la dysenterie à une origine rurale, et cette affection se propage à l'armée, après avoir pris naissance dans les campagnes environnantes et s'être étendue à la population civile de la localité. C'est ce qui eut lieu pour la garnison de Versailles, en 1844 (Masselot et Follet) (2) et pour la garnison de La Rochelle, en 1874 (Lécard) (3).

Enfin, il arrive quelquefois que la maladie se localise dans une caserne, alors que les autres casernes restent à peu près indemnes; ce qui fait soupçonner l'existence d'une cause locale d'infection, comme nous le verrons plus loin, soit dans le sol,

(1) L. Delmas, *Une Épidémie de dysenterie infectieuse observée au quartier d'Abboville à Poitiers, en sept.-oct.* 1891 (*Archives de médecine militaire*, 1892, t. XX, p. 1).

(2) Masselot et Follet, *Epidémie de dysenterie qui a régné à Versailles en* 1842 *Arch. gén. de méd*, 1843, 4e série, t. I).

(3) Lécard, *Relation de deux épidémies de dysenterie saisonnière à La Rochelle* en 1873-1874 (*Rec. de mém. de méd. mil.*, 1875, 3e série, t. XXXI).

soit dans les latrines, soit dans l'eau des puits contaminés par les germes dysentériques.

L'importation de la maladie d'un foyer lointain dans une localité est indéniable ; elle a été observée maintes fois dans la population civile, principalement par les médecins des petites villes ou de la campagne : elle a été signalée également dans l'armée par plusieurs de nos confrères militaires. Ainsi, Fallot (3) a assisté, à l'hôpital militaire de Namur, au développement d'une épidémie, à la suite de l'arrivée de dysentériques évacués de l'hôpital de Louvain. Il y eut 10 cas intérieurs, et la maladie se propagea même à la garnison de Namur, qui fournit 9 autres cas.

Il y a quelques années, Petit a signalé l'importation de la dysenterie du camp de Châlons à Paris par les 27e et 28e régiments de dragons qui, pendant toute la durée des manœuvres, avaient été entourés de troupes atteintes de cette maladie.

Les épidémies de garnison sont en général bénignes ; le nombre des hommes atteints et des décès est habituellement assez restreint. Ainsi, l'épidémie qui sévit en 1874 sur la garnison de La Rochelle, dont l'effectif était de 1890 hommes, ne fournit que 82 malades, dont un seul succomba (Lécard).

L'épidémie dont fut atteinte la garnison de Lunéville en 1889 frappa 343 hommes et causa 3 décès ; celle qui, la même année, fut observée à Saint-Mihiel, donna lieu à 113 atteintes et à 6 décès.

Parfois ces épidémies sont beaucoup plus sévères ; telles ont été, par exemple, l'épidémie observée en 1842 dans la garnison de Versailles par Masselot et Follet et qui, sur 10130 hommes, détermina 191 atteintes et 22 décès ; à une époque plus récente, l'épidémie de la caserne de la Part-Dieu à Lyon, en 1889, et pendant laquelle 382 hommes sur 1000 furent atteints (morbidité, 77 0/0) et 14 succombèrent.

Une fois que l'épidémie est localisée dans une caserne, il est rare qu'elle ne fasse pas quelque apparition dans les autres fractions de la garnison logées dans les casernements voisins.

La durée moyenne des épidémies de dysenterie est de six semaines à deux mois ; quelques-unes sont plus courtes, d'autres

(1) Fallot, *Mémoire sur une dysenterie épidémique qui a régné à Namur en 1831-1832* (*Arch. gén. de méd.* 1832, t. XXIX).

se prolongent beaucoup plus ; quand la maladie sévit dans une ville de garnison d'une certaine importance, contenant plusieurs casernes, l'épidémie peut se prolonger jusqu'à quatre, cinq et même six mois.

L'évacuation de la caserne où sévit la maladie a quelquefois pour effet de mettre fin à l'épidémie ; d'autres fois, celle-ci continue son cours en dépit du déplacement des troupes. Les soldats peuvent même communiquer leur affection soit à des corps voisins, soit aux habitants des localités traversées par eux.

Ainsi, en septembre 1887, le départ du 55e de ligne de Nuits pour les manœuvres eut une influence favorable sur l'état sanitaire du régiment, qui, après avoir présenté 43 atteintes de dysenterie en juillet, août et septembre, n'en offrit pas un seul cas en route ni en séjour (Pelloux). En revanche, en 1889, le 13e régiment d'artillerie, atteint, à Vincennes, de diarrhée dysentérique, a continué à présenter plusieurs cas de cette maladie après son départ, pendant son séjour au camp de Châlons et après son retour à Vincennes, si bien que l'épidémie, qui fournit 200 cas de diarrhée et 34 cas de dysenterie, s'attacha à ce régiment pendant plusieurs mois.

II. **La dysenterie dans les camps.** — La dysenterie est signalée généralement comme une des affections les plus communes dans les camps (Rollet, Périer, Larrey, Goffres, etc.). Comme dans les villes de garnison, elle y fait habituellement son apparition au moment des chaleurs de l'été. Bien que la plupart des épidémies de cette affection aient été rapportées à des influences atmosphériques et hygiéniques, cependant quelques-unes ont été signalées comme d'origine infectieuse. Telle est cette épidémie observée en 1876 par Czernicki sur le 8e régiment de dragons au camp de Châlons et que notre distingué collègue a attribuée aux émanations répandues par des tranchées ayant servi quelque temps auparavant à un autre régiment (1er cuirassiers), qui avait présenté antérieurement plusieurs atteintes graves de cette maladie.

III. **La dysenterie en Algérie et en Tunisie.** — La dysenterie paraît plus commune et plus grave parmi les troupes de l'Algérie et de la Tunisie que parmi les troupes de l'intérieur.

l'intérieur. Elle règne endémiquement dans beaucoup de garnisons de notre colonie africaine ; à certains moments, elle s'y manifeste même à l'état épidémique.

Pendant la période 1872-1880, cette maladie a occasionné dans notre armée d'Afrique une mortalité moyenne et annuelle de 0.62 pour 1000 hommes, alors que, dans la même période, cette mortalité a atteint à peine 0.22 pour 1000 parmi les troupes casernées en France.

La dysenterie se manifeste au nord de l'Afrique et dans les pays chauds et prétropicaux avec des caractères tels et s'accompagne de symptômes si graves et de lésions si profondes que certains auteurs, Dutrouleau, par exemple, l'ont considérée pendant longtemps comme différant de nature et d'origine avec la dysenterie observée en France et en Europe.

Les recherches faites par Parkes, Gély, L. Colin et Kelsch ont démontré nettement l'identité anatomique de la dysenterie des pays chauds et de la dysenterie des pays tempérés, telle que Pringle (1) l'avait reconnue, du reste, antérieurement pour la dysenterie de nos climats et pour celle des Indes (2).

La gravité qu'offre cette maladie en Algérie et dans les pays prétropicaux et tropicaux s'explique soit par une activité plus grande des agents infectieux qui lui donnent naissance sous l'influence de conditions météorologiques (chaleur et humidité) plus énergiques, soit par l'association aux effets morbides produits par les germes dysentériques, des manifestations si communes et si sévères de la malaria.

Du reste, cette maladie a perdu beaucoup de sa fréquence et de sa gravité en Algérie depuis les premières années de l'occupation française. En effet, si nous nous en rapportons aux recherches faites par Catteloup (3), Cambay (4), Finot et Casimir Broussais, on voyait alors chaque année, du 15 juin au 15 juillet, la dysenterie se déclarer invariablement dans les principaux postes

(1) Pringle, *Observ. sur la dysenterie des camps*, dans *Maladies des armées*, 3e partie, ch. VI.

(2) Voy. Kelsch et Kiener, *Traité des maladies des pays chauds*, p. 39.

(3) Catteloup, *Recherches sur la dysenterie du nord de l'Afrique* (*Rec. de mém. de méd. mil.*, 2e série, t. VII).

(4) Cambay, *Traité de la dysenterie des pays chauds et particulièrement de l'Algérie*.

de la colonie à l'état d'épidémie ; elle augmentait de fréquence en août et septembre pour décroître graduellement dans le quatrième trimestre. Beaucoup de ces dysenteries passaient à l'état chronique et étaient souvent mortelles ; la fin de chaque année et le premier trimestre de l'année suivante étaient marqués par un nombre élevé de décès dus à cette cause. L'importance de cette épidémie annuelle était très variable suivant les localités et, dans un même lieu, suivant les années. Pendant les années 1847-1848, sur 1000 décès généraux relevés dans les hôpitaux de l'Algérie, 403, près de la moitié, furent causés par la diarrhée et par la dysenterie (Laecger) (1).

Actuellement, la dysenterie ne règne guère en Algérie qu'à un faible degré d'endémicité. Elle atteint les militaires beaucoup moins que la population civile, où elle intervient encore pour un chiffre assez notable dans la mortalié générale.

Ainsi, pendant la période de 1867-78, elle n'a plus occasionné que de 41 à 72 décès pour 1000 décès généraux dans les principaux hôpitaux de la province de Constantine (Philippeville, La Calle, Bougie), et encore cette proportion est-elle fort élevée comparativement aux hôpitaux de l'intérieur de l'Algérie, les villes du littoral où se fait l'évacuation des malades sur la France et qui constituent des lieux de passage pour la population civile flottante recevant forcément un grand nombre de malades (Kelsch et Kiener).

Cette proportion de dysenteries a encore diminué dans ces dernières années, puisqu'en 1890, le nombre des dysentériques traités dans les hôpitaux militaires de l'Algérie a été de 23 pour 1000 et le nombre des décès occasionnés par cette affection a été représenté par 0,6 pour 1000 hommes présents.

Ces chiffres sont encore bien supérieurs à ceux qui représentent, pendant la même année, la morbidité et la mortalité pour les garnisons de l'intérieur (morbidité 4,7 et mortalité 0,06 pour 1000 hommes présents).

IV. **La dysenterie dans les armées en campagne.** — « Le nom de dysenterie est inséparable de l'histoire patholo-

(1) Cité par Kelsch et Kiener, *Traité des maladies des pays chauds*, p. 272.

gique des guerres. Les nomenclatures de Hœser montrent cette maladie régnant, non seulement dans les grandes guerres au milieu des armées en campagne, mais encore dans les populations qui se sont trouvées sur leur parcours. En ce qui concerne les guerres continentales du XVIIe et du XIXe siècles, pour lesquelles nous ont été transmis des narrations d'épisodes ou des documents officiels, il serait difficile de citer une seule campagne dans laquelle la dysenterie n'ait pas eu le caractère permanent de maladie prédominante » (Kelsch et Kiener) (1).

C'est pendant les mois de juillet, août et septembre que cette maladie atteint son maximum dans les armées en campagne, comme l'ont parfaitement démontré les auteurs précédents, en compulsant les documents statistiques de la guerre de la Sécession américaine et de la guerre franco-allemande.

Mais, si les hostilités se prolongent, elle peut devenir permanente parmi les troupes et même offrir en hiver son maximum de fréquence et d'intensité.

Dans certaines expéditions, les épidémies de dysenterie s'accompagnent fréquemment de nombreux cas de diarrhée aiguë, qui offrent une évolution saisonnière encore moins accusée que celle de cette maladie et qui paraissent se rattacher plus nettement à l'état de marasme occasionné souvent par les fatigues excessives et les privations (famélisme) auxquelles sont exposés les hommes dans ces expéditions.

C'est ce qu'on a constaté, par exemple, pour l'armée anglaise en Crimée (Chenu) (2) et pour l'armée fédérale pendant la guerre de la Sécession (Woodward) (3).

La mort survient, dans ces cas, sous l'influence des maladies intercurrentes, représentées le plus souvent par l'érysipèle, la pneumonie, la diphtérie, le scorbut, l'albuminurie, etc.

Signalons également dans les armées en campagne l'association de la dysenterie avec la fièvre typhoïde, association encore plus fréquente que parmi les troupes en temps de paix.

(1) *Loc. cit.*, p. 120.
(2) Chenu, *De la Mortalité dans l'armée*, Paris, 1870, p. 131.
(3) *The medical and surgical History of the war of the Rebellion*, Washington, 1876.

Une fois déclarée dans un corps de troupes, la dysenterie peut se propager rapidement aux autres régiments et même à la population civile des localités traversées par l'armée. Kelsch et Kiener (1) en citent de nombreux exemples.

Enfin, la maladie paraît d'autant plus grave que l'armée occupe depuis plus longtemps le même emplacement et qu'elle est exposée à des conditions hygiéniques plus défectueuses (absence d'abri, alimentation insuffisante, famélisme).

D. — Étiologie.

Les principales causes invoquées actuellement pour expliquer le développement de la dysenterie sont représentées par :

1° *Les saisons et les météores ;*

2° *L'existence des foyers d'infection à la surface du sol;*

3° *Certaines influences bromatologiques et particulièrement l'eau potable ;*

4° *La contagion.*

Nous les étudierons successivement.

I. **Influences météoriques et saisonnières.** — Presque toutes les épidémies de dysenterie ont lieu, comme nous l'avons vu, pendant la saison chaude. Il a donc paru naturel d'expliquer leur développement par les conditions météoriques de cette saison, représentées, tantôt par la persistance de la chaleur et de la sécheresse, tantôt par l'influence des pluies estivales, tantôt par la succession des journées chaudes et des nuits fraîches (L. Colin), tantôt, enfin, par un refroidissement brusque, le corps étant en sueur.

II. **Influence des émanations telluriques et infectieuses.** — L'influence des marais sur la production de la dysenterie a été reconnue par les médecins du siècle dernier (Torti, Morton) ; les premiers observateurs des maladies de l'Algérie (Maillot, Haspel) ont même attribué à la malaria la fréquence et la gravité de la dysenterie au nord de l'Afrique.

En France même, bien des épidémies de dysenterie, survenues dans l'armée et dans la population civile, ont été rapportées aux

(1) *Loc. cit.*, p. 126.

émanations marécageuses ou telluriques : telle a été, par exemple, l'épidémie de la garnison de Versailles, observée en 1842 par Masselot et Follet (1).

Cette étiologie de la dysenterie reposait principalement sur l'association si commune en Europe, mais surtout dans les pays chauds, de cette maladie avec les fièvres palustres.

Les recherches de L. Colin ont démontré que, si ces deux affections coïncident fréquemment ensemble dans les mêmes localités et semblent offrir à peu près la même répartition géographique, cependant leur association est loin d'être nécessaire et qu'il y a certaines contrées et certaines localités où l'une d'elles s'observe à l'exclusion de l'autre. Voilà pourquoi cet auteur n'admet pas que l'inspiration de l'air des marais puisse produire la dysenterie.

Il en est autrement de l'infection de l'atmosphère et du sol par les émanations répandues par les détritus animaux aux alentours et dans les quartiers excentriques des villes, où, comme on sait, s'élèvent de nombreuses casernes.

Nous avons mentionné précédemment le rôle des miasmes putrides dans la production de la diarrhée « ce premier échelon de la dysenterie » (L. Colin). On comprend que toutes les circonstances qui augmenteront ou favoriseront cette influence pathogène puissent déterminer l'apparition de cette dernière maladie.

Ainsi s'expliquent les nombreuses épidémies de dysenterie survenues à la suite du remuement du sol et des travaux de terrassement entrepris dans le voisinage des casernes (épidémies de dysenterie au 10e régiment de chasseurs à Chartres, en 1844-1845, au 51e régiment d'infanterie à Toul en 1884, au 37e de ligne en 1886 et au 10e hussards en 1889) (2).

Un bel exemple de ce mode de développement de la maladie a été fourni par la garnison de Lunéville en 1889 : l'épidémie prit naissance dans une caserne (quartier Treuille de Beaulieu), dans laquelle on avait effectué des travaux de terrassement pour la construction d'un pavillon-écurie ; puis, elle gagna

(1) Masselot et Follet, *Sur l'Épidémie de dysenterie qui a régné à Versailles en août, septembre et octobre 1842* (*Arch. gén. de méd.*, 1843, 4e série, t. I).

(2) Citées par Kelsch, *Maladies catarrhales saisonnières*, p. 268.

les autres casernements et se propagea à la population civile.

D'autres épidémies ont été attribuées aux émanations infectes répandues soit par des boues et des détritus provenant du curage d'un cours d'eau ou d'un canal voisin de la caserne (épidémie du 9e chasseurs à Auch en 1889), soit par des eaux stagnantes et vaseuses (garnison d'Auch en 1883), soit par des égouts (épidémies du 4e chasseurs à Vesoul en 1884, du 10e hussards à Nancy en 1888), soit enfin par des puisards à ciel ouvert ou par des conduits à l'air libre (épidémie du camp de Sathonay en 1884).

Dans certains cas, il a été possible de déterminer nettement, par l'élimination des différentes conditions étiologiques auxquelles on rapporte habituellement la dysenterie, l'action puissante exercée par certaines émanations pathogènes. C'est ce qu'a fait avec talent L. Delmas (1) pour l'épidémie observée par lui, en 1891, dans la caserne d'Abboville, à Poitiers. Après avoir établi, dans une enquête très rigoureuse, l'absence des principaux facteurs étiologiques invoqués habituellement en pareil cas, tels que l'action de l'eau potable, les vices de l'alimentation, la propreté des quartiers, les fatigues, l'encombrement des locaux, la revification de germes préexistants et l'existence d'une épidémie antérieure et de même nature, l'influence du refroidissement, notre distingué camarade a découvert l'origine de la maladie dans l'existence d'un foyer d'infection accidentel, constitué par les émanations répandues par un cours d'eau, le Clain, voisin du quartier, et qui reçoit les détritus apportés par un des grands égoûts de la ville et retenus par un barrage, construit à deux cents mètres en aval pour les besoins de l'industrie privée.

L'influence que peuvent avoir sur l'apparition de la dysenterie les émanations répandues par les matières fécales paraît encore plus puissante, comme le démontrent de nombreux exemples observés parmi les soldats. A Lalla Marnia, où les soldats avaient rempli de leurs évacuations les silos et les champs avoisinant le camp, Cambay vit éclater la dysenterie.

(1) L. Delmas, *Une Épidémie de dysenterie infectieuse observée au quartier d'Abboville en sept.-oct.* 1891 (*Arch. de méd. milit.*, 1892, t. XX, p. 1).

L. Colin (1) a même observé une épidémie de dysenterie qui était localisée à un petit bâtiment militaire situé au voisinage des latrines d'une grande caserne.

La putréfaction des cadavres d'hommes et d'animaux sur les champs de bataille produit des émanations infectes, qui ont occasionné souvent des épidémies de dysenterie très meurtrières parmi les troupes campées dans le voisinage.

III. **Influences bromatologiques.** — D'autres causes sont assez fréquemment invoquées pour expliquer le développement de la dysenterie, je veux parler des défectuosités du régime alimentaire : abus de fruits verts et non suffisamment mûrs (armées alliées en 1793), excès de corps gras et féculents, usage exclusif ou trop fréquent de viandes salées, de biscuit, etc.

En tête de ces causes figure l'eau de mauvaise qualité. Le rôle infectieux que peut remplir l'eau de boisson dans l'apparition de la dysenterie ressort nettement de l'étude de certaines épidémies sur lesquelles nous avons déjà eu l'occasion d'appeler l'attention du lecteur.

Ce rôle a été entrevu depuis longtemps, puisque Read (2), médecin de l'hôpital militaire de Metz, avait attribué en 1780 à l'usage de l'eau de deux puits souillés par des infiltrations de matières fécales, provenant de latrines placées dans leur voisinage, de nombreux cas de dysenterie survenus dans un régiment caserné au quartier Chambière ; la fermeture des puits suspects avait amené, du reste, la disparition de l'épidémie.

Comme nous l'avons vu plus haut, les observations ultérieures n'ont fait que confirmer la réalité de cette influence exercée par l'eau de boisson sur le développement de la dysenterie. Ainsi, l'épidémie qui sévit dans la garnison de Sedan, en 1776, parut avoir son origine dans l'usage d'eaux souillées par des infiltrations de fumier. Il en fut de même de celle dont fut atteinte la colonne du général Bedeau en 1843, en Algérie, et qu'on rapporta à l'usage d'eau infectée par des détritus animaux.

(1) L. Colin, Art. DYSENTERIE *du Dictionnaire encycl. des sciences méd.*, 1885, 1re série, t. XXXI, p. 4).
(2) Read, *Journal de méd. milit. de Dehorne*, 1782.

C'est à la pureté des eaux consommées à Rome que L. Colin a attribué la rareté de la dysenterie en cette ville, où, pendant seize ans (1849-66), nos troupes en furent moins atteintes qu'en France. « Dans nombre de postes de l'Algérie, dit-il (1), notamment à Orléansville, la dysenterie a diminué notablement à la suite des travaux d'aménagement qui ont assuré à leur population l'usage d'une eau suffisamment pure. » Voilà pourquoi cet auteur incline à croire que l'immunité si remarquable de certaines localités des pays chauds tient à l'excellence de leurs eaux de consommation.

Dans l'épidémie de dysenterie observée par Aron (2), à Joigny, en 1876, cet auteur a noté que les soldats ne partageaient pas le bénéfice de l'eau fraîche et limpide, distribuée à la population civile et ne consommaient que de l'eau de puits.

Quelques années auparavant, L. Colin (3) avait, du reste, appelé l'attention sur l'influence exercée par l'ingestion de l'eau marécageuse sur le développement de la dysenterie.

Plus récemment, Amat (4) a rattaché avec raison à l'usage de l'eau du puits du Pecq les épidémies de dysenterie qui, depuis 1882, sévissaient chaque année sur la garnison de Saint-Germain-en-Laye, et Klein a établi nettement que l'épidémie qui frappa le 21e de ligne à Langres, en 1886, devait être attribuée à la consommation par la troupe d'eau de citerne de qualité suspecte.

Il n'est, du reste, pas rare de voir de nombreux cas de diarrhée dysentérique apparaître comme le prélude d'épidémies de fièvres typhoïdes d'origine hydrique ; Kelsch (5) en cite de nombreux exemples.

IV. **Influences hygiéniques.** — Certaines épidémies de dysenterie ont été rattachées aux conditions hygiéniques défec-

(1) Art. Dysenterie, p. 15.

(2) Aron, *Relation d'une épidémie de dysenterie saisonnière à Joigny* (*Mém. de méd. milit.* 1877, 3e série, t. XXXIII).

(3) L. Colin, *De l'ingestion des eaux marécageuses comme cause de la dysenterie et des fièvres intermittentes* (*Ann. d'hyg. publ. et de méd. lég.*, 1872, t. XXXVIII).

(4) Amat, *Recherches étiol. sur les épidémies de dysenterie à Saint-Germain-en-Laye* (*Gazette méd. de Paris*, 1885, p. 157).

(5) Kelsch, *Maladies catarrhales saisonnières*, p. 270.

tueuses auxquelles avaient été soumises les troupes sur lesquelles elles sévissaient.

Telle est cette épidémie qui en 1873, à Rouen, atteignit le 73e de ligne logé dans la caserne de Léveillé, alors que les autres corps de la garnison restèrent indemnes, et qui fut attribuée par Weil à l'encombrement momentané de la caserne, où avaient été répartis en quatre chambrées 800 réservistes.

Telle est cette épidémie observée par Robert sur le 56e de ligne, en 1886. Ce régiment avait quitté en août Dijon, pour aller aux manœuvres, alors qu'il avait offert quelques diarrhées avant le départ. Sur ses 1880 hommes, 120 furent indisponibles; la maladie fut attribuée aux défectuosités du cantonnement, à l'ingestion de pain de mauvaise qualité, à la consommation d'une grande quantité de fruits, d'eau et de boissons alcooliques suspectes.

V. **Contagion.** — Bien que la contagiosité de la dysenterie ait été niée par les auteurs les plus autorisés, tels que Cambay, Laveran, Catteloup, Masselot et Follet, et plus récemment par L. Colin, en se fondant sur l'immunité absolue offerte par les personnes exposées aux émanations des dysentériques ou à leurs déjections, cependant cette contagiosité nous semble démontrée par les nombreux exemples d'épidémies transportées par les armées en marche ou en campagne de ville en ville, par l'extension de certaines de ces épidémies de l'armée à la population civile et réciproquement, comme l'indiquent Kelsch et Kiener.

La meilleure preuve de la contagiosité de cette maladie serait, il est vrai, le développement des cas intérieurs dans les hôpitaux où sont traités les dysentériques. Malheureusement, bien que quelques faits de contagion directe aient été notés dans certaines relations d'épidémies (3 cas à l'hôpital de la marine, à Brest [Gestin], 2 cas à l'hôpital militaire de Bourges [Moty], 7 cas à l'hôpital de Joigny [Aron], 8 cas à l'hôpital de Versailles [Masselot et Foley]), il ne semble pas qu'il y ait lieu de rechercher en dehors des matières fécales dysentériques, dont le rôle pathogénique est si actif, les foyers de cette transmission virulente.

Nous avons déjà eu l'occasion d'appeler l'attention sur l'association assez fréquente qu'offrent dans la même caserne les épidémies de dysenterie et de fièvre typhoïde et sur l'apparition, plus rare, il est vrai, de ces deux maladies chez le même sujet.

L'étude que nous venons de faire nous permet de découvrir entre l'une et l'autre de nombreux rapports étiologiques et d'entrevoir une certaine affinité entre le bacille d'Eberth et celui qui produirait la dysenterie et qui a été découvert par Chantemesse et Widal.

E. — Étude clinique.

I. **Formes de la maladie.** — La dysenterie présente dans les hôpitaux militaires de France et d'Algérie un certain nombre de formes plus ou moins caractérisées, et qu'à l'exemple de Kelsch et Kiener, nous distinguerons en formes *bénigne* et *maligne*.

La *forme bénigne* est la plus commune. Elle offre les caractères suivants :

Début insidieux, mais parfois assez brusque ; selles plus ou moins nombreuses, avec ou sans coliques, formées par un liquide clair ou ayant la consistance d'une purée, de couleur gris sale, jaunâtre, parfois vert foncé et contenant un peu de sang ; anorexie, langue chargée, amertume de la bouche, nausées, parfois vomissements bilieux ; courbature, faiblesse, douleurs musculaires siégeant principalement dans la région lombaire et dans les membres inférieurs ; au bout d'un à trois jours, augmentation du nombre des selles (de 20 à 60 dans les vingt-quatre heures), qui deviennent muqueuses et sanguinolentes et par moment séreuses ou séro-bilieuses ; borborygmes, tranchées, coliques, ventre rétracté et douloureux à la pression ; puis ténesme rectal se compliquant parfois de dysurie.

Fièvre modérée ou nulle, pouls petit et concentré. Face pâle, traits contractés, yeux enfoncés dans les orbites, affaiblissement de la voix et abattement général ; amaigrissement rapide, diminution des secrétions (urine, bile).

Au bout de huit à quinze jours, la maladie marche vers la guérison ; les douleurs intestinales disparaissent, les selles deviennent moins fréquentes, leur couleur et leur odeur sont normales, le facies est calme, l'appétit revient, les forces se relèvent lentement, et presque toujours la convalescence est plus longue que la maladie.

La *forme maligne* se présente sous deux aspects différents (Kelsch et Kiener) (1) ; tantôt le danger résulte de l'intensité des symptômes mentionnés plus haut : troubles profonds de la calorification, de l'innervation vaso-motrice et des fonctions du cœur (*dysenterie algide* ou *cholériforme*) ; tantôt on voit s'ajouter aux symptômes ordinaires de la dysenterie des accidents nouveaux (hyperthermie, délire, stupeur, suppurations et hémorrhagies multiples), qui surviennent dès le début ou pendant le cours de la maladie (*formes typhoïde* et *hémorragique*).

La dysenterie *algide* ou *cholériforme* a été observée quelquefois dans les garnisons de l'intérieur (Masselot et Folet, Lécard, Aron) ; mais elle est surtout commune en Algérie. Elle peut déterminer très rapidement la mort, qui est souvent précédée de crampes dans les mollets, de petitesse du pouls, quelquefois de dyspnée et d'anéantissement des forces.

La *dysenterie typhoïde* est caractérisée par un mouvement fébrile plus ou moins marqué, avec adynamie profonde, agitation, délire nocturne alternant avec de l'assoupissement, carphologie, contractures musculaires. Quand la mort a lieu, ce qui arrive souvent, elle est précédée de sueurs froides, de réfrigération et de lipothymie.

Dans la *dysenterie hémorragique*, moins fréquente que la précédente, mais plus grave, surviennent des hémorragies multiples, ayant pour siège non seulement l'intestin, mais encore les autres muqueuses, le tissu cellulaire, la peau, etc.

Enfin, on observe quelquefois dans les hôpitaux militaires et principalement en Algérie, *la dysenterie chronique*, qui peut succéder à une atteinte aiguë de la maladie ou bien s'établir d'emblée.

Au point de vue des lésions anatomiques, on peut distinguer la dysenterie dans trois degrés :

(1) *Loc. cit.*, p. 50.

1er *degré*. — Cas *ébauchés*, correspondant à une irritation superficielle de la muqueuse intestinale avec selles odorantes, fréquentes, contenant un peu de sang ; la guérison a lieu généralement au bout de huit à quinze jours.

2e *degré*. — État gastrique, inflammation de la muqueuse dans toute son épaisseur et suintement de sérosité sanguine qui constitue la plus grande partie des selles.

3e *degré*. — Infiltration de toutes les tuniques intestinales, avec gangrène de la muqueuse ; dépression rapide des malades.

L'invasion de la dysenterie est généralement brusque, la période d'augmentation est très courte ; en vingt-quatre ou quarante-huit heures, les selles atteignent leur maximum de fréquence. Quelquefois, les malades sont atteints de *diarrhée prémonitoire*, qui se prolonge plus ou moins longtemps.

La moyenne générale des journées passées à l'hôpital par les soldats atteints de dysenterie est de dix-sept jours pour les troupes françaises à l'intérieur ; en Algérie, elle est beaucoup plus longue. La mortalité est représentée par 1,18 décès pour 1000 parmi les malades en temps de paix.

La mort arrive ordinairement vers le huitième jour, mais elle peut survenir plus tard, du vingtième au trentième jour de la maladie ; elle se produit, dans ces derniers cas, sous l'influence d'un empoisonnement septique, ou par épuisement graduel résultant du défaut d'absorption intestinale.

Les *rechutes* sont assez fréquentes ; elles surviennent généralement du quinzième au vingtième jour ; les *récidives* sont beaucoup plus rares (2 pour 100 hommes atteints dans notre armée).

II. **Complications**. — Les complications de la dysenterie sont représentées par des *hydropisies*, qui se produisent surtout quand la maladie passe à l'état chronique ; par des *thromboses veineuses* et des *paralysies* (A. Laveran) (1) ; par des *arthopathies* (*pseudo-rhumatisme dysentérique*), beaucoup plus communes que les précédentes.

Sur 1137 cas de dysenterie relevés dans cinq épidémies

(1) A. Laveran, *De la Phlébite, de la thrombose veineuse et des paralysies, comme complications de la dysenterie* (*Arch. de méd. mil.*, 1885, t. V, p. 256).

de dysenterie dans notre armée. Kelsch et Kiener ont noté 44 cas d'arthrites, soit environ un cas sur 38 dysentériques. Ces résultats, comme le remarquent ces auteurs, sont assez comparables à ceux qui ont été obtenus par Bouchard pour l'arthrite blennorrhagique (1 sur 50).

Généralement cette complication survient après la guérison ; neuf fois sur dix (Kelsch et Kiener), son apparition coïncide avec la cessation brusque, définitive ou transitoire de la dysenterie. Les localisations du côté du cœur sont exceptionnelles.

Ces manifestations rhumatismales ne sont point liées aux formes les plus accusées de la dysenterie ; au contraire, elles ont été notées dans ses formes légères ou d'intensité moyenne (Dewèvre) (1).

Le rhumatisme des dysentériques atteint ordinairement quelques articulations, principalement les genoux, le cou-de-pied, les épaules. Il offre une certaine fixité et ne disparaît pas facilement des premières articulations atteintes ; il se cantonne souvent dans le genou ; et, bien que la douleur qu'il détermine ne soit pas très vive et ne force pas les malades à garder le lit, il présente une marche lente et traînante et prolonge considérablement le traitement, au point de nécessiter encore le maintien à l'hôpital de convalescents qui, sans cette complication, pourraient facilement reprendre leur service. Au bout de un ou deux mois, le malade guérit, et la lésion articulaire disparaît, sans amener d'ankylose ni de suppuration (Kelsch et Kiener).

III. **Association à d'autres maladies**. — On voit quelquefois, chez certains malades, la dysenterie associée à d'autres affections, ainsi à la *fièvre intermittente* et surtout à la *cachexie palustre*. Cette association, qui s'observe constamment en Algérie, est plus rare dans nos garnisons de l'intérieur. Récemment, Delmas (2) en a publié deux observations.

Dans les prisons et dans les ateliers de travaux publics, la dysenterie a été observée chez certains malades concurremment avec le *scorbut*.

(1) Dewèvre, *Mémoire sur le pseudo-rhumatisme ou arthralgie infectieuse de la dysenterie* (*Arch. de méd. mil.* 1886).

(2) Delmas, *Epidémie de dysenterie infectieuse*, p. 18.

Nous avons appelé l'attention sur les exemples d'épidémies mixtes observées dans l'armée par quelques-uns de nos collègues ou par nous-même, et dans lesquelles la *dysenterie* et la *fièvre typhoïde* ont sévi concurremment dans la même caserne et sur les mêmes troupes. Il n'est donc pas étonnant que, dans ces conditions, certains malades puissent être atteints par les deux affections. Généralement les symptômes de la dysenterie s'effacent pour laisser prédominer ceux de la fièvre typhoïde; dans d'autres cas, la première de ces affections survient comme complication chez les convalescents de dothiénentérie ; Delmas (1) en a observé récemment un exemple très intéressant.

Mais c'est surtout dans les armées en campagne que se manifeste cette association de la dysenterie avec d'autres maladies infectieuses (*fièvre typhoïde*, *scorbut*, *typhus*) et qu'on observe ces états morbides si complexes et si mal définis, dans lesquels il est souvent difficile de déterminer la part qui revient à l'agent dysentérique. Dans ces cas, rien n'est plus rare qu'une atteinte de dysenterie classique et traditionnelle ; et, parmi les nombreuses conditions originelles qui donnent lieu à l'explosion des grandes maladies infectieuses, il est impossible de débrouiller, dans cet enchevêtrement de divers états morbides, la part qui revient à la dysenterie, au milieu d'un foyer originel à influences pathogènes multiples.

Une des complications les plus fréquentes de la dysenterie, dans les pays chauds et particulièrement en Algérie, est représentée par l'*hépatite* ; comme l'ont démontré Kelsch et Kiener (2), les deux maladies, dysentérique et hépatique, doivent être rapportées dans la grande majorité des cas au même facteur étiologique. Cette complication, qui s'observait fréquemment parmi nos troupes de l'Algérie pendant les premières années de la conquête (3), est devenue actuellement beaucoup plus rare parmi ces troupes, où elle n'a plus été représentée, en 1888, que par 1,3 entrées aux hôpitaux pour 1000 hommes

(1) *Loc. cit.*, p. 20.
(2) *Loc. cit.*, p. 293.
(3) L'hépatite et les abcès du foie ont occasionné, en 1847-48, environ 10 décès pour 1000 décès généraux dans les hôpitaux militaires de l'Algérie (Laccger).

(y compris les cas de congestion et d'hypertrophie du foie).

Les *abcès du foie* ne figurent plus, comme causes de mort dans notre armée d'Afrique, que par 6 décès en 1888 et par 10 décès en 1889 (soit une mortalité de 0,15 décès pour 1000 hommes présents). Quant aux quelques cas de cette maladie qui sont relevés par la statistique dans les hôpitaux militaires de l'intérieur (2 en 1888, 1 en 1889), ils doivent être rapportés à des soldats qui, après avoir séjourné dans les pays chauds (Algérie, Tunisie, Sénégal, Tonkin), ont succombé après leur retour en France.

IV. Traitement. — Le traitement de la dysenterie doit avoir lieu le plus tôt possible, car on remarque que la maladie est d'autant plus grave qu'elle a été négligée pendant plus longtemps.

Dans les *formes légères*, on a recours avec avantage à l'emploi des purgatifs, qui ont pour utilité de combattre la constipation et de favoriser les sécrétions séreuses de l'intestin ; en même temps, ils diminuent le spasme douloureux qui tourmente généralement les malades. Mais il ne faut pas en abuser ; il est prudent de se borner à l'emploi des purgatifs doux (huile de ricin, crême de tartre, sel de Sedlitz).

Quand la dysenterie est franche et s'accompagne de selles sanguinolentes, l'administration de l'ipéca, suivant la *méthode brésilienne* (Segond), a pour effet de calmer la circulation locale, de diminuer l'afflux sanguin et d'exciter temporairement la sécrétion normale de l'intestin.

On peut également prescrire le calomel, à doses purgatives (pour favoriser la sécrétion biliaire, quand celle-ci est supprimée, même seulement ralentie) ou fractionnées (pour combattre l'inflammation de l'intestin [Pécholier]). On administre, dans le premier cas, un gramme du médicament en une ou plusieurs fois dans la journée et une seule fois les jours suivants, en diminuant progressivement la dose ; dans le second cas, par paquets de 1 décigramme, d'heure en heure, en commençant par 10 ou 15 paquets et en diminuant les jours suivants, jusqu'à ce que les selles soient revenues à consistance molle ou que la dysenterie ait passé à l'état chronique.

Moty, qui recommande cette méthode, que nous avons suivie avec succès, n'a constaté de salivation que dans le quart des cas observés par lui.

Pour combattre le ténesme, on prescrit habituellement le ratanhia en potion (2 grammes) sous forme de bols de 0 gr. 1 (10 par jour) ou bien en lavement. Les frictions belladonées, l'opium, particulièrement le laudanum de Sydenham, quand la dysenterie s'accompagne d'une irritabilité douloureuse de l'intestin, produisent un soulagement marqué.

L'alimentation doit être très modérée et consister dans du bouillon, du vin de Banyuls, du thé chaud, quelques potages, puis, des œufs à la coque ; l'application d'une ceinture de flanelle sur le ventre est toujours utile. Nous avons obtenu les meilleurs effets de l'administration des *pilules de Segond* (6 par jour, 2 toutes les trois heures).

Quand la maladie est devenue chronique, on emploie avec avantage le sous-nitrate de bismuth, les lavements cathérétiques (nitrate d'argent, iode, sulfate de cuivre), astringents (ratanhia, cachou), désinfectants (acide phénique, hypochlorite de soude), même simplement émollients ou stimulants (Kelsch).

Si l'intolérance de l'intestin est bien marquée, l'alimentation lactée est indiquée (Fleury). Dans tous les cas, il faut alimenter le malade avec la plus grande prudence et toujours se borner à des aliments liquides ou faciles à digérer (Kelsch et Kiener).

Il n'y a pas de maladie où il faille surveiller plus que dans la dysenterie la composition des prescriptions alimentaires. Dans les hôpitaux militaires, on prescrit habituellement le régime suivant aux dysentériques : au début, œufs à la coque, lait ; après diminution des symptômes morbides, riz au lait ou panades très épaisses, biscuits, lait ; pendant la convalescence, panades, viandes grillées, œufs et lait.

F. — Prophylaxie.

La prophylaxie de la dysenterie découle naturellement de nos connaissances relatives à l'étiologie de cette affection.

Elle doit être dirigée contre chacun des éléments morbifiques, dont nous avons étudié le rôle pathogénique : *influences météoriques*, *infection des milieux*, *alimentation vicieuse et souillure de l'eau de boisson.*

Le port de ceintures de flanelle sur le ventre, réglementaire dans notre armée, est suivi des meilleurs effets pour prévenir chez le soldat les affections intestinales; il est bon d'éviter, autant que possible, l'impression du froid humide, les atteintes du refroidissement nocturne surtout sensible dans les pays chauds et particulièrement en Algérie.

La propreté et le bon entretien des locaux occupés par les troupes ont pour effet d'empêcher la formation, à l'intérieur des casernes et dans les camps, de tout foyer d'infection (eaux croupissantes, fumier, détritus, égouts, latrines), servant de réceptacle aux germes dysentériques.

L'alimentation doit être l'objet d'une surveillance spéciale; il faut s'assurer chaque jour de la qualité des denrées distribuées aux hommes dans les garnisons, appliquer le plus possible le système du régime varié et ne pas trop multiplier, dans les corps de troupes, les distribution de biscuit et de lard salé. L. Colin a appelé avec raison l'attention sur ce fait que la mortalité de l'armée anglaise aux Indes a pu être réduite de 50 à 5 pour 1000 hommes d'effectif, par la suppression des viandes salées dans le régime alimentaire. Enfin, il est indispensable de fournir aux troupes une eau de consommation pure et au besoin filtrée. La prophylaxie de la dysenterie, comme celle de la fièvre typhoïde, a naturellement profité des mesures qui ont été récemment prises, à cet égard, dans l'armée française.

Une fois la dysenterie déclarée dans une caserne, il faut s'empresser de recourir aux mesures suivantes : désinfection des chambrées, amélioration de l'ordinaire, diminution des exercices en plein air, emploi de la ceinture de flanelle.

Quant à l'évacuation des locaux contaminés, c'est une mesure qui, loin d'arrêter l'épidémie parmi les hommes menacés par la dysenterie, les expose quelquefois, au contraire, à créer dans leurs nouveaux cantonnements des foyers secondaires, qui peuvent devenir très actifs et même meurtriers. Cependant, cette mesure peut être indispensable, quand il n'y a pas d'autre moyen de soustraire la troupe à un foyer d'infection locale nettement déterminé; dans ce cas, il est bon qu'une visite médicale des hommes à mettre en route soit faite préalablement à leur départ; elle permet de retenir à la chambre ou à l'infirmerie tous les douteux et les suspects, c'est-à-dire tous ceux qui sont susceptibles de propager la maladie.

Comme presque toutes les épidémies de dysenterie sont précédées d'une période assez longue, pendant laquelle on n'observe que de la diarrhée, il est utile de surveiller les hommes dans les chambres, de les contraindre à déclarer leur mal et de traiter aussitôt, soit à la chambre, soit à l'infirmerie, ceux qui sont atteints du moindre dérangement intestinal. Avec quelques doses d'opium ou de bismuth, on peut espérer arrêter facilement la maladie.

Une fois la dysenterie confirmée, on s'empressera d'envoyer d'urgence les malades à l'hôpital, en prenant les précautions nécessaires pour leur éviter tout refroidissement pendant le transport (enveloppement dans des couvertures de laine, chauffage des voitures au moyen de bouillottes).

Les dysentériques doivent être traités à l'hôpital dans des salles spéciales, et même, s'il est possible, dans des pavillons isolés. On doit leur appliquer toutes les mesures habituellement employées contre la propagation des maladies contagieuses, absolument comme si la contagiosité de la dysenterie était parfaitement démontrée.

Cet isolement des dysentériques s'impose, du reste, également par ce fait, constaté maintes fois et particulièrement après la campagne d'Italie, par L. Colin, à l'hôpital du Val-de-Grâce, que la réunion de ces malades dans des salles communes est généralement suivie de graves modifications dans l'état des autres malades.

Il faut surveiller attentivement les déjections intestinales et assurer promptement leur désinfection et leur enlèvement; des seaux inodores ou des chaises percées doivent être placés en permanence dans les salles affectées aux dysentériques et recevoir après chaque déjection un liquide antiseptique (solution de sulfate de cuivre), puis vidées dans une latrine spéciale où l'on verse des désinfectants (chlorure de chaux, huile lourde de houille).

Enfin, le linge et les effets des malades doivent être désinfectés, soit à l'étuve, soit à l'acide sulfureux (1).

G. — Les maladies du foie.

Congestion, hypertrophie, hépatite, abcès. — Les maladies du foie sont devenues assez rares dans notre armée. Ainsi, malgré l'influence produite nécessairement sur leur fréquence par les récentes expéditions coloniales, le nombre des cas de ces maladies, traités dans les hôpitaux, n'a été en 1889, que de 112, sur lesquels 38 reviennent aux troupes de l'intérieur et 74 aux troupes de l'Algérie et de la Tunisie. Le nombre des décès occasionnés par ces affections a été en 1889 de 23, représentés par 11 cas d'abcès du foie (dont 10 survenus en Algérie et en Tunisie) et par 12 cas de cirrhose hépatique (dont 5 survenus dans notre colonie africaine). Comme on le voit, ces affections ne s'observent guère que dans les pays chauds ; au nord de l'Afrique, elles tendent même à disparaître parmi les troupes françaises. Jadis, elles intervenaient pour une part assez considérable dans la mortalité générale de notre armée en Algérie. La proportion, sur 1000 décès généraux, des décès occasionnés par l'*hépatite* et les *abcès du foie* dans les hôpitaux avait même atteint en 1847-48 :

20,58 dans la province d'Alger,
24,65 dans la province d'Oran,
12,7 dans la province de Constantine.

La mortalité causée par ces affections, relativement à la mortalité générale, a été la suivante dans quelques hôpitaux militaires de la province de Constantine (Kelsch et Kiener) (2) :

(1) Voy. L. Colin, art. DYSENTÉRIE, du *Dictionnaire encycl. des sciences médicales*, 1re série, t. XXXI, p. 73.

(2) Kelsch et Kiener, *Traité des maladies des pays chauds*, p. 277 et suiv.

LOCALITÉS	ABCÈS DU FOIE	CIRRHOSE HÉPATIQUE	TOTAL
Philippeville (1867-78). . .	12.4	29.0	41.4
La Calle (1863-74)	9.9	24.9	34.8
Bougie (1867-78)	9.6	33.0	42.6

Nous n'avons point à présenter ici l'étude étiologique, clinique et prophylactique de ces affections ; le lecteur trouvera dans l'ouvrage récent de Kelsch et Kiener toutes les indications relatives à cette étude. Nous croyons devoir insister seulement sur les rapports étroits qui lient les hépatites et les abcès du foie à la dysenterie, et qui ont été nettement établis par L. Colin (1) sur deux ordres de faits d'une grande valeur : 1° analogie de répartition géographique entre les abcès du foie et la dysenterie des pays chauds, analogie telle, que, d'après toutes les recherches faites par cet auteur, on ne peut découvrir aucune localité où ces abcès soient endémiques, sans que la dysenterie y règne sous ses formes graves ; 2° affinité dans le processus morbide des deux affections, démontrée par cette circonstance importante que l'immense majorité des individus atteints d'abcès du foie sont des dysentériques.

Cette démonstration a encore été faite plus complètement par Kelsch et Kiener, qui, après avoir présenté dans leur important ouvrage (2) une étude complète des abcès du foie aux points de vue historique, anatomo-pathologique, clinique et étiologique, ont formulé les conclusions suivantes :

1° La dysenterie est la cause spécifique des abcès du foie.

2° Certaines causes d'ordre inférieur favorisent le développement de l'hépatite chez les dysentériques ; elles peuvent être divisées en *causes secondaires*, capables de modifier la qualité du poison dysentérique (température élevée, conditions climatériques ou épidémiques plus ou moins connues) ; *causes prédisposantes*, susceptibles de modifier la réceptivité de l'individu dans les pays chauds (race, ancienneté de la résidence, passage brusque d'un climat froid à un climat chaud et inversement) ;

(1) L. Colin, *Traité des maladies épidémiques*, p. 782.
(2) Voy. *Maladies des pays chauds*, p. 293.

causes occasionnelles, pouvant modifier le cours de la dysenterie et appeler sur le foie la détermination morbide, soit en apportant une perturbation dans l'équilibre général des fonctions, soit en exerçant une irritation passagère ou prolongée sur les organes digestifs et en particulier sur le foie (refroidissement du corps, suppression brusque du flux dysentérique par une médication astringente intempestive ; usage de boissons alcooliques et d'aliments épicés; fatigues excessives, traumatisme de la région hépatique).

TITRE IV

Maladies infectieuses qui sévissent accidentellement parmi les soldats sous forme de pandémies ou de grandes épidémies.

CHAPITRE XX

LA GRIPPE

La grippe ou *influenza* est une maladie infectieuse qui, comme le choléra et la fièvre jaune, paraît être d'origine exotique, qui se propage, à certaines époques, en Europe, sous forme épidémique, et qui est caractérisée par des troubles du système nerveux, avec un mouvement fébrile plus ou moins prononcé et de la congestion des muqueuses nasale, pharyngée et laryngo-bronchique.

Cette maladie, qui est le type des affections pandémiques, atteint indistinctement l'armée et la population civile.

La grippe qui, depuis 1847, ne s'était manifestée dans notre pays que par des cas isolés, ce qui la faisait presque considérer comme une maladie banale, a donné lieu pendant l'hiver 1889-1890 à une grande épidémie, qui a déterminé dans l'armée, comme dans la population civile, un grand nombre d'atteintes et même de décès.

Cette nouvelle apparition de la grippe a donné lieu à la publication d'importants travaux concernant l'origine, le mode de propagation et d'extension et la nature de la maladie.

Quelques-uns de ces travaux, non des moins importants, sont dus à des médecins militaires ; nous citerons, parmi les plus intéressants, les mémoires publiés par Arnould (1), Antony (2)

(1) Arnould *la Grippe dans le 1er corps d'armée en* 1889-90 (*Arch. de méd. mil.*, 1890, t. XV, p. 409).

(2) Antony, *la Grippe au point de vue épidémiologique* (même recueil, 1890, t. XVI, p. 345).

et Kelsch (1) dans les *Archives de médecine militaire*, et auxquels nous ferons de nombreux emprunts.

Les médecins sont unanimes aujourd'hui pour reconnaître à la grippe un caractère infectieux. Mais ils ne s'entendent pas encore pour déterminer son origine et son mode de propagation. D'après les uns, elle constituerait une maladie étrangère à nos contrées, dont le foyer d'origine existerait dans une région assez difficile à préciser, mais qu'on place habituellement au nord de l'Europe, et qui se propagerait très rapidement au moyen des communications humaines, par le transport des germes qui lui donnent naissance. Cette opinion est généralement acceptée par les médecins de notre époque et a été défendue avec beaucoup de talent par Antony.

Suivant d'autres médecins (L. Colin et Kelsch), la grippe constituerait une affection endémique dans notre pays et ne serait pas autre chose que la manifestation épidémique des fièvres catarrhales ordinaires, que l'on y observe si communément.

Nous aurons à discuter ces deux opinions quand nous nous occuperons de l'étude étiologique de cette maladie.

A. — Évolution épidémique dans les milieux militaires.

L'apparition des épidémies de grippe a été notée assez fréquemment en France pendant la première moitié du XIXe siècle (1803, 1831, 1833, 1837 et 1847).

Observée dans l'armée à l'état sporadique, la grippe y était considérée généralement comme une maladie banale et comme un degré plus marqué du catarrhe saisonnier (2), quand, à la fin de 1889, cette affection apparut soudainement sous forme de grande épidémie, qui sévit avec violence dans la population civile et dans l'armée, après avoir été précédée, quelques années auparavant, de la constatation dans notre pays d'une proportion assez étrange des cas de cette maladie.

Il résulte, en effet, de l'examen des rapports annexés à la sta-

(1) Kelsch et Antony, *la Grippe dans l'armée française en* 1889-90 (*Arch. de méd. mil.*, 1891, t. XVIII, p. 81).

(2) L. Colin, *traité des maladies épidémiques*, 1879, p. 467-499.

tistique médicale de l'armée, que, dès les premiers mois de l'année 1886, un certain nombre de militaires avaient offert des symptômes non douteux de grippe, principalement dans le gouvernement militaire de Paris, dans le Ier corps d'armée à Lille, dans le IIIe corps à Caen, dans le IVe au camp de Châlons et à Lunéville, dans le VIIe à Belfort, dans le IXe à Poitiers, dans le Xe à Saint-Brieuc, dans le XIIIe à Montluçon, dans le XIVe à Annecy, dans le XVe à Privas, à Avignon et à Marseille.

En 1887 et 1888, la grippe avait été observée encore dans plusieurs garnisons (Paris, Rouen, Nancy, Bourges, Lyon, Auch, Avignon, Privas, en 1887 ; Paris, Versailles, Privas, Uzès, Lodève, en 1888) ; dans les premiers mois (janvier à avril) de cette dernière année, la maladie avait occasionné une centaine d'entrées aux hôpitaux, mais avait disparu pendant le reste de l'année. Enfin, en 1889, la grippe avait donné lieu à quelques petites épidémies se traduisant, pour les onze premiers mois, par 402 entrées à l'hôpital et à l'infirmerie, occasionnant même un décès dans le XIIe corps d'armée. Dans le courant d'avril, elle avait atteint le 115e de ligne à Mamers, où elle avait succédé à la rougeole ; elle avait frappé 145 hommes de ce régiment, dont 12 avaient été traités à l'hôpital (Reverchon) ; elle avait sévi également à Uzès. On l'avait signalée, du reste, de janvier à mars, dans tous les Corps d'armée, à l'exception des VIIe, VIIIe, X^e, XIe et de l'Algérie-Tunisie.

C'est en décembre 1889 que la grippe se manifesta dans l'armée, comme dans la population civile, sous forme d'une véritable pandémie. Elle apparut à peu près simultanément, pendant la deuxième semaine de décembre, dans le gouvernement militaire de Paris, dans les Ier, IIe, IIIe, IVe, V^e, VIe et VIIe corps d'armée, c'est-à-dire dans les régions du Nord et du Centre, et à la même époque dans un point opposé du territoire, dans les XVe, XVIe, XVIIe et XVIIIe corps d'armée, c'est-à-dire dans le Midi.

Les autres corps d'armée furent atteints peu après : le XIVe, le 15 décembre ; le XIIe, le 18 ; le VIIe, le 19 ; le XIIIe, le 20 ; le VIIIe, le 21 ; le XIe, le 22.

Cependant, si quelques cas de grippe ont été signalés dans le Midi, dès le début de l'épidémie, on doit dire que la généralisation de la maladie y était bien moindre que dans le Nord, et qu'à la fin de décembre un assez grand nombre de garnisons méridionales étaient encore indemnes. La Corse tout entière était épargnée, alors qu'on commençait à noter l'apparition de la maladie en Algérie et en Tunisie, à Mostaganem (28 décembre), à Oran (31 décembre), à Batna, à Tunis, au Kef.

Le tableau suivant, emprunté à la statistique médicale de l'armée, indique la répartition mensuelle des entrées pour grippe à l'infirmerie et à l'hôpital, en 1889 :

MOIS	INFIRMERIE	HOPITAL	TOTAL	MOIS	INFIRMERIE	HOPITAL	TOTAL
Janvier. . .	34	23	57	Août	2	3	5
Février. . .	59	25	84	Septembre.	5	1	6
Mars	79	38	117	Octobre . .	8	6	14
Avril. . . .	29	12	41	Novembre .	3	12	15
Mai.	10	17	27	Décembre .	6526	2330	8856
Juin	7	5	12				
Juillet . . .	15	7	22	TOTAL. . .	6779	2479	9258

L'épidémie grippale a continué dans les premiers mois et pendant le courant de 1890 ; la maladie, tout en ayant diminué beaucoup de fréquence à partir de mars, a donné lieu encore à un certain nombre d'entrées à l'infirmerie et à l'hôpital ; c'est ce qu'indique le tableau suivant, emprunté à la statistique médicale de l'armée en 1890 :

MOIS	ENTRÉES		TOTAL	MOIS	ENTRÉES		TOTAL
	à l'infirmerie	à l'hôpital			à l'infirmerie	à l'hôpital	
Janvier. . .	19794	6684	26478	Août	81	4	85
Février. . .	988	819	1807	Septembre.	19	10	29
Mars	246	123	369	Octobre . .	48	21	69
Avril. . . .	154	13	167	Novembre .	59	19	78
Mai.	240	19	259	Décembre .	210	99	309
Juin	109	20	129				
Juillet . . .	98	12	110	TOTAL. . .	22046	7843	29889

Il a été traité, en outre, à la chambre et dans les locaux d'isolement, en 1890, 57100 hommes en janvier et 940 en février, soit 66500 hommes ; c'est donc un total de 96389 hommes ayant payé leur tribut à la grippe en 1890. Si l'on ajoute à ce chiffre celui des hommes atteints en 1889, on arrive à fixer à 158000 environ le nombre des cas d'influenza qui ont eu lieu dans notre armée pendant la durée de l'épidémie de 1889-90, soit 281 pour 1000 hommes d'effectif total. Kelsch et Antony (1) évaluent cette morbidité à 300 pour 1000 hommes, et encore, ils considèrent cette évaluation comme étant au-dessous de la vérité.

Les chiffres suivants, empruntés au mémoire de ces auteurs, indiquent la morbidité (total des malades traités à la chambre, à l'infirmerie et à l'hôpital) et la mortalité par grippe dans les différents corps d'armée pendant la durée de l'épidémie de 1889-1890 :

CORPS D'ARMÉE	MORBIDITÉ pour 1000 HOMMES	NOMBRE DE DÉCÈS pour 1000 HOMMES	CORPS D'ARMÉE	MORBIDITÉ pour 1000 HOMMES	NOMBRE DE DÉCÈS pour 1000 HOMMES
Gouv^t mil^re de Paris	538	1.5	XIe corps.	337	0.6
Ier corps	296	0.3	XIIe —	141	0.5
IIe —	257	0.7	XIIIe —	308	0.6
IIIe —	347	0.7	XIVe —	170	0.3
IVe —	273	0.3	XVe —	384	0.4
V^e —	337	0.7	XVIe —	346	1.1
VIe —	278	0.5	XVIIe —	318	0.8
VIIe —	325	0.3	XVIIIe —	185	0.3
VIIIe —	200	0.6	Algérie.	198	1.1
IXe —	291	0.5	Tunisie	268	1.2
X^e —	350	0.5			

La morbidité a donc été sensiblement la même dans toutes les régions. Les exceptions portent sur le gouvernement militaire de Paris, dans lequel plus de la moitié des hommes ont été atteints (538 pour 1000), et sur l'armée d'Afrique, qui a fourni, au contraire, une proportion de malades (242 pour 1000) au-dessous de la moyenne (300 à 350 pour 1000).

(1) Kelsch et Antony, *loc. cit.*, p. 81.

Parmi les différentes garnisons, les unes ont été très éprouvées (morbidité 90 pour 100), les autres à peine atteintes par la maladie.

La mortalité occasionnée par la grippe a été de 0,62 pour 1000 hommes d'effectif, et de 2 pour 1000 malades en France; de 1,12 pour 1000 hommes d'effectif, et de 4 pour 1000 malades en Algérie et en Tunisie. Si donc cette maladie a été moins fréquente dans les garnisons de l'Algérie que dans les garnisons de l'intérieur, elle a été beaucoup plus grave dans les premières que dans les secondes.

Depuis l'épidémie de l'hiver 1889-1890, l'influenza n'a pas cessé de manifester sa présence dans notre armée par quelques cas disséminés dans les différentes garnisons de France et d'Algérie; pendant l'hiver 1891-1892, une seconde poussée épidémique a envahi les principales localités de notre pays et donné lieu, dans la garnison de Lyon, à 380 atteintes et à 8 décès (1).

Cette année encore, au moment où nous écrivons ces lignes (janvier 1893), nous assistons à une troisième explosion de la grippe dans la garnison de Lyon, et nous avons en traitement à l'hôpital Villemanzy près de 150 malades atteints de cette maladie.

La grippe est considérée comme la plus grande et la plus expansive des épidémies : *morbus maximè omnium epidemicus* (Huxham). La dernière explosion qu'elle a faite en Europe en 1889-1890 a démontré que cette maladie a recouvré la force d'expansion qu'elle avait autrefois, et que depuis plusieurs années, comme l'avait remarqué Léon Colin, elle paraissait à tort avoir perdue. Car, à peine avait-elle fait son apparition dans le gouvernement militaire de Paris, qu'elle était signalée dans les autres corps d'armée et surtout dans ceux qui ont le plus de relations directes avec la capitale.

On croit généralement que les épidémies de grippe marchent de l'est à l'ouest. C'est de la Russie et même de l'Asie que la plupart ont semblé tenir leur origine. Mais il y a eu des exceptions nombreuses à cette règle, et certaines épidémies se sont propagées du sud au nord; d'autres, de l'ouest à l'est. Il

(1) Voy. A. Marvaud, *Epidémie de grippe dans la garnison de Lyon pendant l'hiver* 1891-1892 (*France médicale*, 1893).

n'y a donc rien de constant dans la direction géographique de ces épidémies. Sur 92 relevées dans l'ouvrage de Fuster, c'est à peine si l'on en trouve une (celle de 1510) qui ait eu une marche régulière et une direction uniforme de l'est à l'ouest.

On a signalé depuis longtemps que la grippe semble sauter de grandes étendues de pays, qu'elle frappe d'abord les capitales et les grandes villes de garnison, d'où elle rayonne ensuite vers les localités voisines et de moindre importance.

La même observation a été faite en 1889-1890 dans notre armée. « D'une façon générale, la grippe a tout d'abord atteint les villes principales, pour rayonner sur les places de moindre importance, avec d'autant plus de rapidité et d'intensité que les relations de ces villes avec les premières étaient plus actives et plus immédiates ; les localités excentriques n'étaient touchées que tardivement et d'une façon modérée. » (Kelsch et Antony.)

Les rapports annexés aux statistiques médicales pour 1889-1890 indiquent que généralement dans chaque Corps d'armée la garnison la plus importante a été atteinte la première par l'épidémie, qui s'est étendue ensuite aux petites garnisons voisines. Ainsi, dans le VIIe corps, la grippe, après avoir débuté le 19 décembre dans la garnison de Besançon, a gagné successivement Vesoul et Langres le 20, Belfort le 22, Lons-le-Saulnier le 23, Montbéliard le 24, Chaumont le 25, Bourg le 26.

Dans le XIVe corps, la garnison de Lyon présenta les premiers cas de la maladie dès le 17 décembre ; ensuite, la grippe fut signalée le 19 à Grenoble, le 20 à Vienne, à Valence et à Montbrison, le 12 à Chambéry et à Annecy, enfin le 25 à Briançon.

Il en a été de même pour presque tous les autres corps d'armée

La marche de l'épidémie paraît, du reste, assez irrégulière ; et il a été le plus souvent impossible de déterminer une direction ou une orientation prédominante. C'est ainsi que, dans le XIe corps d'armée, certaines places du littoral (Vannes, Lorient) ont été atteintes les premières, longtemps avant les autres (Brest, Port-Louis).

Dans la même garnison, la propagation de la maladie a offert également une irrégularité assez remarquable ; ainsi, dans certains grands centres, comme Bordeaux, la grippe a frappé successivement les différents régiments casernés dans la place ; dans d'autres (Lyon, Verdun, Bastia), tous les corps ont été atteints en même temps par cette maladie.

Dans quelques garnisons, l'épidémie a éclaté subitement et a produit le même jour un nombre d'atteintes relativement élevé ; ensuite est survenue une période stationnaire, suivie d'un déclin assez lent, quand on le compare à la période d'accroissement.

Dans d'autres, la diffusion de la maladie a paru se faire lentement ; on a constaté l'apparition d'un premier cas, suivi d'autres atteintes successives dans le même détachement ou dans la même chambre de caserne. Certaines localités, comme Orange, malgré la facilité des communications qui existaient entre elles et d'autres villes atteintes par l'épidémie (comme Avignon), ont offert une immunité remarquable vis-à-vis de l'influenza ; cette immunité a été signalée également pour quelques casernes et pour quelques groupes d'individus. Dans presque toutes les garnisons, les premiers cas observés dans l'armée ont été consécutifs aux atteintes de la population civile.

La maladie a persisté pendant cinq ou six mois dans chaque corps d'armée (Kelsch et Antony). La durée de l'épidémie dans la même localité n'a guère dépassé deux mois ; cependant, dans certaines villes de garnison, elle a atteint trois mois, même cinq mois.

Dans les villes où étaient casernés plusieurs régiments, ceux qui ont été les premiers atteints par l'épidémie ont offert généralement les formes morbides les plus graves et la léthalité la plus forte.

Dans la plupart des localités, le maximum de mortalité a correspondu avec la période d'augment de l'épidémie ; exceptionnellement, on a constaté, dans le XIe corps d'armée, une apparition des formes morbides graves et une augmentation du chiffre des complications pendant la période de décroissance.

En général, la morbidité-hôpital des officiers a été insignifiante, la plupart ayant été soignés à la chambre. Cependant, dans certaines garnisons, ceux-ci ont été atteints dans une proportion plus forte que les sous-officiers et les soldats.

Parmi ces derniers, les plus éprouvés ont été les hommes ayant moins d'une année de service, comme l'indiquent les chiffres suivants, empruntés à la statistique médicale de 1889 et de 1890 :

MORBIDITÉ GRIPPALE POUR 1000	1889	1890
Sous-officiers.	7.1	20.5
Soldats ayant plus d'un an de service . .	15.1	54.7
Soldats ayant moins d'un an de service .	28.3	72.9

L'influence exercée par le casernement est assez variable ; en 1889, on a remarqué que ce sont les casernes les plus défectueuses au point de vue de leur construction et de leur aménagement, qui ont offert le plus de cas de grippe ; quelques observateurs ont noté que la maladie a été surtout grave dans les chambrées situées dans les combles et au rez-de-chaussée ; d'autres ont été frappés de l'influence qu'avaient présentée sur la propagation de la maladie l'orientation des pavillons des casernes et l'exposition de certaines chambrées à l'action des vents dominants.

Ainsi, au 19e régiment de chasseurs, à Neufchâteau, les chambres atteintes presque exclusivement au début de l'épidémie furent celles qui étaient orientées dans la direction est-sud-est, d'où soufflait le vent. L'immunité des chambres orientées dans le sens opposé cessa lorsque, quelques jours plus tard, le vent passa de l'est-sud-est au nord-nord-est (Oriou).

Dans le VIe corps, on a observé en 1889-90 que les troupes occupant des casernements facilement balayés par les vents, ont offert la morbidité grippale la plus élevée. Les hommes logés dans les forts et dans les casemates abritées contre les vents ont eu une proportion de malades moindre que ceux qui étaient logés dans l'intérieur des places (1).

En Algérie, les détachements de troupes campés sous la tente,

(1) *Statistique médicale de l'armée en* 1890. Rapport, p. 65.

principalement les smalas de spahis, ont été particulièrement frappés par l'influenza.

On a noté dans plusieurs garnisons la disparition des maladies prédominantes et des affections épidémiques avec l'augmentation des cas de grippe. A Lyon, en 1890-91 et en 1892-93, au au moment où cette maladie fut signalée dans la garnison, celle-ci offrait, comme tous les hivers, de nombreux cas de fièvres éruptives (rougeole, scarlatine) et d'oreillons, qui diminuèrent et même cessèrent au bout de peu de temps, pour reparaître après la cessation de l'épidémie.

Le même fait a été noté en 1889-90 au 10e bataillon de chasseurs à pieds, à Saint-Dié, où l'on vit une petite épidémie de rougeole, cesser immédiatement au moment où la grippe fit irruption parmi les hommes, et recommencera une fois l'influenza disparue.

D'autres fois, la rougeole et la grippe ont paru évoluer parallèlement, comme à Mézières au 91e de ligne en 1890, et comme je l'ai observé moi-même à Lyon pendant l'hiver 1892-93.

A Lunéville, où la fièvre typhoïde est fréquente dans la garnison, on n'a pas constaté un seul cas de cette maladie pendant une grande partie de l'hiver 1890-91, alors que les hommes offraient, en revanche, de nombreux cas d'influenza.

Il est bien difficile de déterminer la morbidité et la mortalité occasionnées par la grippe dans ses manifestations épidémiques ; car on ne peut souvent pas faire de distinction parmi les accidents pulmonaires, entre ceux qui doivent être envisagés comme des complications indépendantes et ceux qui doivent être regardés comme des produits directs de l'influence grippale.

Si l'on considère, pour l'année 1890, comme appartenant à la grippe tous les décès par maladies aiguës de l'appareil respiratoire en excédent sur une année normale, aux 179 décès attribués à l'influenza, sans mention de localisation anatomique et de manifestation symptomatique particulière, il convient d'ajouter 200 décès environ, survenus pendant le premier trimestre de l'année, en excédent sur les moyennes annuelles, et figurant dans les relevés statistiques sous les dénominations de *conges-*

tions pulmonaires, *broncho-pneumonies*, *bronchites capillaires*, etc.). Ce nombre de 379 décès doit même être considéré comme un minimum, un certain nombre d'autres affections, comme la *méningite*, la *néphrite*, ayant également entraîné un chiffre de décès sensiblement supérieur à la moyenne, et ces affections entretenant avec la grippe des relations incontestables.

Quoi qu'il en soit, on peut évaluer à 400 la totalité des décès attribuables dans notre armée à l'épidémie de grippe de 1889-90, soit une mortalité de 0,75 pour 1000 hommes d'effectif, et de 2,6 pour 1000 malades.

B. — Étiologie.

Nous avons mentionné antérieurement les deux opinions qui règnent actuellement dans le corps médical concernant l'origine de la grippe. Suivant qu'on adopte l'une ou l'autre, on envisage celle-ci comme une maladie de provenance exotique et analogue à la *fièvre jaune* et au *choléra*, ou bien on ne la considère que comme une forme plus accentuée et plus commune de certaines affections, dites *catarrhales*, endémiques en France et en Europe.

Chacune de ces deux opinions s'appuie principalement sur le mode d'apparition de la maladie ; d'après les partisans de la première, la grippe se propagerait successivement de ville en ville à partir d'un foyer plus ou moins déterminé; d'après les partisans de la seconde, elle apparaîtrait à peu près simultanément dans les localités les plus éloignées, sans qu'on puisse supposer la propagation du mal de l'une à l'autre.

Il est malheureusement bien difficile et souvent impossible de déterminer l'époque exacte de l'apparition des premiers cas de la maladie dans chaque localité; les tentatives qui ont été faites à ce sujet en France, et principalement dans l'armée pendant l'épidémie de 1889-90, n'ont pas fourni des résultats aussi concluants et aussi précis qu'on aurait pu l'espérer; ces difficultés s'expliquent par la prédominance habituelle des maladies de l'appareil respiratoire, à l'époque de l'année où ont lieu généralement les épidémies de grippe, et par les nombreux rapports symptomatiques et cliniques qu'offrent ces maladies avec l'influènza.

Les partisans de l'importation de la grippe en Europe invoquent à l'appui de leur opinion les faits suivants : la maladie aurait apparu en mai 1889 à Boukhara (Tartarie), d'où elle aurait été importée en Tunisie et en Perse (Heyfelder). Toujours est-il que Saint-Pétersbourg fut atteint pendant le mois d'octobre ; ensuite, le mal envahit les grandes capitales : Berlin, Varsovie, Stockholm, Vienne, Paris, pendant la deuxième semaine de novembre ; Madrid, Lisbonne, New-York, en décembre.

Fait intéressant à signaler, en France la maladie n'apparut dans l'Est comme dans les autres provinces qu'après avoir atteint Paris.

Nous empruntons au mémoire de Kelsch et d'Antony (1) les documents suivants, qui indiquent l'ordre dans lequel ont paru avoir été atteintes, en 1889-90, les principales villes de garnison de France et d'Algérie :

Paris, 27 novembre.
Orléans, 8 décembre.
Bordeaux, 10 décembre.
Amiens, Grasse, Toulouse, 12 décembre.
Marseille, 14 décembre.
Le Mans, Vernon, Tours, Tarascon, Toulon, Nice, 15 décembre.
Cherbourg, Vitry, 17 décembre.
Lyon, 17 décembre.
Versailles, Lille, Rennes, 18 décembre.
Saint-Omer, 19 décembre.
Lons-le-Saulnier, Besançon, Chaumont, 20 décembre.
Tunis, 23 décembre.
Constantine, 28 décembre.
Alger, 1er janvier.
Aumale, 7 janvier.
Belle-Isle, 11 janvier.
Ouargla, 25 février.

Ainsi, la grippe a rayonné dans toutes les directions de la capitale vers les grandes villes de la province ; mais les principales voies suivies par elle ont été précisément celles où les communications sont le plus importantes et le plus nombreuses. Le même fait, du reste, avait été constaté dans la plu-

(1) *Loc. cit.*, p. 82.

part des épidémies survenues précédemment (notamment en 1580, 1709, 1729, 1733, 1762, 1767, 1775, 1782, 1789, 1800, 1831, 1837). Ce fait constitue un des principaux fondements de l'opinion, d'après laquelle la maladie serait importée en Europe, et n'existerait point à l'état endémique dans les principales localités de notre pays.

Il est certain que la grippe se répand avec une grande rapidité dans les contrées voisines et franchit des distances parfois considérables. Cependant, le rôle de l'influence atmosphérique dans l'apparition de cette maladie est assez restreint; puisqu'elle s'étend, indépendamment des saisons, des agents météoriques et telluriques et des climats, dans tous les pays et même dans les pays chauds.

La grippe a été considérée pendant longtemps comme n'étant pas contagieuse et l'on s'appuyait pour formuler cette opinion sur l'apparition simultanée de la maladie sur différents points du globe et sur quelques exemples qui tendaient à démontrer que des vaisseaux avaient pu être atteints en pleine mer par le fléau.

Mais les recherches qui ont été faites, principalement pendant l'épidémie de 1889-90, tendent à démontrer la contagion de cette maladie. On trouvera dans l'intéressant travail d'Antony (1) des observations nombreuses qui sont favorables à ce mode d'expansion.

On peut, à l'exemple de cet auteur, les ranger dans les catégories suivantes :

1° *Apparition de la maladie dans une localité jusqu'alors indemne et coïncidant avec l'arrivée dans cette localité d'une personne provenant d'un centre contaminé.* — Aux nombreux exemples relevés par Antony et empruntés par lui à différents observateurs, nous ajouterons les suivants, recueillis dans notre armée pendant l'épidémie de 1889-90 :

En 1889, à Amélie, la grippe a débuté brusquement le 24 décembre par un infirmier venu la veille de Perpignan, où régnait la maladie ; le lendemain, deux autres infirmiers étaient atteints; la section ne tarda pas être tout entière envahie. La maladie

(1) Voy. Antony, *la Grippe au point de vue épidémiologique* (*Arch. de méd. mil.*, 1890, t. XVI, p. 345).

n'apparut que le 27 parmi les malades de l'hôpital et dans la compagnie d'infanterie de Fort-les-Bains.

Le 17 décembre 1890, à l'École de tir de la Valbonne, près de Lyon, plusieurs officiers furent atteints de grippe et bien avant les sous-officiers et les hommes du cadre de l'école ; quelques-uns ont paru avoir contracté la maladie à Lyon.

Le premier cas de grippe survenu dans le XVIIe corps d'armée pendant l'hiver de 1889-90, fut observé, dans la petite garnison de Saint-Gaudens, sur un officier supérieur qui venait de rentrer d'un voyage à Paris, accompli dans les premiers jours de décembre ; le 12 décembre, deux soldats employés chez cet officier étaient atteints ; le 15, la caserne était envahie ;

Dans aucun des postes de la province d'Alger, en 1890, la grippe n'a devancé les relations du personnel et l'arrivée des convois qui ont toujours nettement véhiculé les germes.

On trouvera, dans l'intéressant mémoire d'Arnould (1), de nombreux faits recueillis par cet auteur parmi les troupes du Ier corps d'armée en 1889-90 et qui tendent à démontrer nettement l'importation de la grippe dans plusieurs garnisons, par l'intermédiaire de personnes nouvellement arrivées de localités atteintes par la maladie.

En 1890, dans le IVe Corps, à l'hospice de Laval, les grippés ayant été admis dans le service des fiévreux, la grippe se déclara chez les malades rentrés antérieurement à l'épidémie, tandis que tous les blessés traités dans des salles isolées restèrent indemnes. A la caserne d'infanterie, le premier malade fut un sous-officier, qui avait eu de fréquents rapports avec plusieurs personnes de la ville où la maladie régnait depuis quelque temps ; au quartier de cavalerie, ce fut un sous-lieutenant, arrivant de Paris, qui fut le premier atteint. Dans les infirmeries et dans les hôpitaux du VIe corps d'armée, on a signalé plusieurs exemples de malades, en traitement pour d'autres affections, ayant présenté les symptômes de la grippe, après avoir été en contact avec d'autres militaires atteints de cette maladie.

2° *Immunité des personnes isolées.* — Cette immunité, qui avait

(1) Arnould, *la Grippe dans le VIIe corps d'armée* (1889-90) (*Arch. de méd. mil.*, 1890, t. XV, p. 409).

été constatée dès 1837 par Simonin à Nancy, a été signalée également dans la dernière épidémie de 1889-90 par Burlureaux (1), Arnould et Antony.

Diverses localités, qui, par leur situation, offraient des communications difficiles avec les centres atteints, n'ont présenté des cas de grippe que tardivement; c'est ce qui a eu lieu en 1889, par exemple, pour Belle-Isle et Noirmoutiers, où la maladie ne fut signalée que dix-neuf et même vingt-neuf jours après son apparition dans les garnisons du XIe corps d'armée. Certains groupes, par suite de l'absence ou de la rareté des communications avec les populations éprouvées par l'influenza, ont été préservés; c'est ce qu'on a constaté pour les hommes des pénitenciers et des prisons militaires en Algérie.

3° *Proportion considérable des atteintes offertes pendant la durée de l'épidémie par les infirmiers militaires comparativement aux autres armes.* — Cette proportion a été, en 1890, de 73 grippés pour 1000 infirmiers, alors qu'elle n'a pas dépassé 60 atteintes pour 1000 hommes dans les autres armes.

Les études bactériologiques faites pendant la dernière épidémie de grippe, tant en France (2) qu'en Allemagne (3), n'ont point permis de découvrir l'agent pathogène de cette maladie; mais elles ont appris que l'organisme, affaibli par l'influenza, devenait subitement un terrain de culture favorable au développement de divers microbes qui constitueraient principalement les agents secondaires déterminant les complications de cette maladie.

Telles sont les raisons pour lesquelles nous considérons la grippe comme une maladie spécifique, infectieuse, probablement de nature microbienne et dont la transmission s'effectue principalement par la contagion.

Nous allons voir bientôt qu'à l'instar des maladies infectieuses, cette affection présente les quatre périodes d'incubation, d'invasion, d'augment et de déclin et offre un type fébrile bien caractérisé et provoquant souvent des lésions viscérales.

(1) Voy. *Gazette hebdomadaire*, 1890, p. 44.

(2) Bouchard, *Bulletin de l'Académie de méd.* Séance du 28 janvier 1890. — Vaillard et Vincent, *Bulletin de la Société méd. des hôp.*, 1890, pp. 47 et 84.

(3) Voy. *Étiologie de la Grippe* (*Arch. de méd. milit.*, 1890, t. XV, p. 482).

C. — Étude clinique.

J'ai observé trois épidémies de grippe, l'une dans la garnison de Verdun pendant l'hiver de 1889-90, les deux autres parmi les troupes de la place de Lyon en 1891-92 et 1892-93.

Les nombreux cas d'influenza traités par moi dans le cours de ces trois épidémies me serviront à tracer une étude clinique aussi complète que possible de cette maladie.

La période *d'incubation* paraît très courte ; elle est comprise entre un et cinq jours (Burlureaux).

Il en est de même de la *période prodromique*, qui ne dure que quarante-huit heures. La maladie débute par de la fièvre (1), des frissons, une douleur contusive dans les membres et le long du rachis, du malaise, de la lassitude, de la céphalalgie. On constate en même temps de la conjonctivite, du coryza, de la rougeur de la gorge, avec tintements d'oreilles et parfois de la surdité. Le malade ressent une sensation de chaleur pénible dans la trachée : la toux est sèche et fatigante au début, puis humide : elle s'accompagne de dyspnée et quelquefois de râles sibilants et ronflants dans toute la poitrine. Il n'est pas rare de voir survenir des vomissements sous l'influence de la toux ; la soif est vive, l'appétit nul.

I. **Formes de la maladie**. — Suivant la prédominance des symptômes, nerveux, thoraciques ou gastro-intestinaux, on distingue dans la grippe un certain nombre de formes, que nous décrirons séparément avec Antony (2) sous les noms de :

1° *Forme commune, mixte* ou *courbaturale ;*

2° *Forme nerveuse* ou *encéphalique ;*

3° *Forme catarrhale ;*

4° *Forme gastro-intestinale.*

5° *Formes frustes.*

1° *Forme commune, mixte, courbaturale* (Antony) ou *thoracique* (Brochin). Cette forme, qui a été la plus communément observée dans les épidémies de 1889-90 et de 1891-92, est caractérisée par les symptômes suivants : Frissons, courbature, cépha-

(1) Voy. Laveran, *De la Fièvre dans la grippe* (*Méd. moderne*, 1890, p. 143).

(2) Antony, *la Grippe dans l'armée française en* 1889-90 (*Arch. de méd. milit.*, 1891, t. XVIII, p. 273).

lalgie intense, rachialgie, douleurs dans les membres, fièvre avec ascension brusque de la température à 39° et même à 40°, accélération du pouls, face vultueuse, yeux brillants, langue saburrale, étalée, rouge sur les bords, dépouillée comme dans la scarlatine, quelquefois somnolence et stupeur, plus rarement agitation et excitation cérébrale, coryza, angine aiguë, toux sèche et quinteuse avec oppression et dyspnée; l'auscultation ne révèle pas de lésions pulmonaires suffisantes pour expliquer la violence de ces symptômes ; puis, la fièvre tombe, des sueurs profuses se produisent, et la guérison est suivie d'un affaiblissement assez marqué, ce qui explique la lenteur et la prolongation de la convalescence.

2° *Forme nerveuse ou encéphalique* (Brochin). — On a observé cette forme en 1889-90 dans un tiers des cas. Les symptômes ont été les suivants : invasion brusque caractérisée par de la lassitude, de la torpeur intellectuelle et physique, de la courbature, de l'adynamie, des névralgies ; la fièvre est très marquée ; le thermomètre s'élève au début à 39°, 40°,5 et même à 41° ; ce mouvement fébrile dure quatre à cinq jours, même huit jours dans les formes moyennes ; en même temps surviennent des nausées, des vomissements, des épistaxis, avec des phénomènes douloureux (céphalalgie, névralgies) ; la douleur se localise à une branche nerveuse (nerfs orbitaires, occipitaux, intercostaux ou autres), comme s'il y avait de véritables névralgies.

Le *délire* n'est observé que dans quelques cas; il peut s'accompagner d'accès convulsifs épileptiformes. J'ai traité pendant l'hiver de 1889-1890, à l'hôpital de Verdun, un officier qui fut pris subitement dans sa famille d'un accès de délire violent, ayant nécessité son transfèrement d'urgence dans un cabinet d'isolement, et qui n'était autre que le prélude de l'invasion d'une grippe ; il se dissipa au bout de deux jours.

Un exemple analogue a été observé par Joffroy (1).

3° *Forme catarrhale.* — Cette forme est caractérisée par les symptômes suivants : phénomènes congestifs du côté de la face et des muqueuses oculo-nasales, pharyngées, laryngées, trachéales et bronchiques, si bien que les malades offrent l'appa-

(1) Joffroy, *Délire avec agitation maniaque dans l'influenza* (*Société méd. des hôpitaux*, 1890, p. 276).

rence de rougeoleux ou de scarlatineux à la période d'invasion; en même temps surviennent du larmoiement, des épistaxis, du coryza, avec écoulement par les narines de mucus épais et verdâtre, de la raucité de la voix, des douleurs rétro-sternales, de l'oppression, une expectoration de mucosités blanches, aérées, quelquefois striées de sang.

L'auscultation est généralement muette et n'indique seulement qu'une certaine rudesse de la respiration, avec quelques râles sibilants et ronflants.

4° *Forme gastro-intestinale ou abdominale* (Brochin). — Cette forme est plus rare; elle est caractérisée par de l'inappétence, de l'anorexie, une langue saburrale, des vomissements avec diarrhée ou constipation, des coliques, du tympanisme, du gargouillement dans les fosses iliaques, si bien que la maladie offre l'apparence de la fièvre typhoïde.

J'ai observé assez fréquemment des symptômes gastro-intestinaux très marqués et qui donnaient lieu, chez quelques-uns de mes malades, à l'apparence d'une fièvre typhoïde, tellement qu'au début de l'épidémie d'influenza, qui avait été précédée de l'apparition, dans la garnison de Lyon, de quelques cas de dothiénentérie, le diagnostic fut hésitant entre ces deux affections; l'état de stupeur et de prostration présenté par certains malades, la céphalalgie, les épistaxis, l'aspect de la langue, le ballonnement du ventre, le gargouillement dans la fosse iliaque droite, l'état fébrile, la marche de la température, reproduisaient fidèlement les principaux symptômes de la fièvre typhoïde.

La même remarque avait été faite antérieurement par Moutard-Martin en 1867, par Hérard en 1868, et par Moissenet en 1870-71.

5° *Formes frustes.* — Sous cette dénomination, Antony a décrit les cas si nombreux, dans lesquels la grippe ne se manifeste que par quelques symptômes plus ou moins marqués, mais n'offrant aucune gravité (*accès de fièvre unique, céphalalgie, rachialgie, coryza, angine, malaise général, inappétence, abattement, torpeur intellectuelle*) et qui se dissipent généralement au bout de quelques jours.

II. **Complications.** — Les complications sont fréquentes

dans la grippe. Elles ont été notées chez 5 à 6 °/₀ des malades militaires frappés par l'épidémie de 1889-90 (Antony).

Elles sont représentées principalement par les suivantes :

1° *Lésions de la muqueuse nasale.* — En tête des complications qui surviennent du côté de la muqueuse nasale, nous signalerons les épistaxis, qui furent surtout communes pendant l'épidémie d'influenza que j'ai observée à Verdun en 1889-1890. Elles furent quelquefois si abondantes qu'ells nécessitèrent le tamponnement des fosses nasales. Un de mes malades, atteint depuis deux jours, eut une épistaxis qui fut mortelle ; malgré le tamponnement des fosses nasales, il succomba au bout de sept jours.

Ces complications consistent, chez certains malades, dans du coryza avec larmoiement, écoulement par les narines d'un liquide d'abord séreux, puis muqueux, épais, filant et d'une couleur verdâtre (1).

2° *Lésions de la muqueuse pharyngienne.* — L'angine est fréquente chez les grippeux ; je l'ai observée dans un tiers des cas traités par moi; elle est généralement caractérisée par une teinte rosée de la gorge, avec piquetés foncés; elle s'accompagne souvent d'amygdalite, avec gonflement des ganglions sous-maxillaires.

3° *Lésions auriculaires.* — Les complications du côté des oreilles proviennent probablement de la propagation de l'inflammation de la gorge à la trompe d'Eustache. Elles consistent en des otorrhées simples ou doubles, survenant pendant tout le cours de la maladie, et souvent suivies de perforation du tympan et de suppuration de l'oreille moyenne et de l'apophyse mastoïde. Ces complications s'annoncent par de l'otalgie et parfois par une simple surdité, suivies d'otite interne ou d'otite moyenne (2).

4° *Lésions oculaires.* — Les lésions de l'appareil de la vision sont plus rares. Chez quelques malades, j'ai constaté de la con-

(1) Nimier, *Des Manifestations nasales et auriculaires de la grippe* (*Mercredi médical*, 1890, p. 109).

(2) Voy : Glover, *Des Troubles et des lésions de l'oreille dans la grippe* (*Annales des maladies de l'oreille*, 1890, p. 81); — Habermann, *Des Maladies de l'oreille dans l'influenza* (*Prague. méd. woch.*, 1890, p. 89); — Zanfal, *Recherches bactériologiques sur les inflammations de l'oreille moyenne dans l'influenza* (même recueil, p. 106); — Dreyfus, *Note sur les maladies de l'oreille dans l'influenza* (*Berlin, klin. woch.*, 1890, p. 52); — Ménière, *Contribution à l'étude des otites moyennes de la grippe* (*Gaz. des Hôp.*, 1890, p. 957).

jonctivite, accompagnée parfois de larmoiement, d'un peu d'œdème des paupières, et deux fois seulement de dacryocystite.

La lésion la plus grave observée par moi a été une atrophie complète des deux nerfs optiques, survenue en 1889-90 chez un de mes malades de l'hôpital de Verdun et qui, atteint de cécité complète, dut être renvoyé dans ses foyers (1).

5° *Lésions rénales.* — Certains malades offrent de l'albuminurie, qui n'est généralement que passagère et cesse avec la grippe. Chez un malade de mon service, à Lyon, en 1891-92, il y eut de l'hématurie qui persista pendant plusieurs jours.

6° *Système digestif.* — Les complications observées du côté du système digestif sont assez fréquentes ; elles sont représentées par des nausées et des vomissements, survenant au début de la grippe. La plupart des malades se plaignent de constipation ; d'autres de diarrhée, qui, lorsqu'elle s'accompagne, comme je l'ai constaté quelquefois, de météorisme abdominal, de gargouillement dans la fosse iliaque, d'épistaxis, de céphalalgie et d'insomnie, rend le diagnostic difficile à établir entre la grippe et la dothiénentérie.

7° *Système musculaire.* — Récemment, Annequin (2) a observé quatre cas de myosites des membres inférieurs chez des convalescents de grippe.

8° *Éruptions cutanées.* — J'ai constaté ces éruptions assez fréquemment pendant l'épidémie de grippe de 1891-92. Quelques malades ont présenté, à leur entrée dans mes salles, certains symptômes (face rouge et vultueuse, avec injection des conjonctives, yeux larmoyants, enchifrènement, coryza) tels qu'on pouvait croire avoir affaire à la rougeole. L'hésitation entre cette maladie et la grippe devenait encore plus grande, quand, comme je l'ai observé dans trois cas, s'ajoutait à ces symptômes une éruption rubéoliforme. La brusquerie du début de la maladie et la précocité de l'éruption survenant dès les premiers jours ont

(1) Voy : Badal, *Des Complications oculaires de la grippe* (*Journal de méd. de Bordeaux*, 1890, p. 420) ; — Gillet de Grandmont, *Accidents oculaires qui accompagnent ou qui suivent une crise de grippe* (*Bul. Soc. méd. prat.*, janvier 1890) ; — Hans Adler, *Affections oculaires dues à l'influenza* (*Wiener, med. Woch.*, 1890, p. 140) ; — Clavelin, *Arch. de méd. mil.*, 1891, t. XVII, p. 149.

(2) Annequin, *Contribution à l'étude des myopathies pseudo-hypertrophiques des membres inférieurs* (Arch. de méd. mil., 1892, t. XIX, p. 105).

constitué les principaux signes qui ont permis de porter le diagnostic de grippe.

Chez certains malades, l'éruption peut revêtir l'apparence *scarlatiniforme*. L'absence d'angine et d'engorgement ganglionnaire et l'apparition des symptômes généraux de la grippe éclairent le diagnostic. L'hésitation peut être très grande, quand les malades offrent de l'angine érythémateuse et de l'amygdalite; les troubles nerveux (céphalalgie) et catarrhaux (inflammation de toutes les muqueuses) peuvent seuls faire soupçonner la grippe.

1° *Complications pulmonaires.* — Ces complications sont fréquentes; je les ai observées à Verdun et à Lyon à peu près chez un cinquième de mes malades. Elles comprennent des *laryngo-bronchites*, des *congestions pulmonaires*, différentes formes de *pneumonies* et des *pleurésies* avec ou sans épanchement.

a) Les *laryngo et trachéo-bronchites,* qui sont les plus communes, se manifestent chez la plupart des malades par de l'enrouement, une toux rauque et quinteuse, avec douleur thoracique; l'auscultation révèle dans les poumons des râles sibilants fins et surtout ronflants. L'expectoration, généralement nulle au début, devient abondante au bout de peu de jours et est représentée par des crachats muqueux, aérés, quelquefois striés de sang ou bien mélangés de grumeaux fibrineux.

Généralement, ces symptômes ne persistent pas au delà de huit à dix jours; mais, dans certains cas, la bronchite est plus tenace, et l'expectoration devient franchement purulente. La maladie se prolonge alors pendant des semaines et s'accompagne d'un état fébrile avec exacerbations vespérales et amaigrissement progressif, si bien que les malades présentent l'aspect de tuberculeux.

b) De véritables *congestions pulmonaires* sont observées chez certains malades; elles sont quelquefois très légères et localisées, d'autres fois très étendues et occupant tout le parenchyme pulmonaire. Elles sont caractérisées par la diminution ou même la disparition du murmure vésiculaire dans une étendue plus ou moins grande du parenchyme pulmonaire, généralement à la base des poumons, avec matité plus ou moins nette, retentissement de la voix, bouffées de râles muqueux fins, sans souffle, très fugaces, changeant de place et disparaissant même complètement.

c) En temps d'épidémie d'influenza, il est difficile de déterminer les *pneumonies* qui sont attribuables à la grippe et celles qui sont étrangères à cette affection. Les pneumonies grippales offent une grande tendance à la suppuration, ce qui explique leur gravité. Les broncho-pneumonies sont observées plus fréquemment que les pneumonies lobaires ; elles offrent une certaine analogie avec l'érysipèle, envahissent successivement les différents points des poumons et s'accompagnent de fièvre d'allure rémittente, à courbe très irrégulière (Duponchel) (1).

d) Les *pleurésies* ne sont pas rares chez les malades atteints de grippe et se manifestent tantôt sous forme de pleurésies sèches, avec épaississement considérable des plèvres, garnies de fausses membranes grisâtres enserrant le poumon et s'accompagnant de pleurodynie quelquefois atroce, tantôt sous forme de pleurésie avec épanchement fibrineux abondant et passant rapidement à la purulence.

10° Parmi les autres complications qui peuvent survenir dans la grippe, nous mentionnerons lès *péritonites*, les *méningites*, les *péricardites*, les *adénites*, qui s'accompagnent souvent de suppuration, enfin les *abcès* et les *phlegmons*.

D. — Traitement curatif et prophylactique.

Le traitement de la grippe se réduit, dans les cas légers, à l'emploi de simples tisanes chaudes et toniques. Dans les formes compliquées d'embarras gastrique (avec langue blanche, saburrale, inappétence, constipation), on a recours avec avantages à l'administration des purgatifs salins.

Contre les troubles du système nerveux et principalement contre la céphalalgie, l'antipyrine donne de bons résultats, en amenant un soulagement presque immédiat et à peu près certain. Les propriétés analgésiques de ce médicament nous ont même paru supérieures à son pouvoir antithermique.

(1) Duponchel, *Bulletin de la Société méd. des hôpitaux*, 1890, p. 40.

Dans les cas où l'état fébrile est intense et caractérisé par de grandes oscillations du thermomètre, avec exacerbations vespérales et rémissions matinales (ces dernières pouvant aller même jusqu'à l'apyrexie), l'administration du sulfate de quinine, à la dose de 0^{gr},8 à 1 gramme par jour, est généralement suivie d'heureux effets.

L'angine, qui s'observe si fréquemment chez les grippés, est traitée avec avantage par les gargarismes boriqués, qu'on doit même employer à titre préventif et conformément aux préceptes donnés par Vallin (1), pour empêcher l'infection secondaire et générale par les germes morbides qui peuvent exister et pulluler dans la bouche des malades.

Dans les cas où le pharynx est enflammé, on peut avoir recours aux badigeonnages de la gorge, deux fois par jour, à l'aide d'un tampon de coton hydrophile fixé à l'extrémité d'un bâtonnet et imbibé d'une solution de sublimé au 1/1000 ; enfin, quand existent dans l'arrière-gorge des dépôts pultacés, ceux-ci sont traités souvent avec succès par les applications de camphre phéniqué (camphre 20 gr., acide phénique 5 gr.).

Cette antisepsie buccale, pratiquée régulièrement et systématiquement, d'abord difficilement supportée par les malades, mais bientôt acceptée par eux assez volontiers, est généralement suivie des meilleurs effets ; les malades, débarrassés ainsi des produits plus ou moins infects qui recouvrent les muqueuses buccale et pharyngienne, ne tardent pas à recouvrer le sens du goût et l'appétit, sans compter les avantages qu'offre ce moyen pour prévenir la toxhémie. Malheureusement, cette pratique ne nous a pas semblé avoir eu une grande efficacité contre les complications pulmonaires qui, comme nous l'avons vu, sont parfois si fréquentes et si graves chez les malades atteints d'influenza.

Contre l'adynamie on prescrit les toniques (thé, café alcoolisé, vin de Banuyls, vin de quinquina, etc.) combinés à une alimentation aussi réconfortante et aussi substantielle que possible.

Pour combattre la toux, et pour faciliter l'expectoration, on a

(1) Vallin, *Revue d'hyg. et de police sanitaire*, t. XIV, p. 97.

recours aux préparations antimoniales (kermès, oxyde blanc) et à la poudre de Dower.

Lorsque l'expectoration est purulente, on emploie avec avantage les potions à l'essence de térébenthine.

Les complications pulmonaires (bronchites généralisées, congestions, pneumonies, pleurésies) nécessitent l'emploi des révulsifs (ventouses sèches et scarifiées, applications de teinture d'iode, vésicatoires, cautérisations ponctuées) sur les parties malades. Dans les cas de pleurésie avec épanchement, la thoracentèse doit être pratiquée le plus tôt possible ; et, si l'épanchement est purulent, ce qui a lieu si fréquemment, il faut pratiquer immédiatement la pleurotomie.

La grippe apparaissant nettement aujourd'hui comme spécifique, contagieuse et probablement de nature parasitaire, les moyens préventifs applicables contre l'extension et la propagation de cette affection parmi les soldats sont les mêmes que ceux dont on se sert journellement contre toutes les maladies infectieuses et dont les principaux consistent, comme on sait, dans l'isolement des malades et dans l'emploi des mesures de désinfection.

CHAPITRE XXI

LE TYPHUS

Le typhus est une maladie infectieuse, qui se développe dans les milieux encombrés, souillés, sous l'influence de la misère, et qui revêt les caractères d'une fièvre grave et caractérisée, le cinquième jour, par une éruption particulière (*taches rubéoliques* et *pétéchiales*), par une rémission franche à la fin du premier septenaire, ou bien par des symptômes ataxo-adynamiques, souvent mortels. Cette maladie, contrairement à la fièvre typhoïde, qui, comme on sait, sévit presque continuellement dans l'armée française, n'a été observée dans cette armée qu'à certaines époques et dans des circonstances exceptionnelles, surtout quand nos troupes ont été appelées à faire campagne et ont été soumises aux fatigues et aux privations qui accompagnent nécessairement les expéditions prolongées et surtout les guerres de siège. Jadis, le typhus s'attacha si particulièrement aux armées en campagne, qu'il reçut les noms de *maladie des camps* (Melchior), *fièvre des camps* (Boerhaave), *fièvre militaire* (Harsenfels), *fièvre maligne des armées* (Sauvage), *peste de guerre* (Hufeland).

A. — Historique.

La première épidémie authentique de *typhus des armées* remonte à l'année 1489 et survint parmi les troupes qui assiégeaient Grenade. Elle occasionna 17000 décès. Il est probable que la maladie fut importée en Espagne par les Arabes.

Le typhus apparut également en Italie en 1501. Il fit un grand nombre de victimes parmi les troupes commandées par Lautrec devant Naples, ainsi qu'en Hongrie (1533).

En 1552, une grave épidémie sévit sur l'armée de Charles-Quint, devant Metz (1).

La maladie qui, à plusieurs reprises, pendant le XVe siècle, décima les armées allemandes en Hongrie, fut probablement le typhus plus ou moins modifié par un climat humide et un sol marécageux (Hœser).

Pendant la guerre de Trente ans, le typhus sévit parmi les troupes françaises, principalement à Nimègue. En 1733, il régna en Pologne et frappa les armées russes en 1736-37, puis l'armée française, qui le transporta en Lorraine.

Les années suivantes (1745-46-47), Pringle l'observa en Hollande et en Angleterre et le décrivit sous les noms de *fièvre d'hôpital* et de *fièvre de prison*. De 1775 à 1779, cette maladie régna à l'état endémique en Silésie (2).

Le typhus fit de nombreuses victimes parmi les troupes qui prirent part aux guerres du premier Empire.

Des épidémies typhiques régnèrent en 1829-30 dans les bagnes de Brest (3) et de Toulon (4). D'autres furent signalées à Zurich en 1844-45, et à Bruxelles en 1846-47.

Pendant la première moitié du XIXe siècle, le typhus fut confondu par certains auteurs avec la fièvre typhoïde (5) et fut considéré par les autres comme distinct de cette dernière affection (6).

Pendant la période qui s'écoula depuis la fin des guerres du premier Empire jusqu'au moment de la campagne de Crimée en 1854, on avait rarement observé le typhus dans les armées, et on pouvait croire à la disparition de cette affection si meurtrière, quand elle fut signalée au mois de décembre 1854 parmi les troupes russes. Elle atteignit successivement les Anglais et les

(1) On trouve un historique complet des épidémies de typhus dans les armées dans A. Laveran (*Traité des malades et des épidémies des armées*, p. 231).

(2) Voy. Nielly, art. Typhus du *Dict. encyclop. des sciences méd.*, 3e série, t. XVIII, p. 371.

(3) Bonnel, *Thèse de Paris*, 1831.

(4) Gassier *Thèse de Montpellier*, 1833. — Marin, *Thèse de Montpellier*, 1834.

(5) Gauthier de Chaubry, *De l'Identité du typhus et de la fièvre typhoïde*, Paris, 1844.

(6) Montaut, *Mém. relatif au parallèle du typhus et de la fièvre typhoïde* (*Mém. de l'Académie de médecine*, 1844, t. VII, p. 184). — Faure, *Typhus différent de la fièvre typhoïde, observé au bagne de Toulon*, Toulon, 1846.

Français. Elle continua à sévir pendant le premier semestre de l'année suivante, prit une nouvelle extension en décembre et fit de nombreuses victimes parmi les troupes de Crimée, tant que durèrent les hostilités (1).

L'évacuation de ces troupes fut même suivie de nouvelles poussées épidémiques dans les hôpitaux militaires de Constantinople (mars 1855 à avril 1856) et de Gallipoli, et même en France, dans les hôpitaux de Marseille, de Toulon, d'Avignon (2) et de Lyon, ainsi que dans les lazarets de Porquerolles et du Frioul (3). En 1856, la maladie fut signalée à Paris, à l'hôpital du Val-de-Grâce, où Godélier (4) traita un certain nombre de typhiques. En 1861-63, le typhus se manifesta sous forme de petites épidémies en Algérie, principalement dans la province d'Alger, dans le massif de Bougie et dans la province de Constantine (5).

Pendant l'expédition du Mexique, alors que la fièvre jaune régnait à la Vera-Cruz, il fut observé parmi les troupes françaises à Mexico (6) et sur les hauts plateaux (7). La plupart des hommes atteints étaient convalescents de dysenterie ou de fièvre intermittente ; les autres furent pris en pleine santé.

Quelques années après, en 1867-68, cette maladie fit une nouvelle apparition dans la province d'Alger (8) et dans la province

(1) Voy. : Scrive, *Esquisse des maladies qui ont régné sur l'armée d'Orient* (*Rec. de mém. de méd. milit.*, 1856) ; — Tholozan, *Recherches sur les mal. de l'armée d'Orient* (*Gaz. méd. de Paris*, 1856) ; — Baudens, *Lettres sur le typhus de Crimée* (*Rec. de mém. de méd. mil.*, 1856) ; — Haspel, *Rapport sur les maladies qui ont sévi dans l'armée d'Orient* (*Gaz. méd. de Paris*, 1856) ; — Netter, *Mémoires sur le typhus observé à l'armée d'Orient*, 1857 ; — Garreau, *Maladies typhoïdes des hôpitaux d'Orient, en 1855* (*Gaz. méd.*, 1856) ; — Blainvillain, *Du Typhus en Crimée* (*Rec. de mém. de méd. mil.*, 1857, t. XIX, p. 151) ; — Jacquot, *Du Typhus de l'armée d'Orient*, Paris, 1858 ; — Marmy, *Du Typhus et du scorbut de l'armée d'Orient* (*Rec. de mém. de méd. mil.*, 1859, t. I, p. 48) ; — Cazalas, *Des Affections typhiques de l'armée d'Orient* (*Union méd.*, 1859-60).

(2) Chauffard, *Relation du typhus d'Avignon* (*Gaz. hebd.*, 1856).

(3) Jubiot, *le Typhus à l'hôpital du Frioul* (*Union méd.*, 1858, n° 5).

(4) Godélier, *Mémoire sur le typhus, observé au Val-de-Grâce de janvier à mai 1856* (*Bulletin de l'Acad. de méd.*, 1856, t. XXI).

(5) Léonard et Marit, *Rapport sur une épidémie de typhus dans la tribu des Beni-Aïdel et de l'Arrach* (*Rec. de mém. de méd. mil.*, 1863).

(6) Brault, *Du Typhus de Mexico* (*Rec. de mém. de méd. mil.*, t. XI, p. 109).

(7) Coindet, *Du Typhus des hauts plateaux du Mexique* (même recueil, t. XI, p. 381).

(8) Voy. Périer, *Effets de la misère et du typhus dans la province d'Alger, en 1867-68* (*Rec. de mém. de méd. mil.*, 1869 et 1870) ; — Maurin, *le Typhus exanthématique et pétéchial. Epidémie d'Algérie de 1868*, Paris, 1872.

de Constantine (1), ainsi qu'à Tunis, dont la garnison, qui s'élevait à 3500 hommes, présenta 1200 décès : la mortalité par rapport aux atteintes fut de 12 0/0 (2).

Grâce aux habiles dispositions prises par le commandement et l'administration militaires aux États-Unis pour mettre les troupes américaines le plus possible à l'abri des nombreuses causes de détérioration organique et d'infection qui menacent les armées en campagne, le typhus n'a point été signalé parmi ces troupes pendant la longue durée de la guerre de la Sécession.

Il en a été à peu près de même pendant la guerre franco-allemande de 1870-71. Cependant, si l'on s'en rapporte aux observations faites à Metz par Herpin, Méry et Michaux (3), pendant le blocus de cette localité par les Prussiens, un certain nombre de malades traités dans les hôpitaux et les ambulances et appartenant surtout à la population civile auraient présenté des signes non douteux de typhus pétéchial. Assurément, si le blocus s'était prolongé plus longtemps, si la rigueur de la saison eût obligé à renfermer les malades dans les ambulances et les hôpitaux, on eût vu bientôt éclater une véritable épidémie de cette maladie dans l'armée française (Guillemin) (4).

Dans ces dernières années, quelques épidémies de typhus ont été observées dans la population civile de certaines petites localités de la Bretagne, à Rian'ec (Morbihan) par Gillet (1872), et à Rouisan, près de Brest, par Gestin (1872-73) (5).

Pendant les hostilités qui eurent lieu en 1877-78 sur les bords du Danube, entre les armées de la Russie et de la Turquie, 50000 Russes, au moins, sur un effectif de 120000 à 130000 hommes, succombèrent au typhus (6).

Au moment où nous écrivons ces lignes, divers cas de

(1) Vital, *le Typhus dans la province de Constantine* (*Rec. de mém. de méd. mil.*, 1869).

(2) Décius, *Relation d'une épidémie de typhus qui a régné en 1867-68 en Tunisie* (*Alger. méd.*, 1886, t. X, p. 286).

(3) Voy. *Gazette hebdomadaire*, 1873, n° 2.

(4) Guillemin, *les Origines et la propagation du typhus* (*Rec. de mém. de méd. mil.*, 1874, 3e série, t. XXX, p. 153).

(5) Voy. Rochard, *Note sur le typhus exanthématique en Bretagne* (*Bulletin de l'Acad. de méd.*, 1877).

(6) Voy. *Recueil de mém. de méd. mil.*, juin 1881.

cette maladie sont signalés dans quelques localités en France, principalement à Amiens, à Lille et à Paris.

B. — Évolution épidémique dans les milieux militaires.

Les principales conditions préparatoires à l'apparition des épidémies de typhus dans les armées sont représentées par la détérioration organique, la malpropreté, l'encombrement auxquels ont été exposées les troupes dans certaines campagnes d'hiver, certains sièges ou bien pendant de longues traversées. Jamais cette maladie n'est survenue parmi les soldats sans l'intervention des calamités publiques (guerres, famine, froids excessifs et prolongés).

Contrairement à l'opinion avancée et soutenue par Chauffard (1) en 1873, les épidémies de typhus n'ont aucun rapport avec les conditions de la race et du sol; elles sont essentiellement et seulement subordonnées aux conditions d'hygiène défectueuses des populations atteintes par la maladie.

Ces épidémies restent habituellement circonscrites au foyer dans lequel elles se sont développées, malgré la persistance et la fréquence des communications entre les personnes qui vivent dans ces foyers et les populations environnantes. Elles n'offrent jamais une marche envahissante et ne s'étendent point de proche en proche, comme le choléra, les fièvres éruptives, par exemple.

Quand le typhus éclate, sous forme de grande épidémie, sur l'étendue d'un vaste territoire et apparaît en même temps dans des localités éloignées les unes des autres, comme on l'a vu en Irlande et en Algérie, son développement peut s'expliquer par des influences générales (misère, famine, etc.), auxquelles sont exposées les populations.

La maladie se propage difficilement, en dehors des foyers où elle prend naissance, à d'autres localités, par l'arrivée dans ces localités de typhiques isolés. Il faut, pour que l'importation du mal ait lieu dans une autre région, qu'un certain nombre de malades, qu'un groupe assez important de typhiques

(1) Chauffard, *Étiologie du typhus exanthématique* (*Bull. de l'Académie de médecine*, 1873).

y produisent, par leur agglomération, un véritable foyer secondaire. Et encore les épidémies ainsi importées ne persistent-elles généralement point dans les endroits où elles ont ainsi apparu ; elles s'y éteignent d'autant plus rapidement que les habitants de la contrée menacée offrent des conditions hygiéniques satisfaisantes et qu'on a soin de prévenir, par l'application de certaines mesures sanitaires, la formation de foyers secondaires (Guillemin).

C'est pendant l'hiver qu'on voit survenir la plupart des épidémies de typhus : comme nous le verrons, le froid agit, en effet, sur la maladie d'une façon indirecte, mais certaine, en favorisant la disette, la misère et l'encombrement. Il est rare que le typhus éclate à l'état épidémique sans avoir été précédé d'un certain nombre d'états morbides avant-coureurs et de différents caractères de gravité et de malignité que revêtent la plupart des maladies communes.

Le typhus est une des maladies épidémiques les plus meurtrières. Les conditions dans lesquelles se trouvent placés les malades ont une grande influence sur la mortalité à laquelle il donne lieu.

Pendant l'épidémie qui sévit, en 1855-1856, dans le bagne de Toulon, on n'observa que 698 guérisons sur 1058 malades.

La mortalité moyenne a été de 15 à 20 pour 100 malades dans certaines épidémies. Elle ne fut que de 14 0/0, en 1856, au Val-de-Grâce : mais, dans d'autres hôpitaux, elle atteignit un chiffre beaucoup plus élevé (50 pour 100 malades en Crimée : 90 0/0 à Londres en 1858).

Comme exemple de mortalité considérable causée par le typhus, L. Colin cite l'ambulance Gout en Crimée, qui fournit 370 décès sur 375 malades.

C. — Étiologie.

On sait que le typhus règne à l'état endémique dans certaines régions de l'Europe, principalement en Irlande et en Ecosse, où il intervient pour un dizième dans la mortalité générale de la population. Il en est de même en Silésie, en Pologne et dans les provinces russes voisines de la Baltique, d'où il peut rayonner vers Berlin, Saint-Pétersbourg, Moscou et Wilna.

On a même signalé, pendant ces dernières années, sa présence en France, à l'état sporadique et endémique, dans quelques parties de la basse Bretagne, dans le Morbihan, le Finistère (Gestin), où il aurait été souvent confondu à tort avec la fièvre typhoïde (Nielly).

Partout où le typhus est endémique, on remarque que les populations sont habituellement soumises à une extrême misère, qui détermine parmi elles un état cachectique très prononcé, avec anémie profonde et appauvrissement organique, qui constitue la principale cause prédisposante et qui se fait surtout sentir dans les pays froids et pendant l'hiver. C'est dire que le confinement et l'encombrement jouent, comme la famine, un certain rôle dans le développement de cette maladie.

Quant aux épidémies de typhus qui surviennent accidentellement dans les pays où il n'est pas endémique, elles ne peuvent être rapportées, comme l'a soutenu Chauffard, à l'importation du mal, mais bien plutôt, comme l'a parfaitement démontré Guillemin (1), à son développement sur place, sous l'influence accidentelle et temporaire des mêmes conditions qui président à son évolution continue et permanente dans les régions où il règne endémiquement.

Ces conditions sont alors représentées par l'entassement, dans un milieu déterminé, d'individus affaiblis, surmenés, cachectiques, faméliques et surtout atteints de ces affections qui, comme le scorbut, le purpura, la dysenterie, etc., apparaissent trop souvent sous l'influence des fatigues et des privations auxquelles est exposé le soldat dans les expéditions militaires malheureuses, pénibles et prolongées.

Le typhus constitue alors une véritable complication de ces différents états morbides ; comme nous l'avons vu, il forme souvent avec eux de véritables associations pathologiques, toujours très graves et très meurtrières et dans lesquelles il est souvent

(1) Guillemin, *De l'Origine et de la propagation du typhus*, p. 135.

impossible de discerner les symptômes et les accidents attribuables à chacun d'eux.

Le typhus est transmissible. Dès 1765, Pringle (1), avait constaté, pendant la guerre de Sept ans, son développement parmi les soldats placés sous des tentes où avaient séjourné antérieurement des typhiques.

En Crimée (F. Jacquot), en Algérie (Maurin) et en Bretagne, on a observé un grand nombre d'exemples de transmission de la maladie aux infirmiers, aux médecins et aux sœurs de charité qui étaient en rapport avec les malades. Dans l'armée française en Crimée, la mortalité par le typhus a été de 12,8 0/0 parmi les médecins militaires, alors qu'elle n'a été seulement que de 0,4 0/0 parmi les officiers.

Malheureusement, on ignore encore aujourd'hui la nature de l'agent infectieux qui détermine le typhus ; Richard (2) est assez disposé à considérer cette maladie comme de nature parasitaire et microbienne.

Mais, si Bautlecht (3) a trouvé dans l'urine des malades atteints de typhus un microbe spécial, les recherches ultérieures, faites par plusieurs observateurs, notamment dans l'épidémie de Dantzig en 1887, n'ont point confirmé ces résultats, si bien que Cornil et Babès avouent eux-mêmes que « nous ne connaissons rien de spécial aux bactéries de cet état morbide. »

Quel que soit l'agent qui donne naissance au typhus, il est certain que cette maladie n'offre pas une contagiosité bien marquée et comparable à celle des fièvres éruptives et du choléra, par exemple. « Les cas isolés de typhus restent d'ordinaire stériles au milieu des populations saines ; et Fodéré remarquait déjà qu'à la rentrée des troupes d'Italie, à la fin du siècle dernier, l'armée française répandait le typhus sur son passage, tandis que les soldats qui regagnaient isolément leurs foyers, n'en transmettaient pas les germes » (L. Colin) (4).

(1) Pringle, *Observations on the Diseases of the army*, London, 1765.
(2) Richard, art. TYPHUS du *Dictionnaire de médecine et de chirurgie pratiques*, 1885, t. XXXVII, p. 1.
(3) Bautlecht, *Microbe du typhus pétéchial* (*Arch. d'anat. et de phy.*; 1880, t. XXXIV, p. 80). *Rapports sur le typhus* (*Rec. de mém. de méd. mil.*; juin, 1881.)
(4) Voy. *Gaz. hebdomadaire*, 1872, n° 44.

« En plein air, la maladie ne se propage pas ou se propage exceptionnellement » (F. Jacquot).

Pendant l'épidémie de Crimée en 1856, nulle part la contagion typhique n'a dépassé la limite des hôpitaux et des ambulances (Cazalas) (1). Les personnes qui contractent habituellement la maladie sont surtout celles qui séjournent longtemps auprès des malades, comme les sœurs et les infirmiers.

Fait intéressant à signaler, le contage typhique paraît s'attacher facilement aux objets (vêtements), qui ont été longtemps en contact avec les malades. C'est ainsi qu'on a vu la maladie survenir chez des personnes qui n'avaient eu aucun rapport avec les typhiques, qui n'avaient point respiré dans leur atmosphère, mais qui avaient simplement manié les effets d'habillement que ceux-ci avaient portés. On a même cité des exemples assez nombreux de transmission du typhus par des personnes qui, après avoir eu des rapports prolongés avec les typhiques, avaient communiqué la maladie à d'autres sans être atteintes elles-mêmes. Il est probable que dans ces cas l'infection des vêtements a joué le principal rôle.

D. — ÉTUDE CLINIQUE.

L'*incubation* du typhus est en moyenne de douze jours.

Cette maladie est caractérisée par les symptômes suivants :

Elle offre un *début* brusque, accompagné de malaise, de céphalalgie, d'affaiblissement et de frissons, prodrômes qui durent de douze à vingt-quatre heures ; ensuite survient une première période (*inflammatoire*, *fébrile*), pendant laquelle le malade présente un facies hébété, congestionné, tuméfié, même turgide, avec injection des conjonctives, contraction des pupilles, tuméfaction des paupières et douleurs très vives dans la tête, les reins et les membres. On constate, en même temps, un état fébrile assez violent (température à 40° le soir, offrant une légère diminution le matin, pouls à 120), avec langue chargée, inappétence, soif vive, toux, oppression, dyspnée, troubles du système nerveux, prostration, rêvasseries. Enfin,

(1) Cazalas, *Des Affections typhiques de l'armée d'Orient* (*Union méd.*, 1860).

du troisième au cinquième jour, apparaissent sur le tronc, les membres, les extrémités des doigts, exceptionnellement sur la face, des taches exanthématiques, ressemblant à celles de la rougeole, puis devenant plus foncées, s'effaçant d'abord sous la pression du doigt, ensuite formant des *pétéchies*, parfois muricolores : dans certains cas, ces *pétéchies* surviennent d'emblée, sans avoir été précédées d'exanthèmes : elles sont plus ou moins foncées, parfois couleur pourpre ou violet et constituent de larges ecchymoses sur les téguments : elles peuvent s'accompagner de sudaminas.

Les malades offrent une odeur spéciale, qui a été comparée à l'odeur de souris, à celle de la putréfaction.

A cette première période succède une seconde, dite *nerveuse*, caractérisée par une rémission plus ou moins marquée, pendant laquelle la congestion du visage diminue, les sens semblent se réveiller, le malade paraît recouvrer la conscience ; on constate, en même temps, de la moiteur de la peau, un abaissement de la température, de l'humidité de la langue qui se dépouille de son enduit blanchâtre : les selles deviennent volontaires, l'urine normale. La température éprouve une défervescence brusque, et la maladie aboutit à la guérison. Mais quelquefois les accidents nerveux, loin de diminuer, persistent et s'aggravent ; alors les malades offrent une stupeur profonde, avec délire, selles involontaires, et succombent.

Le typhus revêt différentes formes, dont les plus communes sont les suivantes :

Typhus abortif, caractérisé par une évolution limitée à quelques jours (sept au plus), peu ou pas d'éruption, absence de période nerveuse ;

Typhus léger, à peu près analogue au précédent, mais dans lequel la maladie continue à évoluer après le premier septénaire et parcourt ses deux périodes ;

Typhus sidérant, dans lequel surviennent d'emblée des accidents nerveux très graves, avec hyperthermie persistante et considérable (température 40° et même 40°,5), sans rémission matinale, avec apparition, chez certains malades, d'ictère grave, d'hémorrhagies abondantes et incoercibles, qui peuvent déterminer la mort par syncope, ou bien à la suite de complications pulmonaires, susceptibles de produire l'asphyxie.

Enfin, le typhus peut présenter certaines formes anomales, parmi lesquelles nous mentionnerons : le *typhus sans éruption*, observé principalement en Crimée, chez les hommes atteints d'une autre affection antérieure, comme les scorbutiques et les dysentériques ; le *pneumo-typhus*, dans lequel la maladie s'accompagne d'accidents pulmonaires, qui prédominent sur les autres symptômes. On voit quelquefois survenir chez les typhiques certaines complications, comme la parotidite suppurée, et différentes éruptions (furoncles, anthrax), des gangrènes.

Enfin, nous rappellerons ces cas de *typhus complexe* (F. Jacquot) si fréquemment observés en Crimée et dans lesquels on a constaté chez les mêmes malades l'association du typhus avec d'autres maladies infectieuses telles que le scorbut, la dysenterie, le paludisme, le choléra, etc.

E. — Prophylaxie.

La prophylaxie du typhus se déduit naturellement de son étiologie (1). Puisque cette maladie résulte d'une négligence complète des principales règles de l'hygiène, elle ne doit jamais s'observer en temps de paix dans tout pays qui fait ses efforts pour placer le soldat dans des conditions d'hygiène au moins aussi favorables que celles auxquelles il était soumis avant son incorporation et dans la vie civile.

En temps de guerre, le soldat sera mis à l'abri des atteintes si meurtrières du typhus si on lui fournit une alimentation aussi reconfortante et aussi substantielle que possible, s'il n'est pas soumis à des fatigues excessives et au surmenage, s'il n'est pas exposé à l'infection de l'air dans les cantonnements, sous la tente ou dans les baraquements, dans les ambulances et dans les hôpitaux.

Si, malgré toutes ces précautions, le typhus éclate dans un rassemblement de troupes, sous l'influence des dures nécessités de la guerre (prolongation des hostilités, séjour permanent dans

(1) L. Colin, *Traité des maladies épidémiques*, p. 920.

un camp ou dans une ville assiégée, influence d'un froid rigoureux et persistant pendant une campagne d'hiver, pénurie alimentaire, etc.), le meilleur moyen d'arrêter l'épidémie consiste dans l'évacuation des foyers où elle a pris naissance et dans la dissémination des malades, dont l'isolement s'impose également dans les ambulances et dans les hôpitaux militaires, en même temps qu'on a recours à toutes les mesures de désinfection employées pour la généralité des maladies infectieuses.

CHAPITRE XXII

LE CHOLÉRA

La statistique médicale de l'armée distingue deux sortes de choléra : *le choléra nostras* ou *sporadique* et le *choléra asiatique* ou *épidémique*.

Il ne se passe guère d'années où les médecins militaires ne signalent dans les garnisons quelques cas de choléra nostras, qui figurent dans cette statistique parmi les *maladies de l'appareil digestif*, à côté de la *diarrhée* et de la *dysenterie*.

Le choléra asiatique, ne se manifestant dans l'armée comme dans la population civile qu'à de longs intervalles, n'est mentionné dans la statistique que pendant certaines années, alors que la maladie a fait son apparition dans différentes villes de garnison de France et d'Algérie.

Il est difficile de déterminer les rapports plus ou moins intimes qui unissent le choléra sporadique et le choléra épidémique. Suivant certains auteurs, ils constitueraient deux formes de la même maladie ; suivant d'autres, ils se distingueraient nettement au point de vue de leur nature comme de leur origine.

Nous n'avons pas à énumérer ici les arguments qu'ont cherché à faire valoir les partisans de l'une ou de l'autre de ces deux opinions ; disons seulement que, parmi les cas relevés dans la statistique sous la dénomination de *choléra sporadique* ou *nostras*, un certain nombre doivent certainement être rapportés à des causes étrangères à toute influence cholérique.

Ces causes sont lès suivantes : refroidissement subit, influence de la chaleur humide, absorption d'eau froide, émanations infectes provenant d'un égoût, ingestion de fruits verts et acides, d'aliments indigestes ou altérés, de conserves fermentées. Quelques cas de ces *cholérines*, qui éclatent à certains moments dans les garnisons, ne constituent pas autre chose que de simples indigestions ou des accidents consécutifs à différentes intoxications alimentaires.

Le nombre des cas de *choléra sporadique* relevés sur les registres des entrées des malades à l'infirmerie et à l'hôpital, tend à se restreindre de plus en plus, par suite de la tendance que nous avons actuellement à rapporter ces états morbides, en l'absence de toute manifestation cholérique, à des influences complètement étrangères au choléra indien.

Ainsi, en 1889, il n'y a eu que 7 cas de *choléra nostras* signalés dans le rapport épidémiologique de la statistique de l'armée ; parmi eux, 3 ont été observés en France et 4 en Algérie ; en 1890, il y en a eu 5 avec deux décès, dans les XIIIe, XIVe et IVe corps d'armée et dans la division d'Oran, et encore le diagnostic d'un des cas observés dans le IVe corps d'armée a-t-il été très contesté.

1. — Évolution épidémique dans les milieux militaires.

Le choléra est une maladie épidémique dont le foyer origine est dans l'Inde, et qui semble se propager en dehors de ce foyer par les communications humaines.

Au XVIIIe siècle, pendant les expéditions entreprises par les Français et les Anglais pour s'assurer la possession de l'Inde, cette maladie fit un grand nombre de victimes parmi les troupes belligérantes. En 1761, 3000 nègres et 200 Européens parmi ces troupes furent emportés par ce fléau (Lebègue de Presle).

Pendant la première moitié du XIXe siècle, le choléra a fait à certaines époques irruption en Europe et en France et a donné lieu à plusieurs épidémies qui ont atteint simultanément l'armée et la population civile.

Nous nous contenterons de rappeler les plus importantes ; le lecteur trouvera dans l'intéressant article de L. Laveran (1) les

(1) L. Laveran, art. CHOLÉRA du *Dictionnaire encycl. des sciences médicales*, 1re série, t. XVI, p. 762.

indications les plus complètes sur cet important chapitre d'épidémiologie militaire.

Épidémie de 1832. — C'est en 1832 que le choléra fit sa première apparition en France; il débuta par Calais, où il fut signalé le 15 mars; onze jours après, il était à Paris, d'où il se répandit dans plusieurs départements ; il atteignit Marseille le 11 décembre, puis gagna la vallée du Rhône et fut importé en Algérie.

Dans les villes de garnison où il apparut, il étendit ses atteintes de la population civile à l'armée (1).

Il persista pendant quelques années au nord de l'Afrique; en 1835, une épidémie assez sérieuse sévit même dans la garnison d'Alger (2).

Il en fut de même dans les principaux ports de la Méditerranée et sur les côtes de la Provence, où furent signalés des cas assez nombreux de la maladie parmi les soldats (3).

En 1837, le choléra fit une nouvelle apparition à Marseille, d'où il fut importé par le 12e de ligne en Algérie, à Bône, ainsi que parmi les troupes qui prirent part au siège de Constantine.

Épidémie de 1849. — La seconde apparition du choléra en France eut lieu en 1849; le mal s'y développa dans deux foyers distincts, l'un dans le Nord, où les localités les plus atteintes furent Dunkerque, Calais, Saint-Omer, et d'où le fléau se propagea à Paris (mars 1849) (4), l'autre dans le Midi, à Marseille (août 1849), d'où le choléra fut transporté en Algérie (5), à Tunis et au Maroc (octobre 1850).

(1) Voy.: Bégin, *Analyse des Rapports adressés au Conseil de santé des armées sur le choléra-morbus observé dans les hôpitaux militaires et dans les régiments* (*Recueil de mém. de méd. mil.*, 1833, 1re série, t. XXXIII, p. 1); — Audouard, *Histoire du choléra-morbus qui a régné dans l'armée française au nord de l'Afrique en 1834-35*, Paris, 1836.

(2) Scoutetten, *Rapport sur le choléra d'Algérie en 1835* (*Rec. de mém. de méd. mil.*, t. XXXIX, 1re série, p. 21).

(3) Larrey, *Notice sur le choléra indien qui a régné dans les ports méridionaux de la Méditerranée et en Provence pendant les mois de juillet et août 1835*, (*Rec. de mém. de méd. mil.*, 1835, t. XXXIX, p. 1).

(4) Wahu, *Remarque sur le choléra épidémique qui a sévi à Paris en 1849*, Paris, 1849; — Masselot, *Thèse de Paris*, 1849.

(5) Ely, *Rem. sur le choléra épidémique observé en Algérie*, Paris, 1851; — Bertherand, *le Choléra en Algérie en 1849-50-51* (Alger, 1852).

Cinquante quatre de nos départements furent atteints par l'épidémie qui fit 110000 victimes.

Épidémie de 1853-55. — La troisième irruption du choléra en France coïncida avec le mois d'octobre 1853 ; la maladie commença par les départements du Nord ; Paris ne fut atteint qu'en novembre. Le choléra parut se dissiper dans le courant de l'hiver, mais il se réveilla pendant le mois de février de l'année suivante. C'est alors qu'il sévit autour de la capitale et se répandit dans soixante-dix départements ; il détermina 143478 décès ; il gagna Marseille par la vallée du Rhône, puis fut importé en Algérie (juillet 1854) (1), et en même temps en Grèce et à Gallipoli. Du 1er au 20 juillet, presque tous les bâtiments qui servirent à transporter les troupes françaises destinées à la Crimée présentèrent des atteintes de choléra pendant la traversée. L'épidémie sévit parmi ces troupes jusqu'en 1856 (2).

C'est à tort que, comme nous le verrons plus loin, Cazalas (3) a nié l'importation de la maladie en Orient et a fait jouer le principal rôle aux conditions hygiéniques défectueuses (usage prolongé et exclusif d'eaux souillées de matières organiques, miasmes paludéens, fatigues, privations), auxquelles étaient soumises les troupes pendant l'expédition si meurtrière de la Dobrutscha.

Vers la même époque, des épidémies de choléra furent signalées en France, à Paris, à Nancy (4), en Algérie (5) et au Maroc (6).

La maladie parut même s'acclimater dans quelques localités du Nord de l'Afrique, comme tend à le démontrer l'épidémie qui sévit en 1859 dans les camps de Ras-Monilhah et du Kiss

(1) Besnard, *Note sur l'épidémie de choléra qui a régné à Constantine en août, septembre et octobre* 1854 (*Rec. de mém. de méd. mil.*, 2e série, t. XVI, p. 217).

(2) Scrive, *Relation médicale de la campagne d'Orient*, 1857, p. 72 ; — Cheuu, *Rapport sur le service médico-chirurgical des ambulances de Crimée*, Paris, 1865 ; — Tellier, *le choléra à l'hôpital de Varna en octobre et novembre* 1854 (*Rec. de mém. de méd. mil.*, t. XVIII, 2e série p. 189).

(3) Cazalas, *Relation de l'épid. chol. dans la première division de l'armée d'Orient en juillet et en août* 1854 (*Rec. de mém. de méd. mil.*, 2e série, t. XV, p. 130).

(4) Chatelain, *Notice sur le choléra qui a régné dans la garnison de Nancy pendant le mois d'octobre* 1855 (*Rec. de mém. de méd. mil.*, t. XVIII, 2e série, p. 213).

(5) Philippe, *Epidémie de choléra à Batna* (*Gazette des hôpitaux*, 1856).

(6) Rolinger, *Note sur le choléra épidémique de Tanger en* 1855 (*Rec. de mém. de méd. mil.*, t. XVIII, p. 174).

(province d'Oran), consécutivement à un certain nombre d'atteintes observées dans la garnison d'Oran.

Au camp du Kiss, la mortalité causée par le choléra fut très élevée, puisque, sur un effectif de 15000 hommes, 3000 furent atteints ; la maladie fut à peu près localisée aux troupes du camp ; la population civile des villages environnants n'offrit que quelques faibles atteintes. L'année suivante, une petite épidémie de choléra fut observée par Lévi (1) parmi les habitants d'un petit village de la Kabylie ; sur 200 personnes, il y eut 28 cas, dont 23 furent mortels.

Épidémie de 1865. — Le choléra a fait une quatrième irruption en France en 1865 (2) ; les premiers cas apparurent à Marseille (23 juillet 1865) (3), d'où le fléau rayonna vers les villes de la région (Avignon, Toulon, Arles).

La maladie fut signalée à Paris le 22 septembre, et, de la capitale, elle gagna les départements voisins (Seine-et-Oise, Seine-et-Marne, Seine-Inférieure). Les localités les plus éprouvées furent Amiens, Lille, Roubaix, Valenciennes, Brest, Saint-Brieuc.

Comme dans les épidémies précédentes, de Marseille le choléra gagna le nord de l'Afrique (Algérie, Kabylie, Oasis, Maroc) (4).

Épidémie de 1873. — Le choléra pénétra une cinquième fois, en août 1873, en France, où il fut signalé d'abord au Havre, puis à Rouen, à Caen et à Fécamp. Il gagna Paris au commencement du mois de septembre, pendant lequel il donna lieu à 47 atteintes et à 25 décès dans la population civile (Delpech). De la capitale, il se répandit dans les départements environnants.

La statistique médicale de l'armée ne nous indique pas le nombre des atteintes, mais seulement le nombre des décès que détermina la maladie dans notre armée : sur les 99 soldats qui succombèrent, 32 appartenaient à la garnison de Paris ou aux localités environnantes. Du 29 août au 8 novembre 1873,

(1) Lévi, *Épidémie de choléra observée en 1860 au village kabyle de Rzaounia* (*Rec. de mém. de méd. mil.*, 2e série, t. IX, p. 293).

(2) Champouillon, *le Choléra en* 1865 (*Gaz. des hôpitaux*, 1865).

(3) Didiot, *le Choléra à Marseille en* 1865, Paris, 1866.

(4) Voy. : Vincent et Collardot, *le Choléra d'après neuf épidémies qui ont régné à Alger depuis* 1835 *jusqu'à* 1865, Paris, 1867 ; — J. Périer, *Rapport sur le choléra de* 1865 *dans la province d'Alger*, Alger, 1866.

l'hôpital du Val-de-Grâce reçut, en outre de 28 diarrhéiques considérés comme suspects, 33 malades atteints de symptômes cholériformes à un degré plus ou moins prononcé. Ces malades fournirent 6 décès: les 27 autres guérirent et se décomposèrent en 6 cas graves et 21 cas bénins (1).

Épidémie de 1884-85. — Enfin, le choléra a fait une sixième apparition en France pendant les années 1884-85.

La maladie fut signalée le 13 juin 1884, à Toulon, parmi les marins de la division, distante de 2 kilomètres de la ville proprement dite; et ce ne fut que sept jours après, le 20, que la population civile fut atteinte. La garnison, qui se composait du 61e d'infanterie, offrit ses premiers malades le 22 (3 cas); elle resta, grâce à l'éloignement des bataillons atteints et aux mesures hygiéniques qui furent prises, moins frappée que la population civile (26 cas, 11 décès) (Sedan).

La garnison de Marseille fut atteinte le 30 juin, quelques jours après la population civile, et fournit 54 cas et 14 décès, auxquels il faut ajouter 21 cas survenus sur des militaires étrangers à la garnison.

La maladie s'étendit ensuite aux garnisons d'Aix (5 cas et 3 décès), d'Arles (6 cas et 2 décès) et de Tarascon (1 cas mortel). Les troupes du XVe corps présentèrent 91 cas de choléra avec 31 décès.

Dans le XVIe corps, moins éprouvé pourtant que le XVe, le choléra sévit principalement dans la garnison de Carcassonne, où il apparut le 5 août, s'accompagna de plusieurs cas de diarrhée et frappa particulièrement le 17e dragons (25 cas et 8 décès, plus 71 entrées à l'hôpital pour diarrhée); la maladie apparut également dans les garnisons de Perpignan (100e de ligne, 12e de ligne), de Cette, de Lunel (9 cas avec 2 décès) et de Béziers.

Le choléra fut signalé en même temps dans plusieurs corps d'armée, où il ne donna lieu qu'à quelques atteintes; ainsi, les XVIIe et XVIIIe corps n'offrirent que deux cas isolés, l'un à Pamiers, l'autre à Bordeaux; tous deux furent mortels; dans le XIVe corps, il y eut 5 cas, dont un mortel, à Embrun; 10 cas et 8 décès à

(1) Voy. Kelsch, *le Choléra au Val-de-Grâce en 1873* (*Rec. de mém. de méd. mil.*, 1874, 3e série, t. XXX, p. 193).

Gap, plusieurs cas de cholérine dans la garnison de Lyon ; dans le IIe corps, il y en eut quelques-uns à Compiègne ; dans le Ier, 4 cas et 1 décès à Arras, 2 cas à Lille, 1 cas à Dunkerque, 4 à Douai et à Béthune ; dans le IVe corps, 5 cas sans décès, au Mans ; dans le Ve corps, beaucoup de diarrhées cholériformes à Orléans ; dans le VIIe, un cas à Belley ; dans le VIIIe, 2 cas à Dijon ; dans le XIe, un cas à Nantes.

C'est surtout parmi les troupes du gouvernement militaire de Paris que le choléra fit le plus de victimes ; c'est au mois de novembre 1884 qu'il fut signalé en même temps dans la garnison et dans la population civile de la capitale, c'est-à-dire quatre mois après son apparition dans le midi de la France. Fait intéressant et noté par L. Colin (1), la maladie éclata simultanément dans des casernes très éloignées les unes des autres : le premier malade, cavalier au 14e dragons, logé à la caserne Bonaparte (quai d'Orsay), fut atteint le 6 novembre. Durant la nuit suivante, deux nouveaux cas se manifestèrent en même temps, le premier chez un garde républicain de la caserne Napoléon, le second chez un soldat du 115e de ligne, de la caserne de Reuilly (faubourg Saint-Antoine). Le choléra ne pénétra que le 11 novembre dans les casernes du nord de Paris, où il sévit principalement sur les troupes de la caserne du Prince-Eugène.

La durée de l'épidémie dans la garnison de Paris fut comprise entre le 6 et le 29 novembre.

Le nombre des atteintes fut de 217, ainsi distinguées par L. Colin :

Cas complets (choléra)	63
Cas atténués (cholérine).	66
Diarrhées (plus ou moins suspectes) . . .	93

Soit une morbidité de 13 par 1000 hommes.

La mortalité fut représentée par 15 décès, soit 27 0/0 malades atteints de choléra et environ 1 0/0 de l'effectif de la garnison.

Toutes les grandes casernes de la capitale, sauf celle des Tournelles et presque toutes les petites, furent touchées par l'épidémie.

De France, le choléra fut importé le 4 août 1884 en Algérie et

(1) L. Colin, *le Choléra dans l'armée de Paris* (*Arch. de méd. milit.*, 1885, t. V, p. 285).

dans la garnison d'Oran par un militaire qui venait d'Avignon ; à Oran, l'épidémie, qui dura jusqu'en novembre, fournit 34 cas et 9 décès parmi les troupes ; puis elle s'étendit aux garnisons de Sidi-bel-Abbès (18 cas et 5 décès) et de Mascara (6 cas sans décès).

Le choléra épargna presque complètement les garnisons de la province de Constantine, où l'on signala pourtant des atteintes assez nombreuses (41 cas et 23 décès) survenues au lazaret du Fort Génois à Bône, à partir du 26 septembre, sur des militaires arrivant de France et à destination de la Tunisie.

La division de Tunisie resta indemne. Il en fut de même de la division d'Alger, où cependant deux bataillons de la légion étrangère, partis de Bel-Abbès, isolés à la Maison-Carrée, près d'Alger, fournirent 15 malades et 7 décès.

En résumé, pendant l'année 1884, l'armée française présenta 315 cas de choléra (235 en France et 80 en Algérie et en Tunisie), et 128 décès, dont 69 parmi les troupes de l'intérieur et 59 parmi les troupes d'Afrique (1).

L'année suivante, l'épidémie cholérique continua ses ravages, mais sous une forme plus atténuée, dans différentes garnisons de France et d'Algérie.

La maladie sévit principalement dans les XVe, XVIIe et XVIIIe corps d'armée, ainsi qu'en Algérie. La Tunisie resta encore complètement indemne.

Le premier cas de choléra enregistré à l'hôpital de Marseille fut celui d'un chauffeur arrivant du Tonkin sur l'*Amazone*, et qui succomba le 25 juillet, peu d'heures après son entrée.

Le choléra sévissait depuis environ quinze jours sur la population civile de Marseille, quand, le 31 juillet, 4 soldats du 40e de ligne furent atteints à peu près en même temps. Ce régiment fournit 11 cas, dont 7 mortels.

Les différents corps de la garnison de Marseille payèrent ensuite leur tribut à l'épidémie, qui cessa le 24 août parmi les troupes, alors qu'elle continua à sévir dans la population civile.

Le 11 septembre, il y eut une deuxième poussée épidémique,

(1) Voy. *Statistique médicale de l'armée en 1884. Rapport*, Paris, 1887, p. 29.

puis le 23 une troisième, alors que 5 cas de choléra furent constatés parmi les 53 hommes débarqués de l'*Irauaddy* et entrés à l'hôpital pour des affections diverses ; ces cas furent suivis de l'apparition de quelques atteintes dans la garnison (40e de ligne, 1er hussards, 7e bataillon de chasseurs à pied).

Le 8 août, le choléra apparut dans la garnison de Toulon, qui, jusqu'au 8 octobre, fournit 39 cas et 4 décès ; dans celle de Nice (épargnée en 1884) et principalement au 111e de ligne (16 cas dont 4 mortels), enfin, parmi les troupes de Nîmes, d'Avignon et de Pont-Saint-Esprit.

La même année, quelques cas de choléra confirmé furent signalés parmi les troupes du XIIIe corps, dans la 32e division d'infanterie, qui faisait des manœuvres à proximité de la frontière d'Espagne. L'apparition de la maladie fut attribuée à l'arrivée parmi ces troupes de réservistes du 15e de ligne ayant séjourné à Carcassonne, où régnait le choléra avant leur départ pour les manœuvres ; ce départ avait eu lieu le 5 septembre. Le 8 et le 9 septembre, il y eut 4 cas mortels ; puis, les jours suivants, quelques cas de choléra furent signalés dans d'autres corps (15e de ligne, 9e d'artillerie). La maladie s'étendit à d'autres garnisons du XVIe (Montpellier, Cette) et du XVIIe corps (8 cas et 6 décès).

Le choléra fut encore importé de France en Algérie ; il fit son apparition le 14 octobre à Alger, sur un brigadier du 6e dragons, venant de Joigny et débarqué le jour même d'un bateau parti de Port-Vendres. Ce malade séjourna malheureusement quelques heures dans un cabinet d'isolement de l'hôpital du Dey (du 14 au 15 octobre) ; il fut le point de départ d'une petite épidémie, qui se développa dans cet établissement. Dans la nuit du 17 au 18 octobre, un malade fut atteint de choléra ; 6 autres furent frappés la semaine suivante, puis 3 autres du 1er au 11 novembre. Il y eut en totalité 11 malades, dont 8 succombèrent.

Le choléra fut signalé également dans les garnisons de Dellys (6 cas, 2 décès), d'Oran (2 cas) et de Sidi-bel-Abbès (68 cas, 32 décès) (1).

(1) Voy. *Statistique méd. de l'armée en* 1885, Paris, 1888, *Rapport*, p. 29.

Depuis 1885, une petite épidémie cholérique a eu lieu cette année dans la banlieue de Paris, mais on ignore absolument d'où le choléra a pu venir, et on a supposé avec un certain fondement qu'il aurait été occasionné par une reviviscence des germes de l'épidémie de 1884.

Dans les épidémies de choléra, l'armée est quelquefois épargnée, comme on l'a vu en 1830 dans certaines villes d'Allemagne ; ainsi, à Berlin, dont la garnison, qui s'élevait à 12000 hommes, ne fournit que 35 malades, et à Breslau où, sur 4000 hommes, il n'y eut que 30 cas (Scoutetenn).

Dans d'autres épidémies, au contraire, l'armée a été plus éprouvée que la population civile ; c'est ce qui a été noté pour le département de la Seine, dans plusieurs épidémies, comme l'indiquent les chiffres suivants, représentant la proportion des décès cholériques :

ANNÉES	POPULATION CIVILE pour 1000 hab.	ARMÉE pour 1000 hom.
1832	21.8	53.7
1849	16.9	67.5
1853-59	7.9	21.6

Dans l'épidémie de Toulon de 1854, la mortalité cholérique fut un peu plus élevée dans la population civile (47,0 p. 1000) que dans l'armée (45,5 p. 1000).

Pendant l'épidémie qui eut lieu à Paris en 1884, alors que dans la population civile, sur 10000 célibataires du sexe masculin, âgés de vingt à trente-cinq ans, et comme tels plus particulièrement comparables aux soldats, il en est mort 13, la léthalité dans l'armée de Paris, n'a été que de 10 sur 10000 hommes (L. Colin).

Le choléra a présenté dans certaines épidémies une tendance à sévir particulièrement parmi les militaires détachés de leurs corps et appelés par leurs fonctions à être en rapport avec la population civile. Ainsi, pendant l'épidémie qui eut lieu à Paris en 1884, le régiment de sapeurs-pompiers, qui desservait de nombreux petits postes disséminés dans la capitale, a fourni, proportionnellement à son effectif, un nombre d'atteintes (21 cas de choléra confirmé et 27 cas de diarrhée) beaucoup supérieur à celui qui a été présenté par les autres troupes de la garnison (L. Colin).

Les épidémies de choléra qui ont été signalées en France et en Europe sont loin d'avoir offert la même gravité que celles qui ont été observées pendant la première moitié du XIXe siècle.

L. Colin a appelé l'attention sur la diminution qu'a présentée le nombre des décès cholériques dans la garnison de Paris, depuis la première épidémie de choléra qui a atteint la France, fait qui ressort des chiffres suivants :

1832.	837	décès
1849.	1240	—
1853-54.	686	—
1865-66.	305	—
1873.	32	—
1884.	17	—

Il est probable que les mesures actuellement prises pour combattre l'activité des germes cholériques n'ont point été étrangères à cet heureux résultat.

B. — Étiologie.

On sait que le choléra constitue une maladie infectieuse, transmissible, et importable de l'Inde, son foyer originel, et où il règne à l'état endémique, principalement dans les localités humides et marécageuses.

L'importation se fait habituellement par les malades ; les matières fécales paraissent constituer le principal agent de transmission ; il en est de même de l'eau de boisson, qui peut être infectée par les selles et par le linge provenant des malades (Koch, Brouardel). C'est sur les grandes voies de communication que l'on peut suivre la marche progressive du mal ; les villes qui y sont le plus exposées sont précisément celles qui sont situées sur ces voies de communication.

On trouve un grand nombre d'exemples, dans lesquels l'importation du choléra dans des pays ou dans des localités jusque-là indemnes a été faite par des troupes.

« Dès le début de l'épidémie de 1847, Jameron signala l'influence des mouvements militaires sur la propagation du choléra. L'armée du marquis de Hastings, frappée cruellement à Bunderland, répandit la maladie sur sa route.

« En 1823, le choléra sévit avec tant d'intensité en Mésopotamie sur les armées persane et turque, qu'elles furent contraintes de mettre fin aux opérations de la guerre. Pendant que les Persans victorieux introduisaient la maladie en Perse, les Turcs l'importaient dans la Turquie d'Europe. En 1831, ils la transportèrent en Pologne.

« Les recrues de l'armée de don Pedro transmirent le choléra en Portugal, en 1833; en 1849, les troupes autrichiennes, venues des régions infectées, importèrent le choléra dans le Tyrol et la haute Italie, tandis que les troupes françaises, qui s'étaient embarquées à Marseille, alors épargnée par l'épidémie, jouirent à Rome d'une immunité complète.

« En 1837, le 12e régiment de ligne, parti de France en proie au choléra, répandit la maladie tout le long de sa route, de Bône à Medjez-Amar et à Constantine.

« Enfin, dans la dernière épidémie de choléra en Amérique, c'est par les recrues, parties de New-York, qu'on a pu suivre la propagation successive de l'épidémie, de cette localité jusqu'à douze milles du Pacifique (1). »

Le choléra peut être transporté à de longues distances par les vaisseaux. En 1834, l'arrivée à Toulon de la frégate *la Melpomène*, qui était partie de Lisbonne avec un certain nombre de militaires atteints de cette maladie, fut le point de départ d'une épidémie cholérique. L'équipage fut isolé dans un lazaret, mais cinq personnes, qui furent envoyées dans l'établissement pour soigner les malades, succombèrent, la première au bout de vingt-quatre heures, les autres les jours suivants (Guyon) (2). La même année, des militaires, arrivés de France et atteints de choléra, furent dirigés sur l'hôpital du Dey, à Alger; ce fut cet établissement qui fut le premier atteint (Vincent et Collardot); il

(1) Voy. L. Laveran, *loc. cit.*, p. 791.

(2) Guyon, *Sur la Transmission du choléra à bord de la frégate « la Melpomène » et dans le lazaret de Toulon en 1833.*

en fut de même à Oran, parmi les détenus qui furent employés à décharger les navires venus de France.

Le 5 juillet 1854, un vapeur venant de Marseille, où régnait le choléra, et qui avait perdu 12 cholériques pendant la traversée, débarqua 40 malades à Gallipoli. Mais, comme l'a démontré Scrive, un premier cas de choléra avait été observé dans cette localité, dès le 3 juillet, sur un homme du 42e d'infanterie, régiment qui avait présenté quelques cas de cholérine avant son départ de France et qui avait été probablement infecté pendant son séjour à Toulon.

L'épidémie cholérique qui sévit parmi les troupes qui prirent part à l'expédition de la Dobrutscha eut certainement l'importation pour origine ; la colonne, partie de Varna le 21 juillet, offrait 5 cas de la maladie dès le lendemain de son départ.

Dans quelques localités, le germe cholérique trouve certaines conditions favorables à son activité ; ces localités sont généralement humides et marécageuses, situées au bord des cours d'eau, sur les rivages de la mer et exposées à des conditions hygiéniques défectueuses.

La composition géologique du sol ne paraît pas avoir l'influence qu'on lui a si libéralement accordée. Il faut plutôt tenir compte de l'altitude et de la nature plus ou moins compacte du terrain.

Le rôle attribué par Pettenkoffer à la hauteur de la nappe d'eau souterraine, dont l'abaissement coïnciderait avec une augmentation de la maladie, semble confirmé par les récentes expériences de Hueppe.

L'influence de l'encombrement sur le germe de la maladie paraît certaine, comme tendent à le démontrer les observations de Fodor (1).

Pendant longtemps, le choléra n'a pas été considéré comme une maladie contagieuse. Les auteurs s'appuyaient, pour défendre cette opinion, sur certains faits observés dans quelques épidémies et qui ne paraissaient pas favorables à la transmission de la maladie par contact. On invoquait, par exemple, l'immunité

(1) Fodor, *Arch. f. Hyg.*, t. II, p. 257.

qu'avaient présentée les infirmiers au Caire, à Mansourah et à Damiette en 1831 (Clot-Bey). Mais on laissait de côté d'autres faits contradictoires et qui étaient favorables à la contagiosité de la maladie. Ainsi, beaucoup de médecins avaient été atteints et même avaient succombé pendant l'épidémie cholérique de Madras en 1818 (Graves); il en avait été de même à Moscou (Janichen) et à Dublin (Graves) en 1830.

A Toulon, en 1832, sur 35 personnes qui donnaient leurs soins aux cholériques, 10 furent frappées et 5 succombèrent. Pendant l'épidémie qui eut lieu en 1829 dans la même localité, la mortalité des infirmiers fut représentée par 51 décès sur 179 (près de 1 décès sur 3), alors que la proportion des décès parmi les troupes de la garnison ne fut que de 1 sur 15 de l'effectif.

En 1835, 30 médecins et pharmaciens militaires, employés à l'hôpital du Dey, à Alger, furent atteints de choléra et 12 succombèrent. En 1859, à Oran, sur 6000 hommes de la garnison ayant fourni 115 décès cholériques, les infirmiers militaires comptèrent seuls pour 12 décès.

Parmi les médecins militaires qui ont soutenu jusque dans ces dernières années la non-transmissibilité du choléra, il faut citer Cazalas (1), dont l'opinion a été combattue victorieusement par J. Worms (2).

Les dernières épidémies cholériques ont confirmé, du reste, la justesse des observations accumulées par les auteurs dans les épidémies antérieures, pour démontrer la contagion de la maladie.

Il résulte, en effet, de l'examen de la statistique médicale, qu'en 1865 la mortalité par choléra fut beaucoup plus élevée parmi les infirmiers militaires (8 pour 1000 hommes) que parmi les autres corps de troupes (1,66 pour 1000 hommes.)

En 1866, à l'hôpital du Dey, à Alger, sur 63 cas de choléra, 23 furent fournis par le personnel attaché à l'établissement, et, parmi ces malades, il y avait 9 sœurs employées dans les salles (3).

Les recherches bactériologiques modernes ont confirmé l'opi-

(1) Cazalas, *Examen de la question relative à la contagion et à la non-contagion du choléra* (*Bulletin de l'Acad. de méd.*, 1865-66, t. XXXI).

(2) Worms, *Contagion et non-contagion du choléra* (*Gazette des hôpitaux*, 6 juin 1867).

(3) Voy. J. Périer, *Rapport sur le choléra de* 1865, Alger, 1866.

nion admise par la plupart des médecins de notre époque, relative à la contagion du choléra. Ces recherches, commencées en 1883, ont démontré la présence d'un microbe particulier (*bacile virgule de Koch*) dans les selles des malades qui succombent à une attaque de choléra foudroyant (Cornil et Babès, Straus et Roux). Ce bacille vit peu de temps (au maximum 4 jours), dans les matières fécales (Uffelmann). Il peut persister assez longtemps dans le sol, dans l'eau de boisson, surtout dans les eaux stagnantes et chargées de matières organiques (Straus et Dubarry). Il peut supporter pendant plusieurs jours une température de 40°, mais est tué au bout de quelques jours d'exposition à 50°.

Il est probable que certaines substances solubles toxiques sont secrétées par ce microbe et que ce sont elles qui donnent lieu aux principaux symptômes qui apparaissent dans cette maladie (Gamaléia); mais cette question n'est malheureusement pas encore résolue (1).

C. — Étude clinique.

A l'exemple de L. Laveran, nous distinguerons trois périodes dans le choléra : *période prodromique ; période algide ; période de réaction phlegmorrhagique.*

1re *Période.* — L'incubation de la maladie paraît assez variable; les opinions des auteurs varient à ce sujet : 12 à 24 heures (Delbruch), 2 à 3 jours au moins (Cazalas), 8 à 15 jours et même exceptionnellement 3 à 4 semaines (Pettenkoffer). Cependant la Conférence de Constantinople a conclu de ses recherches que cette période ne dépassait pas quelques jours.

Sur les 1511 militaires qui avaient été soumis en 1866 à la quarantaine à Alger, 20 furent atteints du choléra :

1 le 6e jour après le départ de Marseille.
1 le 7e — — —
1 le 9e — — —
2 le 14e — — —
1 le 15e — — —

(1) Voy. F. Widal, art. Choléra, *du Traité de médecine de Charcot et Bouchard*, t. I, p. 906.

2 le 17e jour après le départ de Marseille
2 le 18e — — —
1 le 20e — — —
2 le 26e — — —
1 le 29e — — —
1 le 37e — — —
1 le 40e — — —
1 le 41e — — —

Soit, en moyenne, 19 jours après le départ de Marseille (L. Laveran) (1).

La période prodromique est caractérisée par de la diarrhée, qui a reçu le nom de *diarrhée prémonitoire*, avec coliques, évacuations abondantes, fécaloïdes d'abord, puis séreuses et bilieuses, sans ténesme. Les malades éprouvent de la fatigue, de l'abattement, avec brisure des membres inférieurs, parfois des vertiges et des frissons. Cette diarrhée prémonitoire se rencontre dans les deux tiers des cas (Guérin) (2). Elle constitue chez beaucoup de malades une forme atténuée du choléra; comme les selles renferment le germe spécifique, on comprend qu'elles puissent aider très activement à la dissémination de la maladie.

Cette période prodromique peut manquer dans certains cas; alors le choléra débute d'emblée par les symptômes de la seconde période.

2e *Période.* — Le passage de la maladie à cette période est caractérisé par des selles nombreuses, augmentant de fréquence (de 12 à 15 par jour), séro-bilieuses, non sanguinolentes, et par des vomissements survenant habituellement par secousses, sans efforts et sans nausées, d'abord constitués par des matières séreuses et séro-bilieuses ; la langue est rouge à la pointe et sur les bords, épaissie, hérissée de papilles hypertrophiées, ou couverte d'un enduit épais et limoneux à la surface; la soif est vive, l'abdomen est excavé et offre un peu de sensibilité au creux épigastrique, sans hypertrophie de la rate ni du foie.

Le pouls est d'une petitesse extrême, très fréquent (de 90

(1) *Loc. cit.*, p. 303.
(2) Guérin, *Gazette médicale*, 5 avril 1832.

à 130); il y a un affaiblissement sensible des bruits du cœur.

La température périphérique subit un abaissement notable : le thermomètre dans l'aisselle marque seulement 35° et même 34°. L'urine, secrétée en faible quantité, est acide, tantôt claire, tantôt jaune plus ou moins foncé, constamment albumineuse, abandonnant sous l'influence du repos un précipité organique abondant, constitué par de l'épithélium rénal granuleux ou granulo-graisseux désagrégé, des cylindres hyalins, des granulations moléculaires ou graisseuses libres, de rares corpuscules sanguins, de l'épithélium vésical, des corpuscules de mucus et enfin des cristaux d'acide urique et d'urates (Kelsch) (1).

Ces altérations ont été constatées par cet auteur dès le premier jour de l'attaque et même au bout de quelques heures, bien qu'elles aient été considérées par divers observateurs (Guterbock, Bull, Lebert) comme ne survenant que consécutivement à la période suivante.

3e *Période.* — Cette période est caractérisée par l'aggravation des différents symptômes. Le refroidissement continue, la température des pieds et des mains descend de dix ou de douze degrés au-dessous de la normale, alors que la température centrale reste assez élevée. Une teinte bleuâtre apparaît sur les extrémités et s'étend rapidement à toute la surface du corps ; les ongles noircissent, des marbrures noirâtres se manifestent sur les membrés.

On observe, en même temps, de la céphalalgie, de l'affaiblissement, de la somnolence qui augmente progressivement, puis de la prostration, du délire ; quelquefois, le malade pousse des gémissements prolongés et s'agite dans son lit, les yeux à demi clos, convulsés en haut, les conjonctives injectées, d'une teinte bleu sombre ; la respiration est profonde, irrégulière, rare (11 par minute), les lèvres et les dents sont couvertes de fuliginosités.

Les vomissements cessent, les selles deviennent plus rares, involontaires, féculentes et bilieuses, les narines sont pulvérulentes ; la respiration est de plus en plus pénible. La mort survient dans les trois quarts des cas.

(1) Kelsch, *le Choléra au Val-de-Grâce en 1873* (*Recueil de mém. de méd. mil.*, 1874, 3e série, t. XXX, p. 200).

Quand le malade ne succombe pas, on constate chez lui des symptômes d'amélioration ; les extrémités deviennent plus chaudes, la température s'élève même au-dessus de la normale, la cyanose diminue et disparaît, le pouls augmente de force. Survient une diarrhée abondante ; au bout de quelques jours (12 à 15), le cholérique entre en convalescence.

Dans certains cas, cette réaction peut être irrégulière, soit qu'elle ait lieu incomplètement et que les malades, après avoir offert une légère amélioration, retombent dans l'état algide, soit qu'au contraire, elle soit exagérée et s'accompagne d'hyperthermie et d'accidents nerveux, avec tendance à l'adynamie et au typhisme (1).

Les formes légères (*cholérines*) de la maladie sont caractérisées simplement par de la diarrhée, des vomissements et quelques crampes ; exceptionnellement dans nos pays, la mort survient, au bout de quelques heures (*choléra foudroyant*) ; enfin, chez certains malades, les évacuations alvines font complètement défaut (*choléra sec*).

L. Colin (2) a classé de la façon suivante les atteintes de choléra qui ont eu lieu, en 1884, parmi les troupes de la garnison de Paris.

1° Diarrhées habituellement accompagnées de quelques autres symptômes, révélant l'influence épidémique (vomissements, endolorissement musculaire, crampes légères, refroidissement, etc.) ;

2° Cas atténués (cholérine) ;

3° Cas complets (choléra confirmé).

Il est toujours utile de faire cette distinction dans l'étude des épidémies cholériques qui sévissent dans l'armée, toutes les fois qu'on veut déterminer le degré de gravité et la mortalité de la maladie.

D. — Prophylaxie.

Les mesures prophylactiques recommandées pour combattre le choléra ont naturellement pour but : 1° d'empêcher l'importation de la maladie ; 2° d'éloigner et d'éviter toutes les conditions

(1) Worms, *Note sur la période de réaction consécutive à l'accès de choléra épidémique* (*Recueil de mém. de méd. mil.*, 1886, 3e série, t. XVI, p. 369).

(2) L. Colin, *l'Épidémie de choléra de l'armée de Paris en 1884* (*Arch. de méd. mil.*, 1885, t. V, p. 285.

favorables au développement et à la dissémination du germe cholérique, quand on n'aura pas pu s'opposer à son importation.

Les moyens par lesquels on cherche à s'opposer à l'importation du fléau indien dans notre pays sont du domaine de l'hygiène internationale ; le lecteur pourra se reporter pour cette étude à l'ouvrage de Proust(1) et au mémoire dans lequel Charrin et Netter (2) ont indiqué les dispositions adoptées, sur leur proposition, par le gouvernement français, en 1890, contre le choléra qui menaçait notre frontière espagnole.

Quant aux mesures prises dans l'armée pour préserver les troupes du fléau cholérique, quand celui-ci a été importé dans une ville de garnison et a offert quelques cas soit parmi les habitants soit parmi les corps de troupes, elles ont été l'objet de plusieurs instructions du Comité technique de santé ; la plus complète est celle du 20 juillet 1883.

Cette instruction énumère les circonstances qui peuvent favoriser parmi les soldats la propagation et l'extension du choléra ; elle indique les mesures prises en temps ordinaire dans les casernes et dans les établissements militaires pour assurer la propreté et la désinfection des locaux, l'enlèvement des immondices, et rappelle l'influence défavorable exercée sur les hommes, en temps d'épidémie cholérique, par l'intempérance, l'ivrognerie, l'exposition au froid et à l'humidité, l'excès de fatigue et le surmenage, l'usage des aliments aqueux, des conserves et des salaisons.

Les mesures suivantes ont été proposées en 1884 par M. le médecin inspecteur général Léon Colin à M. le gouverneur militaire de Paris, en prévision de l'explosion possible du choléra parmi les troupes de la garnison de la capitale :

Renvoi dans leurs foyers des hommes fatigués ou malingres ;

Diminution des fatigues imposées aux militaires et des exercices qui nécessitent des concentrations de troupes ;

Suspension de tout travail de dix à deux heures de l'après-midi ;

Exclusion des légumes aqueux ou crus du régime alimentaire ;

(1) Proust, *Traité d'hygiène*, Paris, 1881.
(2) Charrin et Netter, *Annales d'hygiène et de méd. lég.*, septembre 1890.

Interdiction du pantalon de coutil et distribution de ceintures de flanelle ;

Distribution aux infirmeries régimentaires de désinfectants (sulfate de cuivre, chlorure de zinc).

L'explosion de la maladie à Paris, au commencement du mois de novembre, devint l'occasion de nouvelles prescriptions, qui furent les suivantes :

Suppression des distributions de biscuit et de lard, interdiction de la viande de charcuterie dans les cantines ;

Allocation d'une ration de chauffage pour faire bouillir chaque soir l'eau destinée à la consommation du lendemain ;

Port obligatoire de la ceinture de flanelle ;

Réduction des heures de faction ;

Évacuation et désinfection immédiate par l'acide sulfureux des chambres où se manifestaient des cas de choléra ;

Administration des secours aux malades le plus tôt possible ; notification à l'autorité militaire de tout cas confirmé ou même suspect ; multiplication des visites médicales, ordre donné aux sous-officiers de signaler tout cas de maladie ou même d'indisposition parmi les militaires sous leurs ordres ;

Transport immédiat à l'hôpital de tout homme atteint par la maladie, en assurant tous les moyens de caléfaction nécessaires (couvertures, briques chaudes, bouillottes) ;

Désinfection des voitures de transport avant de sortir de l'hôpital et dès leur entrée dans les casernes.

Ces prescriptions étaient, du reste, réglementaires, puisqu'elles figurent dans l'Instruction du 20 juillet 1883, avec les suivantes :

« Article 51. — Dès que quelque cas de choléra se sera manifesté dans un corps de troupes, dans un hôpital militaire ou dans la population civile, les médecins militaires doivent en donner immédiatement un avis aussi détaillé que possible au Directeur du service de santé du corps d'armée, pour qu'il propose, s'il y a lieu, les mesures préventives que les circonstances exigeront.

« Article 24. — Le choléra présente des chances de guérison d'autant plus grandes que la maladie est traitée à une époque plus rapprochée de son début ; comme elle est généralement précédée de symptômes précurseurs, il est donc facile de prendre en temps opportun les dispositions nécessaires pour combattre les premières atteintes et procurer aux malades les premiers secours.

« Un service de garde doit être organisé, de façon à ce qu'un médecin militaire soit toujours prêt, le jour et la nuit, à se rendre promptement auprès des hommes chez lesquels la maladie se serait déclarée.

« Il faut installer dans chaque caserne un local dépendant de l'infirmerie ou situé dans un bâtiment isolé du quartier, suffisamment vaste et salubre, convenablement chauffé, pourvu des divers objets (chemises de laine, brosses, morceaux de flanelle pour frictions, cruchons) et des médicaments nécessaires pour les premiers secours.

« Les visites des médecins des corps de troupes doivent avoir lieu au moins deux fois par jour dans toutes les casernes.

« Les diarrhées suspectes pourront être traitées à la caserne dans une salle spéciale.

« Si la diarhée persiste, s'aggrave ou se manifeste dès le début avec intensité ; si elle occasionne quinze à vingt selles par jour, si les selles sont blanches, riziformes, s'il y a des vomissements et des crampes, il faut envoyer immédiatement le malade à l'hôpital. »

Contre la diarrhée simple, la meilleure médication consiste à faire boire très modérément, à administrer le premier jour, en deux fois, à deux heures d'intervalle, une potion contenant 15 à 20 gouttes de laudanum de Sydenham dans 90 grammes de véhicule ; on prescrit également des lavements avec 6 à 15 gouttes du même laudanum, répétés au besoin deux, trois ou quatre fois le même jour. Le second jour, on peut diminuer le laudanum à l'intérieur, en supprimer l'administration en lavement et y substituer l'extrait de ratanhia, à la dose de 6 à 12 grammes par lavement.

Quelquefois l'invasion du choléra peut être brusque et foudroyante ; dans ces cas, le malade doit être traité immédiatement au quartier, et il ne faut point songer à le porter à l'hôpital. On cherchera à le réchauffer, à rétablir la circulation et à réprimer les vomissements et la diarrhée par les moyens suivants : administration modérée de boissons chaudes (infusions de camomille, de sauge, de mélisse), cruchons d'eau chaude aux pieds, frictions avec de la flanelle imprégnée d'alcool, d'eau-de-vie ou d'huile camphrée, usage interne de l'acétate d'ammoniaque (10 à 30 grammes par jour), avec ou sans addition de laudanum.

Quand la réaction est ainsi obtenue, on peut diriger le malade sur un hôpital. Dans ce cas, le transport s'effectue en voiture ou sur un brancard couvert, le malade ayant été d'abord enveloppé de couvertures de laine, sous lesquelles sont placés des cruchons pleins d'eau chaude ou des briques chauffées, particulièrement auprès des membres inférieurs et de la colonne vertébrale. Une fois à l'hôpital, on le couchera dans un lit préalablement chauffé et on continuera l'emploi des moyens destinés à maintenir la réaction.

Le choléra étant une maladie nettement contagieuse, il faudra surveiller avec la plus grande attention l'exécution des mesures prises pour assurer l'isolement aussi rigoureux que possible des cholériques dans les hôpitaux et empêcher toute communication de ces malades avec le dehors. Il faudra également assurer, aussi complètement et aussi promptement que possible, la désinfection de tous les objets qui ont été en rapport avec le malade ou avec les personnes qui l'entourent (linges souillés, déjections, lavage des mains et de la figure) au moyen de solutions fortes ou de solutions faibles de sulfate de cuivre (Dujardin-Beaumetz) (1), la désinfection des locaux contaminés à l'aide de l'acide sulfureux et des objets de literie et du linge au moyen de l'étuve à vapeur.

Les voitures spéciales employées au transport des cholériques seront également désinfectées chaque fois qu'elles auront été employées.

(1) Dujardin-Beaumetz, *Rapport sur les mesures à prendre en cas d'épidémie cholérique* (Conseil d'hygiène et de salubrité de la Seine, 18 juillet 1890).

LIVRE III

AUTRES MALADIES GÉNÉRALES

Il est difficile de déterminer exactement à quelles affections correspond cet ensemble d'états morbides, qui figure depuis 1888 sur les tableaux numériques de la statistique médicale sous la dénomination vague d'*autres maladies générales*, et qui constitue une cause assez fréquente d'entrées à l'hôpital, ainsi que l'indiquent les chiffres suivants, correspondant à ces trois dernières années :

ANNÉES	JANVIER	FÉVRIER	MARS	AVRIL	MAI	JUIN	JUILLET	AOUT	SEPTEMBRE	OCTOBRE	NOVEMBRE	DÉCEMBRE	TOTAUX
1888	509	464	514	506	531	621	712	748	614	469	441	408	6537
1889	544	509	991	571	734	750	934	916	841	571	456	771	8196
1890	459	456	418	531	676	683	938	1139	828	529	448	614	7842
TOTAUX	1512	1429	1654	1608	1901	2054	2584	2803	2283	1569	1345	1893	22575

Il est probable que dans ce groupe si peu défini de la nomenclature sont comprises plusieurs maladies (*embarras gastriques avec fièvre, fièvres continues*), qui relèvent de causes infectieuses et spécifiques.

On y voit figurer également certains états morbides, qui, tout en s'accompagnant de symptômes généraux et d'altérations organiques envahissant l'ensemble de l'économie animale, ne peuvent être considérées comme de nature infectieuse, mais dont l'étiologie paraît se rattacher particulièrement à des conditions dyscrasiques, dystrophiques ou diathésiques.

Ces maladies sont représentées dans l'armée par le *rhuma-*

tisme, la *scrofulose*, le *cancer*, la *faiblesse de constitution* et l'*anémie*, la *leucémie*, le *purpura*, le *scorbut*, l'*alcoolisme*, *certaines intoxications accidentelles*, etc.

La plupart s'observent, du reste, assez rarement parmi les soldats ; ce qui s'explique facilement, puisque, parmi ces affections, les unes constituent presque toujours, par suite de leur ténacité et de leur gravité, une cause suffisante d'exemption du service militaire ; les autres ne sont guère observées qu'à un âge assez avancé et ne surviennent qu'exceptionnellement pendant la période de la vie correspondant à la durée de ce service.

Parmi ces maladies générales, il n'y en a guère que trois qui méritent d'être signalées comme intervenant habituellement dans la morbidité militaire : ce sont le *rhumatisme*, le *scorbut* et l'*alcoolisme*. Dans le tableau suivant, j'ai relevé le nombre d'entrées à l'hôpital, occasionnées en 1889 par chacune de ces affections :

MALADIES GÉNÉRALES	JANVIER	FÉVRIER	MARS	AVRIL	MAI	JUIN	JUILLET	AOUT	SEPTEMBRE	OCTOBRE	NOVEMBRE	DÉCEMBRE	TOTAUX
Rhumatisme. .	1042	930	1041	820	813	651	428	358	290	219	248	513	7353
Scorbut . . .	»	2	12	4	3	1	3	1	»	»	»	»	26
Alcoolisme .	7	2	7	4	6	8	6	7	9	5	3	5	69
TOTAUX. .	1049	934	1060	828	822	660	437	366	299	224	251	518	7448

Seul le *rhumatisme* s'observe donc assez fréquemment parmi les soldats, les deux autres ne déterminant plus actuellement qu'un nombre très restreint d'admissions dans les hôpitaux.

Le nombre de décès occasionnés par ce groupe de maladies pendant ces trois bernières années, 1888, 1889 et 1890, est représenté dans le tableau suivant :

MALADIES GÉNÉRALES	1888	1889	1890
Rhumatisme.	26	30	18
Diabète.	»	6	1
Cancer.	12	13	1
Anémie	6	5	9
Leucémie	2	1	4
Purpura	»	2	3
Alcoolisme { aigu	3	1	2
Alcoolisme { chronique	7	2	5
Intoxication par le plomb. les viandes altérées, les champignons, etc.	2	3	2
	58	63	45

Alors qu'elles interviennent très faiblement dans la mortalité générale, ces affections constituent dans l'armée une cause assez fréquente d'éliminations par réforme, non activité, retraite; comme l'indique le tableau suivant, correspondant à la même période triennale 1888-89-90 :

MALADIES	1888	1889	1890	TOTAL
Scrofule	74	77	69	220
Rhumatisme chronique	123	119	127	369
Diabète.	17	10	13	40
Cancer.	3	2	»	5
Faiblesse de constitution, anémie	262	278	359	899
Alcoolisme.	10	5	3	18
Intoxication saturnine	2	1	3	6
	491	512	574	1577

Certaines de ces maladies générales, telles que le *diabète*, le *cancer*, le *purpura*, ne prêtant à aucune considération théorique et pratique spéciale à la pathologie du soldat, nous renverrons le lecteur, pour leur étude, aux traités généraux de pathologie et de clinique médicales.

L'étude des principales manifestations de la *scrofulose* chez le soldat, ayant trouvé sa place naturelle dans le chapitre consacré à la *tuberculose*, nous n'avons pas à revenir ici sur un sujet qui nous paraît avoir été traité antérieurement avec des développements suffisants. Nous nous occuperons du *scorbut* et de l'*alcoolisme* dans le chapitre consacré aux *maladies alimentaires*. Nous étudierons seulement dans ce livre le *rhumatisme* et la *faiblesse de constitution*.

CHAPITRE PREMIER

LE RHUMATISME

On sait que le rhumatisme comprend un certain nombre d'états morbides distincts les uns des autres, bien que reliés entre eux au point de vue pathogénique et clinique, et dont les principaux sont les suivants :

1° Le *rhumatisme articulaire aigu ;*

2° Le *rhumatisme articulaire chronique;*

3° Le *rhumatisme secondaire*, qui survient comme complication d'un grand nombre de maladies, telles que la *blennorrhagie*, la *scarlatine*, la *dysenterie*, la *fièvre typhoïde*, etc.

C'est sous la première forme que se manifestent la plupart des cas de rhumatisme qu'on observe parmi les soldats; la seconde forme est rare dans les corps de troupes, puisqu'elle entraîne presque toujours l'élimination des hommes qui en sont atteints.

Quant à la troisième forme, elle apparaît d'autant plus communément dans les hôpitaux militaires que les maladies infectieuses, qui la provoquent habituellement, ne sont pas rares parmi les soldats.

A. — Fréquence et gravité dans l'armée.

Les affections rhumatismales qui s'observent dans l'armée sont traitées soit à l'infirmerie (formes légères), soit à l'hôpital (formes moyennes et graves).

Il est impossible de déterminer, d'après la statistique médicale de l'armée, la proportion des entrées pour rhumatisme dans les infirmeries, cette statistique englobant sous la dénomination de *maladies du système locomoteur*, indépendamment des affections rhumatismales, différentes lésions articulaires et musculaires, souvent de cause traumatique.

Mais cette détermination est possible pour les cas de rhumatisme traités dans les hôpitaux. Les chiffres suivants, correspondant à une série de plusieurs années, indiquent le nombre d'entrées à l'hôpital causées par cette affection :

1880. . . .	5312	1884. . . .	5526	1888. . . .	6511
1881. . . .	6394	1885. . . .	6266	1889. . . .	6312
1882. . . .	7352	1886. . . .	6087	1890. . . .	7353
1883. . . .	5526	1887. . . .	6088		

La proportion moyenne et annuelle des rhumatisants dans l'armée à l'intérieur est d'environ 20 pour 1000 hommes présents.

La mortalité par rhumatisme a été représentée en 1888 par 26 décès, en 1889 par 30, et en 1890 par 18.

Cette mortalité est donc assez faible, puisqu'elle ne dépasse guère annuellement 0,6 décès pour 1000 hommes présents ; il en est de même du chiffre des radiations par réforme pour rhumatisme, qui n'est que de 0,3 pour 1000 hommes (1888).

Le rhumatisme paraît plus fréquent dans l'armée que dans la population civile ; d'après les relevés établis par E. Besnier (1), et correspondant à une longue série d'années, la proportion des rhumatisants dans les hôpitaux civils de Paris ne serait que de 30 à 40 pour 1000 malades, entrés pour n'importe quelle cause (au lieu de 60 pour 1000 dans les hôpitaux de l'armée en 1890).

En revanche, la mortalité rhumatismale semble moins élevée dans l'armée que dans la population civile. Après avoir relevé le nombre de décès causés par le rhumatisme articulaire aigu dans les hôpitaux de Paris, pendant quatre années (1868, 1869, 1872 et 1873), E. Besnier est arrivé à ce résultat que la moyenne mortuaire de cette affection a été de 1,65 pour 100 malades. Elle a été seulement de 0,30 pour 100 malades dans notre armée, pendant la même période.

(1) E. Besnier, art. RHUMATISME du *Dictionnaire encyclopédique des sciences médicales*, 3e série, t. IV, p. 463.

Quand on compare les corps d'armée au point de vue de la fréquence du rhumatisme, on ne constate entre eux que des différences peu accusées et qui sont comprises entre 18 et 24 pour 1000 hommes présents (période de 1876 à 1883).

Les statistiques modernes ne confirment pas le fait avancé par Haspel (1) que le rhumatisme serait plus fréquent en Algérie qu'en France ; elles démontrent même le contraire, puisque cette affection ne s'accuse comme cause d'entrées à l'hôpital que par une proportion de 13 pour 1000 hommes présents en Algérie et 11 pour 1000 en Tunisie. Ce sont surtout les formes aiguës qui sont rares dans nos garnisons du Nord de l'Afrique, comme tend à le faire supposer le petit nombre de sujets atteints de lésions cardiaques, appartenant aux corps permanents d'Algérie et de Tunisie (Rebatel et Tirant) (2) et qui sont traités dans les hôpitaux de notre colonie.

Le rhumatisme est moins fréquent chez les sous-officiers que chez les soldats, et, parmi ces derniers, ce sont ceux qui ont moins d'un an de service qui sont les plus éprouvés par cette affection, comme l'indiquent les chiffres suivants, empruntés à la statistique médicale de 1888 :

	Nombre d'entrées à l'hôpital par rhumatisme, pour 1000.
Sous-officiers	8.5
Soldats ayant plus d'un an de service	12.2
Soldats ayant moins d'un an de service	23.4

A ce point de vue, le rhumatisme peut être rapproché des maladies infectieuses.

L'influence des saisons sur la fréquence du rhumatisme dans l'armée n'est pas très marquée, comme l'indiquent les nombres d'entrées mensuelles aux hôpitaux, causées par cette affection pendant l'année 1890 :

Janvier	1042	Mai	813	Septembre	290
Février	930	Juin	651	Octobre	219
Mars	1041	Juillet	428	Novembre	248
Avril	820	Août	358	Décembre	513

(1) Haspel, *Maladies de l'Algérie*, 1852, t. II, p. 418.

(2) Rebatel et Tirant, *Notes médicales recueillies en Tunisie* (*Lyon médical*, 1874, t. XVI).

C'est donc pendant le printemps que les affections rhumatismales offrent leur maximum et pendant l'automne qu'elles descendent à leur minimum parmi les soldats.

Ces résultats ne concordent pas parfaitement avec les recherches faites par E. Besnier (1) dans la population civile de Paris, où l'on voit le nombre des rhumatisants augmenter chaque année au printemps et en été, avec maximum en juillet.

B. — Étiologie.

Un certain nombre d'influences spéciales au soldat peuvent être invoquées pour expliquer la fréquence notable du rhumatisme dans l'armée, comparativement à la population civile. Parmi ces influences, il faut citer l'*âge*, puis les *refroidissements* et les *fatigues* auxquels expose nécessairement la profession militaire.

On sait que le rhumatisme, qui est très rare dans la première enfance et qui survient plus communément entre 5 et 15 ans, devient fréquent à partir de 20 ans, c'est-à-dire à l'âge auquel les jeunes gens sont appelés sous les drapeaux.

Parmi les causes extérieures les plus fréquemment invoquées pour expliquer cette maladie, figure le *refroidissement*, principalement l'impression du froid humide sur le corps. C'est à cette influence météorique que, jusqu'à ces derniers temps, la plupart des médecins militaires ont attribué le principal rôle dans le développement des affections rhumatismales parmi les soldats.

Aujourd'hui, on invoque plus volontiers l'action morbide exercée par la *fatigue*, à laquelle le soldat est exposé dans une foule de circonstances. Et cette opinion se fonde principalement sur les nombreux faits observés par Trousseau, Hardy et Béhier, Gubler, Peter, et si favorables à la production du rhumatisme sous l'influence du *surmenage;* si bien que, pour quelques auteurs, ce ne serait pas le froid, mais plutôt l'excès de fatigue, qui déterminerait le plus souvent des affections rhumatismales parmi les soldats, le travail exagéré de l'appareil

(1) E. Besnier, *loc. cit.*, p. 464.

locomoteur (marches, exercices) produisant dans les articulations certaines altérations de la synovie et occasionnant en même temps une excitation des régions de la moelle qui sont en rapport d'activité fonctionnelle avec les parties altérées par un travail excessif (Robin) (1).

On peut s'expliquer les atteintes de rhumatisme si fréquentes parmi les jeunes soldats soumis pendant les premiers mois de leur service à un entraînement nécessaire au métier des armes.

Enfin, le rhumatisme peut survenir comme complication de certaines maladies infectieuses, comme la dysenterie, la scarlatine, la rougeole, l'érysipèle.

Une forme assez commune de cette affection dans l'armée est représentée par le *rhumatisme blennorrhagique* qui, comme l'a noté Morel, et comme nous l'avons constaté nous-même, peut s'accompagner de lésions cardiaques (endocardite et péricardite).

C. — Étude clinique.

Nous n'avons pas à présenter ici une étude symptomatique et clinique des nombreuses formes de rhumatisme observées dans l'armée et qui sont les mêmes que celles que l'on constate journellement dans les hôpitaux civils.

Parmi ces formes, la plus commune et la plus meurtrière parmi les soldats est sans contredit le rhumatisme articulaire aigu, qui a été presque la seule cause de décès pendant ces trois dernières années (1888-89-90), comme l'indique le tableau suivant :

	1888	1889	1890
Rhumatisme articulaire aigu.	24	28	17
— — cérébral.	1	1	»
— — chronique	1	1	1

I. **Rhumatisme articulaire aigu.** — Le rhumatisme articulaire aigu est la forme qui, comme nous l'avons vu, est de

(1) Robin, *Du Pseudo-Rhumatisme de surmenage* (*Gaz. méd. de Paris*, 1885).

beaucoup la plus fréquente parmi les soldats; c'est elle qui est traitée journellement dans les hôpitaux militaires.

Nous n'avons pas à énumérer les caractères cliniques offerts par les malades atteints de cette affection, et nous renverrons pour cette étude le lecteur aux traités classiques de pathologie, la maladie n'offrant aucun caractère propre aux soldats. Nous rappellerons seulement combien est variable son début, pendant lequel on voit ordinairement tantôt les symptômes généraux et principalement l'état fébrile marcher parallèlement avec les lésions articulaires et refléter leur intensité, tantôt les lésions locales apparaître avant eux, tantôt, enfin, les symptômes généraux survenir prématurément.

Ce qui caractérise surtout la gravité du rhumatisme dans l'armée, ce sont les complications cardiaques qui y représentent, comme on sait, une cause si commune d'éliminations par réforme. Parmi ces complications, la plus habituelle est représentée par l'*endocardite;* ensuite viennent la *péricardite* et l'*endopéricardite*.

Les auteurs ne s'accordent pas pour déterminer la fréquence de ces complications, et les statistiques recueillies dans différents pays ont fourni des résultats qui sont loin d'être concordants (1).

Ces complications sont certainement assez communes; il résulte des recherches que nous avons faites que, sur 100 cas de rhumatisme articulaire aigu, 20 amènent des lésions cardiaques suffisamment graves pour entraîner la réforme.

II. **Rhumatisme cérébral.** — Les accidents cérébraux chez les rhumatisants sont assez rares dans l'armée, si l'on en juge par la faible part qui leur revient dans la mortalité occasionnée par le rhumatisme (1 décès sur 25).

Ils paraissent du reste, n'être pas plus communs dans la population civile (3 à 4 pour 100 cas de rhumatisme articulaire aigu, d'après Besnier). Ces accidents consistent dans de la céphalalgie, du délire, quelquefois dans une véritable

(1) *Endocardites*, 30 pour 100 (Bouillaud), 20 à 28 pour 100 (Bamberger, Jaccoud), 9 à 10 pour 100 (Valleix). — *Péricardites*, 75 pour 100 (Williams), 34 pour 100 (Taylor), 20 pour 100 (Wunderlich, Leudet).

manie, avec hallucinations de la vue et de l'ouïe et tendance à la mélancolie (1).

III. **Rhumatisme musculaire.** — Le rhumatisme musculaire est plus rare dans l'armée que le rhumatisme articulaire, puisque, d'après L. Colin, il ne figurerait que dans la proportion de 1 sur 3 cas de maladies rhumatismales. Il se localise principalement à la région lombaire (lumbago).

IV. **Rhumatisme chronique.** — Quant au rhumatisme chronique, il semble encore moins commun parmi les soldats ; en 1890, cette affection n'a nécessité que 127 éliminations par réforme (pour 10000 hommes présents).

Il est justiciable de la médication hydro-minérale (eaux de Bourbonne, de Bourbon-l'Archambault, de Barèges, de Plombières (2).

D. — Prophylaxie.

L'Instruction du 17 mars 1890 sur l'aptitude physique au service militaire mentionne, parmi les causes qui peuvent nécessiter l'exemption, les *douleurs rhumatismales ;* mais seulement quand celles-ci sont accompagnées d'atrophie ou de rétraction susceptible d'amener un trouble fonctionnel appréciable.

Ces douleurs ne pourraient entraîner la réforme qu'autant que toutes les ressources de la thérapeutique auraient échoué (art. 233).

Il est bien rare qu'un jeune homme qui, pendant son enfance, ou pendant les années qui ont précédé le tirage au sort, a présenté des atteintes de rhumatisme, ne soit pas exposé à en offrir de nouvelles pendant son séjour sous les drapeaux. Voilà pourquoi le médecin militaire, appelé à donner son avis au conseil de revision, après avoir examiné avec beaucoup d'attention les jeunes conscrits qui se plaignent de douleurs articulaires ou musculaires, ne doit pas hésiter à prononcer l'exemption pour tous ceux qui offrent des signes non douteux

(1) Vaillard, *Aliénation mentale consécutive au rhumatisme articulaire aigu* (*Gaz. hebd.*, 1876). — Laveran, *Manie rhumatismale* (*Bull. de la Soc. des hôp.*, 1876).

(2) Voy. notice n° 18 du Règlement sur le service de santé à l'intérieur, *sur l'usage des eaux minérales et des bains de mer.*

d'une ancienne atteinte rhumatismale (engorgement articulaire, signes d'endocardite, etc.).

La profession militaire offre par elle-même trop de conditions favorables au développement des affections rhumatismales, sous toutes leurs formes, pour qu'on puisse attendre un bon service d'un jeune homme qui, avant son incorporation, aurait offert quelque atteinte de ce genre.

CHAPITRE II

LA FAIBLESSE DE CONSTITUTION

Bien que, chaque année, au moment des opérations des conseils de revision, il y ait un grand nombre de conscrits qui soient ajournés ou exemptés définitivement pour *faiblesse de constitution* (1), il n'est pas rare de voir envoyer en observation dans les hôpitaux par les médecins des corps de troupes certains hommes qui portent sur leur billet d'entrée la désignation de cet état de prédisposition morbide.

Ceux, et ils sont assez nombreux, dont l'état ne s'améliore pas au bout d'un séjour suffisamment prolongé à l'hôpital, sont proposés pour la réforme et éliminés de l'armée (2).

Comme le reconnaît l'Instruction ministérielle du 17 mars 1890, « on ne saurait préciser d'une manière absolue l'état dépendant de données ou de conditions très variables qui caractérisent la faiblesse de constitution. » Cependant, on trouve mentionnés dans cette instruction les caractères suivants comme indiquant cet état d'imminence morbide : « Taille trop élevée, disproportionnée avec la largeur du corps ; cou allongé et mince ; poitrine étroite, enfoncée ou aplatie ; ventre déprimé. Les membres, au lieu d'être renflés au centre des diaphyses, c'est-à-dire au centre des muscles, et de se rétrécir vers les jointures, présentent un état inverse ; les extrémités des os semblent gonflées ; les articulations sont empâtées, et les parties intermédiaires, grêles, effilées... »

Les jeunes gens qui offrent les caractères précédents, outre qu'ils sont incapables de pouvoir supporter les fatigues du ser-

(1) Il y a eu, en 1888, 2625 exemptions et 3300 ajournements pour faiblesse de constitution (Compte rendu du recrutement de l'armée).

(2) Le nombre de ces éliminations est compris annuellement entre 250 et 300.

vice militaire (sans compter que plusieurs sont prédestinés à la tuberculose), sont facilement accessibles aux maladies infectieuses communes dans les casernes. Aussi, les médecins militaires admettent tous la nécessité de débarrasser l'armée de ces hommes chétifs et malingres, qui, tout en n'étant point atteints d'affections caractérisées, offrent cependant les plus grandes chances d'indisponibilité pendant leur présence au corps et constituent dans les garnisons une cause persistante de morbidité et même de mortalité.

Malheureusement, il est bien difficile de déterminer dans quelles limites la *faiblesse de constitution* est un élément suffisant pour nécessiter l'exemption ou la réforme. Indépendamment des signes généraux indiqués par l'Instruction ministérielle et dont la constatation permet de découvrir cet état de prédisposition morbide, un certain nombre de moyens d'appréciation ont été préconisés pour en déterminer plus facilement et plus exactement le degré. Parmi ces moyens, le plus connu consiste dans la détermination des rapports qui existent entre le périmètre thoracique, la taille et le poids des jeunes gens.

Dans le but de préciser quel doit être le périmètre thoracique minimum à imposer aux conscrits pour être incorporés dans l'armée, plusieurs médecins militaires ont entrepris un certain nombre de recherches sur les adultes et sur les soldats. Partant du principe que ce périmètre varie naturellement avec la taille de chaque sujet, ils ont obtenu ce résultat, que la circonférence thoracique au niveau des mamelons doit dépasser la demi-taille de 2 à 4 centimètres (Vincent, Hammond, Frolich, Seeland, Morache).

Malheureusement, ces mensurations faites sur des adultes ou sur des soldats incorporés depuis quelque temps, ont fourni des estimations exagérées ; aussi, l'Instruction ministérielle du 13 mars 1876, qui recommandait aux médecins militaires de prendre, comme minimum de périmètre thoracique, une longueur de 2 centimètres de plus que la demi-taille, chez les sujets de $1^{m}60$ et au-dessus, et une longueur de 3 centimètres de plus que la demi-taille, chez les sujets d'une taille inférieure à $1^{m}60$, parut inapplicable, puisqu'elle obligeait à prononcer un chiffre considérable d'exemptions.

A la suite de nouvelles recherches, Vallin (1) reconnut que la circonférence inférieure de la poitrine, prise à la base de l'appendice xyphoïde et au-dessous du bord inférieur du grand pectoral, était le périmètre le moins influencé par les variations anatomiques extérieures et individuelles ; voilà pourquoi, cette mensuration fut adoptée en France dans l'Instruction du 27 février 1887, actuellement en vigueur, sur les maladies, infirmités ou vices de conformation qui rendent impropre au service militaire.

Le meilleur criterium pour déterminer le degré de force ou de faiblesse de constitution est représenté par les rapports qu'offrent chez un même individu les trois éléments réunis : la taille, le poids et le périmètre thoracique. Beaucoup de recherches ont été instituées pour déterminer ces rapports chez les jeunes gens et chez les conscrits.

Quetelet le premier a déterminé les proportions entre le poids et la taille chez un certain nombre d'individus pris à différents âges. Il résulte de ses recherches que dans la limite des tailles militaires de $1^{m},50$ à $1^{m},60$, 10 centimètres de taille devraient correspondre à 5 kilos environ de poids ; de $1^{m},60$ à $1^{m},70$, ils ne correspondraient plus qu'à $2^{k},5$; de $1^{m},70$ à $1^{m},80$, à 2 kilos, et de $1^{m},80$ à $1^{m},98$, à $0^{k},54$. Des résultats analogues ont été obtenus par Allaire (2) et par Robert (3) pour les soldats : $0^{m},10$ de hauteur correspondant pour les tailles faibles à $3^{k},7$ et pour les fortes tailles à $3^{k},8$.

Bernard (4) fixe ce rapport à $3^{k},5$.

Parkes (5) n'accepte les hommes de 18 ans et de $1^{m},54$ de taille qu'avec un poids de 56 kilos.

Morache (6), en s'en rapportant aux travaux entrepris pour

(1) Vallin, *Mensuration du thorax et poids du corps des Français à 21 ans* (*Mém. de méd. mil.*, 1876, t. XXXII).

(2) Allaire, *Étude sur la taille et le poids de l'homme dans le régiment de chass. à cheval de la Garde* (*Rec. de mém. de méd. mil.*, 3e série, t. X, p. 161).

(3) Robert, *Étude sur la taille et le poids du soldat d'infanterie* (même tome, p. 171).

(4) Bernard, *Étude sur la taille et le poids dans le bat. de chass. à pied de la Garde* (même rec., t. XX, p. 37).

(5) Parkes, *Manual of praktical Hygiene*, 4e édition, p. 495.

(6) Morache, *Hygiène militaire*, 2e édition, 1886, p. 97.

notre race et nos climats, considère comme acceptable un minimum de 56 kilos, pour le poids des jeunes gens présentés au service à l'âge de 20 et 21 ans, d'une taille supérieure à 1m,55 ; chaque centimètre d'augmentation de taille devant entraîner 350 à 400 grammes de poids, sans que cependant ces données puissent être considérées comme absolues.

Enfin Vallin (1) a proposé de regarder comme suspect tout homme d'une taille supérieure à 1m,80 et qui ne pèse pas au moins 70 kilos ; les hommes de 1m,70 et au-dessus ne pesant pas 60 kilos seraient rangés dans les mêmes conditions. Entre 1m,54 et 1m,70, le poids devrait s'éloigner de 50 kilos, à mesure que la taille s'élèverait.

D'après ces résultats, on peut estimer avec Morache, qu'en France tout homme de 1m,54 de taille pesant 50 kilos et au-dessous doit être considéré comme impropre au service militaire ; que le poids doit être : de 58 à 60 kilos pour les sujets dont la taille est de 1m,60 ; de 61 à 62 kilos pour ceux dont la taille est de 1m,65 ; enfin, de 63 à 64 kilos pour ceux dont la taille est de 1m,70.

Cet auteur a insisté avec raison sur l'avantage qu'on aurait dans l'armée française à tenir compte de l'évaluation du poids, en comparaison avec la taille, pour l'acceptation des recrues ; c'est ce qui se fait, du reste, en Allemagne.

Dans le but de rendre manifeste la faiblesse de constitution des conscrits au conseil de revision, Mackiewicz (2) a proposé de les peser, en même temps qu'on les toise, de prendre diverses mensurations de la largeur du corps (périmètres sous-pectoral, bi-axillaire, des épaules et du bassin), et de refuser tous ceux qui offriraient le minimum de ces mensurations compatibles avec le service militaire.

Il est arrivé à cette conclusion : « Si le périmètre sous-pectoral était fixé à 0m,80, on pourrait d'après les moyennes observées par lui, donner comme signes normaux de la faiblesse de cons-

(1) Vallin, *loc. cit.*, p. 419.

(2) Mackiewicz, *Essai sur la valeur des indications fournies par le poids, les périmètres thoraciques sous-pectoral et bi-axillaire, le périmètre des épaules et le périmètre du bassin pour juger de l'aptitude au service militaire* (*Arch. de méd. mil.*, 1888, t. XII, p. 161).

titution ou du développement incomplet du corps, incompatibles l'un et l'autre avec le service actif: une taille généralement peu élevée; un poids au-dessous de 54 kilos ; un périmètre des épaules inférieur à $1^m,01$; un périmètre du bassin inférieur à $0^m,81$ ou bien égal ou supérieur à $0^m,81$ et au périmètre bi-axillaire, lequel est ordinairement inférieur à $0^m,84$. »

Bien que, comme l'indique l'Instruction du 27 février 1887, « la mensuration de la circonférence de la poitrine ne puisse être considérée comme un élément absolu d'appréciation de l'aptitude physique au service militaire, le périmètre thoracique variant avec la race, l'âge, la taille, les habitudes, la profession des individus », on peut toutefois en tenir compte dans certaines limites, « lorsque ce périmètre est au-dessous de $0^m,78$, la mensuration étant faite immédiatement au-dessous de la saillie des muscles sous-pectoraux, pendant l'intervalle de deux respirations normales, les bras tombants ».

Cette fixation du périmètre thoracique à $0^m,78$, qui, jointe aux signes exposés plus haut, caractériserait la faiblesse de constitution, permet généralement de reconnaître les malingres, les individus incomplètement développés, et del es refuser pour le service actif; malheureusement, le médecin militaire n'est qu'un expert devant les conseils de revision, et quand il ne peut démontrer nettement, dans certains cas douteux, pourquoi tel homme lui paraît impropre au service actif (quand il n'a pas $0^m,78$ de périmètre sous-pectoral), néanmoins, le conseil accepte quelquefois cet homme dans les rangs de l'armée d'après la pensée qu'il pourra se fortifier au régiment. On s'explique ainsi pourquoi on trouve presque toujours dans les régiments des hommes qui ont un périmètre sous-pectoral inférieur à $0^m,78$ et qui offrent un degré plus ou moins marqué de faiblesse de constitution.

Du reste, les intéressantes expériences de Chassagne et Dally (1) ont démontré qu'il n'y a guère que les jeunes gens, présentant au moment de l'incorporation un périmètre thoracique supérieur au moins de 5 centimètres à la demi-taille, qui, sous l'influence des exercices militaires et principalement

(1) Chassagne et Dally, *Influence précise de la gymnastique sur le développement de la poitrine, des muscles et de la force de l'homme*, Paris, 1881.

de la gymnastique, voient leur poitrine et leurs membres acquérir un certain degré de développement, en même temps que leur constitution devient plus robuste et leur organisme plus résistant contre les influence morbides.

Il y a quelques années, Duponchel (1) a indiqué deux nouveaux signes, qui peuvent, suivant lui, éclairer le médecin, au moment du conseil de revision, pour diagnostiquer chez les conscrits la faiblesse de constitution. Ces signes sont tirés : 1° de l'examen de la situation de la pointe du cœur ; 2° de la constatation de la durée de l'expiration au sommet des poumons.

Il résulte, en effet, des recherches faites par ce médecin, que dans un très grand nombre de cas, la faiblesse de constitution se traduit par une position spéciale de la pointe du cœur, qui, au lieu de battre à deux ou trois centimètres du mamelon gauche, se fait sentir à cinq, six et même dix centimètres au-dessous de ce point de repère. Cet abaissement de la pointe du cœur ne traduit pas toujours une maladie organique, mais dépend très souvent chez le conscrit d'une hypertrophie de croissance correspondant elle-même à la faiblesse générale de l'organisme.

Quant à l'expiration prolongée, observée au sommet des poumons et surtout appréciable au sommet droit, elle ne constitue pas un signe de tuberculose en l'absence d'autres symptômes (souffle, saccade, etc.), mais elle traduit, chez un grand nombre de conscrits, un état de faiblesse générale et de développement incomplet.

Ces signes, bien qu'ils ne soient ni constants ni absolus, mériteraient certainement d'être pris en sérieuse considération et leur valeur est pour le moins comparable à celle des données fournies par les notions du périmètre thoracique et du poids.

Les jeunes soldats chez lesquels la faiblesse de constitution est prononcée, loin d'éprouver la plus légère amélioration, dans leur santé sous l'influence de la profession militaire, sont incapables de supporter les dures exigences et les fatigues qu'impose le métier des armes.

(1) Duponchel, *Contribution à l'étude du diagnostic de la faiblesse de constitution au point de vue du recrutement militaire* (*Arch. de méd. mil.*, 1887, t. X, p. 177).

Aussi, dès les premières semaines de séjour sous les drapeaux, on les voit habituellement exemptés de service et mis en observation à l'infirmerie, ensuite envoyés à l'hôpital, où, après avoir essayé souvent inutilement sur ces hommes chétifs et anémiés tous les moyens de traitement, les médecins des hôpitaux ont recours à la réforme pour débarrasser l'armée de ces éléments inutiles, gênants et dispendieux.

LIVRE IV

MALADIES DE CAUSES DIVERSES ET LOCALISÉES A CERTAINS APPAREILS ORGANIQUES

CHAPITRE PREMIER

LES MALADIES DE L'APPAREIL RESPIRATOIRE AUTRES QUE LA TUBERCULOSE

Ces maladies constituent, comme nous l'avons vu (voy. p. 61), la principale cause des entrées des malades aux infirmeries et dans les hôpitaux. C'est à leur prédominance qu'il faut attribuer l'élévation qu'offre la courbe de la morbidité générale de l'armée pendant l'hiver et le printemps dans nos garnisons de l'intérieur (voy. tracé III, p. 19).

Pendant la période 1875-89, elles ont fourni 242300 entrées aux hôpitaux, se répartissant ainsi :

1875.	21674	1883.	17049
1876.	20597	1884.	13311
1877.	16933	1885.	13776
1878.	19983	1886.	15997
1879.	26641	1887.	15019
1880.	19989	1888.	15391
1881.	17774	1889.	16328
1882.	18368		

Elles interviennent pour 60 sur 1000 dans la morbidité-hôpital annuelle (période 1885-87) (voy. p. 52).

Elles occasionnent dans notre armée environ un huitième des décès généraux.

Leur prédominance pendant l'hiver et le printemps est bien connue ; la statistique médicale indique presque chaque année pour ces affections une évolution de la morbidité analogue à celle que nous représentons dans le tracé suivant et qui se rapporte à l'année 1888 (entrées à l'infirmerie et à l'hôpital) (voy. tracé XXVI).

TRACÉ XXVI. — MORBIDITÉ PAR MALADIES DE L'APPAREIL RESPIRATOIRE EN 1888

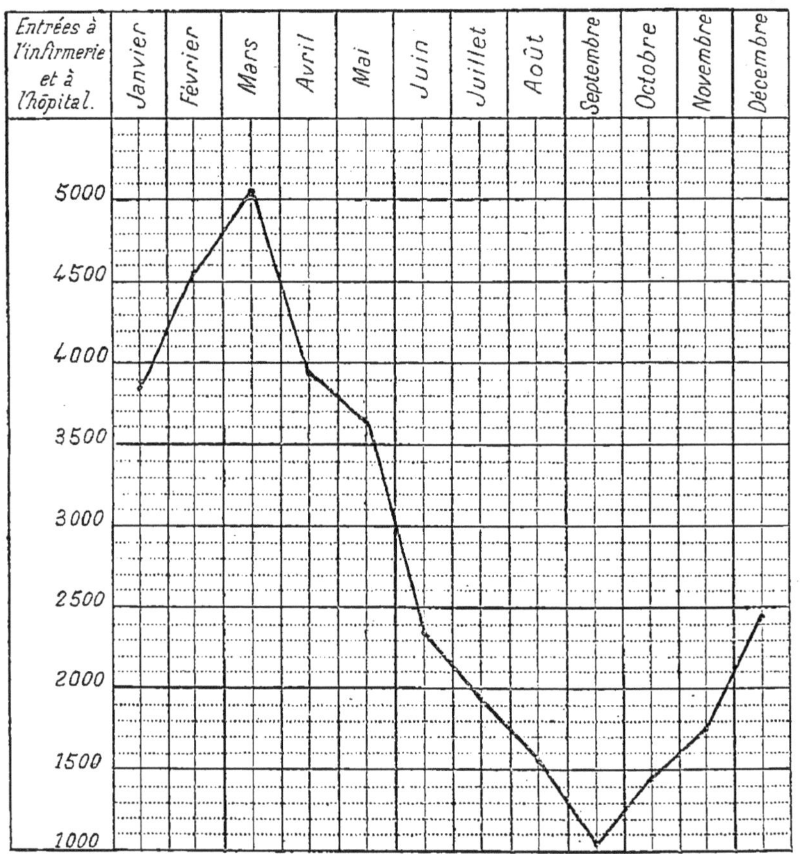

La mortalité offre une évolution analogue à celle de la morbidité ; son maximum s'observe presque toujours pendant le printemps et surtout en mars. C'est ce que présente le tracé suivant, correspondant également à l'année 1888 (voy. tracé XXVII).

TRACÉ XXVII. — MORTALITÉ PAR MALADIES DE L'APPAREIL RESPIRATOIRE EN 1888.

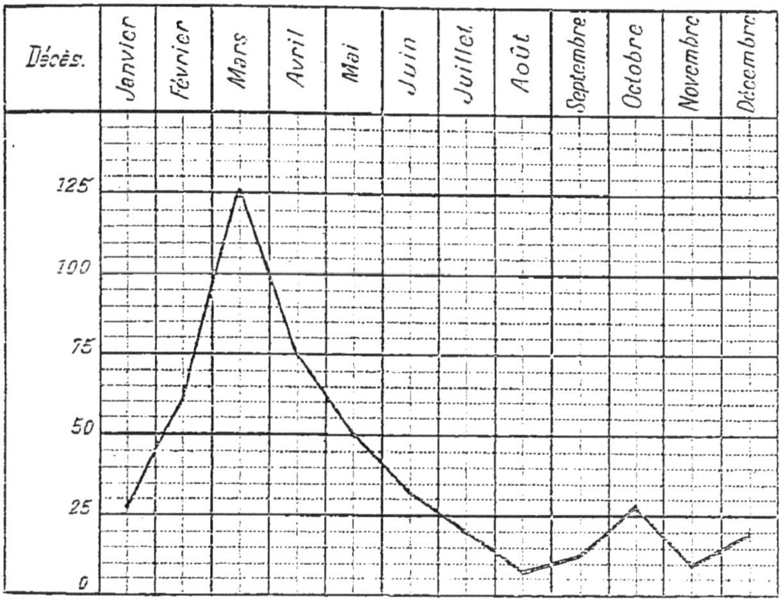

Décès. Janvier Février Mars Avril Mai Juin Juillet Août Septembre Octobre Novembre Décembre

125 100 75 50 25 0

Les maladies de l'appareil respiratoire varient de fréquence suivant les régions de corps d'armée. Elles semblent prédominer sur le littoral de l'Océan et de la Manche. La léthalité qu'elles occasionnent est également assez variable dans ces différentes régions, puisque, pendant la période 1880-1885, elle a été comprise entre 0,7 (IVe corps) et 1.8 pour 1000 hommes présents (XIe corps). Ces affections sont beaucoup moins fréquentes et moins graves en Algérie et en Tunisie qu'en France.

Elles ont occasionné, en 1888, 40 entrées pour 1000 hommes à l'infirmerie, représentées presque en totalité par des *bronchites aiguës*, et environ 30 entrées pour 1000 hommes aux hôpitaux, comprenant 19 cas de *laryngo-bronchites*, 6 cas de *bronchites capillaires*, *broncho-pneumonies* et *pneumonies*, 5 cas de *pleurésies*.

Le tableau suivant, établi à l'aide de la statistique correspondant à l'année 1888, permet de se rendre compte de la gravité différente qu'offre dans les garnisons de l'intérieur chacune des principales affections qui figurent dans ce groupe pathologique.

MALADIES DE L'APPAREIL RESPIRATOIRE	PROPORTIONS DES DÉCÈS pour 1000 HOMMES
Bronchite aiguë	0.01
— chronique non tuberculeuse	0.05
Congestion, œdème pulmonaire	0.05
Broncho-pneumonie, bronchite capillaire	0.20
Pneumonie aiguë	0.40
Pleurésie aiguë	0.10
— chronique	0.07
— purulente	0.06
TOTAL	0.94

La léthalité causée par les différentes formes de *pneumonie* est de beaucoup supérieure à celle que déterminent les autres maladies de l'appareil respiratoire, puisque cette affection, à elle seule, détermine plus de la moitié de la totalité des décès causés par l'ensemble de ce groupe morbide dans notre armée.

Il en est de même pour les autres armées européennes. Ainsi, sur 443 autopsies faites dans les hôpitaux militaires d'Allemagne, pendant la période 1881-88, sur des soldats morts d'affections des voies respiratoires (autres que la tuberculose), il y a eu 367 décès par pneumonie, 64 par pleurésie, 4 par gangrène pulmonaire, 8 par occlusion du larynx de causes variées (Kannenberg (1).

L'influence des saisons sur l'évolution annuelle des maladies de l'appareil respiratoire est considérable ; c'est pour cela qu'on les range généralement dans le groupe des *maladies catarrhales saisonnères et hivernales*, et que la plupart des auteurs les ont rapportées jusqu'à ce jour à des causes purement météoriques (froid, humidité). Et pourtant, comme l'a montré Kelsch (2), ces causes sont fréquemment insuffisantes pour rendre compte de leur développement, de leur marche, de l'ensemble de leurs caractères ; voilà pourquoi il faut souvent faire intervenir dans leur évolution, comme pour les maladies infectieuses, le concours d'un agent spécifique.

(1) Kannenberg, *Deut. milit. Zeitschr*, 1890, p. 193.
(2) Kelsch, *Maladies catarrhales saisonnières*, p. 174.

Bien qu'elles prédominent généralement pendant la saison froide et humide, il n'est pas rare de les voir survenir, même à l'état épidémique, pendant la saison chaude.

Il semble que pour quelques-unes d'entre elles, comme la pneumonie, il faille réduire le rôle du froid à celui d'un agent secondaire, en lui associant une cause de nature infectieuse, à l'action de laquelle cette influence météorique semblerait, pour ainsi dire, rendre l'organisme plus accessible.

Il est très possible que la plupart de ces affections aient des rapports étroits avec une grande maladie infectieuse et épidémique, la *grippe*, dont elles constitueraient une expression plus ou moins adoucie.

1. — Bronchites et laryngites simples ou catarrhales.

I. Fréquence et gravité dans les milieux militaires. — Il n'est certainement, dit L. Colin (1), aucune affection populaire aussi commune que les catarrhes vulgaires de la période hivernale de nos climats, catarrhes désignés dans la statistique médicale de l'armée sous la dénomination de *bronchites*, *trachéites*, *laryngites*.

Ces affections constituent, en effet, la majeure partie du groupe des maladies de l'appareil respiratoire, traitées chaque année dans les infirmeries régimentaires.

De plus, elles fournissent annuellement (1888) environ 19 entrées pour 1000 hommes présents aux hôpitaux ; la morbidité qu'elles déterminent peut être estimée à 50 malades pour 1000 hommes, en tenant compte des doubles entrées occasionnées, pour le même cas, à l'infirmerie et à l'hôpital, proportion, comme on le voit, considérable, et qui indique la fréquence de ces affections parmi les soldats.

En revanche, la mortalité occasionnée par elles est insignifiante ; ainsi, en 1889, elle n'a été représentée dans toute l'armée que par 6 décès.

II. Étiologie. — L'évolution annuelle offerte par les bron-

(1) L. Colin, *Traité des maladies épidémiques*, p. 438.

chites dans nos garnisons indique nettement la part qui, dans l'étiologie de ces affections, revient à l'action du froid. C'est pendant l'hiver et le printemps que les rhumes sont fréquents dans les casernes; pendant la saison estivo-automnale, ils deviennent beaucoup plus rares, comme l'indique le tracé suivant, représentant la morbidité-hôpital pendant l'année 1888 (voy. tracé XXVIII).

TRACÉ XXVIII. — MORBIDITÉ PAR LARYNGITE ET BRONCHITE AIGUËS EN 1888.

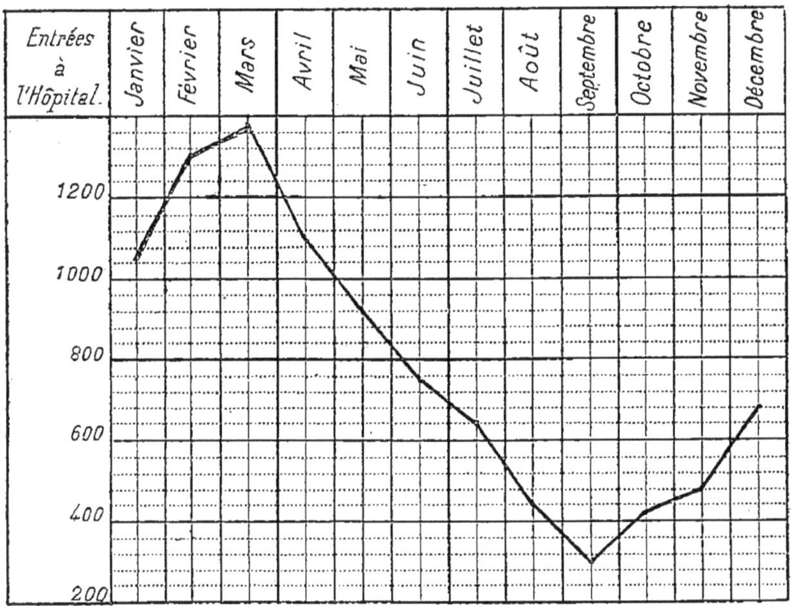

« L'évolution mensuelle du catarrhe bronchique, dit Kelsch (1), dans un groupe compact et homogène, comme celui d'une armée, fournit sur la marche saisonnière de cette affection les renseignements les plus précis. Si, réunissant en bloc les bronchites notées dans une série d'années, on les examine dans leurs rapports avec les différentes saisons, on découvre une corrélation aussi étroite que constante entre les unes et les autres. Réduit à son minimum en août et septembre, leur chiffre s'élève à partir de novembre, suit une progression lente jusqu'en janvier et février, reste ensuite stationnaire jusqu'en avril, puis décline

(1) Kelsch, *loc. cit.*, p. 177.

lentement jusqu'en septembre, avec une légère recrudescence en juillet.

« Cette évolution met hors de doute l'étroite dépendance de la bronchite vis-à-vis des météores.

« Mais la subordination cesse d'être aussi étroite, si nous suivons la marche de cette maladie dans un corps quelconque, pendant une série d'années successives. Son mode de répartition saisonnière n'a plus la constance, la fixité des appréciations d'ensemble ; il présente souvent plusieurs maxima annuels distribués indistinctement entre l'hiver et l'été. »

Il ne faut donc pas considérer la bronchite comme constituant une individualité clinique et d'essence invariable, mais bien dans beaucoup de cas comme une manifestation de certaines maladies infectieuses, telles que la *grippe*, la *rougeole*, les *typhus* et principalement la *fièvre typhoïde*.

A l'appui de cette proposition, notre savant collègue invoque les raisons suivantes :

1° Indépendance de la bronchite vis-à-vis des influences climatiques, des variations brusques et profondes de la température, et de l'élévation du degré hydrotimétrique ; rareté de cette affection sur certains points de la zone froide et parmi les équipages des régions polaires, ainsi que dans certaines localités exposées à des vicissitudes atmosphériques considérables et à une grande humidité.

2° Indépendance de la maladie vis-à-vis des saisons et des vicissitudes atmosphériques, observées par les médecins de l'armée dans maintes circonstances.

A l'exemple de Kelsch, nous considérerons la bronchite, indépendamment de la bronchite simple *a frigore*, comme pouvant constituer un syndrome banal où viennent se confondre, à leur degré le plus léger et avec une forme en quelque sorte abortive, quelques-unes des maladies régnantes, parmi lesquelles figurent : en première ligne, la *grippe*, qui doit revendiquer les cas les plus nombreux de cette espèce ; en deuxième ligne, la *rougeole*, la *fièvre typhoïde*, les *typhus* ; en troisième ligne, certaines maladies constitutionnelles (*arthritisme*, *maladie de Bright*) ou d'auto-infection (*dyspepsies gastro-intestinales*, *dilatations de l'estomac*).

C'est pourquoi, il faut admettre que, dans le groupe de la statistique qui est désigné sous le nom de *bronchites aiguës*, il y a, indépendamment des bronchites *primitives* et *catarrhales*, liées à l'influence du refroidissement et qui sont de beaucoup les plus nombreuses, des *bronchites secondaires*, survenant comme complications ou même comme simples manifestations des formes atténuées et frustes de certaines maladies infectieuses.

Ce sont ces dernières qui déterminent les rares décès qui figurent dans ce groupe sous la dénomination de *bronchites aiguës*.

Mais, comme ces bronchites secondaires se manifestent presque toujours sous forme de *bronchites capillaires* ou de *broncho-pneumonies*, nous confondrons leur étude clinique avec celle de ces dernières affections.

Les *bronchites aiguës primitives* constituent généralement des affections légères, qui sont habituellement traitées dans les infirmeries et pour la guérison desquelles quelques jours de repos et de traitement sont généralement suffisants.

L'influence météorique et saisonnière sur ces affections paraît évidente ; et parmi les causes les plus fréquemment invoquées, pour expliquer leur apparition parmi les soldats figurent l'abaissement subit de la température, le passage brusque d'un air chaud (corps de garde) dans un air froid, l'impression du froid humide sur les extrémités, le refroidissement de la peau baignée de sueur, conditions auxquelles sont soumis fréquemment les hommes pendant les marches et les exercices.

Au nombre des maladies de l'appareil respiratoire qui figurent comme principales causes de décès et de réformes dans la statistique médicale de l'armée, il faut mentionner la *bronchite chronique*, qui, en 1888, est notée comme ayant occasionné 23 décès parmi les troupes de l'intérieur, soit 0,05 pour 1000 hommes, et 338 réformes, soit 0,80 pour 1000 hommes présents. Il est évident que sous cette dénomination trompeuse se dissimulent beaucoup de cas de *tuberculose pulmonaire*, comme le montre le grand nombre de déchets par décès et par réformes (près de 1 pour 1000 hommes) rapportés à cette affection.

III. **Étude clinique.** — Les bronchites et les laryngites simples ou catarrhales n'offrant parmi les soldats aucun caractère spécial au point de vue symptomatique, il nous paraît inutile de nous occuper ici de l'étude clinique de ces affections ; le lecteur pourra se reporter, pour cette étude, aux différents traités de pathologie médicale. Quant à ces états morbides, si fréquents dans l'armée et qui ne sont pas autre chose que des complications des différentes maladies infectieuses, nous nous en sommes occupé suffisamment dans la partie de notre ouvrage consacrée à ces dernières, sans que nous ayons besoin de traiter ici cet important sujet.

IV. **Prophylaxie.** — Les moyens prophylactiques à employer contre l'apparition et le développement des maladies de l'appareil respiratoire parmi les soldats, indépendamment des mesures hygiéniques destinées à préserver ceux-ci des refroidissements et surtout d'une transition brusque du chaud au froid, sont les mêmes que ceux que nous avons énumérés plus haut et qui sont applicables aux maladies infectieuses, puisque la plupart de ces états morbides, bronchitiques et pulmonaires ne constituent souvent, comme nous l'avons montré, que des complications ou des formes plus ou moins larvées de ces maladies infectieuses.

B. — Bronchites capillaires, broncho-pneumonies et pneumonies.

I. **Fréquence et gravité dans les milieux militaires.** — Ces différentes affections, englobées, comme causes d'entrées à l'hôpital dans le même groupe de la statistique médicale de l'armée, sont généralement traitées dans les hôpitaux, à cause de la gravité qu'elles présentent.

En 1888 (année normale), elles ont offert dans notre armée une morbidité de 6,15 pour 1000 hommes d'effectif. Leur mortalité est assez élevée : elle a été en 1888 de 0,6 pour 1000, par rapport à l'effectif, et de 1/10 par rapport aux atteintes.

Elles semblent surtout fréquentes parmi les jeunes soldats, comme l'indiquent les chiffres suivants, correspondant à l'année 1888 :

Nombre des cas pour 1000 sous-officiers 1,7
Nombre des cas pour 1000 soldats ayant plus d'un an de service. 4,3

Nombre des cas pour 1000 soldats ayant moins
d'un an de service. 12,2

La morbidité par mois est figurée par le tracé suivant, correspondant à l'année 1888 (voy. tracé XXIX) :

TRACÉ XXIX. — MORBIDITÉ PAR PNEUMONIE EN 1888.

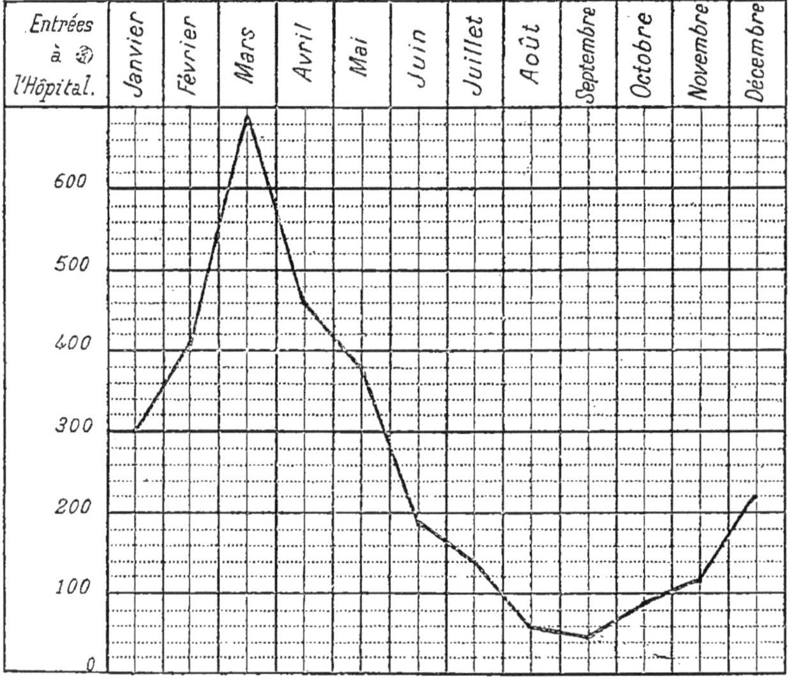

On voit que ces affections augmentent de fréquence à partir de décembre, offrent en mars une ascension très brusque, puis une chute en avril, pour arriver progressivement au niveau inférieur, qu'elles conservent de juin à novembre.

La morbidité par corps d'armée est donnée par le tableau suivant, emprunté à la statistique de 1888 :

CLASSEMENT	CORPS D'ARMÉE	MORBIDITÉ 0/00	CLASSEMENT	CORPS D'ARMÉE	MORBIDITÉ 0/00
1	Tunisie	2.4	13	Gouvernemt de Paris	6.9
2	Algérie	3.7	14	XVIIe	7.0
3	Ier	4.0	15	XVIIIe	7.8
4	IIe	4.2	16	XVIe	8.3
5	IIIe	4.0	17	Xe	9.0
6	XIIe	4.3	18	IXe	9.1
7	XVe	4.8	19	XIIIe	9.4
8	Ve	5.1	20	IVe	10.3
9	VIe	5.1	21	XIe	10.8
10	VIIe	5.3			
11	XIVe	6.6			
12	VIIe	6.9		L'armée entière	6.1

La Tunisie et l'Algérie sont donc beaucoup moins éprouvées par ces affections que les corps d'armée de l'intérieur. Ceux-ci, du reste, se classent dans un ordre qui paraît complètement indépendant de l'influence du climat (1).

Ainsi, il faudra faire intervenir dans l'étiologie de ces maladies une autre condition que le climat, et nous verrons bientôt les rapports intimes qu'elles offrent avec les maladies infectieuses.

Tout en les confondant au point de vue de la morbidité, la statistique médicale de l'armée les distingue en deux groupes quand il s'agit de la léthalité; ces groupes sont représentés: l'un par la *bronchite capillaire* et la *broncho-pneumonie*, l'autre par la *pneumonie aiguë*, et comprenant: le premier 86 décès (0,2 pour 1000 hommes), le second 196 décès (0.4 pour 1000 hommes) en 1888.

Cette distinction est probablement fondée sur ce que les affections contenues dans le premier groupe seraient principalement de nature infectieuse, alors que la pneumonie aiguë, constituant seule le deuxième groupe, serait considérée essentiellement comme une maladie inflammatoire ou catarrhale, résultant d'influences purement météoriques et saisonnières, absolument comme la bronchite aiguë simple ou primitive.

(1) Voy. *Statistique médicale de l'armée en* 1888, p. 101.

Les découvertes bactériologiques les plus récentes tendent à confondre l'étiologie de l'une et de l'autre.

II. **Étiologie.** — Parmi les causes les plus fréquemment invoquées pour expliquer le développement de ces affections chez les soldats, figurent les *refroidissements*, puis le *surmenage* (qui détermine une accélération des battements du cœur et secondairement des congestions actives du poumon), enfin, et très exceptionnellement, les *contusions de la poitrine*.

De nombreux faits observés dans l'armée ont semblé favorables à l'influence étiologique des refroidissements (1).

Nous nous contenterons de citer l'exemple de ces militaires, pris brusquement d'un frisson et d'un point de côté, après avoir été soumis à un travail pénible ou à un service fatigant (assaut d'escrime) et s'être mis, trempés de sueur, dans un courant d'air (Sockel) ; tel est également le cas de ce prisonnier de Cologne qui se jeta dans le Rhin, étant en sueur, et qui, après avoir été retiré de l'eau sans connaissance et porté immédiatement à l'hôpital, présente les signes les mieux accusés de la pneumonie (2).

L'alcoolisme a certainement une influence marquée sur le développement de la pneumonie parmi les soldats ; en effet, sur 14 sous-officiers qui ont succombé à cette maladie de 1881 à 1888 dans l'armée allemande, 10 étaient des alcooliques (Kannenberg), soit 71,4 pour 100.

Mais, indépendamment de ces causes banales, on sait aujourd'hui qu'il faut faire intervenir, dans l'étiologie de ces affections, une autre influence représentée par certains agents infectieux.

Il y a longtemps que quelques auteurs (Laënnec, Grisolle), frappés des allures épidémiques que prenait la pneumonie, dans diverses circonstances, avaient soupçonné sa nature infectieuse.

On avait été étonné à différentes époques (siège de Philisbourg en 1688, début de la guerre de Sept ans en 1756) de voir

(1) A l'hôpital de Petro-Alexandrovski, les cas de pneumonie survenus dans deux bataillons d'un même régiment ont offert une différence notable ; alors que le 5e bataillon présenta 0,4 cas de cette affection sur 1000 hommes, le 13e en fournit 1,7 sur 1000 hommes. Le chauffage des chambres occupées par ce dernier était en moyenne de 6° R., alors que le chauffage de celles qui étaient occupées par le second était poussé jusqu'à 14° R (voy. *Arch. de méd. mil.*, 1887, t. XI, p. 408).

(2) Voy. *Statistique de l'armée allemande* (avril 1882 au 31 mars 1884), 1889, analysé par Longuet (*Arch. de méd. mil.*, 1890, t. XVI, p. 220).

l'armée en proie à de véritables épidémies de pneumonies, qui coïncidaient principalement avec l'apparition, parmi les soldats, de certaines maladies infectieuses.

L'étude de cette affection dans les milieux militaires pendant l'époque contemporaine avait amené L. Colin à constater entre elle et les maladies considérées par lui comme de causes banales ou saisonnières quelques différences, consistant principalement dans l'indépendance qu'offrait la pneumonie vis-à-vis des climats et même des saisons, dans sa limitation à certaines classes de la société, dans l'inconstance de ses réapparitions saisonnières annuelles, et surtout dans ses allures épidémiques.

Quelques-unes de ces épidémies avaient même été décrites sous le nom de *pneumonies infectieuses*, à côté de ces *broncho-pneumonies*, de ces *bronchites capillaires* et de ces *catarrhes suffocants*, dont l'apparition dans diverses garnisons avait paru se rattacher plus ou moins étroitement à certaines influences spécifiques, miasmatiques ou contagieuses.

C'est en 1874 que Juergensen affirma la nature spécifique de la pneumonie et la rangea dans le groupe des maladies infectieuses. Quelques années après, Klebs (1877), Eberth (1880), Koch (1881), Talamon (1883), enfin, plus récemment, Frankel et Netter signalèrent la présence, dans les poumons, de microbes particuliers, auxquels il attribuèrent le développement de la maladie.

En présence de ces découvertes, Lépine (1) avait distingué deux sortes de pneumonies, dont l'une, la *pneumonie franche*, était de nature catarrhale et pouvait être causée par le froid, et dont l'autre, la *pneumonie typhoïde*, lui apparaissait seule comme spécifique, infectieuse et pouvant se transmettre par un germe contage.

Mais les recherches postérieures, en démontrant nettement que le même microbe peut se rencontrer dans toute les formes de la pneumonie, aussi bien dans les pneumonies franches que dans les pneumonies typhoïdes, aboutirent à cette conclusion, généralement adoptée dans le monde médical, que la mala-

(1) Lépine, art. PNEUMONIE, du *Dictionnaire de méd. et chir. pratiques*, 1880, t. XXVIII, p. 381.

die est une et résulte de l'introduction dans l'économie d'un germe morbide ; la seule distinction qu'il y aurait à faire à ce point de vue, c'est que les pneumonies pourraient se développer primitivement à la suite de la pénétration dans les poumons d'un microbe spécial, ou bien ne seraient pas autre chose que des manifestations ou des complications de certaines maladies infectieuses (*érysipèle*, *malaria*, *fièvre typhoïde*) et seraient causées, dans ces cas, par la présence, dans l'appareil pulmonaire, des germes morbides propres à chacune de ces maladies.

Il y aurait donc lieu de ne considérer que deux principales espèces de pneumonies, la première représentée par des *pneumonies primitives*, la seconde comprenant des *pneumonies secondaires*, les unes et les autres de nature infectieuse et microbienne.

Quant aux affections désignées sous les noms de *bronchites capillaires* et de *broncho-pneumonies*, elles ne constitueraient pas autre chose que des degrés plus ou moins accusés de ces différentes formes primitives ou secondaires.

C'est pourquoi il nous paraît rationnel d'étudier concurremment toutes ces affections si communes parmi les soldats.

La principale et même la seule cause déterminante qu'on invoque aujourd'hui pour expliquer le développement de la pneumonie primitive, c'est un germe morbigène particulier (pneumocoque), dont la présence a été reconnue dans les exsudats pulmonaires, les crachats et différents organes (plèvres, péricarde, endocarde, reins, méninges, sang), qui peut être contenu dans la salive de certaines personnes bien portantes (Pasteur), et dont l'inoculation à des animaux produit la maladie (Frankel). Cultivé avec soin et dans les meilleures conditions connues, il ne dure pas plus de quatre à cinq jours.

Il est fort possible, comme l'admet Jaccoud (1), que les germes répandus dans l'air puissent se fixer dans la cavité buccale et dans les voies aériennes sans y déterminer le moindre trouble. Mais que survienne une lésion accidentelle des organes pulmo-

(1) Jaccoud, *Comptes rendus de l'Académie des sciences*, 23 avril 1887.

naire, une congestion par exemple produite par l'influence du froid, alors le microbe pullule et manifeste un pouvoir pathogène tel qu'il peut acquérir dans certains cas une virulence excessive.

On s'explique ainsi comment le froid n'interviendrait dans l'étiologie de ces inflammations pulmonaires qu'indirectement et à titre de cause prédisposante, en favorisant l'introduction et la multiplication dans les poumons de ces microbes spéciaux contenus normalement dans la bouche des sujets sains.

Grâce aux découvertes bactériologiques, ces épidémies de pneumonies, observées dans les prisons et dans les casernes et dont l'origine et l'évolution semblaient auparavant si obscures et si incompréhensibles, n'ont plus rien de mystérieux pour nous.

Telle est cette épidémie observée par Munier (1) dans le 8e bataillon de chasseurs à pied à Amiens, et qui en deux mois (du 9 janvier au 11 mars 1887), sur un effectif de 530 hommes, fournit 19 cas et 4 décès.

Parmi les différentes causes auxquelles on pouvait attribuer cette épidémie (surmenage, refroidissement), l'auteur s'est rangé avec raison à l'étiologie microbienne, en s'appuyant sur les considérations suivantes :

Apparition rapide d'un nombre considérable de pneumonies, alors que les années précédentes, dans des conditions identiques, il n'en existait qu'exceptionnellement (11 cas en dix ans) ;

Localisation évidente de la maladie au 8e chasseurs à pied, tandis que les autres troupes de la garnison, placées dans les mêmes conditions hygiéniques, furent complètement préservées ;

Apparition de plusieurs cas parmi les hommes du bataillon dispensés par leurs fonctions de tout exercice en plein air ;

Début insidieux, sans qu'aucun malade ait pu rapporter à des refroidissements, éprouvés à date fixe, l'origine de son affection ;

Caractères cliniques analogues à ceux des maladies infectieuses ; gravité extrême ; généralisation des lésions morbides

(1) Munier, *Relation d'une épidémie de pneumonies au 8e bataillon de chasseurs à pied, à Amiens, en 1887* (*Arch. de méd. mil.*, 1887, t. X, p. 246).

constatées à l'autopsie des hommes qui avaient succombé à la maladie.

Ces différentes formes d'inflammation de l'appareil respiratoire (bronchites capillaires, broncho-pneumonies, pneumonies) interviennent souvent à titre de complications dans un grand nombre de maladies infectieuses ; il arrive même quelquefois qu'elles constituent la seule manifestation de ces affections.

Parmi les maladies infectieuses qui peuvent ainsi se compliquer de broncho-pneumonie et de pneumonie ou bien se dissimuler sous l'apparence de celles-ci, nous citerons principalement la *rougeole*, la *scarlatine*, la *variole*, la *diphtérie*, la *fièvre typhoïde*, l'*érysipèle*, les *oreillons*, la *grippe*.

Nous avons vu, en effet, que, de toutes les fièvres éruptives, la rougeole était celle dans laquelle l'exanthème affectait de préférence la muqueuse de l'appareil respiratoire, et nous avons suffisamment insisté sur la fréquence de ces complications, sur la modification profonde qu'elles peuvent même imprimer à la maladie primitive, au point d'en imposer pour une affection spéciale (*bronchite capillaire épidémique*, *catarrhe suffocant*, etc.), ou même mixte (*bronchite capillaire morbilleuse*).

Nous savons que ces complications sont plus rares dans la *scarlatine* et dans la *variole*.

Dans l'étude que nous avons consacrée à chacune des autres maladies infectieuses (*diphtérie*, *fièvre typhoïde*, *érysipèle*, *oreillons*), nous avons signalé également la coïncidence de ces inflammations broncho-pulmonaires avec ces maladies.

Enfin divers observateurs ont décrit, sous le nom d'*épidémies de broncho-pneumonies* ou de *pneumonies infectieuses*, des épidémies qui n'étaient pas autre chose que la *grippe*. Telle est cette épidémie observée en 1885-86 par Oriou (1) dans la garnison de Saint-Brieuc, décrite par cet auteur sous le nom de *pneumonie infectieuse*, et dans laquelle cette affection n'a pas été autre chose qu'une manifestation de l'influenza qui régnait alors dans la population civile.

(1) Oriou, *Relation d'une épidémie de pneumonies infectieuses observées au 71e régiment d'infanterie, à Saint-Brieuc, en 1885-86* (*Arch. de méd. mil.*, 1887, t. IX, p. 383).

III. Etude clinique. — La pneumonie aiguë ou franche s'observe assez communément dans les hôpitaux militaires.

Il résulte des recherches faites par Kannenberg et citées plus haut que sur 443 autopsies de soldats morts d'affections des voies respiratoires autres que la tuberculose, de 1881 à 1888, dans l'armée allemande, la pneumonie aiguë franche a compté à elle seule pour 367 décès, plus de 80 %.

Il n'est pas facile de déterminer la durée de la période d'incubation de cette maladie, car les malades ne peuvent pas nous renseigner habituellement sur l'époque à laquelle ils ont été exposés à la cause morbide. Cependant, nous croyons avec Caspar que cette période varie entre deux et sept jours.

Généralement la pneumonie aiguë débute brusquement, et la violence du frisson initial jointe au point de côté douloureux et au mouvement fébrile oblige les malades à consulter immédiatement le médecin. Ainsi, c'est généralement dès le premier ou le second jour de leur affection que ceux-ci entrent à l'hôpital.

Nous n'avons pas à présenter ici l'étude clinique de la pneumonie, puisque cette maladie n'offre aucun caractère symptomatique spécial au soldat et qu'elle évolue complètement chez les militaires comme chez les jeunes gens appartenant à la population civile. Nous nous contenterons seulement de reproduire ici les importants résultats obtenus récemment en Allemagne par Kannenberg (1), à la suite des recherches faites par cet observateur.

Le poumon droit est plus souvent hépatisé que le gauche, et ce sont les lobes inférieurs qui sont le plus fréquemment atteints ; sur 443 cas relevés par cet auteur, l'hépatisation a commencé :

Dans le lobe supérieur droit . . .	83 fois
— moyen droit	47 —
— inférieur droit	113 —
— supérieur gauche . . .	33 —
— inférieur gauche	89 —

(1) Kannenberg, *Étude sur les maladies des voies respiratoires autres que la tuberculose dans l'armée allemande* (*Deut. milit. Zeitschs.* 1890, p. 193, analysé dans *Arch. de médecine milit.*, 1892, t. XIX, p. 215).

L'étendue de l'hépatisation n'est pas toujours en rapport avec la gravité des symptômes.

Sur ces 443 cas relevés par Kannenberg, la pneumonie s'est accompagnée ou compliquée 88 fois de pleurésie séro-fibrineuse, dont 24 fois des deux côtés, 29 fois de pleurésie purulente, 2 fois de gangrène pulmonaire, 6 fois d'emphysème pulmonaire, 5 fois de pneumothorax, 61 fois de péricardite (58 fois séreuse ou séro-fibrineuse et 3 fois purulente), 25 fois de dilatation du ventricule droit, 8 fois de suffusions sanguines sous le péricarde.

La courbe de la mortalité atteint son maximum le septième jour de la maladie, décroît jusqu'au quatorzième, se relève au dix-septième, pour redescendre et devenir ensuite régulière.

Les causes du dénouement fatal ont été rapportées 327 fois à la *paralysie du cœur*, avec mort subite dans 20 cas, et 116 fois à l'*asphyxie*, attribuable 8 fois à l'étendue de l'hépatisation, 5 fois à un pneumothorax, 5 fois à l'abondance de l'épanchement pleurétique, 9 fois à de l'œdème pulmonaire.

IV. **Prophylaxie.** — Les mesures prophylactiques qui doivent être prises dans l'armée contre la pneumonie découlent naturellement de nos connaissances actuelles des causes de cette affection.

L'agent pathogène, le pneumocoque, existant dans la bouche d'individus même sains, on veillera chez le soldat à la propreté de celle-ci ; on emploiera toutes les mesures de désinfection applicables contre les maladies infectieuses et ayant principalement pour objet les crachats provenant des malades et l'infection des planchers dans les casernes par les produits de l'expectoration. Il faudra mettre en même temps, et autant que possible, les hommes à l'abri de toutes les influences (refroidissement, fatigue) qui favorisent l'activité et la pullulation du germe morbide.

C. — La pleurésie.

I. Fréquence et gravité dans les milieux militaires.

— Cette affection est, comme nous l'avons dit, très fréquente dans l'armée. La proportion des atteintes qu'elle y détermine annuellement s'élève à plus de 5 pour 1000 hommes présents.

La mortalité a été, en 1888, de 0,2 pour 1000 hommes et de 4 pour 100 malades.

Parmi les cas qui figurent avec l'étiquette de *pleurésie* dans la statistique médicale de l'armée, il y en a un certain nombre qui sont attribuables à la tuberculose dont, comme nous le verrons plus loin, l'inflammation pleurale constitue un mode très commun de manifestation parmi les soldats.

La morbidité occasionnée par la pleurésie a été :

Parmi les sous-officiers	1,5 pour 1000.
Parmi les soldats ayant plus d'un an de service	4,3 —
Parmi les soldats ayant moins d'un an de service.	9,9 —

Cette morbidité a offert l'évolution suivante pendant l'année 1888 (voy. tracé XXX) :

Tracé XXX. — Morbidité par pleurésie en 1888.

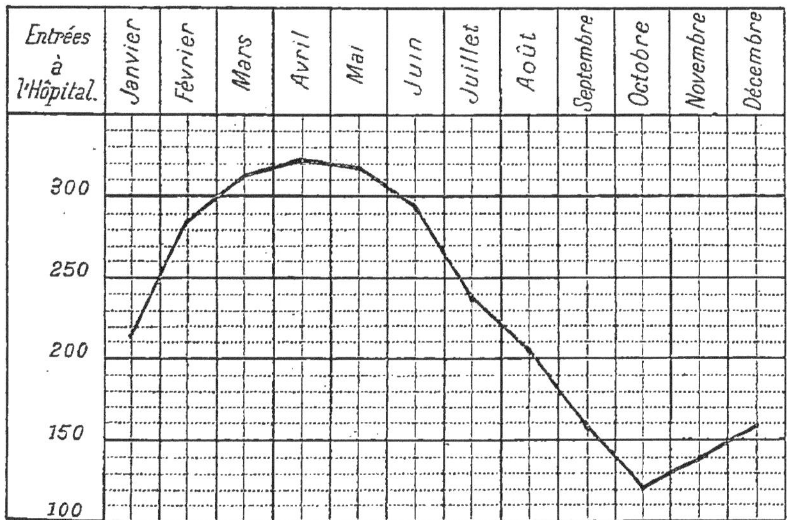

La pleurésie atteint donc son point culminant plus tard que la pneumonie, en avril ; elle décroît plus lentement qu'elle, pour présenter son minimum en octobre.

J'ai relevé dans le tableau suivant la proportion des pleurétiques pour 1000 hommes observés dans les différents corps d'armée pendant les années 1888-89 :

CORPS D'ARMÉE	1888	1889	MOYENNE ANNUELLE	CORPS D'ARMÉE	1888	1889	MOYENNE ANNUELLE
Tunisie.	2.1	1.5	1.8	XVIIe corps. .	6.2	5.8	5.5
Algérie.	2.6	2.1	2.3	IVe — . .	5.3	6.9	6.1
IIe corps. .	5.5	3.2	4.3	XIe — . .	7.1	7.0	7.0
Ier — . .	3.5	3.3	3.4	XVe — . .	5.1	7.0	6.0
V[e] — . .	6.3	4.6	5.4	XIIe — . .	6.7	7.6	7.1
VIIIe — . .	5.6	4.6	5.1	IXe — . .	9.2	8.0	8.6
VIe — . .	4.4	4.7	4.5	X[e] — . .	9.8	8.3	9.0
VIIe — . .	5.8	5.4	5.6	XIIIe — . .	5.9	8.8	7.3
XIVe — . .	4.7	5.5	5.6	IIIe — . .	7.6	9.0	8.3
XVIIIe — . .	5.9	5.5	5.7				
Gouvern[t] de Paris.	7.3	5.7	6.5				
XVIe corps. . .	6.4	5.7	6.0	L'armée entière .	5.5	5.3	5.4

On voit la ressemblance que cette répartition de la pleurésie offre avec la tuberculose dans les différentes régions de corps d'armée. Ce sont les corps du nord de la France (Ier, IIe) qui fournissent le plus petit nombre de cas de cette maladie et en même temps de tuberculose ; ceux qui, au contraire, présentent la plus forte proportion de pleurétiques semblent également les plus éprouvés par la phtisie pulmonaire.

La Tunisie et l'Algérie, qui comptent le moins de phtisiques, sont aussi les plus épargnés par la pleurésie.

C'est une des causes qui, comme on sait, ont été invoquées dans ces derniers temps par Kelsch et Vaillard pour affirmer les rapports intimes qui relieraient la pleurésie et la tuberculose.

La statistique médicale de l'armée distingue trois formes de pleurésies, sous les désignations de pleurésies *aiguë*, *chronique* et *purulente*.

La première est la plus fréquente ; elle est très commune parmi les jeunes soldats ; elle peut être soit *primitive*, soit *consécutive* à d'autres maladies, principalement à certaines maladies infectieuses.

La seconde forme, beaucoup plus rare parmi les soldats, présente des rapports assez intimes avec la tuberculose.

Enfin, la *pleurésie purulente* survient quelquefois consécutivement à la pneumonie aiguë ; plus fréquemment, elle constitue une complication grave de diverses affections générales, parmi lesquelles nous citerons la *scarlatine*, la *tuberculose*, la *grippe*.

II. **Etiologie.** — Bien qu'on ait été frappé depuis longtemps de la fréquence des inflammations de la plèvre chez les tuberculeux, cependant les auteurs de médecine militaire (Pringle, Monro) ont attribué aux refroidissements, éprouvés si communément par les soldats dans les marches et les exercices, le principal rôle dans l'explosion de la pleurésie aiguë, surtout au moment des vents d'équinoxe (Léon Colin).

Quant aux autres formes de pleurésie (*chronique* et *purulente*), elles semblaient devoir se rattacher plus communément à certaines maladies infectieuses, au premier rang desquelles figurait la tuberculose.

Tout en attribuant aux refroidissements un rôle considérable dans l'étiologie de la pleurésie parmi les soldats, J. Périer (1), un des premiers, appela l'attention sur l'association fréquente de cette maladie à un état tuberculeux.

Après avoir expliqué la fréquence de la pleurésie dans l'armée et dans toutes les saisons par les nombreuses circonstances propres à la vie militaire, dans lesquelles le soldat est exposé à sortir d'un milieu extrêmement chaud, comme un corps de garde, pour subir instantanément l'action du grand air, L. Colin (2) considérait la facilité de production de cette maladie, à toutes les époques de l'année, comme tenant également à sa connexité avec la tuberculose, « qui impose à l'organisme une réceptivité permanente aux affections pleurales ».

En 1884, Landouzy (3) mit en doute l'influence du froid, même sur la production de la pleurésie aiguë primitive, qu'il considérait comme étant, dans presque tous les cas, de nature tuberculeuse.

Deux ans après, Kelsch et Vaillard (4) adoptèrent cette opinion; pour ces auteurs, la pleurésie, même franche, ne serait qu'une

(1) J. Perier, Etudes critiques dans Pringle : *Maladies des armées*. Paris, 1863, p. 89.

(2) L. Colin, *Traité des maladies épidémiques*, p. 443.

(3) Landouzy, *Epanchement pleurétique et tuberculose* (*Gazette des hôpitaux*, 1884, p. 126).

(4) Kelsch et Vaillard, *Recherches sur les lésions anatomo-pathologiques et la nature de la pleurésie* (*Archiv. de phys. norm. et path.*, 1886, t. VI, p. 161).

tuberculose localisée dans la plèvre et qui guérirait le plus souvent, comme le font certaines tuberculoses localisées dans les os, les ganglions. « Toute pleurésie, écrivaient-ils, qui n'est ni « septique ni rhumatismale, qui ne relève pas d'une dyscrasie « des humeurs ou d'une dégénérescence cancéreuse de la plèvre, « est, dans l'immense majorité des cas, tuberculeuse. »

A l'appui de cette opinion, ces auteurs invoquaient les raisons suivantes :

1° Évolution souvent insidieuse, irrégulière ou latente de la pleurésie ;

2° Évolution saisonnière de cette maladie, analogue à celle de la phtisie pulmonaire ;

3° Altérations spécifiques découvertes par eux, à l'œil nu ou au microscope, dans seize autopsies de pleurésies considérées comme *simples* du vivant des malades et devenues mortelles à la suite d'accidents étrangers à la phlegmasie pleurale ;

4° Traces de tuberculose trouvées par eux chez des pleurétiques morts plus ou moins longtemps après une *pleurésie simple guérie*.

Mais, comme l'a objecté Widal (1), si la pleurésie affecte en France une évolution parallèle à celle de la phtisie pulmonaire, cela n'a rien de surprenant ; cela peut indiquer simplement qu'aux époques où la tuberculose atteint son maximum de fréquence, il se présente naturellement un plus grand nombre de pleurésies liées à cette affection ; mais cela ne prouve pas que la pleurésie soit constamment une tuberculose locale.

La clinique montre, en effet, que la tuberculose uniquement localisée sur la plèvre est rare, et que, lorsqu'elle est telle, elle n'est pas si bénigne ni si souvent curable que Kelsch et Vaillard le prétendent, pour peu qu'elle occupe une portion considérable de la séreuse.

Ces observateurs ont trouvé, il est vrai, sur la plèvre elle-même de petites granulations miliaires, qui ne seraient visibles qu'au microscope ; sur des sections faites perpendiculairement à la plèvre, ils ont même découvert, à la superficie des néo-mem-

(1) Widal, art. PLEURÉSIE du *Dictionnaire encycl. des sciences méd.*, 2e série, t. XXVI, p. 15.

branes pleurales, des nodules tuberculeux types, d'autant plus jeunes que le tissu de nouvelle formation était lui-même plus avancé en âge. Mais cette constatation aurait eu besoin d'être complétée par la recherche sur les coupes du bacille de Koch, qui est, comme on sait, la caractéristique de la tuberculose.

Du reste, les résultats des inoculations tentées par Gombault et Chauffard sur les animaux avec les liquides provenant de pleurésie aiguë n'ont pas été favorables à l'opinion de Kelsch et Vaillard, puisqu'elles n'ont réussi que 10 fois seulement sur 19 opérations ; sur 14 inoculations pratiquées par Kelsch et Vaillard eux-mêmes, 4 fois avec du pus, 10 fois avec de la sérosité, ces auteurs n'ont obtenu que 3 résultats positifs, deux fois dans la première, une fois dans la seconde.

Voilà pourquoi, conclut Widal, « s'il y a plus de pleurésies d'origine tuberculeuse qu'on ne l'avait cru jusqu'ici, il n'est pas permis d'affirmer actuellement que la totalité ou même la grande majorité des pleurésies dites *a frigore* soient de nature tuberculeuse. »

Nous nous associons volontiers à ces conclusions ; tout en étant persuadé de la fréquence parmi les soldats des cas de pleurésies de nature tuberculeuse, cependant il nous répugne de considérer comme phtisiques les nombreux malades qui journellement entrent dans nos salles pour pleurésie aiguë survenue, comme cela n'est pas rare dans nos garnisons, à la suite d'un refroidissement éprouvé pendant les marches effectuées en montagne, ou pendant les exercices sur un terrain découvert et battu par les vents, etc.

Les 2781 cas de pleurésie que la statistique médicale indique comme ayant été traités en 1888 dans notre année, se répartissent ainsi :

2490 ont guéri,

112 ont été mortels.

179 ont nécessité la réforme ou la retraite.

En considérant comme tuberculeux tous les pleurétiques qui ont succombé ou qui ont été éliminés des rangs de l'armée, on voit qu'il en reste encore près des neuf dixièmes qui sont sortis de l'hôpital par guérison ou par convalescence et qui ont résisté à la maladie : il n'est donc pas possible de les considérer comme des tuberculeux.

Dans le but d'élucider l'important problème d'étiologie morbide soulevé par Kelsch et Vaillard, nous avons fait quelques recherches à l'hôpital Villemanzy pour connaître ce qu'étaient devenus les malades atteints de pleurésie traités dans cet établissement pendant les trois dernières années 1890-91-92.

Voici le résultat de ces recherches :

Sur 142 pleurétiques,

18 ont été réformés ;

4 ont succombé ;

80 ont été envoyés en congé de convalescence ;

40 sont sortis de l'hôpital par guérison.

D'un autre côté, sur 64 cas de pleurésie suivis d'autopsie et relevés par Kannenberg dans l'armée allemande pendant la période 1881-88, dans 11 cas seulement des maladies antérieures ont eu une influence évidente sur le développement de l'inflammation pleurale, et sur ces 11 cas, la tuberculose ne figure que 7 fois.

III. **Étude clinique**. — Les principales formes de pleurésie observées dans l'armée sont représentées par la *pleurésie aiguë primitive* ou *secondaire*, la *pleurésie chronique*, les *pleurésies purulentes*.

1° *Pleurésies aiguës, franches* ou *primitives* (*a frigore*). — Cette forme de pleurésie est la plus commune parmi les soldats. Son développement paraît se lier à l'impression de l'air froid sur le corps en sueur, soit que cette impression agisse comme cause déterminante, soit qu'elle se réduise seulement à une influence prédisposante et favorise dans l'organisme les effets pathogènes de quelque agent infectieux.

Cette maladie atteint les soldats les plus robustes, les mieux constitués et offrant souvent l'apparence de la santé la plus parfaite.

Dans une période de moins de quatre ans, L. Colin (1) a observé dans son service de l'hôpital du Val-de-Grâce 229 pleurésies, dont 81 à gauche et 148 à droite (2).

(1) L. Colin, *Etudes de médecine militaire* (*pleurésie*), p. 107.
(2) Sur 64 cas de pleurésie suivis d'autopsie, Kannenberg a noté la formation de l'épanchement 28 fois à droite et 36 fois à gauche .

La plupart des pleurésies qui surviennent chez les soldats s'accompagnent d'épanchements plus ou moins abondants. Chez 33 malades, sur les 229 pleurétiques traités par lui, L. Colin a constaté un épanchement considérable qui remontait jusqu'au niveau de la clavicule; et, sur ces 33 cas, 20 fois l'épanchement était à gauche.

La *pleurésie sèche* est beaucoup plus rare dans nos hôpitaux militaires, où on ne l'observe guère que dans un cinquantième des cas (L. Colin).

La maladie ne dure généralement que quinze ou vingt jours et se termine presque toujours par la guérison. Sur les 229 malades atteints de pleurésie aiguë primitive traités au Val-de-Grâce par L. Colin, il n'y a eu qu'un décès. Chez tous les autres est survenue une guérison rapide.

La terminaison par la mort est donc très rare; la complication la plus grave et le plus souvent mortelle est représentée par la *péricardite*. Le malade que perdit L. Colin et qui offrait une pleurésie droite, avec épanchement moyen, sans réaction fébrile, fut emporté par cette complication.

La mort peut survenir subitement quand l'épanchement est considérable à gauche, avec déplacement notable du cœur. Widal (1) l'a même observée dans un cas où l'épanchement était moyen.

Elle peut avoir lieu également par asphyxie (formation de caillots fibrineux dans le cœur droit, envahissant et obstruant l'artère pulmonaire), par *embolie cérébrale* (Vallin), plus rarement par *syncope*, qui survient surtout dans les épanchements du côté droit, par suite de la compression des veines caves et de l'oreillette droite, d'où diminution de l'afflux du sang dans le cœur.

La *pleurésie double* est le plus souvent dépendante d'une autre affection (*rhumatisme* ou *tuberculose*); elle est toujours très grave et peut entraîner la mort par asphyxie.

2° *Pleurésies chroniques*. — Quand l'épanchement de la pleurésie aiguë persiste pendant plus de trente jours, la maladie passe à l'état chronique. Mais cet état morbide peut se produire pri-

(1) *Loc. cit.*, p. 57.

mitivement et d'emblée, sans avoir été précédé de pleurésie aiguë; alors les symptômes objectifs sont généralement insignifiants, et la maladie évolue si lentement et si silencieusement, que souvent elle passe inaperçue du malade et du médecin.

Cette pleurésie chronique d'emblée est habituellement une manifestation de la tuberculose; aussi est-elle beaucoup plus grave que la pleurésie aiguë, puisqu'elle occasionne annuellement dans l'armée environ 0,07 décès pour 1000 hommes présents. De plus, elle constitue dans les garnisons une des principales causes d'élimination par réforme, soit qu'elle soit associée à la tuberculose, soit qu'elle s'accompagne de déformations thoraciques, d'atrophies musculaires et d'adhérences costo-pulmonaires incurables, qui rendent les malades tout à fait impropres au service militaire (1).

3° *Pleurésies purulentes.* — Ces pleurésies, tout en étant plus rares que les formes précédentes, s'observent pourtant de temps à autre dans les hôpitaux militaires et donnent lieu à un certain nombre de décès (0,06 pour 1000 hommes, en 1888).

Elles surviennent généralement sous l'influence de causes générales, représentées par des maladies infectieuses (*scarlatine*, *méningite cérébro-spinale, pyoémie, pneumonies infectieuses, grippe*, *tuberculose*). Mais elles peuvent résulter également de causes locales (traumatismes de toute nature de la cavité thoracique, ouverture dans les plèvres de cavernes tuberculeuses, d'abcès pulmonaires, de kystes hydatiques du foie, thoracentèse pratiquée avec un trocart malpropre).

Suivant Kelsch et Vaillard, toutes ces pleurésies (moins, bien entendu, les pleurésies septiques et celles qui relèvent d'une dyscrasie), ne seraient qu'une des manifestations de la tuberculose. Ces observateur ont noté, en effet, que dans sept cas de pleurésies purulentes traités par eux, survenus chez des sujets non phtisiques et qui ont été mortels, l'autopsie a révélé la présence de nombreux nodules tuberculeux dans les fausses membranes qui tapissaient la cavité pleurale.

Suivant Dieulafoy, la tuberculose pulmonaire entrerait seule-

(1) Voy. Demaudre, *Des conséquences éloignées et définitives des épanchements pleurétiques* (*Recueil de mém. de méd. mil.*, septembre 1881).

ment pour 1/6 dans les causes de la mort par pleurésie purulente.

Il est reconnu aujourd'hui que cette maladie, quelles que soient les conditions dans lesquelles elle se développe, qu'elle succède à une pleurésie aiguë ou bien qu'elle survienne comme complication d'une maladie infectieuse, est toujours liée à la présence d'un ou de plusieurs microbes dans la cavité pleurale et principalement dans le pus de l'empyème [Rosenbach (1884), Frankel (1886), Cornil et Babès, Rendu].

Quand il s'agit de pleurésies purulentes, succédant à des broncho-pneumonies infectieuses ou gangréneuses, à la rupture d'une caverne, à l'infection purulente, à une lymphangite septique, la porte d'entrée de ces micro-organismes est facile à trouver ; il n'en est plus de même pour les pleurésies purulentes d'emblée : on suppose qu'elles ont une origine pharyngée (Frankel) et qu'un foyer purulent, méconnu, de l'amygdale, puisse être le point de départ de la pénétration des microbes dans la plèvre, probablement par la voie lymphatique. Mais cette explication ne repose malheureusement que sur une hypothèse qui aurait besoin d'être confirmée par l'expérimentation.

4° *Pleurésies latentes.* — Certaines pleurésies ne se manifestent par aucun signe stéthoscopique ou plessimétrique ; telles sont les pleurésies *interlobaires*, *médiastines* et *diaphragmatiques*. Le médecin militaire doit donc avoir toujours présent à l'esprit ce fait qu'aucun symptôme objectif ne révèle souvent l'existence et le siège d'un liquide épanché et enkysté dans la plèvre et que la maladie peut ne donner lieu qu'à des symptômes subjectifs et fonctionnels (oppression, douleur).

De même, la pleurésie diaphragmatique n'offre point toujours une marche aiguë et peut ne pas s'accompagner des signes bruyants (état fébrile, dyspnée intense, douleur) qui s'observent habituellement dans cette affection. Nous croyons donc devoir recommander la plus grande prudence, quand un homme se présente à la visite médicale en se plaignant de certains symptômes fonctionnels (oppression, toux, etc.) qui peuvent faire soupçonner cette forme de pleurésie assez commune parmi les soldats. Il sera bon de mettre le malade en observation à l'infirmerie ou même à l'hôpital, où, à la suite d'un examen suffisamment complet et prolongé, un diagnostic pourra être porté concernant la réalité et la nature de son affection.

Certaines pleurésies avec épanchement peuvent également rester latentes. Souvent les malades eux-mêmes méconnaissent leur situation et n'éprouvent qu'une légère dyspnée, avec un état fébrile insignifiant ou même nul ; ils continuent à faire leur service et négligent de consulter le médecin. Quelques cas de mort subite, survenus au corps ou à l'infirmerie, s'expliquent par ces pleurésies latentes. Ce n'est qu'au bout d'un certain temps, quand le malade est amaigri et perd ses forces, qu'il se présente à la visite médicale; alors on peut constater chez lui les signes physiques d'un épanchement pleurétique. Ces épanchements, qui surviennent silencieusement, se résorbent lentement, augmentent et diminuent successivement et deviennent purulents. Ils doivent être rattachés le plus souvent à la tuberculose.

IV. **Prophylaxie.** — La pleurésie est, comme nous l'avons vu, une cause fréquente d'élimination dans notre armée, puisque cette affection figure en 1888 comme ayant nécessité la réforme 179 fois sur 2490 malades, soit environ dans presque un neuvième des cas.

Si l'on accepte l'opinion de Kelsch et de Vaillard sur la nature tuberculeuse de presque tous les cas de pleurésie, le nombre de ces éliminations serait beaucoup trop faible ; celles-ci auraient besoin d'être pratiquées dans une proportion beaucoup plus large qu'on ne l'a fait jusqu'à ce jour.

Faut-il admettre avec Coustan et Dubrulle (1) que tout homme, même guéri d'épanchement pleurétique, soit perdu pour l'armée, et qu'il doive être presque toujours frappé de tuberculose avant ou après sa libération? Nous ne le pensons pas; tout en reconnaissant combien sont fréquentes dans l'armée les pleurésies de nature tuberculeuse et combien le soldat atteint de pleurésie pendant son séjour sous les drapeaux est exposé, par le fait même de son genre de vie et de ses obligations profes-

(1) Coustan et Dubrulle, *la Pleurésie dans l'armée* (*Arch. de méd. mil.*, 1890, t. XVI, p. 137).

sionnelles, à subir l'influence du contage tuberculeux, nous ne croyons pas que cette maladie, lorsqu'elle survient d'une façon accidentelle, d'un refroidissement par exemple, qu'elle revêt une forme franchement inflammatoire, aiguë, et qu'elle aboutit rapidement à la guérison, chez un sujet offrant du reste les signes d'une constitution robuste et d'une santé satisfaisante, puisse nécessiter immédiatement la réforme. Et ce qui le prouve, c'est le grand nombre de pleurétiques que nous voyons journellement, après un séjour de quelques semaines dans les hôpitaux ou de quelques mois en convalescence, revenir au régiment parfaitement guéris, n'offrant plus aucune trace de leur affection et qui font convenablement, jusqu'à l'époque de la libération, leur service militaire.

Il n'est même pas rare de voir des pleurétiques, opérés de la thoracentèse, guérir au bout d'un certain temps et, une fois maintenus sous les drapeaux, rentrer bien portants dans la vie civile, après avoir terminé leur période militaire.

Quant à ces formes de pleurésies chroniques ou de pleurésies purulentes, qui se lient si intimement à la tuberculose ou à d'autres maladies infectieuses, dont l'évolution est toujours très lente et très prolongée, qui n'aboutissent presque jamais à la guérison, lors même que l'on a eu recours à l'opération de l'empyème ou à la pleurotomie, elles nécessitent promptement la réforme et le renvoi des malades dans leurs foyers.

Les moyens prophylactiques que l'on doit employer contre les pleurésies qui se manifestent comme complications de certaines maladies infectieuses, sont les mêmes que ceux que nous avons énumérés dans le chapitre consacré à ces dernières maladies, et nous n'avons pas à les reproduire ici.

CHAPITRE II

LES MALADIES DES APPAREILS CIRCULATOIRE ET LYMPHATIQUE

Ces maladies sont assez fréquentes parmi les soldats. Elles déterminent annuellement dans l'armée environ 3000 entrées à l'infirmerie et un nombre presque aussi élevé d'entrées à l'hôpital; ce qui donne une morbidité générale de 6 pour 1000 hommes présents.

Elles constituent, au moment de l'appel des recrues, une des principales causes d'exemption (3,6 pour 1000 jeunes gens examinés par les conseils de revision) (1).

Les entrées aux hôpitaux occasionnées par ces affections ont offert les variations suivantes, pendant la période 1875-1890 :

1875	2799	1881	3069	1886	2766
1876	2730	1882	3231	1887	2657
1877	2946	1883	2865	1888	2839
1878	2786	1884	2466	1889	2852
1879	2725	1885	2528	1890	3077
1880	2684				

Le nombre des décès causés par elles a offert, pendant la même période, les variations suivantes :

1875 . . .	100	1879 . . .	61	1883 . . .	69	1887 . . .	72
1876 . . .	85	1880 . . .	49	1884 . . .	76	1888 . . .	64
1877 . . .	86	1881 . . .	55	1885 . . .	77	1889 . . .	63
1878 . . .	70	1882 . . .	79	1886 . . .	76	1890 . . .	66

Ce qui donne une mortalité moyenne et annuelle assez faible : 0,1 décès pour 1000 hommes.

Quant aux éliminations occasionnées par ces maladies, elles ont été représentées par les nombres suivants :

(1) *Compte rendu du recrutement de l'armée en* 1888.

1875. . .	701	1879. . .	599	1883. . .	811	1887. . .	800
1876. . .	505	1880. . .	689	1884. . .	810	1888. . .	1475
1877. . .	568	1881. . .	837	1885. . .	1217	1889. . .	1533
1878. . .	694	1882. . .	967	1886. . .	969	1890. . .	1696

Soit, pour les dernières années, une moyenne annuelle de 3 éliminations sur 1000 hommes présents.

Il faut rapprocher de la diminution de la mortalité causée par ces maladies pendant les années 1888-90 l'augmentation du nombre des éliminations qu'elles ont nécessitées pendant la même période.

Les pertes totales qu'entraînent ces affections dans l'armée se traduisent annuellement par une proportion de 3,1 pour 1000 hommes présents.

Les maladies des appareils circulatoire et lymphatique sont principalement représentées dans l'armée par les *maladies du cœur* et par quelques affections des vaisseaux (*artérites, anévrysmes, varices* (1), *phlébites, lymphangites*, etc.). Nous nous occuperons seulement des *maladies du cœur*, et négligerons l'étude des maladies des artères et des veines, ainsi que du système lymphatique ; outre que ces dernières maladies sont rares parmi les soldats, la plupart appartiennent au domaine de la chirurgie.

LES MALADIES DU CŒUR

A. — Fréquence et gravité dans l'armée

Les maladies du cœur sont représentées, dans l'armée, par des troubles fonctionnels (*palpitations*) et par des lésions organiques de cet organe (*hypertrophies*, *endocardites*, *péricardites*, etc.).

En 1889, les entrées à l'hôpital causées par elles se sont réparties en 769 *palpitations* et *hypertrophies* et 467 *endocardites* et *péricardites*.

On peut se rendre compte de la gravité différente qu'offrent ces affections en jetant un coup d'œil sur le tableau suivant, où nous avons indiqué, d'après la statistique médicale de 1889, le nombre des décès et des éliminations attribuables à chacune d'elles :

(1) Les varices constituent une des principales causes d'exemption du service militaire : 13,8 pour 1000 conscrits examinés en 1888 ; après l'incorporation, elles nécessitent annuellement environ 0,6 éliminations pour 1000 hommes présents.

MALADIES	DÉCÈS	ÉLIMINATIONS par RÉFORMES	TOTAL des PERTES
Endocardites et lésions valvulaires	26	615	641
Dilatations et dégénérescences	11	9	20
Péricardites	8	8	16
Hypertrophie	3	464	467
Palpitations	»	83	83

B. — Étiologie.

La fréquence des maladies du cœur dans l'armée peut être attribuée à différentes causes, dont les unes sont *pathologiques* et les autres *hygiéniques* et *professionnelles*.

I. **Causes pathologiques.** — Un certain nombre de maladies exercent sur le cœur une action plus ou moins puissante. Parmi ces maladies, le *rhumatisme* tient la première place, surtout lorsqu'il est très intense et à l'état aigu, bien qu'il puisse également déterminer des lésions cardiaques dans ses formes les plus légères.

Il est bien difficile de connaître exactement la part qui revient à cette affection dans la production des maladies cardiaques. Car, tandis que Bouillaud, Fuller, Budd, ainsi que la plupart des médecins anglais et français, admettent la coïncidence du rhumatisme dans un tiers, la moitié et même les deux tiers des cas, en Allemagne, Bamberger, Hamernyck et Wunderlich réduisent cette proportion à un quart.

Les différentes formes de maladies du cœur consécutives au rhumatisme se classent, par ordre de fréquence, de la façon suivante : *endocardites*, *endo péricardites*, *péricardites*.

Dans l'armée, où, comme on sait, le rhumatisme est très fréquent, puisqu'il y détermine une morbidité annuelle de 14 pour 1000 hommes présents, il constitue une des principales causes des endocardites et des endo péricardites observées parmi les soldats.

Mais, indépendamment du rhumatisme, il est certains états

morbides qui interviennent presque aussi activement que lui dans la production des maladies du cœur et qui sont représentés par les *maladies infectieuses*, parmi lesquelles nous signalerons la *scarlatine*, la *fièvre typhoïde*, l'*érysipèle*, la *diphtérite*, les *oreillons*, la *pneumonie*. On peut compléter cette énumération par la *syphilis* et l'*alcoolisme*, quoique leur influence sur les maladies du cœur soit moins commune et ne doive figurer que dans un rang secondaire, relativement aux affections précédentes.

Comme l'a noté notre collègue Blanc (1), un grand nombre de prétendues hypertrophies du cœur, qui ne sont que des scléroses interstitielles du myocarde, surviennent consécutivement aux maladies infectieuses.

II. **Causes hygiéniques et professionnelles.** — Parmi les influences de cet ordre, qui peuvent déterminer chez les soldats certains troubles fonctionnels du cœur, des palpitations, par exemple, il faut citer l'abus du café, du thé, du tabac (2), les émotions, enfin la fatigue occasionnée par les marches et les exercices militaires, jointe à la gêne de la respiration favorisée par la constriction du thorax par le ceinturon, le baudrier, la charge de l'équipement (Parkes).

Quelques auteurs ont même considéré le surmenage comme pouvant déterminer non seulement certains troubles, mais encore certaines lésions cardiaques, dont l'ensemble constituerait une véritable maladie, décrite sous les noms de *cœur surmené*, de *cœur forcé*, et dont nous nous occuperons plus loin.

C. — Étude clinique.

L'étude clinique des maladies du cœur qui s'observent journellement dans l'armée ne peut être présentée complètement dans cet ouvrage.

Nous examinerons seulement les principales questions qui

(1) Voy. Blanc, *De l'Artério-sclérose en général et des scléroses vasculaires dans l'armée* (*Arch. de méd. mil.*, 1891, t. XVIII, p. 1).

(2) Voy. Beverley-Robinson, *le Cœur forcé, le cœur faible* (*The Medical Record of New-York*, 26 janvier 1887, analysé dans *Arch. de méd. mil.*, 1888, t. XII, p. 463).

doivent intéresser le médecin militaire, au point de vue du diagnostic et du pronostic de celles de ces maladies qui sont incompatibles avec la profession des armes.

Les cardiaques que nous observons habituellement dans les hôpitaux militaires peuvent être groupés en deux catégories :

1° Chez un certain nombre, la maladie se développe pendant leur séjour dans nos salles et, pour ainsi dire, sous nos yeux ; c'est ce qui a lieu pour les cas, si fréquents dans l'armée, où une affection du cœur survient dans le cours d'un rhumatisme articulaire aigu ou bien d'une maladie infectieuse. Il est facile de suivre alors l'évolution de cette complication pendant le séjour du malade à l'hôpital ; quand celle-ci s'accuse par des signes sensibles, après la guérison de l'affection rhumatismale ou infectieuse, il est toujours bon d'attendre quelque temps avant de prendre une décision relativement au maintien de l'homme sous les drapeaux ou bien à son élimination des rangs de l'armée ; une proposition pour un congé de convalescence de quelques mois et l'envoi du malade dans ses foyers pendant une période assez longue permettent au médecin traitant de réserver son pronostic, ce qui sera d'autant plus utile que, parmi ces complications cardiaques, constatées si fréquemment chez les rhumatisants et chez les sujets atteints de maladies infectieuses, les unes disparaissent quelquefois complètement au bout d'un certain temps, les autres persistent et même s'aggravent progressivement, au point d'être incompatibles avec le service militaire et même de menacer l'existence.

2° Dans le second groupe de cardiaques qui s'offrent à notre observation dans les hôpitaux de l'armée, sont compris tous ces militaires qui accusent divers troubles du fonctionnement du cœur, que les médecins des corps de troupes envoient à l'hôpital plutôt pour y être observés que pour y être traités, et pour lesquels le médecin traitant doit se prononcer non seulement au point de vue de la réalité de l'affection, mais encore au point de vue de sa gravité et de l'obstacle qu'elle peut apporter à l'accomplissement des obligations militaires. Chaque année, au moment de l'arrivée du contingent, les hôpitaux militaires reçoivent ainsi un grand nombre de cardiaques plus ou moins douteux, pour lesquels il est nécessaire de prendre une décision concernant l'aptitude ou la non-aptitude au service actif, et cela après un examen minutieux et suffisamment prolongé.

I. **Diagnostic des maladies du cœur chez les conscrits et les soldats.** — Malgré le soin avec lequel sont examinés les conscrits au moment des opérations du conseil de revision et malgré la rigueur avec laquelle sont exécutées les prescriptions réglementaires relatives à l'exemption des jeunes gens atteints d'affections du cœur (1), un grand nombre de ces affections passent souvent inaperçues du médecin militaire, à cause de la rapidité avec laquelle a lieu l'examen des conscrits ; mais cela tient également à ce que, pour beaucoup de ces affections, les symptômes sont très obscurs et le diagnostic très difficile. Quand on examine minutieusement le cœur des jeunes conscrits au moment de l'incorporation, on est surpris du nombre des souffles, de la fréquence des déplacements de la pointe du cœur et d'autres phénomènes qui viennent témoigner que l'organe n'est pas dans des conditions absolument normales.

Les différents signes, au moyen desquels on peut diagnostiquer l'existence d'une affection cardiaque incompatible avec le service militaire, sont représentés par les *palpitations*, l'*augmentation de la matité cardiaque* et les *bruits de souffle*.

a) Les *palpitations* sont, pour ainsi dire, le cri de détresse ou de révolte d'un cœur qui souffre (Coustan). Malheureusement, comme elles peuvent se manifester sous l'influence de troubles

(1) L'Instruction du 17 mars 1890 sur l'aptitude au service militaire porte : Art. 165 : « La *cyanose*, résultant ou non de la persistance du trou de Botal, motive l'exemption.

« La *transposition des organes pectoraux* de gauche à droite n'est pas une cause d'incapacité de servir, quand il n'y a pas de troubles fonctionnels.

« La *péricardite* et l'*endocardite aiguës* laissent souvent après elles des altérations graves qui doivent faire prononcer l'exemption ; il en est de même de la péricardite chronique ; ces affections peuvent aussi nécessiter la réforme, si elles sont rebelles.

« L'*hypertrophie du cœur* s'oppose formellement à l'admission dans l'armée ; elle entraîne la réforme.

« La *dilatation du cœur, avec amincissement des parois*, motive l'exclusion de l'armée lorsqu'elle présente tous les signes qui affirment sa permanence et son incurabilité.

« L'*insuffisance et le rétrécissement* des orifices cardiaques sont des affections qui rendent le sujet impropre au service militaire.

« L'*anévrisme de l'aorte thoracique*, qui échappe le plus souvent à l'observation, est incompatible avec la profession militaire. »

passagers (émotion, frayeur, etc.) ou bien encore de fatigues provoquées (marches, efforts et exercices violents), comme leur production artificielle est très facile chez les conscrits, elles ne peuvent offrir à elles seules une valeur diagnostique et pronostique suffisante pour faire prononcer l'exemption.

Il faut qu'elles soient symptomatiques et associées aux autres signes caractéristiques des maladies du cœur, pour que leur constatation entraîne la conviction sur la réalité d'une affection incompatible avec le service militaire.

b) L'*hypertrophie du cœur* offre une valeur plus grande. Malheureusement, les procédés de mensuration de la matité cardiaque, même les plus perfectionnés, comme celui de Constantin Paul, sont insuffisants pour délimiter nettement les variations de volume de cet organe. Aussi, le médecin militaire éprouve souvent, au conseil de revision, beaucoup de difficultés pour établir le diagnostic de cette hypertrophie.

Une fois que l'homme est au régiment et qu'on peut l'observer pendant quelque temps à l'infirmerie ou à l'hôpital, ce diagnostic est plus facile. On peut recourir alors avec avantage au procédé de cardiométrie imaginé par Pitres (de Bordeaux) et préconisé par Duponchel (1), procédé qui permet de comparer entre eux les tracés de matité cardiaque à différentes époques. Voici ce procédé :

« On commence par délimiter soigneusement la matité cardiaque et par la tracer au crayon dermographique ; on applique ensuite sur la poitrine un large morceau de tarlatane transparente. Sur cette tarlatane, on tire une ligne médiane, passant par le milieu de la poignée du sternum, la pointe de l'appendice xyphoïde et l'ombilic; on marque le mamelon et l'on transcrit le tracé de matité cardiaque visible par transparence. Quand on a recueilli ainsi plusieurs tracés, il suffit de les superposer, pour constater *de visu* les variations survenues ; les modifications les plus légères s'apprécient avec facilité. »

Lorsque cette augmentation de la matité cardiaque est bien constatée et qu'elle se manifeste sur un sujet suspect, con-

(1) Duponchel, *Des Troubles fonctionnels et des affections organiques du cœur chez le soldat* (*Arch. de méd, mil.*, 1887, t. IX, p. 184).

curremment avec des palpitations, de l'essoufflement, des accès d'oppression, des douleurs précordiales, elle indique généralement un état morbide incompatible avec les exigences de la profession militaire, et, par conséquent, elle doit motiver la réforme.

Dans la séance du 26 janvier 1885 de l'Académie des sciences, Germain Sée (1) a décrit une hypertrophie du cœur spéciale aux jeunes gens, hypertrophie dite *de croissance*, en quelque sorte physiologique, et qui résulterait, suivant cet auteur, de ce que l'accroissement du cœur chez les adolescents ne serait pas toujours proportionnel à celui du corps. Cette hypertrophie pourrait survenir dans trois cas :

1° La croissance corporelle suivrait son cours naturel, mais celle du cœur marcherait encore plus vite.

2° Le corps grandissant tout à coup dans des porportions gigantesques, l'extension rapide de la capacité circulatoire nécessiterait pour le cœur une énergie considérable, se traduisant par un certain degré d'hypernutrition de cet organe ;

3° Tout travail excessif imposé à un adolescent soumis en même temps à une alimentation insuffisante, produirait une dilatation du cœur, par suite de dystrophie.

Voici quels seraient, d'après G. Sée, les caractères de cette hypertrophie de croissance :

Pas de voussure précordiale ; augmentation de la matité par allongement de l'organe, dont la pointe viendrait battre dans le sixième et jusque dans le huitième espace intercostal ; souffle à timbre rugueux, se propageant très peu et siégeant au-dessus de la pointe du cœur, ne s'accompagnant pas des autres symptômes habituels aux lésions des valvules.

Germain Sée distingua trois types de ces maladies : *tachycardique*, caractérisé surtout par des palpitations ; *dyspnéique*, avec gêne respiratoire : *céphalalgique* (céphalée de croissance décrite par Charcot, Blache, etc.).

Enfin, il conclut de ses recherches que cette hypertrophie guérissait habituellement et ne devait jamais entraîner l'exemption du service militaire.

(1) Voy. G. Sée, *Semaine médicale*, 1885.

Cette dernière déduction souleva aussitôt au sein de l'Académie les protestations de Vulpian et de Larrey, suivies de celles de Longuet (1) et de Daga (2).

Longuet remarqua que l'observation de Germain Sée, ayant porté sur des jeunes gens qui, afin de pouvoir faire leur volontariat, venaient lui réclamer un certificat d'aptitude physique, c'est-à-dire appartenant à la classe élevée de la société, ne pouvait s'appliquer à l'ensemble des conscrits ; de plus, il fit observer que l'innocuité des exercices militaires pour les cœurs atteints d'hypertrophie, quelle qu'en fût la nature, n'avait lieu que très exceptionnellement parmi les soldats.

Daga insista sur le préjudice qu'éprouverait l'armée si l'on conservait dans ses rangs les jeunes soldats atteints de cette hypertrophie cardiaque, dont la guérison ne pouvait être obtenue que rarement et encore avec des soins particuliers et une médication prolongée.

Les mêmes conclusions ont été formulées par Coustan (3) et par Duponchel (4), et les médecins militaires sont unanimes pour reconnaître les inconvénients qu'il y aurait, au point de vue de la composition de l'armée et des intérêts du pays, à introduire et à conserver sous les drapeaux les jeunes gens signalés par G. Sée comme atteints de cette hypertrophie cardiaque de croissance, sous les traits de laquelle se dissimulent certainement un grand nombre de véritables états morbides. Aussi, au lieu de se conformer au précepte formulé par G. Sée, nos collègues militaires offrent actuellement une tendance encore plus grande à se montrer difficiles pour l'incorporation des jeunes gens qui présentent au conseil de revision les troubles cardiaques caractérisant l'hypertrophie dite *de croissance*, tendance qui s'est manifestée heureusement dans notre armée, pendant ces dernières années (1888-90), par une augmentation des éliminations prononcées pour maladies du cœur, et à laquelle ne peu-

(1) Longuet, *Du Cœur surmené* (*Union méd.*, 1885, nos 139 et 140).

(2) Daga, *De l'Hypertrophie cardiaque de croissance* (*Arch. de méd. mil.*, 1885, t. V, p. 125).

(3) Coustan, *Troubles fonctionnels et affections organiques du cœur chez le soldat* (*Arch. de méd. mil.*, 1887, t. IX, p. 285).

(4) *Loc. cit.*, p. 189.

vent qu'applaudir ceux qui ont constaté, comme nous, l'influence défavorable exercée sur le fonctionnement du cœur par les fatigues du service militaire.

Nous ne pourrions donc trop recommander à nos collègues de l'armée de se montrer très sévères dans le recrutement des conscrits, d'user largement des ajournements d'un à deux ans prévus par la loi actuelle pour tous les jeunes gens qui, tout en offrant un degré marqué de *faiblesse de constitution*, sont atteints de palpitations de cœur. Cette recommandation est d'autant plus utile qu'il résulte des recherches de Duponchel (1) que, sur 198 sujets faibles de constitution et examinés par cet observateur, 125, c'est-à-dire 66,4 pour 100, présentaient soit un abaissement de la pointe du cœur, avec expiration prolongée, soit même la réunion de ces deux symptômes.

c) Les *souffles du cœur* ont été considérés pendant longtemps comme offrant une valeur diagnostique de beaucoup supérieure à celle des symptômes précédents.

« Il y a quelques années, quand les médecins avaient appliqué l'oreille ou le stéthoscope sur la région cardiaque, s'ils venaient à entendre un souffle, ils commençaient par s'assurer s'il s'agissait d'un souffle d'anémie, *c'est-à-dire d'un souffle doux*, systolique, siégeant à la base, se prolongeant dans l'aorte; cette élimination faite, il n'y avait plus de doute; on était en présence d'une affection organique valvulaire du cœur. Il suffisait, dès lors, de déterminer le temps et le siège du souffle pour porter un diagnostic complet ; on disait : premier temps, pointe du cœur, *insuffisance mitrale;* deuxième temps, base du cœur, *insuffisance aortique.* » (Duponchel.)

Mais il est bien démontré aujourd'hui que tout diagnostic se basant sur la seule constatation d'un souffle risque fort d'être erroné, et qu'on ne peut se tenir simplement aux caractères et au siège d'un bruit de souffle pour affirmer une altération fonctionnelle ou organique du cœur. En effet, Widal (2) a appelé

(1) Duponchel, *Contribution à l'étude du diagnostic de la faiblesse de constitution au point de vue du recrutement militaire* (*Arch. de méd. mil.*, 1887, t. X, p. 177).

(2) Widal, *Diagnostic des affections valvulaires du cœur devant les conseils de revision* (*Rec. de mém. de méd. mil.*, 1879).

l'attention sur ce fait que les souffles organiques eux-mêmes n'ont pas toujours une intensité constante et sont susceptibles de s'atténuer beaucoup dans la position verticale.

De son côté, Parrot a remarqué que les souffles anémiques ne s'entendaient pas seulement à la base, mais qu'ils pouvaient avoir également leur siège à la pointe de l'appendice xyphoïde. Constantin Paul a même trouvé un souffle de cette nature dans le deuxième espace intercostal gauche, près du foyer d'auscultation de l'artère pulmonaire. On a découvert des souffles inorganiques un peu partout, mais surtout au foyer d'auscultation de l'orifice mitral. Enfin, Potain a démontré que tous ces souffles, peut-être même les souffles anémiques de la base, anciennement connus, étaient des *souffles extra-cardiaques*, ce qui expliquerait les erreurs de diagnostic commises à l'occasion des maladies du cœur.

Ces souffles extra-cardiaques sont très fréquents ; Potain en a constaté, en moins d'une année, 86 cas dans son service. Les médecins militaires ont souvent l'occasion d'en découvrir chez les jeunes gens examinés par eux au conseil de revision. Ces souffles peuvent occasionner bien des hésitations et des méprises. Ils surviennent principalement chez les sujets anémiques, et coïncident avec un pouls rapide et une respiration lente. Duponchel a reconnu qu'ils étaient assez fréquents dans les cas de cœur graisseux et hypertrophiés.

Ils offrent les caractères suivants : ils sont souvent doux, mais quelquefois ils présentent tous les timbres des souffles organiques (aspiratifs, râpeux, rudes, piaulants même) ; on les perçoit surtout dans le troisième espace intercostal gauche (endroit où s'arrête la lame pulmonaire qui recouvre la partie supérieure du cœur). Ils se rencontrent à tous les temps, systole et diastole, mais coïncident plus fréquemment avec la systole et sont perçus surtout après le premier bruit et non en même temps. Ils sont donc *méso-cardiaques* et *méso-systoliques* (Duponchel).

Ils varient considérablement d'intensité, s'entendent dans la position horizontale et disparaissent généralement quand on fait lever les malades. Ils varient également sous l'influence des mouvements respiratoires ; ils sont plus forts à la fin de l'inspiration et au commencement de l'expiration; parfois, pourtant, c'est exactement l'inverse.

Le tableau suivant, emprunté à Duponchel, indique les caractères différentiels des souffles valvulaires et des souffles extra-cardiaques :

SOUFFLES VALVULAIRES	SOUFFLES EXTRA-CARDIAQUES
Se propagent dans des directions déterminées (bruits de la base dans l'aorte ou l'artère pulmonaire; bruits de la pointe, à gauche, dans l'aisselle; à droite, dans la région épigastrique) ;	Naissent et meurent sur place; s'entendent uniformément de tous côtés et à la même distance de leur point maximum ;
Modifient les bruits normaux du cœur ;	Sont surajoutés aux bruits du cœur et n'empêchent pas de percevoir ces bruits ;
A peu près fixes ;	Très variables ;
Autres symptômes concomitants : pouls petit, caractéristique du rétrécissement aortique; pouls de Corrigan dans l'insuffisance aortique ; reflux du sang dans l'insuffisance tricuspide; irrégularité du pouls dans l'insuffisance mitrale.	Rien d'analogue à ces symptômes.

Laënnec croyait que ces souffles résultaient de la compression produite pendant la diastole par la lame pulmonaire, qui est en avant du cœur. Mais Potain les considère comme le plus souvent dus à l'aspiration produite dans cette lame pulmonaire lorsque celle-ci se dilate pour remplir le vide occasionné par la contraction cardiaque pendant la systole.

La coïncidence d'un pouls rapide et d'une respiration lente est favorable à leur production. On comprend que l'anémie qu'offrent la plupart des conscrits, et que les palpitations provoquées chez plusieurs d'entre eux par l'émotion ressentie au conseil de revision, alors que le rythme respiratoire reste invariable, exposent ces jeunes gens aux souffles extra-cardiaques.

Bien qu'ils n'aient aucune valeur séméiologique au point de vue du diagnostic des maladies valvulaires du cœur, ces souffles peuvent mettre sur la voie de certaines lésions cardiaques, comme la dystrophie, la dilatation, ou même un léger degré d'hypertrophie du cœur (Duponchel), lésions suffisantes pour entraîner l'exemption et même la réforme.

II. **Le surmènement du cœur.** — L'aggravation habituelle des maladies du cœur sous l'influence des conditions spéciales à la vie militaire et principalement des marches et des exercices, a amené la création d'une véritable entité morbide, que l'on a désignée sous les noms de *cœur surmené*, de *cœur forcé*.

Un grand nombre d'auteurs, tant en France qu'à l'étranger, se sont occupés de ce sujet intéressant. Nous citerons parmi eux Albutt, Miers, Peacock en Angleterre; Dacosta, Teadwell, Beverley Robinson en Amérique; Seitz, Thurn, Fraentzel en Allemagne; Lévy, Spillmann, Bernheim, G. Sée, Daga, Longuet, Coustan et Duponchel en France.

Les symptômes du cœur forcé seraient représentés par des palpitations, de l'essoufflement facile, de l'oppression, des douleurs précordiales, de l'arythmie, enfin et surtout par de la dilatation du cœur. Les souffles pourraient manquer complètement et, quand il en existerait, on n'en trouverait pas qui soient pathognomoniques du surmènement. Les plus communs seraient pourtant le souffle systolique tricuspidien et le souffle systolique extra-cardiaque du troisième espace intercostal.

Le pouls, d'abord fréquent, éprouverait, au bout de quelque temps, un ralentissement marqué, si bien que le nombre des pulsations tomberait à 40 et même à 30 par minute. On constaterait parfois des symptômes douloureux analogues à ceux de l'angine de poitrine, mais moins accentués que dans cette maladie. Alors surviendraient des étourdissements, avec faiblesse générale, et la mort aurait lieu par syncope (Leyden) (1).

La première question qu'il s'agit de résoudre est la suivante : Un cœur normal, dont le tissu, les orifices et les enveloppes sont intacts, peut-il s'altérer, *se forcer*, sous l'influence des efforts physiques, des exercices militaires, par exemple, sans qu'il soit nécessaire de faire intervenir certaines altérations ou certaines lésions intermédiaires ?

(1) Leyden, *les Maladies du cœur consécutives au surmenage* (*Zeit. f. klin. med.*, 1886, XI, pp. 2 et 3).

La plupart des médécins militaires ont répondu à cette question par l'affirmative.

« On peut dire, écrivait Parkes (1), qu'une cause fréquente des maladies du cœur et peut-être de l'aorte et de l'artère pulmonaire dans l'armée réside dans la continuité de l'effort dans des conditions défavorables. » Et cet auteur invoquait, à l'appui de cette opinion, les expériences instituées par lui sur des soldats anglais qui, à la suite de marches avec le havresac, avaient présenté une accélération notable du pouls.

Balfour considérait également les exercices auxquels sont soumis les militaires, avec le chargement de campagne, la poitrine serrée par la tunique et par l'équipement, comme la principale cause des maladies valvulaires et de l'hypertrophie du cœur, si fréquentes dans les troupes anglaises, explication qui a été acceptée par Hunter, Nicholson, Myers, Davy en Angleterre ; par Treadwell, Seitz, Thurn, Dacosta en Amérique ; par Fraentzel en Allemagne.

En France, Péter admit que la fatigue peut amener une forme spéciale de myocardite aiguë à laquelle il donna le nom de *myocardite des surmenés;* opinion défendue avant lui par Van Swieten, par Frank, par Corvisart et par Bouillaud (2).

- E. Lévy, après avoir fait le dépouillement des observations de cœur surmené publiées dans différentes armées, conclut à l'existence d'une véritable entité morbide, offrant une évolution clinique particulière et ayant pour cause unique et constante l'exagération des fonctions du cœur, suivie de l'épuisement progressif de cet organe.

Enfin, récemment, Coustan reconnut que toute maladie du cœur, passagère ou définitive, pouvait être le résultat des excès de travail du myocarde, occasionnés par de violents efforts ou par des exercices exagérés et prolongés. « On comprend, dit-il (3), pourquoi chez les jeunes soldats les exercices exécutés avec le sac chargé au maximum, les obligations multiples de l'ins-

(1) Parkes, *Manual of practical hygiene*, 1888.

(2) Voyez l'historique de cette question dans Coustan : *Troubles fonctionnels et affections organiques du cœur chez le soldat* (*Arch. de méd. mil.*, 1887, IX, p. 283).

(3) *Loc. cit.*, p. 283.

truction pendant le premier semestre peuvent occasionner une dilatation aiguë du cœur, simulant, par ses signes fonctionnels et physiques, soit une affection valvulaire au début, soit toute autre lésion cardiaque. »

Un grand nombre d'explications ont été données par les auteurs pour rendre compte de cet état morbide.

Les uns y voient un simple phénomène de *mécanique hydraulique*, soit un enrayement momentané de la circulation, sous l'influence de la fatigue, enrayement qui déterminerait de la part du cœur un surcroît d'activité et de *l'hypertrophie* (Maurice Raynaud) (1), soit une diminution dans l'énergie des systoles, avec une résistance moindre à la distension qui amènerait de la *dilatation*, accompagnée d'hypertrophie (Pitres), et même suivie d'insuffisance relative (Picot) (2) ; soit, enfin, une distension énorme du cœur par l'accumulation de sang dans ses cavités droites et dans la circulation veineuse.

D'autres expliquent le surmènement du cœur par l'infection du liquide sanguin résultant des nombreux déchets qui proviennent des contractions musculaires, déchets qui agiraient d'une manière funeste sur le fonctionnement de cet organe (Carrieu) (3), par l'accumulation dans le sang d'acide sarcolactique et d'acide carbonique, agents stéatogènes qui entreraient en ligne de compte dans les myocardites observées chez les individus surmenés (Révilliot, Seitz, Curchsmann) (4).

Quelques-uns, enfin, rattachent ces troubles cardiaques à la congestion passagère, puis tenace, résultant du surmènement de tout organe fonctionnel et aboutissant à une lésion fixe (myocardite) (Grasset).

Contrairement aux doctrines précédentes, certains médecins ne considèrent le surmènement du cœur que comme un trouble consécutif à diverses altérations ou lésions de cet organe ; pour eux, ce syndrôme serait toujours secondaire et ne se produirait que chez des sujets déjà atteints d'affections cardiaques. Nous

(1) Raynaud, art. Cœur, du *Dict. de méd. et de chir. prat.*, 1868, t. VIII.

(2) Picot, *Leçons de clinique médicale*, 1883.

(3) Carrieu, *De la Fatigue et de son influence pathogénique* (*Thèse d'agrég.* Paris, 1878).

(4) Cités par Goustan, p. 291.

citerons parmi ces médecins : Spillmann (1), Bernheim (2) et Duponchel (3).

Les arguments qu'ils invoquent à l'appui de leur opinion sont les suivants :

1° On a signalé dans le surmènement du cœur les lésions les plus différentes (dilatation, hypertrophie, lésions du myocarde) et les plus variables (bruits de souffle de la base, bruits de souffle mamillaires, ou bien aucun souffle).

2° Tant que le cœur reste normal et n'offre pas d'altérations, il ne se fatigue pas et ne fait que battre : c'est son rôle, c'est sa vie (Spillmann).

3° Les symptômes de maladie du cœur s'observent communément parmi les soldats avant même qu'ils aient été soumis aux fatigues et aux exercices de la profession militaire.

Comme l'a parfaitement fait ressortir Blanc (4), toutes les lésions notées par Duponchel (hypertrophies et dilatations cardiaques) chez les soldats atteints de surmènement du cœur, ne sont pas autre chose que des scléroses dystrophiques ou inflammatoires du myocarde. Or les symptômes que certains médecins militaires ont attribués au cœur surmené sont identiques à ceux qui ont été assignés par Huchard au début des cardiopathies artérielles. Et, si le cœur forcé a été décrit principalement chez le soldat, c'est que les conditions spéciales à la profession des armes exposent celui-ci à la fatigue et au surmenage.

Enfin ces cardiopathies artérielles proviennent surtout, chez les militaires, des maladies infectieuses dont ils ont été atteints soit pendant leur enfance, soit après leur incorporation. Sans compter des cas si nombreux où ces altérations myocardiques surviennent à l'état aigu consécutivement aux maladies infectieuses, il y a beaucoup de jeunes gens chez lesquels le cœur offre des altérations chroniques qui se produisent plus ou

(1) Spillmann, *Du Rôle de la fatigue et de l'effort dans le développement des affections du cœur* (*Arch. gén. de méd.*, 1876, p. 69).

(2) Bernheim, *De l'Asystolie liée à l'hypertrophie du cœur* (*Gaz. hebd.*, 1877, p. 680).

(3) Duponchel, *Des Troubles fonctionnels et des affections organiques du cœur chez les soldats* (*Arch. de méd. mil.*, 1887, t. IX, p. 177).

(4) Blanc, *De l'Artério-sclérose dans l'armée*, p. 242.

moins tardivement et consécutivement à la fièvre typhoïde, à la variole, à la scarlatine, à la diphtérie. « Depuis que notre attention a été attirée sur ces faits, dit Blanc (1), nous n'avons jamais omis de rechercher ces maladies infectieuses chez les jeunes soldats présentant du surmènement cardiaque, de la dilatation, de l'hypertrophie non valvulaire. Or, souvent, presque toujours, nous avons pu retrouver une maladie infectieuse comme cause première et point de départ des cardiopathies observées. » Nos observations personnelles concordent parfaitement avec celles de notre distingué camarade, et nous pensons, comme lui, qu'un grand nombre de lésions cardiaques non valvulaires observées chez le soldat doivent être considérées comme les suites d'une ancienne maladie infectieuse.

Nous nous associons volontiers aux conclusions suivantes, formulées par Duponchel, relativement à l'influence que peut exercer la fatigue, résultant des exercices physiques imposés par la vie militaire, sur la structure et le fonctionnement du cœur :

« Le cœur forcé n'est pas une entité morbide, une maladie primitive, résultant directement de la fatigue ; c'est une phase symptomatique spéciale, se rencontrant dans les maladies du cœur les plus diverses.

« Ce syndrome paraît se rencontrer plus fréquemment dans les maladies du cœur, qui tiennent surtout à des modifications de la texture du myocarde (infiltrations granulo-graisseuses, hypertrophie et dilatation dépendant de lésions pulmonaires ou rénales).

« Les maladies franchement valvulaires dépassent souvent la période de surmènement et aboutissent d'emblée à l'asystolie.

« La revision laisse et laissera probablement toujours, tant sont grandes les difficultés inhérentes au sujet, passer dans l'armée un certain nombre de jeunes soldats atteints de troubles cardiaques légers, mais qui se développent facilement sous l'influence de l'entraînement excessif des premiers mois de service ;

« En campagne, les affections cardiaques préexistantes, aussi

(1) Blanc, *loc. cit.*, p. 244.

bien que celles qui apparaissent pour la première fois, se développeront avec une facilité plus grande encore, en raison des mauvaises conditions hygiéniques et du surcroît de fatigue. »

III. **La mort subite dans les maladies du cœur.** — Une des principales causes de la mort subite observée dans l'armée est, comme nous l'avons vu, représentée par les maladies du cœur.

Sur 113 cas de mort subite survenue chez des cardiaques, Aran (1) a noté les lésions suivantes :

Maladies des valvules aortiques	25 cas
— — — et de l'aorte	9 —
— du myocarde	19 —
— de l'aorte et de l'artère pulmonaire	17 —
Vices de conformation du cœur	10 —
Péricardites	4 —
Adhérences du péricarde	13 —
Maladies des coronaires	1 —
— de la valvule mitrale	6 —
— de plusieurs valvules	3 — (2)

Aran croyait même que l'hypertrophie cardiaque seule suffirait, dans quelques cas, pour produire ce genre de mort.

Nous ne saurions trop appeler l'attention des médecins militaires sur ce fait, qu'alors que certains cœurs, à peine atteints en apparence, fonctionnent très difficilement et très irrégulièrement sous l'influence de la fatigue et de l'effort, d'autres, dont les lésions sont très avancées, présentent des symptômes subjectifs si insignifiants que les malades eux-mêmes ne songent pas à aller consulter le médecin.

Voilà pourquoi il faut examiner avec la plus grande attention les sujets qui, dans les corps de troupes, accusent le moindre trouble cardiaque et qui se plaignent de palpitations et d'essoufflement sous l'influence de la fatigue (marches, exercices, équitation) ; chaque fois qu'à la suite de cet examen on constatera quelque chose d'anormal ou d'étrange dans le fonctionnement

(1) Aran, *Des Morts subites* (thèse d'agrég., Paris, 1852).

(2) On voit que ce sont les lésions des valvules aortiques qui, d'après Aran, constitueraient les causes les plus fréquentes de la mort subite dans les affections cardiaques ; après elles viendraient les altérations du myocarde, représentées principalement par la dégénérescence graisseuse (Maurice Raynaud), ensuite les péricardites.

de l'appareil circulatoire, il sera prudent, avant de prendre une décision relative au renvoi du sujet à son corps ou bien à une proposition pour la réforme, de le soumettre à une observation minutieuse et prolongée dans un hôpital ; là, seulement, il sera possible aux médecins traitants de déterminer la réalité et le degré de gravité de la maladie.

Chouet (1) a cité deux cas de mort subite observés sur des sujets atteints d'endo-péricardite chronique, avec accidents pulmonaires anciens et qui non seulement ne s'étaient jamais présentés à la visite, mais encore n'avaient jamais accusé la moindre souffrance à leurs camarades.

Duponchel a constaté en 1875, en Algérie, un cas de mort subite chez un militaire qui n'offrait, comme symptôme de maladie de cœur, qu'un œdème malléolaire insignifiant et qui, après une étape faite en cacolet, au moment où il allait prendre un repas, succomba tout à coup ; l'autopsie révéla une péricardite légère avec épanchement séreux de 300 gr. dans le péricarde et un certain degré de ramollissement du myocarde.

Comme il n'existe chez ces malades que peu de symptômes objectifs, le médecin se rend simplement compte, après un examen minutieux du sujet, qu'il y a quelque chose au cœur, sans pouvoir préciser davantage. Letulle et M. Raynaud (2) ont même vu certaines péricardites purulentes qui ne se révélaient souvent par aucun symptôme.

L'angine de poitrine aboutit ordinairement à la mort subite ; il faut donc éliminer de l'armée les sujets qui en sont atteints. Sur 64 cas de cette maladie relevés par Forbes, la mort subite a eu lieu 49 fois. Il est rare que les sujets succombent pendant le premier accès ; la mort a lieu plutôt au quatrième (G. Sée).

D. — Prophylaxie.

La diminution des maladies du cœur dans l'armée est naturellement subordonnée au soin avec lequel les médecins militaires éliminent des corps de troupes, au moment de l'incorporation

(1) Chouet, *Rec. de mém. de méd. mil.*, t. XXXVI.

(2) M. Raynaud, art. Cœur, du *Dict. de méd. et de chir. prat.*, 1868, t. VIII, p. 443.

comme pendant la période du service militaire, les hommes atteints de ces affections. Nous avons insisté précédemment sur l'abaissement de la mortalité survenu parmi les soldats atteints d'affections du cœur pendant ces dernières années, grâce à l'augmentation du nombre des éliminations par réforme prononcées pour ces affections.

Un examen trop précipité, comme celui qui, faute de temps, peut avoir lieu au conseil de revision, a l'inconvénient de faire admettre dans l'armée un certain nombre de jeunes gens atteints de troubles cardiaques suffisants pour motiver, au bout de quelque temps de présence sous les drapeaux, une proposition pour la réforme, avec le diagnostic de *palpitations*, *souffles*, *déviations de la pointe du cœur*, *augmentation de la matité cardiaque*.

D'un autre côté, un examen trop minutieux ou un choix trop difficile des recrues a pour résultat, par suite de la variété qu'offrent chez les jeunes gens les signes physiques et fonctionnels des contractions du cœur, de faire prononcer un nombre exagéré d'éliminations par exemption et par réforme, et de faire rejeter dans la vie civile un grand nombre de sujets atteints seulement de troubles cardiaques passagers (palpitations) et qui auraient pu faire un bon service militaire.

Il faut donc, autant que possible, que le médecin militaire soit mis en garde contre l'une et l'autre de ces exagérations, dont on comprend facilement les inconvénients.

Pour éviter les troubles de la circulation si fréquents chez les soldats dans les premiers mois de leur séjour sous les drapeaux, il est prudent de soumettre ces jeunes gens à un entraînement méthodique, de façon à les préparer lentement et progressivement au degré de force musculaire et de résistance à la fatigue qu'ils devront déployer, au bout d'un certain temps, pour satisfaire aux exigences de la profession militaire.

On ne saurait trop recommander aux chefs de corps de varier le plus possible les exercices et de laisser entre eux une période suffisante de repos, sous peine de voir les jeunes soldats offrir au bout de peu de temps des signes caractéristiques du surmenage (diminution de poids, palpitations cardiaques).

Il faut observer rigoureusement les prescriptions relatives aux marches et ne jamais demander à une troupe une étape de plus de douze heures sur vingt-quatre.

Les améliorations apportées à la chaussure, à l'habillement et à l'équipement du soldat français, les mesures prises actuellement pour éviter autant que possible la constriction de la poitrine et l'amélioration du régime alimentaire, viennent s'ajouter aux moyens précédents, pour restreindre le nombre des maladies du cœur dans notre armée. Enfin, toutes les mesures préventives appliquées dans les garnisons contre les maladies infectieuses (fièvres éruptives, fièvre typhoïde, etc.), qui, comme nous l'avons vu, se compliquent si fréquemment d'altérations et de lésions cardiaques, ont naturellement pour effet d'entraîner, parmi les soldats, une diminution du nombre des cardiaques.

CHAPITRE III

LES MALADIES DE L'APPAREIL DIGESTIF

Les maladies de l'appareil digestif sont fréquentes dans l'armée, où elles sont traitées, suivant leur gravité, à l'infirmerie ou à l'hôpital.

On distingue habituellement ces maladies en *maladies de la bouche, maladies du pharynx et de l'estômac, maladies de l'intestin, maladies du péritoine, maladies du foie et de la rate.*

Elles ont occasionné, en 1890, 46069 entrées à l'infirmerie, représentées par les affections suivantes :

Affections des dents et complications.	649
Stomatites	390
Amygdalites, angines	18662
Embarras gastrique sans fièvre	13908
Diarrhée	9190
Ictère catarrhal	606

Puis figurent, sous la dénomination vague d'*autres maladies de l'appareil digestif*, 2655 entrées, ce qui fournit un total de 46069 cas de maladies de l'appareil digestif traités annuellement dans les infirmeries.

Pendant cette même année 1890, ces affections ont occasionné dans l'armée 12829 entrées aux hôpitaux, représentés surtout par les suivantes :

Diarrhée et dysenterie	3451
Congestion, hypertrophie du foie, hépatite.	168
Ictère catarrhal	542

Comme pour les entrées à l'infirmerie, la statistique médicale de l'armée comprend parmi les entrées aux hôpitaux, sous la rubrique : *autres maladies de l'appareil digestif*, un grand nombre de ces affections (8668 en 1890), sans en préciser la nature et le siège.

La morbidité générale causée par ces affections a donc été représentée pendant l'année 1890 par 108 malades pour 1000 hommes, dont 86 traités à l'infirmerie et 22 à l'hôpital.

Le tableau qui figure dans la statistique médicale de l'armée, et dans lequel sont indiquées les maladies de l'appareil digestif qui ont été causes de décès pendant l'année, permet de se rendre compte de la nature des principales affections comprises dans ce groupe sous la dénomination d'*autres maladies de l'appareil digestif* et qui ont été représentées en 1890 par plus de 8000 cas parmi les malades traités dans les hôpitaux.

Les décès que l'on peut rapporter à ce groupe ont été attribuées aux maladies suivantes :

Angine aiguë	2	décès.
Dyspepsie	1	—
Gastrite	1	—
Ulcère rond de l'estomac	2	—
Hématémèse	2	—
Diarrhée aiguë	3	—
— chronique	5	—
Dysenterie aiguë	44	—
— chronique	27	—
Étranglement interne, occlusion intestinale	14	—
Hernie étranglée	2	—
Typhlite, pérityphlite	9	—
Péritonite aiguë	36	—
— chronique	1	—
Congestion, hypertrophie du foie	1	—
Hépatite aiguë (abcès du foie)	16	—
— chronique (cirrhose du foie)	5	—
Ictère catarrhal	1	—
Ictère grave	5	—
Total	177	décès.

La mortalité causée par l'ensemble de ces affections a donc été représentée en 1890 par 0,3 pour 1000 hommes présents et par 3 pour 1000 malades. En ne comprenant pas dans ce tableau les maladies qui doivent être rattachées au groupe des maladies infectieuses, comme les *angines*, la *diarrhée* et la *dysenterie*, les *ictères* et certaines *lésions hépatiques*; cette mortalité est réduite à 0.1 pour 1000 hommes présents et à moins de 1 pour 1000 malades.

Nous nous sommes occupé, dans la partie de cet ouvrage consacrée aux maladies infectieuses, de la plupart des états morbides qui figurent dans ce groupe de la statistique et qui dépendent certainement d'une influence spécifique. Quant aux autres affections qui trouvent naturellement leur place parmi les maladies localisées à l'appareil digestif, beaucoup n'offrent, au point de vue de leurs caractères étiologiques et symptomatiques, rien de spécial à l'armée ; voilà pourquoi nous en négligerons l'étude. Nous consacrerons seulement quelques pages à certaines formes de stomatites et d'angines d'apparence non spécifique, et nous terminerons ce chapitre par quelques considérations sur le tænia observé parmi les soldats.

A. — Les stomatites.

Les stomatites ne sont pas rares dans l'armée ; elles comprennent différentes formes, dont les unes paraissent de nature catarrhale (*stomatites érythémateuse* et *pultacée*), les autres de nature infectieuse (*diphtérite*, *muguet*) ou toxique (*stomatite mercurielle*).

Les stomatites catarrhales sont celles qui sont observées le plus fréquemment dans les garnisons; chez les soldats, elles sont habituellement occasionnées par le mauvais entretien de la bouche, l'accumulation de tartre dentaire, la présence de dents cariées, l'abus du tabac, conditions qui s'observent chez un grand nombre de militaires.

Il faut joindre à ces causes antihygiéniques l'influence qu'exerce sur le développement de certaines stomatites la dernière étape de l'évolution dentaire (éruption de la dent de sagesse), qui apparaît habituellement de dix-huit à vingt-deux ans, et à laquelle quelques auteurs ont cru devoir même faire jouer un certain rôle, au point de vue de la fréquence de la stomatite ulcéreuse parmi les soldats (1).

Les stomatites catarrhales sont habituellement traitées dans les infirmeries régimentaires, où elles sont représentées dans la statistique médicale de l'armée par une moyenne de 350 à 400 cas par an, mais dont plusieurs sont certainement comprises dans les 500 ou 600 cas relevés également dans cette statistique sous la rubrique : *Affections des dents et complications.*

La statistique ne nous indique malheureusement pas la proportion des nombreuses formes de stomatites traitées dans les hôpitaux; les entrées causées par ces affections étant comprises dans le groupe des *maladies du système digestif*, dont il est impossible de les isoler.

Les stomatites constituent quelquefois chez les soldats une cause d'engorgement des ganglions cervicaux ; c'est avec raison qu'on tend aujourd'hui à rattacher certains cas d'adénites sous-maxillaires, qui s'observent dans les garnisons, à différentes affections ou lésions de l'intérieur de la bouche, communes parmi les militaires ; mais, comme nous l'avons vu (voy. p. 261), la plupart d'entre elles sont certainement de nature tuberculeuse.

Indépendamment des nombreuses formes de stomatites de nature catarrhale ou infectieuse que l'on remarque dans les corps de troupes, il en est une qui, comme on sait, offre un grand intérêt pour le médecin militaire, car elle ne s'observe que parmi les soldats et les enfants, et dont la nature est très probablement spécifique ; nous voulons parler de la *stomatite ulcéreuse* ou *ulcéro-membraneuse*, à laquelle nous avons consacré une étude spéciale dans ce travail (voy. p. 376).

B. — Les angines.

I. **Fréquence dans l'armée.** — Les angines sont très fréquentes dans l'armée, où ces affections sont traitées, suivant leur forme et leur degré, dans les infirmeries ou dans les hôpitaux.

(1) Heidenreich, *Eruption de la dent de sagesse*. Thèse de concours, 1878.

La statistique médicale indique le nombre d'entrées causées chaque année par les maux de gorge (*angines* et *amygdalites*) dans les infirmeries régimentaires : ce nombre est assez élevé, puisqu'en 1888 il a été de 32, et en 1889 et en 1890 de 35 pour 1000 hommes d'effectif.

Malheureusement, cette statistique ne fournit pas la même indication pour les cas d'angines, pourtant assez nombreux, traités annuellement dans les hôpitaux, car ces cas sont englobés et confondus avec d'autres états morbides sous le titre de : *Maladies diverses de l'appareil digestif*, et il est impossible de pouvoir en déterminer la fréquence.

Force nous est de recourir, pour avoir cette indication, aux statistiques des hôpitaux militaires ; ainsi, à l'hôpital Villemanzy, nous avons pu nous convaincre que les angines sont nombreuses, puisque, durant une période de trois années (1889, 1890, 1891), les entrées occasionnées par ces affections dans nos salles ne constituent pas moins des quatre cinquièmes des cas compris dans le groupe des maladies diverses de l'appareil digestif.

En appliquant ces résultats à la totalité des hôpitaux militaires, et pour lesquels on peut évaluer à 15 entrées pour 1000 hommes d'effectif la proportion des affections comprises sous le titre de *maladies diverses de l'appareil digestif*, on voit que la proportion des angines traitées annuellement dans les hôpitaux est de 12 pour 1000 hommes. Et, en tenant compte des doubles entrées à l'infirmerie et à l'hôpital, pour la même maladie, on peut évaluer approximativement la morbidité (entrées à l'infirmerie et à l'hôpital) causée chaque année par les angines dans notre armée, à 40 pour 1000 hommes d'effectif.

On observe, du reste, quand on envisage une série d'années consécutives, des différences assez sensibles au point de vue de la fréquence des maux de gorge dans les garnisons, où ces affections se manifestent même, à certains moments, sous forme de véritables épidémies.

En France, il existe de très grandes inégalités entre les différents corps d'armée, au point de vue de la répartition des angines ; d'une façon générale, c'est la région du Nord-Est qui est la plus affectée (VIIe corps : 75,6 pour 1000 hommes en 1890), celles du Centre et du Midi qui le sont le moins (XVIe corps : 26,7 pour 1000 en 1890).

Les troupes de l'Algérie et de la Tunisie paraissent moins exposées à ces maladies que les troupes de l'intérieur : en 1890, la proportion des angines traitées à l'infirmerie a été de 14,2 pour 1000 hommes pour les premières, et de 44,9 pour 1000 hommes pour les secondes.

Les angines constituent des maladies *hivernales ;* elles offrent leur maximum de fréquence dans le mois de février ; elles diminuent pendant le printemps et l'été ; elles sont réduites à leur minimum en automne et pendant le mois de septembre ; à partir de cette époque, elles augmentent progressivement avec les rigueurs de l'hiver (voy. tracé XXXI).

TRACÉ XXXI. — MORBIDITÉ PAR AMYGDALITE ET ANGINE EN 1890.

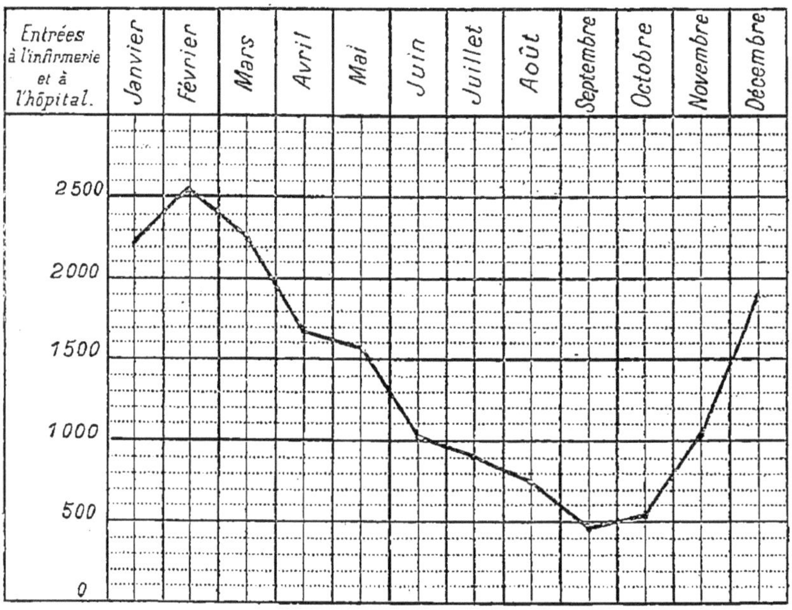

Entrées à l'infirmerie et à l'hôpital.
Janvier Février Mars Avril Mai Juin Juillet Août Septembre Octobre Novembre Décembre
2500
2000
1500
1000
500
0

Elles paraissent beaucoup plus fréquentes dans l'armée que dans la population civile, ce qui s'explique en partie par l'âge des soldats, puisque ces affections s'observent surtout parmi les jeunes gens de 20 à 25 ans (Lasègue) (1).

(1) Lasègue, *Traité des angines*, p. 154.

Elles occasionnent parfois un très grand nombre d'indisponibilités chez les soldats.

II. **Evolution épidémique.** — L'étude épidémiologique des angines se lie étroitement à celle de la diphtérie, avec laquelle ces affections présentent, comme nous l'avons vu (voy. p. 415), de nombreux rapports étiologiques et cliniques. Il est reconnu dans l'armée que toute manifestation épidémique d'angines catarrhales ou pultacées s'accompagne fréquemment de l'apparition de quelques cas d'angines diphtéritiques, qui constituent, pour ainsi dire, le degré le plus élevé de la maladie.

Voilà pourquoi, dans la plupart des rapports joints à la statistique médicale de l'armée, les différentes formes d'angines (*simples, pultacées, ulcéreuses*), sont confondues, au point de vue épidémiologique, avec la diphtérite, dont elles signalent presque toujours l'apparition.

Le plus souvent, les épidémies d'angines offrent une bénignité remarquable, comme on l'a observé, en 1889, à Cosne, au 85e de ligne, qui présenta, d'octobre en décembre, 93 cas d'angine simple et 97 cas d'angine herpétique, sans apparition d'un seul cas de diphtérie ; au 3e bataillon d'artillerie de forteresse, à Reims où, bien que les malades eussent été atteints d'angines pultacées avec formation de dépôts couenneux sur les amygdales, la luette et les piliers et apparition de phénomènes généraux graves (fièvre intense, adynamie, douleurs musculaires), aucun de ces cas ne présenta l'évolution et la gravité de la diphtérie.

Il en a été de même en 1890 pour l'épidémie d'angine observée au 13e bataillon d'artillerie de forteresse, à Villefranche, et dans laquelle la maladie revêtit la forme catarrhale et herpétique, avec température à 38° et 39°, céphalée, affaiblissement, apparition de vésicules d'herpès sur les lèvres et le nez.

Les angines constituent donc souvent dans l'armée des manifestations de la diphtérite ; il en est de même pour la scarlatine. Parmi les cas qui figurent dans la statistique médicale sous la dénomination d'angines aiguës, un certain nombre, qu'il nous est malheureusement impossible de déterminer, doivent être rapportés à ces deux maladies infectieuses ; et nous croyons, avec Kelsch (1), que la plupart des angines doivent être considérées comme des maladies spécifiques et microbiennes.

III. **Étiologie.** — La prédominance si marquée des angines pendant la saison froide nous explique le rôle attribué pendant longtemps au refroidissement dans l'étiologie de ces affections. Actuellement, ce rôle paraît plus restreint. La découverte dans la salive, chez certains sujets sains, de plusieurs microbes pyogènes, notamment de staphylocoques et de streptocoques, a permis de faire entrevoir, sinon de démontrer d'une façon certaine, le rôle exercé par ces microbes dans les nombreuses formes d'angines *superficielles, catarrhales, parenchymateuses* ou *suppuratives*, considérées autrefois comme occasionnées par les influences météoriques et particulièrement par le froid humide (2).

Il résulte, en effet, d'observations assez récentes, que les microbes, qui vivent dans la cavité buccale, peuvent devenir éventuellement pathogènes, s'ils pénètrent dans l'économie. C'est ce qui a lieu quand, sous l'influence d'une cause quelconque (refroidissement, érosion de la muqueuse pharyngée, etc.), ils pénètrent dans le système lymphatique et sanguin ; les amygdales et les follicules du fond de la gorge, chargés, si l'on en croit Metschnikof (3), de s'opposer à l'invasion continuelle des microbes de la bouche, en les dévorant incessamment, étant intéressés dans leur vitalité et dans leur structure et ne pouvant plus remplir leurs importantes fonctions d'organes protecteurs.

IV. **Etude clinique des différentes formes d'angines.** — Les angines sont représentées dans l'armée par des *amygdalites* comprenant deux formes (angines *tonsillaires* et angines *pultacées*), beaucoup plus rarement par des angines *herpétiques* et par des angines *ulcéro-membraneuses*, enfin par certaines angines, qui surviennent comme complication de quelques maladies infectieuses (scarlatine, rougeole, variole, fièvre typhoïde, etc.).

(1) Kelsch, *les Maladies catarrhales saisonnières*, p. 186.

(2) Voy. Netter, *Présence du streptocoque pyogène dans la salive des sujets sains* (*Bulletin méd.*, 1888, p.977). — Vignal, *Recherches sur l'action des micro-organismes de la bouche sur quelques substances alimentaires* (*Arch. de physiol.* 1887, t. X, p. 286).

(3) Metschnikof, *Sur la Lutte des cellules de l'organisme contre l'invasion des microbes* (*Annales de Pasteur*, 1887, t. I, p. 332).

1°. Amygdalite. — L'amygdalite aiguë est très commune parmi les jeunes soldats, chez lesquels elle revêt les deux formes énumérées plus haut et que nous décrirons séparément.

a) *Angine tonsillaire.* — Le plus souvent, l'inflammation atteint les deux tonsilles, simultanément ou successivement. Exceptionnellement, elle se limite à un seul côté. Elle s'accompagne ordinairement d'un état fébrile très marqué, avec élévation de la température à 40°, et symptômes généraux (courbature, frissons, soif vive, céphalalgie, insomnie), au point de faire supposer l'invasion d'une maladie beaucoup plus grave, comme une fièvre typhoïde ou comme une méningite. J'ai signalé antérieurement (voy. p. 200) combien il est fréquent dans les hôpitaux militaires de recevoir des entrants, avec le diagnostic de *fièvre typhoïde*, mais qui sont atteints simplement d'une amygdalite aiguë, et chez lesquels l'inspection de la gorge suffit le plus souvent pour mettre sur la voie du diagnostic. C'est pourquoi je ne saurais trop recommander aux médecins des corps de troupes de porter leur attention sur le pharynx de leurs malades, quand ceux-ci sont subitement atteints de symptômes fébriles, avec élévation de la température à 40° et beaucoup trop brusque pour qu'on puisse songer à l'apparition d'une fièvre typhoïde. L'erreur est d'autant plus facile à commettre que souvent, comme je l'ai constaté quelquefois, les malades ne se plaignent nullement de douleur dans la gorge ni de difficulté dans la déglutition.

L'angine se révèle ordinairement par des symptômes locaux, qui mettent facilement sur la voie du diagnostic. Aux phénomènes fébriles se joignent de la douleur locale, des picotements, de la chaleur, de la sécheresse de la gorge, avec besoin continuel d'avaler, déglutition douloureuse, nasonnement de la voix, toux gutturale, expulsion de mucosités filantes, etc.

L'inspection du pharynx fait constater les altérations suivantes :

Les amygdales sont hypertrophiées, luisantes et rouges ; leurs anfractuosités et leurs orifices sont élargis et contiennent parfois une matière jaunâtre qui répand une odeur infecte. Au bout de quelques jours, ces symptômes disparaissent et le malade guérit.

Dans certains cas, l'inflammation aboutit à la suppuration ; alors survient une aggravation progressive dans les symptômes mentionnés plus haut : augmentation de la fièvre, face vultueuse, congestionnée, céphalalgie, insomnie, délire, gêne notable dans la déglutition, respiration difficile et bruyante ; voix rauque, écoulement par la bouche de viscosités filantes ; besoin fréquent de déglutition, douleur intolérable dans la gorge ; impossibilité d'écarter les mâchoires, qui restent serrées ; engorgement des ganglions sous-maxillaires, douleurs vives dans l'intérieur de l'oreille, surdité, tintements, bourdonnements. Il se produit alors dans les amygdales un véritable phlegmon, qui le plus souvent est unilatéral. Une fois la collection purulente ouverte naturellement ou artificiellement, survient un soulagement immédiat. La maladie ne dure guère que huit à dix jours.

Bussard (1) a vu chez un malade survenir de la perte de la parole et de la vue au début d'une amygdalite phlegmoneuse.

L'amygdalite chronique est assez commune dans l'armée, mais généralement cette affection ne nécessite pas l'intervention médicale, et les hommes ne s'en plaignent guère que lorsque, sous l'influence d'un refroidissement, survient une poussée aiguë.

b) *Angine pultacée.* — L'angine pultacée n'est qu'une forme de l'amygdalite aiguë, dans laquelle l'inflammation paraît superficielle et s'accompagne de rougeur de la muqueuse avec exsudation pultacée (L. Colin) (2). C'est une angine inflammatoire avec *desquamation épithéliale.*

Cette affection offre les mêmes symptômes que l'amygdalite aiguë ; ce qui la caractérise, c'est l'apparition sur les amygdales, les piliers du voile du palais, le voile lui-même et quelquefois la luette, de plaques épithéliales, sous forme de petites taches pâles et qui bientôt blanchissent. Ces plaques ont une apparence crémeuse ; leurs contours sont irréguliers ; elles sont très peu épaisses ; leurs bords se détachent souvent de la muqueuse sous-jacente et sont légèrement repliés sur eux-mêmes. Au dessous d'elles, la muqueuse est intacte, mais plus lisse et plus rouge que les parties voisines.

Les symptômes de l'angine pultacée sont les mêmes que ceux

(1) Bussard, *Recueil de mém. de médecine militaire*, 1876, t. XXXII, p. 193.
(2) L. Colin, *Etudes cliniques de médecine militaire*, p. 166.

de l'angine tonsillaire : frissons, fièvre, courbature, souvent nausées et gêne de la déglutition.

Le traitement de ces deux formes d'angine se réduit habituellement à l'emploi de gargarismes émollients et antiseptiques au début, puis astringents pendant la période de déclin.

Quand l'amygdalite, comme cela a lieu assez souvent chez les soldats, menace de devenir phlegmoneuse, j'ai employé avec succès les badigeonnages avec la teinture d'iode, qui suffisent habituellement pour prévenir la suppuration. Lorsque l'abcès est formé et que le pus tarde à se faire jour au dehors, on obtient son évacuation soit par l'administration d'un vomitif, soit par l'incision de l'amygdale au moyen du bistouri.

Nous avons vu que les angines constituaient fréquemment dans l'armée de véritables épidémies, qui surviennent principalement en hiver et au printemps ; bien qu'étant généralement très bénignes, elles occasionnent à certains moments, surtout à l'arrivée des recrues, de nombreuses indisponibilités, qui peuvent compromettre l'instruction des jeunes soldats. Comme nous l'avons dit, ces petites épidémies offrent parfois quelques cas beaucoup plus graves et même mortels, au développement desquels une maladie infectieuse, la *diphtérite*, n'est certainement pas étrangère.

Aussi, il est indispensable de surveiller attentivement la gorge de tous les malades atteints d'angine, et d'empêcher, par les procédés d'antisepsie les plus rigoureux, l'introduction dans l'appareil lymphatique et dans le sang des microbes infectieux qui ont déterminé l'affection locale.

2°. Les autres angines. — Indépendamment de l'*amygdalite aiguë*, qui, comme nous l'avons vu, constitue forme la plus fréquente parmi les soldats, on observe dans l'armée d'autres variétés d'angine ; les unes se rattachent à certaines affections de la bouche, parasitaires (*muguet*) ou infectieuses (*stomatite ulcéro-membraneuse*) ; les autres paraissent se rattacher encore plus intimement que la forme précédente à une influence diphtéritique.

L'*angine du muguet* est caractérisée par des touffes blanches, crémeuses, qui s'étendent non seulement sur le pharynx, mais encore sur toute la surface de la muqueuse buccale. L'examen microscopique peut au besoin confirmer le diagnostic, en décelant la présence de nombreuses spores de l'*oïdium albicans* dans un feutrage de filaments tubuleux articulés.

Le muguet n'est pas rare parmi les soldats, chez lesquels on l'observe quelquefois comme complication des maladies infectieuses (fièvre typhoïde, érysipèle de la face, rougeole, grippe). Il cède facilement à l'emploi de gargarismes alcalins.

L'angine *ulcéro-membraneuse* constitue simplement, comme Bergeron l'a parfaitement démontré, une extension à la gorge de la *stomatite ulcéro-membraneuse*. Cette forme d'angine est caractérisée par une ou plusieurs ulcérations, siégeant sur une seule amygdale, le voile du palais et le pharynx, s'accompagnant de salivation abondante et de fétidité de l'haleine, et offrant à leur surface une couche grisâtre, pulpeuse, sans cohérence, et se désagrégeant facilement à la pression. Elle est justiciable du chlorate de potasse (Bergeron).

Quant à l'*angine herpétique*, elle débute par des vésicules qui se rompent et se recouvrent de lymphe plastique ; celle-ci forme de petits disques très adhérents à la membrane muqueuse ; lorsque on réussit à les en détacher, on constate, au-dessous, des pertes de substance, plus ou moins rapprochées les unes des autres, suivant que les vésicules auxquels elles succèdent étaient discrètes ou confluentes.

Quelquefois, ces ulcérations se recouvrent de fausses membranes qui forment une plaque couenneuse, blanchâtre, mince, festonnée, et que l'on confond souvent avec la plaque de l'angine diphtéritique.

Les symptômes de l'angine herpétique sont les mêmes que ceux de l'angine inflammatoire ; la première se distingue de la seconde par la constatation, sur les amygdales, de fausses membranes, petites, isolées, à contours très irrégulièrement circulaires, assez adhérentes, qui, une fois détachées (ce qui ne se fait pas facilement), offrent au-dessous d'elles soit une ulcération, soit la muqueuse rouge et entièrement cicatrisée. Avec l'angine coïncide généralement l'apparition de vésicules d'herpès sur la langue, sur la paroi interne des joues et sur les lèvres.

Mais c'est surtout avec l'angine diphtéritique que l'on peut confondre cette forme d'angine herpétique, qualifiée par Gubler d'*angine couenneuse commune*, particulièrement lorsque, comme nous l'avons vu et comme il arrive le plus souvent dans les épidémies diphtéritiques, ces différentes affections apparaissent juxtaposées les unes aux autres.

Les caractères suivants ont été indiqués par Peter, pour faciliter le diagnostic différentiel entre les deux affections.

« Si, en même temps que les plaques couenneuses, il existe des *vésicules intactes*, on pourra affirmer que l'angine est herpétique et que la fausse membrane n'est pas la diphtérie ; si, en même temps que les plaques couenneuses, on trouve de petites ulcérations récentes, comme on supposera naturellement qu'elles sont consécutives à la rupture de vésicules, on pourra *croire* à la nature herpétique de l'angine ; si, en même temps que les plaques couenneuses, il existe de petites fausses membranes, isolées, dont la transparence indique la récente formation, dont la petitesse et la forme régulièrement circulaire font songer à l'existence antérieure d'une vésicule, on pourra *soupçonner* l'herpès guttural; si, enfin, il n'y a, en même temps que les plaques couenneuses, ni vésicules, ni petites ulcérations, ni petites fausses membranes, on devra nier l'herpès de la gorge et affirmer la diphtérie. »

V. **Traitement.** — Le traitement des angines simples doit se rapprocher beaucoup de celui des angines diphtéritiques. Il se réduit principalement à empêcher l'infection de devenir générale, à s'opposer à la formation de nouveaux microbes sur les parties atteintes et à l'introduction de ces agents infectieux dans le système lymphatique et dans le sang. On parvient souvent à ce résultat par l'emploi de gargarismes au perchlorure de fer et d'irrigations antiseptiques (Burlureaux) (1).

C. — LE TÆNIA.

Parmi les entozoaires observés en France et qui, comme on sait, appartiennent aux types *nématoïde* (ascarides lombri-

(1) Burlureaux, *la Pratique de l'antiseptie dans les maladies contagieuses*, p. 39.

coïdes, oxyures vermiculaires, trichines) et *cestoïde* (tænia solium, tænia inerme, hydatiques, cysticerques), le tænia offre une grande fréquence parmi les soldats (1).

I. **Fréquence dans l'armée**. — Avant 1850, ce ver était très rare dans nos garnisons, car sur un effectif de 250.000 hommes, pendant la période 1840 à 1848, on n'en avait observé que 7 cas.

Aussi, en 1860, quand Davaine publia son *Traité des Entozoaires*, cet auteur, s'appuyant sur des documents empruntés à Boudin et fournis par l'armée, estimait que dans notre pays, il n'y avait annuellement qu'un cas de tænia sur 8300 habitants, évaluation qui parut à Arnould au-dessous de la vérité, puisque l'armée à l'intérieur est moins exposée que la population civile aux atteintes de ce parasite.

Depuis 1850, le tænia semble avoir augmenté considérablement parmi nos soldats ; pendant la période quinquennale 1881-85, la proportion des cas observés dans l'armée française à l'intérieur, s'est élevée à 3,33, et de 1886 à 1890 elle a été de 3,51 pour 1000 hommes présents.

Mais, c'est surtout en Algérie que le tænia est commun parmi les soldats. Voilà pourquoi, dans ce pays, depuis les premières années de l'occupation française jusqu'à nos jours, il a été l'objet de nombreuses publications de la part des médecins militaires (2).

Le tænia a été observé fréquemment dans nos corps expédi-

(1) Les ascarides lombricoïdes sont communs dans l'armée ; Davaine a noté que certaines épidémies de fièvres vermineuses, observées notamment en l'an X en Italie (Marie), en 1805 en Pouille et en Abruzze (Savarési) et en 1807 en Pologne (Bourges) (*) pouvaient être rapportées à ces parasites.

La fréquence des ascarides dans les armées en campagne tient sans doute, comme l'admet L. Colin, à l'usage en boisson d'une eau moins pure que celle que consomme habituellement le soldat en garnison.

En revanche, la trichinose, assez commune en Allemagne, est à peu près inconnue en France, où l'armée, comme la population civile, reste indemne de cette maladie.

(2) Voyez : *Note sur la fréquence du tænia en Afrique* (*Rec. de mém. de méd. mil.* 2e série, t. I, p. 239) ; — Boudin, *Note sur l'endémicité du tænia en Algérie* (même recueil, t. IV, p. 204) ; — Judas, même recueil, t. IV, p. 208 ; — Mialhe, même recueil, t. IV, p. 212 ; — Potier-Duplessy, *Documents pour servir à l'histoire du tænia en Algérie* (même recueil, t. XVIII, p. 219) ; — Henne, *Etude critique sur le Tænia mediocannellata* (même recueil, 3e série, 1876, t. XXXII, p. 238). — Vital, *les Entozoaires à l'hôpital militaire de Constantine* (*Gaz. méd.*, 6 juin 1874).

(*) Voy. *Journal de médecine de Sédillot* et *Journal de Corvisart*, Paris, 1806.

tionnaires de Chine et surtout de Syrie (1) ; dans ce dernier pays, le chiffre des atteintes a été si considérable qu'on peut l'évaluer au vingtième au moins de l'effectif (L. Colin) (2).

Actuellement, tandis que la totalité de nos garnisons de l'intérieur fournit à peine annuellement deux ou trois cas de tænia, ce parasite est relativement très commun dans notre armée d'Afrique.

Cette augmentation du tænia a été également signalée dans l'armée navale ; il résulte, en effet, des recherches de Bérenger-Féraud, qu'alors qu'on n'en avait constaté en 1860 que 3 cas, soit 0,13 pour 1000 malades, dans les hôpitaux de la marine, en 1884 il y en a eu 281, soit 10 pour 1000 admissions ; et, pendant a période 1886-1890, 2453, soit 14,8 pour 1000 malades.

II. **Différentes espèces de tænia.** — Pendant longtemps, on a confondu sous le nom de *Tænia solium* deux espèces de tænia essentiellement différentes, l'une à laquelle est restée l'ancienne dénomination de *Tænia solium*, l'autre que Kucheinmeister a distinguée en 1855 de la précédente sous le nom de *Tænia mediocanellata*, et qui est désignée en France sous le nom de *Tænia inermis*, ce ver étant privé de crochets, alors que le tænia solium en est pourvu.

Le tænia solium ou armé aurait pour larve le cysticerque du porc. L'embryon du tænia inerme existerait dans la viande de bœuf et de mouton (3).

Quant au *bothriocéphale* ou *tænia à anneaux courts*, dont l'embryon existe dans la chair de certains poissons (brochets, lotes), sa présence n'a guère été signalée dans notre pays.

Autrefois, c'était presque uniquement le tænia armé, provenant du porc, qu'on rencontrait en France ; aujourd'hui, c'est presque exclusivement le tænia inerme provenant du bœuf. Quant au bothriocéphale, il reste à peu près étranger à nos contrées, et n'a pas augmenté d'une manière sensible jusqu'à ce jour.

On a cru pendant longtemps que le tænia solium constituait

(1) Observations recueillies en Syrie par Chadourne, Denoyer, Mauche, Chevassu et Chartier (*Recueil de mém. de méd. mil.*, 3ᵉ série, t. VII., pp. 24, 298, 407).

(2) Art. MORBIDITÉ MILITAIRE, p. 446.

(3) L. Colin, *Du Tænia dans l'armée* (*Gazette des hôpitaux*, 26 nov. 1872).

l'espèce la plus fréquente en Algérie et en France parmi les soldats. De 1840 à 1851, 184 cas de ce parasite avaient été observés en Algérie et signalés au Conseil de santé des armées, et Judas (1) avait écrit à ce sujet : « L'endémie (et les documents établissent qu'il s'agit du tænia solium) semble donc incontestablement démontrée ; elle s'étend à toute la surface de nos possessions, qui se trouvent, sous ce rapport, dans des conditions semblables à celles de notre colonie africaine. »

Mais il résulte des observations d'Arnould (2) et des recherches de Cauvet (3), dont les résultats ont été confirmés par Vallin, L. Colin et Masse, que le tænia inerme est beaucoup plus commun dans l'armée que le tænia solium.

Il en est, du reste, de même pour la population civile, ce qui s'explique par l'usage de plus en plus répandu de la viande de bœuf ou grillée à l'anglaise, par l'introduction dans les prescriptions médicales de la viande crue et par la difficulté de reconnaître, à l'inspection des viandes, les cysticerques du bœuf et du mouton.

Il y a quelques années, Redon (4) a observé en Algérie et décrit une nouvelle espèce de tænia qui, suivant lui, serait assez commune parmi les soldats et qu'il attribue à l'habitude qu'on a, dans notre colonie africaine, de consommer du mouton peu cuit et rôti à la mode arabe, c'est-à-dire en plein air. Il a donné à cette nouvelle espèce le nom de *tænia algérien*.

Suivant Mégnin (5), il n'y aurait qu'une seule espèce de tænia, et les tænias inermes et les tænias armés seraient deux formes adultes et parallèles du même ver ; les différences qu'ils présenteraient dépendraient exclusivement des terrains ou des milieux vivants dans lesquels ils auraient accompli leurs dernières métamorphoses. Cet auteur admet que la transformation des larves en vers adultes pourrait se produire même chez l'animal qui en aurait ingéré les œufs. Les herbivores (mouton, bœuf,

(1) Judas, *Nouveaux Documents sur la fréquence du tænia en Algérie* (*Rec. de mém. de méd. mil.*, 1854).

(2) Arnould, *Sur le Tænia d'Afrique* (même recueil, 1874, p. 425).

(3) Cauvet, *Note sur le tænia d'Algérie*, (*Gaz. médic. de Paris*, 1874, p. 412).

(4) Redon, *Une Nouvelle Espèce de tænia en Algérie* (*Arch. de méd. mil.* 1883, t. II, p. 181).

(5) Mégnin, *Polymorphisme des tænias* (*Gazette hebd.*, 1879, p. 393).

lapin) absorberaient, avec l'eau de boisson ou avec les aliments herbacés, des larves qui, dans ce cas, perdraient leurs crochets et deviendraient des tænias inermes, tandis que, si les mêmes larves étaient ingurgitées par un carnassier ou un omnivore, elles conserveraient les crochets du scolex dont elles proviennent.

Davaine (1) et Laboulbène (2) ont démontré, contrairement à l'opinion de Mégnin, que la ladrerie du bœuf existe comme celle du porc dans beaucoup de pays, principalement dans les pays orientaux, que le cysticerque du bœuf est bien distinct de celui du porc, que c'est certainement lui (et non point des œufs ou des embryons microscopiques ingérés avec les boissons ou les légumes frais) qui donne naissance au tænia inerme, tandis que le cysticerque du porc a pour forme adulte le tænia solium.

Les nombres suivants, relevés par Bérenger-Féraud (3), représentent la proportion des entrées pour tænia comparées aux entrées totales, dans les hôpitaux militaires de France et d'Algérie (moyenne annuelle), pendant la période décennale 1881-1890; ils indiquent, en même temps, la répartition de ce parasite entre les différentes régions de corps d'armée :

Gouvernem[t] Mre de Paris	2.35	XIe corps d'armée	1.27
Ier corps d'armée	4.83	XIIe —	2.17
IIe —	4.21	XIIIe —	2.55
IIIe —	3.24	XIVe —	2.47
IVe —	2.64	XVe —	5.19
V[e] —	3.99	XVIe —	5.29
VIe —	2.23	XVIIe —	3.33
VIIe —	4.04	XVIIIe —	3.61
VIIIe —	2.64	Division d'Alger	11.73
IXe —	3.84	— d'Oran	20.10
X[e] —	2.80	— de Constantine	11.93

Ce sont les régions du Nord (Ier et IIe corps), c'est-à-dire celles dont les départements sont limitrophes de la Belgique (Nord, Pas-de-Calais, Somme, Oise), celles de l'Est, voisines des frontières de la Suisse (VIIe corps), enfin, celles du Sud, situées sur

(1) Davaine, *Gazette hebd.*, 1879, p. 805.

(2) Laboulbène, *Du Polymorphisme des tænias* (*Soc. méd. des hôpitaux*, 23 mai 1879).

(3) Bérenger-Féraud, *Sur l'Augmentation de fréquence du tænia en France depuis un demi-siècle* (*Bulletin de l'Académie de méd.*, 3e série, t. XXVII, 1892, p. 112).

les côtes de la Méditerranée (XVe et XVIe corps d'armée), qui semblent les plus exposées au tænia. Puisque la viande de bœuf est le véhicule le plus ordinaire du tænia inerme, le voisinage de la Belgique, de la Suisse et de la Méditerranée, régions par lesquelles les bœufs étrangers pénètrent en France, constituerait la principale cause du parasite (1).

III. **Prophylaxie.** — Il faut rejeter de l'ordinaire du soldat toute viande (principalement de porc) qui offre des cysticerques ; ceux-ci se présentent, comme on sait, sous forme de petites vésicules jaunes, ovales, d'une longueur de 8 à 10 millimètres, à grand axe parallèle à la direction des fibres musculaires et situées dans le tissu intermusculaire.

Dans le bœuf, les cysticerques, étant plus rares et plus disséminés, sont beaucoup plus difficiles à découvrir.

Enfin, il faut recommander aux hommes, principalement en Algérie, de faire cuire complètement la viande ; quand il y a des distributions de mouton, comme en campagne, de ne pas se contenter d'exposer celui-ci à un feu de braise, de façon à n'obtenir une cuisson parfaite que des parties superficielles, de la peau et des muscles du thorax (Redon).

Il faut détruire par l'incinération toutes les portions de tænia que l'on peut recueillir.

IV. **Traitement.** — Bien que le tænia ne s'accompagne souvent d'aucun dérangement de la santé, cependant, dès qu'on reconnaît sa présence (2), il est bon d'en débarrasser le plus tôt possible l'économie. On emploie dans ce but les *anthelminthiques* et les *purgatifs*. Les plus usités parmi les premiers sont représentés par les suivants :

La décoction d'écorce de grenadier, 50 à 100 gr. d'écorce fraîche, grossièrement réduite en poudre, dans 750 gr. d'eau, qu'on fait bouillir à feu doux, après macération pendant vingt-quatre heures ; on absorbe le médicament en deux ou trois

(1) Dans les pays où l'on consomme relativement plus de bœufs indigènes, la proportion du tænia est de 2,40 pour 1000 malades de tout genre ; dans ceux où l'on consomme surtout des bœufs étrangers, cette proportion s'élève à 4 ou 5 pour 1000 malades.

(2) Il n'y a qu'un seul symptôme précis et caractéristique de la présence du parasite, c'est la constatation d'anneaux du tænia dans les selles ou s'échappant par l'orifice anal (A. Laboulbène).

fois, sans filtrer le liquide et après avoir seulement décanté en laissant la poudre au fond. Une demi-heure après, on prescrit un purgatif. A la place de l'écorce de grenadier, on peut employer les principes actifs de la substance isolée par Tanret et connue sous le nom de *pellétiérine* (dose de 0gr,30 à 0gr,40) ;

Le *kousso* : 20 à 25 gr. en infusion dans une tasse d'eau;

La *racine de fougère mâle*, dont un bon mode d'adminis ration est l'extrait éthéré : 2 à 4 gr.

Le meilleur anthelminthique est celui qui permet d'obtenir l'expulsion du ver en entier et en bloc, avec la tête. Certaines précautions sont indispensables pour arriver à ce résultat ; ainsi, il est bon de faire précéder et de faire suivre l'absorption du ténifuge de l'administration d'un léger purgatif.

CHAPITRE IV

LES MALADIES DU SYSTÈME NERVEUX

A. — Fréquence et gravité dans l'armée.

Les maladies du système nerveux sont peu fréquentes dans l'armée; les plus légères sont traitées à l'infirmerie, les autres à l'hôpital.

En 1890, sur 2948 cas de ces affections, relevés dans la statistique médicale, 1249 figurent comme causes d'entrée à l'infirmerie et 1699 comme causes d'entrée à l'hôpital.

La morbidité générale a été représentée par 6 pour 1000 hommes présents.

Au point de vue de la morbidité-hôpital, ces maladies sont réparties dans deux groupes, le premier constitué par la *paralysie générale et l'aliénation mentale*, le second comprenant les *autres maladies du système nerveux.*

Les pertes occasionnées par ces affections en 1890 ont été de 120 décès (mortalité 0,2 pour 1000 hommes présents) et de 252 éliminations par retraites et réformes (1,4 pour 1000 hommes présents).

Parmi les 1699 cas traités à l'hôpital, 233 doivent être rapportés à la *paralysie générale* et à l'*aliénation mentale.*

Les principales causes de décès ont été représentées, en 1890, par :

La *méningite aiguë non tuberculeuse*	67	décès
L'*hémorragie cérébrale et méningée.*	11	—
L'*encéphalite et les abcès du cerveau*	7	—
La *congestion cérébrale.*	11	—
La *paralysie générale.*	6	—
L'*aliénation mentale.*	7	—

Les maladies du système nerveux, qui ont constitué les plus fréquentes causes d'éliminations par réformes ou retraites, ont été représentées pendant la même année par :

L'*épilepsie*	270 cas.
L'*aliénation mentale*	185 —
L'*hystérie*	41 —
La *paralysie générale*.	15 —
La *chorée*.	14 —
Le *bégaiement*.	16 —
Les *paralysies diverses*	38
La *myélite chronique*	29 —
L'*ataxie locomotrice*.	10 —
L'*atrophie musculaire*.	41 —
L'*hémiplégie*	6 —
Le *ramollissement cérébral*.	7 —

Nous étudierons seulement dans ce travail d'abord l'*aliénation mentale* et la *paralysie générale progressive*, puis la *nostalgie ;* enfin *l'épilepsie et l'hystérie* qui offrent un certain intérêt pour le médecin militaire, puisque ces affections sont encore actuellement observées parmi les soldats, malgré toutes les mesures qui sont prises pour les faire disparaître le plus possible dans les garnisons, au moyen des exemptions et des éliminations par réformes.

B. — L'ALIÉNATION MENTALE ET LA PARALYSIE GÉNÉRALE.

La statistique médicale de l'armée indique que le nombre des militaires entrés dans les asiles d'aliénés a offert les varistions suivantes, pendant la période 1875-90 :

1875.	215	1881.	166	1886.	171
1876.	178	1882.	188	1887.	107
1877.	160	1883.	146	1888.	219
1878.	159	1884.	116	1889.	182
1879.	173	1885.	137	1890.	233
1880.	159				

Soit 160 en moyenne chaque année ; ce qui donne une proportion variant de 0,3 à 0,4 pour 1000 hommes présents.

Cette proportion paraît considérable, quand on compare l'armée avec la population civile.

Parmi ces malades, un très petit nombre succombent dans les garnisons (7 en 1890), puisqu'ils sont le plus tôt possible dirigés sur un hôpital spécial aux aliénés ou proposés pour la réforme.

La proportion des aliénés est plus considérable parmi les officiers que parmi les sous-officiers et les soldats; c'est un fait parfaitement établi antérieurement à nos recherches et la statistique médicale fournit à ce sujet des résultats très concluants. Voici ceux qui se rapportent à l'année 1888 :

Pour 1000 officiers.	1,6 cas d'aliénation mentale	
Pour 1000 sous-officiers	0,2	—
Pour 1000 soldats ayant plus d'un an de service	0,4	—
Pour 1000 soldats ayant moins d'un an de service	0,6	—

La *paralysie générale* représente au moins les trois quarts des cas d'aliénation mentale parmi les officiers (L. Colin). Dufour (1) l'a constatée chez plus de la moitié de ceux qui étaient traités à l'asile d'Armentières. La prédominance de cette forme de folie chez les officiers tient à l'âge de ceux-ci comparé à celui des sous-officiers et des soldats ; il est rare, en effet, que dans la population civile la paralysie générale se manifeste avant trente ans : elle offre généralement son maximum de quarante à cinquante (Calmeil). Il faut tenir compte également des influences suivantes, qui ont été parfaitement mises en relief par L. Colin (2) :

1° Excès de travail, ce qui explique la fréquence relative de la maladie dans certaines armes spéciales, comme le génie, l'artillerie ;

2° Autorité et satisfaction, quelquefois exagérées, que donne le commandement chez des sujets habitués à obéir.

Si l'on rapproche les chiffres fournis par la statistique de l'armée de ceux donnés par Parchappe (3), pour représenter la

(1) Dufour, *De la Folie chez les militaires*, Paris, 1873.

(2) Voy. L. Colin, art. MORBIDITÉ MILITAIRE, p. 389.

(3) Voy. art. ALIÉNATION du *Dictionnaire encycl. des sciences méd.*, 1re série, t. III, p. 36.

proportion d'aliénés qui existent dans les principales professions civiles, on voit que la fréquence de la folie dans l'armée est moindre que dans la plupart de ces professions. C'est avec raison que Doutrebente (1) a remarqué que si l'on considère la paralysie générale comme très fréquente chez les militaires, cela tient à ce que cette maladie a été observée et décrite à la maison de Charenton, dont ceux-ci forment une grande partie de la population.

Les recherches faites par Aulin (2) à l'asile de Marseille tendent à démontrer que la manie et la lypémanie chez les militaires auraient une terminaison souvent favorable.

Dans l'armée italienne, Grilli (3), a relevé la proportion des cas d'aliénation mentale traités à l'asile d'aliénés de Florence pendant la période 1870-82. Il résulte de son travail que la paralysie générale est très commune parmi les officiers (9 fois sur 13), et que parmi les hommes de troupes, les formes d'aliénation les plus fréquemment observées ont été représentées, sur 84 cas, par la nostalgie ou la lypémanie (24 cas) et par la manie (20 cas), alors que la paralysie générale ne figure que 5 fois.

C. — La nostalgie.

Tandis que la paralysie générale constitue la forme la plus fréquente d'aliénation mentale parmi les officiers, c'est la *nostalgie* qui s'observe surtout parmi les soldats (Arnould) (4).

Nous considérons, avec Haspel (5), cet état comme le regret exagéré que cause l'éloignement des milieux dans lesquels on a vécu un certain temps, avec le désir irrésistible d'y retourner.

Jadis la nostalgie était commune parmi les soldats. Larrey l'a observée fréquemment dans l'armée d'Egypte, principalement

(1) Doutrebente, *Recherches sur la paralysie générale progressive* (thèse de Paris, 1870).

(2) Voy. Aulin, *les Militaires aliénés à l'asile de Marseille*, thèse de Montpellier, 1886.

(3) Grilli, *la Folie dans l'armée italienne* (*Giornale di medicina militare*, 1883, p. 577).

(4) Arnould, *Notes pour servir à l'histoire de la folie dans l'armée* (*Gaz. méd. de Paris*, 1863).

(5) Haspel, *De la Nostalgie*, Paris, 1873.

après la prise de Saint-Jean d'Acre, dans l'armée des Alpes en l'an VIII et dans l'armée de Pologne en 1812. Michel Lévy en a constaté plusieurs cas dans un régiment de jeunes Corses; quelques mobiles bretons, enfermés dans Paris après la guerre de 1870, ont offert des symptômes bien marqués de cette affection (Benoît de la Grandière) (1).

Actuellement, comme l'a remarqué Widal (2), la nostalgie a disparu à peu près complètement de notre armée. Pourtant elle y figure encore comme cause de réforme (10 fois en 1888, 6 fois en 1889, 6 fois en 1890). Il est probable que dans ces cas on avait observé certaines complications, comme celles qui ont été notées jadis par quelques auteurs (3), et qui sont représentées par des convulsions, du coma, du délire, différents troubles intellectuels, des palpitations de cœur.

Léon Colin (4) considère les nostalgiques dans l'armée comme facilement accessibles à la fièvre typhoïde et à la phtisie pulmonaire, ce qui expliquerait en partie, suivant lui, l'énorme fréquence de ces deux maladies chez les militaires récemment arrivés à leur corps.

Il est un fait certain, c'est que les soldats en proie à la nostalgie offrent un terrain tout préparé à l'éclosion des épidémies et que les plus atteints par le mal du pays fournissent toujours à celles-ci un tribut plus lourd que les autres.

La diminution de la nostalgie dans notre armée s'explique par la courte durée du service militaire, aujourd'hui réduit à trois ans, et surtout par les mesures actuellement prises dans les corps de troupes pour éviter, après des exercices fatigants et monotones, l'oisiveté et l'ennui; pour ménager aux hommes des distractions dans l'intérieur même des casernes (création de bibliothèques, enseignement de la gymnastique, de l'escrime, de la danse); enfin, pour développer parmi les recrues l'énergie morale et physique, le sentiment du devoir, l'amour de la patrie.

(1) Benoît de la Grandière, *De la Nostalgie*, Paris 1873.

(2) Widal, art. NOSTALGIE du *Dict. encycl. des sciences méd.*, 1879, 2e série, t. XIII, p. 562.

(3) Voy. Maury, *De la Nostalgie dans l'armée*, Strasbourg, 1826. — Mutel, *De la Nostalgie* (thèse de Montpellier, 1849).

(4) L. Colin, *De la Mélancolie*, Paris, 1863.

Le médecin militaire a un double devoir à remplir au point de vue de la prophylaxie de la nostalgie parmi les soldats : relever le moral des hommes découragés ou attristés, leur faire comprendre leur devoir vis-à-vis du pays ; enfin, dans les cas exceptionnels où tous ces moyens sont inutiles et inefficaces, la promesse et la concession d'un congé de convalescence suffisent le plus souvent pour faire disparaître le mal (1).

Aucun des cas d'hystérie dans l'armée qui se sont présentés à notre observation n'a nécessité la réforme. Une simple promesse d'un congé de convalescence nous a toujours paru suffisante pour obtenir la guérison de cette maladie.

D. — L'ÉPILEPSIE.

L'épilepsie est incompatible avec le service militaire. Chaque année, au conseil de révision, un certain nombre de jeunes gens sont exemptés pour cette affection ; il résulte des recherches faites par Burlureaux (2), à l'aide de documents puisés au Ministère de la Guerre, que la proportion des épileptiques ainsi éliminés de l'armée au moment de l'incorporation, a été représentée annuellement, pendant la période décennale 1873-1882, par 1,6 pour 1000 conscrits ; proportion qui, du reste, est la même que celle qui avait été obtenue par Morache pour la période 1831-1853 ; ce qui prouve que le nombre des épileptiques n'a pas varié dans notre pays depuis de nombreuses années.

Ce chiffre se rapproche également de celui qui a été donné par Legrand du Saulle (3), pour la population civile. Il résulte, en effet, des documents statistiques consultés par cet auteur que le nombre des épileptiques en France est d'environ 40000, dont 4000 sont enfermés dans les asiles d'aliénés et 36000 sont en liberté ; ce qui donne une proportion de 1 épileptique par 1000 individus.

Malgré les précautions qui sont prises au moment du recrutement pour ne pas incorporer dans l'armée les jeunes gens atteints

(1) Voy. Fritsch dit Lang. *la Nostalgie du soldat*. Paris 1876.

(2) Burlureaux, art. ÉPILEPSIE du *Dictionnaire encycl. des sciences méd.*, 1887, 1re série, t. XXXV, p. 215.

(3) Legrand du Saulle, *Gazette des hôpitaux*, 1877.

d'épilepsie, un certain nombre de militaires sont éliminés chaque année après leur incorporation pour cette affection ; ce nombre a varié, pendant ces dernières années, entre 0,32 et 0,59 pour 1000 hommes, comme l'indiquent les chiffres suivants, empruntés à Burlureaux :

1873.	0.35	1878.	0.44
1874.	0.32	1879.	0.48
1875.	0.34	1880.	0.59
1876.	0.46	1881.	0.45
1877.	0.42	1882.	0.45

En revanche, la mortalité occasionnée par l'épilepsie dans notre armée est à peu près nulle (2 décès en 1889, 1 en 1890) ; ce qu'on comprend facilement, puisque, dès que la maladie est constatée, elle constitue un motif suffisant de réforme.

Nous n'avons pas à présenter ici l'étude clinique de l'épilepsie. Nous rappellerons seulement les principaux caractères offerts par la crise épileptique, et qui consistent dans les suivants : cri unique, perte immédiate et complète de connaissance ; pâleur, puis lividité de la face, raideur générale, convulsions cloniques, morsure de la langue, écume à la bouche, coma et stertor consécutifs.

Comme l'épilepsie est encore aujourd'hui assez fréquemment simulée par les jeunes gens, dans le but de se soustraire au service militaire, nous insisterons plus particulièrement sur son diagnostic.

Ce diagnostic ne peut pas se faire généralement au moment du conseil de revision ; on n'est guidé alors que par les résultats de l'enquête qui a pu avoir lieu au point de vue de la notoriété et de la réalité de cette infirmité, ainsi qu'au point de vue des antécédents présentés par la famille, l'épilepsie, comme on sait, étant très souvent héréditaire.

En l'absence de preuves suffisantes pour établir la réalité de la maladie, le médecin militaire doit demander au conseil de revision un supplément d'enquête, et, dans le doute, accepter provisoirement tout militaire prétendu épileptique.

Si, au moment de la revue de départ et à plus forte raison de l'incorporation, la réalité de l'infirmité alléguée ne paraît pas suffisamment démontrée, l'homme doit être envoyé en observation à l'hôpital, où on l'examinera pendant une période plus ou moins prolongée, de façon à pouvoir constater *de visu* la simulation de l'épilepsie.

Les signes de l'épilepsie réelle sont les suivants (1) :

Chute en avant et dans n'importe quel endroit ; convulsions prédominantes ou même localisées à un seul côté du corps, pupilles dilatées et insensibles à la lumière, abolition de la sensibilité.

Certains signes, présentés par le tracé sphygmographique et indiqués par A. Voisin (2) comme caractérisant l'épilepsie réelle, ne nous semblent pas avoir la valeur qui leur a été attribuée, à cause des variations souvent très grandes que fournit le sphygmographe entre les mains des différents observateurs.

« Deux ou trois secondes avant que l'attaque commence, dit A. Voisin, les courbes sphygmographiques sont moins hautes, plus arrondies, plus rapprochées. L'attaque survenue, on voit cinq ou six petites ondulations successives et disposées suivant une ligne ascendante, puis une série de courbes très peu élevées ; ces courbes se prononcent davantage, présentent une convexité supérieure très accusée, donnant presque l'idée d'une moitié de sphère ; puis, au bout de quelques minutes, les lignes s'élèvent presque perpendiculairement à une hauteur trois ou quatre fois plus grande qu'avant l'attaque ; elles présentent au sommet un angle plus ou moins aigu, puis redescendent, en offrant les caractères les plus accusés du dicrotisme. La durée de cette forme de pouls varie d'une demi-heure à une heure et demie ; elle a même été quelquefois de six heures après l'attaque. »

C'est pourquoi, le diagnostic de la maladie est quelquefois très difficile ; et, comme le dit Burlureaux (3), les épileptiques constituent souvent dans les hôpitaux militaires des sujets bien embarrassants. Le médecin militaire n'assiste presque jamais aux crises, et il a toujours le soupçon d'une simulation possible. Quand le médecin de garde est appelé pour chaque crise, il

(1) Voy. Hiller, *Simulationen und ihre Behandlung*, 1882.

(2) A. Voisin, *De l'Épilepsie simulée et de son diagnostic par les caractères sphygmographiques du pouls* (*Annales d'hygiène*, 1868, t. XXIX).

(3) *Loc. cit.*, p. 216.

arrive presque toujours trop tard, et c'est quelquefois de guerre lasse que le malade est proposé pour la réforme.

Notre distingué confrère a proposé la création d'un asile spécial, dans lequel seraient concentrés tous les épileptiques ou les soi-disant épileptiques de l'armée, et où ces malades pourraient séjourner jusqu'au jour de leur libération. On ne renverrait dans leurs familles que ceux qui le désireraient et qui seraient pourvus des moyens d'existence.

E. — L'HYSTÉRIE.

Dans ces dernières années, les nombreux travaux publiés sur l'hystérie chez l'homme ont appelé l'attention des médecins militaires sur cette question, et l'on n'est pas surpris, après les observations publiées par plusieurs de nos collègues (Aron, 1875; Lanoaille de Lachèze, 1885; Duponchel, 1886; Coustan [1], 1887), de voir cette maladie figurer dans la statistique médicale de l'armée comme une cause d'éliminations (38 réformes en 1889 et 41 en 1890), assez fréquente, puisqu'il y aurait presque 1 hystérique pour 10000 hommes présents au corps.

J'avoue que mes observations personnelles me mettent en garde contre toute interprétation qui, en présence de ces résultats statistiques, tendrait à faire considérer l'hystérie comme n'étant pas rare parmi les soldats. J'ai observé assez souvent dans les hôpitaux militaires des épileptiques dont les crises offraient certaines analogies avec celles de l'hystérie; mais il ne m'est pas encore arrivé de proposer pour la réforme un seul malade atteint réellement de cette dernière maladie.

(1) Coustan, *Arch. de méd. mil.*, 1887, t. X, p. 375.

CHAPITRE V

LES MALADIES DE LA PEAU

Les maladies de la peau sont moins fréquentes dans l'armée que dans la population civile : cela s'explique d'abord parce qu'un certain nombre constituent une cause d'exemption et de réforme, ensuite par les nombreuses mesures hygiéniques appliquées parmi les soldats pour assurer les soins de propreté corporelle, et pour les préserver des affections parasitaires et contagieuses qui ont leur siège dans les téguments.

En 1890, ces maladies ont nécessité dans l'armée française 7111 entrées aux infirmeries et 4358 entrées à l'hôpital ; total : 11469, soit une morbidité générale d'environ 24 pour 1000 hommes présents.

Elles ont occasionné pendant la même année 193 éliminations, soit 0,4 pour 1000 hommes présents.

Elles n'interviennent point dans la mortalité.

Les deux tiers de ces affections sont traités dans les infirmeries régimentaires, l'autre tiers est traité dans les hôpitaux.

Les maladies de la peau sont représentées dans l'armée par l'*eczéma*, l'*ecthyma*, l'*impétigo*, l'*acné*, le *prurigo*, le *psoriasis*, l'*icthyose*, la *teigne faveuse*, la *teigne tonsurante*, le *sycosis*, la *teigne pelade;* lorsqu'elles sont invétérées et rebelles à tout traitement, elles entraînent nécessairement la réforme.

Nous renverrons le lecteur, pour l'étude de la plupart de ces affections, aux traités spéciaux de maladies cutanées ; nous ne nous occuperons dans ce chapitre que de quelques-unes de ces maladies qui, par suite de leur fréquence dans les garnisons, offrent un certain intérêt pour le médecin militaire. Nous réserverons une place dans cet ouvrage, d'abord à différentes maladies contagieuses qui, comme les *teignes* (*pelade*, *teigne tonsurante*, *favus*) et la *gale*, apparaissent quelquefois dans les garnisons sous forme d'épidémies ; ensuite, à deux formes d'*ecthyma*, dont la première s'observe communément dans les armes montées et a été décrite par quelques médecins militaires sous le nom d'*ecthyma des cavaliers*, et dont la seconde sévit particulièrement dans certaines garnisons du Nord de l'Afrique (*bouton de Biskra*, *de Gafsa*).

A. — La pelade.

I. **Fréquence dans l'armée.** — La pelade (*porrigo decalvans*) est une affection caractérisée par la chute des cheveux ou de la barbe, avec décoloration de la peau, sous forme de plaques ou de disques arrondis et qui est attribuée généralement à la présence d'un parasite végétal (*Microsporon Audouini*).

Cette maladie cutanée devient de plus en plus commune dans notre armée, où, chaque année, la statistique signale actuellement de véritables épidémies limitées à quelques garnisons, à certains corps de troupes et même à certains détachements.

Nous la voyons régner pendant ces dernières années : en 1886, dans le 122e de ligne à Montpellier (100 atteintes) (1) et dans le 142e à Lodève (35 cas et 107 suspects) ; en 1887, dans les garnisons de Castelnaudary, de la Fère et de Vitré ; en 1888, dans le gouvernement militaire de Paris (58 cas, dont 20 dans le régiment des sapeurs-pompiers) (2), dans plusieurs garnisons du IIe corps d'armée, (Amiens, la Fère, Compiègne, Beauvais, Péronne) et du VIe corps (Toul, Saint-Mihiel, Verdun), et sur quelques autres points du territoire (Lyon, Nîmes, Bordeaux) ; en 1889, dans le gouvernement militaire de Paris, dans le IIe corps d'armée (la Fère, Beauvais, Abbeville, Amiens), dans le VIe corps (315 cas, à Verdun et à Nancy), et dans différentes garnisons (Nîmes, Toulon, Montpellier, Castelnaudary, Narbonne, Limoges, Agen). En 1890, de nombreux cas de la même

(1) Voyez Bourguet, *la Pelade dans la garnison de Montpellier pendant l'année* 1886 (*Gazette hebd. des sciences méd. de Montpellier*, 1887, p. 14) ; — Coustan, *l'Épidémie de pelade achromateuse de la garnison de Montpellier pendant l'année* 1886 (*Revue d'hygiène*, 1887, t. VII, p. 555).

(2) L. Colin, *la Pelade dans le gouvernement milit. de Paris* (*Arch. de méd. mil.*, 1888, t. XII, p. 81).

maladie ont été répartis entre quinze corps d'armée et les divisions d'Alger et d'Oran, principalement dans le gouvernement de Paris, dans le IIe corps d'armée (162 cas), dans le IIIe corps (à Rouen et à Bernay), dans le VIe corps (610 cas) et dans quelques garnisons des autres corps (Brest, Montpellier, Libourne, etc.) ; enfin, récemment, de véritables épidémies de pelade ont été signalées dans quelques garnisons du XIVe corps d'armée, principalement à Valence et dans le gouvernement militaire de Lyon.

La pelade constitue une cause assez fréquente d'éliminations par réforme. Pendant ces trois dernières années, le nombre des peladeux réformés dans l'armée a été de 86, ainsi répartis :

1888.	21
1889.	28
1890.	37

II. **Etiologie.** — Deux opinions règnent encore actuellement dans le corps médical, relativement à la nature et à l'étiologie de la pelade.

D'après la première, qui est adoptée par Bazin, Hardy, Toledano (1), et par la généralité des médecins militaires (Colin, Coustan), cette affection serait causée par un parasite et constituerait une maladie transmissible par contact.

D'après la seconde, qui a pour partisans Horand, Ollivier et Gaucher (2), cette maladie ne serait nullement contagieuse et constituerait une tropho-névrose, opinion fondée sur ce fait que chez la plupart des peladés on trouve ou des accidents nerveux antérieurs (convulsions) ou l'existence d'un tempérament nerveux et certaines émotions morales (frayeur, chagrin, surmenage intellectuel).

Enfin, d'autres auteurs (Besnier, Doyon, Laillier, Quinquaud), sont disposés à admettre deux variétés de pelade : une *pelade achromateuse*, contagieuse, et une autre, dite *décalvante*, non contagieuse.

De nombreuses observations recueillies dans l'armée semblent établir d'une façon certaine la contagiosité de cette maladie.

(1) Toledano, *Contagiosité de la pelade* (*Bullet. médical*, 1887, p. 86).
(2) Gaucher, *la Non-Contagion de la pelade* (*Bull. médical*, 1887, t. II).

Elles démontrent : la localisation de la pelade à une partie très limitée d'un corps de troupe, alors que les autres régiments, dans la même garnison, restent indemnes ; son développement consécutif à l'arrivée dans un casernement d'un peladeux, comme on l'a vu dans une compagnie du 82e de ligne, où, sur 118 hommes, 44 furent atteints de pelade à la suite d'une récidive survenue sur un ancien peladeux ; la transmission de la maladie par divers effets ou par divers objets (literie, coiffure, tondeuse).

L'influence de la literie a été nettement établie par L. Colin dans l'épidémie peladeuse qui sévit en 1888 dans le régiment de sapeurs-pompiers de Paris, dont les hommes sont plus exposés que dans les autres corps à faire usage de literie commune, par suite des gardes qu'ils montent à tour de rôle dans les différents postes de la capitale. On a constaté, du reste, que les plaques siégeaient à la partie postérieure du crâne et à la nuque.

En 1886, Coustan a observé un exemple très démonstratif de transmission de pelade par le képi d'un homme réformé pour plaque de pelade, à un autre militaire qui offrit une plaque située juste sur le même point du cuir chevelu que le premier.

En 1890, un cas très net de contagion a été constaté à Blidah sur un homme désigné pour remplacer comme ordonnance un de ses camarades, entré à l'hôpital pour pelade, et qui, après avoir fait usage de la casquette de son prédécesseur, offrit, quinze jours après, des plaques caractéristiques. Sedan, qui a observé l'épidémie qui a eu lieu récemment dans la garnison de Valence, a noté plusieurs exemples qui démontrent d'une façon indiscutable la contagiosité de cette maladie.

Le rôle exercé par la tondeuse nous paraît avoir été exagéré ; bien que quelques médecins militaires expliquent par la généralisation de cet instrument dans notre armée l'augmentation des cas de pelade survenus pendant ces dernières années parmi les soldats, nous pensons que les mesures actuellement prises dans les corps de troupes pour éviter tout danger de contamination et dont la plus simple et la plus efficace consiste dans l'immersion de la tondeuse dans l'eau bouillante, devraient avoir pour effet de restreindre cette maladie dans les garnisons.

Malheureusement, l'importation de la pelade dans l'armée a lieu d'autant plus facilement aujourd'hui que les appels successifs et presque continuels des réservistes et des territoriaux introduisent dans les régiments certains hommes porteurs de plaques peladiques et dont le mal a pris naisssance consécutivement à l'emploi des instruments (ciseaux, peignes, tondeuses) malpropres et non convenablement stérilisés des perruquiers civils.

Il en est de la pelade comme de la plupart des maladies infectieuses qui sévissent parmi les soldats ; elle provient le plus souvent de la population civile, où aucune surveillance n'est malheureusement exercée pour en prévenir la propagation, et où cette maladie du cuir chevelu est devenue très fréquente et même endémique, principalement dans certaines régions de notre pays, comme dans la vallée de l'Isère (Sedan).

L'existence de parasites au niveau des plaques de pelade serait une preuve de la nature contagieuse de la maladie. Malheureusement, les observateurs sont loin de s'entendre relativement à l'apparition constante et à la nature des corpuscules parasitaires, auxquels on pourrait attribuer les lésions du cuir chevelu.

On a généralement rattaché la pelade à l'existence autour du bulbe pileux du *Microsporon Andouini*, observé par Gruby et par Malassez (1). Récemment, Vaillard et Vincent (2), ayant eu l'occasion d'examiner au Val-de-Grâce un malade qui offrait des plaques analogues à celles de la pelade et ayant découvert autour des cheveux atteints et à l'intérieur des follicules pileux des microcoques apparaissant sous la forme de grains petits et réguliers, tantôt isolés, tantôt géminés ou groupés sans ordre, pouvant être cultivés facilement dans un liquide approprié (gelose) et susceptibles de communiquer la maladie par inoculation à certains animaux (cobayes, lapins), ont conclu de leurs observations qu'il existait une maladie particulière offrant beaucoup de ressemblance avec la pelade, mais qui s'en différencierait par

(1) Malassez, *Note sur le champignon de la pelade* (*Arch. de phys.*, 1874).

(2) Vaillard et Vincent, *Sur une Pseudo-Pelade de nature microbienne* (*Arch. de méd. mil.*, 1891, t. XVIII, p. 359).

la présence de ce parasite. C'était à leurs yeux une pseudo-pelade. Les recherches ultérieures poursuivies par ces observateurs sur quatre cas de pelade type les amenèrent à reconnaître qu'ils avaient eu tort de considérer comme une forme clinique spéciale, sous le nom de pseudo-pelade, le premier cas qui s'était offert à eux, puisque le parasite qu'ils avaient découvert existait dans tous les cas de pelade et que la preuve décisive de son action pathogène était fournie par l'alopécie caractéristique qu'il provoque sur la peau des animaux chez lesquels on le transportait.

Le lecteur trouvera dans l'intéressant mémoire de Vaillard et Vincent la description détaillée du parasite découvert par ces observateurs (1), mais qui, si l'on s'en rapporte aux recherches faites récemment par Sedan pendant l'épidémie de pelade qui a sévi en 1893 dans la garnison de Valence, serait loin d'être constant et ne serait reconnu que dans certaines formes de la maladie.

Toutes ces raisons d'ordre épidémiologique et microbiologique nous paraissent suffisantes pour faire considérer la pelade comme une maladie essentiellement contagieuse.

III. **Etude clinique.** — On admet généralement que l'apparition de la plaque de pelade est précédée par une période (*préalopécique*) caractérisée par des troubles de la sensibilité (prurit, démangeaisons) et par des altérations du système pileux (aspect rougeâtre, sale, terne et poudreux, duvet grisâtre autour des cheveux, œdème et empâtement de la région) (Besnier). Cette période passe généralement inaperçue ; ce n'est que lorsque les cheveux commencent à tomber sur un point limité du cuir chevelu, que le sujet en est averti par le perruquier ou par ses camarades.

Quelquefois, l'alopécie se limite à un seul point ; d'autres fois, elle intéresse plusieurs régions du cuir chevelu et détermine la formation de deux ou trois plaques, ou même plus, qui apparaissent simultanément ou à court intervalle. Ces plaques sont généralement arrondies, quelquefois ovalaires.

(1) *Loc. cit.*, p. 371.

Au début, la peau est rose ; elle offre à son niveau un piqueté noir, qui correspond à la saillie et à la petite tache de l'orifice des follicules pileux ; mais, au bout de peu de temps, elle apparaît blanche et lisse, satinée et un peu déprimée.

Chaque plaque tend à s'accroître, puis demeure stationnaire pendant un temps plus ou moins long ; alors le prurit a cessé, et même il existe quelquefois une diminution de la sensibilité.

La maladie se termine par guérison ; dans ce cas, les poils reparaissent dans l'ordre inverse de leur disparition, c'est-à-dire du centre à la périphérie. Mais il arrive également que les régions atteintes restent complètement dépourvues de cheveux.

Les plaques siègent habituellement sur les régions pariétales du crâne et à la nuque, quelquefois au-dessus du front et à la région temporale. Une fois une plaque développée, on en voit survenir rapidement une autre, puis d'autres encore. Ces plaques peuvent se réunir et déterminer une calvitie plus ou moins étendue.

Il est très rare que la pelade s'étende à la barbe.

La durée de la maladie varie de plusieurs semaines à plusieurs mois. Quelquefois elle est incurable et entraîne une calvitie telle qu'elle nécessite la réforme.

Le traitement de la pelade comprend les moyens suivants : épilation autour des plaques ; frictions avec la teinture de cantharides, pure ou associée à un alcoolat aromatique, avec des liniments ammoniacaux ou camphrés ; savonnage de la partie malade à l'eau de savon chaude ; frictions, une fois la tête séchée, avec une liqueur un peu irritante et ainsi composée :

Alcoolat de Fioraventi, 100 gr. ;

Teinture de cantharides et de noix vomique, *áá* 10 à 30 gr., et le soir, avec une pommade au soufre et au turbith minéral (1 à 4 grammes pour 90 grammes de vaseline).

La démonstration de la nature parasitaire de la pelade confirme l'utilité de l'emploi des antiseptiques contre cette affection. Vaillard et Vincent préconisent surtout dans ces cas l'acide phénique et l'essence de térébenthine, dont ils ont constaté l'action sur les cultures du microcoque découvert par eux. Ils recommandent le moyen suivant : On frotte la plaque alopéciée avec un linge imbibé d'alcool et d'éther, pour dissoudre la matière sébacée qui obture l'orifice des follicules et pour favoriser la pénétration de l'antiseptique. Puis, on frictionne un peu rudement la partie malade, jusqu'à rubéfaction légère de la peau, avec un linge imprégné soit de solution phéniquée (5 pour 100), soit d'essence de térébenthine. Ce même linge est appliqué sur la plaque et maintenu par un bandage occlusif, destiné à empêcher l'évaporation du médicament.

IV. **Prophylaxie**. — Les mesures prophylactiques ont pour but d'empêcher toute importation de la maladie de la population civile à l'armée.

Les médecins des corps de troupes doivent visiter minutieusement la tête de tous les hommes nouvellement incorporés (conscrits, réservistes, territoriaux) ou rentrants de congé ou de permission, et traiter immédiatement dans un local d'isolement tout homme atteint de pelade ou même suspect.

Il faut défendre aux sous-officiers et aux soldats d'avoir recours aux perruquiers civils, dont les instruments peuvent être, comme nous l'avons vu, une cause de contamination.

Il faut prescrire aux militaires de ne jamais changer de coiffure avec leurs camarades, de porter les cheveux coupés ras et de se lotionner la tête avec du savon, au moins tous les deux jours.

Chaque homme doit avoir sa serviette, sa brosse et son peigne ; le perruquier du régiment est tenu de se laver les mains, de plonger dans l'eau bouillante ou de flamber au gaz ou à la lampe à alcool les tondeuses et les ciseaux.

Les effets personnels de chaque peladeux seront soumis à la désinfection sulfureuse ou passés à l'étuve.

Il est bon de recommander aux hommes, pendant les marches, les changements de garnison et les manœuvres, d'avoir soin de recouvrir le traversin de leur lit de leur serviette.

Les coiffures, principalement les képis, ayant servi aux militaires libérés et qui sont délivrées aux soldats et aux réservistes et territoriaux, doivent être soigneusement nettoyées et désinfectées.

Sur la proposition du Comité technique de santé, le Ministre de la Guerre (1) a prescrit récemment l'emploi des moyens suivants pour la désinfection des effets appartenant aux hommes atteints de pelade :

Immersion des vêtements dans l'eau bouillante ; immersion des képis sans carcasse dans une solution phéniquée à 2 ou 3 pour 100, pendant une heure si la solution est froide, et pendant un quart d'heure si la solution est maintenue à 40° ; lavage prolongé à la main des shakos et képis à carcasse, avec une brosse douce ou une éponge trempée dans une solution phéniquée, à 2 ou 3 pour 100, aussi chaude que possible ;

Immersion des draps et des couvertures dans l'eau bouillante ; désinfection des matelas et des traversins, versés à la Compagnie des lits militaires, qui en assurera la désinfection par l'immersion des enveloppes dans l'eau bouillante et par l'exposition de la laine et du crin à l'acide sulfureux.

B. — Le favus.

I. **Fréquence dans l'armée.** — Bien que les jeunes gens atteints de *teigne faveuse* soient éliminés de l'armée avant l'incorporation, on observe, cependant, dans les corps de troupes, un certain nombre de cas de cette maladie, dont la plupart paraissent suffisants pour nécessiter la réforme.

Les chiffres suivants, empruntés à la statistique médicale de l'armée, indiquent le nombre de réformes prononcées pour teigne faveuse pendant ces trois dernières années :

1888... 35
1889... 55 (dont 23 avant et 32 après l'incorporation).
1890... 42

Sur ces 132 cas, 80, soit plus de la moitié, ont été relevés en Algérie et en Tunisie parmi les régiments de tirailleurs algériens. Cette maladie est, en effet, très commune parmi les Arabes.

II. **Étiologie.** — Le favus est essentiellement contagieux ; sa transmission peut être *immédiate* et avoir lieu par contact ou

(1) *Note ministérielle du* 17 *août* 1891 (*Bulletin officiel*, P. R., 2e semestre, 1891, p. 87).

par inoculation accidentelle, ou bien *médiate*, par l'intermédiaire des vêtements, surtout des coiffures (képis, shakos), et des objets (peignes, brosses, literie) ayant servi à des teigneux ; ou, à distance, les poussières provenant des croutes faviques pouvant se déposer sur quelque point du cuir chevelu.

III. **Étude clinique.** — Le favus est caractérisé par des croûtes affectant dans leur origine une couleur jaune, une disposition en godets et amenant une modification profonde et même la chute des cheveux et des poils.

La maladie débute ordinairement par des démangeaisons et du prurit, qui précèdent l'apparition de plaques rouges, sur lesquelles on voit survenir en plusieurs endroits de petits points jaunâtres, saillants, traversés par un cheveu, et qui grossissent rapidement, au point de former des croûtes d'un jaune soufré, arrondies et formant des godets.

Ces croûtes se confondent et prennent l'apparence de plaques plus ou moins larges, jaune clair, puis grises, à surface inégale, répandant une poussière blanche comme du plâtre. La surface malade exhale une odeur spéciale, désagréable, comparée à l'odeur de souris (1).

IV. **Traitement.** — Le traitement du favus consiste dans l'épilation des cheveux malades, puis dans la destruction des parasites, des cryptogames qui infectent le système pileux, au moyen d'une solution de sublimé au 500e (0,25 dans 125 d'eau) (Hardy), suivie d'application d'une pommade au turbith minéral (1 à 2 grammes pour 30 gr. d'axonge).

C. — La tricophytie.

I. **Fréquence dans l'armée.** — Le terme de *tricophytie* s'applique à une maladie parasitaire, qui peut se développer soit sur la peau (*herpès circiné*), soit et principalement sur le cuir chevelu (*teigne tonsurante*) et dans la barbe (*sycosis*).

Cette affection est assez rare parmi les soldats ; elle a été cause de 9 réformes en 1888, et de 7 en 1890.

(1) Voyez Hardy, art. Favus du *Dictionnaire de médecine et de chirurgie pratiques*, 1871, t. XIV, p. 531.

II. **Étiologie.** — Cette maladie est causée par la germination d'un champignon particulier, découvert en 1844 par Gruby, le *tricophyton*, qui existe chez le bœuf et le cheval et est transmissible de ces animaux à l'homme et de l'homme à l'homme.

La transmission de la tricophytie du cheval à l'homme a été observée maintes fois dans l'armée : en 1853, par Feulard, et, dans ces dernières années, par quelques médecins de régiments de cavalerie, par Dieu (1), par Larger (2), par Longuet (3).

La contagion a lieu directement, soit par contact immédiat de l'homme et du cheval, soit par l'usage de pièces et d'objets contaminés, tels que les couvertures des chevaux (Mégnin) (4).

III. **Étude clinique.** — La tricophytie s'observe sur le cuir chevelu, la barbe et la peau.

1° *Tricophytie du cuir chevelu* (*teigne tonsurante*). — La maladie offre les caractères suivants :

Plaques rondes, sur lesquelles les cheveux offrent un aspect sale, noirâtre, crasseux, terne, se cassent facilement, paraissent plus courts et plus gros, puis tombent spontanément, en laissant à leur place une sorte de tonsure, qui envahit plus ou moins rapidement la totalité du cuir chevelu. Les cheveux, qui restent en petit nombre, sont entourés à leur base d'une gaine blanchâtre comme du givre.

Cette maladie, qui ne s'observe guère que chez les enfants, et pour laquelle, passé vingt ans, l'homme présenterait une immunité absolue (Juhel-Renoy) (5) est très rare dans l'armée.

2° *Tricophytie de la barbe* (*sycosis* ou *mentagre*). Elle est caractérisée par les symptômes suivants : violente irritation cutanée; grands cercles dans la barbe, principalement à la région du maxillaire inférieur, offrant des plaques rouges qui s'accompagnent d'une desquamation farineuse blanchâtre (*pityriasis alba*), de cassure et de chute des poils.

(1) Dieu, *Epidémie dans un régiment de cavalerie* (*Gaz. des hôp.*, 1876, p. 307).

(2) Larger, *Epidémie dans un régiment d'artillerie* (*Recueil de méd. mil.*, 1881).

(3) Longuet, *De la Tricophytie par contagion animale et en particulier chez les cavaliers* (*Recueil de méd. mil.*, 1882, t. XXXVIII, p. 48).

(4) Mégnin, *Comm. à la Société de médecine pub.* (*Revue d'hygiène*, 1881, p. 54.

(5) Voyez Juhel-Renoy, art. TRICOPHYTIE du *Dic. ency. de mém. de méd.*, 1885, 3e série, t. XVIII, p. 192.

3° *Tricophytie de la peau* (*herpès circiné*). — Ses caractères sont les suivants :

Petite tache rouge, accompagnée de cuisson légère et de desquamation, augmentant d'étendue, au point de mesurer, au bout de quinze ou vingt jours, vingt centimètres et même plus, pâlissant à sa partie centrale et limitée par un cercle rouge bordé de fines squames blanches ; à la surface de cette tache, on voit se développer des vésicules et des vésico-pustules qui souvent donnent naissance à des squames ; quelquefois, d'autres anneaux se forment successivement autour d'elle (*herpès iris*).

Il y a ordinairement plusieurs taches plus ou moins éloignées les unes des autres. Elles siègent de préférence dans les parties découvertes (cou, nuque, face, poignets).

La tricophytie est une affection très rebelle, principalement quand elle siège à la barbe et au cuir chevelu. Sa ténacité et sa contagion la font classer parmi les affections cutanées susceptibles d'entraîner l'exemption et la réforme.

IV. **Traitement.** — Les mesures préconisées par quelques médecins pour combattre cette maladie et qui ont pour principal but d'empêcher le développement du parasite qui lui donne naissance, comme les applications de sublimé à 1/5000e d'acide phénique, de borax, à 1/2000e, ne sont applicables que dans les cas de tricophytie de la peau. Car, lorsqu'il s'agit de teigne tonsurante et de sycosis, ces agents détruisent, malheureusement en même temps que le parasite, les cheveux et les poils dans la gaine desquels celui-ci est enfermé.

D. — La gale.

On sait que la gale est une affection cutanée, causée par un animal parasite appelé *acare* (*acarus-scabieï*) et caractérisée par des démangeaisons et par différentes lésions de la peau.

Ce n'est qu'à partir de 1834, alors que Renucci (1) eut démontré l'existence de l'acare, que cette maladie fut définitivement reconnue comme parasitaire.

I. **Fréquence dans l'armée.** — La gale, autrefois très

(1) Renucci, *Découverte de l'insecte qui produit la contagion de la gale* (*Thèse de Paris*, 1834, n° 83).

répandue dans l'armée comme dans la population civile, est une maladie qui a beaucoup occupé les médecins militaires (1).

Cette affection a pris dans diverses circonstances une extension telle, qu'elle a pu compromettre certaines opérations militaires, et même nécessiter la création dans l'armée d'établissements spéciaux, pour les hommes qui en étaient atteints.

Bien que la gale ait beaucoup diminué parmi les soldats, cependant on l'observe encore dans les corps de troupes, comme l'indiquent les chiffres suivants, qui représentent le nombre d'entrées à l'infirmerie occasionnées par cette maladie pendant la période triennale 1888-1890 :

1888.	1852 entrées.
1889.	2007 —
1890.	2358 —

Il y a donc encore actuellement dans notre notre armée environ 2000 cas de gale par an (soit 3 ou 4 pour 1000 hommes).

II. **Étiologie.** — La contagion est la cause unique de la gale. Elle a lieu directement par l'individu malade, ou indirectement par un objet (lit, meuble, vêtement) ayant appartenu à un galeux.

Il est nécessaire, pour que la maladie se transmette d'une personne à une autre, que le contact soit prolongé (cohabitation dans le même lit). C'est ce qui a lieu 80 fois sur 100 (Bourguignon (2) et 19 fois sur 20 (Hardy).

La gale peut être transmise des animaux à l'homme (Bazin) (3).

La gale d'origine chevaline n'est pas rare parmi les cavaliers, où elle ne persiste guère au delà de trois à huit semaines ; quoique dans un cas, cependant, l'éruption ait duré deux mois (Bazin).

On trouve quelques exemples de cette transmission de cette maladie du cheval à l'homme dans le *Recueil de mémoires de médecine militaire* (4).

III. **Étude clinique.** — Les symptômes de la gale sont les

(1) Voy. Percy, *Rapport sur les expériences qui ont eu lieu à l'hôpital de Lourcine relativement à un nouveau mode de traitement de la gale*, Paris, 1813.

(2) Bourguignon, *De la Contagion de la gale* (*Rec. de méd. vétérinaire*, 1850, 3e série, t. VII.

(3) Bazin, art. GALE, du *Dict. encyc. des sciences méd.*, 1880, 4e série, t. VI, p. 475.

(4) Second, *Communication de la gale du cheval à l'homme* (*Rec. de médecine mil.*, 1re série, t. II, p. 149. — Géraud, *Transmission du sarcopte de la gale du cheval à l'homme* (même recueil, 1881, t. XXXVIII, p. 297).

suivants : démangeaisons avec sensation de chaleur et cuisson, augmentant pendant la nuit; apparition d'une éruption consistant en petites taches rouges, arrondies, recouvertes d'une croûte jaune ou brune, quelquefois en vésicules arrondies, contenant un liquide transparent ou opalin, siégeant principalement aux mains, dans l'interstice des doigts et s'accompagnant de *sillons* aux poignets, entre les doigts ou à la paume de la main.

La durée de l'*incubation* de la maladie est variable ; elle est comprise généralement entre deux et huit jours; exceptionnellement; elle peut atteindre un mois, six semaines (Bazin), même plusieurs mois (Biett).

IV. **Traitement prophylactique et curatif.** — Pendant longtemps, les militaires galeux étaient traités dans un service particulier qui leur était affecté dans les hôpitaux militaires, et, comme le traitement employé durait généralement de quatorze à quinze jours, avant que le malade pût être considéré comme guéri, il en résultait une augmentation considérable dans le nombre des journées d'hôpital et une dépense assez élevée.

En 1852, à la suite d'expériences faites à l'hôpital Saint-Louis pour appliquer à la gale un mode de traitement aussi prompt qu'efficace, un rapport favorable à ce mode de traitement fut établi par Michel Lévy (1), et le Ministre de la Guerre prescrivit dans les infirmeries régimentaires l'emploi du moyen suivant (2) :

Bain tiède de trois quarts d'heure, frictions énergiques avec 70 grammes de savon noir : au sortir du bain, frictions pendant quinze à vingt minutes avec la pommade d'Helmerich, de manière que le spécifique puisse pénétrer jusqu'aux acarus et leurs œufs et que toute la surface du corps soit enduite de pommade; repos pendant cinq ou six heures; puis, seconde friction générale, faite dans les mêmes conditions que la première.

Dans les cas d'urgence, quand les hommes atteints de gale doivent être rendus le plus promptement possible à leurs compagnies (départ forcé, embarquement), le traitement peut

(1) Michel Lévy, *Rapport sur le traitement de la gale adressé au Ministre de la Guerre* (*Rec. de mém. de méd. mil.*, 1852, 2e série, t. IX, p. 327).

(2) Voy. *Instruction sur le traitement de la gale dans les corps de troupe* (*Journ. mil. off.*, t. V, édition refondue, p. 521.)

être réduit aux pratiques suivantes : friction d'une demi-heure avec du savon noir; immédiatement après, bain simple d'une heure; à la sortie du bain, friction générale pendant une demi-heure avec la pommade d'Helmerich.

Généralement, la guérison de la gale est immédiate et radicale; certains malades conservent, cependant, des démangeaisons qui cèdent presque toujours à l'emploi de quelques bains émollients; d'autres offrent des éruptions secondaires (prurigo, eczéma), mais qui ne sont point contagieuses et disparaissent le plus souvent, soit spontanément, soit sous l'influence d'un traitement approprié (lotions émollientes et sédatives, onctions adoucissantes et légèrement astringentes).

Morisson (1) a appelé l'attention sur l'utilité des frictions à l'huile de pétrole comme moyen de guérison de la gale dans les corps de troupes, quand les régiments sont fractionnés et n'ont pas d'infirmerie. Le malade étant déshabillé, on verse sur une compresse ou mieux sur un morceau de flanelle une petite quantité de pétrole, puis on frictionne doucement le corps, en insistant sur les points où les vésicules paraissent le plus nombreuses. Une seule friction suffit pour le traitement. Quant à la légère odeur de pétrole que répandent les malades, odeur qui persiste pendant vingt-quatre heures, on peut la faire disparaître au moyen de quelques lotions froides.

E. — L'ECTHYMA DES CAVALIERS.

I. **Fréquence dans l'armée.** — L'ecthyma s'observe très fréquemment dans l'armée et spécialement chez les cavaliers, après les premières leçons d'équitation. Il se manifeste alors sous la forme d'une éruption de pustules qui se recouvrent à plusieurs reprises de croûtes sèches et noirâtres et qui apparaissent par poussées successives, particulièrement sur les jambes des jeunes soldats (30 fois sur 35 cas, d'après Dauvé) (2).

II. **Étiologie.** — L'étiologie de cette affection paraît assez

(1) Morisson, *Du Traitement de la gale par l'huile de pétrole* (même recueil, 3e série, 1871, t. XXV, p. 358).

(2) Dauvé, *Essai sur l'ecthyma dans l'armée et spécialement dans la cavalerie* (*Recueil de mém. de méd. mil.*, 1861, 3e série, t. V, p. 192).

obscure. Dauvé et Czernicki (1) ont invoqué, pour expliquer sa production parmi les cavaliers, certaines conditions professionnelles (stase du sang dans l'équitation, port du pantalon basané, malpropreté), auxquelles pourrait s'ajouter, suivant le premier de ces auteurs, l'influence d'un tempérament lymphatique ou scrofuleux, ou même, dans certains cas, de la syphilis.

De son côté, Arnould (2) ne serait pas éloigné de considérer cette affection comme de nature spécifique et dépendant, sans préjudice des causes occasionnelles énumérées précédemment, d'une influence infectieuse résultant de la vie en commun.

Quelques médecins ont même admis que cette maladie était contagieuse et pouvait se transmettre du cheval à l'homme. Vidal a signalé la possibilité de son inoculation, et, en 1881, Hanot et Ducastel ont découvert différents microbes dans le pus de certains ecthymas de nature cachectique.

Enfin, il y a quelques années, Boinet et Depéret (3), ayant cherché à déterminer la nature et les causes de la forme d'ecthyma survenu chez plusieurs cavaliers appartenant à un escadron de hussards détaché au camp de Sathonay, ont découvert dans la sérosité et dans le pus, mais surtout dans le sang recueilli dans le voisinage des pustules, des micro-organismes particuliers (microcoques), qu'ils ont cultivés dans un bouillon approprié et dont l'inoculation par injection intra-veineuse à certains animaux (lapins) a occasionné chez ces derniers des poussées ecthymateuses, offrant d'une manière très nette les caractères de l'ecthyma observé chez les cavaliers. Mais toutes les tentatives qui ont été faites par ces observateurs pour reconnaître la cause de la transmission de la maladie du cheval à l'homme ont été stériles, et les injections sous-cutanées et intraveineuses de la sueur du cheval, comme des poussières provenant du balayage des écuries, ou des matières prises sous une

(1) Czernicki, *l'Année médicale d'un régiment de cavalerie* (*Rec. de mém. de méd. mil.*, 1876, 3e série, t. XXXII).

(2) Arnould, *Remarques sur l'étiologie des furoncles et de l'ecthyma dans la cavalerie* (même recueil, 1877, t. XXXIII, p. 51).

(3) Voy. Boinet et Depéret, *Recherches expérimentales sur la nature et l'étiologie de l'ecthyma des cavaliers* (*Arch. de méd. mil.*, 1886, t. VII, p. 120).

étrille ou sur les bottes des cavaliers atteints d'ecthyma, n'ont fourni que des résultats négatifs.

III. **Étude clinique.** — Nous emprunterons au travail de Dauvé les lignes suivantes, dans lesquelles cet auteur a décrit très exactement et très complètement cette maladie :

L'ecthyma apparaît habituellement sous deux formes : *aiguë* et *chronique*.

La première forme est moins fréquente que la seconde ; elle est caractérisée par une pustule arrondie, d'un rouge vif, à la surface de laquelle, dès le troisième jour de son apparition, se forme une croûte, qui tombe ordinairement vers le quinzième jour, sans suppuration, et fait place à une tache rosée, qui met plusieurs semaines à disparaître. Elle s'accompagne ordinairement de furoncles.

Dans la forme chronique, il se produit des éruptions successives donna lieu à la production non seulement de vésico-pustules, mais encore d'ulcérations, qui peuvent se prolonger pendant plusieurs semaines et même plusieurs mois et qui sont suivies de cicatrices plus ou moins étendues et profondes.

Ces pustules se développent sur toutes les parties du corps, mais elles siègent de préférence sur les membres inférieurs, les épaules, le cou ; sur cinquante-cinq cas d'ecthyma chronique observés par Dauvé dans des régiments de cavalerie et à l'hôpital de Versailles, cet auteur n'a trouvé que cinq fois des pustules ailleurs que sur les jambes, deux fois sur les cuisses, trois fois sur les fesses. La région antérieure et externe des jambes est le plus souvent atteinte.

La durée de l'ecthyma aigu ne dépasse pas généralement trois semaines ; dans l'ecthyma chronique, elle est subordonnée au nombre des éruptions successives et à l'état de la constitution des malades ; elle peut se prolonger des mois entiers (Dauvé).

IV. **Traitement.** — Le traitement de cette affection consiste, pour l'ecthyma aigu, dans l'emploi des topiques émollients; Dauvé a eu recours avec succès à la teinture d'iode, d'abord mélangée de la moitié d'eau, puis pure, dans la forme chronique. Cet auteur préconise également l'application, sur les ulcérations, de bandelettes de diachylon imbriquées.

F. — LE BOUTON D'ALEP, DE BISKRA, DE LAGHOUAT, DE GAFSA, etc.

Parmi les maladies cutanées comprises dans la statistique médicale de l'armée figure le *bouton de Biskra.*

Cette affection, observée dans certaines garnisons du sud de l'Algérie, est caractérisée par l'apparition sur un point des téguments, mais particulièrement aux membres et surtout à la face, d'une ou de plusieurs élevures d'apparence tuberculeuse, qui forment des ulcérations et se cicatrisent en laissant après elles des marques souvent indélébiles.

On lui a appliquée diverses dénominations, suivant le pays où elle a été constatée (*bouton d'Alep*, *de Biskra*, *de Gafsa*) ; mais on sait aujourd'hui qu'elle est *une* et semblable à elle-même, en Algérie comme en Syrie et en Tunisie, à Alep comme à Biskra et à Gafsa.

I. **Historique.**— On trouve les premières notions sur le bouton d'Alep dans les récits des voyages de Roussel (1756), d'Hasselquitz (1762) et de Volney (1787). Guilhou (1), qui avait accompagné Pariset en Orient, présenta comme thèse à la Faculté de médecine de Montpellier (1833) une monographie sur le bouton d'Alep, dans laquelle il publia des observations recueillies sur lui-même.

Les expéditions militaires dirigées dans le sud de l'Algérie depuis l'occupation française ont fourni l'occasion aux médecins militaires d'étudier cette maladie dans les environs de Biskra et de publier un grand nombre de travaux sur cette affection. Nous citerons, parmi ces travaux, ceux de Cabasse (2), Bédié (3), Beylot (4), Massip (5), Quesnoy (6), Verdalle (7), Guyon (8),

(1) Guilhou, *le Bouton d'Alep* (*Thèse de Montpellier*, n° 165).

(2) Cabasse, *Relation de la captivité des Français chez les Arabes*, Montpellier, 1848.

(3) Bédié, *Essai de topographie médicale de Biskra*, 1849.

(4) Beylot, *Rec. de mém. de méd. mil.* 2e série, t. XI, p. 210.

(5) Massip, *Etude sur le bouton de Biskra* (même recueil, 2e série, t. XI).

(6) Quesnoy, *Relation médico-chirurgicale de l'hôpital de la Zaatcha* (*Rec. de mém. de méd. mil.*, 2e série, t. VI.

(7) Verdalle, *Quelques Notes sur le climat des Zibans*, Montpellier, 1851.

(8) Guyon, *Voyage d'Algérie aux Zibans*, 1852, p. 199.

Armand (1), Bertherand (2), Netter (3), Sonrier (4), Masnou (5), Hamel (6), Manoha et Arnould (7), Alix (8) et Weber (9).

En septembre 1883, un bataillon du 38e de ligne, parti de Gafsa en Tunisie, où il avait séjourné dans les environs de cette localité, et où il avait offert de nombreux cas de la maladie, présenta à son arrivée au camp de Sathonay 25 cas de boutons formant des ulcérations ou des cicatrices (Depéret et Boinet) (10).

Il est fort probable, du reste, que le bouton de Biskra règne dans tous les oasis de la région saharienne (Weber). Comme l'a noté Le Roy de Méricourt (11), cette maladie s'étend à l'état endémique chez un grand nombre de populations disséminées dans une zone qui règne du Maroc, à l'ouest, jusqu'aux rives du Gange, à l'est, et qui est comprise entre le dixième et le quarantième degrés de latitude nord.

II. **Étiologie.** — La cause de cette éruption est restée longtemps obscure. Les auteurs ont invoqué, pour expliquer sa production, l'irritation des glandes sudoripares par les poussières du désert, l'impaludisme, la syphilis, l'usage habituel des dattes dans l'alimentation, la consommation alimentaire d'eau chargée de sels magnésiens (Biskra) ou bourbeuse et fétide (Alep).

D'après Alix, le clou de Biskra serait simplement un echtyma survenant chez les individus débilités par la chaleur tropicale et des sueurs abondantes. A. Laveran (12) s'est demandé si l'on ne pourrait pas incriminer la piqûre de quelques insectes qui pullulent dans les pays chauds.

(1) Armand, *Médecine et hygiène des pays chauds*, 1859, p. 420.

(2) Bertherand, *Du Bouton de Biskra* (*Gaz. méd. de l'Algérie*, 1857).

(3) Netter, *De l'Affection connue sous le nom de bouton de Biskra*, Strasbourg, 1856.

(4) Sonrier, *Gaz. méd. de l'Algérie*, 1857.

(5) Masnou, *Du Bouton des Zibans* (*Gazette méd. de l'Algérie*, 1859).

(6) Hamel, *Etude comparée du bouton d'Alep et de Biskra* (*Rec. de mém. de méd. mil.*, 3e série, t. IV).

(7) Manoha et Arnould, *le Bouton de Biskra à Laghouat* (*Gazette méd. de l'Algérie*, 1860).

(8) Alix, *Recueil de mém. de méd. mil.*, 1870.

(9) Weber, *Recueil de mém. de méd. mil.*, 1876, t. XXII.

(10) Depéret et Boinet, *du Bouton de Gafsa au camp de Sathonay* (*Arch. de méd. milit.*, 1886, t. III, p. 296).

(11) Le Roy de Méricourt, art. BOUTON D'ALEP, du *Dictionnaire encycl. des sciences méd.*, 1e série, t. X, p. 412.

(12) A. Laveran, *Maladies et épidémies des armées*, p. 96.

En 1875, Vandike Carter, à Bombay, et, en 1876, Weber, en Algérie, n'ont pas hésité à attribuer la maladie à un végétal parasite, qui se développerait dans le réseau lymphatique de la peau, qui vivrait dans le sol ou peut-être sur les dattes parvenues à maturité (Weber), et que ce dernier observateur aurait retrouvé dans les produits de secrétion de l'ulcération locale. L'inoculation des croûtes desséchées et réduites en poussière aurait été suivie de deux cas non douteux de cette affection.

Les recherches, faites par A. Laveran (1) et par Depéret et Boinet (2) n'ont pas confirmé l'existence de ce cryptogame. Les expériences instituées par ces derniers et par Duclaux (3) les ont portés à croire que cette affection résultait d'un micro-organisme du genre *micrococcus*, que les cultures permettent d'isoler, et dont l'inoculation sur l'homme et sur divers animaux reproduit une affection très analogue au clou de Gafsa. Mais Legouest et Larrey se refusent à considérer ce microbe comme étant le parasite producteur de l'éruption.

III. **Symptomatologie**. — L'évolution complète du bouton présente quatre périodes, dont les caractères sont les suivants :

1° *Période d'induration.* — Apparition d'une petite élevure conique, acuminée, rougeâtre, indurée surtout à sa base, d'apparence tuberculeuse, ni vésiculeuse ni pustuleuse, et s'accompagnant d'une légère démangeaison.

2° *Période de desquamation.* — Formation au sommet du bouton de lamelles blanches, sèches, très minces, puis de squames épaisses et humides ; suintement, par la pression, de sérosité transparente.

3° *Période d'ulcération.* — Destruction du derme sous-jacent, formation de larges croûtes, brunes, noirâtres, sous lesquelles se produit une ulcération, qui s'étend rapidement et s'offre bientôt à nu, par suite de la chute des croûtes ; cette ulcération est irrégulière, taillée à pic, à bords déchiquetés ; elle augmente en largeur et en profondeur et gagne le tissu cellulaire sous-cutané

(1) A. Laveran, *Annales de dermatologie et de syphiligraphie*, 1880.
(2) Depéret et Boinet, *loc. cit.*, p. 323.
(3) Voy. *Bulletin de l'Académie de méd.* Séance du 10 juin 1884.

sans qu'on observe le moindre engorgement lymphatique et ganglionnaire.

4° Période de cicatrisation. — Diminution de l'écoulement séro-purulent, détachement des croûtes et formation de bourgeons charnus qui, au bout de plusieurs semaines, finisssent par combler la perte de substance (Depéret et Boinet).

Le bouton est quelquefois unique; d'autres fois, il y en a plusieurs : 15 à 21 (Willemin) (1), 25 (Hamel), 77 (Guilhou).

Sur 115 cas, Depéret et Boinet ont noté quinze fois un seul bouton, vingt fois 3 ou 4, dix fois plus, mais jamais plus de 12 chez le même sujet.

Le bouton peut se développer sur tous les points de la surface du corps, mais il atteint particulièrement les mains, les jambes, le cou, la face. Il persiste plus ou moins de temps, six mois à huit mois, quelquefois un an, exceptionnellement plus d'une année. Il guérit spontanément et laisse une cicatrice gaufrée, non adhérente, légèrement déprimée, à couleur brune très persistante. Les deux principales complications observées sont les engorgements ganglionaires et les érysipèles (Weber).

IV. **Traitement.** — Les moyens employés contre cette affection cutanée ont paru inefficaces et même nuisibles. Voilà pourquoi la plupart des auteurs conseillent l'abstention.

Cependant Asher (de Bagdad) et plus récemment Depéret et Boinet ont employé avec succès les cautérisations du fond de l'ulcère, le premier au nitrate d'argent, les autres au fer rouge.

Weber recommande de s'abstenir d'excitants, principalement des eaux chaudes sulfureuses qui existent dans les environs de Biskra.

Quand il y a tendance à l'inflammation, il faut appliquer des émollients; quand le clou est situé dans un endroit soumis à des frottements, il faut le protéger par un pansement approprié. Dans ce cas, Weber s'est bien trouvé du pansement par occlusion avec l'étoupe goudronnée, laissée en place pendant quinze ou vingt jours.

Mais, dans un nouveau mémoire publié en 1884, il a donné la

(1) Willemin, *Mémoire sur le bouton d'Alep*, 1854.

préférence au pansement au sublimé au $\frac{1}{800}$, suivi de l'occlusion de l'ulcère par une feuille de caoutchouc ou de makintosch et a publié de nombreuses observations qui en démontrent les heureux effets (1).

G. — La gale bédouine ou lichen tropicus.

Il n'est pas rare d'observer sur nos soldats en Algérie une sorte de lichen, connue généralement sous le nom de *gale bedouine*, et qui n'est pas autre chose qu'une éruption produite par l'irritation de la peau causée par la sueur. Cette éruption, qui s'accompagne de démangeaisons souvent insupportables, occupe principalement les parties découvertes, les épaules, les bras, la poitrine ; elle est formée par de petites papules rouges, quelquefois par des vésicules qui apparaissent successivement et peuvent persister pendant plusieurs semaines (2).

(1) Voy. Weber, *Note sur le traitement du clou de Biskra* (*Arch. de médec. milit.*, 1884, t. IV, p. 407).

(2) Voy. Dauvé (*Recueil de mém. de méd. milit.*, 3e série, t. II, p. 37.

CHAPITRE VI

LES MALADIES DES YEUX

1. — Fréquence dans l'armée.

Les maladies des yeux sont nécessairement moins communes dans l'armée que dans la population civile, puisqu'un certain nombre de ces affections constituent, comme on sait, une cause d'exemption et de réforme.

Cependant, on observe parmi les soldats à peu près toutes les formes de maladies oculaires qui se présentent dans la population civile.

L'Instruction ministérielle du 17 mars 1890 sur *l'aptitude physique au service militaire* énumère les nombreux cas de maladies et d'infirmités de l'appareil de la vision qui nécessitent l'exemption et la réforme. Nous nous contenterons de mentionner parmi les suivants :

1° Tout vice ou toute lésion des organes de la vision qui réduit l'acuité visuelle à distance au-dessous de 1/2 pour l'un des yeux et de 1/10 pour l'autre œil, ou qui rétrécit le champ visuel binoculaire du côté des tempes de plus de la moitié, à moins que ce vice ou cette lésion ne puisse être corrigé par des verres.

La myopie entraîne l'exemption et la réforme, quand elle est supérieure à 4 dioptries, quand l'acuité visuelle n'est pas ramenée par des verres correcteurs au moins à 1/2 pour un œil et 1/10 pour l'autre, quand les altérations de la choroïde sont assez étendues et assez profondes pour indiquer une *myopie progressive*, enfin quand il existe une *asthénopie* musculaire prononcée ou un strabisme divergent accompagné d'une diminution de l'acuité visuelle dans les limites précitées.

En 1885, année prise au hasard, sur 309000 jeunes gens appelés par la conscription, les maladies des yeux ont nécessité 5299 exemptions, soit environ 12 à 14 pour 1000 conscrits (sans compter au moins 2000 altérations de la vue ou lésions oculaires ayant nécessité le classement des conscrits dans les services auxiliaires).

Pendant cette même année, ces affections ont déterminé environ 3 réformes pour 1000 hommes présents.

Malgré ces nombreuses éliminations, effectuées avant et après l'incorporation, les soldats présentent encore un grand nombre de maladies oculaires, qui, pendant la période triennale (1885-1887), ont été représentées, en moyenne, chaque année, par plus de 3000 cas (près de 6 cas pour 1000 hommes présents, en tenant compte des malades traités pour la même affection à l'infirmerie et à l'hôpital).

Les principales causes d'exemption ont été représentées en 1886 par les affections oculaires suivantes (1) :

Perte de la vue	167
Perte d'un œil	1560
Strabisme	286
Myopie	809
Autres maladies oculaires	1614

La myopie est intervenue à elle seule pour près de la moitié des cas, au nombre de 1832, qui ont nécessité le classement dans les services auxiliaires.

Les causes de réforme pour maladies oculaires ont été représentées en 1890 par les affections suivantes (2) :

Blépharite chronique	22
Ectropion, entropion	2
Rétrécissement des points et des conduits lacrymaux	4
Dacryocystite	15
Fistule lacrymale	1
Kératite chronique	215
Conjonctivite chronique	24
Ophtalmie purulente chronique	17
Iritis	10
Irido-choroïdite	14
Glaucome	2

(1) *Statistique médicale de l'armée en* 1886.
(2) *Statistique médicale de l'armée en* 1890.

Choroïdite	53
Rétinite	57
Névrite optique	8
Atrophie de la papille	41
Cataracte	32
Myopie	473
Hypermétropie	135
Astigmatisme	123
Strabisme	23
Nystagmus	15
Amaurose, amblyopie	62
Total	1348

Il est bien regrettable que, depuis ces dernières années, la statistique médicale de notre armée ait confondu dans un même groupe les maladies des yeux et des oreilles, au point de vue du nombre d'entrées occasionnées par ces affections à l'infirmerie et à l'hôpital. Cette confusion nous empêche de déterminer la fréquence qu'offrent actuellement parmi les soldats les maladies oculaires.

Nous renverrons le lecteur pour cette étude spéciale aux ouvrages spéciaux et particulièrement, pour ce qui concerne l'application de l'ophtalmologie et de l'optométrie à l'armée, aux intéressants mémoires de Maurice Perrin (1) et de Chauvel (2).

Nous mentionnerons seulement dans ce chapitre les différentes formes de conjonctivites observées parmi les soldats, mais nous consacrerons une étude spéciale aux plus graves et aux plus communes de ces formes dans les armées, — nous voulons parler de la *conjonctivite purulente* et de la *conjonctivite granuleuse*, qui, par suite de leur localisation bien marquée à certaines garnisons, ont été englobées par les auteurs sous le nom d'*ophtalmie militaire*, — puis à une maladie assez étrange, jadis fréquente dans les corps de troupes et qui a été décrite sous le nom d'*héméralopie*.

(1) Maurice Perrin, *Examen des conscrits au point de vue de la vision devant les conseils de revision* (*Rec. de mém. de méd. milit.*, 1876, t. XXXIII, p. 1).

(2) Chauvel, *Statistique du service et des examens de la vision à l'école du Val-de-Grâce de* 1882 à 1884 *inclus* (*Arch. de méd. milit.*, 1886, t. VII, p. 65). — Du même, *Remarques statistiques et cliniques sur les examens des yeux pratiqués à l'hôpital du Val-de-Grâce du* 1er *septembre* 1885 *au* 1er *mars* 1890 (même recueil, 1892, t. XIX, p. 169).

B. — Les conjonctivites en général.

L'inflammation franche et aiguë de la conjonctive est commune parmi les soldats. Cette affection a fourni à elle seule, en 1890, 1705 entrées à l'infirmerie.

On la rapporte ordinairement à une influence météorique et cosmique, représentée par le froid et l'humidité (*conjonctivite catarrhale*) ; elle est habituellement bénigne, guérit presque toujours et ne nécessite que quelques jours de traitement à la chambre ou à l'infirmerie.

Sa fréquence parmi les soldats s'explique facilement par diverses conditions spéciales à la profession militaire (exposition au froid et aux intempéries, factions pendant la nuit, refroidissement éprouvé par le passage subit à l'air froid du dehors, de l'intérieur des corps de garde souvent trop chauffés et infectés par les poêles en fonte).

Un certain nombre de conjonctivites peuvent être considérées comme de nature infectieuse et semblent résulter de l'influence de l'air vicié des chambrées et de l'encombrement des casernes. Ce qui le prouve, c'est que ces affections apparaissent habituellement sous forme de véritables épidémies, qui présentent même parfois une gravité assez marquée et donnent lieu à des complications redoutables, susceptibles de compromettre l'intégrité et le fonctionnement de l'appareil de la vision. Leur contagiosité est évidente ; elles offrent parmi les soldats un caractère exceptionnel de sévérité et de malignité qui leur a fait appliquer la dénomination d'*ophtalmie militaire*.

C. — L'ophtalmie militaire.

I. **Fréquence dans l'armée.** — L'ophtalmie militaire comporte trois formes principales : la *conjonctivite puro-muqueuse* (Warlomont), que l'on considère généralement comme un degré plus avancé de la conjonctivite aiguë ou inflammatoire, dans lequel l'inflammation se traduit par une turgescence des papilles conjonctivales ; la *conjonctivite purulente blennorrhagique*, qui constitue une complication de la blennorrhagie ;

la *conjonctivite granuleuse* ou *granulaire* (Warlomont) (1).

Les ophtalmies granuleuses ou purulentes ont toujours été fréquentes dans les armées ; ce qu'on expliquait, par les conditions dans lesquelles est placé le soldat, par suite du métier des armes, de la vie des camps, du service de garnison, du mode de casernement. Si l'on ajoute à ces influences professionnelles et hygiéniques les blennorrhées oculaires cause uréthrale, si communes parmi les soldats, on comprend facilement les énormes ravages causés à toutes les époques par ces maladies.

Celles-ci affectaient même fréquemment la forme épidémique, comme l'ont noté plusieurs auteurs. Mais elles étaient localisées, ne se propageaient pas au reste de l'armée et disparaissaient rapidement.

C'est seulement depuis le retour des troupes françaises et anglaises de l'expédition d'Égypte, que ces ophtalmies ont pris dans la plupart des armées d'Europe une extension considérable, en s'accompagnant de productions néoplasiques spéciales (*trachôme*), apparaissant sous forme de vésicules ou de granules tantôt disséminés et discrets, tantôt confluents, ou sous forme d'une infiltration générale de la conjonctive.

Cette maladie parut avoir été importée d'Égypte (où elle existait à l'état endémique) par les régiments français et anglais qui avaient pris part à l'expédition ; puis, elle se propagea aux autres armées européennes, où elle fit de grands ravages pendant la période des guerres du premier Empire (2).

Mais on peut se demander, après l'enquête faite par L. Laveran et Lustreman (3), si la plupart des troupes étrangères qui ont été atteintes d'ophtalmie purulente, n'ont pas trouvé plutôt le germe de cette affection dans leur propre pays, où auraient existé certains foyers originels (Espagne, Italie, provinces danubiennes, Caucase, etc.), et cela indépendamment de toute importation égyptienne.

Dans tous les cas, il est probable que, pendant les guerres du

(1) Voy. *Dictionnaire encycl. des sciences méd.*, 1881, 2e série, t. XV, p. 727.

(2) Voy. Decondé, *Histoire de l'ophtalmie dans les armées françaises*, Paris, 1842.

(3) L. Laveran et Lustreman, *Rapport sur l'ophtalmie militaire* (*Rec. de mém. de méd. milit.*, 1862, t. XX, p. 14).

premier Empire, les troupes anglaises ont joué un rôle beaucoup plus important que les troupes françaises dans l'extension de la maladie parmi les autres armées européennes. Il est un fait certain, c'est qu'alors que l'ophtalmie purulente ne s'est point répandue dans la population civile en France, après la campagne d'Egypte, alors que de nombreux soldats, ayant pris part à cette campagne, rentraient dans leurs foyers, les troupes anglaises, infectées en Egypte à la même époque que les nôtres, ont transmis à leur retour la maladie aux garnisons de Malte (1801) et de Gilbraltar (1802), elles ont même subi (de 1804 à 1815) de nombreuses recrudescences épidémiques.

L'armée et la population françaises ont toujours offert, vis-à-vis de cette ophtalmie, un état réfractaire bien remarquable, en comparaison des autres armées et des autres nations étrangères. Nos troupes ont été préservées des atteintes du mal, alors qu'elles se sont trouvées, depuis la conquête de l'Algérie, par suite des relations continuelles et des communications faciles qui ont lieu entre la colonie et la métropole, dans des conditions éminemment favorables au développement de ces affections communes, comme on sait, au nord de l'Afrique. « Nos soldats, dit L. Colin (1) ont vécu presque indemnes pendant la guerre d'indépendance de la Belgique (1830-1831), en contact avec l'armée la plus infectée d'ophtalmie de toutes les armées européennes ; ils ont subi, sans plus d'inconvénients, en 1861, le contact de l'armée napolitaine à Gaëte et, en 1859-1860, celui de l'armée pontificale, dans laquelle les ophtalmies étaient très fréquentes. »

A côté de cette immunité remarquable présentée par l'armée française vis-à-vis de l'ophtalmie purulente, nous rappellerons la fréquence de cette affection dans la plupart des autres armées européennes.

Parmi ces armées, la plus éprouvée par elle est certainement l'armée belge, qui, sur un effectif de 40000 hommes qu'elle présentait en 1826, fournit aux hôpitaux 4157 ophtalmiques, soit un dizième de son effectif.

Pendant la guerre, qui aboutit à la séparation de la Hol-

(1) Voy. L. Colin, art. MORBIDITÉ MILITAIRE, p. 424.

lande et de la Belgique, un seul corps de troupes entretenu par cette dernière puissance, et dont l'effectif avait varié entre 9000 et 10000 hommes, ne présenta pas moins de 3600 ophtalmiques en un an (1).

Actuellement la fréquence et les caractères des affections oculaires dans l'armée belge se ressentent encore de l'époque à laquelle cette armée formait un des principaux foyers de l'ophtalmie militaire (Longuet) (2).

Ces affections sont également fréquentes dans l'armée allemande, où elles règnent à l'état épidémique (3) et dont la statistique médicale rapporte à la conjonctivite granuleuse 1465 cas en 1882-83 et 1358 cas en 1883-84.

Il en est de même pour les armées italienne et autrichienne. Dans la première, les ophtalmiques ont été en 1887 de 33 pour 1000 hommes d'effectif (4); la seconde, qui est surtout éprouvée par les affections oculaires dans les localités des provinces danubiennes, fournit encore actuellement 10000 cas de conjonctivite simple et 2000 cas de conjonctivite trachomateuse (5).

Enfin l'armée russe est souvent atteinte également par des épidémies d'ophtalmie granuleuse (6). Chaque année, elle présente une proportion de maladies des yeux représentée par environ un trentième de son effectif (7).

(1) Voy. pour l'étude de cette question : Hairion, *Considérations pratiques sur l'ophtalmie de l'armée belge*, Bruxelles, 1839; — *Note sur l'ophtalmie des armées* (*Annales d'occulistique*, 1848, t. XX, p. 17); — Fallot, *Recherches sur l'ophtalmie qui régna dans les garnisons des Pays-Bas*, Bruxelles, 1829; — du même, *Epidémie d'ophtalmie à Namur en 1841-1842* (*Annales d'ocul.*, 1842, t. VI, p. 53, et 1843, t. IX, p. 152); — Vleminck, *Notice sur l'ophtalmie de l'armée belge*, 1827. — *Rapports sur l'ophtalmie de l'armée belge*. Bruxelles, 1834. — Warlomont, *l'Ophtalmie militaire au Congrès ophtalmologique de Bruxelles*, 1858, t. XXXIX, p. 193; — du même, *l'Ophtalmie militaire à l'Académie royale de Belgique* (*Annales d'occulistique*. 1859, t. XLI et XLII).

(2) Voy. *Archives de méd. milit.*, 1889, t. XIV, p. 141.

(3) Voy. Lœffler, *Die granulose Angenkrankeiten in 5 Arme Corps wahrend des Quart.* 1861 (*Preuss Militerarzt*, 1861, nº 10); — Prager, *Die sogennante milit. ophtalmie von der K. med. Academie* (*Kœnigsb-Jahrb.*, 1862, t. III, p. 275).

(4) Gulz, *De l'Ophtalmie qui règne dans l'armée italienne* (*Wien. med. Wochenschr.*, 1852, nº 27). — Quadri, *Ophtalmie militaire dans l'Italie méridionale* (*Annales d'occulistique*. 1861, t. XLIV, p. 2031).

(5) Voy. *Arch. de méd. milit.*, 1890, t. XV, p. 127.

(6) Voy. Florio, *Ophtalmies purulentes observées à l'hôpital militaire de Saint-Pétersbourg*, Paris, 1841; — Reich. *Maladie des yeux dans les régiments du Caucase* (*Annales d'oculistique*. 1842, t. VII; 1844, t. XIV.)

(7) Voy. *Arch. de méd. milit.*, 1887, t. X, p. 299.

En 1880, le nombre des ophtalmiques dans cette armée s'est même élevé à 43075, près d'un vingtième de l'effectif!

Ce n'est guère qu'en Algérie que le médecin militaire a l'occasion d'observer l'ophtalmie granuleuse; cette affection est commune parmi les Arabes (1), et pourtant sa propagation aux troupes françaises qui occupent la colonie est beaucoup moins fréquente qu'on pourrait le croire (2).

II. **Etiologie.** — Les principales influences, invoquées par les auteurs pour expliquer l'ophtalmie des armées sont représentées par l'irritation oculaire, déterminée, surtout dans les pays chauds (Égypte), par la chaleur atmosphérique, les poussières sablonneuses, l'intensité de la lumière, l'action de l'humidité et des brouillards, par laquelle Larrey expliquait la prédominance de cette affection sur les bords du Nil, parmi les sapeurs et les pontonniers qui étaient restés longtemps campés dans le voisinage de ce fleuve.

Il résulte des recherches faites par L. Laveran et Lustreman dans l'armée belge que la maladie y est surtout fréquente pendant les mois d'août et de septembre, avec minimum en janvier et en février.

Certains auteurs ont fait jouer un rôle prédominant à la viciation de l'air et à l'encombrement; ainsi, cette influence a été invoquée par Fournier (3), pour l'épidémie survenue à bord du vaisseau *l'Inflexible*.

Mais ces conditions météoriques et hygiéniques n'exercent guère qu'une action secondaire ou adjuvante sur le développement de la maladie, car la véritable cause déterminante de l'ophtalmie granuleuse est représentée par la contagion.

Celle-ci peut être *immédiate* et s'opérer par l'application sur la conjonctive du produit de la sécrétion de la muqueuse oculaire, au moyen des essuie-mains, des récipients communs servant au lavage du visage, des doigts mal nettoyés; ou bien *médiate* et se produire à distance par infection de l'atmosphère

(1) Voy. Champouillon, *Quelques Remarques sur l'ophtalmie algérienne* (*Gaz. méd. de l'Algérie*, 1868, n° 6); — Cuignet, *Ophtalmie algérienne*, Lille, 1872.

(2) Mathis, *Etude sur l'ophtalmie granuleuse en Algérie* (*Rec. de mém. de méd. milit.*, 1876, p. 440).

(3) Fournier, *Arch. de méd. navale*, 1871, t. XV.

ambiante, principalement dans les locaux encombrés et mal aérés.

Le rôle de l'encombrement a été bien mis en lumière dans l'armée belge, où les cas d'ophtalmie subissent une augmentation notable toutes les fois que, par suite de l'incorporation des contingents, on est obligé de dépasser l'effectif réglementaire logé dans les casernes.

L'ophtalmie purulente peut être transportée à une certaine distance par les malades, qui peuvent devenir eux-mêmes le point de départ de foyers épidémiques secondaires, comme on l'a observé en Belgique et en Allemagne, après le renvoi de soldats ophtalmiques dans leurs pays.

La nature du contage est inconnue. Celui-ci paraît contenu dans les corpuscules purulents qu'offre la matière secrétée par la muqueuse oculaire (Van Roosbroeck) ; il est représenté très probablement par un microbe, qui n'a pas encore été isolé ni décrit par aucun observateur.

Cette affection n'est peut-être qu'un degré avancé de l'ophtalmie catarrhale (Vleminck, Lustreman), qui peut aboutir à la formation de granulations susceptibles d'engendrer la purulence de la conjonctive. Ce qui le prouve, c'est que dans les épidémies d'ophtalmie catarrhale on voit souvent les individus atteints de granulations de la conjonctive offrir au bout de quelque temps les symptômes de l'ophtalmie purulente ; c'est ce qui a eu lieu, par exemple, dans cette épidémie, observée en 1869, à Brest, par A. Fournier, à bord du vaisseau-école des mousses, et dans laquelle, sur 700 cas, 12 offrirent les caractères et la gravité de l'ophtalmie purulente.

Comme toutes les maladies infectieuses, l'ophtalmie granuleuse atteint de préférence les jeunes soldats : on a remarqué en Belgique une diminution marquée de cette affection depuis que l'appel des milices à l'activité a lieu à vingt et un ans, au lieu de dix-huit.

III. **Etude clinique**. — On distingue dans l'ophtalmie des armées deux modes d'apparition différents, suivant que cette maladie est ou n'est pas précédée de granulations.

Quand elle se déclare sans granulations antérieures, elle offre des symptômes et une évolution analogues à ceux de la conjonctivite blennorhagique par inoculation. Elle se manifeste par une inflammation violente de la muqueuse conjonctivale, caractérisée d'abord par de la rougeur de la région palpébrale, puis par une suppuration considérable et par certaines lésions de la cornée.

Mais, le plus habituellement, on constate à la surface de la muqueuse palpébrale des granulations, apparaissant d'abord sous forme de petites vésicules rougeâtres, groupées ou éparses, qui restent longtemps indolentes, mais qui, à un moment donné, peuvent donner lieu à une inflammation excessivement vive, avec les caractères assignés à la première forme.

Suivant Warlomont (1), ces proéminences ne seraient souvent pas autre chose que les papilles de la conjonctive palpébrale, hypertrophiées par l'inflammation. Elles auraient pour caractères de se présenter le plus souvent à l'état aigu, de s'accompagner d'un produit de sécrétion susceptible de transmettre la maladie qui lui a donné naissance, de pouvoir disparaître sans laisser d'altération dans la trame du tissu conjonctival, à la surface de laquelle elles se sont montrées.

Indépendamment de ces *granulations hyperplasiques* ou *granulations fausses*, il existe d'autres granulations, que Warlomont désigne sous le nom de *granulations vraies* (trachôme); elles constituent des produits néoplasiques, se développant à la surface ou dans la profondeur de la conjonctive, se présentant toujours sous la forme chronique, pouvant rester latents pendant un temps plus ou moins long, et cachés dans l'épaisseur de la conjonctive, mais apparaissant rapidement à l'occasion d'une irritation portée sur cette membrane (Hairion) (2).

IV. **Prophylaxie.** — Nous empruntons à Warlomont (3) les lignes suivantes, dans lesquelles sont résumées les mesures prophylactiques prescrites par le Congrès d'ophtalmologie de

(1) Voy. Warlomont, art. OPHTALMIE du *Dictionnaire encycl. des sciences méd.*, 1881, 2e série, t. V, p. 682.

(2) Voy. Hairion, *Anatomie path. des granulations palpébrales* (*Annales d'oculistique*, 1850, 4e série, t. XXIII).

(3) Voy. Warlomont, *Congrès d'ophtalmologie de Bruxelles*, Paris, 1858, pp. 492.

Bruxelles, en 1857, pour combattre l'ophtalmie granuleuse dans l'armée :

« On doit ordonner dans les corps des visites fréquentes, sévères et minutieuses, traiter les hommes atteints de granulations dans des locaux séparés, bien aérés, et qu'on aura soin d'évacuer à certaines époques, pour pouvoir les désinfecter à fond ; il faut désinfecter les linges, les effets et la literie et diriger les malades à leur sortie de l'hôpital (s'ils sont complètement rétablis), sur leur corps, où ils continueront à être soumis à une surveillance spéciale ; ou bien sur un établissement spécial, s'ils sont jugés impropres au service. Afin d'empêcher la propagation et l'aggravation de la maladie, il faut éviter l'encombrement dans les casernes, en donnant aux hommes au moins 20 mètres cubes d'air et en y entretenant un air pur ; il faut veiller à la propreté et empêcher toute relation entre les corps infectés et ceux qui ne le sont pas ; on doit préserver les soldats des refroidissements, de l'action d'une lumière trop vive et d'une atmosphère chargée de poussières. On installera dans les casernes des lavabos avec robinets, permettant aux hommes de se laver isolément, et munis pour chacun d'eux d'un essuie-mains ; on visitera les soldats avec soin, avant leur rentrée dans leurs foyers, en retenant ceux qui pourraient transmettre la maladie, en soumettant les hommes sains, sortant d'un foyer d'infection, à des ablutions savonneuses, et en désinfectant tous les objets dont ils se sont servis. »

D. — L'HÉMÉRALOPIE.

On sait que les auteurs désignent sous le nom d'*héméralopie* un état pathologique de la vision observé jadis fréquemment parmi les soldats et les marins, et caractérisé par l'impossibilité plus ou moins complète de voir la nuit, alors que, pendant le jour le sujet qui en est atteint ne s'aperçoit d'aucun trouble spécial.

On distingue une héméralopie *idiopathique* (quand l'œil est indemne de toute lésion), et une héméralopie *symptomatique* (quand la maladie s'accompagne de certaines lésions oculaires).

On désigne encore cette maladie sous le nom de *cécité nocturne.*

I. **Evolution épidémique dans les milieux militaires.** — Depuis 1843 jusqu'en ces dernières années, l'héméralopie a été observée, sous forme épidémique, par un grand nombre de médecins de l'armée et de la marine.

Le premier document précis concernant l'apparition de cette maladie dans les armées remonte à 1756, année pendant laquelle la garnison de Montpellier en présenta 70 cas. Quelques années après, elle fut observée à Strasbourg (1762), à Besançon, à Embrun, à Mont-Dauphin, à Schelestadt, à Toul, à Lille (1782). En 1816 les troupes étrangères, campées sur la frontière de l'Est, en offrirent plusieurs cas (Larrey.)

Enfin, à une époque plus rapprochée de nous, nous citerons les épidémies qui sévirent, en 1833, sur les garnisons de Belfort, de Neuf-Brisach, de Colmar, de Strasbourg et de Mont-Dauphin (Poullain, Deconihout) ; en 1837-38-39, sur les garnisons de Metz, de Strasbourg (Valette) (1) et de Verdun ; en 1847 sur celles de Paris, de Metz et de Strasbourg ; en 1852-53-54 à Besançon ; en 1853 à Wissembourg ; en 1854 à Strasbourg ; en 1856-1857 à Lyon, à Montpellier, à Avignon, à Marseille et en Corse. Ces épidémies ont été beaucoup plus communes dans l'Est que dans l'Ouest de la France, où seulement quelques cas ont été signalés à La Rochelle et à Belle-Isle.

Depuis une vingtaine d'années, l'héméralopie est devenue beaucoup plus rare dans l'armée française, et les statistiques médicales ne mentionnent guère plus, chaque année, que quelques cas de cette maladie, survenus épidémiquement dans certaines garnisons de l'intérieur (Nancy en 1883, Belfort en 1884, Lunéville et Épinal en 1885, Dunkerque en 1886, Remiremont, Épinal et Dijon en 1887, Nancy en 1888). Les statistiques correspondant à ces deux dernières années n'en indiquent que 27 cas (1889) et 33 cas (1890) traités à l'infirmerie.

On peut donc considérer cette maladie comme tendant à disparaître de nos garnisons.

(1) Valette, *Note sur la nature de l'héméralopie* (*Recueil de mémoires de méd. mil.*, 1840, t. XLIX, p. 120.)

L'héméralopie a été, pendant la période comprise entre 1850 et 1870, l'objet de nombreux travaux, publiés la plupart dans le *Recueil de mémoires de médecine militaire*, et que nous utiliserons pour l'étude de cette maladie (1).

Ce qu'offre de remarquable l'héméralopie épidémique, c'est que cette affection n'a guère été observée que parmi les soldats et dans certains groupes isolés de la population civile, tels que les couvents, les pénitenciers et les prisons.

Cette affection n'est, du reste, pas exclusive à l'armée française; elle a été signalée aussi dans les armées étrangères, principalement en Angleterre, en Belgique, en Allemagne, en Espagne, en Portugal, en Italie, en Russie et en Amérique (2).

Sa fréquence a été notée également parmi les marins, à bord des navires, surtout dans les pays chauds, et elle a été, de la part de nos confrères de la flotte, l'objet d'intéressantes observations (3).

(1) Deconihout. *Observations d'héméralopie recueillies à Mont-Dauphin* (*Recueil de mémoires de médecine militaire*. 1834, t. XXXVI, p. 76-90). — Biard, *Mémoire sur l'héméralopie et son traitement par le nitrate d'argent* (même recueil, t. XLIX, 109, 120). — Valette, *Note sur la nature et le traitement de l'héméralopie* (même recueil. 1840, t. XLIX, pp. 120, 129). — Netter, *Considérations sur l'héméralopie*. (*Gaz. méd. de Paris*, 1845, 2e série, t. XIII, pp. 132, 137). — Patézon, *De l'Héméralopie considérée surtout chez les soldats*, Paris, 1851. — Baizeau, *Note sur le traitement de l'héméralopie* (*Union médicale*, 1858). — L. Laveran. *Sur la Nature de l'héméralopie*, Paris, 1858 (*Recueil de mémoires de méd.*, 2e série, t. XXI, pp. 233, 228). — Netter, *Lettre sur l'héméralopie* (*Union méd.*, 1858, t. III, p. 396). — *Du Traitement de l'héméralopie par l'obscurité* (*ibidem* pp. 450, 453). — *Note sur l'héméralopie épidémique* (*Gaz. méd. de Strasbourg*, 1858, t. XVIII, pp. 197, 200). — Baldy, *De l'Héméralopie épidémique*, Strasbourg, 185. — Vallin (E), *De l'Héméralopie symptomatique* (*Moniteur des hôpitaux*, 1859, t. VII, pp. 581, 583) — Coindet, *A propos de l'héméralopie* (*Gaz. hebdomadaire de méd.*, Paris, 1860, 2e série, p. 471). — Weber, *Recherches sur l'héméralopie épidémique de l'armée* (*Rec. de mém. de méd. mil.*, 1860, 3e série, t. III, pp. 122, 139). — Baizeau, *De l'Héméralopie épidémique* (même recueil, 1861, t. VI, pp. 81, 177). — Villemin, *De l'Altération épithéliale de la conjonctive dans l'héméralopie* (*Gazette hebdomadaire*, 1863, t. X, p. 332).

(2) Voy. Gayet, art. HÉMÉRALOPIE du *Dictionnaire encyclopédique des sciences médicales*, t. XIII, p. 145.

(3) Voy : Guémar, *Considérations sur l'héméralopie observée sur la frégate « l'Alceste »*; Campagne de l'océan Pacifique en 1854-56 (*Comptes rendus de la Société de biologie*, 1857, t. XXX, p. 94); — Ouvrard, *Quelques Remarques sur l'héméralopie observée à bord du « Lavoisier » pendant une campagne en Océanie*, 1858; — Rivière, *Etude sur l'héméralopie observée à bord de la corvette « la Cordelière » pendant une campagne dans la mer des Indes*, 1858-61; Montpellier, 1864; — Nozeran, *De l'Héméralopie des pays chauds*; Montpellier, 1865; — Comme, *De l'Héméralopie épidémique observée à bord de l'aviso « le Limier » pendant la campagne de l'Océan Pacifique*, 1876; Paris, 1879.

Dans l'armée comme dans la marine, la maladie épargne presque toujours les officiers et même les sous-officiers, et sévit de préférence sur les simples soldats.

Dans nos garnisons de l'intérieur, les épidémies d'héméralopie surviennent surtout pendant le printemps (en mars et avril), plus rarement en automne; on peut considérer ces dernières comme la continuation des épidémies de printemps, qui, affaiblies pendant l'été, prendraient de l'énergie vers le mois de septembre (Baizeau). La maladie frappe pendant plusieurs années de suite les mêmes régiments, lors même que ceux-ci ont changé de garnison.

On a signalé la coïncidence de l'héméralopie avec les oreillons à Épinal en 1885, et avec les oreillons et la scarlatine à Dunkerque en 1886 ; dans cette dernière garnison, on a noté qu'aucun des malades qui avaient eu les oreillons ne fut atteint d'héméralopie.

Dans l'épidémie qui sévit au 10e régiment de hussards, en 1888, à Nancy, et qui fournit 22 cas (mai et juin), 15 des hommes atteints d'héméralopie étaient casernés dans la partie du casernement qui donnait sur le Champ de Mars, où avaient eu lieu des travaux de terrassement, auxquels, du reste, la plupart des cavaliers avaient concouru.

II. **Etiologie.** — Les différentes causes invoquées pour expliquer l'apparition des épidémies d'héméralopie dans l'armée peuvent être réparties en deux groupes principaux, comprenant des *causes générales* et des *causes particulières*.

Parmi les premières figurent toutes les influences qui peuvent amener un affaiblissement de la constitution, un état de misère physiologique, telles qu'une alimentation insuffisante, des excès de fatigue, le surmenage. Ce qui donne une certaine confirmation à cette explication étiologique, c'est la rareté, signalée particulièrement par L. Laveran (1), de l'héméralopie parmi les sous-officiers et surtout les officiers ; puis la coïncidence, observée par les médecins de la marine, de cette maladie avec le *scorbut*, coïncidence si fréquente que quelques médecins

(1) L. Laveran, *Note sur la nature de l'héméralopie* (*Recueil de mémoires de méd. mil.*, 1858, 2e série, t. XXI, p. 233).

l'ont considérée comme une complication de cette affection (Kuttner, Ollivier, Rivière, Piriou) (1).

Plusieurs auteurs : Strauss, Gorecki, Cornillon, Parinaud (2), Mouly (3), Carpentier (4), ont signalé la fréquence de l'héméralopie chez les sujets atteints de maladies du foie.

Cette affection pourrait même, suivant Gubler, survenir après un grand nombre de maladies aiguës (diphtérie, fièvre typhoïde, dysenterie, etc).

L'influence exercée par les causes *directes* sur l'insensibilité de la rétine paraît beaucoup mieux démontrée. Les auteurs ont invoqué parmi ces causes, suivant les régions où ils ont recueilli leurs observations, l'action résultant d'une trop vive lumière, du brillant éclat du soleil, particulièrement dans les régions tropicales (Samson, Sichel, Fonssagrives, Colin); la réverbération de la lumière sur la neige, en Russie, en Suède et en Norvège (Nélaton), et sur le sable, comme à Aden (Chaussonet), sur les murs blanchis à la chaux. Malheureusement, les médecins de l'armée sont loin d'être favorables à cette explication ; quelques-uns même croient devoir invoquer une influence toute contraire, ainsi celle des marches et des factions pendant la nuit (Weber) (5), la succession de la fraîcheur des nuits à la chaleur du jour (Icard) (6), l'humidité (Baizeau) (7).

Les observations faites dans notre armée pendant ces dernières années sont également contraires à l'explication précédente. Elles indiquent, en effet, la prédominance de l'héméralopie au printemps et sa coïncidence avec les temps humides et pluvieux, avec un ciel couvert (8).

(1) Piriou. *Considérations sur l'héméralopie et sur le scorbut* (*Arch. de médecine navale*, 1865. t. IV, p. 403).

(2) Parinaud. *De l'Héméralopie dans les affections du foie* (*Arch. gén. de méd.*, 1881, t. I, p. 403).

(3) Voy. Mouly, *Contribution à l'étude de l'héméralopie dans les affections hépatiques*; Paris, 1881.

(4) Carpentier, *Etude d'un cas d'héméralopie dans le cours d'une cirrhose hypertrophique* (*Arch. d'opt.*, 1884, t. IV, p. 370).

(5) Weber, *Recherches sur l'héméralopie épidémique dans l'armée* (*Recueil de mémoires de médecine militaire*, 1860, 3e série, t. III, pp. 122, 139).

(6) Icard, *Note sur quelques cas d'héméralopie observés à l'hôpital des Colinettes* (*Mém. de la Société des sciences médicales de Lyon*, 1862-63, t. II, p. 157.

(7) Baizeau, *De l'Héméralopie épidémique* (*Rec. de méd. mil.*, 1851, 3e série, t. VI, pp. 81, 177).

(8) Voy. *Statistique médicale de l'armée en 1886 et en 1887.*

L'influence de la lune sur le développement de la maladie, notée par quelques médecins de la marine, n'est nullement démontrée (Chaussonet, Leroy); au contraire, sa clarté apporterait aux héméralopes un véritable soulagement.

On voit combien l'étiologie de l'héméralopie paraît obscure ; le seul fait qui semble résulter de l'ensemble des observations recueillies dans l'armée, c'est que cette affection est une résultante de causes générales, parmi lesquelles figure en première ligne la débilitation de l'organisme, et de causes directes, en tête desquelles il faut mentionner l'influence produite sur l'impressionnabilité de la rétine par certains agents irritants (lumière trop vive). Ces conditions étant réduites actuellement à leur minimum dans l'armée française, on comprend pourquoi cette maladie a disparu presque complètement parmi nos soldats.

III. **Etude clinique.** — Nous avons eu très rarement l'occasion d'observer des héméralopes. Nous empruntons à Comme (1) la description suivante :

Les malades atteints d'héméralopie sentent, au moment du coucher du soleil, un nuage qui s'interpose entre leurs yeux et les objets environnants, et qui s'épaissit progressivement. Ils ne voient que les parties les plus éclairées des objets ; ils ne distinguent plus leurs formes et bientôt plus rien.

Cette cécité, se reproduisant régulièrement au moment du crépuscule, a fait croire à quelques auteurs qu'il s'agissait d'un symptôme périodique et *intermittent*, pouvant être rattaché peut-être à une forme larvée du paludisme. Mais c'était une erreur, car on a constaté qu'on pouvait produire artificiellement et pendant le jour le même phénomène, en mettant un héméralope dans une chambre dont on diminuait progressivement la lumière.

Souvent l'héméralopie s'accompagne d'une espèce d'hémiopie, et la partie inférieure du champ visuel s'obscurcit et diminue de plus en plus. Quelquefois il y a de la diplopie.

Il est rare que la maladie débute brusquement ; habituellement, la vue se trouble le soir, d'abord pendant un quart

(1) Comme, *Quelques Considérations sur l'héméralopie épidémique*, Paris, 1879.

d'heure ou une demi-heure, plus longtemps le second jour, et enfin pendant la nuit. La dilatation pupillaire ne survient généralement qu'au bout de quelques jours ; elle est suivie, au bout de quinze jours à un mois, de larmoiement et de sécrétion muco-albumineuse ; enfin de myopie et de photophobie.

Dans l'épidémie qui sévit sur la garnison de Remiremont, en 1887, les malades, tout en présentant un larmoiement considérable et de la dilatation des pupilles, voyaient en rouge éclatant les objets éclairés (1).

La durée de la maladie est très variable ; elle oscille entre dix à douze jours (Boudet). La guérison est la règle ; rarement l'héméralopie se termine par de l'amaurose (Audouit) ; cependant, quelques médecins de la marine (Dutrouleau, Rivière, Martialis) ont constaté quelquefois une cécité incurable. Cette affection offre une grande tendance à récidiver.

Parmi les symptômes objectifs observés par les auteurs dans l'héméralopie, il faut signaler : de la dilatation et de la paresse pupillaires (Coquerel) (2), de la *conjonctivite* (Chaussonet), de la *blépharite catarrhale* (Gosselin), du *gonflement* avec *injection des paupières* (Ouvrard).

Bitot (3) a appelé l'attention sur certaines lésions qui, suivant lui, auraient une grande importance au point de vue du diagnostic de cette maladie, et dont la plus fréquente serait représentée par une lésion conjonctivale placée aux extrémités du diamètre horizontal de la cornée, mais généralement en dehors, consistant en une tache de couleur nacrée argentée, de forme triangulaire, à sommet externe, et d'autant plus étendue que la maladie serait plus accusée ; son étendue serait même en rapport avec la marche de la maladie, grandissant et décroissant avec elle.

Villemin (4) a confirmé les observations de Bitot. Quagliano (5)

(1) Voy. *Statistique médicale de l'armée en 1887.*

(2) Coquerel, *De la Cécité nocturne*, Paris, 1849.

(3) Bitot, *Lésion conjonctivale non encore décrite, coïncidant avec l'héméralopie* (*Gaz. hebd.*, 1862, t. X, p. 284).

(4) Villemin, *De l'Altération épithéliale de la conjonctive dans l'héméralopie* (*Gaz. hebd.*, 1863, p. 332).

(5) Cité par Gayet, art. HÉMÉRALOPIE du *Dictionnaire encyclopédique des Sciences médicales*, 4e série, t. XIII, p. 151).

a observé chez trente soldats, provenant du camp d'instruction de Somma, et en traitement pour héméralopie épidémique dans les salles de l'hôpital *del Monastario Maggiore* de Milan, diverses lésions des membranes profondes de l'œil : teinte grisâtre de toute la surface de la rétine, surtout au pourtour de la papille et autour des vaisseaux rétiniens, avec augmentation de volume des artères centrales, suivie au bout de quelque temps de leur diminution ; ces lésions pourraient même aboutir à un certain degré d'atrophie papillaire.

Des lésions analogues ont été décrites plus récemment par Martialis (1) (anémie des artères de la papille, gonflement des veines, altération pigmentaire de la choroïde, injection de la papille) et par Poncet (2).

Le diagnostic est impossible à établir, quand la maladie est idiopathique (Chaussonet).

L'héméralopie était autrefois assez souvent simulée par les soldats désireux de se soustraire aux obligations du service militaire. Nous en avons eu, pour notre part, un certain nombre d'exemples sous nos yeux. Actuellement, elle est, comme on sait, devenue très rare dans l'armée.

Les simulateurs ont parfois recours à l'instillation de l'atropine dans les yeux pour dilater leurs pupilles ; dans ce cas, on reconnaît facilement la fraude, car cette dilatation n'atteint jamais, chez les véritables héméralopes, le degré que produit l'atropine.

On peut employer également le stéréoscope ; on augmente et on diminue la quantité de lumière projetée sur l'objet à examiner, placé dans le stéréoscope, tout en laissant le malade dans une chambre bien éclairée ; on obtient alors des épreuves contradictoires, qui permettent de confondre le simulateur (3).

IV. **Prophylaxie et traitement.** — Les moyens prophylactiques, qui peuvent être recommandés pour prévenir le dévelop-

(1) Martialis, *Mémoire sur l'héméralopie* (*Archives de méd. navale*, 1868, t. IX).

(2) Poncet, *Note sur l'héméralopie* (*image ophtalmoscopique*), *Comptes rendus de la Société de Biologie*, 1882, 7e série, t. III, p. 137).

(3) Faucon, *De l'Héméralopie épidémique observée au point de vue de la simulation* (*Journal d'optil.*, 1892, t. I, p. 358). — Abadie, art. HÉMÉRALOPIE du *Dictionnaire de méd. et de chir. pratiques*, 1873, t. XVII, p. 362.

pement de l'héméralopie dans l'armée, découlent naturellement de l'étude des causes antihygiéniques invoquées précédemment pour expliquer cette maladie (alimentation insuffisante et défectueuse, exposition au refroidissement et à l'humidité pendant la nuit; excès de fatigue, marche de nuit). C'est à l'amélioration de l'hygiène du soldat que l'on doit rapporter en grande partie la diminution progressive et rapide de l'héméralopie constatée parmi les troupes françaises.

Les moyens de traitement employés contre elle sont nombreux; nous nous contenterons de mentionner les fumigations avec une décoction bouillante de foie de bœuf, préconisées par Fonssagrives, Baizeau et Jobit, en France, et par Quagliano et Fumagalli, en Italie, et aujourd'hui abandonnées.

L'emploi de l'huile de foie de morue (deux cuillerées à bouche le matin, à jeun), tel que l'a prescrit Despont (1), s'est généralisé dans l'armée et a semblé amener des guérisons au bout de cinq jours de traitement. Il en est de même des toniques (fer, quinquina), dont l'action a pour but de combattre la débilitation générale de l'organisme.

Les émissions sanguines, les purgations répétées, le calomel, peuvent être indiqués pour décongestionner la choroïde. On a préconisé, dans ces derniers temps, le lavage des yeux, deux fois par jour, avec une solution d'acide borique (4 0/0), et Vanmerris s'est bien trouvé, pour quelques cas observés par lui dans la garnison de Dunkerque, de l'application sur les paupières d'une solution de nitrate d'argent au centième. Galezowski (2) recommande l'emploi du collyre d'ésérine (0 gr. pour 10 gr.), dont il a obtenu de bons résultats.

Enfin il est un moyen qui a attiré, il y a quelques années, l'attention des médecins de l'armée, et qui a été préconisé par Netter (3) : c'est la soustraction complète des héméralopes à la lumière, par leur séjour prolongé dans des cabinets ténébreux.

(1) Despont, *Traitement de l'héméralopie par l'huile de foie de morue à l'intérieur*, Paris, 1863.

(2) Galezowski, *Gazette des hôpitaux*, 1869.

(3) Netter, *Du Traitement de l'héméralopie par l'obscurité* (*Union médicale* 1858, t. XII, p. 430). — Du même, *Cause nocturne et traitement de l'héméralopie* (*Annales d'Hygiène*, 1858, 2e série, t. X, p. 207); *Note sur l'héméralopie épidémique* (*Gazette médicale de Strasbourg*, 1858, t. XVIII, p. 196).

Notre confrère, attribuant la maladie à l'accumulation autour de la papille d'un pigment fourni d'une façon exagérée par l'action d'une lumière intense et continue, a considéré le séjour dans l'obscurité comme pouvant favoriser la résorption de ce pigment.

Le moyen indiqué par Netter m'a paru excellent pour guérir les simulateurs, pour lesquels un maintien rigoureux dans les cabinets noirs est aussi répugnant que l'ingestion forcée d'huile de foie de morue.

On peut rapprocher de ce mode de traitement l'occlusion permanente des yeux employée avec succès pendant l'épidémie survenue en 1886 dans la garnison de Dunkerque, et qui amena la guérison des malades en moins de quinze jours.

CHAPITRE VII

LES MALADIES DES OREILLES

1. Fréquence parmi les soldats.

Les maladies des oreilles sont assez fréquentes dans notre armée, bien que plusieurs, comme nous allons le voir, constituent une cause d'exemption et de réforme.

Les derniers volumes de la Statistique médicale de l'armée n'indiquent point malheureusement la morbidité relative à ces affections qui y sont confondues avec les maladies des yeux. Nous sommes donc obligé de recourir aux années antérieures à 1887, pour déterminer leur proportion parmi les soldats.

Les maladies des oreilles ont été représentées dans l'armée :

En 1881 par 1265 cas		En 1884 par 1133 cas
— 1882 — 1408 —		— 1885 — 1107 —
— 1883 — 1325 —		— 1886 — 1213 —

ce qui donne pour 1000 malades une proportion de 10 à 12 atteintes, proportion qui se rapproche beaucoup de celle que fournissent les mêmes affections dans les armées allemande (11 pour 1000) et autrichienne (13 pour 1000).

Si, à l'exemple de Nimier (1), on compare, au point de vue de la fréquence des maladies des oreilles, les différentes armes (infanterie, cavalerie, artillerie), on constate que le chiffre des atteintes est à peu près le même, à effectif égal, pour les unes et pour les autres.

Cependant ces affections paraissent plus communes parmi les troupes d'Algérie que parmi les troupes de l'intérieur ; ainsi,

(2) Nimier, *Quelques Remarques sur les affections de l'oreille dans l'armée et dans la population civile* (*Arch. de méd. milit.*, 1891, t. XVIII, p. 414).

leur proportion est plus élevée parmi les zouaves que dans l'infanterie de ligne. Dans notre colonie africaine, les corps composés exclusivement de soldats français sont beaucoup plus éprouvés que les corps indigènes (spahis, tirailleurs), ce qui tendrait à faire attribuer un certain rôle à l'acclimatement dans l'apparition de ces affections.

Le tableau suivant, emprunté à Nimier, indique le nombre d'éliminations prononcées avant l'incorporation, dans notre armée pour maladies des oreilles, et pendant une série d'années :

ANNÉES	SERVICES AUXILIAIRES	EXEMPTÉS	TOTAL
1880	421	779	1200
1881	355	725	1080
1882	414	851	1265
1883	435	776	1211
1884	450	864	1314
1885	468	841	1309
1886	444	925	1369
1887	546	818	1364
1888	414	814	1228
1889	488	819	1307

Pendant la même période, le nombre des sourds-muets exemptés par les conseils de revision a été :

1881	203	1886	308
1882	213	1887	304
1883	214	1888	359
1884	245	1889	389
1885	307		

La proportion des jeunes gens exemptés ou mis dans les services auxiliaires pour maladies des oreilles est donc considérable, puisqu'elle s'élève actuellement à environ 1300, soit 2 pour 1000 jeunes gens examinés par les conseils de revision ; cependant, un grand nombre de conscrits atteints de ces maladies échappent à l'examen des médecins militaires pendant les opérations de recrutement qui précèdent l'incorporation, comme le prouve le chiffre élevé de malades traités pour ces mêmes affections à l'infirmerie et à l'hôpital durant la première année de service. Ce fait ressort du tableau suivant emprunté par Nimier (1) à la statistique médicale de l'armée :

ANNÉES	MALADES A L'INFIRMERIE		MALADES A L'HOPITAL	
	TOTAL	MOINS D'UN AN de service	TOTAL	MOINS D'UN AN de service
1880	1306	564	1249	429
1881	1235	663	1261	490
1882	1112	520	1401	523
1883	1013	454	1329	538
1884	1066	457	1129	442
1885	1089	464	1104	387
1886	1074	456	1224	435
1887	1177	507	1207	476

Ainsi, près de la moitié des malades traités à l'infirmerie et plus d'un tiers des malades traités à l'hôpital pour affections des oreilles ont moins d'une année de service ; la plupart de ces affections observées parmi les soldats ont débuté antérieurement à l'incorporation et datent souvent de la première enfance.

D'un autre côté, il résulte des constatations faites récemment par Chauvel (2), au sujet des otites moyennes traitées par lui au Val-de-Grâce, que, sur 100 cas d'otites purulentes, 53 fois, et sur 100 cas d'otites catarrhales, 61 fois la maladie avait une origine antérieure à l'incorporation. Ce résultat doit être attribué à deux causes : d'abord, à ce que, chez beaucoup de conscrits, ces affections passent inaperçues au moment de l'examen médical pratiqué trop rapidement au conseil de revision ; ensuite, à ce que, chez certains sujets, la maladie a présenté entre seize et vingt ans une amélioration souvent très marquée et ne s'aggrave qu'au bout de quelque temps de séjour sous les drapeaux, peut-être sous l'influence de conditions spéciales à la vie militaire et que nous aurons à déterminer plus loin.

Comme un grand nombre de maladies des oreilles résistent

(1) (Nimier, *Affections des oreilles et aptitude militaire* (*Arch. de méd. milit.*, 1892, t. XX, p. 55).

(2) Chauvel, *Observations statistiques et cliniques sur les affections de l'oreille examinées et traitées à l'hôpital du Val-de-Grâce* de 1880 à 1890 (*Arch. de méd. milit.*, 1892, t. XX, p. 161).

aux moyens de traitement employés contre elles et sont incurables, elles constituent dans l'armée une cause fréquente d'éliminations par réforme ; c'est ce que démontrent les chiffres suivants :

ANNÉES	RÉFORMES POUR MALADIES des oreilles	ANNÉES	RÉFORMES POUR MALADIES des oreilles
1880	218	1885	300
1881	268	1886	377
1882	321	1887	351
1883	398	1888	381
1884	312		

soit annuellement environ 6 réformes sur 1000 hommes.

480 éliminations, prononcées en 1890 pour maladies des oreilles, se sont réparties de la façon suivante :

Otite chronique, otorrhée. . . . . 241 cas
Perforation du tympan . . . . 135 —
Surdité. . . . . 100 —
Polypes de l'oreille . . . . 4 —

B. — Étiologie.

Parmi les causes étrangères à la profession militaire et qui peuvent expliquer l'apparition des maladies des oreilles parmi les soldats, celle qui est le plus souvent invoquée par les malades eux-mêmes est sans contredit l'*hérédité*.

L'impression du froid, et surtout du froid humide, exerce également un rôle étiologique qui ne peut être nié. C'est un fait démontré par les recherches statistiques auxquelles s'est livré Chauvel, que pendant la saison froide les affections de l'oreille sont plus fréquentes que pendant la saison chaude. Les mois d'hiver et de printemps fournissent chaque année un nombre de ces affections presque double de celui du second semestre.

Cependant, on constate dans l'armée allemande une augmentation des maladies de l'oreille pendant les mois les plus chauds de l'année ; ce qu'on attribue à l'influence exercée par la balnéation sur l'apparition de quelques-unes de ces maladies (myringites suivies d'otite moyenne, causées par l'introduction de l'eau froide dans le conduit auditif externe ; salpingites occasionnées par la pénétration de ce liquide dans les fosses nasales et dans les trompes d'Eustache) (1).

Il faut tenir compte également, pour expliquer la fréquence des maladies des oreilles parmi les soldats, de la propagation si facile des inflammations et même des infections de la gorge et des fosses nasales, à l'oreille moyenne, par l'intermédiaire de la trompe d'Eustache.

On sait combien la cavité naso-pharyngienne constitue un milieu favorable à l'activité et à la pullulation des microbes variés (staphylocoques, pneumocoques, streptocoques), dont les effets pathogènes se font sentir avec tant d'intensité dans les inflammations de l'arrière-gorge, soit primitives, soit consécutives aux différentes maladies infectieuses communes parmi les soldats (fièvre typhoïde, diphtérie, érysipèle, scarlatine, rougeole, etc.). Telle est certainement la principale cause de la fréquence dans les garnisons de ces maladies de l'oreille moyenne, qui interviennent à elles seules pour 88,5 pour 100 dans la totalité des maladies auriculaires, alors que les affections de l'oreille externe ne se chiffrent que par 4,4 pour 100 et les otites dites *internes* que par 27 pour 100 (Chauvel).

Il est souvent difficile de déterminer d'une façon précise la cause de chaque cas de maladie auriculaire observée dans les hôpitaux ; sur un total de 265 malades traités par Nimier à l'hôpital du Val-de-Grâce, chez 92 seulement l'enquête faite par cet auteur a fourni des résultats satisfaisants ; chez ces malades, l'affection de l'oreille a été la conséquence :

D'un traumatisme cranien	9 fois
De la présence d'un corps étranger dans l'oreille. .	1 —
De bains froids	10 —
De bruits violents	5 —
D'une bronchite tuberculeuse	3 —
D'une fièvre typhoïde.	8 —

(1) Nimier, *De Quelques Lésions professionnelles du soldat dans l'armée allemande* (*Arch. de méd. milit.*, t. XV, p. 390).

D'une rougeole . . . . 1 fois
D'oreillons . . . . 2 —
De la syphilis . . . . 3 —
D'une méningite . . . . 1 —

Enfin, chez 51 malades, Nimier a noté comme cause prédisposante, sinon déterminante, la présence de végétations adénoïdes dans l'arrière-cavité des fosses nasales.

Parmi ces derniers malades, 32 présentaient des otites moyennes suppurées, qu'ils attribuaient à des refroidissements, et 19 autres souffraient d'une surdité sans suppuration de l'oreille, surdité due à une otite par obstruction de la trompe. Quant aux 153 autres malades, la cause de leur affection n'a pu être précisée ; car celle-ci remontait le plus souvent (146 fois sur 265 malades) à une époque antérieure à l'incorporation.

C. — Étude clinique.

Pendant une période de plus de dix ans (1880-1890), Chauvel et Charvot ont eu à examiner ou à traiter à l'hôpital militaire du Val-de Grâce 1460 malades atteints d'affections des oreilles.

En décomptant les cas par organes atteints, certains malades présentant des otites doubles, ces cas s'élèvent à 2164 et se sont repartis de la façon suivante par genre de maladie :

A. Oreille externe.	Otite suppurée simple ou traumatique.	6	95
	— eczémateuse	8	
	— furonculeuse	11	
	— périostique	11	
	Hématome du pavillon	1	
	Bouchon cérumineux	58	
B. Oreille moyenne	Otite purulente	1137	1917
	— simple ou catarrhale	387	
	— sèche ou plastique	252	
	— scléreuse	139	
	Perforation traumatique du tympan	2	
C. Oreille interne	Otite interne	60	60
D. Troubles fonctionnels	Dysécie, surdité	95	102
	Bourdonnements	6	
	Otalgie	1	

Nous examinerons successivement ces quatre groupes de maladies.

I. **Maladies de l'oreille externe.** — Si, à l'exemple de Chauvel, on élimine de ce groupe les otites qui se développent consécutivement aux inflammations de la membrane du tympan (myringites), et si l'on considère celles-ci comme rentrant dans le second groupe, les maladies de l'oreille externe se réduisent à quelques cas d'otites externes *eczémateuse*, *furonculeuse* ou *périostique*, car les otorrhées ou otites suppurées, limitées aux conduits auditifs, sont extrêmement rares. Ces maladies sont surtout représentées dans l'armée par des troubles de l'audition et des lésions du conduit auditif externe consécutifs à l'obstruction de ce conduit.

Il n'est pas rare, en effet, de voir entrer dans les hôpitaux militaires des soldats atteints de surdité plus ou moins complète et chez lesquels un simple examen des conduits auditifs externes suffit pour déceler la présence de dépôts de cérumen, qui acquièrent au bout de quelque temps une consistance pierreuse, sont fortement adhérents aux parois du conduit et déterminent l'infirmité plus ou moins prononcée dont se plaignent les malades.

Quelquefois l'obstruction des conduits auditifs est due à l'introduction accidentelle ou provoquée de corps étrangers, qui peuvent au bout de quelque temps déterminer des troubles fonctionnels de l'ouïe et diverses altérations du conduit auditif et même de la membrane du tympan. Chez un militaire entré dans notre service à l'hôpital de Tours, et qui se plaignait de surdité, nous avons pu retirer facilement avec une curette les deux moitiés d'un grain de haricot qui avait pénétré accidentellement dans le conduit auditif, quelques mois auparavant.

D'autres fois cette introduction a lieu volontairement, dans le but d'éviter le service militaire ou de se soustraire à certaines peines disciplinaires. Champouillon (1) a retiré un petit fragment de silex de l'oreille d'un militaire qui simulait la surdité. Je me rappelle avoir observé un détenu entré dans mon service pour otite purulente, et dont un examen très rapide suffit pour déceler la présence dans l'oreille prétendue malade

(1) Champouillon, *Gazette des hôpitaux*, 27 juillet 1874.

de matière fécale qui y avait été introduite par le malade désireux d'entrer à l'hôpital.

Les obstructions du conduit auditif externe peuvent ne s'accompagner d'aucun malaise et ne déterminer d'autre trouble que de la surdité. Mais, quelquefois, elles se compliquent de vertiges, de bourdonnements, de douleurs névralgiques qui sont plus ou moins intenses, et qui sont généralement attribués à la compression de la membrane du tympan.

Ces affections guérissent généralement à la suite d'instillations alcalines, suivies de grands lavages et d'injections fortes d'eau boriquée tiède dans l'oreille malade.

Sur 21 malades, chez lesquels Chauvel a pratiqué l'ablation de concrétions cérumineuses, cet observateur a constaté 8 guérisons complètes, 6 améliorations et 7 insuccès; chez 11, il a noté des lésions de la membrane du tympan.

Sur 58 cas d'obstruction complète ou incomplète du conduit auditif par des bouchons ou des corps étrangers, Chauvel a noté 13 fois la surdité et 12 fois une dysécie prononcée et suffisante pour entraîner la réforme.

II. **Otites moyennes.** — Les inflammations de l'oreille moyenne sont, comme nous l'avons vu, de beaucoup les plus fréquentes parmi les soldats. Elles s'offrent sous différentes formes auxquelles on applique les dénominations d'otites *simples* ou *catarrhales*, *sèches* ou *plastiques*, *scléreuses* ou *scléromateuses*, enfin *purulentes* (*otorrhées*), qui sont certainement les plus communes.

L'*otite moyenne simple catarrhale* n'est, comme le reconnaît Chauvel, qu'une forme atténuée de l'otite purulente; elle ne s'en distingue que par la nature de la secrétion et de l'écoulement (séreux ou muqueux) qui s'observent quelquefois chez les malades; cette forme précède souvent l'otite purulente.

Le traitement est loin d'être favorable ; ainsi, sur 387 cas, notre savant camarade n'a noté que 47 guérisons complètes.

Chez certains malades, l'inflammation de la caisse du tympan se traduit par une hyperplasie de la muqueuse, sans écoulement de sérosité ni de pus, en même temps que par une diminution de transparence de la membrane, avec engorgement de l'articulation des osselets et immobilisation partielle ou totale des disques tympaniques.

Cette forme d'otite moyenne offre une marche très lente ; elle peut succéder à l'otite catarrhale et même à l'otite purulente ; quelquefois, elle constitue le premier stade de la forme suivante. Elle s'accompagne souvent de diminution notable de l'acuité auditive ; elle est rarement suivie d'amélioration, encore moins de guérison; elle entraîne fréquemment la réforme, surtout quand les deux oreilles sont atteintes.

Chauvel a relevé, parmi les cas de cette maladie qui se sont offerts à son observation : 14 guérisons, 68 améliorations, 47 ayant nécessité la réforme. Chez quelques malades, la muqueuse de la caisse du tympan subit, sous l'influence des inflammations successives auxquelles elle est soumise, une transformation fibreuse ; c'est ce qui constitue l'*otite scléreuse* ou *scléromateuse*.

Cette forme entraîne un affaiblissement considérable de la fonction auditive ; ainsi, chez 97 pour 100 sujets examinés par Chauvel, l'acuité était tombée à 1/10 de la normale et même au-dessous. Elle est des plus rebelles ; à peine cet auteur a-t-il relevé 2 cas d'amélioration sur les 72 malades observés par lui, vis-à-vis de 19 réformes et d'une retraite.

Les *otites moyennes purulentes aiguës ou chroniques* sont de beaucoup les plus communes parmi les soldats. Un certain nombre ont été contractées antérieurement à l'incorporation et ont passé inaperçues au moment du conseil de revision. Quelques-unes ont disparu au moment de la croissance (entre 16 et 18 ans) et ne se reproduisent que plus tard, pendant le séjour des jeunes gens sous les drapeaux.

La maladie est caractérisée par de la douleur ou une simple gêne dans la région de l'oreille malade, suivie bientôt (65 fois sur 100 cas avant le cinquième jour) d'un écoulement de pus par le conduit auditif et qui survient consécutivement à la rupture du tympan ou au décollement des attaches de cette membrane. Si Chauvel n'a constaté que 37 fois sur 100 cas cette lésion, cela provient, comme l'indique cet auteur : d'une part, de ce qu'un grand nombre de perforations se cicatrisent au bout de quelques jours, ou bien sont réduites à une simple fente dont les lèvres se touchent intimement; d'une autre part, à ce que la situation ou même la disposition de ces ouvertures sur la paroi du conduit les rend absolument inaccessibles à la vue.

L'acuité auditive est réduite à 1/10 dans les 4/5 des cas. L'otite moyenne purulente nécessite presque toujours la réforme. Sur les cas observés par Chauvel, il y a eu 27 guérisons, 107 améliorations, 154 réformes, 5 décès. Si la cure est parfois rapide dans les suppurations aiguës de la caisse tympanique, on peut s'estimer heureux, dans les purulences chroniques, d'observer soit la cessation temporaire de l'écoulement, soit une amélioration réelle. Il faut un traitement très long, pendant deux ou trois mois, pour obtenir une modification favorable ; aussi, est-il préférable de proposer les malades pour la réforme.

Un grand nombre de complications peuvent survenir chez les malades atteints d'otite moyenne. Les plus fréquentes sont représentées par la *pharyngite chronique*, *l'hypertrophie des amygdales*, les *polypes de la caisse* et *du conduit auditif*, *des engorgements des ganglions lymphatiques*, *parotidiens et cervicaux*, qui donnent lieu quelquefois à la formation d'abcès siégeant un peu en arrière de l'angle de la mâchoire, au niveau de l'os hyoïde, derrière et sous le sterno-mastoïdien ; la *périostite* et l'*ostéite de l'apophyse mastoïde*, suivies parfois de suppurations qui réclament une intervention chirurgicale, l'*ostéite suppurée du conduit auditif*. Enfin, l'otite moyenne est parfois le point de départ d'un *érysipèle* de la face et du cuir chevelu.

Parmi les accidents septiques qui peuvent résulter de l'otite moyenne suppurée, Chauvel a observé la *méningite*, *les abcès du cerveau*, la *phlébite des sinus et de la veine jugulaire interne*, la *septicémie*, complications qui sont parfois mortelles.

III. **Affections de l'oreille interne.** — Nous ne dirons que quelques mots de *l'otite interne* dite *labyrinthique*, qui ne constitue point une entité morbide, et dont la distinction ne repose que sur les résultats négatifs fournis par les explorations de l'appareil auditif.

Cette otite s'accompagne d'un degré plus ou moins accusé de surdité. Sur 33 cas relevés par Chauvel, cette infirmité est survenue 3 fois avant 16 ans ; 6 fois de 16 à 20 ans ; 24 fois après l'incorporation.

Les causes invoquées par les malades pour expliquer leur surdité ont été :

L'angine et la pharyngite	8 fois
La fièvre typhoïde	6 —
La syphilis	6 —

49 sujets sur 100 alléguaient une surdité complète.

IV. **Troubles fonctionnels.** — Ces troubles consistent ordinairement dans de la *surdité*, des *bourdonnements*, de *l'otalgie*.

Sur 62 cas observés par Chauvel, la surdité a précédé 32 fois l'incorporation ; 30 fois elle a été accusée par les malades pendant la période de leur service militaire.

Les causes invoquées pour l'expliquer ont été les suivantes :

Traumatisme.	13 fois
Angine	10 —
Fièvre typhoïde.	7 —
Paludisme	2 —
Méningite.	1 —
Froid	1 —

23 fois cette infirmité a coïncidé avec la constatation de bouchons de cérumen dans les conduits auditifs externes et a persisté après leur enlèvement.

D. — Prophylaxie.

La plupart des maladies des oreilles constituent une cause d'exemption et de réforme, soit qu'elles s'accompagnent d'un degré de surdité incompatible avec le service militaire, soit qu'elles constituent, comme l'otorrhée, une infirmité répugnante, très rebelle à tout moyen de traitement et susceptible de déterminer à un moment donné des troubles plus ou moins accusés dans l'audition et des accidents plus ou moins graves du côté du système nerveux.

« A l'état normal, la portée de l'ouïe dans un milieu paisible s'étend en moyenne à 25 mètres pour l'audition de la parole sur le ton ordinaire, et à 1m20 ou 1m25 pour l'audition du bruit d'une montre.

« En prenant pour base la distance moyenne à laquelle s'exécute le commandement du chef de file dans les différentes armes, on peut déclarer impropre au service militaire tout homme qui n'entend pas distinctement la parole sur le ton ordinaire d'un interlocuteur placé en arrière au moins jusqu'à 4 mètres et la voix haute jusqu'à 12 mètres (1). »

Indépendamment des maladies chroniques de l'oreille moyenne et de l'oreille externe, avec ou sans écoulement puriforme ou purulent, qui constituent des motifs d'exemption et peuvent nécessiter la réforme, l'Instruction actuellement en vigueur sur l'aptitude au service militaire mentionne certaines difformités du pavillon de l'oreille (perte, atrophie ou hypertrophie prononcées) ou du conduit auditif (atrésie, oblitération complète ou déviation), certaines lésions de ce conduit (polypes, désordres consécutifs à des corps étrangers), qui peuvent entraîner l'incapacité absolue de servir.

Comme un grand nombre de maladies des oreilles existent, ainsi que nous l'avons démontré, chez beaucoup de jeunes gens, avant l'incorporation, il paraît donc indispensable, si l'on veu restreindre encore plus la proportion de ces maladies parmi les soldats, d'éliminer rigoureusement de notre armée, grâce à un examen plus minutieux et à une sélection plus rigoureuse, tous les conscrits dont l'appareil auditif offre l'une ou l'autre des causes d'exemption énumérées dans l'Instruction du 17 mars 1890.

Le lecteur trouvera dans les intéressants mémoires consacrés par Lévi (2) et par Gaujot (3) à l'examen des maladies de l'oreille devant les conseils de revision l'indication complète des moyens qui sont actuellement à la disposition du médecin militaire, pour reconnaître l'existence et la gravité de ces maladies et déterminer le degré, la réalité et la simulation de la surdité.

(1) Voy. Instruction du 17 mars 1890 sur l'aptitude au service miltaire.

(2) Lévi, *Maladies de l'oreille; examen devant les conseils de revision des sujets qui sont ou se prétendent atteints de surdité* (*Rec. de mém. de méd. milit.*, 1872, t. XXVIII, p. 274).

(3) Gaujot, *Examen des maladies de l'oreille au point de vue du service militaire* (même rec., 1876, t. XXXII, p. 521.

La surdi-mutité de notoriété publique confère nécessairement l'exemption. Quant aux conditions, qui agissent sur les soldats pour déterminer chez eux le développement des maladies des oreilles, elles sont, comme nous l'avons vu, surtout représentées par l'influence exercée par divers agents météoriques (froid, humidité) et infectieux sur les muqueuses nasales et bucco-pharyngée, dont les lésions inflammatoires ou spécifiques se transmettent si communément et si facilement à l'oreille moyenne.

Toutes les précautions hygiéniques adoptées dans l'armée, dans le but de garantir les hommes contre les refroidissements et contre les germes infectieux, ont nécessairement pour effet de restreindre dans les garnisons les maladies auriculaires.

Comme moyens prophylactiques de ces maladies occasionnées par la balnéation, il est prescrit dans l'armée allemande de ne pas conduire les soldats à la baignade après un exercice fatigant; de leur faire porter pendant le bain des tampons de ouate dans les oreilles ; de recommander aux hommes de ne pas incliner la tête sur une épaule quand ils sautent dans l'eau ; de ne pas apprendre à nager à ceux qui ont eu des écoulements d'oreille ou une perforation du tympan, même si elle est guérie (Nimier). Ces mesures pourraient être appliquées avec avantage à notre armée.

LIVRE V

MALADIES OBSERVÉES ACCIDENTELLEMENT PARMI LES SOLDATS

Nous comprendrons dans ce livre les *maladies vénériennes*, les *maladies alimentaires* et les accidents résultant de l'impression exercée par l'excès de la *chaleur* ou du *froid* extérieurs.

CHAPITRE PREMIER

LES MALADIES VÉNÉRIENNES

I. **Fréquence dans l'armée.** — Les maladies vénériennes sont représentées dans notre armée par la *syphilis*, le *chancre mou* et la *blennorrhagie*.

La plupart des blennorrhagiques et des malades atteints de chancre mou sont traités dans les infirmeries régimentaires ; ce n'est que lorsque ces affections s'accompagnent de complications, qu'elles nécessitent un traitement dans les hôpitaux.

Parmi les syphilitiques, un tiers seulement figure dans la morbidité-hôpital, les deux autres tiers étant compris dans la statistique médicale parmi les entrées à l'infirmerie.

De 1862 à 1874, la nomenclature des maladies de la statistique de l'armée ne comportait, sous le titre III (*maladies virulentes et contagieuses*), que la *syphilis primitive* et la *syphilis constitutionnelle* ; il n'y avait donc pas de place pour le *chancre simple*, pas plus que pour la *blennorrhagie* (qu'il fallait ranger dans la syphilis primitive).

Ce n'est que depuis le 13 novembre 1874 qu'une nouvelle nomenclature comprend heureusement trois groupes distincts : la *blennorrhagie*, le *chancre mou*, la *syphilis* (primitive, secondaire, tertiaire).

Pendant la période 1862-69, l'armée française a présenté une moyenne de 40000 vénériens sur 709000 malades de toutes causes, ou 56 pour 1000. Sur 10000 journées d'hôpital, il y en a eu 1900 pour maladies vénériennes (1).

Didiot (2) a calculé, en 1866, que le traitement des vénériens

(1) Statistique médicale de l'armée en 1869, p. 62.

(2) Didiot, *Etude de la syphilis dans la garnison de Marseille* (*Rec. de mém. de méd. mil.*, 1866. 3e série, t. XVIII, p. 423).

coûtait plus d'un million par an et que chacun d'eux nécessitait de 37 à 50 jours de traitement.

En 1869, la proportion des vénériens, qui avait été de 106 pour 1000 hommes pendant la période 1862-68, descendit à 95 pour 1000 hommes d'effectif ; en 1872, à 91 ; en 1873, à 88 ; en 1874, elle fut de 91 ; en 1875, elle s'éleva à 144 pour 1000 hommes d'effectif (Arnould) (1).

« Chaque jour, écrivait L. Colin (2), en 1875, il se trouve en moyenne dans l'armée française de 3000 à 4000 vénériens en traitement, environ 10 sur 1000 hommes présents. Et, en fin de compte, le total des journées de vénériens équivaut chaque année au service de l'armée entière pendant trois ou quatre jours.

Enfin il résulte des recherches faites par E. Mathieu (3), pour la période 1876-80, que la proportion des maladies vénériennes a été pendant cette période de 61 pour 1000 et que les différentes formes cliniques de ces affections se sont réparties de la façon suivante pour 1000 vénériens : 682 blennorrhagies, 178 chancres mous, 140 cas de syphilis.

Depuis trente ans, les maladies vénériennes offrent une décroissance assez marquée parmi les soldats ; c'est ce qu'indiquent les chiffres suivants :

1re période	(1862-69)	106 pour 1000 hommes	
2e —	(1872-79)	74	—
2e —	(1880-1888)	55	—
4e —	(1889 et 1890) . . .	45	—

Ces résultats tendent à mettre notre armée sur la même ligne que les armées austro-hongroise et prussienne, qui sont, en Europe, celles qui comptent le moins de vénériens (4).

(1) Arnould, art. FRANCE du *Dictionnaire encycl. des sciences médicales*, 1879, 4e série, t. V, p. 686.

(2) Voy. Colin, art. MORBIDITÉ MILITAIRE du *Diction. encycl. des sciences méd.*, 1875, 2e série, t. IX, p. 417.

(3) E. Mathieu, *De la Fréquence des maladies vénériennes dans l'armée française* (*Rec. de mém. de méd. mil.*, 1882, 3e série, t. XXXVIII, p. 433).

(4) La proportion des vénériens dans les différentes armées européennes a varié : en Prusse, entre 54 (1867) et 38 (1878-79) pour 1000 hommes ; en Angleterre, entre 74 (1875) et 88 (1878) pour 1000 ; en Autriche-Hongrie, entre 53 (1874) et 68 (1877) pour 1000. Elle a été de 107 pour 1000 dans l'armée italienne, en 1878 [Voy. Funck, *les Maladies syphilitiques et leur prophylaxie dans les grandes armées d'Europe* (*Deutsche milit. Zeitsch*, 1882, p. 491), analysé dans *Arch. de méd. mil.*, 1883, t. I, p. 343.]

La diminution des maladies vénériennes parmi les soldats porte surtout sur la blennorrhagie, dont la fréquence est tombée, de 42 en 1876 à 28 en 1890, pour 1000 hommes.

Le chancre mou, après avoir été en croissant jusqu'en 1882, a offert également une diminution progressive ; la syphilis seule paraît conserver la même fréquence. Ces conclusions résultent de l'examen du tableau suivant :

Proportion des maladies vénériennes pour 1000 hommes dans l'armée française (1876-1890):

ANNÉES	SYPHILIS	CHANCRE MOU	BLENNORRHAGIE	ANNÉES	SYPHILIS	CHANCRE MOU	BLENNORRHAGIE
1876	7.3	**7.2**	42.5	1884	9.1	11.2	31.8
1877	**6.8**	8.2	**42.8**	1885	8.6	9.7	32.4
1878	8.7	10.7	40 3	1886	8.8	9.7	31.1
1879	9.9	12.7	41.1	1887	8.9	9.3	33.4
1880	9.7	14.7	41.4	1888	9.3	7.6	29.8
1881	8.8	14.7	37.1	1889	9.1	8.4	**28.3**
1882	**10.4**	**15.1**	36.5	1890	9.1	**6.8**	**27.9**
1883	10.3	12.7	35.9				

Pendant cette longue période, les variations annuelles de la syphilis ont été comprises entre 6,8 (1877) et 10,4 (1882), celles du chancre mou entre 6,8 (1890) et 15,1 (1882), celles de la blennorrhagie entre 27,9 (1890) et 42,8 (1877) pour 1000 hommes.

En 1890, les maladies vénériennes ont fourni, dans leur ensemble, 23327 cas, correspondant à une morbidité totale de 43,8 pour 1000 hommes. Sur ces 23327 cas, la syphilis en comprend 4872, correspondant à une morbidité de 9,1 pour 1000 hommes ; le chancre mou, 3607 (6,8 pour 1000 hommes) ; la blennorrhagie et ses complications, 14848 (27,9 pour 1000 hommes.)

C'est ce qu'indique le tableau suivant, emprunté à la statistique médicale :

MALADIES VÉNÉRIENNES	NOMBRE DE VÉNÉRIENS			NOMBRE DE JOURNÉES de traitement		MOYENNE DES JOURNÉES de traitement par malade	
	à l'infirmerie	à l'hôpital	TOTAL	à l'infirmerie	à l'hôpital	à l'infirmerie	à l'hôpital
Blennorrhagie .	12405	2443	14848 (1)	305719	73663	24	30
Chancre mou et complications	2878	729	3607 (2)	64991	26985	22	35
Syphilis.	2905	1967	4872 (3)	81068	82214	29	41

Ces maladies sont assez rarement cause d'élimination par réforme, ainsi que l'indique la statistique médicale correspondant à ces trois dernières années :

	1888	1889	1890	TOTAL
Syphilis tertiaire	14	20	18	52
Blennorrhagie chronique.	1	2	4	7
Arthrite blennorrhagique.	»	4	»	4
Ophtalmie blennorrhagique	»	2	1	3
Cicatrices étendues, suites de chancre phagédénique.	»	2	»	2
Totaux.	15	30	23	68

Il est impossible de déterminer la fréquence des maladies vénériennes dans l'armée, comparativement à la population civile; car nous ne connaissons nullement la proportion des atteintes occasionnées dans cette population par ces maladies. L. Colin incline à croire que si des visites, analogues à celles qui sont pratiquées pour les soldats, étaient prescrites dans les grandes villes à l'égard des jeunes gens de la population civile, si l'on recherchait combien sont atteints de syphilis parmi les individus de 20 à 25 ans, à Paris, à Marseille, à Lyon, dans ces localités où les maladies vénériennes sont à leur maximum de fréquence, on

(1) Dont 329 récidivistes.
(2) 31 hommes sont entrés deux fois à l'infirmerie et à l'hôpital.
(3) Dont 279 doubles emplois

arriverait à constater que ce mal n'est pas plus commun dans l'armée que dans les autres classes de la société de ces différentes villes.

II. — **Variations suivant les années, les corps d'armée, les garnisons, les armes, etc.** — La proportion des maladies vénériennes parmi les soldats offre des variations assez considérables suivant les années, fait sur lequel E. Mathieu a eu soin d'appeler l'attention. Cet auteur a démontré particulièrement l'influence qu'ont eue les expositions universelles de Paris en 1867 et 1878 sur la fréquence de ces maladies, en faisant affluer vers la France et la capitale une population étrangère et indigène considérable.

La morbidité par maladies vénériennes offre des différences sensibles suivant les différents corps d'armée. Ainsi, ce sont les corps d'armée du Centre et du Nord de la France qui sont les moins atteints. Le gouvernement militaire de Paris et les corps d'armée du Midi et l'Algérie sont les plus éprouvés par elles. « Il semble, dit E. Mathieu, que ces affections nous envahissent par la périphérie. » Cette particularité paraît se rattacher au mouvement considérable qui se produit dans les ports et dans les villes du littoral, de même que dans la capitale.

D'une façon générale, ce sont les villes de garnison les plus peuplées qui comptent la plus forte proportion de vénériens. Il en est de même pour les camps permanents et pour les places fortes.

Les chiffres suivants indiquent la proportion des vénériens pour 1000 malades entrés aux hôpitaux en 1888 :

Villes de garnison de plus de 100000 habitants		. . . .	136
— — de plus de 10000	—	. . . .	102
— — de moins de 10000	—	. . . .	85

Ce n'est pas seulement en nombre, mais en gravité, que les maladies vénériennes présentent une prédominance marquée dans les villes populeuses, comme Didiot l'a démontré pour les troupes de la garnison de Marseille, où, aux dangers habituels de contamination vénérienne dans un grand centre il faut joindre l'influence produite par l'introduction des formes les plus graves de la syphilis par les marins du commerce.

Enfin, la proportion des maladies vénériennes varie selon les différentes armes. C'est ce qu'indique le tableau suivant, dans lequel j'ai relevé, d'après la statistique médicale de l'armée, cette proportion pour 1000 hommes, pendant la période triennale 1888-89-90 :

	1888	1889	1890
Sapeurs-pompiers	181.6	182.6	143.5
Tirailleurs algériens	121.2	107.7	100.7
Spahis	91.4	66.9	95.0
Chasseurs d'Afrique	82.6	88.1	72.1
Garde républicaine	74.7	94.8	72.3
Zouaves	65.3	71.5	51.5
Infirmiers	60.3	51.4	46.2
Commis et ouvriers d'administration	60.3	63.9	60.3
Cavalerie	40.2	47.5	43.4
Infanterie	39.3	38.7	37.6
Chasseurs à pied	33.5	34.0	32.8
Compagnies de discipline	31.4	26.1	25.3
Prisons, pénitenciers / Ateliers de travaux publics	18.0	15.2	27.1
TOTALITÉ DE L'ARMÉE	46.5	45.8	43.8

L'extrême fréquence des maladies vénériennes chez les sapeurs-pompiers et chez les gardes républicains est une conséquence de leur séjour à Paris.

Immédiatement après les sapeurs-pompiers viennent les corps permanents d'Afrique, les tirailleurs algériens, les zouaves, les chasseurs d'Afrique et les spahis ; les régiments étrangers et les bataillons d'infanterie légère sont relativement épargnés, grâce à leur éloignement des grandes villes et à leur résidence dans de petites postes, où la prostitution est facilement surveillée et où les occasions d'infection sont rares.

Les compagnies de discipline présentent un assez grand nombre de syphilis contractées, pour la plupart, avant l'incorporation, mais ont peu de chancres mous et d'uréthrites.

Les conditions sont les mêmes pour les prisons militaires, les pénitenciers et les ateliers de travaux publics.

La fréquence des maladies vénériennes suivant les armes dépend en grande partie, comme l'a remarqué L. Colin, du degré plus ou moins élevé de bien-être du soldat, lui permettant de satisfaire plus facilement aux entraînements de la vie de garnison. Ainsi, ce sont les corps qui ont la solde la plus forte qui paraissent les plus atteints (sapeurs-pompiers, gardes républicains); en général, dans les régiments, ce sont les hommes qui ont le plus d'occasions de sortir de la caserne et de vivre au dehors qui offrent la plus forte proportion de vénériens, comme les ordonnances, les musiciens, les ouvriers des compagnies hors rang.

En Algérie, le chiffre des atteintes par maladies vénériennes s'élève quelquefois considérablement; la moyenne journalière de ces maladies devient plus que double de la moyenne de celles qui surviennent dans les garnisons de France. Cette fréquence du mal dans notre colonie africaine a presque toujours correspondu aux années de disette, occasionnant une émigration de la population indigène dans les villes.

Dans les différentes campagnes auxquelles a pris part l'armée française, le chiffre des maladies vénériennes a toujours été considérable, comme l'ont observé Castano en Chine, Libermann au Mexique et Arnould en Algérie (1).

Bien que ces affections se présentent journellement, dans les infirmeries et dans les hôpitaux, à l'observation du médecin militaire, comme leur étude clinique n'offre aucune particularité propre à la pathologie du soldat, nous renverrons pour cette question le lecteur aux ouvrages et aux traités spéciaux.

III. **Étiologie.** — Le soldat, par suite de son âge, de son séjour dans les grandes villes et des entraînements de la vie de garnison, enfin du célibat, qui est la conséquence presque forcée de la vie militaire, est particulièrement exposé aux maladies vénériennes.

De plus, les exemples de transmission accidentelle de la syphilis ne sont pas rares dans l'armée, par suite de l'usage commun de certains objets (cuillers, verres, quarts, pipes, etc.). Enfin une pratique assez répandue parmi les militaires comme parmi les marins constitue certainement une cause assez commune

(1) Lagneau, *Recherches sur les maladies vénériennes* (*Annales d'hyg. et de méd. lég.*, 1867, 2e série, t. XXVIII).

de contamination syphilitique, nous voulons parler du *tatouage*.

Quelques médecins militaires ont appelé l'attention sur plusieurs cas de syphilis consécutive à cette opération, et dans lesquels l'inoculation de la maladie a eu lieu par l'intermédiaire du sang ou de la salive d'un sujet syphilitique.

Dans le premier cas, c'est l'aiguille qui sert à l'inoculation de la matière colorante qui peut être souillée par du sang provenant d'un sujet syphilitique existant parmi les hommes qui se soumettent successivement au tatouage.

Dans le second cas, et c'est ce qui a lieu le plus fréquemment, c'est l'opérateur lui-même qui est syphilitique et qui transmet la maladie aux hommes sur lesquels il pratique le tatouage. Voici comment a lieu cette transmission : l'opérateur a souvent recours à sa salive, soit pour délayer la matière colorante qui sert au tatouage, soit pour faire pénétrer cette substance dans la peau en passant le doigt mouillé à la surface des piqûres ; si par hasard il est syphilitique et est porteur de plaques muqueuses dans la bouche, la salive pourra communiquer facilement le virus syphilitique aux sujets inoculés (1).

L'armée constitue un moyen excessivement favorable à la propagation des maladies vénériennes. C'est pourquoi, depuis la grande invasion de la syphilis en Europe à la fin du XVe siècle, on a attribué avec raison aux mouvements de certaines troupes l'importation de la maladie dans plusieurs pays. « C'est ainsi, dit L. Colin (2), qu'en Suède et en Norvège le *Radezyge* a pris son extension principale en 1766, époque à laquelle les troupes suédoises revenaient de la guerre de Sept ans ; la *syphiloïde* du Jutland est devenue plus commune en 1817, à la rentrée des troupes qui avaient contribué à envahir la France ; la *syphiloïde* de Courlande et de Lithuanie a été importée en 1751 par les troupes russes ; le *Scherlievo* ou *mal de Fiume*, par des soldats

(1) Voy., pour l'étude de cette question : Hutin, *Recherches sur le tatouage* (*Bulletin de l'Acad. de médecine*, 18 janvier 1853) ; — Robert, *Inoculation syphilitique accidentellement produite par le tatouage* (*Rec. de mém. de méd. mil.*, 1879, p. 609) ; — Lacassagne et Magitot, art. TATOUAGE du *Dictionnaire encycl. des sciences méd.*, 1886, 3e série, t. XVI, p. 95.

(2) L. Colin, art. QUARANTAINE du *Dictionnaire encycl. des sciences méd.* 3e série, t. I, 1882, p. 166.

de marine; la *Frenga* ou *mal de Serbie*, en 1810, par les troupes russes et turques. »

Enfin les guerres de la Révolution et de l'Empire, nos guerres contemporaines à l'intérieur et à l'extérieur de l'Europe, sans parler des relations internationales, ont facilité nécessairement la dissémination des maladies vénériennes dans notre pays.

IV. **Prophylaxie.** — L'armée bénéficie naturellement des mesures de police sanitaire appliquées dans les villes de garnison pour prévenir, dans la population, la production des maladies vénériennes, mesures qui, comme on sait, sont représentées par l'examen médical des prostituées et la répression de la prostitution clandestine.

Et, ce qui le démontre, c'est que dans les pays et dans les villes où ces mesures sont sérieusement prises, on constate, relativement aux autres contrées et aux autres localités, une fréquence beaucoup moindre de ces affections parmi les militaires comme parmi les civils.

D'après les chiffres recueillis par Lagneau (1) en 1866, alors que la proportion des vénériens dans l'armée en Angleterre, où la prostitution n'était pas surveillée, s'élevait à 318 pour 1000 hommes d'effectif, elle était de 113 dans l'armée française et seulement de 90 dans l'armée belge, grâce à l'emploi des mesures sanitaires applicables à la syphilis en Belgique et en France.

En 1868, Jeannel (2) a démontré, en utilisant les documents militaires relatifs aux grandes villes de France, que, dans chaque garnison, les atteintes étaient d'autant moins nombreuses que les visites médicales étaient mieux faites.

De son côté, Mauriac (3) a constaté pour la ville de Paris que les maladies vénériennes ont diminué, depuis 1871, par la répression énergique de la prostitution clandestine.

Enfin Garin (4) a noté pour Lyon que le nombre des militaires

(1) Lagneau, *Recherches comparatives sur les maladies vénériennes dans les différentes contrées* (*Bulletin de l'Académie de méd.*, décembre 1866).

(2) Jeannel, *De la Prostitution dans les grandes villes au* XIX*e siècle*, Paris, 1868.

(3) Mauriac, *Diminution des maladies vénériennes dans la ville de Paris, depuis* 1870-1871, Paris, 1875.

(4) Garin, *Du Service sanitaire de Lyon*, 1879.

infectés, qui était en 1860 de 12 pour 100 hommes d'effectif, a été successivement réduit les années suivantes à 10 et à 6; en 1877, il n'était plus que de 1 à 2 pour 100. Cette diminution des maladies vénériennes dans cette garnison a coïncidé avec l'application des mesures propres à surveiller la prostitution.

Les réformes introduites de 1858 à 1860 dans le service sanitaire en Belgique par Wlemink ont eu pour effet de diminuer de 26 0 0 le nombre des vénériens dans l'armée.

La même constatation a été faite aux États-Unis, en 1865, par Barnes et par Wodward, pour certaines villes de garnison où la prostitution a été réglementée (1).

Il en a été ainsi en Angleterre. Une loi fut promulguée, le 11 juin 1866 (*Act for the better preventions of contagious diseases at certain naval and military stations*), qui eut pour but de prévenir les maladies vénériennes dans l'armée et dans la marine. Elle fut seulement appliquée en 1867 dans cinq villes, en 1868 dans dix, en 1870 dans quatorze. Pendant cette période, la proportion des chancres tomba à 87 pour 1000 dans les localités surveillées, tandis qu'elle était de 113 dans les autres.

Malheureusement, même encore actuellement en France, il existe bien des villes de garnison où la visite sanitaire des prostituées ne se fait pas régulièrement et où la prostitution clandestine n'est nullement surveillée ; il serait donc nécessaire de créer dans toutes ces villes des visites sanitaires qui seraient instituées par l'État et qui présenteraient dans toute la France une organisation et un fonctionnement uniformes.

Il ne suffit pas, pour enrayer les maladies vénériennes, de soumettre les prostituées à des visites sanitaires ; il faut encore étendre cette surveillance aux hommes qui peuvent être également les agents de propagation de ces maladies, et principalement aux militaires et aux marins.

Autrefois, une punition d'un mois de consigne était infligée indistinctement à tous les vénériens sortant des hôpitaux, punition qui avait l'inconvénient de pousser les hommes à ne pas

(1) Voy. art. SYPHILIS du *Dictionnaire encycl. des sciences méd.*, 1884, 3e série, t. XIV, p. 464.

déclarer leur maladie et à réclamer clandestinement le secours des empiriques.

L'Arrêté ministériel du 10 mai 1842 (1), relatif aux *mesures prophylactiques à prendre contre les maladies syhilitiques et cutanées*, a supprimé cette punition et a prescrit l'admission, au compte de la guerre, dans les hôpitaux civils, des militaires de la réserve et de ceux en jouissance d'un congé provisoire de libération (2).

Le *Règlement sur le service intérieur des corps de troupes du 20 octobre 1892* prescrit (art. 71) au médecin-major de faire des visites mensuelles des caporaux et des soldats pour reconnaître les maladies contagieuses ; ces visites ont lieu en présence des officiers de semaine ; le médecin-major prend à cet effet les ordres du colonel.

Les hommes rentrant des hôpitaux, de congé ou de permission, sont présentés à la visite du médecin le lendemain de leur arrivée.

Aucun homme ne doit quitter le corps par permission, congé, réforme ou retraite, sans avoir été visité par le médecin, afin que les militaires atteints de maladies contagieuses soient traités avant leur départ.

Les mêmes prescriptions ont été étendues aux hommes de

(1) Voy. *Journal milit. officiel*, édition refondue, 1872, t. IV, p. 87.

(2) Voici les principales dispositions de cet arrêté :

« Art. 1er. — Tout militaire atteint de syphilis (ou de gale) doit immédiatement, en faire la déclaration au chirurgien du corps ; il n'encourt aucune punition s'il se présente spontanément et dès l'apparition des premiers symptômes de la maladie.

« Art. 2. — Tout sous-officier, brigadier, caporal ou soldat reconnu atteint d'une affection vénérienne (ou cutanée), dont la gravité révélerait que l'apparition de la maladie primitive remonte à plus de quatre jours, sans que le malade ait pu s'y méprendre, sera traité à la salle des consignés, si son état le permet ; il sera en outre puni, à sa sortie de l'hôpital, d'un mois de consigne, pour ne pas s'être présenté, dès le début de la maladie, à la visite du chirurgien du corps.

« Art. 5. — Quand un corps quitte une garnison, le commandant, avant le départ, et le jour qu'il juge convenable, fait passer à la visite médicale les militaires qui déclarent être atteints de syphilis ; ces malades sont immédiatement dirigés sur l'hôpital du lieu.

« Art. 7. — Les vénériens pourront être logés dans les hospices civils des communes, où ils devront coucher et séjourner, si elles possèdent des établissements de ce genre.

« Art. 8. — Tout brigadier, caporal et soldat partant de son corps pour voyager isolément, sera soumis, avant son départ, à une visite sanitaire, à l'effet de s'assurer s'il n'est atteint ni de Maladie vénérienne ni de gale. Cette visite sera constatée par un certificat du médecin, qui sera visé par l'officier supérieur commandant et annexé à la feuille de route du militaire. »

l'armée de mer (*Décision du ministre de la marine du 28 janvier 1843*). Actuellement, tout syphilitique en traitement sur un navire arrivant dans un port est consigné à bord ou envoyé d'urgence à l'hôpital.

Il est bien regrettable que ces mesures ne s'étendent malheureusement pas encore à la marine marchande et même étrangère. Car cette dernière catégorie de marins constitue dans nos principales villes du littoral une cause d'autant plus puissante d'importation des maladies vénériennes qu'elle offre un effectif relativement élevé par rapport au personnel de la marine de l'État (1).

Le Congrès international de 1867 a donné sa pleine approbation au principe des visites sanitaires applicables aux militaires et aux marins (2).

Les exemples d'infection syphilitique causée par le tatouage sur les soldats, et sur lesquels nous avons appelé plus haut l'attention, rendent nécessaire l'interdiction, dans notre armée, de cette pratique absurde et qui doit être abandonnée aux peuplades sauvages de l'ancien et du nouveau continent.

(1) Voy. Le Roy de Méricourt, *Étude critique des mesures prophylactiques contre les maladies vénériennes, proposées spécialement pour les marins* (*Gaz. hebd.* 1868).

(2) Voy. *Prophylaxie internationale des maladies vénériennes* (Congrès méd. int. de Paris, 1867).

CHAPITRE II

LES MALADIES ALIMENTAIRES

Les maladies causées par une nourriture insuffisante ou défectueuse sont devenues actuellement rares dans notre armée, grâce aux améliorations qui ont été introduites dans la composition du régime alimentaire du soldat.

Elles ont surtout été observées dans les armées en campagne ; la plupart ont disparu aujourd'hui ; nous nous contenterons de mentionner parmi elles :

La *lèpre*, qui, après avoir été propagée en Europe par les croisés et avoir fait de grands ravages, aussi bien parmi les soldats que parmi les populations des villes et des campagnes, principalement aux XIIe et XIIIe siècles, a disparu depuis longtemps de notre pays et ne s'observe plus guère aujourd'hui que dans certaines contrées éloignées du territoire français (Égypte, Grèce, Norwège, Mexique (1) ;

L'*ergotisme gangréneux*, qui a régné au moyen âge dans quelques provinces françaises (Flandre, Aquitaine, Lorraine, Dauphiné) et l'*ergotisme convulsif*, qui a donné lieu pendant les XVIe, XVIIe et XVIIIe siècles, dans quelques contrées européennes (Silésie, Russie, Bohême, Saxe, Suède, Hanovre, Lombardie), à des épidémies meurtrières, dont plusieurs s'étendirent à certaines armées, telles que l'armée russe (2) ;

La *pellagre*, qui, à la fin du XVIIIe siècle, envahit le midi de l'Europe, d'abord l'Espagne et l'Italie, puis la France, où elle sévit particulièrement dans les Landes, la Gironde et la Champagne) ;

(1) Voy. Poncet, *De la Lèpre au Mexique* (*Rec. de mém. de médecine mil.*, t. XII, p. 306).

(2) Voy. L. Colin, art. RAPHANIE, du *Dictionnaire encycl. des sciences méd.*

L'*acrodynie*, affection d'origine inconnue, mais qui a été considérée comme une maladie alimentaire, à cause des analogies que sa symptomatologie a paru offrir avec celles de l'ergotisme et de la pellagre ;

Le *scorbut*, autrefois très commun dans les armées, et qui, bien qu'il tende à disparaître actuellement de notre pays, peut encore s'observer exceptionnellement parmi les soldats ;

Enfin la *fièvre de famine* (ou *typhus famélique*), qui a sévi à plusieurs reprises dans l'armée comme dans la population, pendant les périodes de disette et de guerre du moyen âge, et qui figure dans la pathologie militaire comme une des principales maladies obsidionales (Naples, 1528 ; Mayence, 1793 ; Torgau, 1813 ; Metz et Paris, 1870). L'étude de cette maladie a été faite par nous (voy. Typhus) ; nous n'avons pas à y revenir ici.

Il nous paraît inutile, dans ce travail essentiellement pratique, de nous occuper de ces maladies alimentaires, aujourd'hui complètement éteintes, et que, comme la *lèpre* et la *pellagre*, le médecin militaire n'a plus l'occasion d'observer pendant le cours de sa carrière.

Nous consacrerons seulement, dans cette partie de notre ouvrage, quelques pages à l'*acrodynie*, cette affection si étrange qui, après avoir été signalée à l'état épidémique dans l'armée au commencement du XIXe siècle, a semblé faire de nouvelles apparitions dans diverses garnisons et sous l'influence de conditions encore bien obscures et indéterminées.

Nous réserverons une place plus vaste au *scorbut*, qui, comme nous le verrons bientôt, s'observe encore aujourd'hui dans certaines troupes, où il occasionne chaque année quelques entrées aux hôpitaux. Il en sera de même de l'*alcoolisme*. Nous donnerons également un certain développement à l'étude des *intoxications alimentaires*, observées accidentellement parmi les soldats, et dont un certain nombre d'exemples ont été constatés encore récemment dans quelques corps de troupes et ont été l'objet de recherches très intéressantes de la part de quelques-uns de nos confrères de la médecine militaire.

A. — Considérations sur le régime alimentaire du soldat français.

Le régime alimentaire du soldat français laisse actuellement bien peu à désirer, sous le rapport de la quantité et de la qualité.

On sait que depuis le 1er juillet 1873 la ration réglementaire, sur le pied de paix, est composée de la façon suivante :

Pain, 1 kilogr. (750 gr. de pain de munition et 250 gr. de pain de soupe) ;
Viande, 300 gr. (désossée, 180 grammes) ;
Légumes frais, 100 gr.
Légumes secs, 30 gr.
Sucre, 5 gr.
Café, 5 gr.

En campagne, cette ration est la suivante :

Pain, 1000 grammes ou 750 gr. de biscuit ;
Viande fraîche 300 gr. (désossée 180 gr.)
Viande de conserve, 200 gr.
Légumes secs, 60 gr.
Sucre, 21 gr.
Café, 16 gr.

La seule critique qui ait été faite à ce régime au point de vue de sa composition et de son pouvoir nutritif, est relative à l'insuffisance de la viande, dont la quantité, suivant le désir exprimé par la plupart des hygiénistes modernes (1), aurait besoin d'être augmentée de 50 grammes, surtout dans les circonstances (marches militaires, exercices, manœuvres) où l'on exige du soldat un travail plus pénible.

Le Décret du 26 octobre 1883 sur le service en campagne donne fort heureusement au ministre de la guerre et au général en chef le pouvoir de modifier et même d'augmenter la composition des rations affectées à chaque homme sur le pied de guerre. En effet, l'article 95 est ainsi conçu : « Lorsqu'une armée doit entrer en campagne, le ministre de la guerre détermine le tarif (en rations) qui devra lui être appliqué ; il fixe le nombre et

(1) Voy. Morache, *Traité d'hygiène militaire*, 2e édition, 1886, p. 523.

la composition des rations affectées à chaque grade. Le Général en chef peut apporter des modifications à ce tarif et autoriser les substitutions que les ressources du pays rendent nécessaires. Il peut aussi ordonner des distributions extraordinaires, lorsque l'état de fatigue des troupes l'exige. »

Même en temps de paix, sur l'ordre du ministre ou des généraux commandant les corps d'armée, les troupes peuvent recevoir une ration de vin de 25 centilitres ou une ration d'eau-de-vie de un seizième de litre, qui leur est délivrée à titre hygiénique. Pendant les grandes manœuvres, le général directeur peut allouer une ration de vin, et les troupes bivouaquées ont droit à une allocation d'eau-de-vie.

Enfin, depuis quelques années, grâce à l'introduction dans notre armée du système de l'alimentation variée, les inconvénients, qui semblaient résulter, pour la santé du soldat, de l'uniformité du régime alimentaire, ont disparu, et à la monotonie de la gamelle remplie d'un mélange de soupe à la viande, avec addition de pain et de légumes, ont succédé les repas constitués par différents mets (1).

En temps de paix, le service des vivres ne fournit aux corps de troupes que le pain et le café ; mais parfois le premier est remplacé par une ration mixte de 620 grammes de pain et de 100 grammes de biscuit (*Décision du 1er octobre 1880*), afin de consommer les approvisionnements constitués dans les magasins pour le temps de guerre.

A la viande achetée, comme les autres denrées, par les troupes elles-mêmes, sont quelquefois substituées des conserves de bœuf ou de lard salé provenant de ces approvisionnements.

Les caporaux et soldats d'une même compagnie mettent en commun leurs ressources alimentaires (moins le pain et le café) et constituent ainsi une véritable association qu'on désigne dans l'armée sous le nom d'*ordinaire*, qui a des recettes et des dépenses, qui est gérée par le commandant de la compagnie et surveillée par le chef de bataillon.

Il y a pour tout le régiment une commission dite *des ordi-*

(1) Voy. Schneider, *l'Alimentation variée dans l'armée* (*Archives de méd. mil.*, 1885, mém. couronné par l'Académie de mmédeine, prix Vernois, 1885).

naires, composée de trois à cinq officiers, et qui a dans ses principales attributions la passation des marchés et la réception et la surveillance des denrées.

Il existe dans notre armée de nombreuses prescriptions réglementaires, pour assurer la bonne qualité des vivres distribués aux troupes, aussi bien en temps de paix qu'en temps de guerre. Nous nous bornerons à reproduire ici les suivantes (1) :

« Art. 377. — Les denrées achetées par la commission des ordinaires sont reçues par le capitaine de semaine de cette commission. Le médecin du corps qui fait partie de la commission doit être appelé à se prononcer sur la qualité des denrées quand elle fait naître des doutes.

« Art. 385. — Lorsque les conserves de viandes ou de légumes sont reconnues avariées lors de leur mise en consommation, elles peuvent être échangées immédiatement.

« Art. 386. — La viande doit avoir une couleur rouge vif qui dénote sa fraîcheur, être ferme sans être dure, entremêlée de graisse ; d'une odeur presque nulle et n'offrir aucune partie saignante, gluante, livide ou blafarde.

« Les viandes salées, qui sont distribuées quelquefois en remboursement de viande fraîche, ne doivent jamais être mises en consommation qu'après un examen attentif. Elles doivent toujours être soumises à une cuisson complète.

« Art. 397. — Le médecin est appelé devant la commission des ordinaires pour se prononcer sur la qualité des denrées, quand elle fait naître des doutes; et il s'en assure surtout avant les distributions, quel que soit le mode de fourniture. Cette prescription est essentielle en ce qui concerne la viande. »

Certaines mesures sont également prises dans l'armée pour pourvoir les troupes d'un approvisionnement d'eau de bonne qualité et pour éviter les accidents et les maladies qui peuvent résulter de l'usage d'eaux malsaines ou suspectes.

« Art. 358. — Toutes les fois que l'eau n'est pas irréprochable, elle est filtrée ou soumise à l'ébullition.

« Lorsqu'il y a dans une caserne de l'eau de diverses provenances, l'eau de boisson et l'eau de lavage sont indiquées par des écriteaux explicites.

« Pendant la saison des chaleurs et quand on est obligé de faire bouillir l'eau, il est avantageux de ne la laisser consommer que sous forme d'infusion de thé ou de café qui constitue une boisson rafraîchissante et tonique.

(1) Voy. Décret du 20 octobre 1892 *sur le Service intérieur des troupes d'infanterie* (*Journal militaire officiel*).

« Il est interdit de boire à la cruche dans les chambres : on doit toujours se servir des quarts. La cruche doit être rincée avec soin avant d'être remplie ; elle est toujours munie d'un couvercle. »

B. — L'ACRODYNIE.

Le terme d'acrodynie (ἄκρος, extrémité, ὀδύνη, douleur), proposé par Chardon (1), a été appliqué à une maladie jadis observée parmi les soldats et caractérisée principalement par des élancements douloureux dans les mains et dans les pieds.

I. **Evolution épidémique dans les milieux militaires.** — La première épidémie d'acrodynie a été constatée à Paris en 1827-28 ; elle sévit d'abord parmi les malades de l'hospice Marie-Thérèse, situé dans le quartier de l'Observatoire, puis s'étendit aux casernes et aux divers quartiers de la rive gauche de la Seine. 4000 personnes furent atteintes de la maladie en moins de six mois ; l'épidémie cessa pendant l'hiver, pour réapparaître au printemps, précisément dans les casernes qui avaient été frappées l'année précédente. Alors, elle se propagea à la banlieue de la capitale et envahit surtout les garnisons de Meaux, de Coulommiers, de Saint-Germain et de Corbeil (2).

L'affection observée dans les garnisons anglaises du Bengale, en 1830-31-32, offrit une grande analogie avec l'acrodynie (3).

En 1844-45-46, plusieurs cas de cette maladie furent constatés dans la population de Bruxelles et parmi les prisonniers de Saint-Bernard, de Namur et de Gand (4).

Pendant la guerre de Crimée, Tholozan (5) eut à traiter dans les hôpitaux de Constantinople des militaires atteints d'acrodynie qui avaient pris part, presque tous (19 sur 20), aux expéditions militaires, et sur lesquels plus de la moitié (12 sur 20) étaient convalescents de choléra. Cet observateur fut frappé surtout des

(1) Chardon, *De l'Acrodynie* (Revue médicale, 1830, t. III, pp. 51 et 374).

(2) Voy. Chomel, *Bul. de l'Acad. de méd.*, 1828 ; — Miramond, *Dissertation sur l'affection épidémique qui s'est manifestée à la caserne de Lourcine en septembre 1828* (thèse de Paris, 1829).

(3) *Ballingall, Outlines of military Surgery*, 1855.

(4) Vleminck, *Rapport sur les relations de l'épidémie de Saint-Bernard, sur celle de la maison de détention de Namur et sur celle de la prison de Gand* (*Rec. de l'Acad. royale de méd. de Belgique*, 1845 à 1846, t. V, p. 411).

(5) Tholozan, *De l'Acrodynie qui s'est montrée en octobre et novembre 1854 à l'armée d'Orient* (*Gaz. méd. de Paris*, 1861, p. 461.)

différences qu'offraient ces malades avec ceux qui présentaient des accidents attribuables au froid ou au scorbut. Cependant, comme L. Colin l'a fait observer avec raison, les symptômes présentés par les premiers offraient peu d'analogie avec ceux qui avaient été notés à Paris pendant l'épidémie de 1828.

L'acrodynie s'est manifestée quelquefois dans l'armée à l'état sporadique ; tels sont les cas qui ont été signalés en 1862 dans les garnisons de Lyon par Barudel (1) et de Nancy par Saucerotte (2). On a attribué alors son développement à une irritation de nature rhumatismale ou autre de la moelle épinière.

Pour les cas observés à Lyon, la cause invoquée par Saucerotte a été l'étirage de la soie, opération à laquelle se livraient les malades détenus à la prison militaire.

Une petite épidémie d'acrodynie a été observée par Bresson (3) en 1866 au Mexique sur les troupes françaises d'origine algérienne ou mexicaine ; cet auteur a montré avec soin l'analogie remarquable des symptômes qu'offraient les malades traités par lui, avec ceux qui avaient été notés pendant l'épidémie parisienne de 1828.

En 1871, Treille a assisté au développement de nombreux cas d'acrodynie parmi les troupes d'une colonne expéditionnaire en Algérie ; enfin, en juillet et août 1874, Bodros (4) a observé 14 cas d'acrodynie parmi les soldats du 87e régiment d'infanterie, au camp de Satory.

En résumé, à part l'épidémie qui a sévi en 1828 sur la garnison de Paris, dans la caserne de la Courtille, où, sur 900 hommes, 560 furent atteints, l'acrodynie n'a jamais offert un grand développement dans l'armée française. C'est pourquoi, nous ne lui consacrerons qu'une étude assez succincte dans ce travail.

II. **Etiologie.** — L'étiologie de l'acrodynie est très obscure.

Certains auteurs ont considéré cette maladie comme résultant

(1) Barudel, *Recherches sur l'acrodynie sporadique* (*Rec. de mém. de méd. mil.*, 3e série, t. V, p. 367.

(2) Saucerotte, *Observation d'acrodynie sporadique* (*Gazette méd.*, 1862, p. 716).

(3) Cité par A. Laveran, *Contribution à l'étude de l'acrodynie* (*Rec. de mém. de méd. mil.*, 1876, p. 113).

(4) Bodros, *Relation d'une petite épidémie d'acrodynie* (*Rec. de mém. de méd. mil.*, 1875, t. XXVI, p. 428).

d'un vice dans l'alimentation. Récamier (1) l'a attribuée à la mauvaise qualité de pommes de terre distribuées aux troupes; Dance, Genest, Cayol l'ont envisagée comme résultant de l'ingestion d'un pain de munition fabriqué avec des farines avariées.

Rayer l'a considérée comme une sorte de pellagre; Trousseau et Pidoux comme n'étant pas autre chose qu'une forme de l'ergotisme convulsif, opinion contre laquelle se sont élevés la plupart des médecins militaires, en s'appuyant sur les caractères différentiels qu'offrent les deux affections.

D'autres ont fait intervenir certaines conditions défectueuses et anti hygiéniques de la vie militaire : l'exposition à l'humidité, les nuits passées en plein air pendant les gardes (Chardon), l'encombrement et la viciation de l'air dans les casernes, les excès de fatigue, l'influence exercée par l'air chaud et humide sur les détenus travaillant la soie dans la prison militaire de Lyon (Barudel).

III. **Etude clinique.** — L'acrodynie est caractérisée par des troubles *nerveux*, par des troubles *digestifs* et par des *lésions cutanées*.

Parmi les premiers, nous citerons : *certaines altérations de la sensibilité* (engourdissement, picotements, fourmillements et élancements dans les mains et les pieds, ne dépassant pas les malléoles et les poignets et survenant surtout pendant la nuit, hypéresthésie de la plante des pieds telle, que les malades ne peuvent se tenir debout); *des troubles de la motilité* (soubresauts des tendons, crampes, spasmes, sorte de tétanie qui détermine fréquemment l'insomnie, alors que les fonctions intellectuelles restent intactes).

Les *troubles digestifs* offerts par les malades consistent dans de l'inappétence, des nausées, des vomissements, des selles nombreuses, bilieuses, cholériformes ou sanglantes.

Les *lésions cutanées* sont représentées par l'apparition d'un érythème à la paume des mains ou à la plante des pieds, ressemblant à des engelures, et de plaques rougeâtres, nettement déli-

(1) Récamier, *Clinique des hôpitaux*, t. III, p. 393.

mitées comme l'urticaire, suivies quelquefois de véritables ecchymoses (Tholozan); par une coloration brune et même noirâtre de la peau, surtout sensible au cou, sur l'abdomen, autour des articulations ; par un épaississement de l'épiderme sur les pieds et sur les mains, et particulièrement au niveau de la pulpe des doigts, autour des ongles, où l'on voit parfois se détacher de véritables plaques épidermiques.

Les *symptômes généraux* sont beaucoup moins accusés ; ils ne consistent guère que dans un amaigrissement prononcé, avec peu ou pas de fièvre.

La maladie se prolonge trois ou quatre semaines, quelquefois plusieurs mois. Elle détermine rarement la mort.

La convalescence est toujours difficile et les rechutes sont fréquentes (1).

L'acrodynie constitue une maladie spéciale qui offre de nombreux rapports avec *l'ergotisme convulsif* et avec la *pellagre*, mais qui se distingue du premier par l'absence de certains symptômes (convulsions épileptiformes, troubles cérébraux, délire, pustules remplies de sanie fétide) ; et de la seconde, qui est une affection essentiellement chronique, dans laquelle les lésions des téguments n'apparaissent que sur les parties du corps exposées au soleil, ne s'accompagnent point de tuméfaction ni d'élancements douloureux vers les extrémités, et se compliquent fréquemment de troubles cérébraux (délire, lypémanie, monomanie et suicide).

IV. **Prophylaxie.** — Les causes de l'acrodynie étant tout à fait inconnues, il n'est pas possible de déterminer les mesures prophylactiques qu'on peut employer contre cette affection. Heureusement, cette question n'offre actuellement aucune importance dans notre armée, où la maladie a depuis longtemps complètement disparu.

C. — Le scorbut.

I. **Evolution épidémique dans les milieux militaires.** — Le scorbut, jadis si commun dans les armées et surtout dans

(1) Voy. E. Vidal, Art. Acrodynie du *Dictionnaire encyclopédique des Sciences médicales*, 1re série, t. 1er, p. 154.

les équipages de la flotte. est devenu rare parmi les troupes françaises : aussi n'occupe-t-il qu'une place très restreinte dans la pathologie militaire.

Pendant longtemps, cette maladie a constitué pour les marins un véritable fléau.

Jusqu'au commencement du XIXe siècle, elle a sévi sous forme d'épidémies sur la plupart des troupes qui ont pris part aux guerres de siège (1).

De 1791 à 1815, pendant les campagnes de la République et de l'Empire, son rôle pathologique a paru plus effacé dans l'armée française. ce qui tient, comme l'a remarqué L. Colin, aux conditions mêmes de la guerre sous forme d'expéditions et de marches rapides, sans temps d'arrêt prolongé par des sièges ou des blocus.

En 1847, année de disette pour une grande partie de l'Europe, le scorbut prit dans le nord-est de la France une certaine extension et atteignit principalement les garnisons de Metz, Givet, Maubeuge, ainsi que les hôpitaux militaires de Paris [Maupin (2), Fauvel (3), L. Laveran (4)]. Quelques foyers reparurent en 1853-1854 dans la prison de Strasbourg [Forget (5) et Schutzenberger (6)] et dans la prison et le dépôt de mendicité de Roanne (Lavirotte) (7).

A une époque plus rapprochée de nous, le scorbut a sévi cruellement sur les troupes alliées en Crimée (1854-1855) (8). Dans l'armée française seule, il donna lieu à 23365 atteintes, sur lesquelles 639 furent mortelles, soit 1 cas de scorbut sur 320 hommes d'effectif (Scrive) (9). Le chiffre des scorbutiques traités dans les hôpitaux de Constantinople s'éleva en 1855 à 14879, dont 1407 succombèrent, et, en 1856, à 10295, avec 1509 décès (Fauvel) (10).

A la suite de la guerre d'Orient, plusieurs cas de scorbut

(1) Voy. Hirsch, *Handbuch der Pathologie*. Erlangen, 1860, t. I, p. 532.
(2) Maupin, *Rec. de mém. de méd. milit.*, 3e série, t. III.
(3) Fauvel, *Arch. gén. de méd.*, 1847.
(4) L. Laveran, *Société des Sciences méd. de la Moselle*, Metz, 1848.
(5) Forget, *Gaz. méd. de Paris*, 1853.
(6) Schutzenberger, *Comptes rendus de la clinique médicale*, Strasbourg, 1857.
(7) Lavirotte, *Gazette méd. de Lyon*, 1857.
(8) Cazalas, *Maladies de l'armée d'Orient*.
(9) Scrive, *Relation médico-chirurgicale de la campagne d'Orient*, 1857.
(10) Fauvel, *Gaz. hebd.*, novembre 1857).

observés dans les hôpitaux militaires de Paris (Tholozan) (1). En même temps, cette maladie fit son apparition parmi les troupes réunies au camp de Boulogne (Périer) (2), et dans les camps environnants du Nord (Mangin) (3).

En 1860, le scorbut a éprouvé la garnison de Lille qui, comme l'a noté Arnould (4), avait conservé à ce point de vue une sorte d'imminence morbide.

Des cas ont été signalés en 1870-71 dans la population et dans les armées de Paris (5) et de Metz (6) où, bien que le nombre des atteintes ait été fort restreint, le scorbut a manifestement influencé la mortalité des troupes, par les complications (accidents pulmonaires et intestinaux) qu'il a amenées chez un grand nombre de soldats.

Depuis plusieurs années, on n'observe guère le scorbut dans l'armée française que dans les prisons militaires et plus communément en Algérie, parmi les hommes appartenant aux ateliers de travaux publics et aux pénitenciers ; si bien que la statistique médicale de ces dernières années ne mentionne même plus cette maladie comme cause de morbidité chez les soldats.

Parmi les principales épidémies de scorbut qui ont été observées récemment en France, nous citerons celle qui a atteint en 1871 les détenus politiques enfermés au fort Boyard, près Rochefort (7); et celle qui a eu lieu en 1877 et 1878 parmi les détenus militaires de la prison du Cherche-Midi et du fort de la Briche, près Paris (8).

Les épidémies signalées en Algérie sont beaucoup plus nom-

(1) Tholozan, *le Scorbut dans la garnison de Paris* (*Gaz. méd. de Paris*, 1853).

(2) Périer, *Histoire médicale des camps de Boulogne* (*Rec. de mém. de méd. milit.*, 1855).

(3) Mangin, *le Scorbut dans les camps et les hôpitaux militaires du Nord* (*Gazette hebdomadaire*, 1855).

(4) Arnould, art. FRANCE (*Pathologie*) du *Dictionnaire encycl. des sciences méd.*, 1879, 4e série, t. V, p. 625.

(5) Lasègue et Legroux, *l'Épidémie de scorbut dans les prisons de la Seine* (*Arch. gén. de méd.*, 1874). — Leven, *Une Épidémie de scorbut observée pendant le siège de Paris* (*Gaz. méd. de Paris*, 1871). — Delpech, *le Scorbut pendant le siège de Paris*, Paris, 1871.

(6) Grellois, *Histoire du blocus de Metz*.

(7) Kuhn, *le Scorbut dans les armées, au Congrès d'hygiène de Milan* (*Revue d'hyg.*, 1880, p. 923).

(8) A. Laveran, *Du Scorbut* (*Arch. de méd. milit.*, 1889, t. III, p. 338).

breuses; nous mentionnerons celles qui ont eu lieu en 1874 parmi les hommes appartenant à l'atelier de travaux publics de Cherchell (1); en 1877 et 1878 parmi les hommes du pénitencier de Bône; en 1879 et 1880 dans les ateliers de travaux publics sur la route de Guelma à Aïn-Beïda et au camp de Krenchela.

Enfin, plus récemment, trois petites épidémies de scorbut ont été observées, la première en 1883, à l'atelier de travaux publics numéro 3, à Oran (19 cas); la seconde parmi les détenus employés aux travaux du chemin de fer de Ras-el-Ma (16 cas); la troisième en 1890, chez les hommes employés à la construction d'un bordj à Ouargla.

Les épidémies de scorbut sont limitées dans l'armée à un groupe restreint d'individus vivant dans les mêmes conditions et atteints tous par la maladie, sauf quelques sujets qui, comme les officiers, tout en étant placés dans le même milieu, sont préservés, grâce à leurs ressources personnelles et à leur alimentation moins défectueuse.

Ces épidémies surviennent généralement pendant l'hiver; cependant quelques-unes ont été observées pendant l'été et l'automne et ont coïncidé avec une sécheresse marquée et l'absence de pluies; ainsi, Scrive (2) a noté la recrudescence qu'offrit le scorbut pendant l'été de 1855 parmi les troupes françaises en Crimée (5000 cas en trois mois).

Le scorbut est souvent associé, dans les épidémies qui sévissent sur les troupes en campagne et principalement dans les guerres de siège, avec certaines maladies infectieuses, comme le typhus, le choléra, la dysenterie, le paludisme.

Ces épidémies débutent soudainement et frappent un grand nombre d'individus à la fois; c'est ce qui explique pourquoi quelques auteurs, depuis le XVIe siècle jusqu'à nos jours, ont attribué au scorbut un pouvoir contagieux.

Leur durée est excessivement variable; on a considéré le

(1) Voy. Benech, *Epidémie de scorbut dans l'atelier de travaux publics à Cherchell* (*Gaz. hebdomadaire*, 1874); — Hattute, *Note sur le scorbut* (*Rec. de mém. de méd. milit.*, 1875, 3e série, t. XXI, p. 66).

(2) Scrive, *Relation médico-chirurgicale de la campagne d'Orient.*

froid humide, les brouillards, comme aggravant et prolongeant ces épidémies. Elles s'arrêtent rapidement sous l'influence des moyens employés par l'hygiène pour les combattre.

Le chiffre des décès qu'elles déterminent est habituellement assez faible, surtout quand ont été prises en temps opportun les mesures nécessaires pour enrayer leur extension. Le scorbut devient grave par son association aux maladies infectieuses; ainsi, on a constaté en Crimée que le scorbut compliqué de typhus avait été souvent mortel (Marmy) (1).

On sait combien il emprunta alors de gravité aux maladies intercurrentes, comme le choléra et la dysenterie, qui sévirent avec tant de violence sur les troupes alliées.

« Le scorbut, écrivait Maupin (2), est le plus grand fléau des armées en campagne; il amoindrit peu à peu et étouffe même, dans les constitutions les plus vigoureuses, l'aptitude à la résistance, et les livre ainsi, mal défendues, à tout ce qui, en temps de guerre, tend à les ébranler, à les ruiner. Une fois implanté dans une armée, il est tout à la fois la cause, l'accompagnement et le commencement presque obligé de ces maladies, à la gravité desquelles il ajoute la sienne. »

II. **Etiologie**. — Il n'y a aucune maladie dont l'étiologie soit aussi claire que celle du scorbut. Cette affection est certainement causée par une alimentation défectueuse, représentée surtout par le défaut de légumes frais herbacés (choux, salade) ou amylacés (pommes de terre), par la privation de fruits, non-seulement riches en acides ou en sels de potasse, mais encore en eau de végétation, tel que les citrons (L. Colin) (3).

Comme causes prédisposantes, on peut citer l'humidité, dont le rôle, admis par Lind (4) dans le développement du scorbut, se réduit à une influence exercée sur la nutrition en compromettant les fonctions cutanées; le froid, qui favorise la pénurie alimentaire; puis, l'anémie, l'épuisement, la débilitation anté-

(1) Marmy, *Etudes cliniques pour servir à l'histoire du scorbut et du typhus de l'armée d'Orient* (*Rec. de mém. de méd. milit.*, 1859, 2e série, t. I).

(2) Maupin, *Quelques Considérations sur le scorbut épidémique de l'armée d'Orient* (*Rec. de mém. de méd. milit.*, 1860, 3e série, t. III, p. 190).

(3) L. Colin, *Traité des maladies épidémiques*, p. 706.

(4) Lind, *Traité du scorbut*, traduit par Savary, Paris, 1756, 2 vol.

rieure de l'organisme par les fatigues et les privations, les passions tristes, la nostalgie.

Ces conditions peuvent avoir une influence considérable sur le développement de la maladie, comme Maupin l'a noté à l'armée d'Orient, où il a vu les blessés de Crimée, accumulés dans les hôpitaux de Constantinople, devenir scorbutiques, alors qu'ils recevaient pourtant une bonne alimentation, mais où ils étaient soumis à l'encombrement, au froid et à l'humidité pendant la saison d'hiver. Voilà pourquoi cet auteur a cru ne devoir attribuer, dans la production du scorbut en Crimée, qu'un rôle secondaire à l'alimentation, pour réserver la principale influence aux causes débilitantes (froid humide, encombrement, insomnie.)

Le scorbut n'est pas contagieux; les auteurs (Sennert, Boerhaave, Van Swieten, Sauvages), qui ont soutenu une opinion contraire, ont confondu cette maladie avec des stomatites et des angines d'une tout autre nature et se sont appuyés sur la transmissibilité réelle du typhus compliqué de scorbut (L. Colin). C'est à tort que Villemin (1) a considéré le scorbut comme une maladie infectieuse et même contagieuse. Il n'est pas possible d'invoquer pour cette affection l'influence d'un milieu morbigène, d'un miasme scorbutique. Comme l'a démontré avec talent Le Roy de Méricourt (2), le scorbut constitue certainement le type le plus accusé et le mieux connu des maladies alimentaires; il n'est produit que par une seule cause : *la privation des végétaux frais*. Les autres influences invoquées par les auteurs pour expliquer l'apparition de la maladie, et principalement le froid humide, n'interviennent que comme causes adjuvantes, en favorisant, dans certains groupes humains, la pénurie de ces végétaux dans le régime alimentaire.

Dans quelques cas, l'examen minutieux du régime a amené différents observateurs à des découvertes inattendues. Nous citerons, à l'appui de cette affirmation, le fait suivant : En 1879 et 1880, le

(1) Villemin, *Causes et nature du scorbut* (*Bulletin de l'Académie de médecine*, 11 et 18 août 1874).

(2) Le Roy de Méricourt, *Causes et nature du scorbut* (*Bulletin de l'Académie de médecine*, 1874, p. 959).

scorbut régnait sur des hommes des ateliers de travaux publics près d'Aïn-Beida ; les pommes de terre faisaient cependant partie de l'alimentation des condamnés et, au premier abord, ce fait semblait contraire à l'opinion de Bachstrom. Une enquête, faite sur place et avec soin, apprit qu'on distribuait, en effet, des pommes de terre, mais que celles-ci étaient gâtées et si mauvaises que la plupart des détenus les jetaient (Maupetit).

III. **Etude clinique.** — Le nombre des cas de scorbut que nous avons observés dans les hôpitaux militaires est assez restreint ; cependant, nous avons eu l'occasion de traiter, à différentes reprises, soit en France, principalement pendant le siège de Paris, soit en Algérie, des militaires provenant des prisons ou des ateliers de travaux publics, qui offraient des symptômes bien accusés de cette affection.

Les auteurs distinguent, dans la symptomatologie du scorbut, un certain nombre de périodes, pendant lesquelles la maladie est de plus en plus accusée. A l'exemple de Rey (1), nous en distinguerons trois : 1° *période de début*, pendant laquelle la santé commence à s'altérer sensiblement ; 2° *période d'état*, caractérisée par une détérioration profonde de l'organisme ; 3° *période de terminaison*, voisine de la mort, si la maladie est abandonnée à elle-même.

La première période, qui est la plus commune actuellement dans l'armée, est caractérisée par les symptômes suivants :

Couleur jaunâtre du visage, qui est empreint de tristesse ; excavation des yeux, lassitudes spontanées, grande aversion pour tous les exercices, sensibilité exagérée au froid, somnolence pendant le jour, apathie, diminution de l'appétit ; douleurs dans les épaules, la poitrine, les hanches ; parfois oppression très vive ; bouffissure de la face et œdème des malléoles ; sécheresse et rudesse de la peau, qui est flasque et refroidie et offre de petites élevures portant à leur sommet un point vésiculeux jaune rougeâtre ; peau ansérine, piqueté scorbutique apparaissant particulièrement sur les membres inférieurs ; perte de poids et amaigrissement ; engorgement des gencives, apparaissant à la lisière

(1) Rey, Art. SCORBUT du *Dictionnaire de médecine et de chirurgie pratiques*, 1882, t. XXXII, p. 680.

de la muqueuse et dans les intervalles des dents, sous forme de changement de couleur et de consistance ; teinte rouge foncée, puis livide, avec liséré bleuâtre.

Dans la seconde période, ces symptômes deviennent plus intenses : la prostration augmente, des douleurs se font sentir dans la tête et dans les reins ; on constate de la fétidité de l'haleine, des ulcérations des gencives, un dépôt abondant sur les dents de tartre noir. Surviennent en même temps de l'oppression et de la dyspnée. L'œdème des jambes augmente ; on observe du météorisme abdominal, de la constipation, de l'accélération du pouls, avec état fébrile survenant chaque soir ; de l'aggravation des douleurs, de l'insomnie ; bientôt, on voit apparaître autour des malléoles, le long du tibia, sur la face et sur les épaules, de nombreuses ecchymoses, sous forme de plaques ou taches non saillantes, superficielles, bleuâtres ou violacées, de trois centimètres au moins de largeur ; et des indurations constituées par des infiltrations sanguines plus ou moins profondes, des jambes, siégeant principalement dans les muscles des mollets et des cuisses, et rendant la marche difficile et même douloureuse. Enfin, si la maladie n'est pas enrayée dans son développement, surviennent des hémorragies multiples siégeant à la surface des muqueuses gingivale, pituitaire, intestinale ou pulmonaire et qui peuvent déterminer des syncopes souvent mortelles.

Quand des mesures hygiéniques sont prises à temps pour combattre la maladie, le scorbut guérit habituellement avant d'avoir atteint la seconde période ; les gencives redeviennent rosées, le piqueté brunâtre de la peau devient jaunâtre, puis disparaît ; les élevures s'effacent plus tard, longtemps après la cessation des lésions des gencives, et le malade guérit. Il en est de même quand la maladie est parvenue au second degré ; mais quelquefois celle-ci s'aggrave ou passe à l'état chronique et détermine une cachexie opiniâtre.

Les accidents scorbutiques disparaissent dans l'ordre suivant : d'abord les indurations, puis la stomatite et l'induration des gencives ; enfin, le piqueté des jambes, les ecchymoses, la teinte violacée des anciennes cicatrices des jambes (Lalluyeaux d'Ormay).

La dernière période est caractérisée par de l'abattement général, une augmentation notable de l'enflure des pieds et des jambes, qui se couvrent de taches noires, s'étendant les unes vers les autres et donnant à tout le membre l'aspect de sphacèle. La langue est revêtue d'un enduit visqueux et brunâtre ; l'ulcération des gencives s'étend à l'intérieur de la bouche, au voile du palais et même à l'arcade palatine ; on observe de l'ébranlement des dents, des hémorragies, de la bouffissure des paupières, des sueurs abondantes et nauséabondes sur tout le corps, de la diarrhée avec rétention d'urine, de l'oppression et de la dyspnée avec expectoration muco-sanguinolente, noire et fétide. Le pouls est filiforme; il y a de l'anéan tissement des forces, des hydropisies, des gangrènes.

La mort se produit généralement à la suite d'hémorragies survenant par les gencives, les narines, l'intestin, d'autres fois par la peau, à la surface des ulcères ; quelquefois on constate des décollements hémorragiques ou inflammatoires du périoste, avec nécroses consécutives, suppurations abondantes (1), fièvre hectique, lipothymies.

Parmi les complications qui s'observent quelquefois chez les scorbutiques, nous mentionnerons :

1° *Certaines lésions pulmonaires* (pleurésies, pneumonies), qui ont été très communes et très intenses chez les malades atteints de scorbut parmi les troupes françaises en Crimée. Elles ont été principalement représentées par des infiltrations sanguines et de vastes ecchymoses des bronches, fluxions qui ne ressemblaient en rien aux pneumonies franches et qu'Haspel (2) a distinguées avec soin des pneumonies hypostatiques qui surviennent vers la fin de la maladie ; par de la *gangrène* résultant probablement des épanchements de sang préalables ; enfin, par des épanchements séreux et séro-sanguinolents dans les plèvres et le péricarde (M. Perrin) (3) ;

2° La *péricardite hémorragique*, dont plusieurs cas ont été observés en Russie en 1854 ;

(1) Voy. Larrey, *Mémoires de chirurgie militaire*.

(2) Haspel, *Considérations sur les altérations et la gangrène pulmonaires que l'on rencontre chez les gens atteints de scorbut* (*Gaz. méd. de Paris*, 1859).

(3) Perrin, *Etude sur le scorbut de l'armée d'Orient* (*Union méd.*, 1857).

3° La *diarrhée* et la *dysenterie* (*dysenterie scorbutique*) ;

4° L'*acrodynie* (Tholozan) :

5° L'*héméralopie*, dont la coexistence avec le scorbut n'a été considérée par certains médecins de la marine (Audouit, 1855, Fonssagrives, 1856) que comme une simple coïncidence, et par quelques-uns (Dutroulau), que comme un symptôme de l'affection scorbutique.

D'autres accidents surviennent chez les scorbutiques trois, six, huit et treize mois après l'apparition de la maladie. Ces accidents tardifs ont été bien étudiés par Rizet (1), qui les a rattachés aux chefs suivants : 1° *Troubles du système nerveux* (héméralopie bien distincte de l'héméralopie concomitante, et ne survenant que longtemps après l'atteinte scorbutique ; *douleurs névralgiques* très vives, provoquées à la pression la plus légère ; *analgésie* de la paume des mains et de la plante des pieds) ; 2° *Troubles du système musculaire* (atrophie, douleurs) ; 3° *Manifestations vers la périphérie* (furoncles multiples, ecthymas, abcès à marche indolente).

IV. **Prophylaxie.** — La prophylaxie du scorbut est facile, puisqu'on connaît suffisamment son étiologie.

« Un air pur, chaud et sec, écrivait Lind, avec une nourriture facile à digérer, composée principalement d'un mélange convenable de substances animales et végétales, suffirait la plupart du temps pour prévenir cette maladie sur terre. » Aujourd'hui, il est reconnu que les préceptes hygiéniques les plus efficaces pour combattre le scorbut concernent principalement l'*alimentation*. Le meilleur moyen pour préserver de cette maladie les soldats, c'est de leur fournir des aliments sains, en bon état de conservation, frais, sortant depuis peu de temps du jeu de la vie animale et végétale, et de leur prescrire un régime riche en végétaux herbacés et succulents. Parmi les principaux aliments auxquels peut s'appliquer le titre d'*antiscorbutiques*, nous citerons divers légumes (salade, pommes de terre, ail, oignon) et certains fruits acides (raisins, poires, pommes, citrons, oranges).

(1) Voy. Rizet, *Des Phénomènes ultimes du scorbut* (*Rec. de mém. de méd. milit.* 1859). Voy. également Marmy, *Etude clinique du scorbut et du typhus de l'armée d'Orient* (*Gazette médicale*, 1859).

Dans la marine anglaise, l'usage du jus de citron (*lime-juice*) est réglementaire, depuis 1789, pour les navires hors d'Europe. Cette mesure n'a été adoptée que plus tard par la marine militaire française. Depuis 1874, il est alloué à chaque homme sur nos bâtiments de guerre, naviguant ailleurs que sur les côtes de France, 14 grammes de jus de citron et 28 grammes de sucre, destinés à aciduler et à édulcorer 112 grammes d'eau (1). Les boissons fermentées, comme le vin, la bière, offrent leur utilité ; on peut en dire de même du lait qui, surtout quand il est frais, exerce une action réelle sur le scorbut.

Il faut éviter autant que possible l'influence du froid et de l'humidité ; les hommes doivent être casernés dans des locaux sains et aérés et être revêtus de vêtements chauds et imperméables (flanelle, lainages, etc.)

Il est bon de leur recommander l'activité, le mouvement, les exercices ; de les soustraire à l'oisiveté et à l'immobilité, ainsi qu'à la nostalgie, au moyen des occupations les plus variées et, au besoin, de certains divertissements comme les jeux, la danse, les distractions de la vie civilisée.

D. — L'ALCOOLISME.

I. **Fréquence dans l'armée.** — Bien que l'alcoolisme soit devenu actuellement rare parmi les militaires, cependant on le rencontre encore dans notre armée sous toutes ses formes. Le soldat fait quelquefois un excès de boisson et s'enivre ; c'est ce qui constitue l'*alcoolisme aigu* ou l'ivresse habituellement traitée à la chambre ou à l'infirmerie.

Quelques hommes prennent à la caserne des habitudes d'intempérance qu'ils n'avaient pas avant leur incorporation et absorbent volontiers le matin, à jeun, un petit verre de liqueurs fortes (vin blanc, mêlé-cassis, vermouth) ; d'autres font un usage immodéré de l'absinthe. On peut observer chez eux, au bout d'un certain temps, les traces plus ou moins marquées de l'*alcoo-*

(1) Ronchas, Fontaine et Hétet, *De la Préparation et de la conservation du suc de citron comme antiscorbutique* (*Arch. de méd. navale*, 1874).

lisme chronique, qui nécessite un traitement dans les infirmeries et même dans les hôpitaux.

Jadis, cet alcoolisme s'observait assez fréquemment dans les garnisons, où il se manifestait sous ses formes les plus accusées et les plus graves parmi les vieux soldats, âgés de 35 à 40 ans, principalement parmi les rengagés avec prime et les remplaçants. Il en était de même pour la plupart des armées européennes (1).

La rareté de cette affection parmi les soldats tient autant au nouveau mode de recrutement introduit dans l'armée française, à la suppression des remplacements, à la diminution de la période du service, qu'aux mesures prises par l'autorité militaire pour réprimer l'ivresse et ses conséquences.

Aujourd'hui, les cas d'ivresse ne s'observent guère qu'à titre tout à fait exceptionnel dans les garnisons. Quant aux différentes formes sous lesquelles se manifeste l'alcoolisme chronique, elles ne déterminent chaque année qu'un nombre très restreint d'hospitalisations, comme l'indique les chiffres suivants, empruntés à la statistique médicale de l'armée pendant une période de seize ans (1875-90) :

1875. .	111 entrées	1881. .	106 entrées	1887. .	70 entrées
1876. .	87 —	1882. .	104 —	1888. .	60 —
1877. .	93 —	1883. .	126 —	1889. .	95 —
1878. .	84 —	1884. .	94 —	1890. .	69 —
1879. .	84 —	1885. .	71 —		
1880. .	126 —	1886. .	108 —		

Ce qui donne une morbidité moyenne et annuelle de 0,2 pour 1000 hommes présents.

Le nombre de décès par alcoolisme est représenté, pendant la même période, par les chiffres suivants :

1875. . .	22	1879. . .	12	1883. . .	16	1887. . .	»
1876. . .	22	1880. . .	7	1884. . .	14	1888. . .	10
1877. . .	14	1881. . .	13	1885. . .	9	1889. . .	3
1878. . .	19	1882. . .	11	1886. . .	»	1890. . .	11

Soit une mortalité de 0,03 pour 1000 hommes.

La proportion des éliminations par réforme occasionnées par

(1) Morache, *Traité d'hygiène militaire*, 2e édition, 1886, p. 710.

cette cause morbide est encore moins élevée (10 réformes en 1888, 5 en 1889, 3 en 1890).

C'est parmi les troupes de la Grande-Bretagne et surtout dans les colonies anglaises que l'alcoolisme a fait le plus de ravages, comme l'indiquent les chiffres suivants, correspondant à la période 1859-66 (1).

ARMÉE ANGLAISE	MORBIDITÉ pour 1000 HOMMES	MORTALITÉ pour 1000 HOMMES
A l'intérieur	6.4	0.13
Dans les garnisons de la Méditerranée	13.0	0.18
— de l'Amérique du Nord	20.0	0.70
Aux Antilles	40.0	1.38
A la Trinité	53.0	2.90
A la Guyanne	85.0	5.60

Aujourd'hui, l'alcoolisme est devenu plus rare dans notre armée que dans la population civile, et l'on peut espérer que dans peu d'années, grâce aux mesures actuellement prises pour réprimer l'ivresse et pour éliminer des régiments les ivrognes invétérés, cette infirmité disparaîtra presque complètement de nos garnisons de France et d'Algérie.

II. **Étiologie.** — Les principales causes de l'alcoolisme dans l'armée sont représentées, d'après L. Colin (2), par le désœuvrement des soldats, l'éloignement de la famille et les excitations mutuelles. Il faut y joindre la funeste habitude, que contractent certains militaires, d'absorber le matin, à jeun, des liqueurs fortes dans les cantines et dans les cabarets, habitude que les officiers et les médecins des corps de troupes doivent chercher à faire disparaître, en faisant comprendre aux hommes à quelles conséquences terribles elle les expose au point de vue de leur santé, de leur moralité et de l'accomplissement de leurs devoirs.

III. **Étude clinique.** — Nous avons vu que les effets morbides

(1) Ely, *l'Armée anglaise à l'intérieur et dans les possessions britanniques.*
(2) Art. MORBIDITÉ MILITAIRE, p. 391.

qui résultent de l'abus des boissons alcooliques sont immédiats et sont représentés par l'*ivresse*, ou bien surviennent à longue échéance et offrent une évolution lente, mais continue, qui aboutit à une véritable cachexie (*alcoolisme chronique*).

a) *Ivresse.* — L'ivresse suit de près l'ingestion immodérée de boissons spiritueuses ; elle est caractérisée par des symptômes d'excitation cérébrale, suivis de dépression nerveuse et pouvant aboutir à une phase ultime, caractérisée par l'abolition des fonctions de la vie animale.

L'excitation cérébrale déterminée par l'ivresse provoque certains troubles particuliers : hallucinations, tendance subite au suicide, impulsions irrésistibles, manie transitoire, etc., qui peuvent entraîner à l'exécution d'actes contraires à la morale et à la discipline.

L'ivresse peut même causer la mort; précédée d'apoplexie comateuse, avec stertor, embarras de la respiration et parfois très rapide, cette funeste terminaison est souvent favorisée par des circonstances étrangères, telles que l'impression soudaine d'un froid rigoureux, une émotion subite.

Quelquefois l'ivresse s'accompagne de symptômes spéciaux, qui constituent la *forme convulsive*, caractérisée par une agitation excessive, des accès de fureur, une véritable rage, avec abolition de la conscience, et qui, si alarmante qu'elle soit en apparence, se juge pourtant en quelques heures. Sur 18 cas d'ivresse convulsive observés par Percy, aucun ne fut mortel.

b) *Alcoolisme chronique.* — On rapporte à l'alcoolisme chronique tous les accidents déterminés par l'usage immodéré et prolongé des boissons spiritueuses ; ils succèdent généralement à des accès répétés d'ivresse.

Les désordres pathologiques qui résultent de l'abus des boissons alcooliques sont très nombreux et très variés. Ils intéressent, en même temps, les fonctions de la vie animale et de la vie organique. Ils sont représentés principalement :

1° *Par des troubles du système nerveux*, intéressant la *motilité* (tremblements, chorée, affaiblissement musculaire, paralysie, accès convulsifs, épilepsie);

2° *Par des troubles de la sensibilité* (céphalée, vertiges, insomnie, fourmillements, hypéresthésie suivie d'anesthésie) ;

2° *Par des troubles sensoriaux* (amblyopie, tintements et bourdonnements dans les oreilles, perception de bruits imaginaires, dépression du sens génésique), etc. ;

3° *Par des troubles intellectuels* (modification et perversion des facultés morales, des goûts, des instincts, hallucinations, manie ou monomanie, lypémanie, tendance au suicide, abolition des sentiments affectifs, affaiblissement de la mémoire et de l'intelligence, perversion des idées et des sentiments).

Quelquefois l'alcoolisme chronique se manifeste subitement sous une forme aiguë, qui constitue le *délirium tremens* et qui est caractérisée par l'explosion soudaine d'un véritable accès de délire plus ou moins furieux, avec insomnie, hallucinations, tendance à s'échapper, tremblement surtout prononcé aux lèvres, à la langue, à la face et aux mains. Cet accès est généralement assez court et ne se prolonge guère au delà de quelques jours. Il se termine habituellement par un sommeil profond, qui persiste parfois douze, vingt-quatre et même trente-six heures.

Chez les ivrognes invétérés, l'alcoolisme aboutit à une *période terminale*, qui se manifeste sous deux aspects différents : *démence* et *paralysie générale*.

Quant aux troubles et aux altérations déterminés par l'alcoolisme dans les fonctions de la vie végétative, ils sont très nombreux; ils consistent dans des lésions organiques, survenant dans tous les appareils, principalement dans l'appareil digestif (estomac, intestins, foie, rate), dans l'appareil circulatoire (cœur, vaisseaux) et dans la nutrition générale.

L'alcoolisme occasionne dans l'armée, comme dans la population civile, un certain nombre de morts accidentelles; il intervient puissamment comme cause de suicide parmi les soldats. Enfin il occupe une part prépondérante parmi les causes invoquées pour expliquer la fréquence de l'*aliénation mentale* dans l'armée.

Il peut grossir la mortalité causée par les maladies infectieuses chez les soldats, en diminuant leur force de résistance contre les influences morbides. On a dit avec raison que les ivrognes sont de mauvais malades, car ils supportent mal la maladie et les moyens de traitement employés contre elle.

L'alcoolisme dégrade l'homme et enlève au soldat toutes ses qualités physiques et morales, si indispensables à la solidité et à la bonne organisation des armées.

IV. **Prophylaxie**. — La prophylaxie de l'alcoolisme dans l'armée a préoccupé à toutes les époques les hygiénistes militaires (1). Parmi les moyens préconisés par ceux-ci pour restreindre l'ivresse et ses terribles conséquences, nous nous contenterons de mentionner les suivants :

Interdiction absolue des liqueurs fortes (eau-de-vie, tafia, rhum) dans les distributions faites aux troupes, et remplacement de ces liqueurs par des boissons aromatiques (café, thé) qui, tout en produisant une excitation utile et favorable, ne déterminent point sur le système nerveux les funestes effets de l'alcool (2); Surveillance des cantines au point de vue de la composition des boissons spiritueuses consommées par les hommes. Organisation de conférences dans les corps de troupes, pour démontrer au soldat les résultats fâcheux qu'entraîne la passion de l'alcool au point de vue de son intelligence, de sa santé et de sa manière de servir.

E. — Les intoxications alimentaires.

I. **Fréquence et gravité dans l'armée.** — Le Rapport annexé à la statistique médicale de l'armée comprend, sous la dénomination d'*intoxications alimentaires*, certains troubles morbides rarement mortels, qui surviennent exceptionnellement dans les garnisons chez les hommes en bonne santé, à la suite de l'ingestion d'aliments avariés ou contenant un principe nuisible autre qu'une substance inorganique ou organique, et mêlé accidentellement avec eux. Ces intoxications ont été principalement signalées à la suite de la consommation de viandes de conserves et de salaisons ; on les a observées également après

(1) Voy. Jansen, *Etude sur les moyens de prévenir et de combattre l'abus des boissons alcooliques dans l'armée*, Bruxelles, 1881 ; — Schmufewitch, *les Boissons alcooliques dans l'armée* (Communication au Congrès international des sciences méd., Copenhague, 1884).

(2) Voy. Marvaud, *les Aliments d'épargne*, 2e édition, Paris, 1874, p. 431.

l'ingestion de viandes fraîches, mais de mauvaise qualité, ainsi que de poisson, de pain et de légumes avariés.

A l'exemple de Polin et Labit (1), nous étudierons successivement chacune de ces intoxications alimentaires, en commençant par celles qui sont les plus fréquentes et qui résultent de la consommation de certaines viandes de conserve.

1° *Intoxication par les viandes de conserve.* — Les accidents signalés chez les soldats à la suite de la consommation de la viande de conserve ne sont pas rares ; nous mentionnerons les suivants :

En mai 1868, dix-neuf hommes, à bord du *Magellan*, furent atteints d'accidents qui rappelaient ceux du choléra, une heure après avoir pris un repas composé de salaisons de bœuf (2).

En 1875, onze hommes qui avaient consommé le contenu de boîtes de conserve de bœuf furent tous malades, et deux succombèrent (3).

Le 31 janvier 1882, pendant une étape de Ras-el-Ma à Daya, en Algérie, dix hommes appartenant à une compagnie du 64e de ligne tombèrent malades dans les mêmes conditions (Duriez) (4).

Le 4 août 1888, soixante-dix hommes du premier bataillon du 92e de ligne éprouvèrent des symptômes d'intoxication à la suite de distribution de viandes de conserve (Bouchereau et Noir) (5).

Enfin le Rapport de la statistique médicale de l'année 1890 mentionne de nombreux cas d'empoisonnement, survenus à Rouen sur le 12e régiment de chasseurs à cheval. Les 16 et 17 mars, trente hommes de ce régiment entrèrent à l'infirmerie ou à l'hôpital, offrant tous brusquement des symptômes insolites et consistant dans de la céphalalgie, de la rachialgie, de la courbature, des coliques, de la diarrhée, de la soif, avec température comprise entre 38° et 39°.

(1) Voy. Polin et Labit, *Etude sur les poisons alimentaires (microbes et ptomaïnes)*, Paris, 1890.

(2) Voy. *Archives de méd. nav.*, 1867, t. VIII, p. 468.

(3) Du Mesnil, *Relation de onze cas d'empoisonnement par la viande de conserve altérée* (*Thèse de doctorat*, 1875).

(4) Duriez, *Empoisonnement par des conserves de bœuf* (*Arch. de méd. mil.*, 1883, t. II, p. 81).

(5) Bouchereau et Noir, *Intoxication par les viandes de conserve altérées* (même recueil, 1888, t. XIII, p. 97).

Le régiment présenta, du 17 au 21 mars, 57 cas semblables, sur lesquels 36 nécessitèrent un traitement à l'hôpital. Tous les hommes atteints appartenaient aux premier, deuxième et quatrième escadrons, alors que les deux autres escadrons n'eurent pas de malades. Or les trois premiers escadrons seuls avaient fait usage de conserves alimentaires dites Boissonnet, les deux autres de vivres frais.

Un fait intéressant, qui a été noté dans la plupart des intoxications par les conserves de viandes altérées, c'est la lenteur avec laquelle se sont développés les accidents toxiques. Ainsi, dans l'observation faite à Rouen, au 12ᵉ chasseurs à cheval, le repas incriminé et composé de soupe aux saucisses, de conserve Boissonnet et de harengs salés frits, ne fut suivi d'accidents qu'au bout de vingt-quatre et même de quarante-huit heures.

2° *Intoxication par des viandes fraîches.* — Ce genre d'intoxication a surtout été observé dans l'armée allemande (1).

En 1889, Polin et Labit (2) en ont observé des exemples sur un bataillon du 95ᵉ de ligne, au camp d'Avor, dont 227 hommes présentèrent des accidents toxiques bien marqués, à la suite de la consommation de viande fraîche distribuée la veille.

« Le 28 mai 1889, 21 hommes se présentaient à la visite, accusant de la diarrhée et un malaise général ayant débuté la veille au soir ; vers midi, de nouveaux malades arrivaient en assez grand nombre, présentant des nausées, des vomissements, une pesanteur douloureuse à l'épigastre, de la diarrhée avec sensibilité abdominale extrême, de la céphalée, de l'hyperthermie, de la dilatation pupillaire, de la salivation, des sueurs profuses, avec perte des forces, et un sentiment de défaillance. A 6 heures 1/2 du soir, on comptait 74 malades ; à 11 heures, 125 ; à la visite du matin, le 29, ce nombre s'élevait à 147, à 162 à 4 heures de l'après-midi ; il y eut quelques cas encore le lendemain ; au total : 192 malades. Simultanément, le 28 au matin, des hommes d'une compagnie du 85ᵉ de ligne, baraqués à une autre extrémité du camp, présentèrent des accidents analogues : 25 hommes furent

(1) Voy. Zuber, *Archives de méd., mil.*, 1883, p. 32.
(2) Polin et Labit, *Epidémie du camp d'Avor* (*Arch. de méd. mil.*, 1889, t. XIV, p. 372).

atteints dans la journée, 5 le lendemain, 5 le surlendemain ; en tout : 35 malades.

« Sur ce total de 227 malades, la moitié put reprendre son service, avec quelques ménagements, six jours après le début ; au bout de trois semaines, tous furent absolument rétablis, à l'exception d'un seul, qui succomba le 18 juin, présentant à l'autopsie des lésions intestinales rappelant celles d'une fièvre typhoïde d'une faible intensité.

« L'enquête démontra que la fatigue, l'encombrement, les causes météoriques, etc., n'avaient joué aucun rôle dans la production de ces accidents, qui ont au contraire été rapportés avec une grande précision à la consommation de viande de mauvaise qualité. Les malades vivaient tous à l'ordinaire ; les sous-officiers, tous les hommes prenant leurs repas à la cantine avaient été épargnés, à l'exception d'un sous-officier et d'un engagé conditionnel, qui avaient précisément consommé de la viande suspecte. Cette viande avait de l'odeur, au moment de la mise à la marmite, et on lui avait trouvé unanimement mauvais goût.

« Les deux unités éprouvées avaient d'ailleurs le même fournisseur, contre lequel une condamnation judiciaire fut prononcée. »

Labit observa, l'année suivante, des accidents analogues dans la garnison de Cosne, parmi les hommes vivant à une cantine du 85e régiment de ligne ; mais ces accidents furent beaucoup plus légers que ceux qu'il avait eu l'occasion d'étudier précédemment.

Les symptômes observés sont donc à peu près les mêmes que ceux qui surviennnent après l'ingestion de viande de conserve et n'offrent avec ces derniers que des différences d'intensité. Comme nous l'avons noté pour les conserves de viande, ces accidents ont lieu généralement plusieurs heures et même parfois plusieurs jours après l'ingestion des aliments suspects. Ils sont représentés par une gastro-entérite, avec symptômes généraux peu marqués ou même typhoïdes.

Ils intéressent :

a) L'*appareil digestif* (sécheresse et rougeur de la bouche, soif vive, dysphagie, nausées et vomissements de matières alimentaires, puis bilieuses, quelquefois sanguinolentes, sensation de brûlure à la région épigastrique, diarrhée fétide, d'abord bilieuse, puis aqueuse, parfois cholériforme, riziforme ou sanguinolente);

b) L'*appareil respiratoire* (anxiété précordiale, constriction thoracique, accélération de la respiration, dyspnée, extinction de la voix) ;

c) L'*appareil circulatoire* (pouls petit, rare, dépressif, parfois misérable, fièvre (température de 39° à 40°), menaces de syncope) ;

d) Le *système nerveux* (céphalalgie, insomnie, vertige, bourdonnements d'oreilles, étourdissements).

Dans les cas graves, les symptômes sont représentés par de l'excavation des yeux, de la pâleur, de l'aphonie, du refroidissement des membres, de la cyanose, de l'anurie, des crampes, offrant de l'analogie avec les symptômes de la fièvre typhoïde ou du choléra. On observe, en même temps, de la congestion oculaire, avec dilatation des pupilles et troubles visuels ; les urines sont diminuées, foncées et troubles, plus rarement albumineuses.

Dans les cas légers, ces accidents cessent vite, faisant place à un état saburral assez marqué ; dans les cas graves, ils se prolongent et aboutissent soit à un état typhoïde ou cholériforme, soit à la mort.

Quand les malades guérissent, ce qui a lieu ordinairement, ils peuvent conserver pendant dix à douze jours une grande faiblesse avec de la diarrhée.

3° *Intoxication par des poissons avariés.* — Les empoisonnements par l'ingestion de morue altérée ont surtout été observés dans la marine, à bord des bâtiments. Bérenger-Feraud a eu l'occasion d'en constater un certain nombre d'exemples sur 225 hommes de la division de Lorient, qui, le 3 octobre 1884, furent atteints de symptômes toxiques, après un repas où ils avaient consommé de la morue de qualité suspecte ; deux ans après, le 10 décembre 1886, des accidents semblables se présentèrent à son observation, dans des circonstances analogues, chez des hommes de l'escadre d'évolution. Ces accidents durèrent pendant deux jours ; aucun ne fut mortel.

Des cas d'intoxication occasionnés par l'ingestion de morue altérée ont été observés dans notre armée par Schaumont (1) et par Millet (2).

Camus (3) a donné ses soins, en 1886, à un soldat ordonnance, qui, après avoir ingéré de la conserve de poisson bonne au goût, fut pris subitement, deux heures après, de vomissements, de diarrhée et d'affaiblissement; il guérit au bout de cinq heures.

Les symptômes notés par ces observateurs ont consisté en des vertiges, de la céphalalgie, des nausées, puis des crampes d'estomac, avec coliques, vomissements, diarrhée abondante, refroidissement.

L'examen de la morue non consommée permit de découvrir sa mauvaise qualité (odeur putride, couleur noirâtre, friabilité).

La morue crue, soumise à l'examen de Schaumont, offrait vers le milieu une partie grisâtre, désorganisée, infecte, se prolongeant insensiblement jusqu'aux parties saines, sous forme de substance molle, de couleur terreuse, friable.

Celles qui furent visitées par Millet présentaient des bandes rosées le long de la colonne vertébrale avec ramollissement et friabilité du tissu musculaire, sans odeur fétide.

Un fait intéressant à signaler, c'est le peu de gravité qu'ont offert ces accidents, puisque, sur 800 cas relevés par Millet, il n'y en a eu que 2 suivis de mort.

4° *Intoxications par d'autres substances alimentaires* (*champignons*, *pain*, *pommes de terre germées*). — Un certain nombre d'exemples d'intoxication par les champignons ont été observés parmi les soldats (4).

On a noté exceptionnellement dans l'armée des accidents occasionnés par diverses altérations du pain de munition et qui

(1) Schaumont, *Empoisonnement par la morue altérée* (*Recueil de méd. mil.*, 1878, p. 506).

(2) Millet, *Intoxication par la morue altérée* (*Arch. de méd. mil.*, 1886, t. VIII, p. 417).

(3) Camus, *Conserve de poisson* (même recueil, 1886, t. VII, p. 119). — *Empoisonnement par du homard conservé* (même recueil, 1886, t. XII, p. 14).

(4) Voy. Ovide-Lallemand et Chevrel, *Résumé des rapports sur un empoisonnement par des champignons. Mort de cinq officiers* (*Recueil de mém. de méd. mil.*, 2e série, t. II, 1847, p. 1859).

ont été attribués au développement, dans cette substance alimentaire, de différentes espèces de champignons (Commaille) (1).

Enfin, il y a quelques années, Cortial (2) a appelé l'attention sur certains accidents toxiques survenus du 11 au 14 juillet 1888, à Lyon, sur 101 hommes du 109ᵉ de ligne, à la suite de l'ingestion de pommes de terre germées. Ces accidents furent analogues à ceux causés par la belladone : dilatation des pupilles, céphalée, colique, diarrhée, soif vive, sécheresse de la gorge, gastralgie, sensation de froid, puis fièvre (température 39°) accompagnée de crampes chez quelques malades.

Les pommes de terre qui avaient été distribuées aux hommes étaient vieilles et garnies de rejetons. Des expériences faites sur des animaux démontrèrent qu'elles étaient toxiques.

II. **Étiologie.** — Les accidents consécutifs à l'ingestion de viandes altérées et putréfiées peuvent être attribués soit à une véritable intoxication, soit à une infection, soit à une combinaison d'une intoxication et d'une infection (Polin et Labit) (3).

L'intoxication rapide a été observée principalement après la consommation de saucisses ou de saucissons avariés, d'où on a conclu à l'existence d'un poison particulier à ces aliments (Vurstgift).

Dans un cas analogue (oie farcie) Brouardel et Boutmy ont isolé une substance toxique pour les animaux et voisine de la conicine.

Il résulte des recherches récentes faites par Brouardel, Pouchet, Netter, que, sous l'influence de la putréfaction, se développent dans la viande des alcaloïdes putrides (*ptomaïnes*), doués d'un pouvoir toxique à un haut degré.

Récemment, Cassedebat, après avoir fait l'analyse bactériologique de boîtes de conserve, a cultivé les bactéries qui y étaient contenues, pratiqué des inoculations et a réussi à obtenir, par diverses voies et suivant divers modes opératoires, des infections retardées ou des intoxications rapides. Ainsi, il a

(1) Commaille, *Etude sur les champignons rouges du pain* (*Recueil de mém. de méd. milit.*, 3ᵉ série, t. VIII, p. 383).

(2) Cortial, *Intoxication par des pommes de terre germées* (*Arch. de méd. mil.*, 1889, t. XIV, p. 3).

(3) Polin et Labit, *Examen des aliments suspects*, Paris, 1890.

reconnu que l'action des ptomaïnes se traduit par des symptômes et des lésions qui sont ceux d'une gastro-entérite violente, avec quelques troubles du côté du système nerveux (mydriase, parésie des membres postérieurs, rougeur de la face).

Quand la putréfaction se produit dans l'intestin, l'intoxication, au lieu de survenir immédiatement après l'ingestion, n'apparait guère que plusieurs heures après. Enfin, quand l'intoxication alimentaire survient après une longue incubation, il se produit une véritale infection générale, et, dans ce cas, on trouve dans les organes des malades des microbes semblables à ceux des aliments suspects.

Dans les cas d'intoxication produite par l'ingestion de poissons avariés et principalement de morue altérée, il est fort probable que, comme dans les cas précédents, les principaux agents qui déterminent les accidents toxiques sont encore représentés par des ptomaïnes. Cependant Millet, après avoir noté les différences qui existent entre ces empoisonnements et ceux qui sont déterminés par les conserves de viande, et après avoir insisté principalement sur la gravité moindre des premiers par rapport aux seconds, a conclu à la non-identité des causes qui les produisent.

Il est un fait admis par la plupart des observateurs : c'est que la coloration rouge constatée dans la morue altérée est due au développement d'un organisme microscopique, champignon (Fonssagrives, Bérenger-Féraud) ou bactériacée (Layet, Artigalas, Féré) qui ne seraient pas toxiques par eux-mêmes, mais qui produiraient au sein de la chair musculaire des modifications favorables à la putréfaction. Du reste, ce champignon est le plus souvent associé à plusieurs autres micro-organismes.

III. **Prophylaxie.** — La rareté des intoxications alimentaires dans notre armée s'explique par les nombreuses mesures actuellement prises par l'autorité militaire pour procurer aux troupes des aliments de bonne qualité (surveillance des ordinaires, des cantines et des distributions de vivres) et sur lesquelles nous avons insisté précédemment (voy. p. 798).

Les caractères au moyen desquels on peut reconnaître une viande malade, — et qui sont les suivants : coloration foncée, brune, presque noire, consistance molle, gommeuse, surface imprégnée d'eau et collante au doigt, injection de la graisse, odeur de fièvre analogue à l'haleine des fébricitants, quelquefois excrémentielle, urineuse, ammoniacale (1), — sont assez difficiles à déterminer : aussi il est bon de rejeter de parti pris toute viande très maigre, dont la qualité est toujours médiocre, eût-elle appartenu à un animal sain.

La surveillance des abattoirs dans les grandes villes a pour effet de garantir la troupe de la livraison de toute viande suspecte (2). Malheureusement, ce service n'existe pas dans les petites villes, où la qualité de la viande livrée aux soldats laisse d'autant plus à désirer que le prix d'adjudication y est quelquefois très faible (3).

L'achat de la viande sur pied offre de grands avantages ; Boucher en a fait avec succès l'expérience à Verdun sur les hommes du 94e de ligne ; il a obtenu ainsi un rendement alimentaire de 52 à 54 0/0, au lieu de 42 0/0 avec moitié d'os.

Toutes les fois que des boîtes de conserve sont livrées aux troupes pour être consommées, elles doivent être examinées soigneusement avant la distribution ; celles dont le couvercle est bombé doivent être considérées comme suspectes, car les substances qui y sont contenues peuvent avoir éprouvé un commencement de fermentation reconnaissable par la liquéfaction de la gélatine, la saponification de la graisse, par une odeur d'aigre, de rance, de poisson gâté que répand la viande ; enfin on constate à l'examen microscopique un grand nombre de micro-organismes.

Il est toujours dangereux de laisser une boîte de conserve entr'ouverte pendant quelque temps, avant d'en consommer le contenu, surtout quand la température est élevée.

Enfin, s'il s'agit de poisson de conserve et particulièrement de morue à distribuer aux troupes, il sera toujours prudent de ne jamais laisser consommer les boîtes ouvertes depuis longtemps, de rejeter tout poisson ayant une odeur putride, de ne jamais

(1) Voy. Villain, *Manuel de l'inspecteur des viandes*, 2e édition, livre VI.
(2) A Paris, 700000 kilog. de viande sont saisis annuellement.
(3) Au camp d'Avor, le fournisseur livrait la viande à 0 fr. 62 le kilog.

acheter la morue à l'état dessalé et de préférer toujours la morue blanche à la morue rouge, qui se putréfie plus facilement. Si la coloration est superficielle et la consistance normale, on peut faire usage de cette dernière ; mais elle perd rapidement ses qualités par les temps chauds et humides (Millet). Il est toujours bon d'en prolonger le dessalage et la cuisson. On a préconisé, pour détruire les parasites qui peuvent s'y développer, l'acide borique et le bisulfate de soude, etc.

CHAPITRE III

LES ACCIDENTS PRODUITS CHEZ LE SOLDAT PAR L'ACTION DE LA CHALEUR OU DU FROID

C'est principalement pendant les marches et en campagne que le soldat est exposé accidentellement aux effets morbides et même meurtriers qu'entraîne l'excès de chaleur ou de froid.

Les accidents occasionnés par une haute température de l'atmosphère se généralisent à tout l'organisme et se manifestent par des formes pathologiques assez variées, auxquelles on a appliqué les dénominations de *coups de chaleur*, de *coup de soleil* et d'*insolation*.

Les accidents causés par le froid sont locaux et portent alors le nom de *congélations*, ou bien généraux et sont habituellement décrits sous le nom d'*asphyxie par le froid*, ou de *congélation générale*.

Nous étudierons ces deux groupes séparément.

A. — L'INSOLATION.

On sait qu'on désigne sous les dénominations de coup de chaleur, coup de soleil, insolation, les accidents plus ou moins graves qui résultent de l'action exercée sur l'organisme par la chaleur atmosphérique, naturelle ou artificielle.

I. **Fréquence dans l'armée**. — Ces accidents ont été observés depuis longtemps parmi les troupes en marche.

On trouve mentionnées dans les auteurs anciens certaines précautions prises dans les armées romaines pour préserver les soldats de l'excès de chaleur; et les historiens des croisades décrivent les accidents attribuables à cette cause, et auxquels furent exposées les troupes envoyées en expédition en Syrie et en Palestine.

Plus tard, Baerhaave, Pringle, Stoll, Sauvages, étudièrent sous les noms de *phrenitis*, de *carus ab insolatione*, divers troubles fébriles déterminés par une chaleur ardente, mais qui furent observés principalement dans les pays chauds (Celle, Moreau de Jonnès). Après la conquête de l'Algérie, l'attention des médecins militaires [Boudin (1), Haspel (2), Guyon (3)] fut appelée sur leur fréquence dans notre colonie africaine, où ils furent décrits sous les noms de *coup de soleil* et d'*insolation*. De leur côté, les médecins de l'armée anglaise [Taylor (1843), Morehead (1858), Longmore (1859), Barclay (1858-60), Stupler (1868)] les observèrent fréquemment aux Indes, et nos confrères de la marine les étudièrent avec soin, soit dans nos colonies, soit à bord des paquebots et des bâtiments-transports, principalement pendant la traversée de la mer Rouge.

En même temps, quelques observateurs (Brucke, Kuhne, Schiff, Eulenberg, Ch. Bernard, Vallin) (4) étudièrent au point de vue expérimental le mécanisme de l'insolation et de la mort qui en était si souvent la conséquence.

Ces expériences confirmèrent la distinction faite par certains auteurs entre ces accidents, suivant qu'ils résultent de l'action directe des rayons solaires sur la tête (*coup de soleil*), ou bien de l'action générale exercée par la chaleur extérieure sur l'ensemble de l'organisme (*coup de chaleur*).

Enfin, dans ces dernières années, un certain nombre de cas d'insolation ont été observés dans quelques troupes en marche, même dans les garnisons de l'intérieur et surtout pendant les manœuvres.

Parmi les travaux les plus complets consacrés à cette question

(1) Boudin, *Traité de géographie et de statistique médicales et des maladies endémiques*, Paris, 1857, t. I, p. 597.

(2) Haspel, *Maladies de l'Algérie*, Paris, 1852, t. II, p. 407.

(3) Guyon, *Des Accidents produits par la chaleur dans l'infanterie en marche* (*Gazette médicale de Paris*, 1867, p. 604).

(4) Vallin, *Du Mécanisme de la mort par la chaleur extérieure* (*Archives générales de médecine*, décembre 1871 et janvier 1872).— Du même, *Recherches expérimentales sur l'insolation et les accidents produits par la chaleur* (même recueil, février 1870).

intéressante de médecine militaire, nous mentionnerons les mémoires de Lacasagne (1) et d'Héricourt (2), auxquels nous ferons de nombreux emprunts.

Actuellement encore, il n'y a guère d'années où la statistique médicale de l'armée ne signale parmi les troupes françaises, en France comme en Algérie, divers accidents et même quelques décès imputables à la chaleur ; c'est ce qu'indique le tableau suivant correspondant à la statistique des trois dernières années (1888-89-90) :

NOMBRE DE MILITAIRES ATTEINTS DE COUP DE CHALEUR ET TRAITÉS	1888	1889	1890	TOTAL
1° A l'infirmerie.	4	16	9	29
2° A l'hôpital	14	34	66	114
TOTAL.	18	50	75	143
Nombre de décès occasionnés par l'insolation.	6	8	5	19

Sur ces 19 décès par insolation relevés pendant trois ans parmi nos soldats, 10 reviennent aux troupes de l'intérieur et 9 aux troupes de l'Algérie.

Le coup de chaleur peut donc être mortel pour le soldat français, même dans nos climats tempérés : il en est de même dans la plupart des armées européennes et particulièrement dans l'armée allemande, si l'on s'en rapporte aux recherches de Hiller (3), qui, pour la période 1878-80, a relevé les chiffres suivants :

1878. . . 82 cas d'insolation, dont 19 mortels ;
1879. . . 103 — — 21 —
1880. . . 68 — 10 —

Conformément à l'usage général, nous réserverons l'expression de *coup de soleil* pour désigner la légère brûlure, l'érythème

(1) Lacassagne, *De l'Insolation et des coups de soleil* (*Union médicale*, février et mars 1878).

(2) Héricourt, *Des Accidents causés par la chaleur* (*Archives de méd. mil.*, 1885, t. VI, p. 7).

(3) Hiller, *Du Coup de chaleur pendant les marches, ses causes, sa prophylaxie* (*Militar-Wochenblatt*, Berlin, 1887).

cutané fugace qui résulte de l'action des rayons solaires sur la peau, érythème qui peut ne s'accompagner d'aucun trouble général ; et nous étudierons, sous le nom de *coup de chaleur* ou d'*insolation*, les différentes formes morbides qui doivent être considérées comme provenant de l'action générale de l'excès de la chaleur extérieure sur l'organisme humain.

II. **Étude clinique.** — L'insolation est généralement précédée d'une période prémonitoire, caractérisée par des vertiges, de la céphalalgie, de la courbature, de la fatigue générale, quelquefois des nausées, des vomissements, avec sensation de pesanteur à l'estomac, symptômes qui peuvent disparaître sous l'influence d'un traitement approprié, ou bien qui peuvent s'aggraver subitement, devenir plus violents et aboutir rapidement à des convulsions plus ou moins marquées ou bien à un état comateux plus ou moins profond. L'insolation revêt alors la forme *convulsive* ou *délirante* ou bien la forme *comateuse*.

Dans le premier cas, aux symptômes précédents s'ajoutent des troubles de la vision, de la photophobie avec yeux larmoyants, fixes, brillants ; de l'accélération du pouls, de la dyspnée, de l'oppression, des selles involontaires qui accompagnent les vomissements, des urines rares et foncées, un délire plus ou moins bruyant avec tendance au suicide (*calenture*), soubresaut de tendons et accès épileptiformes qui souvent précèdent la mort.

Dans le second cas, on observe, au bout de trente à soixante heures, de la paralysie générale, avec insensibilité marquée, membres inertes, face pâle, pouls irrégulier et filiforme, écoulement d'écume sauguinolente à la commissure des lèvres, selles involontaires. Cet état se prolonge plus que dans la forme précédente (quatre à douze heures), mais il peut aboutir également à la mort, qui a lieu par asphyxie lente.

La période prémonitoire manque quelquefois ; alors l'insolation survient subitement, le malade tombe sur la route comme une masse inerte et comme foudroyé.

Les auteurs qui ont écrit sur le coup de chaleur ont distingué sous ce nom un certain nombre de formes, suivant la prédominance des symptômes sthéniques ou asthéniques présentés par les malades (Obernier (1), Zuber (2)], ou bien suivant la localisation des accidents (Lacassagne) dans l'appareil cérébro-spinal ou dans l'appareil circulatoire (Morehead, A. Laveran).

A l'exemple d'Héricourt, nous décrirons les trois formes suivantes, qui ont été plus spécialement observées dans notre armée :

Première forme. — On voit quelquefois, pendant les marches ou lès exercices militaires, par une température peu élevée et qui ne dépasse pas 25° C., mais alors que le ciel est couvert de nuages et que le temps est orageux, des hommes qui, le visage congestionné, et baigné de sueur, sont pris d'une douleur constrictive à l'épigastre, avec des vertiges, des éblouissements, de la céphalalgie. S'ils continuent à marcher ou à faire l'exercice, ils tombent tout à coup, privés plus ou moins de connaissance, offrant un simple éblouissement fugace ou un coma complet, la face violacée et turgescente, avec un peu d'écume à la bouche, la peau humide et visqueuse, le pouls faible et irrégulier, les pupilles dilatées ; ils semblent menacés d'asphyxie.

Au bout de peu de temps, sous l'influence de quelques soins appropriés, lès soldats ainsi frappés reprennent connaissance. Il est rare qu'ils succombent, ce qui a lieu pourtant quand le coma persiste.

Deuxième forme. — Cette forme se produit particulièrement sous l'influence d'une température plus élevée et qui atteint 30° à 36° C. et alors que l'atmosphère est ensoleillée. Les hommes, dont le corps était couvert de sueur, pâlissent et éprouvent une vive anxiété précordiale, accompagnée de fréquentes envies d'uriner ; leur face est livide, leur peau brûlante ; ils offrent de la contraction des pupilles, des troubles de la vue ; tout à coup, quelques-uns tombent lourdement et succombent même au bout de quelques minutes, après quelques secousses convulsives, comme s'ils étaient atteints de syncope.

Dans les cas moins graves, le retour à la connaissance est généralement précédé de vomissements bilieux.

(1) Obernier, *Der Hitzschlag*. Bonn, 1867.
(2) Zuber, *Etude sur le coup de chaleur* (Société méd. des hôpitaux, 22 octobre 1880).

Ces accidents, dans lesquels la chaleur joue, comme nous le verrons, un rôle beaucoup plus considérable que dans la forme précédente, sont souvent mortels. La température axillaire s'élève quelquefois jusqu'à 42° et 44° C. avant la mort.

Troisième forme. — Tandis que dans les deux formes précédentes les accidentss ont généralisés à l'ensemble des grands appareils organiques, dans la troisième forme, ceux-ci offrent une localisation bien marquée et consistent principalement dans du délire et des hallucinations. Cette forme d'insolation a été surtout observée dans la zone torride, au large de l'Océan comme sur les hauts plateaux, et elle a été décrite par quelques observateurs sous les noms de *ragle*, de *calenture*, d'*hallucinations du désert.* Cependant elle n'est pas rare dans les climats tempérés et même en France pendant les fortes chaleurs de l'été ; elle a été observée en 1878, à la revue de Longchamp, par Lacassagne. Ces accidents sont précédés souvent d'une allure bizarre du caractère, qui devient inégal et fantasque, de sensation de chaleur et de lourdeur à la tête ; la face est vultueuse, avec battements des tempes, bourdonnements d'oreilles, troubles de la vue, symptômes suivis d'une attaque convulsive épileptiforme et de délire violent.

Cette période apoplectique peut faire défaut, et le délire éclate subitement; dans certains cas, il s'accompagne de tendance au suicide. Quelquefois le malade tombe dans un état comateux et même tétanique toujours plus ou moins grave; sa respiration s'accélère, de la mousse sanguinolente humecte ses lèvres, le pouls est rapide, dépressible, irrégulier, jamais plein. Enfin la maladie peut même passer à l'état chronique et aboutir à l'aliénation mentale (paralysie générale et démence).

III. **Etiologie.** — Les conditions dans lesquelles se produisent ces formes de coup de chaleur sont différentes et doivent être envisagées séparément.

Dans la première forme, la chaleur atmosphérique ne paraît jouer qu'un rôle secondaire, puisque, comme nous l'avons vu, la température extérieure est généralement peu élevée. L'influence prédominante est certainement représentée alors par la fatigue, par le *surmenage aigu*, qui amène une véritable asphyxie, au mécanisme de laquelle concourent différents éléments : augmentation dans le sang d'acide carbonique, due au fonctionnement exagéré du système musculaire; quantité moindre d'oxygène fixée par le liquide sanguin à une température supérieure à la moyenne; ralentissement des échanges gazeux dans les poumons, par suite de la gêne des mouvements respiratoires.

Les types créés par les auteurs sous les noms d'*insolation asthénique* (Obernier), de variété *cérébro-spinale* du coup de chaleur (Morehead), de *forme asphyxique* du coup de soleil (Lacassagne) correspondent à cet accident.

Dans la seconde forme, la chaleur doit être seule mise en cause; elle détermine la coagulation du suc musculaire, ce qui explique la pâleur initiale du visage et la sécheresse de la peau; par suite de la diminution du champ circulatoire se produit un certain degré de congestion des viscères, ce qui rend compte des symptômes présentés par les malades : anxiété précordiale, dyspnée, vertiges, envies fréquentes d'uriner, élévation de la chaleur organique, d'autant plus facile et plus prompte que la sudation est supprimée, et qui, comme l'a remarqué Vallin sur divers animaux mis en expérience, peut atteindre rapidement 44° et même 46° au moment de la mort.

Il en est de même de la troisième forme, dans laquelle on constate des lésions nettement accusées, localisées à l'appareil cérébral et représentées par de la congestion des méninges, puis par de la méningite aiguë (ecchymose de la pie-mère, épanchement trouble dans les espaces sous-arachnoïdiens, exsudat granuleux et globules de pus dans la pie-mère), lésions qui sont précisément celles qu'a provoquées le même observateur, quand il recouvrait la tête des animaux d'un appareil à circulation d'eau chaude. C'est à cette forme seule qu'Héricourt a réservé le nom d'*insolation ;* elle a été décrite sous les dénominations de *coup de soleil* (Lacassagne), de *coup de chaleur ataxo-adynamique* (Blachez), *de forme cérébrale du coup de chaleur* (Zuber).

La série d'accidents que comprend le coup de chaleur doit donc être rapportée surtout à l'action exercée par l'excès de chaleur naturelle ou artificielle sur l'organisme animal. Mais, dans quelques cas, qui ne sont pas rares dans l'armée et particulièrement dans les climats tempérés, il faut attribuer certainement un rôle pathogénique à la fatigue et au surmenage.

Le coup de chaleur peut s'observer, en effet, sous toutes les latitudes comme dans tous les climats ; s'il a été noté fréquemment dans l'Inde, cela est dû, non seulement à la chaleur climatérique, mais encore aux opérations militaires qui ont été exécutées dans ce pays comme dans la plupart des autres contrées de la zone torride (Madagascar, Maurice, La Réunion, Sénégal).

Dans les climats tempérés, ces accidents, tout en étant plus rares que dans les pays tropicaux, surviennent également parmi les troupes, comme on l'observe chaque année en France, quand on prescrit une marche militaire ou une revue pendant la saison des chaleurs, à une heure inopportune de la journée.

La production du coup de chaleur est favorisée parmi les troupes en marche par un certain nombre de conditions ; les unes sont spéciales à la profession militaire : excès de fatigue, influence de l'habillement et de l'équipement qui mettent obstacle à l'évaporation rapide et facile de la transpiration, chargement du sac, constriction du cou par le col et de la poitrine par des tuniques trop ajustées, marche en rangs trop serrés; les autres sont météoriques : temps couvert, orageux, précédant la pluie.

Les fantassins paraissent beaucoup plus exposés que les cavaliers à l'insolation, ce qui s'explique facilement, puisque ces derniers portent une charge moindre et sont portés à une certaine hauteur au-dessus de la surface du sol, échauffée par les rayons solaires.

Cependant, on a observé cet accident particulièrement chez quelques cavaliers, qui, comme les gardes de Paris, les dragons, les cuirassiers, sont coiffés de casques, où la température peut atteindre jusqu'à 50 et même 52° au soleil (Géraud).

La résistance qu'offrent les troupes de couleur des zones tropicales contre l'action de la chaleur climatique a été exagérée, comme le démontre le fait, constaté dans l'Inde, que les Cipayes, vêtus à l'européenne, sont presque aussi exposés à l'insolation que les troupes anglaises. L'immunité que les indigènes présentent à ce point de vue, dans les pays chauds, semble dépendre en grande partie du mode de vêtements amples et légers, adopté par eux.

IV. Traitement curatif et prophylactique. — Comme l'a remarqué très judicieusement Héricourt, l'avantage que le médecin militaire trouve à rapporter à des types nettement définis les accidents nombreux et variés qui résultent de l'action de la chaleur excessive sur l'organisme vivant, est de lui tracer nettement une thérapeutique rationnelle et physiologique, qui pourra différer, il est vrai, suivant les différentes formes du coup de chaleur, mais qu'il lui sera facile de mettre en pratique, sans aucune hésitation, dans chacun des cas particuliers qui s'offrent à son observation.

Quand on se trouve en présence d'une axphyxie par la chaleur, favorisée par le surmenage, il faut débarrasser la poitrine et le cou de tout ce qui peut gêner les mouvements respiratoires, puis provoquer de profondes inspirations par l'aspersion d'eau froide sur le visage et le haut de la poitrine, par toute excitation plus ou moins forte des téguments, enfin, dans les cas graves, par la respiration artificielle, si les moyens précédents sont restés sans résultat. Quand l'oppression persiste, on peut recourir à une petite saignée.

Dans les cas légers et alors qu'il y a seulement menace d'axphyxie, le repos du malade à l'ombre, la liberté des vêtements, le transport en voiture pendant quelques kilomètres, avec l'absorption de quelques gorgées d'une boisson excitante, suffisent généralement pour dissiper tout malaise.

Quand les accidents semblent résulter surtout de l'excès de chaleur, il faut transporter le malade à l'ombre, le déshabiller complètement et lui faire, avec sa chemise trempée dans le ruisseau voisin, de larges affusions froides. On arrive ainsi à soustraire au corps le plus de calorique possible. En même temps, on fait ingérer au malade de petites quantités d'eau très froide. Il ne faut pas l'étendre sur le sol trop échauffé, mais le placer sur une table improvisée au moyen de branchages.

Dans ces cas, la saignée est contre-indiquée, car elle ne ferait que hâter la mort de la fibre musculaire; du reste, la circulation étant arrêtée, la peau étant exsangue, il serait impossible de tirer du sang.

Enfin, les insolations proprements dites doivent être traitées, comme la méningite au début, par les révulsifs et les antiphlogistiques ; aussitôt que la période convulsive a cessé et quand le délire a éclaté, une saignée abondante peut être pratiquée (1). On la fait accompagner de sinapismes promenés sur les membres inférieurs et d'applications froides sur la tête.

Le lendemain, si le délire a persisté, l'application de sangsues aux apophyses mastoïdes et les moyens propres à produire une révulsion intestinale peuvent être suivis des meilleurs effets. Ryan (2) conseille le chloral et le bromure de potassium pour combattre les accidents.

La prophylaxie de l'insolation comprend un certain nombre de précautions et de mesures hygiéniques, qui doivent être toujours observées par le commandement. Les principales sont les suivantes : bien régler l'allure de la marche ; ménager les forces des hommes ; maintenir les soldats écartés en file de chaque côté de la route ; autoriser l'aisance des vêtements ; choisir pour les marches et les exercices les heures de la journée où la chaleur est le moins élevée ; éviter les haltes, à moins que ce ne soit à l'ombre ; défendre aux hommes de se coucher sur le sol surchauffé ; adopter pour les troupes appelées à séjourner ou à opérer dans les pays chauds une coiffure appropriée et des vêtements suffisamment amples, comme l'ont fait les Anglais en Égypte et aux Indes, et comme nous l'avons fait nous-mêmes au Tonkin (casque en moelle de sureau, couvre-nuque léger).

B. — Les accidents imputables au froid.

I. Fréquence et gravité dans l'armée. — Les accidents imputables au froid et observés parmi les soldats con-

(1) Géraud, *la Saignée dans le coup de chaleur* (*Arch. de méd. milit.*, 1888, t. XII, p. 23).

(2) Ryan, *Des Effets d'une haute température sur le corps ; nature, prophylaxie et traitement du coup de chaleur*, (*Army med. Report for the year* 1885-1887, p. 396, analysé dans *Arch. de méd. mil.*, 1888, t. XIII, p. 81).

sistent en lésions locales (*engelures*, *congélations*) et en *troubles généraux* des grandes fonctions organiques, représentés principalement par l'asphyxie, et qui peuvent, dans certains cas, déterminer la mort. Nous ne nous occuperons que de ces derniers.

C'est surtout dans les armées en campagne que ces accidents ont été observés dans l'antiquité comme de nos jours. On sait que l'armée commandée par Xénophon pendant la retraite des Dix-mille, fut fortement éprouvée par les rigueurs de l'hiver ; il en fut de même des soldats d'Alexandre dans les régions barbares de l'Asie.

Plusieurs exemples d'asphyxie par le froid ont été observés pendant le moyen âge parmi les troupes européennes. Enfin, dans les nombreuses expéditions militaires qui eurent lieu à la fin du siècle dernier et au commencement du XIXe siècle, nos soldats furent souvent éprouvés par la rigueur du froid, principalement pendant la retraite de Russie, et présentèrent divers accidents décrits par Larrey (1), Desgenettes et Moricheau-Beaupré.

Comme l'a noté L. Laveran, plusieurs cas d'asphyxie par le froid et de congélation ont été observés à différentes reprises parmi les troupes françaises appelées à opérer ou à séjourner en Algérie [Retraite de Constantine en 1836, colonne du Bou-Thaleb en 1845 (2), passage de l'Atlas en 1852, marche d'Aumale à Laghouat en 1879 (3)].

Des accidents du même genre n'ont pas été rares, en 1854-1856, parmi nos troupes de Crimée [Chenu (4), Tholozan, Fauvel].

Enfin, plus récemment, pendant la guerre franco-allemande de 1870-71, nos armées de la Loire et de l'Est ont offert plusieurs cas de congélation (5).

(1) Larrey, *Mémoires de chirurgie militaire*. Paris, 1812-13, t. IV, p. 258.

(2) 228 décès sur 2800 hommes. Voy. Schrimpton, *Relation de la retraite du Bou-Thaleb* (*Recueil de mém. de méd. milit.*, 1846, t. LXXII, p. 158).

(3) Lebastard, *Relation médicale du désastre du Tléta des Douairs* (*Rec. de mém. de méd. mil.*, 1880, 3e série, t. XXXVI).

(4) Chenu, *Rapport sur les résultats du service médico-chirurgical aux ambulances de Crimée*. Paris, 1865.

(5) Voy. A. Laveran, Art. FROID du *Diction. encyclopédique des sciences méd.*, 4e série, t. VI, p. 169 et suiv.

II. **Etiologie.** — Un certain nombre de conditions interviennent dans la production des accidents déterminés par le froid ; les unes sont extérieures, les autres propres aux individus.

Nous mentionnerons parmi les premières la violence du vent, la pureté du ciel, qui augmente le rayonnement nocturne, le dégel ; et parmi les secondes les influences débilitantes, l'insuffisance de l'alimentation (1), l'immobilité, l'inaction, le découragement, la nostalgie, le manque de vêtements, l'abus des boissons alcooliques.

III. **Etude clinique.** — L'influence morbide, exercée par un froid rigoureux, se manifeste par les symptômes suivants : facies rouge, tuméfié, cyanosé, yeux injectés et saillants, lèvres bleuâtres, peau livide, gonflement des mains, affaiblissement général, marche pénible et chancelante, raideur du tronc (Desgenettes), difficulté dans la parole, diminution de la vue, engourdissement général, tendance au sommeil (Larrey, Schrimpton, Martins), pouls petit et misérable, respiration rare et difficile ; quelquefois idiotisme et délire analogue à l'ivresse, écoulement de sang par le nez et les oreilles (Moricheau-Beaupré).

La mort peut se produire à la suite de ces accidents et s'accompagne tantôt d'anémie, tantôt d'hypérémie des centres nerveux. Elle peut avoir lieu par asphyxie (par congestion pulmonaire) ou par syncope, surtout quand les individus sont en même temps en proie à l'inanition.

VI. **Traitement curatif et prophylactique.** — Dès qu'apparaissent les troubles qui permettent de craindre l'asphyxie par le froid, il faut laisser quelque temps le malade à l'air, le soumettre à un échauffement progressif et lent, au moyen de frictions avec de la neige, puis avec une

(1) Dans le récit si émouvant de la catastrophe du 4e zouaves au Tléla des Douairs, Lebastard a noté que la température n'était pas très basse ; il tombait autant de pluie que de neige, mais cette eau froide imbibait les pantalons de toile bouffante des zouaves et les exposait à un froid continu ; les hommes étaient harassés et exposés à la faim ; car leurs pains détrempés sur le sac par la pluie s'étaient perdus ; les conserves de viande avaient été consommées la veille ; la pluie et la neige, qui n'avaient cessé de tomber pendant la route, avaient empêché de faire le café au départ ; beaucoup d'hommes, qui n'avaient pu suivre la colonne, n'étaient arrivés à la grand'halte qu'au moment où la troupe avait repris sa marche, et n'avaient pu rien prendre.

flanelle sèche, et ne le transporter dans une atmosphère chaude que lorsqu'il paraît hors de danger. On lui fait prendre quelques gorgées d'une boisson un peu stimulante (café, thé); ensuite, on combat les congestions pulmonaires au moyen de l'application de sinapismes et de ventouses sur le corps; au besoin, une petite saignée peut être pratiquée.

La prophylaxie des accidents produits par le froid est du reste très simple; il faut mettre l'organisme à l'abri de ses atteintes, par une alimentation substantielle et réconfortante, en procurant aux hommes des vêtements suffisamment protecteurs contre les rigueurs de la température, et en soustrayant les soldats, par des exercices convenablement appropriés aux circonstances, à l'inaction et à l'immobilité qui, comme on sait, favorisent à un si haut degré le refroidissement de l'organisme.

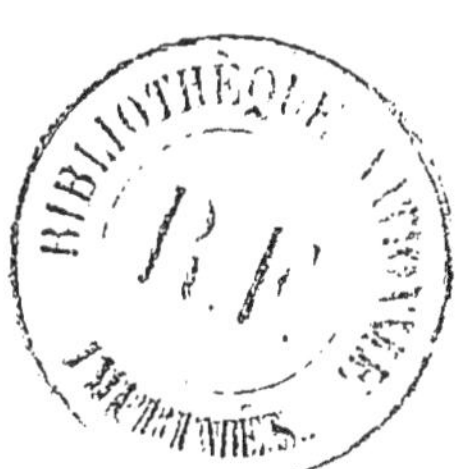

FIN

ERRATA

Page 804, première ligne : observés *lisez* furent observés.
Page 813, ligne 18 : comme l'indique les chiffres *lisez* comme l'indiquent les chiffres.
Page 816, ligne 32 : il occupe une part prépondérante *lisez* il occupe une place prépondérante.
Page 824, ligne 24 : d'un organisme microscopique, *lisez* d'organismes microscopiques.
Page 828, ligne 3 : Plus tard, Baerhaave, *lisez* Plus tard, Boerhaave.
Page 828, ligne 18 : Ch. Bernard, *lisez* Cl. Bernard.
Page 829, ligne 2 : Lacasagne, *lisez* Lacassagne.

TABLE DES MATIÈRES

LIVRE II

MALADIES INFECTIEUSES

LIVRE III

AUTRES MALADIES GÉNÉRALES

LIVRE IV

MALADIES DE CAUSES DIVERSES ET LOCALISÉES A CERTAINS APPAREILS ORGANIQUES

LIVRE V

MALADIES OBSERVÉES ACCIDENTELLEMENT PARMI LES SOLDATS

FIN DE LA TABLE DES MATIÈRES

TABLE ALPHABÉTIQUE DES MATIÈRES

A

B

C

D

E

F

G

H

I

L

M

N

O

P

Q

R

S

T

U

V

Y

FIN DE LA TABLE ALPHABÉTIQUE DES MATIÈRES

TABLE DES TRACÉS

Tours, imp. E. Arrault et Cie, 6, rue de la Préfecture.

www.ingramcontent.com/pod-product-compliance
Ingram Content Group UK Ltd.
Pitfield, Milton Keynes, MK11 3LW, UK
UKHW012136240726
13966UKWH00001B/22